AF666738

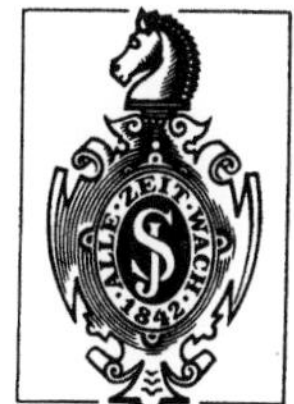
ALLE ZEIT WACH
1842

Karl-Heinz Beyer

Biotransformation der Arzneimittel

Mit 632 Formeln
und 5 Abbildungen

Zweite, völlig neubearbeitete Auflage

Springer-Verlag Berlin Heidelberg New York
London Paris Tokyo Hong Kong

Professor Dr. Karl-Heinz Beyer
Landesuntersuchungsinstitut
für Lebensmittel, Arzneimittel
und Tierseuchen Berlin, Invalidenstr. 60
D-1000 Berlin 21

1. Auflage erschienen bei
Wiss. Verlagsgesellschaft, Stuttgart 1975

ISBN-13:978-3-642-74387-0 e-ISBN-13:978-3-642-74386-3
DOI: 10.1007/978-3-642-74386-3

CIP-Titelaufnahme der Deutschen Bibliothek
Beyer, Karl-Heinz: Biotransformation der Arzneimittel / Karl-Heinz Beyer. - 2., völlig neubearb. Aufl. - Berlin ; Heidelberg ; New York ; London ; Paris ; Tokyo ; Hong Kong : Springer, 1990
ISBN-13:978-3-642-74387-0

Satz: Appl, Wemding
2129/3145 (3011)-543210 - Gedruckt auf säurefreiem Papier

Vorwort

Seit dem Erscheinen der vergriffenen 1. Auflage dieses Buches[1] sind 15 Jahre verstrichen. Eine Neubearbeitung war deshalb dringend geboten. An der Zielsetzung hat sich nichts geändert, denn die Biotransformation der Arzneimittel beansprucht aus den verschiedensten Gründen ein zunehmendes Interesse. Schon die Frage, ob ein bestimmtes Pharmakon der eigentliche Wirkstoffträger ist oder nur eine Applikations- oder Transportform (Prodrug) darstellt, führt in diese Thematik. Die Forschung hat durch die systematische pharmakologische Untersuchung interessant erscheinender Metaboliten schon manch einen Nutzen durch die Entwicklung neuer Arzneimittel gehabt. Unabhängig davon ist das Wissen um die Biotransformation für die Durchführung chemisch-toxikologischer Untersuchungen bei Intoxikationen von größter Bedeutung, weil ein Nachweis in biologischem Material, hier insbesondere im Urin, fast immer indirekt nur über Metaboliten wegen des mehr oder minder vollständigen Abbaus durchgeführt werden kann. In enger Verbindung hiermit steht die Bewertung von derartigen Untersuchungen, z. B. bei Verkehrsunfällen unter Arzneimitteleinfluß. Nicht zuletzt im Sinne der Arzneimittelsicherheit fordert der Gesetzgeber vom Arzneimittelhersteller für die Anmeldung neuer Arzneimittel (Arzneimittelgesetz von 1976, § 22) Angaben über die Biotransformation (synonym: Metabolismus). Die tragische Thalidomid (Contergan)-Affäre vor ca. 30 Jahren dürfte hierfür mit Sicherheit der Anlaß gewesen sein.

Neben einem Allgemeinen Teil zur Einführung ist die Biotransformation der einzelnen Arzneimittel in Form von 330 Monographien in alphabetischer Reihenfolge der INN (*I*nternational-*N*on-Proprietary *N*ames)-Namen dargestellt. Die chemischen Bezeichnungen sind jeweils IUPAC-Namen. In einigen Fällen wurden zusätzlich in der Literatur weit verbreitete Kurzbezeichnungen aufgeführt sowie immer der Hinweis gegeben, wenn es sich um einen im DAB 9 aufgeführten Wirkstoff handelt. Für die Nomenklatur wurden insbesondere die „Stoffliste der ABDA“ (Arzneibüro der Bundesvereinigung Deutscher Apothekerverbände) Frankfurt am Main, 7. Auflage 1988 und das Nachschlagewerk von Martin Negwer „Organic-chemical drugs und their synonyms“, 6. Auflage bei VCH Publishers New York 1987 zugrunde gelegt. Im Kopf jeder Monographie sind weiterhin die CAS (*C*hemical-*A*bstracts-*S*ystem)-Nr. aufgeführt, ein

[1] Wissenschaftliche Verlagsgesellschaft m. b. H., Stuttgart, 1975.

Stichwort zur Therapierichtung, die Summen- sowie die Strukturformel. Im Inhaltsverzeichnis sind zusätzlich Handelsnamen benannt, jeweils nur einer beispielhaft für die betreffende Monographie.
Der Text gliedert sich in die Beschreibung der Biotransformation und schließt ab mit Angaben zur Pharmakokinetik, die bei älteren Wirkstoffen nicht immer erbracht werden konnte. Der jeweilige Literaturanhang weist die ausgewertete Literatur aus.
Die nunmehr vorliegende neue Auflage enthält 330 Monographien, also 132 mehr als die erste Auflage von 1975. Die Zahl der neuen Monographien beträgt aber 258, d. h. nur 72 Monographien der 1. Auflage sind nach Überarbeitung übernommen worden.
Selbstverständlich erhebt das Buch keinen Anspruch auf Vollständigkeit, was sowohl die Zahl der einzelnen Pharmaka als auch die jeweils ausgewertete Literatur anbelangt. Dem Verlag, hier insbesondere Herrn Dr. P. Heinrich, danke ich für die gute und verständnisvolle Zusammenarbeit.

Berlin-Schlachtensee, im Februar 1990 K.-H. BEYER

Inhaltsverzeichnis

Einleitung

Arzneimittel werden als körperfremde Stoffe (Xenobiotica) vom Menschen mehr oder weniger abgebaut, d.h. chemisch verändert. Biotransformation (Metabolismus) heißt Veränderung am Wirkstoffmolekül. Ritschel[1)] definiert den Begriff Metabolismus als die Summe aller chemischen Reaktionen zur Biotransformation von endogenen und exogenen Substanzen, die in der lebenden Zelle bei Mensch und Tier stattfinden. Zu bemerken ist hier, daß jedoch nicht alle Zellen in den verschiedenen Organen die gleiche Fähigkeit zur Biotransformation besitzen.

Die Biotransformation führt zu einer Wirkungsbeeinflussung der applizierten Pharmaka. Überwiegend entstehen Verbindungen mit geringerer pharmakologischer Aktivität, zum Teil bis zum Wirkungsverlust. Ursache hierfür ist das veränderte Hydrophilie-Lipophilie-Verhältnis, das die Absorption und den Transport durch die Membranen zum Rezeptor und die Affinität zu diesem verändert. Andererseits können inaktive Vorstufen von Wirkstoffen (Pro-drugs) durch Biotransformation in das aktive Agens umgewandelt werden. Bekannte Beispiele stellen Steroidester oder -ether dar. Durch Variation der Esterkomponente kann entscheidend die Freigabe und damit auch die Wirkungsdauer variiert werden. Analog ist es auch möglich, die außerordentlich restriktive Blut-Hirn-Schranke zu überwinden. Dabei werden lipophile Derivate von solchen Medikamenten verabreicht, die selbst die Blut-Hirn-Schranke nicht überwinden können. Die Derivate verteilen sich zwar im ganzen Körper, gelangen aber aufgrund ihrer Lipophilie auch ins Gehirn, wo sie enzymatisch in das aktive Medikament verwandelt und damit therapeutisch aktiv werden (Abb. 1).

Je lipophiler ein Pharmakon ist, desto stärker wird es an die Plasmaeiweiße gebunden, desto besser kann es Membranen penetrieren und desto stärker ist seine Bindung an Gewebeproteine.

Die Biotransformation kann aber auch zu Substanzen mit kanzerogener, allergisierender und teratogener Wirkung führen. Beispielsweise vermag die Ratte im Gegensatz zum Menschen Meclozin in eine teratogene Verbindung zu metabolisieren.

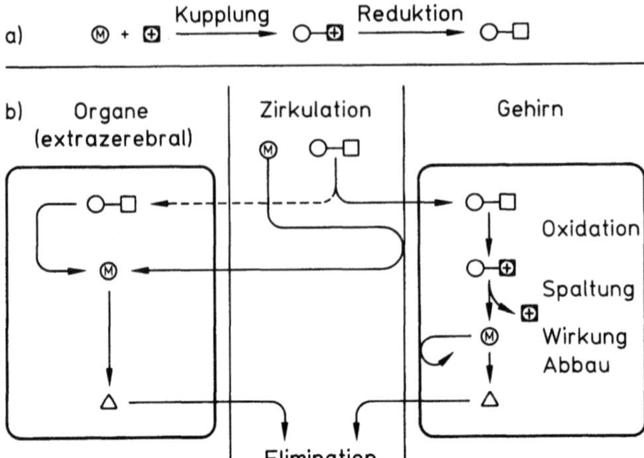

Abb. 1. a, b. Einschleusen von Medikamenten ins Gehirn. **a** Ein Medikament (Ⓜ) wird mit einem Pyridinium-Salz (⊞) gekuppelt (O—□) und anschließend zum lipophilen Dihydropyridin-Derivat reduziert (O—□). **b** Zirkulation, Metabolismus und Ausscheidung des Medikaments und seines lipophilen Dihydropyridin-Derivats. Das Medikament (Ⓜ) vermag die Blut-Hirn-Schranke nicht zu durchdringen und wirkt daher nur extracerebral. Sein lipophiles Dihydropyridin-Derivat (O—□) gelangt hingegen ins Gehirn, wird dort oxidiert (O—⊞) und gespalten. Dabei entsteht das Medikament (Ⓜ), das nun seine Wirkung entfalten kann und danach metabolisch inaktiviert (△) und ausgeschieden wird. (Nach Brodbeck[2])

Historische Entwicklung

Bereits 1842 wurde von Keller nach Einnahme von Benzoesäure im Harn Hippursäure als Metabolit identifiziert:

COOH → O NH COOH

Die erste Kohlenstoffhydroxylierung wurde 1867 von Schultzen, Naunyn und Gräbe entdeckt. Aus dem Aromaten Benzol hatte sich intravital Phenol gebildet:

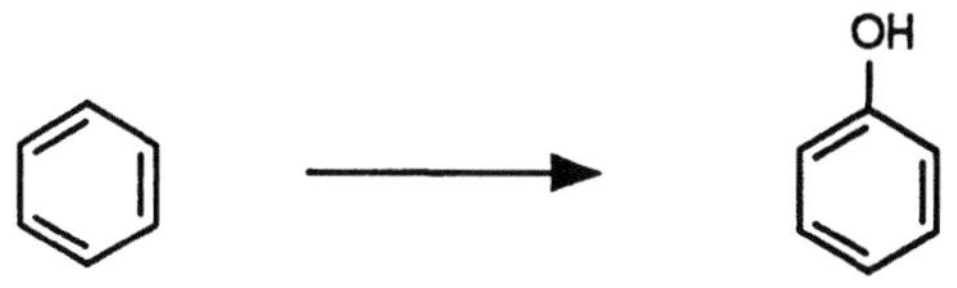

Gleichzeitig wurde die metabolische Oxidation des aliphatischen C-Atoms im Toluol unter Bildung von Benzoesäure beobachtet:

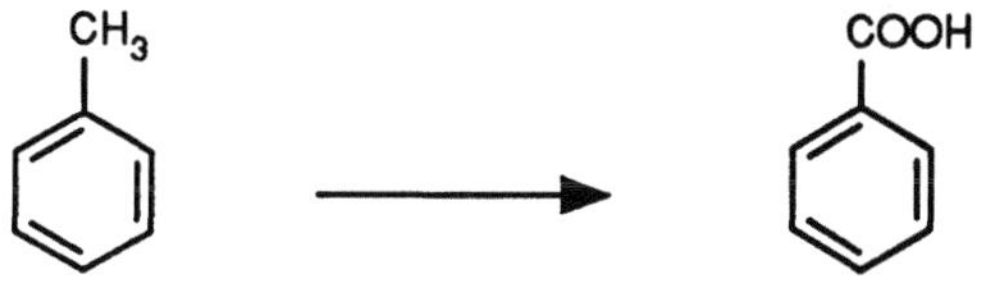

Die durch Schmiedeberg 1879 erkannte Bildung von Glucuroniden beschreibt erstmals einen, wie sich später herausstellen sollte, weit verbreiteten Biotransformationsvorgang. Weitere Entdeckungen noch im vorigen Jahrhundert waren die Bildung von Mercaptursäurederivaten (1879 durch Baumann, Preusse, Jaffé), die Methylierung (1887 durch His) und die Bildung von Acetaten (1893 durch Cohn). Von besonderer Bedeutung war die von J. Tréfouel und Mme. J. Tréfouel 1935 gemachte Beobachtung, daß Prontosil im Organismus zu Sulfanilamid abgebaut wird:

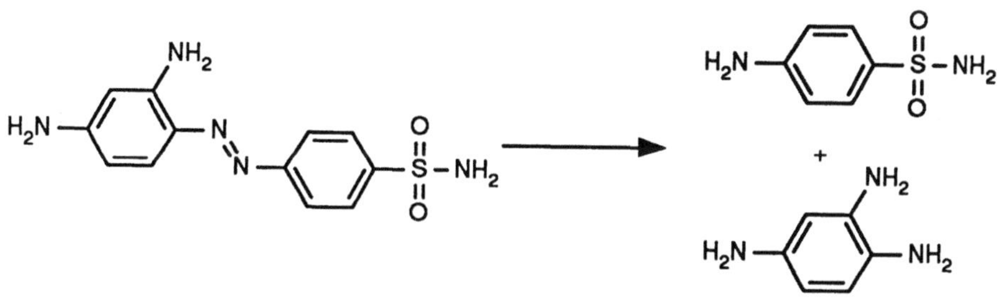

Damit war erstmals erkannt worden, daß manche Pharmaka in der applizierten Form unwirksam sind und erst durch die Biotransformation in die eigentliche Wirkform übergehen. Viele Einzelbefunde und erkannte Reaktionsmechanismen haben bis heute zu einer guten Kenntnis der Biotransformation beigetragen. Wesentliche Erkenntnisse ergaben sich aus der Entdeckung des mikrosomalen Monooxygenasesystems (Cytochrom P_{450}), der Entdeckung der inhibierenden und stimulierenden Vorgänge im Verlauf der Metabolisierung, was wiederum dazu führte, daß die Bedeutung der Biotransformation für die Intensität und Dauer der Arzneimittelwirkung erkannt wurde.

Die moderne Analytik hat es ermöglicht, daß sich die Biotransformationsforschung mit folgenden Fragestellungen befassen kann:

- Isolierung und Identifizierung der Metaboliten neuer Wirkstoffe.
- Prüfung der Biotransformation älterer Pharmaka mit heutigen Methoden.
- Einbeziehung der Metaboliten, insbesondere der pharmakologisch aktiven, in pharmakokinetische Untersuchungen.
- Erforschung von Einflußfaktoren wie Alter, Krankheiten, Nahrung, Rauchen, zirkadianen Rhythmen auf das Ausmaß der Biotransformation.
- Erfassung der Ursachen von Nebenwirkungen und Schäden, die von Metaboliten ausgehen.
- Untersuchungen über Enzyminduktion und -hemmung als Beiträge zur Problematik von Arzneistoff-Arzneistoff-Wechselwirkungen.
- Vertiefung der Kenntnisse über die an der Biotransformation beteiligten Enzymsysteme, insbesondere des mikrosomalen Monooxygenasesystems und die Eigenschaften und Funktionen des Cytochrom P_{450} sowie seine verschiedenen Modifikationen.
- Untersuchungen über Struktur-Biotransformations-Beziehungen strukturähnlicher Verbindungen.

Der Weg eines Arzneimittels

Der Weg eines Arzneimittels im Organismus ist durch folgende Vorgänge, die unter dem Begriff Pharmakokinetik zusammengefaßt werden, gekennzeichnet:

- Resorption, Absorption (Invasion),
- anschließende Verteilung im Körper (Distribution) mit dem Transportmedium Blut,
- Anreicherung in bestimmten Zellen oder Zellorganellen,
- Biotransformation (Metabolismus, „fate of drugs"),
- renale, pulmonale und biliäre Elimination.

Unter Pharmakokinetik im engeren Sinne versteht man jedoch die Geschwindigkeits- und Konzentrationsabläufe der Pharmaka nach der Applikation.

Resorption

Die Resorption ist ein dynamischer Vorgang und besteht aus folgenden physikalisch-chemischen Einzelvorgängen:

- Wirkstofffreigabe (Liberation) aus dem Arzneimittel,
- Diffusion an die Resorptionsgrenzorgane,
- Penetration und Permeation.

Die Wirkstofffreigabe aus festen Arzneiformen ist gekennzeichnet durch die Vorgänge des Zerfalls (Disintegration) in kleinere Partikel und der Auflösung (Dissolution) des Wirkstoffs in der in Frage kommenden Körperflüssigkeit. Das Hauptresorptionsorgan enteraler Darreichungsformen ist der Dünndarm. Im Magen werden nur wenige Arzneimittel resorbiert (Acetylsalicylsäure, Barbiturate). Die Resorption aus dem Gastrointestinaltrakt hängt, wie Tierversuche zeigten, von vielen physiologischen Variabeln ab: Volumen, pH, Viskosität, und Oberflächenspannung der Sekrete, Anwesenheit oder Fehlen von Nahrungsmitteln. Milchhaltige Speisen hemmen zum Beispiel die Resorption einiger Tetracycline, indem das in der Milch enthaltene Calcium mit Tetracyclinen schwerlösliche Chelate bildet. Ein ganz wesentlicher Faktor beim Menschen ist die Schnelligkeit der Magenentleerung. Je größer nämlich die Geschwindigkeit der Magenentleerung ist, desto höher ist auch die Arzneimittelkonzentration im Plasma. Insbesondere für die durch den Dünndarm aufgenommenen Wirkstoffe hat die Geschwindigkeit der Magenentleerung einen erheblichen Einfluß. Da beim Säugling die Magenentleerungszeit verlängert und die Magenmotilität vermindert ist, wird bei im Dünndarm resorbierten Arzneimitteln der Wirkungseintritt verzögert. Die Resorptionsgeschwindigkeit aus dem Dünndarm ist bei Neugeborenen, jungen Säuglingen und älteren Kindern graduell unterschiedlich. Allgemein kann man sagen, daß die Resorption nach oraler Gabe um so langsamer erfolgt, je jünger das Kind ist. Hingegen ist ein altersabhängiges Resorptionsverhalten von Pharmaka nach rektaler Applikation bisher nicht beobachtet worden.

Somit unterliegt die Resorptionsquote in der Regel einer beträchtlichen interindividuellen Streuung. Erhebliche Schwankungen können weiterhin bei der Resorption aus intramuskulären und subcutanen Injektionsdepots auftreten. Probleme können sich auch bei der Verabreichung von Retardpräparaten ergeben, weil die Blutspiegelwerte von der Verweildauer im Dünndarm abhängen.

Auf die Resorption hat auch die Morphologie einen vielfältigen Einfluß. Einfluß nehmende Faktoren sind u. a. die Verhältnisse im Darmlumen, der Zustand der eigentlichen Resorptionsbarriere, das Darmepithel und die Funktionsfähigkeit des Zottenapparats mit seinen verschiedenen Teilen, den Blut- und Lymphgefäßen, den kontraktilen Zellen und dem Interstitium [3].

First-pass-effekt

Aus dem Darm werden nicht nur Arzneimittel resorbiert, die gerade aufgenommen worden sind, sondern auch Pharmaka und ihre Metaboliten, die von der Galle in den Darm ausgeschieden wurden. Hier sei auf den First-pass-effekt verwiesen (Abb. 2). Darunter versteht man die Metabolisierung eines Pharmakons während seines Transfers vom Darm zur peripheren Zirkulation. Durch die anatomische Anordnung des Pfortadersystems der Leber, wonach das aus

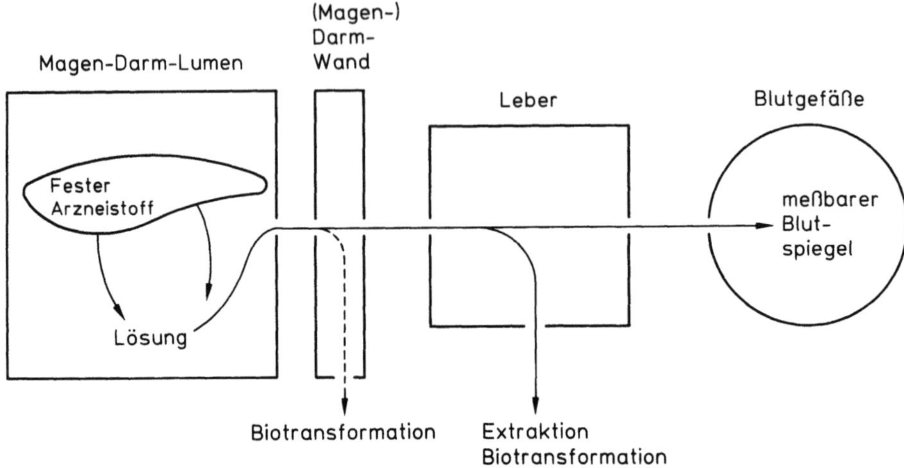

Abb. 2. First-pass-Effekt in schematischer Darstellung. (Nach Mutschler[4])

Magen und Dünndarm abfließende Blut vor Erreichen des großen Kreislaufs zunächst die Leber passieren muß, kann ein mehr oder minder großer Anteil einer oral verabreichten Dosis bereits während der ersten Passage dieses Organs metabolisiert werden. Dadurch kommt es zu einer entsprechend verminderten systemischen Verfügbarkeit, denn nach peroraler und intraperitonealer Applikation und Resorption gelangt ein Wirkstoff nur über Pfortader und Leber ins Plasma, hingegen nach intravenöser, subcutaner und intramuskulärer Gabe direkt ins Plasma des großen Kreislaufs. Ein First-pass-effekt kann auch durch sublinguale, intranasale und transdermale Verabreichung vermindert werden. Manche Arzneimittel werden nach oraler Gabe so stark metabolisiert, daß sie eigentlich nicht oral verabreicht werden können. Dies gilt z. B. für Lidocain und Nitroglycerin. Lidocain wird deshalb als Antiarrythmicum ausschließlich parenteral verabreicht. Nitroglycerin wird sublingual und bei vielen Patienten auch transdermal angewendet. Auch durch rektale Verabreichung wird der First-pass-effekt teilweise umgangen.

Im allgemeinen versteht man unter dem First-pass-effekt den Einfluß der ersten Leberpassage, jedoch ist auch ein pulmonaler First-pass-effekt bekannt, der allerdings nur eine untergeordnete Bedeutung hat und sich nur bei flüchtigen Substanzen auswirkt. Er kann beispielsweise nach einer intravenösen Injektion im sich zunächst anschließenden Lungenkreislauf ablaufen.

Der First-pass-effekt kann interindividuell und auch intraindividuell unterschiedlich groß sein. Deshalb ist die Dosierung eines Arzneimittels mit einem starken First-pass-effekt nicht einfach. Beispielsweise wird Propranolol bei oraler Applikation je nach Indikation in einem Bereich von 10–80 mg dosiert, während die Dosierung bei intravenöser Gabe bei 1 mg liegt.

Da enzymatische Vorgänge gesättigt werden können, findet man oft einen dosisabhängigen First-pass-effekt. Werden nämlich geringe Dosen eines Arzneimittels zugeführt, kann es zu einer quantitativen Extraktion kommen. Dies kann sich beispielsweise nachteilig bei einer retardierten Arzneiform auswirken. Andererseits ist bekannt, daß nach hohen Dosierungen die Enzyme in der Leber gesättigt sind und die Plasmakonzentration des Arzneistoffs stark zunimmt. Man spricht hier auch von einer Durchbruchsdosis.
Prinzipiell unterliegt jeder Wirkstoff, der in der Leber metabolisiert wird, nach oraler Applikation einem First-pass-effekt. Es hängt jedoch von der Abbaugeschwindigkeit ab, ob ein pharmakokinetisch bedeutsamer Effekt auftritt. Nicht ohne weiteres kann vorausgesagt werden, ob dieser pharmakokinetisch sichtbare First-pass-effekt auch klinisch von Bedeutung ist. Substanzen, bei denen der First-pass-effekt verhältnismäßig stark ist, sind beispielsweise die Betablokker Propranolol und Alprenolol, das Lokalanästheticum Lidocain, das Coronartherapeuticum Glyceroltrinitrat, das Chemotherapeuticum Nitrofurantoin sowie natürliche Estrogene und Gestagene.
Zusammengefaßt versteht man unter Resorption den Übertritt des Arzneistoffs aus der engeren Umgebung des Applikationsorts in den kapillaren Blutstrom der Mucosa, um so in das zentrale Kompartiment des Blutkreislaufs zu gelangen.

Der Begriff Resorptionsquote beschreibt das Ausmaß der Resorption, die maximal 100% betragen kann. Hingegen ist die Resorptionsrate die Geschwindigkeit, mit der ein Pharmakon vom Ort seiner Applikation resorbiert wird. DieAufnahmegeschwindigkeit eines Arzneimittels in die Körperflüssigkeit und seine Verteilung an die Rezeptoren bestimmt den Beginn, die Intensität und unter Umständen auch die Dauer der pharmakodynamischen Wirkung.

Verteilung

Hauptsächlichstes Transportmedium ist das Blut. Der durch Resorption in den Kreislauf gelangte Wirkstoff wird vom strömenden Blut sofort abtransportiert und kommt dadurch sehr schnell in alle Gefäße und Kapillaren. Von hier diffundiert das Pharmakon durch die Gefäßwand in die Gewebe und schließlich weiter entweder an die Oberflächen der Zellmembranen oder durch die Membranen hindurch in die Zellen. Diese Diffusionsvorgänge verlaufen stets in beiden Richtungen.
In Abb. 3 ist die Verteilung eines oral angewandten Wirkstoffs im Organismus schematisch dargestellt (5):

Jedes vom Organismus aufgenommene Pharmakon verteilt sich nach einem bestimmten Prinzip auf die Körperflüssigkeit und Gewebe. Das zur Disposition stehende Verteilungsvolumen bestimmt ganz wesentlich die Konzentration des Pharmakons und damit die Wirkungsstärke. Die Größe der einzelnen Verteilungsräume ist im Laufe des Lebens erheblichen Schwankungen unterworfen.

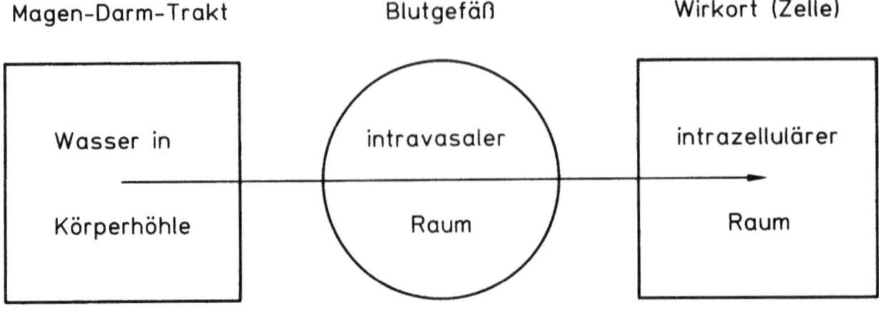

Abb. 3. Schematische Darstellung der für die Verteilung eines oral angewandten Arzneimittels wichtigen Membranen und Flüssigkeitsräume im Organismus. (Nach Pätel [5])

Besondere Bedeutung haben Änderungen im extrazellulären Flüssigkeitsraum, da sich hier fast alle gängigen Arzneimittel verteilen. Der Anteil des extrazellulären Flüssigkeitsraums kann von über 40% beim Neugeborenen auf 16–20% beim Erwachsenen sinken. Das bedeutet im Extremfall für den Neugeborenen einen ca. 3mal so großen extrazellulären Flüssigkeitsraum wie im Greisenalter (ausgedrückt in % des Körpergewichtes). Um den gleichen Plasmaspiegel zu erreichen, muß deshalb einem 3 Monate alten Säugling unter Umständen mehr als die doppelte Erwachsenendosis/kg KG gegeben werden.
Der Fettgehalt des Körpergewichts ändert sich von 15% beim Neugeborenen auf 24% nach dem ersten Lebensjahr. Für lipophile Pharmaka erhöht sich dadurch das Verteilungsvolumen [5].

Plasmaproteinbindung

Nach der Aufnahme in die Blutbahn werden viele Pharmaka, aber auch eine Reihe endogener niedermolekularer Substanzen, von den zellulären und makromolekularen Fraktionen des Blutes gebunden. Neben einer in manchen Fällen wichtigen Bindung an die Erythrozyten [6-8] sind es vor allem die Plasmaproteine, und hier vor allem Albumin und das saure α_1-Glykoprotein, die für die Bindung der Pharmaka im Blut verantwortlich sind. Für verschiedene meist basische Pharmaka ist eine Bindung an die Lipoproteine jedoch von relativer Bedeutung. Endogene Substanzen (u. a. Cortisol, Progesteron, Vitamin D) haben als Reaktionspartner spezifische Bindungsproteine, die zur Globulinfraktion gehören. Die Plasmaproteine nehmen für einige besonders lipophile Pharmaka (z. B. Dicoumarol) eine Lösungsvermittlerfunktion wahr, da nur auf diese Weise hohe Plasmakonzentrationen zu erreichen sind. Für die meisten Pharmaka ist vielmehr die Bindung an die Plasmaproteine als ein Parameter ihres Verteilungsmusters anzusehen. Die Plasmaproteinbindung der Pharmaka ist somit keine pharmakodynamische, sondern eine pharmakokinetische Größe, deren Bedeutung für die einzelnen Wirkstoffe sehr unterschiedlich sein kann [9].

Im Gegensatz zur gut untersuchten Bindung von Pharmaka an Humanserumalbumin ist relativ wenig über die Bindung von Pharmaka an das saure α_1-Glykoprotein des Humanplasmas bekannt. Ein Grund dafür liegt darin, daß erst in den letzten Jahren die große Bedeutung dieses Proteins für die Plasmabindung vorwiegend basischer Pharmaka erkannt wurde [10, 11].

Beispiele hierfür sind:

Dipyridamol	Lidocain
Chinidin	Bupivacain
Alprenolol	Disopyramid
Trizyklische Antidepressiva	Neuroleptika
Propranolol	Verapamil
Methadon	Chinin
Prazosin	

Ein wichtiger Unterschied der Bindung von Pharmaka an das saure α_1-Glykoprotein im Vergleich zum Humanserumalbumin ist die sehr viel niedrigere Plasmakonzentration dieses Proteins (etwa 20 µM). Unter therapeutischen Bedingungen können möglicherweise Plasmakonzentrationen bestimmter basischer Arzneistoffe erreicht werden, die ausreichen, die spezifische Bindungsstelle an diesem Protein abzusättigen.

Die Bindung an Plasmaproteine ist ein der Aufnahme von Pharmaka ins Gewebe oder dessen Bindung an einen Rezeptor entgegengerichteter Faktor, aber keine diese Effekte verhindernde Größe. Die Bedeutung im Einzelfall hängt nun von der relativen Größe beider entgegengerichteter Faktoren ab, so daß bei extrem großer Affinität eines Pharmakons für bestimmte Gewebe selbst eine starke Plasmaproteinbindung bedeutungslos sein kann [9].

Für die meisten Pharmaka gilt, daß eine durch Verdrängung aus der Plasmaproteinbindung erhöhte freie Konzentration sehr schnell durch die überwiegende Gewebebindung weggepuffert wird und daß im neuen Gleichgewicht die Gesamtkonzentration des Pharmakons im Blut reduziert ist, der freie Anteil sich aber wieder auf den Ausgangswert eingependelt hat. Änderungen der Plasmaproteinbindung von Pharmaka treten im Verlauf einer Reihe von akuten oder chronischen Erkrankungen auf [10, 11, 12-15].

Wirkort

Die Begriffe Wirkort und Biophase sind nicht exakt definiert. Man versteht hierunter die Stelle, an der das Pharmakon seine spezifische Wirkung (oder Nebenwirkung) entfaltet. Weil Arzneistoffrezeptoren i. allg. nicht nur an einer

Stelle im Organismus vorhanden sind, hat man den Begriff Biophase geprägt, der wiederum die Gesamtheit der Stellen im Organismus erfaßt, die einen bestimmten Rezeptor haben. Nur der freie, nicht gebundene oder gespeicherte Anteil eines Wirkstoffs gelangt zum Wirkort, um dort seine pharmakologische Wirkung zu entfalten.

Biotransformation

Aufgabe der Biotransformation

Fast alle organischen Verbindungen, die als Wirkstoffe eingesetzt werden, haben lipophilen Charakter. Das Prinzip der Biotransformation liegt darin, daß alle Pharmaka, die sich durch eine gute Lipidlöslichkeit auszeichnen, intravital chemisch verändert werden, um stärker polare Eigenschaften zu erhalten. Denn von ihrer Lipid- bzw. Wasserlöslichkeit hängt auch ihre Ausscheidung über die Nieren ab. So wandern leichter lipidlösliche Verbindungen bei der Konzentrierung des Harns entsprechend dem vorhandenen Diffusionsgefälle durch die Tubuluszellen ins Blut zurück. Dadurch könnte die Verweildauer einzelner Pharmaka im Organismus Wochen oder Monate betragen, wenn nicht in der Leber diese Fremdstoffe mittels bestimmter Enzyme derart verändert würden, daß sie leichter wasserlöslich und dadurch wiederum ausscheidungsfähig werden. Eine gute Annäherung zur Charakterisierung der Geschwindigkeit der Biotransformation ist die Halbwertszeit des Pharmakons, durch die sowohl die Wirkungsdauer einer bestimmten Dosis als auch die Konzentration im Steady-state-Zustand während einer normalen Dosierungsperiode bestimmt wird [16)].
Als grundlegende chemische Reaktionen bei der Biotransformation gelten Oxidationen, Reduktionen, Hydrolysen und Kupplungsreaktionen.

Schematische Gliederung der Biotransformationsreaktionen

Phase I: Chemische Veränderungen
- Oxidationen,
- Reduktionen,
- Hydrolysen.

Phase II: Synthetische Reaktionen
Konjugationen (synonym auch als Kupplungen bezeichnet).

Phase III: Umformungsreaktionen von Metaboliten
Reaktionsprodukte der Phasen I und II können durch Darmbakterien oder Mukosaenzyme weiter verändert und zum Teil durch die Darmmukosa rückresorbiert werden.

Phase I

Oxidationen

Unter den Reaktionstypen der Phase-I-Reaktionen spielt die Oxidation die bedeutendste Rolle. Oft bilden Oxidationen erst die Voraussetzung für nachfolgende Kupplungsreaktionen. Im einzelnen lassen sich folgende Oxidationsreaktionen unterscheiden:

Hydroxylierungen,
Oxidationen unter Bildung von Aldehyden, Ketonen und Säuren,
N-Oxidation,
S-Oxidation,
N-Desalkylierung,
O-Desalkylierung,
S-Desalkylierung,
oxidativer Ringschluß,
Ringöffnung nach vorangehender Oxidation,
Aromatisierung von Hydroaromaten.

Nachfolgend sind tabellarisch die Strukturelemente, die oxidativen Umwandlungen unterliegen, zusammengefaßt.

Tabelle 1. Oxidative Reaktionen körperfremder Stoffe. (Nach Faigle [17])

Oxidation an C-Atomen		
Aromatische Ringe	$R-C_6H_5$	$\rightarrow R-C_6H_4-OH$
Aliphatische Ketten	$R-C_6H_4-CH_3$	$\rightarrow R-C_6H_4-CH_2-OH$
	$R-(CH_2)_2CH_2CH_3$	$\rightarrow R-(CH_2)_2CH(CH)CH_3$
Alkohole *(prim.)*	$R-CH_2OH$	$\rightarrow R-CHO \rightarrow R-COOH$
Alkohole *(sek.)*	$R^1-CH(OH)-R^2$	$\rightarrow R^1-CO-R^2$
Amine *(prim.)*	$R-CH_2-NH_2$	$\rightarrow [R-CH(OH)-NH_2] \xrightarrow[-NH_3]{} R-CHO$
Amine *(sek. tert.)*	$R^1-\underset{\underset{R^2}{\vert}}{N}-CH_3$	$\rightarrow \left[R^1-\underset{\underset{R^2}{\vert}}{N}-CH_2OH\right] \xrightarrow[-HCHO]{} R^1-\underset{\underset{R^2}{\vert}}{N}-H$
Ether	$R-O-CH_3$	$\rightarrow [R-O-CH_2OH] \xrightarrow[-HCHO]{} R-OH$
Oxidation an Heteroatomen		
Amine *(prim., sek.)*	$R^1-C_6H_4-\underset{\underset{R^2}{\vert}}{N}-H$	$\rightarrow R^1-C_6H_4-\underset{\underset{R^2}{\vert}}{N}-OH$
Amine *(tert.)*	$R-N(CH_3)_2$	$\rightarrow R-\underset{\underset{O}{\Vert}}{N}(CH_3)_2$
Sulfide (Thioether)	$R-S-CH_3$	$\rightarrow R-SO-CH_3 \rightarrow R-SO_2-CH_3$

Eine Betrachtung der vorstehenden oxidativen Reaktionen zeigt, daß - in Abhängigkeit der jeweiligen Strukturelemente - mehr oder minder gleiche Reaktionen ablaufen, d. h., aromatische Verbindungen werden unter Bildung von Phenolen hydroxyliert, wobei zunächst wahrscheinlich ein Sauerstoffatom an einer der Doppelbindungen angelagert wird. Dabei wird eine Arenoxid-Zwischenstufe durchlaufen.

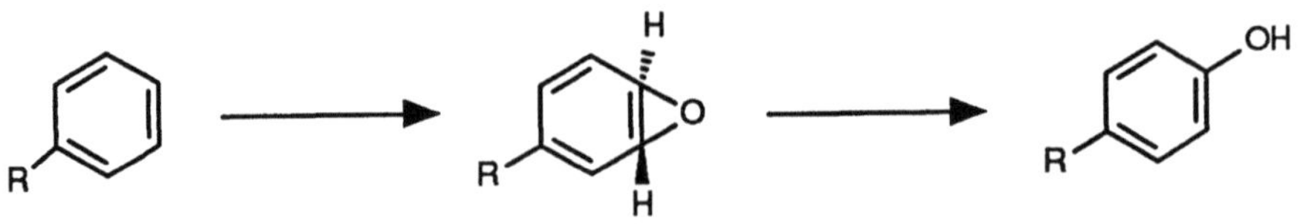

Die Hydroxy-Gruppe tritt vorwiegend an der Ringposition ein, die chemisch am reaktionsfähigsten ist. Trägt eine aromatische Verbindung eine aliphatische Seitenkette, so wird das benzylische C-Atom bevorzugt angegriffen. Aliphatische Verbindungen mit langen Seitenketten werden vor allem am ω-1-Kohlenstoff hydroxyliert und erst in zweiter Linie am ω-Kohlenstoff. Bei Aminen und Ethern wird jenes C-Atom am leichtesten angegriffen, das dem Heteroatom benachbart ist. Die entstehenden hydroxylierten Produkte sind chemisch instabil und zerfallen spontan. Dies führt zu einer Desaminierung bei primären Aminen und zu einer Desalkylierung bei sekundären und tertiären Aminen sowie bei Ethern. Heteroatome werden häufig auch direkt oxidiert. So können aus primären und sekundären Aminen Hydroxylamine entstehen, aus tertiären Aminen N-Oxide und aus Sulfiden Sulfoxide bzw. Sulfone [17]. Ist ein N-Alkylsubstituent mit einem α-H-Atom vorhanden, erfolgt keine N-Oxigenierung, sondern eine oxidative Abspaltung des Alkylrestes [18].
Seit Mitte der 60er Jahre ist bekannt, daß bei der Biotransformation der Xenobiotica Reaktionsprodukte entstehen können, die auf Grund ihrer hohen Reaktionsfähigkeit mit makromolekularen Zellbestandteilen (z. B. Proteinen, Nucleinsäuren) kovalente Bindungen eingehen. Die Folgen können von der Zerstörung bestimmter Zellkomponenten bis zu malignem Zellwachstum, Mutationen oder dem Zelltod reichen. Folgende Hauptgruppen von Metaboliten können für die genannten Wirkungen verantwortlich sein:

Epoxide, Carbene, Radikale, N-Hydroxylierungsprodukte, N-Nitrosamine.

Arzneimittel, die u. a. zu Epoxiden metabolisiert werden, sind z. B. die Barbiturate Allobarbital und Secobarbital sowie das Antiepilepticum Carbamazepin. Die Weitermetabolisierung der Epoxide wird z. B. durch die zytoplasmatischen Glutathiontransferasen zu den Glutathionkonjugaten und durch die mikrosomale Epoxidhydratase zu den trans-Dihydrodiolen katalysiert.
Von den karzinogenen aromatischen Kohlenwasserstoffen ist bekannt, daß ihre Wirkung hauptsächlich über die Bildung reaktiver Epoxide zustande kommt. Dies gilt sowohl für den einfachsten Aromaten Benzol, das bei chronischer Exposition zu Leukämien führen kann, als auch für Benzo(a)pyren. Diese Reaktion wird, wie auch die Entstehung der meisten anderen reaktiven Metaboliten, durch das Monooxigenasesystem katalysiert.
An den vielfältigen Oxidationsreaktionen sind Oxidasen, Monooxigenasen und Dioxigenasen beteiligt. Oxidasen oxidieren durch den Entzug von Wasserstoff bzw. Elektronen. Durch Monooxigenasen wird ein Sauerstoffatom von einem Sauerstoffmolekül in den Fremdstoff eingebaut und das andere zu Wasser

reduziert. Die Oxigenasen führen dagegen beide Atome eines Sauerstoffmoleküls in das Xenobioticum ein. Die weitaus größte Bedeutung für die oxidative Biotransformation von Pharmaka besitzen Cytochrom P_{450} bzw. Cytochrom P_{448} enthaltende (mikrosomale) Monooxigenasen, bei denen es sich somit um Hämproteine handelt. Bereits mehr als 70 Formen von Cytochrom $P_{448/450}$ sind heute bekannt, die sich nur durch den Austausch weniger Aminosäuren im Protein unterscheiden. Die geringen Veränderungen in der Aminosäurekette reichen dabei aus, um den verschiedenen Isoenzymen eine gewisse Spezifität für lipidlösliche Fremdstoffe zu verleihen. Eine Substanz kann daher nicht nur von einem, sondern von mehreren Isoenzymen oxidiert werden. Die Bezeichnungen Cytochrom P_{450} und Cytochrom P_{448} beruhen übrigens auf der starken Absorption von Licht der Wellenlänge 450 bzw. 448 nm. Während die erste Gruppe eine bevorzugte Affinität zu kleineren Molekülen besitzt und sich durch Phenobarbital induzieren läßt, bindet die zweite Gruppe (das Cytochrom P_{448}) größere planare Molekülestrukturen und wird durch polycyclische aromatische Kohlenwasserstoffe beschleunigt synthetisiert. Die Cytochrom P_{450} bzw. Cytochrom P_{448} enthaltenden mikrosomalen Monooxigenasen sind in den Phospholipidmembranen des endoplasmatischen Reticulums der Leber lokalisiert.
Jeder Mensch besitzt eine genetisch geprägte Ausstattung an derartigen Monooxigenasen in seiner Leber, so daß das Spektrum dieser Enzymeinheiten quantitativ und qualitativ von Mensch zu Mensch wechseln kann. Das kann die erheblichen individuellen Differenzen bei der Oxidation von Fremdstoffmolekülen in der Leber des Menschen erklären [19,20].
Der Reaktionsablauf läßt sich wie folgt beschreiben: Das Pharmakon bindet an das aktive Zentrum der Proteinkomponente des Cytochrom P_{450} (bzw. Cytochrom P_{448}), dessen Häm-Eisen unter den aeroben Bedingungen der Zelle im 3wertigen Zustand vorliegt. Im Enzym-Substrat-Komplex ist durch eine Konformationsänderung des Cytochromproteins die Aktivität gegenüber der NADPH-Cytochrom-P_{450}-Reduktase erhöht, die durch Übertragung eines Elektrons vom NADPH das Cytochrom-Eisen zur 2wertigen Form reduziert. Dieses kann nun schnell molekularen Sauerstoff zu einem Oxikomplex anlagern, der ein weiteres Elektron aufnimmt. Dadurch wird der Sauerstoff bis zur Stufe des Peroxids reduziert, das in der Bindung an das Cytochrom als die eigentliche Form des Sauerstoffs gilt. Im letzten Schritt wird daraus ein Sauerstoffatom in das Substratmolekül eingebaut, während das andere als Oxidion unter Protonenaufnahme Wasser bildet. Vereinfacht läßt sich dieser Vorgang wie folgt darstellen:

$$X-H+2\ NADPH+O_2 \rightarrow X-OH+2\ NADP^+ + H_2O$$

Das oxigenierte Pharmakon löst sich vom aktiven Zentrum des Cytochrom P_{450}, das damit seinen ursprünglichen Zustand zurückerhält und erneut in den Zyklus eintreten kann. In Abb. 4 ist das Reaktionsschema der Oxidation eines Pharmakons durch das Cytochrom P_{450}-Monooxigenasesystem wiedergegeben [21].

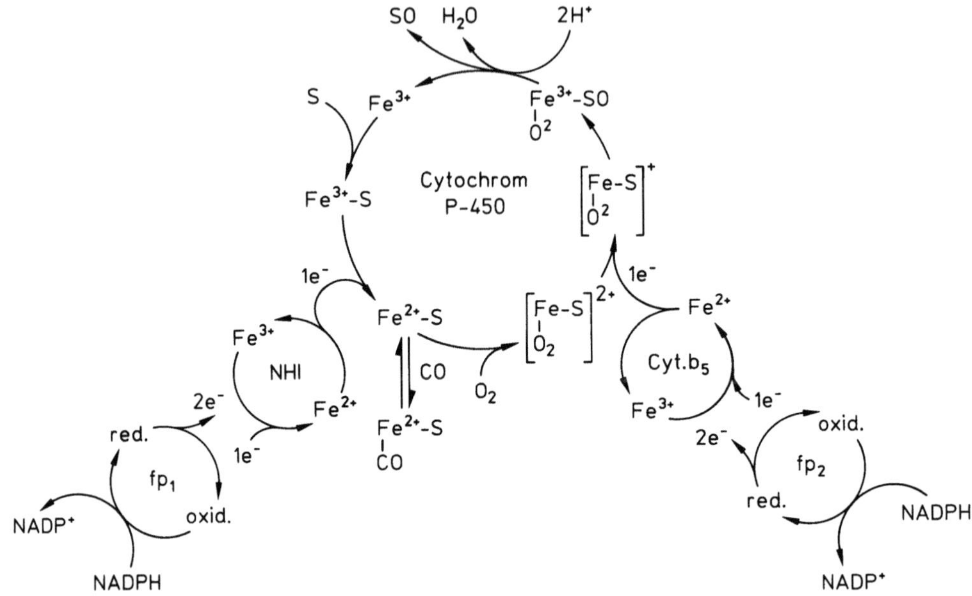

Abb. 4. Reaktionsschema der Oxidation eines Substrats durch das Cytochrom-P_{450}-Monooxigenasesystem. *S* Substrat; *SO* oxidiertes Substrat; *NHI* „Non-Heme-Iron" (Cytochrom-P_{450}-Reduktase); *fp* Flavoprotein

Bei den Hydroxylierungen und den Konjugationsreaktionen handelt es sich demnach um energieverbrauchende Inaktivierungsreaktionen. Der Organismus muß also zusätzlich chemische Energie in Form von NADPH - oder den aktivierten Konjuganden - aufwenden, um ein Arzneimittel unwirksam zu machen, wobei der Betrag allerdings im Vergleich zum gesamten Energieumsatz als außerordentlich gering anzusetzen ist[22].

Reduktionen

Im Verhältnis zu den oxidativen Veränderungen eines Pharmakons sind Reduktionsvorgänge weit seltener. Insbesondere Aldehyde, Ketone, Nitro- und Azo-Verbindungen werden auf diese Weise metabolisiert. Als Metaboliten treten demzufolge überwiegend Alkohole und Amine auf, die im weiteren Verlauf des Abbaus gekuppelt werden.

Reduzierende Reaktionen:

- Aldehyde $R-CHO \rightarrow R-CH_2OH$
- Ketone $R_1-CO-R_2 \rightarrow R_1-CHOH-R_2$

- Nitro-Verbindungen $R-NO_2 \rightarrow R-NO \rightarrow R-\underset{\displaystyle OH}{\underset{|}{NH}} \rightarrow R-NH_2$

- Azo-Verbindungen $R_1-N=N-R_2 \rightarrow R_1-NH-NH-R_2 \rightarrow R_1-NH_2+R_2-NH_2$

Bei Azo-Verbindungen und Disulfiden kommt es zu einer reduktiven Spaltung. Es entstehen, wie oben dargestellt, Amine oder aber, wie unten dargestellt, Thioalkohole:

$$R_1-S-S-R_2 \rightarrow R_1-SH+R_2-SH$$

Bei den Reduktionen ist, wie bei den Hydroxylierungen, NADPH als Wasserstoff-Lieferant erforderlich. NADPH und Cytochrom P_{450} können ohne Beteiligung von Sauerstoff wahrscheinlich auch die reduktive Umwandlung von Nitro- oder Azo-Verbindungen katalysieren, was schematisch in Abb. 5 dargestellt ist[17].

Hydrolysen

Sie werden durch Esterasen bzw. Amidasen katalysiert. Von dieser Art des Biotransformationsgeschehens werden vor allem Ester, Amide und Glykoside erfaßt, aber auch Arenoxide und Epoxide, die als Primärprodukte der biologischen Oxidation von aromatischen und aliphatischen Doppelbindungen entstehen können.

Ester $R_1-CO-OR_2 \rightarrow R_1-COOH+R_2-OH$

Säureamide $R_1-CO-N\begin{matrix}\diagup R_2\\ \diagdown R_3\end{matrix} \rightarrow R_1-COOH+NH\begin{matrix}\diagup R_2\\ \diagdown R_3\end{matrix}$

Arenoxide, Epoxide: H(O)H-Epoxid $\longrightarrow$ HO, H, OH, H (Diol)

NADPH → NADP; Cytochrom-Reduktase (Ox. → Red.); Cytochrom-P_{450} (Red. → Ox.); $R-H+O_2$ → R-OH (Oxidation); $R-NO_2$ → $R-NH_2$ (Reduktion)

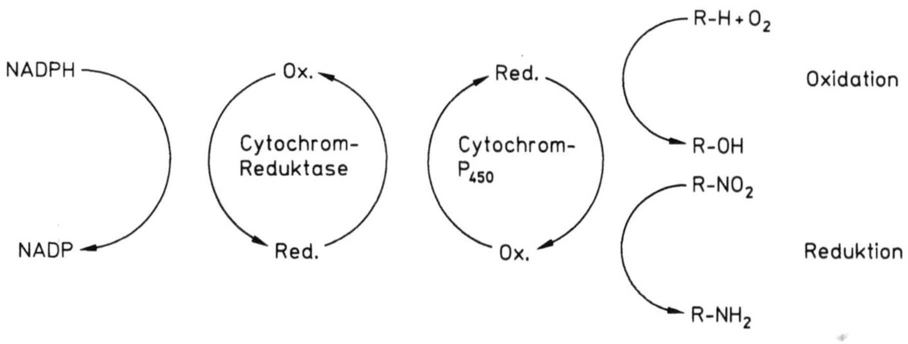

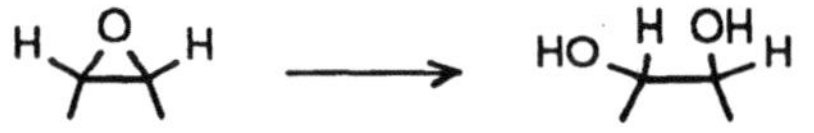

Abb. 5. Schematische Darstellung reduktiver Prozesse

Phase II

Kupplungs- oder Konjugationsreaktionen
Hierbei laufen Veresterungen, Glykosidierungen und Amidierungen von Pharmaka bzw. ihren primären Metaboliten ab. Diese Reaktionen führen i. allg. zu Verbindungen mit guter Wasserlöslichkeit, die meist schnell ausgeschieden werden. Als Kupplungskomponenten kommen folgende endogene Liganden in Betracht: Glucuronsäure, Schwefelsäure, Essigsäure, Glykokoll, Glutaminsäure, Methionin, Glutathion und Cystein.
Die Bildung von Konjugaten mit endogenen Fettsäuren stellt einen bisher nicht bekannten Weg der Biotransformation von Arzneistoffen und ihren hydroxylierten Phase-I-Metaboliten dar. Bei der Untersuchung der Biotransformation von Etofenamat (s. auch dort) ließen sich als Metaboliten die Ester der Öl-, Palmitin-, Linol-, Stearin-, Myristin- und Laurinsäure auffinden. Offenbar kommt diesem neuen Biotransformatinsweg nur eine untergeordnete Bedeutung zu, wie quantitative Untersuchungen zeigten [23].
Für den Menschen hat die Kupplung von Fremdstoffen wie Pharmaka die größte Bedeutung [24]. Bereits 1879 isolierten Schmiedeberg und Meyer [25] Glucuronsäure als Lacton der Campherglucuronsäure, die sie im Urin von Hunden nach Campherverfütterung fanden. Mosbach und King [26] stellten fest, daß die gesamte C-Atomseitenkette verfütterter Glucose in Glucuronsäure übergeht.
Die Glucuronid-Bildung als vorherrschender Detoxikationsvorgang läßt sich z. B. nach Applikation von Morphin, Methaqualon und Benzodiazepin-Derivaten nachweisen. Auf diese Weise werden insbesondere Phenole, Säuren, längerkettige Alkohole, primäre Amine, Hydroxyamine und Mercapto-Verbindungen eliminiert.
Glucuronide werden in der Leber in Gegenwart von aktivierter Uridindiphosphoglucuronsäure (UDPGA) und der UDP-Glucuronyltransferase gebildet:

$$\text{Pharmakon (Metabolit)} + \text{UDPGA} \xrightarrow[\text{Glucuronyl-transferase}]{\text{UDP-}} \text{Glucuronid}$$

Die Glucuronyltransferase ist ebenfalls im endoplasmatischen Reticulum der Leber in unmittelbarer Nähe des Cytochrom P_{450} lokalisiert.
Die Synthese von Glucuroniden kann aber auch in der Niere, im Gastrointestinaltrakt und der Haut stattfinden. Die UDPGA wird aus Glucose-I-phosphat und Uridintriphosphat (UTP) gebildet.
Eine besonders hohe Polarität besitzen die Glucuronide und Sulfate, da sie starke Säuren sind und im physiologischen pH-Bereich in ionisierter Form vorliegen. Die Konjugation mit Schwefelsäure spielt bei der Entgiftung und Ausscheidung einer Reihe von Stoffen im Organismus neben der vorherrschenden Bildung von Glucuronsäure-Konjugaten eine große Rolle. Nicht nur physiologische Substrate wie Steroide, Katecholamine, Serotonin, Bilirubin und Darm-

fäulnisprodukte (Indol, Phenol, Kresol) werden mit Schwefelsäure konjugiert und in dieser Form im Harn ausgeschieden, sondern auch viele Fremdstoffe und Arzneimittel, vor allem solche mit phenolischen OH-Gruppen wie z. B. diejenigen Analgetica, die Abkömmlinge des p-Aminophenols sind, ferner Phenobarbital, Chloramphenicol und Ethanol [27].
Die Konjugation geeigneter Substrate mit Schwefelsäure setzt die Bildung von aktivem Sulfat sowie das Vorhandensein von Sulfokinasen voraus. Da aus der Nahrung nur wenig anorganisches Sulfat resorbiert wird, muß das für die Konjugation verwendete Sulfat größtenteils endogen erst durch Oxidation organischen Schwefels gebildet werden. Die Quelle hierfür stellen S-haltige Aminosäuren wie Methionin, Cystein und Cystin dar. Soweit die dabei gewonnene Schwefelsäure nicht für die physiologische Konjugation verbraucht wird, erscheint sie dann als organisches Sulfat im Harn.
Beim jungen Säugling kann es zu einer Kumulation eines Pharmakons kommen, weil die Enzyme der Phase I ihre volle Aktivität erst in den ersten Lebenswochen erreichen und die Enzyme der Phase II sogar noch bis zum dritten Lebensmonat funktionell eingeschränkt sind.

Elimination

Gleichzeitig mit der Verteilung im Organismus und der einsetzenden pharmakologischen Wirkung beginnt bereits die Elimination, die durch folgende Vorgänge gekennzeichnet ist:

- Biotransformation,
- Exkretion des Wirkstoffs und seiner Abbauprodukte,
- Depotbildung, Serumbindung oder sonstige Sorption,
- Abwanderung des Pharmakon ins Gewebe.

Den vorstehenden Punkten ist zu entnehmen, daß unter Elimination i. allg. das Verschwinden der wirksamen Form des Arzneimittels aus dem Blut verstanden wird. Die Elimination erfolgt in nahezu allen Fällen proportional zur jeweiligen Konzentration, d. h., sie folgt gegen die Zeit einer Exponentialfunktion und ist dadurch mathematisch exakt beschreibbar.
Ein zentraler Parameter ist in diesem Zusammenhang der von Dost [28] eingeführte Begriff der biologischen Halbwertszeit oder Eliminationshalbwertszeit, der von ihm als „jene Zeit, die erforderlich ist, um die Hälfte der absorbierten Arzneistoffmenge zu eliminieren, entweder durch Ausscheidung oder Metabolismus ..." definiert wurde. Dieses Maß des Arzneistoffwechsels ist eine statistische Größe, sie unterliegt vielen Faktoren.
Die biologische Halbwertszeit ist kein absoluter Wert für einen bestimmten Wirkstoff. Unterschiede sind zu erwarten auf Grund folgender Ursachen:

1. Einflüsse durch die Dosisgröße;
2. Einflüsse durch Änderungen des Urin-pH;

3. individuelle Variationen;
4. Einflüsse durch Alter;
5. Einflüsse durch andere Medikamente;
6. Einflüsse durch Proteinbindung;
7. Einflüsse durch Erkrankungen.

Für Kinder kann man verallgemeinernd sagen: Die Eliminationshalbwertszeit ist in der Regel um so größer je jünger das Kind ist.
Die Elimination der Pharmaka über die renale Ausscheidung hat größte Bedeutung. Diese ist durch folgende Arbeitsschritte gekennzeichnet:

- glomeruläre Filtration: Hiervon betroffen ist nur der freie, nicht an Plasmaeiweiße gebundene Wirkstoff.
- tubuläre Sekretion: Wasserlösliche Substanzen und
- tubuläre Reabsorption: Metaboliten werden nur gering oder gar nicht reabsorbiert.

Beim Säugling sind sowohl die glomeruläre Filtration als auch die tubuläre Sekretion eingeschränkt.

Hemmung der Biotransformation

Die Biotransformation von Pharmaka kann sowohl gehemmt als auch stimuliert werden. Bei der Enzyminhibition handelt es sich im Prinzip um einen Vorgang, der *sofort* nach Kombination von 2 oder mehr Substanzen auftreten kann. Zu einer Enzyminduktion kann es hingegen erst nach einer Einwirkungszeit der induzierenden Verbindung von einigen Tagen kommen. In Gegenwart von Proadiphenhydrochlorid kommt es z. B. zu einer Verlangsamung der Oxidation von Barbituraten, Aminophenazon und Codein. Die Bildung von Morphinglucuronid und die Hydrolyse von Procain oder Phosphorsäureestern werden inhibiert. Monoaminooxydase-Hemmer vom Typ des Iproniazids verlangsamen die Biotransformation vieler Arzneimittel. Während in Tierversuchen zahlreiche Beispiele für eine Hemmung der Biotransformation gefunden wurden, liegen am Menschen bisher nur wenige ausreichend dokumentierte Beobachtungen vor. Eine enzymhemmende Wirkung beim Menschen haben folgende Verbindungen:

Ethanol, Dicoumarol, Chloramphenicol, Disulfiram, Phenylbutazon, Phenobarbital.

Der H2-Antagonist Cimetidin hemmt, wie in jüngerer Zeit bekannt wurde, ebenfalls den Metabolismus vieler Arzneistoffe. Klinisch relevante Wechselwirkungen mit Warfarin, Phenytoin, Lidocain, Morphin, Theophyllin und zahlreichen anderen Arzneistoffen sind mittlerweile bekannt [29)].
Die Beobachtungen lassen sich wie folgt erklären: Exogene und endogene lipidlösliche Verbindungen konkurrieren um die Bindungsstellen der oxidieren-

den und konjugierenden arzneimittelabbauenden Enzyme in der Leber. Jede Verdrängung eines Medikaments vom Enzym hängt von der Konzentration der verdrängenden Verbindung in der Nachbarschaft des Enzyms sowie von deren Affinität zum Enzym ab. Hier gilt nach Remmer [30] folgende Gesetzmäßigkeit: Nur Arzneimittel, welche in einer hohen Dosierung verordnet werden, sind dazu in der Lage, eine Hemmung des Metabolismus eines zweiten Medikamentes, welches niedriger dosiert wird, hervorzurufen und dadurch seine pharmakologische Wirkung zu verlängern und, wenn es kumuliert, zu verstärken.

Stimulierung der Biotransformation

Für eine Stimulierung der Biotransformation sind bisher zahlreiche Beispiele erbracht worden. Die wohl erste Verbindung, bei der dieser Effekt beobachtet wurde, war das Phenobarbital, das in dieser Hinsicht sehr intensiv untersucht wurde [31-34]. Der Induktionsvorgang ist durch einen Anstieg des Cytochrom P_{450}-Gehalts charakterisiert. Der Initialschritt der Häm-Synthese ist die Kondensation von Glycin und Succinyl-CoA in Gegenwart des mitochondrialen Enzyms δ-Aminolävulinsäure (ALA)-Synthetase, die der geschwindigkeitsbestimmende Schritt für die Bereitstellung des Häm-Pools ist. Die ALA-Synthetase wird durch Phenobarbital und andere Verbindungen induziert [35-37]. Unter Phenobarbital steigt auch das aus Lebercytochrom stammende Bilirubin an [38,39], was ebenfalls als indirekter Beweis für die Induktion der ALA-Synthese gelten kann.

Unspezifisch ist die Enzyminduktion durch Hypnotica. Das hat zur Folge, daß manche Verbindungen nicht nur ihren eigenen Abbau, sondern auch denjenigen anderer Pharmaka beschleunigen können. Dabei ist es nicht notwendig, daß bei einer derart gekreuzten Enzyminduktion die in Wechselwirkung stehenden Verbindungen zur gleichen Wirkungsklasse gehören [40].

Selbst Pharmaka eines entgegengesetzten Wirkungsprinzips zeigen diese Eigenschaft. So beschleunigt der Barbiturat-Antagonist Bemegrid nach chronischer Applikation nicht nur seine eigene Inaktivierung, sondern auch diejenige der oxidierbaren Barbiturate. Hierbei kommt es zu der scheinbar paradoxen Situation, daß die an den Antagonisten gewöhnten Tiere auch hohe Dosen Barbiturate vertragen, ohne diese jemals erhalten zu haben.

Barbiturate und andere Schlafmittel besitzen die Fähigkeit, das hydroxylierende Enzymsystem, das glucuronidierende und auch das epoxidspaltende Ferment zu induzieren, d. h. die Menge der daran beteiligten Enzyme zu vermehren, was zu einer Beschleunigung der Abbaugeschwindigkeit führt, wodurch die meisten zur gleichen Zeit applizierten Medikamente ihre Wirkung schneller verlieren [34]. Die induzierende Wirkung eines Arzneimittels - wie die anderer Fremdstoffe - ist von der Dosis, besser gesagt von der Konzentration dieses Stoffes in der Umgebung der betreffenden Enzyme in der Leber, abhängig [30]. Nur dann, wenn lipophile Arzneimittel in sehr hohen Dosen eingenommen werden, kann es überhaupt dazu kommen, daß ihre Konzentration in der Leber für die Auslösung einer Induktion ausreicht. Rifampicin wird z. B. in einer täglichen Dosis von 0,45–1,2 g verordnet. Bei diesem Tuberkulostaticum bewirkt eine tägliche Dosis von 0,45 g noch keine nennenswerte Beschleunigung des Abbaus von Aminophenazon und anderen Arzneimitteln [30]. Erst wenn die Gabe erhöht wird, nimmt die Oxidationsgeschwindigkeit dosisabhängig zu [41]. Auch bei Arzneimitteln, die sehr langsam eliminiert werden, und dadurch kumulieren, können sich entsprechend hohe Spiegel im Organismus einstellen. Das ist z. B. bei Phenobarbital und Diphenylhydantoin der Fall. Deshalb wird sich bei den kumulierenden Mitteln erst im Laufe der Behandlung eine deutliche Beschleunigung des Abbaus anderer Arzneimittel bemerkbar machen. In diesem Zusammenhang sei auf folgende Beobachtung hingewiesen, die bei Epileptikern, die permanent Phenobarbital bzw. Primidon erhalten hatten, gemacht wurde [42,43]. Es konnte festgestellt werden, daß im Rahmen der Prämedikation vor chirurgischen Eingriffen verabreichtes Flunitrazepam bei derartigen Patienten praktisch keine Wirkung mehr zeigte, weil es in ungewöhnlich kurzer Zeit metabolisiert wurde.

Bei einer Applikation von Ovulationshemmern ist gegebenenfalls an eine enzyminduzierende Wirkung durch parallel aufgenommene Pharmaka zu denken. Während einer tuberkulostatischen Behandlung mit Rifampicin kann das Östrogen, das in einem Ovulationshemmer enthalten ist, seine Wirkung verlieren, weil seine Eliminationsgeschwindigkeit beschleunigt wird [44,45]. Besonders zu erwähnen ist in diesem Zusammenhang Ethanol, denn diese Verbindung kann den Arzneimittelstoffwechsel sowohl hemmen als auch induzieren [46]. Verallgemeinernd kann man sagen, daß die Kombination von Ethanol und vielen Pharmaka zu einer Verlangsamung des metabolischen Umsatzes führt, einer Eliminationsverzögerung und damit zu einer Wirkungsverstärkung (Tabelle 2) [47].

Im Gegensatz hierzu kommt es bei chronischem Alkoholmißbrauch zu einer Enzyminduktion, was zu einer Steigerung der Biotransformationsleistung führt. Das Ergebnis ist ein Wirkungsverlust [48].

Tabelle 2. Kombinationswirkungen von Alkohol und Arzneimitteln bei akuter Ethanolbelastung

Arzneimittel	Wirkung mit Alkohol
Tranquilizer, Sedativa, Hypnotika, Antiepileptika (Benzodiazepin-Derivate, Barbiturate, Hydantoin), Antihistaminika	Verstärkung der sedierenden und hypnotischen Wirkung
Neuroleptica, Thymoleptica, Analgetika	Wirkungsverstärkung
Analgetika vom Morphin-Typ	Verstärkung der Morphinwirkung
Orale Antidiabetika (Sulfonylharnstoff-Derivate)	Verstärkung der blutzuckersenkenden Wirkung
Isoniazid und andere MAO-Blocker	Verstärkung der MAO-Blockade, Blutdruckkrisen

Bei Rauchern können Wirkung und Metabolismus von bestimmten Arzneistoffen verändert sein. Eine verminderte Wirkung von Arzneimitteln bei Rauchern beruht auf einer erhöhten Eliminationsgeschwindigkeit, denn Tabakrauch induziert bestimmte Isoenzyme des Cytochrom $P_{448/450}$-Systems und zwar andere als Phenobarbital. So ist die sedierende Wirkung von Benzodiazepinen und Chlorpromazin bei Rauchern schwächer als bei Nichtrauchern [49].
Die Gewöhnung an Pharmaka kann unter diesen Aspekten als Ausdruck eines natürlichen Abwehrmechanismus des Körpers gegen diese - als Fremdstoffe - gewertet werden.
Seit den ersten Beobachtungen einer Stimulierung des Fremdstoffabbaus durch Phenobarbital [50] und polycyclische Kohlenwasserstoffe [51] sind mehrere hundert Substanzen bekannt geworden, die im Tierexperiment die mikrosomalen Enzymsysteme induzieren können. Eine Voraussage darüber, welche Fremdstoffe bei Menschen induzierend wirken, ist wegen erheblicher Speziesunterschiede von tierexperimentellen Befunden her nicht mit Sicherheit möglich. Für die Entstehung von Gewöhnungen interessant sind diejenigen Fälle, bei denen ein Fremdstoff seinen eigenen Abbau stimuliert, wie beim Menschen z. B. Meprobamat [52] und Nicotin [53]. Die Zeitspanne, die zwischen dem Beginn der Medikation mit dem induzierenden Arzneimittel und dem Auftreten von Unterdosierungserscheinungen der anderen Arzneimittel liegt, beträgt in der Regel einige Tage bis 3 Wochen. Nach Absetzen des Induktors bilden sich die Veränderungen im arzneimittelabbauenden System innerhalb weniger Wochen zurück.

Orte der Biotransformation

Biotransformationsreaktionen finden in der Leber, dem Gastrointestinaltrakt, den Lungen und den Nieren statt. Da die Leber gegenüber den anderen Organen die größte Parenchymmasse besitzt, werden insgesamt ⅔ des Gesamtumsatzes durch dieses Organ bewältigt [39].
Das mikrosomale Enzymsystem der Leber ist vor allem im endoplasmatischen Reticulum lokalisiert. Das endoplasmatische Reticulum besteht aus bläschenförmigen, zysternenartigen Hohlräumen, welche von Membranen eingeschlossen sind. In diesen Membranen werden die lipidlöslichen Pharmaka in besser wasserlösliche durch bestimmte Fermente umgewandelt. Die wasserlöslichen Metaboliten reichern sich wahrscheinlich in den Hohlräumen des endoplasmatischen Reticulums an und werden in diesen zu anderen Organellen, z. B. dem Golgi-Apparat, transportiert, wo sie aus der Leberzelle entweder über die Gallenkapillaren in die Galle oder aber über den Disse-Raum ins Blut ausgeschleust werden [54].
Der Entgiftungsmechanismus im Organismus wird immer dann aktiviert, wenn größere Mengen Fremdstoff aufgenommen worden sind. Es werden dann vermehrt entsprechende Enzyme gebildet und Pharmaka meßbar rascher entgiftet.

Diese Aktivierung läßt sich auch morphologisch nachweisen: Im Elektronenmikroskop wird die Wucherung der glatten Membranen des endoplasmatischen Reticulums sichtbar. In diesem Zustand kann das Pharmaka-abbauende Enzymsystem fast ein Fünftel des gesamten Lebereiweißes ausmachen.
Die Aktivität der Xenobiotica-metabolisierenden Enzyme des endoplasmatischen Reticulums (ER) schwankt von Organ zu Organ. In zahlreichen *in-vitro* Studien ist festgestellt worden, daß die Lebermikrosomen für alle untersuchten Reaktionen erheblich höhere Enzymaktivitäten aufweisen als die Mikrosomen aus anderen Geweben.
Andere subzelluläre Organellen sind die Mitochondrien, in denen der Energiestoffwechsel abläuft. Wie Blume[55,56] an Mitochondriensuspensionen, die nicht durch Mikrosomen verunreinigt waren, fand, sind diese in der Lage, verschiedene oxidative Biotransformationen durchzuführen: oxidative Entalkylierung am Stickstoff, oxidative Desaminierung und Oxidation von Alkoholen oder Aldehyden. Auch den Ablauf einiger reduktiver Prozesse konnte Blume nachweisen: Reduktion von Carbonylverbindungen, N-Oxiden und Nitro-Gruppen. So sind hochgereinigte Rattenleber-Mitochondrien in der Lage, die Nitro-Gruppen von organischen Arzneistoffen bis zur Stufe der primären Amine zu reduzieren. Diese Reduktaseaktivität ist innerhalb der Mitochondrien an der inneren Membran oder im Matrixraum lokalisiert. Es besteht keine strenge Substratspezifität, die verschiedenen Nitro-Verdünnungen werden aber mit unterschiedlicher Geschwindigkeit umgesetzt[57]. Von den Phase-II-Reaktionen wurden Glucuronidierung und Sulfatierung bisher nicht beobachtet. Die relativen Umsätze der Mitochondrien, verglichen mit denen der Mikrosomen, betragen etwa 1:4.

Genetische Einflüsse auf die Biotransformation

Der Stoffwechsel aller Medikamente wird mehr oder weniger in irgendeiner Weise durch genetische Faktoren beeinflußt. Der Begriff Pharmakogenetik läßt sich als Einfluß genetisch determinierter Enzymmuster auf die Arzneimittelwirkung definieren. Die als Resultat auftretenden Polymorphismen können sowohl im Bereich der arzneistoffabbauenden Enzyme als auch möglicherweise im Bereich der Rezeptorproteine auftreten und zu erblich bedingten Unterschieden im pharmakokinetischen und/oder pharmakodynamischen Verhalten von Arzneistoffen führen. Der Polymorphismus der Isonicotinsäurehydrazid(INH)-Ausscheidung ist eine der ersten sehr gut untersuchten pharmakogenetischen Reaktionen. INH wird unterschiedlich schnell abgebaut, was auf die individuelle Acetylierungsgeschwindigkeit zurückzuführen ist. Die Untersuchungen zur Pharmakokinetik und Biotransformation des INH bei Menschen führten zur Klassifizierung zweier Kollektive[58-60]:

- Langsame Acetylierer, die im Urin etwa 40% der INH-Dosis unverändert und zu etwa 60% als N-Acetyl-INH ausscheiden.

- Schnelle Acetylierer, bei denen der Anteil von N-Acetyl-INH und dessen Metaboliten im Urin ca. 95% der Dosis beträgt und nur etwa 3% als freies INH bzw. dessen Hydrazon ausgeschieden werden.

Demzufolge ließen sich auch verschiedene Halbwertszeiten nach intravenöser Applikation im Plasma von Menschen ermitteln: etwa 1 h bei schnellen Acetylierern und etwa 3 h bei langsamen Acetylierern [61].
Die langsame Inaktivierung wird homozygot autosomal-rezessiv vererbt, einem homo- oder heterozygoten dominanten Gen entspricht die Fähigkeit zur schnellen Inaktivierung. Zum schnellen Typ gehören Japaner, Thailänder, Koreaner, Lappen und Eskimos. Bei den Kaukasiern haben 30-50% das Merkmal der langsamen Acetylierer. Dem Acetylierungspolymorphismus unterliegen u. a. Isoniazid, Procainamid und verschiedene Sulfonamide [62].
Die genetisch bedingte unterschiedliche Acetylierung verschiedener Pharmaka hat therapeutische und toxische Konsequenzen. So kann es bei Langsamacetylierern, die hohe Dosen INH erhalten, zu toxischen Nebenwirkungen kommen. In Tabelle 3 sind einige der zwischen 1964 und 1985 gefundenen polymorphen Biotransformationsreaktionen aufgeführt [63].

Aus Studien an Zwillingen geht hervor, daß auch bei Halothan die Stoffwechselaktivität und damit die Höhe des Blutspiegels zu einem wesentlichen Teil genetisch bedingt sind. Während beispielsweise eineiige Zwillinge Phenylbutazon etwa gleich schnell abbauen, kann dieser Vorgang bei zweieiigen Zwillingen stark divergieren. Die Kenntnis der unterschiedlichen Inaktivierungsgeschwindigkeit ist deshalb zur Vermeidung von Behandlungsfehlern wichtig.

In diesem Zusammenhang ist es verständlich, daß genetisch determinierte Unterschiede im Metabolismus von aus der Umwelt aufgenommenen Karzino-

Tabelle 3. Polymorphe Biotransformationsreaktionen

Arzneistoff	Reaktion	Jahr der Publikation
Phenytoin	Hydroxylierung	1964
Phenacetin	O-Desethylierung	1967
Nortriptylin	Hydroxylierung	1969
Guanoxan	Hydroxylierung	1972
Perhexilin	Hydroxylierung	1973
Debrisoquin	Hydroxylierung	1977
Amobarbital	Hydroxylierung	1977
Spartein	N-Oxidation	1979
Tolbutamid	Hydroxylierung	1979
Bufuralol	Hydroxylierung	1982
Coffein	N-Acetylierung	1982
Antipyrin	Oxidation	1983
Mephenytoin	Hydroxylierung	1984
Theophyllin	Hydroxylierung	1985

genen und Prokarzinogenen zu verschiedener Häufigkeit des Auftretens von Karzinomen in Kollektiven von schnellen und langsamen Metabolisierern führen können [63].

Enzymatische Reaktionen bei der Biotransformation

Biotransformationsprozesse können entweder enzymatisch katalysiert werden oder spontan ablaufen. Die enzymatische Veränderung in der Leber hat mit Abstand die größte Bedeutung vor den anderen Stellen im Organismus. Die Enzymsysteme, die dem Organismus zum Abbau körperfremder Stoffe zur Verfügung stehen, sind zum größten Teil im endoplasmatischen Reticulum der Leberzellen lokalisiert. Die Enzyme sind hier in Lipidstrukturen eingebettet, so daß nur lipophile Moleküle Zugang finden. Da die meisten körpereigenen Substanzen zu polar sind, um abgebaut zu werden, sind sie dadurch vor unerwünschter Metabolisierung geschützt. Es ist nicht auszuschließen, daß diese Enzymausrüstung des Menschen erst im Laufe der Entwicklungsgeschichte als Abwehrmaßnahme des Körpers gegen lipophile Bestandteile der Nahrung wie Terpene, Alkaloide und Steroide entstanden ist. Fische besitzen und benötigen diese Ausrüstung nicht; bei ihnen diffundieren lipidlösliche Fremdstoffe durch die Außenhaut ins Wasser ab [17]. Die folgende Übersicht zeigt Beispiele für solche Abbauprozesse und die daran beteiligten Enzyme.

Reaktion	Enzyme
Hydroxylierung von aliphatischen und aromatischen Verbindungen	Cytochrom $P_{448/450}$, unspezifisch
Hydrolyse von Estern und Säureamiden	Hydrolasen, Esterasen (z. B. Pseudocholinesterase, ubiquitär in den Geweben und im Blutplasma vorkommend)
Reduktion von Azo- und Nitro-Gruppen	Flavinenzyme, unspezifisch
Konjugation mit Glucuron- oder Schwefelsäure	Transferasen, wahrscheinlich spezifisch (z. B. Sulfokinase)

Von grundsätzlicher Bedeutung für die Beurteilung der Biotransformation ist die Tatsache, daß die Affinität der meisten Arzneimittel zu den Enzymproteinen des arzneimittelabbauenden Enzymsystems ebenso wie zu den Gewebsproteinen sehr viel geringer ist als zu den spezifischen Bindungsstellen der Rezeptorproteine [45,64,65]. Das Ausmaß der jeweiligen Bindung an die Proteine läßt sich durch die Michaelis-Konstante (K_M) ausdrücken. Man versteht darunter diejenige molare Konzentration, bei der die Hälfte der Enzymmoleküle in Form von Enzym-Substrat-Komplexen vorliegt. Der K_M-Wert der Arzneimittel für die metabolisierenden Enzyme und die übrigen Gewebsproteine im Organismus bewegt sich zwischen 10^{-3} und 10^{-5} mol/l, während der K_M-Wert für die pharmakologisch wirksamen Rezeptoren, beispielsweise die Digitalis-Rezeptoren, im Bereich von 10^{-8}–10^{-9} mol/l liegt. Bei therapeutischer Dosierung liegen die Konzentrationen der meisten Arzneimittel meist unterhalb ihrer K_M am arzneimittelabbauenden Enzymsystem.

Altersabhängigkeit

Im Gegensatz zu Tieren verfügt der menschliche Fetus über eine bedeutende Biotransformationskapazität[66]. Bereits 6–8 Wochen nach der Konzeption besitzt die fetale Leber das ausgebildete mikrosomale Monooxigenase-System, das zur Biotransformation befähigt ist. Im Gegensatz zur adulten Leber ist die fetale Leber jedoch unfähig, Glucuronidierungs- oder andere Konjugationsreaktionen auszuführen. Dadurch ist sie aber aktiven, durch Monooxigenierung entstandenen Metaboliten in gewisser Hinsicht schutzlos ausgesetzt, weil sich diese irreversibel an biologische Makromoleküle binden können. Grundsätzlich kann man sagen, daß spätestens nach dem 1. Lebensjahr die Funktion fast aller Organe des Kindes mit der Leistung der entsprechenden Erwachsenenorgane vergleichbar ist[5].
Der Arzneimittelmetabolismus in der Leber wird beim älteren Menschen weniger durch das Alter an sich als durch die Begleiterscheinungen beeinflußt. Bekannt ist, daß in der Leber von alten Patienten Kupplungsreaktionen mit Glucuronsäure kaum verändert sind, während Desalkylierungen, N-Acetylierungen und Hydroxylierungen schlechter oder langsamer als in den Organen jüngerer Menschen ablaufen[67].

Hormonale Beeinflussung und Speziesunterschiede

Geschlechtsunterschiede in der Metabolisierungskapazität scheinen beim Menschen so gut wie keine Rolle zu spielen, während sie z. B. bei der Ratte von entscheidendem Einfluß sind. Bei weiblichen Ratten laufen die Arzneimittelabbauenden Reaktionen in der Regel um den Faktor 3 langsamer ab als bei männlichen Tieren[68].
Die mehrfach beobachtete Tagesrhythmik des Arznbeistoffwechsels[69-71] dürfte auf Einflüsse der Nebenniere zurückgehen, denn sie läßt sich durch Adrenalektomie[70] aufheben.

Einfluß von Nahrung und Stoffwechsellage

Tierexperimentellen Untersuchungen zufolge spielt der Eiweißmangel eine besondere Rolle. Er führt zu einer Verlangsamung der Fremdstoffoxidation[72-74]. Im Hungerzustand kommt es dagegen zu gesteigerter Aktivität der mikrosomalen Enzymsysteme[75,76].

Einflußnahme von Lebererkrankungen auf die Biotransformation

In experimentellen Lebertumoren der Ratte findet keine Oxidation und nur ein stark eingeschränkter reduktiver Abbau von Arzneimitteln statt. Im regenerierenden Lebergewese laufen dagegen die Entgiftungsvorgänge beschleunigt ab[77]. Beim Menschen ist bisher nur vereinzelt eine Beeinträchtigung des Fremdstoffabbaus durch Lebererkrankungen beobachtet worden[78]. Aus den beispielsweise für Barbiturate und Antirheumatica bei Leberkranken ermittelten Halbwertszeiten ist eine Beeinträchtigung des Metabolismus nicht beweisbar. Vielmehr ist die Auffassung berechtigt, daß die Biotransformationskapazität beim gesunden Menschen durch Pharmaka in üblicher Dosierung auch nicht annähernd in Anspruch genommen wird[79].

Besondere Biotransformationsreaktionen

Deshalogenisierungsreaktionen sind bei aromatischen Verbindungen selten beschrieben worden. Eine Debromierung im aromatischen Ring wurde beim Benzbromaron beobachtet[80]. Auch von Clofedanol sind Metaboliten nachgewiesen worden, die durch Abspaltung eines Cl-Atoms aus dem aromatischen Ring entstanden sind[81]. Bei Bromazin wird im Gegensatz zu Brenzbromaron und Clofedanol das Brom durch OH substituiert. Zu den Besonderheiten zählt auch die Bildung von S-haltigen Metaboliten. Hier sei auf das Carbamazepin (s. dort) hingewiesen. Weiterhin wurden von einem japanischen Arbeitskreis 4 schwefelhaltige Metaboliten des 2,5,2′,5′-Tetrachlorbiphenyls (TCB) als der Hauptkomponente des handelsüblichen Polychlorbiphenyls (PCB) identifiziert und beschrieben[82].

Allgemeine Betrachtungen zur Biotransformation

Klinisch können quantitative Veränderungen im Arzneistoffwechsel einerseits zu Schwierigkeiten bei der Einstellung einer ausreichenden Dosis, andererseits zu Intoxikationserscheinungen führen. Während es bei den meisten Arzneimitteln infolge ihrer relativ großen therapeutischen Breite zu solchen Manifestationen nicht kommen dürfte, spielen sie eine nicht zu unterschätzende Rolle bei der Therapie mit einigen Gruppen von Arzneimitteln, die eine genaue Dosiseinstellung erfordern wie Antikoagulantien, Antikonvulsiva und oralen Antidiabetica.

1. Ritschel, W. A. (1971), Dtsch. Apotheker Ztg. 111, 1253.
2. Brodbeck, U. (1982), Nachr. Chem. Techn. Lab. 30, 695.
3. Merker, H. J. (1972), Arzneim. Forsch. 22, 301.
4. Mutschler, E. (1981), Arzneimittelwirkungen, 4. Aufl., Wissenschaftl. Verlagsges. Stuttgart.
5. Pätel, M. (1988), Pharm. Rundsch. 1/2, 60.
6. Ehrnebo, M., Agurell, S., Boreus, L. O., Gordon, E., Lönroth, U. (1974), Clin. Pharmacol. Ther. 16, 424.
7. Hahn, I., Krieglstein, G., Krieglstein, J., Tschentscher, K. (1973), Naunyn-Schmiedeberg's Arch. Pharmacol. 278, 35.
8. Kurata, D., Wilkinson, G. R. (1974), Clin. Pharmacol. Ther. 16, 355.
9. Müller, W. E. (1982), Med. Mo. Pharm. 5, 302.
10. De Leve, L. D., Piafsky, K. M. (1981), TINS, 283.
11. Piafsky, K. M. (1980), Clin. Pharmacokin. 5, 246.
12. Sjöqvist, F., Borga, O., L'E Orme, M. C. (1980) Fundamental of clinical pharmacology in Drug treatment, Ed. Avery, G. S. Adis Press, Sydney.
13. Tillement, J. P., Lhoste, F., Giudicelli, J. F. (1978), Clin. Pharmacokin. 3, 144.
14. Sjöholm, I., Kober, A., Odar-Cederlöf, I., Borga, O. (1976), Biochem. Pharmacol. 25, 1205.
15. Wiegand, U. W., Levy, G. (1980), J. Pharm. Sci. 69, 480.
16. Dollery, C. T. (1971), Pharm. Ztg. 116, 1174.
17. Faigle, J. W. (1981) in Biopharmazie, Ed. Meier, J., Rettig, H., Hess, H., Thieme-Verlag Stuttgart, New York.
18. Clement, B. (1986), Dtsch. Apoth. Ztg. 126, 299.
19. Remmer, H. (1983), Med. Mo. Pharm. 6, 99.
20. Remmer, H. (1978), in Primary Liver Tumors, Ed. Remmer, H., Bolt, H. M., Bannasch, P., Popper, H., S. 31, MTP Press, Lancaster.
21. Bonse, G. (1982), Dtsch. Apoth. Ztg. 122, 621.
22. Netter, K. J. (1972), Arzneim. Forsch. 22, 285.
23. Dell, H. D. (1982), Drug Metab. Dispos. 10, 55.
24. Artz, N. F., Osman, E. M. (1950), Biochemistry of Glucuronic Acid, Academic Press Inc. New York 1950.
25. Schmiedeberg, O., Meyer, H. (1879), Z. Physiol. Chem. 3, 422.
26. Mosbach, E. H., King, C. G. (1950), J. Biol. Chem. 185, 491.
27. Büch, H., Rummel, W., Pfleger, K., Eschrich, Ch., Texter, N. (1968), Naunyn-Schmiedeberg's Arch. Pharmacol. 259, 276.
28. Dost, F. H. (1949), Klin. Wochenschr. 27, 257.
29. Zagermann, P. (1988), Pharm. Ztg. 133, 19: 44.
30. Remmer, H. (1977), Z. Gastroenterol. 6, 362.
31. Remmer, H., Siegert, M. (1962), Arch. Exp. Path. Pharmakol. 243, 479.
32. Remmer, H., Siegert, M., Merker, H. J. (1963/64), Arch. Exp. Path. Pharmakol. 246, 58.
33. Remmer, H. (1963), Verh. Dtsch. Ges. Inn. Med. 68, 99.
34. Remmer, H. (1967), Dtsch. Med. Wochenschr. 92, 2001.
35. Marver, H. S. (1969) in Microsomes and drug oxidations, Ed. Gillette, J. R., Conney, A. H., Mannering, G., Academic Press, New York.
36. Thompson, R. P. H., Stathers, G. M., Pilcher, C. W. T., McLean, A. E. M., Robinson, J., Williams, R. (1969), Lancet II, 4.
37. Baron, J., Tephly, T. R. (1970), Arch. Biochem. Biophys. 139, 410.
38. Schmid, R., Marver, H. S., Hammaker, L. (1966), Biochem. Biophys. Res. Commun. 24, 319.
39. Ackermann, E. (1973), Dtsch. Gesundheitsw. 28, 721.
40. Kato, R., Chiesara, E. (1962), Brit. J. Pharmacol. 18, 29.
41. Zilly, W., Breimer, D. D., Richter, F. (1975), Europ. J. Clin. Pharmacol. 9, 219.
42. Beyer, K.-H. (1982), Dtsch. Apoth. Ztg. 122, 1033.
43. Beyer, K.-H., Städter, H. (1982), Dtsch. Apoth. Ztg. 122, 1743.
44. Rietbrock, N., Keller, F. (1977), Fortschr. Med. 95, 1765.

45. Remmer, H. (1975), in Arzneimittel und Leber, Ed. Gerok, W., Sickinger, K., S. 29, Schattauer-Verlag, Stuttgart-New York.
46. Kolenda, K.-D. (1975), Med. Klin. 70, 515.
47. Kolenda, K.-D. (1981), Med. Mo. Pharm. 4, 201.
48. Soehring, K., Schüppel, R. (1966), Dtsch. Med. Wochenschr. 91, 1892.
49. Remmer, H. (1988), Dtsch. Apoth. Ztg. 128, 1264.
50. Remmer, H. (1959), Arch. Exp. Path. Pharmak. 235, 279.
51. Conney, A. H., Miller, E. C., Miller, J. A. (1956), Cancer Res. 16, 450.
52. Douglas, J. F., Ludwig, B. M., Smith, N. (1963), Proc. Soc. Exp. Biol. (N. Y.) 112, 436.
53. Beckett, A. H., Triggs, E. J. (1967), Nature (London) 216, 587.
54. Remmer, H. (1972), Arzneim. Forsch. 22, 292.
55. Blume, H., Oelschläger, H. (1978), Arzneim. Forsch. 28, 956.
56. Blume, H. (1983), Dtsch. Apoth. Ztg. 123, 279.
57. Blume, H. (1980), Arzneim. Forsch. 30 (II), 1566.
58. Hughes, H. B., Biehl, J. P., Jones, A. P., Schmidt, L. H. (1954), Am Rev. Respir. Dis. 70, 266.
59. Weber, W. W., Hein, D. W. (1979), Clin. Pharmacokin. 4, 401.
60. Evans, D. A. P., Manley, K. A., McKusick, V. A. (1960), Br. Med. J. II, 485.
61. Jenne, J. W., MacDonald, F. M., Mendoza, E. (1961), Am. Rev. Resp. Dis. 84, 371.
62. Dubbels, R., Kattner, E., Sell-Maurer, D., Schloot, W. (1980), Arzneim. Forsch. 30 (II), 1574.
63. Hildebrand, M. (1988), Dtsch. Apoth. Ztg. 128, 1465.
64. Grille, W., Johnson, K., Kolenda, K.-D. (1979), Med. Klin. 74, 55.
65. Remmer, H. (1979), Internist (Berlin) 20, 213.
66. Ackermann, E. (1978), Pharmazie 33, 400.
67. Heinzl, S. (1984), Med. Mo. Pharm. 7, 176.
68. Schenkman, J. B., Frey, L., Remmer, H., Estabrook, R. W. (1967), Molec. Pharmacol 3, 516.
69. Radzialowski, F. M., Bousquet, W. F. (1967), Pharmacologist 9, 190.
70. Radzialowski, F. M. (1968), J. Pharmacol. Exp. Ther. 163, 229.
71. Szeberenyi, Sz., Szalay, K. Sz., Garattini, S. S. (1969), Biochem. Pharmacol. 18, 2767.
72. Kato, R., Oshima, T., Tomizawa, S. (1968), Jap. J. Pharmacol. 18, 356.
73. Marshall, W. J., Mc Lean, A. E. M. (1969), Biochem. Pharmacol. 18, 153.
74. Mc Lean, A. E. M., Mc Lean, E. K. (1969), Brit. Med. Bull. 25, 278.
75. Kato, R., Gillette, J. R. (1965), J. Pharmacol. Exp. Ther. 150, 279.
76. Kato, R. (1967), Biochem. Pharmacol. 16, 871.
77. Fouts, J. R., Dixon, R. L., Shultice, R. W. (1961), Biochem. Pharmacol. 7, 265.
78. Kahl, G. F. (1971), Klin. Wschr. 49, 384.
79. Oelschläger, H. (1969), Pharm. Ztg. 114, 1869.
80. Broekhuysen, J., Pacco, M., Sion, R., Demenlenaere, L., van Hee, M. (1972), Europ. J. Clin. Pharmacol. 4, 125.
81. Eckhardt, G., Goenechea, S., Tobdorf, G. (1977), J. Clin. Chem. Clin. Biochem. 15, 687.
82. Mio, T., Sumino, K., Mizutani, T. (1976), Chem. Pharm. Bull. 24, 1958.

Acebutolol	37517-30-9	β-Rezeptorenblocker

(RS)3'-Acetyl-4'-[2-hydroxy-3-(isopropylamino)propoxy]butyranilid

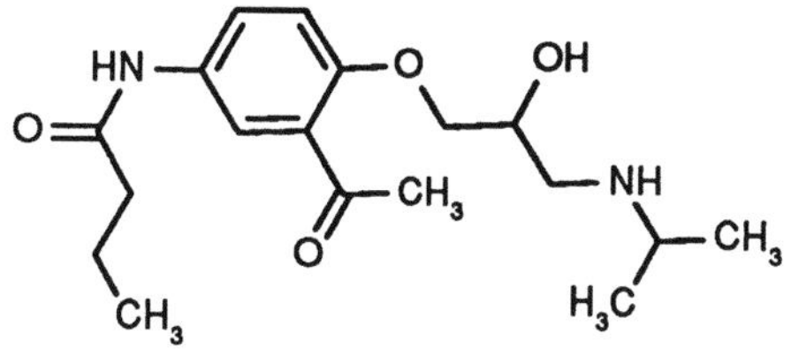

$C_{18}H_{28}N_2O_4$

Hauptmetabolit ist das Diacetolol (CAS-Nr. 28197-69-5), ein Acetyl-Analogon (1) des Acebutolols, das etwa gleichartig wirkt wie die Ausgangsverbindung.

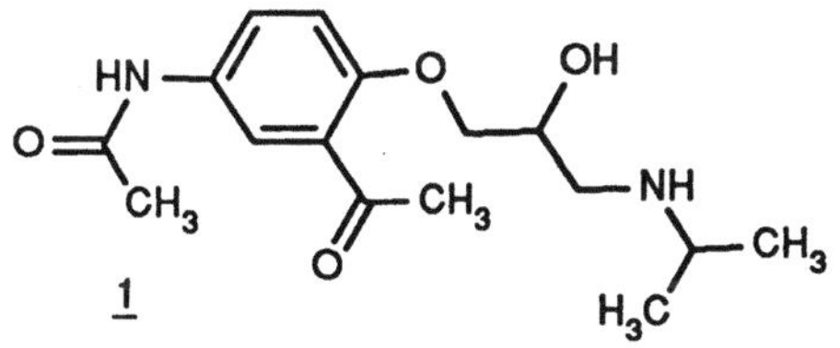

1

In geringem Umfang werden 2 weitere, nur sehr schwach wirksame Metaboliten gebildet[1].
Acebutolol wird schnell und praktisch vollständig aus dem Gastrointestinaltrakt resorbiert. Maximale Plasmakonzentrationen werden nach 2-4 h erreicht[2]. Nach einer einzelnen Dosis von 389 mg wird beim Menschen ein Spitzenwert von etwa 1 µg/ml Blut erreicht, etwas höher (ca. 10%) liegt der für den Hauptmetaboliten. Innerhalb von 20 h fällt die Konzentration der Ausgangsverbindung fast linear auf 0,01 µg/ml ab, die Konzentration des Hauptmetaboliten jedoch nur sehr schwach. Sie beträgt nach 20 h noch ca. 0,6 µg/ml. Nach 5maliger identischer Dosis im Abstand von 8 h ist ein Ansteigen der AUC gegenüber der Einzeldosis um 68% zu verzeichnen. Bei wiederholter Gabe stellt sich das Gleichgewicht zwischen Zufuhr und Ausscheidung nach ca. 3 Tagen ein[2].
Zu einer stärkeren Anreicherung in einem Organ kommt es nicht. Die Eiweißbindung beträgt 25%. Die Liquorkonzentration ist deutlich niedriger als diejenige im Plasma. Die Substanz durchdringt die Placentaschranke und geht in die Muttermilch über. Nach oraler Applikation werden innerhalb von 72 h 14% Acebutolol und 26% Diacetolol renal, der Rest über die Fäzes ausgeschieden[3].

1. Maxwell, D. R., Collins, R. F. (1974), Clin. Trials J. 11 (Suppl.), 9.
2. Meffin, P. J., Winkle, R. A., Peters, F. A., Harrison, D. C. (1978), Clin. Pharmacol. Ther. 24, 542.
3. Rämsch, K.-D., Pütter, J. (1979) in Streßgefährdetes Herz-Kreislauf-System - kardioselektive β-Rezeptorenblockade mit Prent, Edit. Altstaedter, R., Bayer AG Leverkusen, S. 40 u. 105.

Acemetacin 53164-05-9 Antirheumaticum, Antiphlogisticum

{[1-(4-Chlorbenzoyl)-5-methoxy-2-methyl-3-indolyl]-acetoxy}essigsäure

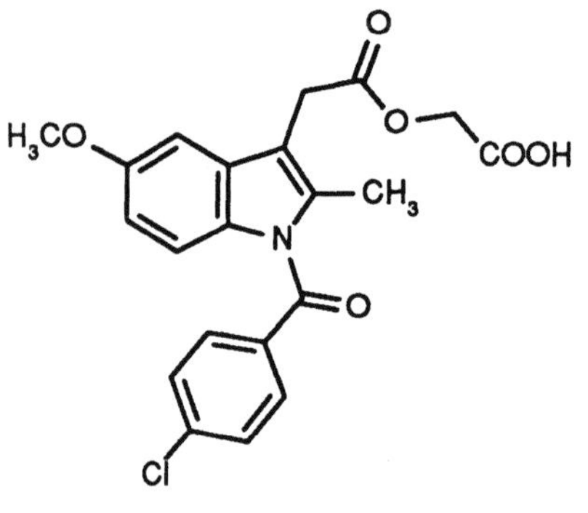

$C_{21}H_{18}ClNO_6$

Untersuchungen an Versuchstieren (Ratten, Kaninchen, Hunde, Affen) und Menschen (gesunde Probanden und Rheumatiker) ergaben, daß der Wirkstoff nach oraler Gabe als ursprüngliche Verbindung (frei und glucuronidiert), als esterolytisch entstandener Metabolit Indometacin (frei und konjugiert) sowie nach Ether-Spaltung (an der 5-ständigen Methoxy-Gruppe) und Desacylierung (Abspaltung der 4-Chlorbenzoxyl-Gruppe) in Form pharmakologisch unwirksamer Verbindungen renal eliminiert wird. Im Blut von Menschen liegen nach einmaliger Gabe wie auch nach Dauerapplikation der Wirkstoff und metabolisch entstandenes Indometacin etwa im Verhältnis 1:1 vor. Daraus folgt, daß keine Induktion des Acemetacin-Abbaus stattfindet. Nach Gabe von Acemetacin ist bei mindestens 20% der renalen Ausscheidungsprodukte die Glycolsäureester-Gruppierung noch erhalten[1)].
Die biologische Halbwertszeit beträgt bei Patienten 4,5 h (für Indometacin liegt sie bei 2,2 h). Die maximale renale Elimination erfolgt in den ersten 8 h (besonders in der 4. bis zur 8. h). 12 h nach der letzten Acemetacin-Applikation waren noch bei ca. 60%, nach 24 h bei 35% und nach 36 h bei 8% der Patienten der Wirkstoff und/oder Indometacin im Blut nachweisbar. Nach 48 h war keiner der beiden Wirkstoffe mehr im Blut enthalten. Die mittlere terminale Halbwertszeit wurde mit 5,8 h bestimmt[1)].

1. Dell, H.-D., Doersing, M., Fischer, W., Jacobi, H., Kamp, R., Köhler, G., Schölnhammer, G. (1980), Arzneim. Forsch. 30 (II), 1391.

Acetyldigoxin 5511-98-8 (α-Form)
5355-48-6 (β-Form) Herzglykosid

α-Form: 3β-[4-O-(3-O-Acetyl-β-D-digitoxopyranosyl)-4-O-β-D-digitoxopyranosyl-β-D-digitoxopyranosyloxy]-12β,14-dihydroxy-5β,14β-card-20(22)-enolid; β-Form: 3β-[4-O-(4-O-Acetyl ...

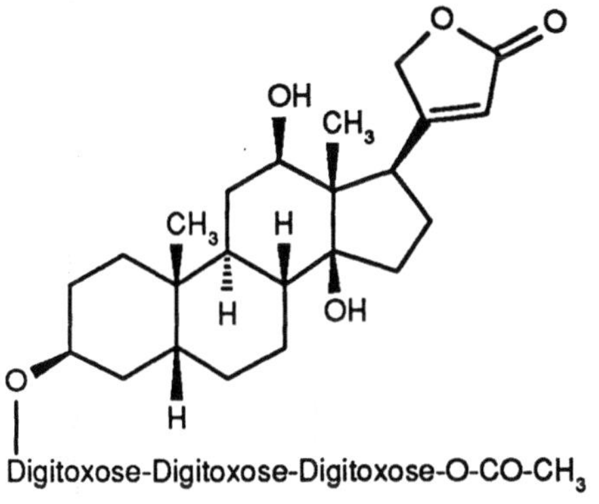

Digitoxose-Digitoxose-Digitoxose-O-CO-CH_3

$C_{43}H_{66}O_{15}$

Nach peroraler Applikation von ^{3}H-β-Acetyldigoxin erscheint im Harn sowohl 30 als auch 60 min später nur Digoxin. Diese vollständige Desacetylierung zum Digoxin ließ sich sowohl bei Versuchspersonen als auch bei Patienten bestätigen. Im Gegensatz dazu scheiden gleiche Versuchspersonen 1 h nach peroraler Applikation von ^{3}H-α-Acetyldigoxin noch beachtenswerte Mengen der unveränderten α-Acetylverbindung aus. Offenbar wird α-Acetyldigoxin im Gegensatz zum β-Acetyldigoxin im Organismus unvollständig desacetyliert[1)].
Radiochemische Untersuchungen beim Menschen über die Elimination von ^{3}H-α-Acetyldigoxin zeigen eine deutliche Ausscheidungsverzögerung in Korrelation zum Grad der Niereninsuffizienz[2)]. Besonders bei terminaler Niereninsuffizienz finden sich ein stark protahierter Abfall der Serumaktivität und eine verminderte kumulative Urinsekretion im Verlauf von 7 Tagen. Bei Niereninsuffizienz steigt die Halbwertszeit für α-Acetyldigoxin im Mittel auf 66 h (normal 24 h) an.
In vivo können offenbar nur geringe Mengen dieses Glykosids mit der Hämo- und Peritonealdialyse eliminiert werden. Daraus ist zu folgern, daß einerseits unter der Dialysetherapie keine zusätzlichen Glykosid-Gaben erforderlich sind und daß andererseits eine Digitalis-Intoxikation nicht wesentlich mit diesen Dialyseverfahren zu beeinflussen ist. Im Gegenteil, durch eine intensive

Kalium-Senkung unter der Dialyse können die Glykosid-Intoxikationszeichen zunehmen.

1. Benthe, H. F. (1971), Therapiewoche 31, 2186.
2. Brass, H., Philipps, H. (1970), Klin. Wochenschr. 48, 972.

Acetylsalicylsäure 50-78-2 Analgeticum, Antipyreticum, Antiphlogisticum, Thrombocyten-Aggregationshemmer

---

2-Acetoxybenzoesäure
Acidum acetylsalicylicum DAB 9
ASS

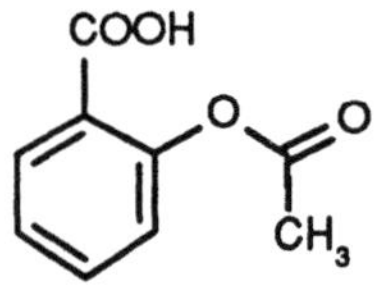

COOH

O O

CH_3

$C_9H_8O_4$

Die initiale Phase des Abbaus ist die enzymatische Hydrolyse, die zur Bildung von Salicylsäure (2) und Essigsäure führt. Im weiteren Verlauf der Biotransformation entstehen u. a. Dihydroxybenzoesäuren (3 und 4), die beim Menschen nur in kleinen Anteilen auftreten. Eine weit größere Bedeutung hat die Bildung von Glucuroniden (5 und 6). Hierbei kommt es sowohl mit der phenolischen OH-Gruppe als auch mit der Carboxylgruppe zu Konjugationsreaktionen. Der offenbar wichtigste Metabolisierungsschritt beim Menschen ist die Bindung von Metabolit 2 an Glycin, die zur Bildung der Salicylursäure (7) führt. Daraus ergibt sich das nachfolgende Abbauschema:

COOH
O—R
R = Glucuronoyl
5

O O—R
OH
R = Glucuronoyl
6

COOH
O O
CH$_3$
1

enzym.
Hydrolyse

COOH
OH
2

CoA
ATP

COOH
O NH
OH
7

Konjugation nur mit Glucuronsäure

COOH
OH
HO
3

COOH
OH
OH
4

teilweise als Konjugat

Die Salicylursäure (7) entsteht in 2 Stufen[1]:

a) Die erste Stufe besteht in der enzymatischen Bindung der Salicylsäure (Ar–COOH) an Coenzym A unter Verbrauch von ATP als Energielieferant. Es entsteht „aktivierte Salicylsäure“.

$$CoA-SH+ATP+Ar-COOH \rightarrow CoA-S-CO-Ar+AMP+PP$$

b) In der zweiten Stufe kommt es durch weiteres Coenzym A zwischen „aktivierter Salicylsäure“ und Glycin zu folgender Reaktion:

$$CoA-S-CO-Ar+NH_2-CH_2-COOH \rightarrow Ar-CO-NH-CH_2COOH + CoA-SH$$

Die Geschwindigkeit der ersten Stufe ist enzymatisch limitiert. Die Salicylursäure wird aber noch weiter metabolisiert. Sie ist im Urin nur z. T. in freier Form, z. T. aber als ein „sekundäres Konjugat“ vorhanden. Es besteht wahrscheinlich aus dem Schwefelsäureester und dem Glucuronid der Salicylursäure. Im Urin gesunder Probanden ließen sich mehr als 10% der verabreichten

Acetylsalicylsäure-Dosis in Form der Konjugate der Salicylursäure auffinden[2].
Ein zweiter Metabolisierungsweg ist für die Aggregationshemmung durch die ASS entscheidend. Auch er führt zur Bildung freier Salicylsäure, nur wird hier die Essigsäure nicht freigesetzt, sondern zur Acetylierung gewisser Faktoren, die bei der Thrombozytenaggegration mitwirken, benutzt. Dieser Vorgang läßt sich wie folgt formulieren[2]:

$$\text{COOH, O, O, } CH_3 \; + \; HX\text{-}R \longrightarrow \text{COOH, OH} \; + \; CH_3\text{-}CO\text{-}X\text{-}R$$

Amerikanische Autoren[3] haben ermittelt, daß nur etwa 20% der **in vivo** Hydrolyse der Acetylsalicylsäure im Blut erfolgt, die restlichen 80% sollen durch Leber und Niere hydrolysiert werden. Weitere Untersuchungen[4] zeigten jedoch, daß a) praktisch jedes Organ zur ASS-Hydrolyse befähigt ist und b) die meisten Organe eine höhere Aktivität als das Blut besitzen, wie der nachfolgenden Tabelle zu entnehmen ist[2]:

Geschwindigkeitskonstanten und Halbwertszeiten der Hydrolyse von ASS in verschiedenen Organen bzw. Geweben (Mensch); umgerechnet auf unverdünntes Material

Organ (Gewebe)	k ($min^{-1)}$)	$t_{½}$ (min)	Organ (Gewebe)	k ($min^{-1)}$)	$t_{½}$ (min)
Leber	0,430	1,60	Placenta	0,028	25,0
Niere	0,246	2,81	Hirn (weiße Substanz)	0,022	27,2
Milz	0,040	15,8	Magenwand	0,022	28,1
Jejunumschleimhaut	0,040	15,9	Skelettmuskel	0,019	38,6
Hirn (graue Substanz)	0,039	17,8	Vollblut	0,018	39,4
Herzmuskel	0,037	19,1	Plasma	0,007	88,3
Lunge	0,032	21,7	Fettgewebe	0,006	110
Erythrocyten	0,030	24,2	Milch	0,004	166

Die Hydrolyse ist nicht einem bestimmten Enzym zuzuordnen. Mindestens 3 verschiedene Esterasen sind daran beteiligt.
ASS wird rasch resorbiert. Das Plasmaspiegelmaximum für ASS ist nach 30 min (Einmalapplikation) erreicht, für Salicylsäure (Einmalapplikation) nach 60-120 min[5]. Die Plasmahalbwertszeit für ASS beträgt beim Menschen 15-20 min (Untersuchungen nach intravenöser Applikation von ASS). Hingegen halten die Blutspiegel der Salicylsäure wesentlich länger an und betragen beim Menschen 2-3 h. Bei einer ASS-Vergiftung in suizidaler Absicht sind Halbwertszeiten bis zu 20 h beobachtet worden[6]. Die Ausscheidung der Salicylsäure und der weiteren Metabolite erfolgt praktisch vollständig mit dem

Urin. Nach Applikation von Aspirin bei gesunden Probanden konnten im Mittel 96% der Dosis als Salicylat (Salicylsäure und Konjugate) wiedergefunden werden[7]. Den Hauptanteil bildet die Salicylursäure.
Untersuchungen zum Übertritt der ASS bzw. seiner Metaboliten in die Muttermilch ergaben, daß der Gehalt im Plasma zu allen Zeiten vielfach höher als in der Milch ist. Die Hauptmenge des Salicylats in der Milch bestand aus Salicylursäure, die als ein „entgiftetes Salicylat" angesprochen wird[8]. Bei Patienten, die wegen rheumatischer Arthritis tägliche Dosen von 4,8 g Aspirin erhalten hatten, betrug die mittlere Plasma-Salicylat-Konzentration 2-3 h nach Einnahme 126 μg/ml (55-276 μg/ml)[9]. Die a) therapeutischen, b) toxischen und c) letalen Plasmaspiegel für Acetylsalicylsäure im Humanplasma betragen für a) 20-200 mg/l, für b) >250 mg/l und c) >500 mg/l[10]. Für die Anwendung als Analgeticum und Antipyreticum werden therapeutische Serumkonzentrationen von 25-50 μg/ml angegeben, für die Anwendung als Antirheumaticum solche von 150-300 μg/ml[5]. Die Eiweißbindung der Salicylsäure beträgt 80-90%.

1. Davidson, E. D., Webster, L. T. (1969), J. Clin. Invest. 48, 20.
2. Pütter, J. (1976), Med. Welt 27, 1362.
3. Rowland, M., Riegelman, S. (1968), J. Pharm. Sci. 57, 1313.
4. Möhlenbruch, B. (1974), Dissertation Med. Fak. Univ. Bonn.
5. Gröning, T. (1986), Dtsch. Apoth. Ztg. 126, 317.
6. Pütter, J. (1979), Dtsch. Apoth. Ztg. 119, 800.
7. Pütter, J. (1975), Arzneim. Forsch. 25, 941.
8. Pütter, J., Satravaha, P., Stockhausen, H. (1974), Z. Geburtshilfe Perinat. 178, 135.
9. Graham, G., Champion, G. D., Day, R. O., Paull, P. D. (1975), Aust. N. Z. J. Med. 5, 500.
10. Pentz, R., Strubelt, O., Gehlhoff, C. (1979), Dtsch. Ärztebl. 76, 2815.

Acipimox 51037-30-0 Lipidsenker

5-Methyl-2-pyrazincarbonsäure-4-oxid

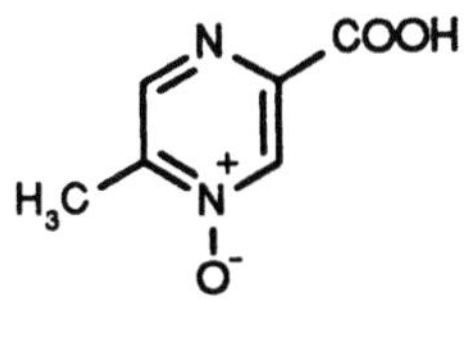

$C_6H_6N_2O_3$

Acipimox wird fast vollständig unmetabolisiert durch die Niere ausgeschieden. Nach Gabe von 250 mg werden beim Menschen maximale Plasmaspiegel von 3,75-4 μg/ml nach etwa 2 h erreicht. Die Plasmahalbwertszeit beträgt in einer schnellen ersten Phase etwa 2 h. Nach 8-10 h wird eine langsamere Phase der Elimination mit einer Halbwertszeit von 12-24 h beobachtet. Acipimox wird zu etwa 26% an Plasmaalbumin gebunden[1].

1. Liekfeld, H., Morck, H., Schneider, L., Thesen, R., Zagermann, P. (1987), Pharm. Ztg. 132, 1881.

Ademetionin	29908-03-0	Antirheumaticum bei Gelenkerkrankungen

(S)-Adenosyl-L-methionin

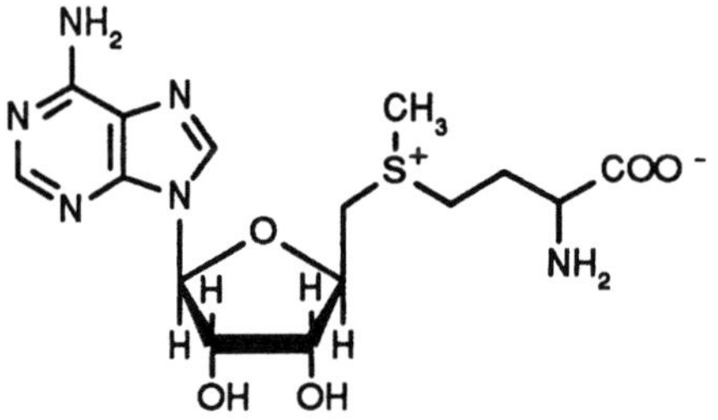

$C_{15}H_{22}N_6O_5S$

Ademetionin, ein physiologischer Wirkstoff, ist vor allem Donator von Methyl-Gruppen, die auf andere Substrate übertragen werden (Transmethylierung). Darüberhinaus ist es an Transaminopropylierungs- und Transsulfatierungs-Prozessen beteiligt.

Die extensive Metabolisierung ist Bestandteil des Wirkprinzips und die entstehenden Metaboliten (u. a. Methylthioadenosin, decarboxyliertes Ademetionin, S-Adenosylhomocystein) weisen teilweise gleiche bzw. zusätzliche pharmakodynamische Eigenschaften auf wie die unveränderte Substanz.

Drei Hauptstoffwechselwege sind bei der Substanz zu verzeichnen:

- Etwa ⅔ der Substanz werden durch Transfer der Methyl-Gruppe auf die verschiedenen Methyl-Akzeptoren metabolisiert.
- Ein weiterer Schritt ist die Decarboxylierung, gefolgt von der Aminopropylierung als Basis für die Polyamin-Synthese. Das dabei entstehende Methylthioadenosin hat teilweise gleiche pharmakodynamische Eigenschaften wie das unveränderte Ademetionin.
- Die Spaltung zwischen dem Schwefel-Atom und dem C-4-Atom der Aminosäuren-Kette führt zu Methylthioadenosin und Homocysteinthiolacton.

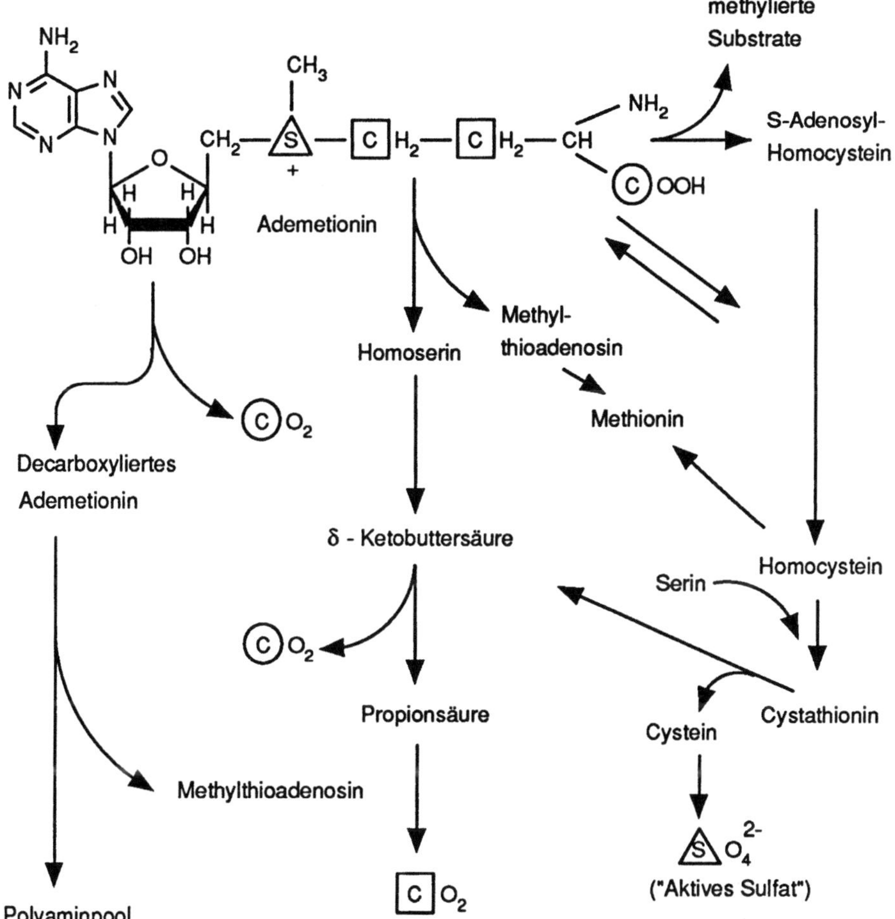

Nach Decarboxylierung gilt Ademetionin als Vorläufer der Oligoamine Putrescin, Spermidin und Spermin, die ihrerseits als endogen wirksame analgetische und antiphlogistische Substanzen bekannt sind[2,3]. Der Polyamin-Metabolismus wird durch Ademetionin stimuliert[4].

Bei oraler Gabe wird Ademetionin fast vollständig metabolisiert. 1,67% der applizierten Dosis werden als unveränderter Wirkstoff innerhalb von 24 h im Urin ausgeschieden. Nach parenteraler Verabreichung werden jedoch 40% der Dosis in den Fäzes und im Urin als unverändertes Ademetionin ausgeschieden. Die Plasmaproteinbindung ist gering (<5%)[1].

1. Stramentinoli, G., Guilidori, P. (1987), S-Adenosyl-Methionin Pharmakokinetik und Metabolismus bei Mensch und Tier, 2. Arthrose Workshop über Gumbaral, Hrsg. Bach, G. L., Miehlke, K., pmi-Verlag Frankfurt a. M.

2. Oyanagui, Y. (1984), Agents Actions 14, 228.
3. Genedani, S., Piccinini, G., Bertolini, A. (1984), Life Sci. 34, 2407.
4. Carney, W. M. P. (1986), Neuropharmacology 9, 235.

Allobarbital 52-43-7 Hypnoticum, Sedativum

5,5-Diallylbarbitursäure

$C_{10}H_{12}N_2O_3$

Beim Menschen gelangen nach Aufnahme therapeutischer Dosen etwa 30% in unveränderter Form in den Harn, Abbauprodukte wurden nicht festgestellt[1]. Auch später sind keine Metaboliten bekannt geworden[2].

Halbwertszeit im Plasma etwa 2 Tage.
Blutspiegel: therapeutisch < 5 mg/l,
toxisch 10–55 mg/l,
letal > 30–40 mg/l.

1. Reiche, P., Halberkann, J. (1929), Münch. Med. Wschr. 76, 235.
2. Keding, H., Schmidt, Gg. (1969), Arzneim. Forsch. 19, 342.

Allopurinol 315-30-0 Urikosurikum

1H-Pyrazolo[3,4-d]pyrimidin-4-ol

$C_5H_4N_4O$

Hauptmetabolit ist das Oxipurinol (2), das auch den wesentlichen pharmakodynamischen Effekt des Allopurinols (1) bedingt[1].

Nach peroraler Applikation werden etwa 70% der Dosis als Metabolit 2 und etwa 8% als unveränderter Wirkstoff 1 renal eliminiert[2].
Die Plasmaspiegel sind infolge eines starken First-pass-Effekts niedrig und klingen rasch ab. Erste Untersuchungen der Plasmaspiegelverläufe von Allopurinol und seinem Metaboliten Oxipurinol ergaben Eliminationshalbwertszeiten von 2–3 bzw. 28 h[3]. Auf Grund unterschiedlicher Literaturangaben über pharmakokinetische Daten zum Plasmaspiegelverlauf und zur Eliminationshalbwertszeit des Metaboliten 2 nach einmaliger Gabe von 300 mg Allopurinol an gesunde Versuchspersonen ergaben erneut durchgeführte Untersuchungen eine Eliminationshalbwertszeit von etwa 40 h[1]. Daraus wird gefolgert, daß eine einmalige tägliche Gabe von 300 mg Allopurinol in unretardierter Form therapeutisch ausreichende zirkadiane Plasmaspiegel ergibt.
Nach 7tägiger Applikation von je 300 mg Allopurinol (vergleichend bei 5 verschiedenen oralen Zubereitungen, von denen 2 Retardformen waren) an 10 gesunde Freiwillige wurden die Serumspiegel des Wirkstoffs und seines Hauptmetaboliten 2 bestimmt. Es wurden außerdem die Harnsäurekonzentrationen im Serum und im 24-h-Urin bestimmt. Maximale Plasmaspiegel lagen zwischen 1,37 und 1,89 µg/ml, die Zeit zum Erreichen des maximalen Spiegels lag zwischen 1,10 und 1,55 h, die Halbwertszeit zwischen 1,02 und 1,50 h. Für 2 lagen die maximalen Plasmaspiegel zwischen 5,53 und 6,63 µg/ml, die Zeit zum Erreichen des maximalen Plasmaspiegels lag zwischen 4,40 und 5,60 h, die Halbwertszeit zwischen 13,55 und 13,91 h[4]. Es erfolgt praktisch keine Bindung von 1 und 2 an Eiweiß[2].

1. Lach, H. J., Bader, B., Schnitker, J., Harries, E. H. L. (1982), Arzneim. Forsch. 32 (I), 76.
2. Gröning, R. (1986), Dtsch. Apoth. Ztg. 126, 965.
3. Elion, G. B., Kovensky, A., Hitchings, G. H. (1963), Biochem. Pharmacol. 15, 863.
4. Jaeger, H., Russmann, D., Rasper, J., Blome, J. (1982), Arzneim. Forsch. 32 (I), 438.

Alprazolam 28981-97-7 Tranquilizer

8-Chlor-1-methyl-6-phenyl-4H-[1,2,4]-triazolo[4,3-a][1,4]benzodiazepin

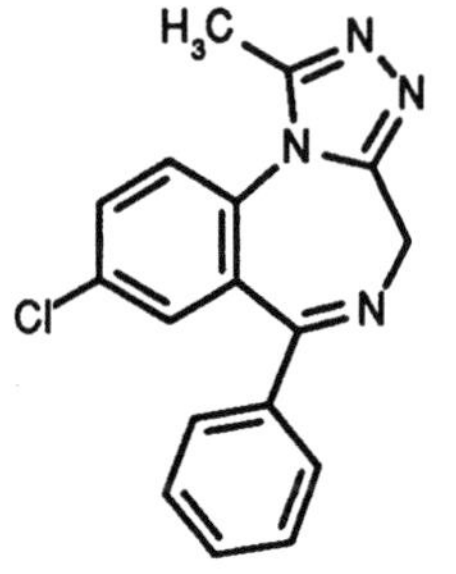

$C_{17}H_{13}ClN_4$

Der Wirkstoff (1) wird beim Menschen in weitem Umfang metabolisiert. Bisher konnten 29 Metaboliten identifiziert werden[1]. Hauptmetabolit mit 15% ist das Hydroxymethylalprazolam (2), das pharmakologisch aktiv ist. Seine Wirksamkeit beträgt 50%, verglichen mit der Ausgangsverbindung.
Biotransformation beim Menschen[2]:

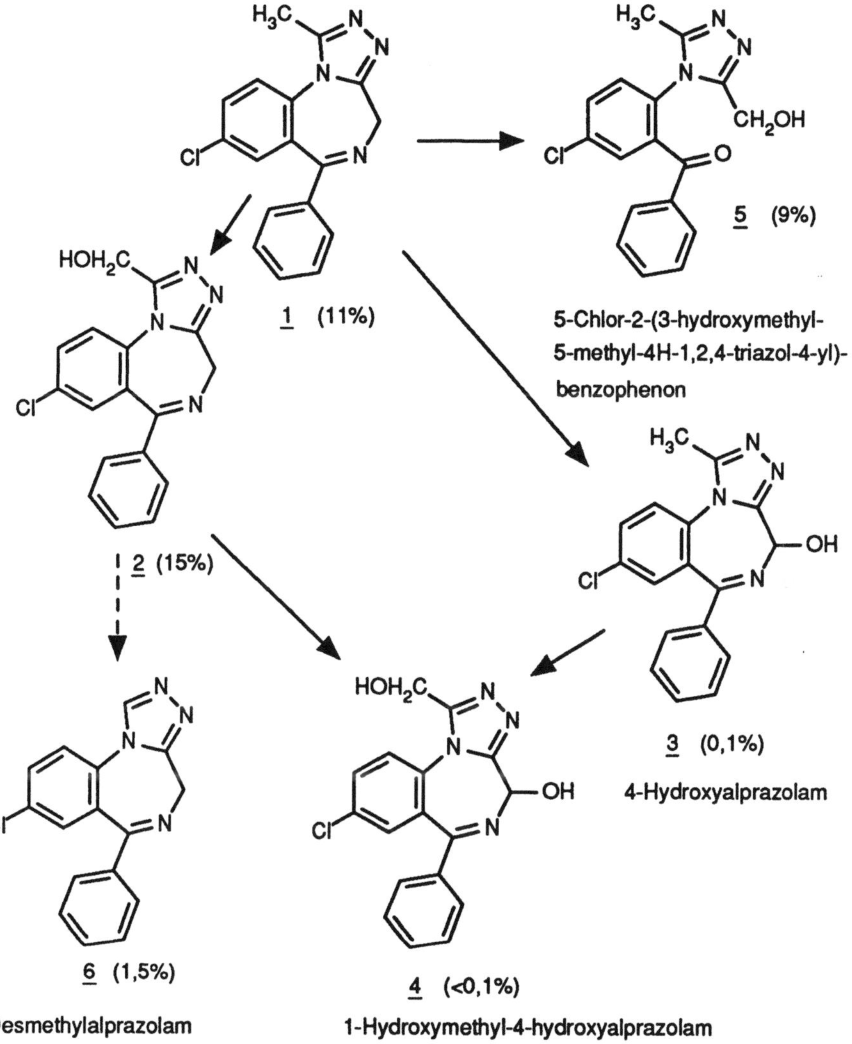

1 (11%)

5 (9%)

5-Chlor-2-(3-hydroxymethyl-5-methyl-4H-1,2,4-triazol-4-yl)-benzophenon

2 (15%)

3 (0,1%)

4-Hydroxyalprazolam

6 (1,5%)

1-Desmethylalprazolam

4 (<0,1%)

1-Hydroxymethyl-4-hydroxyalprazolam

Maximale Serumspiegel werden bei oraler Gabe von Tabletten nach durchschnittlich 1,6 h erreicht. Die Eliminationshalbwertszeit nach einmaliger Gabe liegt zwischen 12 und 15 h. Bei einer mehrtägigen Behandlung mit 3mal 0,5 mg tgl. wird ein steady state mit Plasmawerten von 23 ng/ml nach ca. 3 Tagen erreicht.

Alprazolam wird beim Menschen zu 80% an Serumeiweiß gebunden[1)]. Im Tierversuch wurden die Placentagängigkeit und das Auftreten von Alprazolam in der Muttermilch nachgewiesen.

1. Evans, R. (1981), Drug Intell. Clin. Pharm. 15, 633.
2. Hotz, W., Gansera, R., Dtsch. Pharm. Ges., Vortragsveranstaltung Düsseldorf 1984, Posterausstellung.

Amantadin	768-94-5	Antiparkinsonmittel,
1-Adamantanamin	665-66-7 (als HCl)	Grippeprophylacticum

Amantadini hydrochloridum (DAB 9)

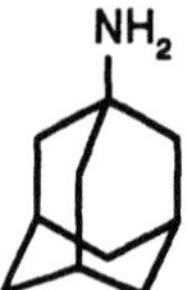

$C_{10}H_{17}N$

Nach Untersuchungen an Mäusen, Hunden, Affen und Menschen wird der Wirkstoff unverändert mit dem Urin ausgeschieden[1]. Nur im Urin des Hundes ließen sich geringe Mengen des Metaboliten N-Methylamantadin (2) identifizieren. Ein Vergiftungsfall gab Veranlassung, sich mit der Metabolisierung erneut zu befassen[2]. Die Untersuchungen an Urinproben von gesunden männlichen Versuchspersonen (nach oraler Einnahme von jeweils 200 mg) ergaben, daß 65–85% der Dosis unverändert eliminiert werden. 8 Metaboliten und 1 Artefakt (10) ließen sich identifizieren. Hauptmetabolit ist N-Acetylamantadin (1) (5–15%). N-Methylierung führt zu N-Methylamantadin (2) und N,N′-Dimethylamantadin (3). Das N-Methylenamantadin (4) dürfte durch Hydroxylierung der Methyl-Gruppe von 2 und anschließenden Verlust eines Moleküls Wasser entstanden sein. Eine weitere Oxidation führt zum N-Formylamantadin (5). Besonders bemerkenswert ist der in geringen Konzentrationen auftretende Metabolit N-Ethylidenamantadin (8). Dieser sehr ungewöhnliche Metabolit wird wahrscheinlich durch Kondensation von endogenem Acetaldehyd mit Amantadin oder durch Reduktion von N-Acetylamantadin und nachfolgende Abspaltung von Wasser gebildet. Metabolit 9 ist eine nicht eindeutig identifizierte Verbindung (N-Adamantylpyrrol?).

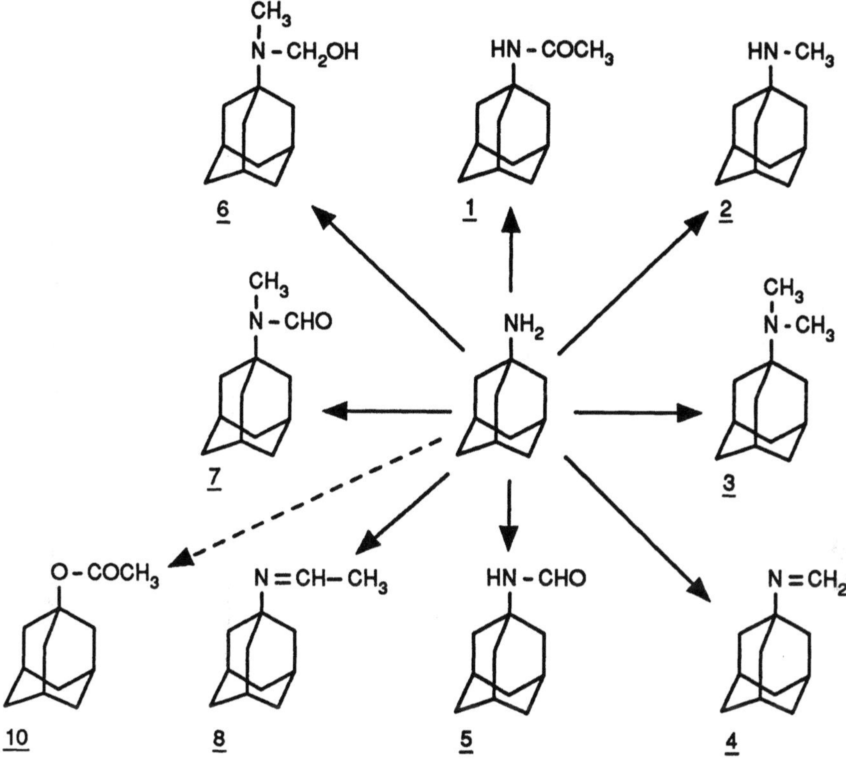

Amantadin hat eine Plasmahalbwertszeit von 11,8 ± 2,1 h und wird vollständig über die Nieren eliminiert[1].

1. Bleidner, W. E., Harmon, J. B., Hewes, W. E., Lynes, T. E., Hermann, E. C. (1965), J. Pharmacol. Exp. Ther. 150, 484.
2. Köppel, C., Tenczer, J. (1985), Biomed. Mass Spectrom. 12, 499.

Ambroxol 18683-91-5 Expectorans

---

trans-4-[(2-Amino-3,5-dibrombenzyl)amino]cyclohexanol

$C_{13}H_{18}Br_2N_2O$

Das Abbauschema von Ambroxol beim Menschen ist verhältnismäßig einfach. Als Hauptmetabolit der Phase I wurden 6,8-Dibrom-3-(trans-4-hydroxy-cyclohexyl)-1,2,3,4-tetrahydro-chinazolin (2) und 3,5-Dibromanthranilsäure (3) identifiziert. Diese Metaboliten sowie die Ausgangsverbindung treten auch als Konjugate, vornehmlich mit Glucuronsäure, auf. Die Metabolisierung nach peroraler und intravenöser Gabe verläuft sehr ähnlich.
Ambroxol verhält sich wie ein „Aldehyd-Fänger" und setzt sich meist quantitativ zu Verbindungen vom Typ 2 um. Spuren von Formaldehyd in Methanol können bereits zu Verlusten - im Falle einer quantitativen Bestimmung - oder zu Artefakten - im Falle von Metabolitenuntersuchungen - führen. 2 tritt auch als Metabolit des Bromhexins auf. 2 entsteht durch Addition eines C-1-Körpers unter Cyclisierung[1].

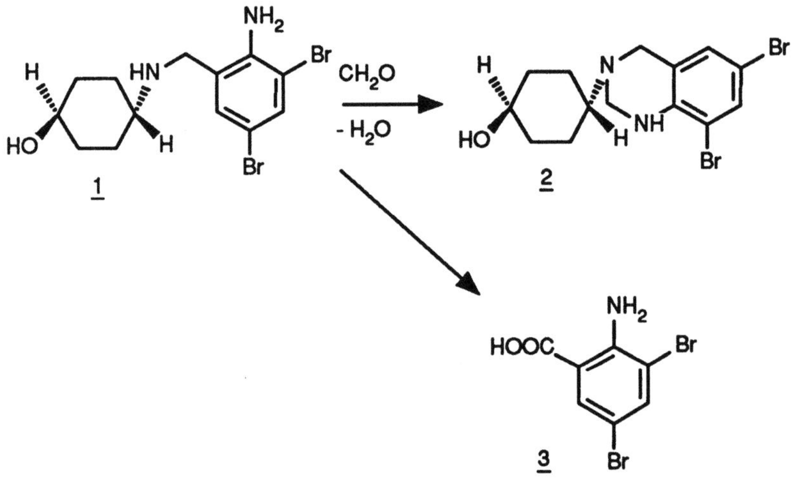

NH2 HN H HO H Br Br 1 CH2O - H2O H HO N NH H Br Br 2 NH2 HOOC Br 3 Br

Um diese Hypothese zu stützen, wurden Versuche am Kaninchen durchgeführt. 1 wurde zusammen mit L-^{14}C-Methylmethionin an Kaninchen verabreicht und anschließend 2 aus dem Urin isoliert. Dabei zeigte es sich, daß der Metabolit radioaktiv markiert war. Auf Grund dieser Versuche läßt sich die Bildung von 2 aus 1 wie folgt präzisieren[1]:

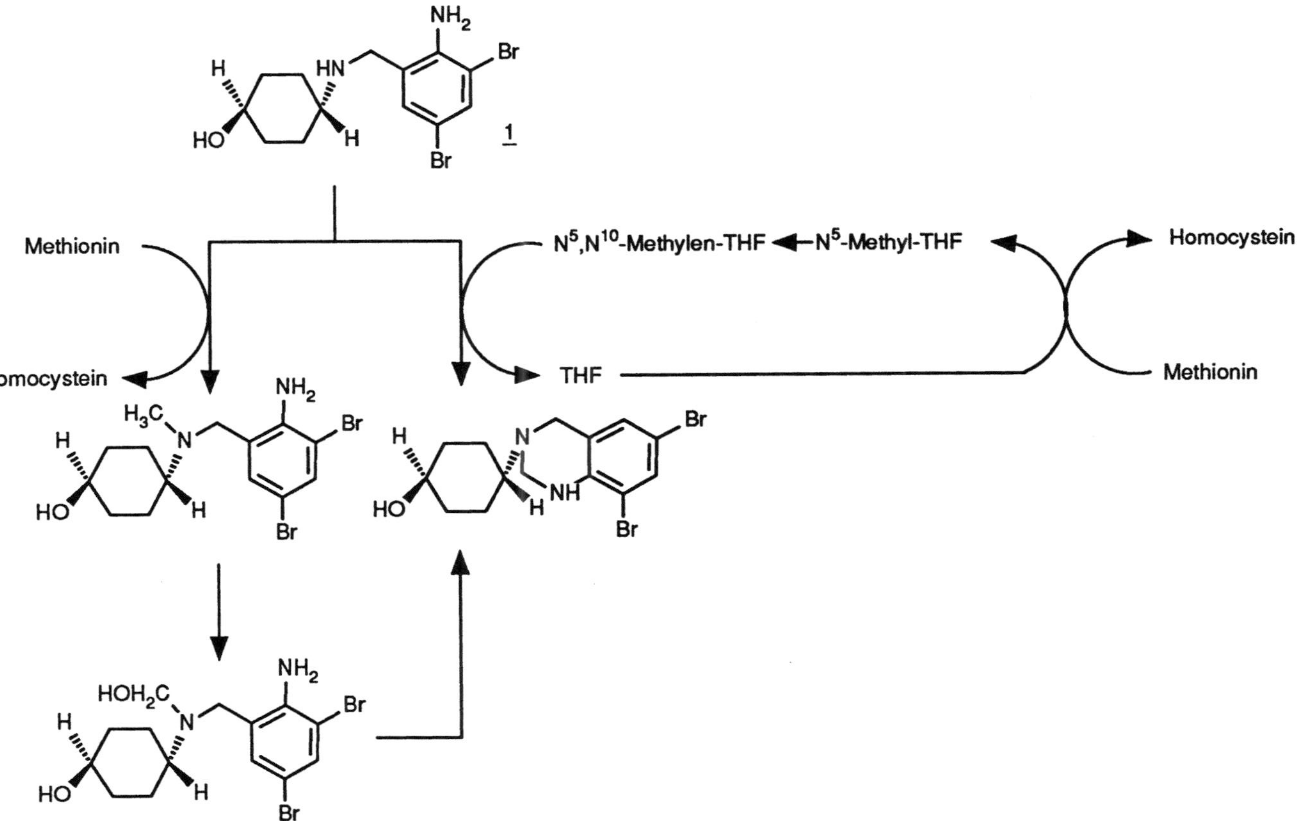

1
Methionin
Homocystein
N5,N10-Methylen-THF
N5-Methyl-THF
Homocystein
THF
Methionin

Die Elimination der Radioaktivität aus dem Blut geschieht mit folgenden Halbwertszeiten: Ratte 25 h, Hund 20 h, Mensch 22 h. Das Kaninchen unterscheidet sich dabei mit einer Halbwertszeit von 2 h deutlich von den übrigen Spezies. Die Ausscheidung von 1 und seinen Metaboliten aus dem Organismus erfolgt beim Kaninchen und Mensch fast ausschließlich über die Niere, beim Hund zu etwa gleichen Teilen mit Kot und Urin. Die Ratte scheidet etwa 30% der verabreichten Substanz auf renalem Weg und etwa 70% mit dem Kot aus[2)]. Pharmakokinetische Untersuchungen zur Placentapassage von 1 sind an trächtigen Zwergschweinen beschrieben worden[3)]. Nach intravenöser Gabe bei gesunden Probanden beträgt die Halbwertszeit der terminalen Eliminationsphase 3,7 h, das Verteilungsvolumen 1,52 l/kg und die gesamte Plasmaclearance 565 ml/min[4)].

1. Jauch, R., Bozler, G., Hammer, R., Koss, F. W. (1978), Arzneim. Forsch. 28 (I), 904.
2. Hammer, R., Bozler, G., Jauch, R., Koss, F. W. (1978), Arzneim. Forsch. 28 (I), 899.
3. Rüfer, R., Busch, U. (1978), Atem. Lungen. 4, 15-21.
4. Vergin, H., Bishop-Freudling, G. B., Miczka, M., Nitsche, V., Strobel, K., Matzkies, F. (1985), Arzneim. Forsch. 35 (II), 1591.

Amfetaminil 17590-01-1 Psychotonicum

2-[(α-Methylphenetyl)amino]-2-phenylacetonitril

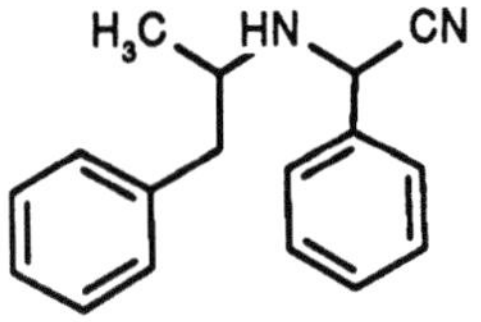

H_3C HN CN

$C_{17}H_{18}N_2$

Die Stabilität des Amfetaminils wurde zunächst an Magensaftmodellösungen untersucht. Dabei wurden schon folgende Spaltprodukte identifiziert: Amphetamin, Benzaldehyd und Blausäure[1)]. In Übereinstimmung mit diesen Aussagen stehen weitere Untersuchungsergebnisse[2-5)]. Im Urin von Personen, denen Amfetaminil oral gegeben wurde, fand man sowohl dünnschicht- als auch gaschromatographisch Amphetamin[2,3)]. In einem Selbstversuch waren auf leeren Magen im Abstand von 3 h je 2 Dragees AN 1, also insgesamt 40 mg Wirkstoff, eingenommen worden. Weder in den Blut-, noch in den Harnproben, die nach 6 und 3 h nach der ersten bzw. 3 und 5 h nach der zweiten Applikation gewonnen wurden, war der unveränderte Wirkstoff bzw. die Schiffsche Base nachweisbar. Dagegen wurde Amphetamin im Blut in geringer Menge und im Urin in deutlich höherer Konzentration vorgefunden. Durch entsprechende Harnzusatzversuche wurde ausgeschlossen, daß evtl. ausgeschiedenes Amfetaminil bei der Aufarbeitung vollständig in Amphetamin überführt worden ist[3].

Im Zusammenhang mit Blutuntersuchungen nach oraler Aufnahme des Wirkstoffs interessierte natürlich auch die schon zuvor aufgeworfene Frage der Haltbarkeit des Wirkstoffs ohne Körperpassage. Diese Untersuchungen ergaben u. a.[4]: Amfetaminil zerfällt bereits in Wasser in Amphetamin; bei der Simulierung von Magensaftbedingungen (15-60 min bei 37 °C in 0,1 N HCl) waren 14,5% Amfetaminil in Amphetamin zerfallen. Amfetaminil ist offenbar ein unter bestimmten Bedingungen relativ labiles Molekül. Diese von verschiedenen Untersuchern gemachte Beobachtung wird letztlich auch von dem Erfinder dieser Verbindung, J. Klosa, durch folgende Äußerung bestätigt[6]: „Nur in Lösung bei Gegenwart von Alkalien oder Säuren, die katalytisch wirken (es können auch geringe Mengen diesen katalytischen Einfluß ausüben), geht II (gemeint ist Azomethin als erste Abbaustufe, der Autor) irreversibel in Phenylisopropylamin und Benzaldehyd über ...“

Besserer[3] äußert sich zur Stabilität des Pharmakons wie folgt: „Formuliert man den hydrolytischen Zerfall von Amfetaminil als Gleichgewichtsreaktion, so stellt der Wirkstoff von AN 1 bei der Körperpassage lediglich ein Reservoir für Amphetamin dar, da HCN durch die Atmung und Benzaldehyd durch Oxidation dem System leicht entzogen werden können und sich somit das Gleichgewicht ganz zugunsten von Amphetamin verschiebt.“

In Gegenwart von Alkohol - bei der Resorption nicht auszuschließen - wird die Zersetzungsgeschwindigkeit offenbar erheblich erhöht[1,7,8].

1. Beyer, K.-H., Strassner, W., Klinge, D. (1971), Dtsch. Apoth.-Ztg. 111, 677
2. Hoffmann, H. (1971), Dtsch. Apoth.-Ztg. 111, 680.
3. Besserer, K. (1972), Arzneim.-Forsch. 22, 1737.
4. Witzmann, H. K., Pfleger, K. Vortrag anläßlich der 13. Frühjahrstagung der Dtsch. Pharmakolog. Ges. vom 20.-22. 3. 1972 in Mainz.
5. Donike, M. Vortrag anläßlich der Tagung „Biochemische Analytik 72“ vom 25.-28. 4. 1972 in München.
6. Klosa, J. (1972), Dtsch. Apoth.-Ztg. 112, 423.
7. Glöckl, R. (1971), Dissertation, Greifswald.
8. Glöckl, R., Beyrich, Th. (1972), Pharmazie 27, 95.

Amidotrizoesäure	117-96-4	Röntgenkontrastmittel im
Megluminamidotrizoat	131-49-7	Bereich der Angiographie
Natriumamidotrizoat	737-31-5	und Computertomographie

3,5-Bis-(acetamido)-2,4,6-triiodbenzoesäure

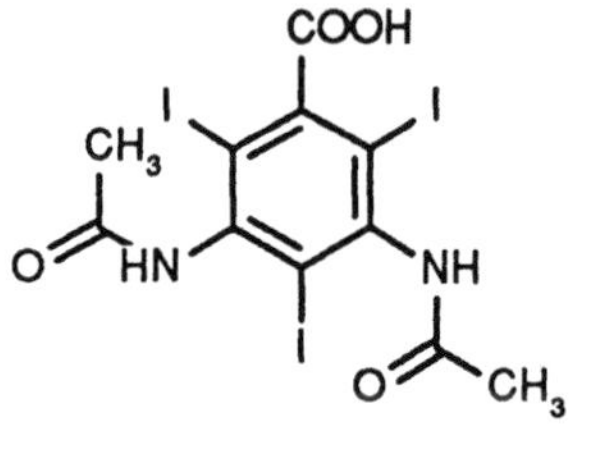

$C_{11}H_9I_3N_2O_4$
$C_{18}H_{26}I_3N_3O_9$ (Megluminsalz)

Im Plasma und Harn von Patienten aus 5 Versuchsgruppen wurde bei entsprechenden Untersuchungen sowohl in den Radiochromatogrammen als auch nach anschließend durchgeführter Iod-Stärke-Reaktion bei allen untersuchten Proben nur *eine* Zone mit Radioaktivität bzw. eine iodpositive Zone festgestellt. Diese entsprach in ihrem chromatographischen Verhalten der jeweils applizierten Ausgangssubstanz. Die Nachweisgrenze für ^{131}I-Metabolite oder ^{131}Iodid im Plasma eines Patienten lag bei $\leq$10% des Kontrastmittels, die Nachweisgrenze für organisch gebundenes Iod oder Iodid aufgrund der Iod-Stärke-Reaktion bei etwa 0,1% des Kontrastmittels im Plasma[1)].
Der Wirkstoff wird nach oraler Gabe kaum resorbiert. Das Verteilungsvolumen für das injizierbare Kontrastmittel erstreckt sich nicht nur auf das Blut bzw. Serum, sondern wahrscheinlich auf den gesamten extrazellulären Flüssigkeitsraum, der beim Menschen im Mittel 15% des Körpergewichts ausmacht[2)]. Nach intraarterieller Kontrastmittelinjektion wird das Konzentrationsmaximum erst nach mehreren min erreicht. Die Höhe der erreichten Kontrastmittelkonzentration ist stark unterschiedlich, wobei Gewichtsunterschiede nicht ausschlaggebend sind. Das durchschnittliche Maximum liegt bei den untersuchten Patienten bei 4,5 ml Kontrastmittel/l Serum mit Grenzwerten von 1,7 bis 10,7 ml/l Serum. Die Plasmaproteinbindung nach intravenöser Gabe beträgt weniger als 10%. Es wurde eine durchschnittliche Halbwertszeit für die Kontrastmittelelimination von 122 min (Grenzbereich 76–197 min) errechnet[3)]. Bis 30 min nach der Injektion werden etwa 15% der Dosis, bis 3 h über 50% mit dem Harn ausgeschieden.

1. Speck, U., Nagel, R., Leistenschneider, W., Mützel, W. (1977), Fortschr. Röntgenstr. 127, 270.
2. Edelmann, J. S., Olney, J. M., James, A. H., Brooks, L., Moore, F. D. (1952), Science 115, 447.
3. Kutzner, J., van de Weyer, K. H. (1971), Fortschr. Geb. der Röntgenstr. Nuklearmed. 114, 74.

Amilorid 2609-46-3 Diureticum

N-Amidino-3,5-diamino-6-chlorpyrazincarboxamid

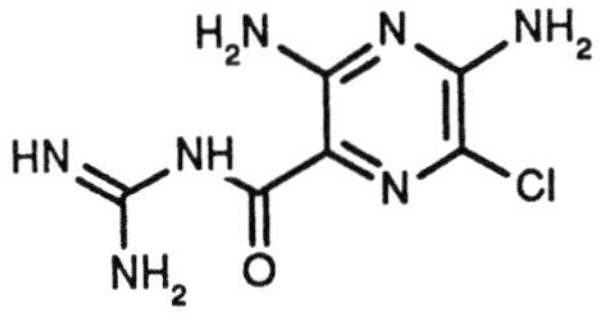

$C_6H_8ClN_7O$

Der an Ratten verabreichte Wirkstoff wird zu 90% unverändert mit dem Urin über 3 Tage lang ausgeschieden[1]. Auch von Menschen wird diese Verbindung nicht metabolisiert[2].
Nach einer oralen Dosis von 20 mg ist die maximale Serumkonzentration zwischen 3 und 4 h zu beobachten und erreicht Werte von 30 bis 50 ng/ml[3].
Zwischen 10 und 51% einer an Menschen verabfolgten Einzeldosis werden innerhalb von 10 h eliminiert. Während einer festgesetzten täglichen Applikation von 5 oder 10 mg gelangen 11-25% der Dosis über den Urin zur Ausscheidung[1]. Die Hälfte einer oralen Dosis wird über den Urin eliminiert, der Rest über die Fäzes[4].
Die Halbwertszeit beträgt 6 h. Amilorid wird nicht an Serumproteine gebunden[4].

1. Beyer, K.-H. (1978), Ration. Drug Ther. 12, 1.
2. Weiß, P., Hersey, R. M., Dujovne, C. A., Bianchine, J. R. (1969), Clin. Pharmacol. Ther. 10, 401.
3. Macfie, H. L., Colvin, C. L., Anderson, Ph. O. (1981), Drug Intell. Clin. Pharm. 15, 94.
4. Vidt, D. G. (1981), Pharmacotherapy 1, 179.

Aminophenazon	58-15-1	Analgeticum, Antipyreticum, Antiphlogisticum

4-Diethylamino-2,3-dimethyl-1-phenyl-3-pyrazolin-5-on

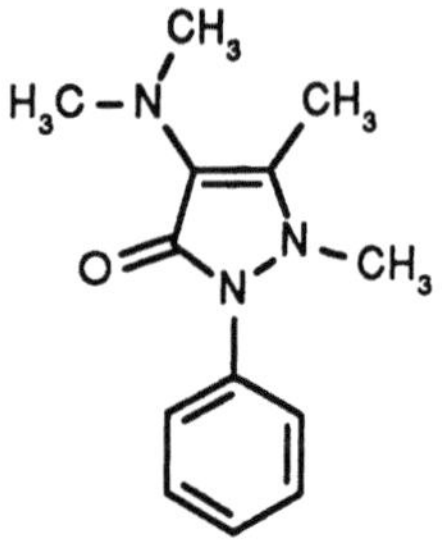

$C_{13}H_{17}N_3O$

Bereits 1901 wurde beschrieben, daß Aminophenazon nicht unverändert zur Ausscheidung gelangt[1,2]. Erstes Interesse fand der im Harn auftretende rote Farbstoff nach Gabe von Pyramidon. Es gelang, diesen Farbstoff aus dem Harn von Hunden, die täglich 3-5 g Pyramidon erhalten hatten, rein darzustellen und seine Konstitution aufzuklären. Es war die vorher schon beschriebene[3] Rubazonsäure 1. Der frische Harn, obwohl intensiv rot oder rotbraun gefärbt, enthielt den Farbstoff nur ausnahmsweise und auch dann nur in sehr geringer Menge. Es wurde bereits die Möglichkeit diskutiert, daß dieser Farbstoff ausschließlich oder hauptsächlich als eine Vorstufe vorliegt, die nach Ansäuern des Harns mit HCl durch Luftoxidation in Rubazonsäure übergeht. Das Problem der Rubazonsäure-Bildung ist bis in die jüngste Zeit kontrovers diskutiert worden. Nach jetzt beschriebenen Untersuchungen[4,5] handelt es sich bei der Rubazonsäure (1) und der Methylrubazonsäure (2) mit größter Sicherheit um Artefakte.

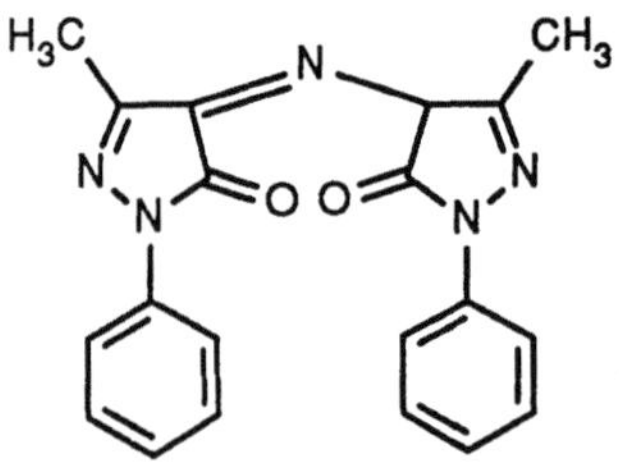

1

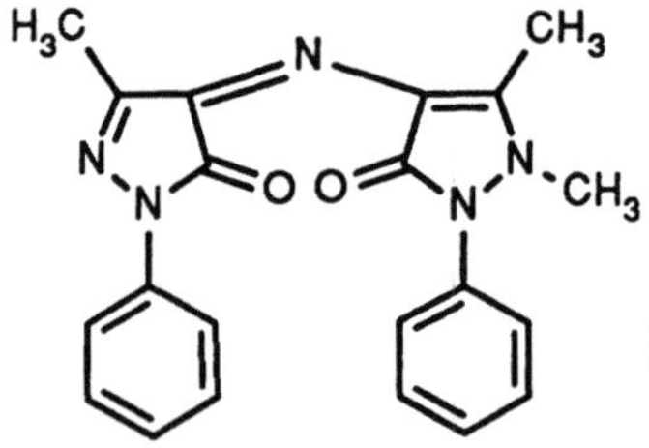

2

Als Metaboliten wurden im Verlaufe der sich über Jahrzehnte erstreckenden Untersuchungen folgende Abbauprodukte isoliert und identifiziert:

- 1-Phenyl-2,3-dimethyl-4-ureido-pyrazolinon (3), in der Literatur meist als Antipyrylharnstoff bezeichnet, zuerst im Hundeharn in einer Menge von 6%, bezogen auf die Ausgangsverbindung, aufgefunden[2)].
- 1-Phenyl-2,3-dimethyl-4-aminopyrazolin-5-on (4), in der Literatur häufig als 4-Aminoantipyrin bezeichnet[6,7)].
- 1-Phenyl-2,3-dimethyl-4-acetylaminopyrazolin-5-on (5) = 4-Acetylaminoantipyrin[6,7)].
- 1-Phenyl-2,3-dimethyl-4-hydroxypyrazolin-5-on (6), (Hydroxyantipyrin)[6)],[7)].
- 1-Phenyl-2,3-dimethyl-4-methylaminopyrazolin-5-on (7)[8)].

H_3C-N CH_3 CH_3 $N-CH_3$ O N

H_3C-NH CH_3 $N-CH_3$ O N 7

HO CH_3 $N-CH_3$ O N 6

H_2N CH_3 $N-CH_3$ O N 4

R-O CH_3 $N-CH_3$ O N

H_2N O NH CH_3 $N-CH_3$ O N 3

R = Glucuronoyl

H_3C O NH CH_3 $N-CH_3$ O N 5

H_3C O NH CH_3 NH O N 8

- 1-Phenyl-3-methyl-4-acetylaminopyrazolin-5-on (8)[8,9]. Diese Verbindung, kurz auch als Noracetylaminophenazon bezeichnet, ist als Präcursor für die artifizielle Bildung von Rubazon (1)- und Methylrubazonsäure (2) anzusehen[4,5,10].

Beim Menschen werden 22,8% der eingenommenen Dosis in Form des Metaboliten 4-Aminoantipyrin (4) und 28,9% in Form seines Acetylierungsprodukts 5 über den Urin ausgeschieden[6]. Die Hauptmenge dieser beiden Verbindungen gelangt innerhalb von 2 Tagen nach der Einnahme zur Ausscheidung. Metabolit 4 wird über 4 Tage, Metabolit 5 über 5 Tage eliminiert. Von anderer Seite werden die Ausscheidungsraten wie folgt beziffert: Metabolit 4: 5–12%, Metabolit 5: 26–46%[7]. Metabolit 8 wird nach therapeutischen Dosen in folgenden Mengenverhältnissen über den Urin ausgeschieden: 0–8 h: 3 mg%, 8–16 h: 2–3 mg%, 16–24 h: 2–3 mg%[9]. Unverändertes Aminophenazon wird nur vereinzelt nach sehr hoher Dosierung[6] bzw. in Mengen unter 5% gefunden[7].
Das tertiäre Amin Aminophenazon reagiert noch in sehr geringen Konzentrationen extrem rasch mit Nitrosierungsmitteln unter Bildung von N-Nitrosodimethylamin[11]. Die gleichzeitige Gabe von Aminophenazon und Nitrit 2mal pro Woche an Ratten für insgesamt 50 Wochen induziert bei Dosen von 40–53 mg pro Tier und Woche in praktisch allen Tieren Lebertumore[12]. Für diese hohe Reaktivität wird die Doppelbindung des Pyrazolinon-Rings in Nachbarschaft zur Dimethylamino-Gruppe in 4-Stellung des Rings verantwortlich gemacht[13]. Vermutlich wird an die Doppelbindung N_2O_3 addiert[14]. Hierdurch entsteht eine Nitritester-Gruppierung in α-Stellung zur Dimethylamino-Gruppe. In Analogie zur desalkylierenden Nitrosierung von tertiären Aminen[15] wird aus dem Zwischenprodukt Nitrosodimethylamin eliminiert, hydrolytisch entstehen als weitere Reaktionsprodukte 4-Hydroxyantipyrin und HNO_2 (siehe nachfolgende Abb.)[13].

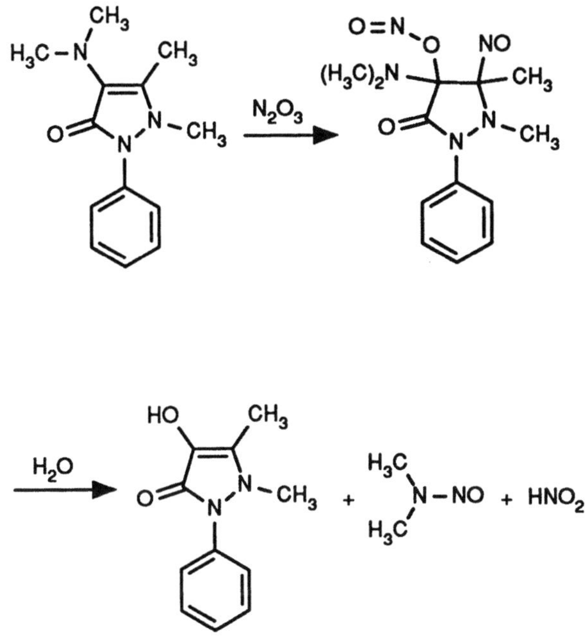

1. Jaffé, M. (1901), Ber. Dtsch. Chem. Ges. 34, II/2737.
2. Jaffé, M. (1902), Ber. Dtsch. Chem. Ges. 35, III/2891.
3. Knorr, L. (1887), Lieb. Ann. Chem. 238, 137.
4. Ruch-Zaske, G. (1985), Dissertation Freie Universität Berlin, Fachbereich Pharmazie.
5. Beyer, K.-H., Ruch-Zaske, G. (1986), Pharm. Ztg. 131, 2307.
6. Halberkann, J., Fretwurst, F. (1950), Z. Physiol. Chem. 285, 97.
7. Brodie, B. B., Axelrod, J. (1950), J. Pharmacol. Exp. Ther. 99, 171.
8. Večerková, J., Kakač, B., Večerek, B., Ledvina, M. (1967), Pharmazie 22, 30.
9. Klug, E. (1970), Arzneim. Forsch. 20, 201.
10. Hänsel, W., Friedmann, H. (1983), Dtsch. Apoth.-Ztg. 123, 2143.
11. Lijinski, W., Conrad, E., van de Bogart, R. (1972), Nature (Lond.) 239, 165.
12. Lijinski, W., Taylor, H. W., Snyder, C., Nettesheim, P. (1973), Nature 244, 176.
13. Eisenbrand, G. (1981), N-Nitroso-Verbindungen in Nahrung und Umwelt, Wissenschaftl. Verlagsges. mbH, Stuttgart.
14. Mirvish, S. S., Gold, B., Eagen, M., Arnold, S. (1974), Z. Krebsforsch. 82, 259.
15. Smith, P. A., Leoppky, R. N. (1967), J. Am. Chem. S. 89, 1147.

Amitriptylin	50-48-6	Antidepressivum
als HCl:	549-18-8	

3-(10,11-Dihydro-5H-dibenzo(a,d)cyclohepten-5-yliden)-N,N-dimethylpropylamin
Amitriptylini hydrochloridum (DAB 9)

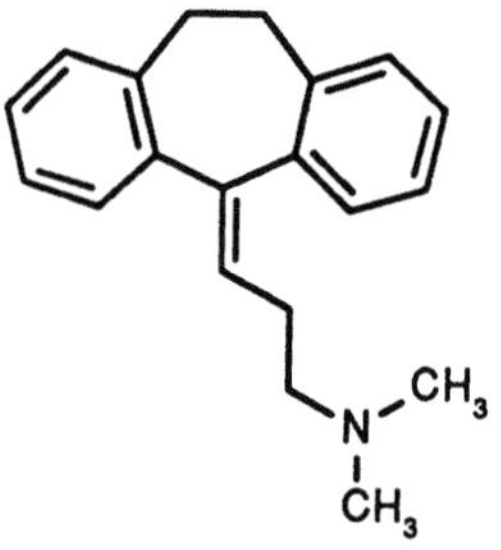

$C_{20}H_{23}N$

Die analytische Bestimmung des Pharmakons und seiner Metaboliten in biologischem Material erfolgte zum Teil unter Benutzung von nicht radioaktivem Amtitriptylin durch semiquantitative dünnschichtchromatographische Verfahren, zum Teil unter Verwendung eines in der Stellung 10 ^{14}C-markierten Präparates durch Flüssigkeits-Szintillometrie. Folgende Metaboliten ließen sich aus dem Harn und Kot der Ratte isolieren und identifizieren[1]:

Unverändertes Amtitriptylin = 1,
10-Hydroxy-Derivat des Amitriptylin: Metabolit 9,
Monodesmethyl-Derivat des Amitriptylin: Metabolit 2,
Didesmethyl-Derivat des Amitriptylin: Metabolit 4,
10-Hydroxy-Monodesmethyl-Derivat von 1: Metabolit 10,
Amitriptylin-N-Oxid: Metabolit 18,
ein Glucuronid des Metaboliten 9: Metabolit 19,
ein Glucuronid des Metaboliten 10: Metabolit 20,
ein Glucuronid des 10-Hydroxy-Didesmethyl-Derivates des Amtitripylin: Metabolit 21.

Im Urin des Menschen wurden gefunden: Das unveränderte Pharmakon 1 sowie die Metaboliten 2, 4, 10, 19, 20 und 21. Im Kot von Menschen wurde ausschließlich das unveränderte Pharmakon aufgefunden.
Durch GC-MS-Screening bei Amitriptylin-Vergiftungen sind weitere Metaboliten isoliert und identifiziert worden[2]. Es handelt sich dabei um die Verbindungen 3, 5, 12, 14, 15 und 17. Verbindung 8 ist ein Artefakt, das aus dem nicht nachgewiesenen 7 entsteht oder aber durch Hoffmann-Eliminierung aus Ami-

triptylin-N-Oxid gebildet wird. Die Amitriptylin-Derivate mit einer Doppelbindung im Siebenerring werden mutmaßlich ebenfalls artifiziell durch eine Wasserelimination im Einspritzblock des Gaschromatographen gebildet.
Die Hauptmetabolisierungswege beim Amitriptylin sind oxidative Desmethylierung, Hydroxylierung des Siebenerrings mit Wasserabspaltung und N-Oxidation. Zusätzlich werden Metabolite beobachtet, bei denen eine Kombination dieser Abbauwege auftritt. Auffällig ist der Nachweis N-acetylierter Metabolite unter Bedingungen der Intoxikation, die bei therapeutischer Dosierung bisher nicht nachgewiesen wurden. Somit ergibt sich für den Metabolismus des Amitriptylin folgendes Formelschema (s. S. 56):

Amitriptylinoxid (18) besitzt in erster Linie einen antidepressiven Effekt[3].
Intravenös verabreichtes Amitriptylin geht bei Ratte und Mensch sehr rasch und nahezu vollständig aus der Blutbahn in die extravaskulären Körperflüssigkeiten und die Gewebe über. Der zunächst im Vollblut verbleibende Rest wird dann stetig mit einer Halbwertszeit von etwa 195 min bei der Ratte und von 44–76 h beim Menschen eliminiert. Die Gesamtkonzentration von Amitriptylin und seiner Metabolite im Vollblut, berechnet als unverändertes Amitriptylin, erreicht bei der Ratte nach intravenösen Einzeldosen von 1 mg/kg KG einen Durchschnittswert von 0,18 µg/ml. Der entsprechende Gehalt im Vollblut des Menschen beträgt nach intravenösen Einzeldosen von 25 mg 30 ng/ml.
Die Verteilung von Amitriptylin im Körper der Ratte erfolgt nach intravenöser Applikation von 10 mg/kg KG so, daß in allen untersuchten Organen eine im Vergleich mit dem Vollblut rund 3–70fache Anreicherung stattfindet. Diese ist in den Nebennieren, der Hypophyse und in der Lunge am größten, in Gehirn, Leber, Milz, Nieren, Magenwand und Dünndarmwand mittelgradig, in den übrigen Organen relativ gering. Die kleinsten Werte finden sich in der Haut, im Skelettmuskel und im „Restkörper".
Amitriptylin-Verbindungen werden durch die Magenschleimhaut in das Magenlumen und durch die Leber über die Galle in den Dünndarm sezerniert. Die Galle enthält ausschließlich 2 konjugierte Metaboliten, diese aber in sehr hoher Konzentration (bis 800 µg/ml). Der weitaus größte Teil dieser Substanzen wird bereits im Dünndarm wieder resorbiert und spielt somit für die Gesamtexkretion aus dem Körper direkt keine wesentliche Rolle. Die Ausscheidung des Amitriptylins erfolgt bei der Ratte mit dem Urin und dem Kot. Sie erreicht nach einer oralen Einzelgabe von 50 mg/kg KG in den folgenden 262 h insgesamt rund 60–70% der verabreichten Dosis. Beim Menschen erreichte die Gesamtausscheidung des Amitriptylin bei 4 Versuchspersonen nach intravenöser Einzelgabe von 25 mg des Pharmakons in den ersten 168 h 71–91% der Dosis.
Die a) therapeutischen, b) toxischen und c) letalen Plasmaspiegel für Amitriptylin in Humanplasma betragen für a) 0,05–0,3 mg/l, b) ab 0,4 mg/l und c) ab 3 mg/l[4].

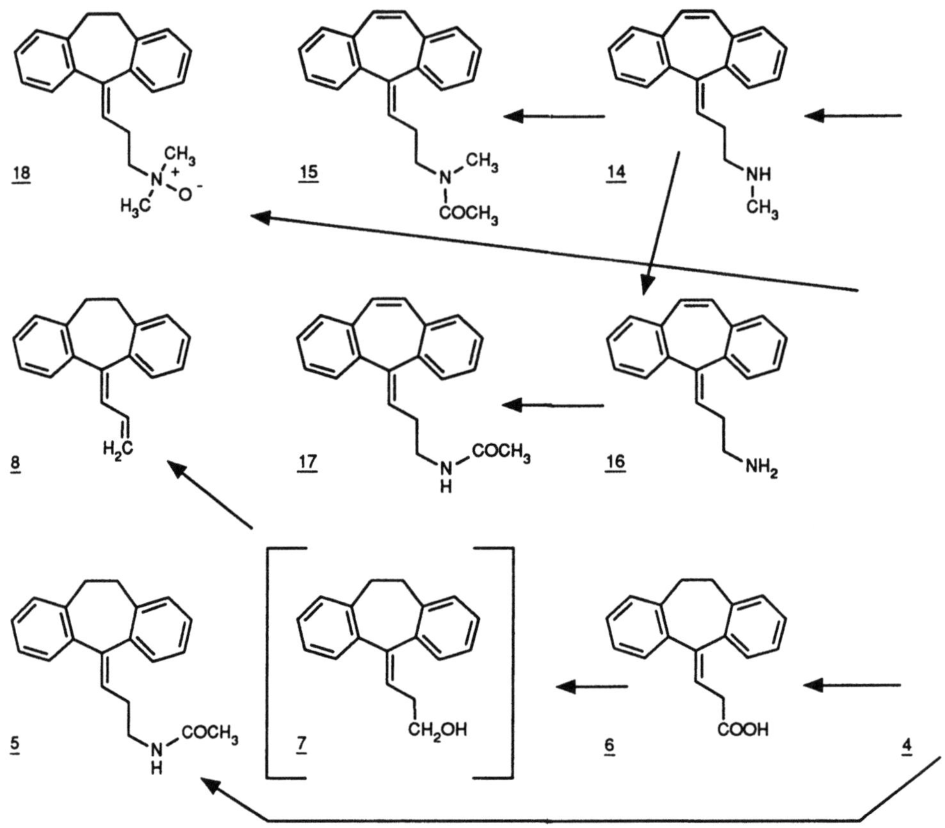

18 15 14

8 17 16

5 7 6 4

1. Eschenhof, E., Rieder, J. (1969), Arzneim.Forsch. 19, 957.
2. Köppel, C., Tenczer, J. (1984), Toxichem. Krimtech. 33, 9.
3. Kanig, K., Tuluwei, K. (1978), Arzneim.Forsch. 28 (II), 1920.
4. Pentz, R., Strubelt, O., Gehlhoff, C. (1979), Dtsch. Ärztebl. 76, 2815.

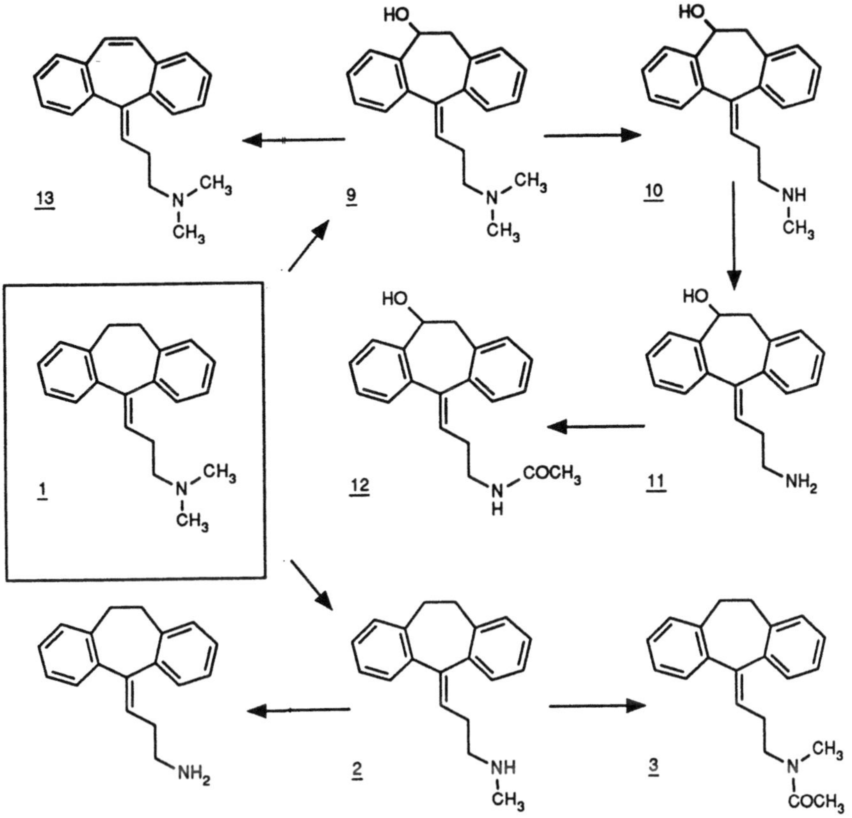

Ammoidin 298-81-7 Vitiligo

9-Methoxy-7H-furo [3,2-g][1]benzopyran-7-on
Xanthotoxin
8-Methoxypsoralen
8-MOP

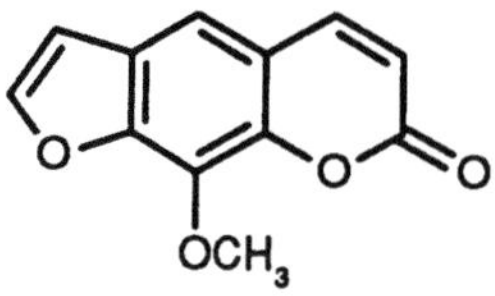

$C_{12}H_8O_4$

Das Metabolitenmuster beim Menschen zeigt kein ^{14}C-MOP im Urin. Es zeigt polare Metabolite, die teilweise aus Konjugaten bestehen. In den Faeces ließen sich nur polare Metaboliten nachweisen[1]. Bei vergleichsweise **in vitro** Untersuchungen mit den Psoralenen 8-MOP und 4,5′,8-Trimethylpsoralen (TMeP) an der Mäuseleber wurde jedoch festgestellt, daß 8-MOP im Gegensatz zum TMeP kaum metabolisiert wird. Es ließen sich dünnschichtchromatographisch 2 fluoreszierende Verbindungen in sehr geringen Konzentrationen erfassen[2].
Nach peroraler Gabe von ^{14}C-8-Methoxypsoralen wird bei Ratten das Blutspiegelmaximum bereits 2 h nach der Applikation erreicht. Die Radioaktivität wird nur langsam aus den Geweben eliminiert. Noch 7 Tage nach der Applikation ist eine Verteilung auf den Ganztier-Autoradiogrammen sichtbar. Für die zweite Phase der Elimination der Gesamtradioaktivität aus dem Blut ist eine terminale Halbwertszeit von 176 h anzunehmen. Aus dieser langen Halbwertszeit ergibt sich die Möglichkeit der Kumulation[1]. Beim Hund wird die Plasma-Halbwertszeit mit 163 h angegeben[3].
Beim Menschen ließ sich nach oraler Applikation des ^{14}C-markierten Wirkstoffs ein Plasmaspiegelmaximum nach 2 h beobachten[1]. Zu diesem Zeitpunkt lagen 50% der Radioaktivität in Form der Ausgangsverbindung vor. Die Plasmaproteinbindung in vitro beträgt beim Menschen 88-91%, bei der Ratte 75-83%. Nach Gabe von ^{14}C-8-MOP in Lösung werden 74% über den Urin innerhalb von 48 h ausgeschieden. Die Elimination über den Stuhl beträgt innerhalb von 72 h 14%[1].

1. Busch, U., Schmid, J., Koss, F. W., Zipp, H., Zimmer, A. (1978), Arch. Dermatol. Res. 262, 255.
2. Mandula, B. B., Pathak, M. A. (1979), Biochem. Pharmacol. 28, 127.
3. Kolis, S. J., Williams, T. H., Postma, E. J., Sasso, G. J., Confalone, P. N., Schwarz, M. A. (1979), Drug Metab. Dispos. 7, 220.

Amobarbital 57-43-2 Hypnoticum, Sedativum

5-Ethyl-5-isopentylbarbitursäure
Amobarbitalum natricum (DAB 9)

O
H_3C NH
O
NH
H_3C O
CH_3

$C_{11}H_{18}N_2O_3$

Amobarbital wird, Verfütterungsversuchen an Hunden zufolge, biochemisch in γ-Stellung der Isopentyl-Seitengruppe zu der Verbindung 1

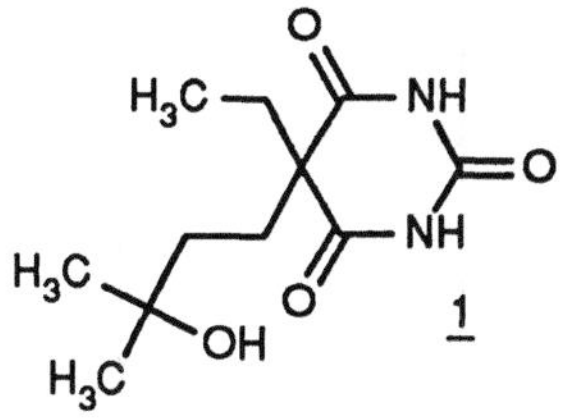

hydroxyliert[1].

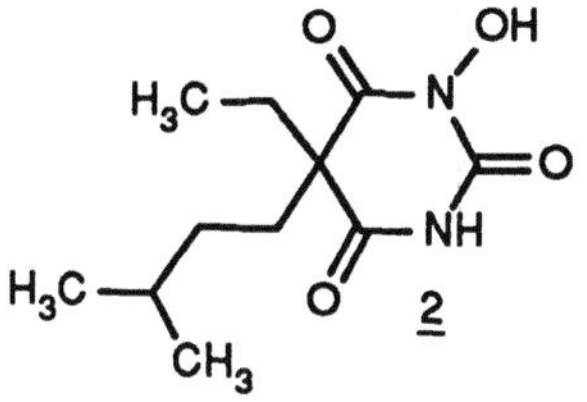

Dieser, auch von Menschen ausgeschiedene Metabolit, wird zu etwa 50% der applizierten Dosis gebildet. Er ist weniger toxisch als die Ausgangsverbindung und hat eine um ca. 50% reduzierte hypnotische Wirkung. Außerdem tritt, genetisch fixiert, bis zu 20% N-Hydroxylierung (2) ein[3]. Als weiterer Metabolit entsteht durch ω-Oxidation des Isopentyl-Substituenten die 5-(3′-Carboxybutyl)-5-Ethyl-barbitursäure (3)

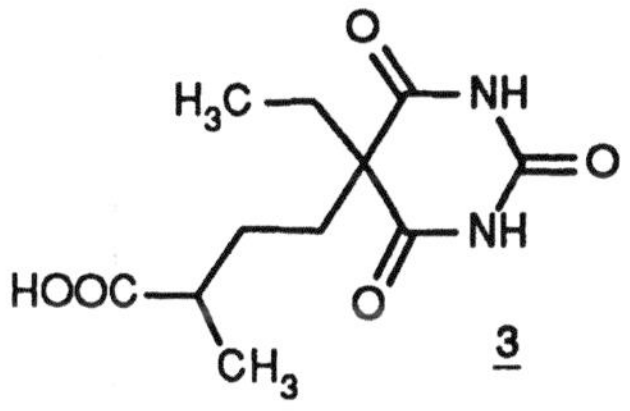

Maximale Blutspiegel sind nach weniger als 1 h zu verzeichnen. Die Bindung an Plasmaproteine erfolgt zu 55–60%. Die Eliminationshalbwertszeit liegt zwischen 11–50 h. Renal werden 80–90% in Form der Metaboliten ausgeschieden. Nur weniger als 1% des Amobarbitals erscheinen unverändert im Harn. Bei Untersuchungen mit markierter Substanz wurden 5% der Radioaktivität mit den Faeces[3] ausgeschieden. Die a) therapeutischen, b) toxischen und c) letalen Plasmaspiegel für Amobarbital in Humanplasma betragen für a) 1–5 mg/l, für b) ab 5 mg/l und für c) ab 10 mg/l[5].

1. Maynert, E. W. (1952), J. Biol. Chem. 195, 397.
2. Maynert, E. W. (1965), J. Pharmacol. Exp. Ther. 150, 118.
3. Harrer, G., Leutner, V. (1979), Schlaf und Pharmakon, Beitrag „Pharmakokinetik der Schlafmittel". Oelschläger, H., Editiones Roche, Basel, S. 277.
4. Baldeo, W., Gilbert, J. N. T., Powell, J. W., Jones, L. V., Whitehouse, M. J. (1977), J. Pharm. Pharmacol. 29, 254.
5. Pentz, R., Strubelt, O., Gehlhoff, C. (1979), Dtsch. Ärztebl. 76, 2815.

Amoxicillin	26787-78-0	Antibioticum
Amoxicillin-Na	34642-77-8	
Amoxicillin-3-Wasser	61336-70-7	

(2S,5R,6R)-6-[(R)-2-Amino-2-(4-hydroxyphenyl)-acetamido]-3,3-dimethyl-7-oxo-4-thia-1-azabicyclo-[3.2.0]heptan-2-carbonsäure
Amoxicillinum trihydricum (DAB 9)

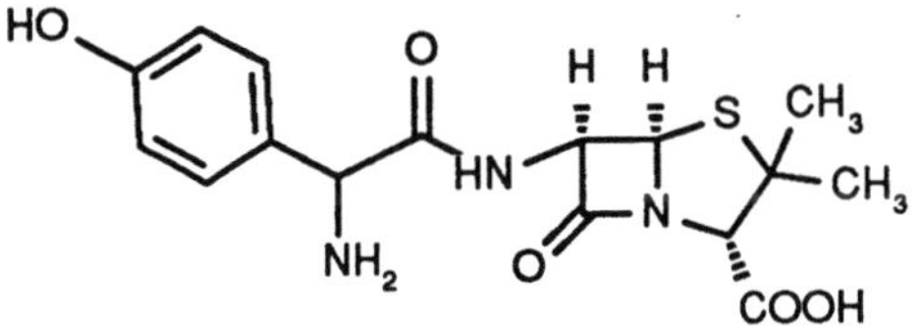

HO NH2 O HN H H S CH3 CH3 N O COOH

$C_{16}H_{19}N_3O_5S$

Amoxicillin wird, wie viele Penicillin-Derivate, vorwiegend in biologisch aktiver Form über die Nieren ausgeschieden, so daß mit einer grundsätzlichen biochemischen Veränderung nicht zu rechnen ist.
Nach oraler Verabreichung von 500 mg Wirkstoff stellt sich eine maximale Serumkonzentration beim Menschen nach 72 min ein. Die Halbwertszeit beträgt im Mittel 60 min. Die Eiweißbindung beträgt nur 17%, d.h. 83% der vorhandenen Substanz sind antibiotisch frei verfügbar. Die 24-h-Eliminationsrate liegt bei guter Übereinstimmung der Literaturangaben um 60% [1-3]. Von anderer Seite wird angegeben, daß Amoxicillin innerhalb von 7 h nach oraler Gabe zu 60–70% in mikrobiologisch aktiver Form mit dem Urin eliminiert wird [4].

1. Knothe, H., Lauer, B., Fabricius, K. (1974), Arzneim.Forsch. 24, 951.
2. Lode, H., Janisch, P., Küpper, G. (1974), Adv. Clin. Pharmacol., 7, 35, Verlag Urban & Schwarzenberg, München, Berlin, Wien.
3. Fiegel, P. et al. (1973), Chemother. 18, 57.
4. Walter, A. M., Heilmeyer, L. (1975), Antibiotika-Fibel, 4. Aufl., S. 262, Gg. Thieme-Verlag, Stuttgart.

Amphetamin	300-62-9	Analepticum

(±)-α-Methylphenetylamin
(R,S)-1-Phenyl-2-propylamin
Amphetamini sulfas (DAB 9)

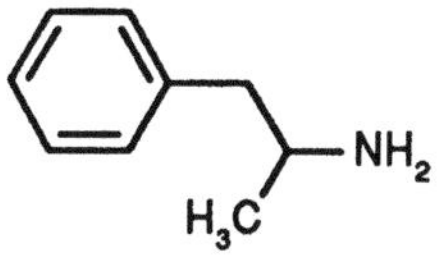

$C_9H_{13}N$

Die Biotransformation verläuft auf 2 Hauptabbauwegen: Hydroxylierung des Aromaten in 4-Stellung und oxidative Desaminierung mit Folgereaktionen[1]. Beide Reaktionswege laufen bei den einzelnen Tierspezies in unterschiedlichem Ausmaß ab[2]. Bei Menschen, Rhesusaffen und Meerschweinchen ist dies hauptsächlich die oxidative Desaminierung. Beim Meerschweinchen wird Amphetamin über die Stufe des Phenylacetons bis zur Benzoesäure metabolisiert, die dann, zum Teil in konjugierter Form als Hippursäure, fast 70% der renal eliminierten Menge ausmacht. Hingegen unterliegt dieses Pharmakon bei Ratten vorwiegend Hydroxylierungsprozessen. 60% der applizierten Dosis werden deshalb hier als konjugiertes 4-Hydroxyderivat wiedergefunden.

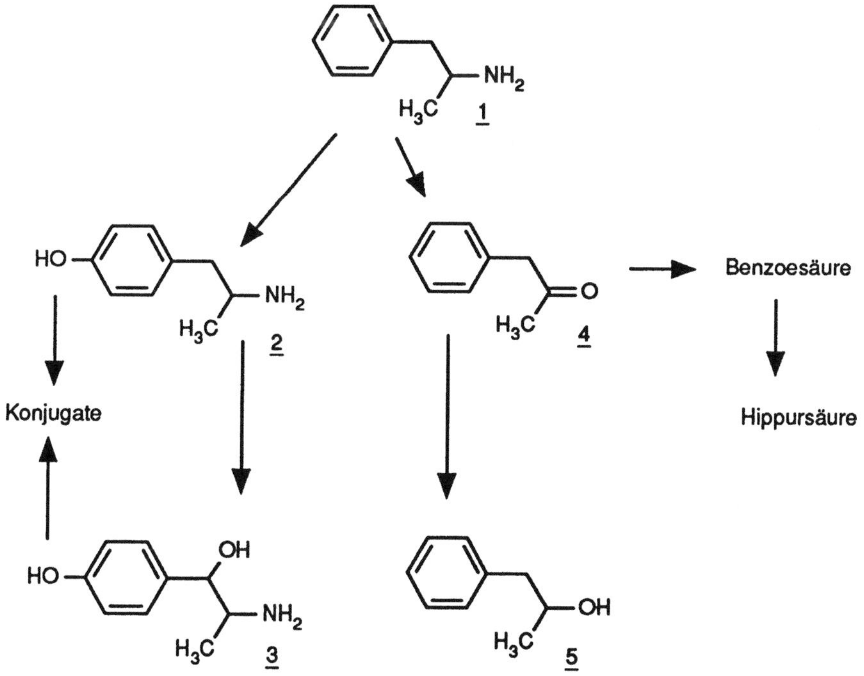

Die oxidative Desaminierung des Amphetamin wurde erstmals 1955 beschrieben[3)]. Der dabei entstehende Hauptmetabolit Phenylaceton wird anschließend weiter zum substituierten Isopropanol 1-Phenylpropan-2-ol reduziert. Beide Metaboliten werden nebeneinander in speziesabhängig unterschiedlichen stöchiometrischen Relationen über die Niere eliminiert[4)]. Eine Reihe von Studien beschäftigt sich mit dem Mechanismus der Amphetamin-Desaminierung bei Inkubation mit Lebermikrosomenpräparationen[5-7)]. Durch hochgereinigte Rattenlebermitochondrien wird Amphetamin oxidativ desaminiert[8,9)]. Die mitochondrialen Monoaminooxidasen, die in der äußeren Membran der Organellen lokalisiert sind, besitzen etwa doppelt so hohe Aktivitätswerte wie die entsprechenden Oxidasen des endoplasmatischen Reticulums. Phenylaceton, wichtigstes Amphetamin-Biotransformationsprodukt, wird unter anaeroben Bedingungen durch die Mitochondrien weitgehend zum sekundären Alkohol reduziert. Die Reduktase, die im Gegensatz zum entsprechenden Mikrosomenenzym durch Luftsauerstoff inhibiert wird, ist im Innenraum der Organellen (innere Membran oder Matrix) lokalisiert.
Nach einer oralen Dosis von 10 mg D-Amphetaminsulfat erreicht die Blutkonzentration nach 2 h ein Maximum mit 0,035 µg/ml mit einer Halbwertszeit von 11-13 h[10)]. Die Plasmahalbwertszeit für das L-Isomere wurde mit 39% länger gefunden, was auf eine langsamere Verstoffwechselung hinweist. Die Halbwertszeit beider Isomeren ist reduziert auf 7 h durch Steigerung der Elimination über eine Säuerung des Urins[11)]. Nach oraler Verabreichung von 30 mg Amphetamin-Base wird ein mittleres Plasmaspiegelmaximum von 0,11 µg/ml nach 2,5 h erreicht, vermindert auf 0,084 µg/ml 4,5 h danach. Plasmakonzentrationen von 0,590 µg/ml wurden bei einem chronischen User 1 h nach intravenöser Verabreichung von 160 mg DL-Amphetamin gesehen[12)].
Die a) therapeutischen, b) toxischen und c) letalen Plasmaspiegel für Amphetamin in Humanplasma betragen für a) 0,06-0,1 µg/ml, für b) ab 0,1 µg/ml und für c) ab 1 µg/ml[13)].

1. Testa, B., Jenner, P. (1976), Drug Metabolism, Chemical and Biochem. Aspects, S. 221. M. Dekker, Inc. New York, Basel.
2. Dring, L. G., Smith, R. L., Williams, T. R. (1970), Biochem. J. 116, 425.
3. Axelrod, J. (1955), J. Biol. Chem. 214, 753.
4. Dring, L. G., Smith, R. L., Williams, R. T. (1966), J. Pharm. Pharmacol 18, 402.
5. Brodie, B. B., Gilette, J. R., La Du, B. N. (1958), Annu. Rev. Biochem. 27, 427.
6. Hucker, H. B., Michniewicz, B. M., Rhodes, R. E. (1971), Biochem. Pharmacol. 20, 2123.
7. Cho, A. K., Sum, C. Y., Jonsson, J., Lindeke, B. (1978), Biochem. Oxidat. of Nitrogen., S. 15, Elsevier North Holland Biomedical Press Amsterdam-New York-Oxford.
8. Blume, H. (1981), Arzneim.Forsch. 31 (I), 805.
9. Blume, H. (1981), Arzneim.Forsch. 31 (I), 994.
10. Rowland, M. (1969), J. Pharm. Sci. 58, 508.
11. Matin, S. B., Wan, S. H., Knight, J. B. (1977), Biomed. Mass. Spec. 4, 118.
12. Ebert, M. H., van Kammen, D. P., Murphy, D. L. (1976), Pharmacokinetics of Psychoactive Drugs, Spectrum Publications New York, S. 157.
13. Pentz, R., Strubelt, O., Gehlhoff, C. (1979), Dtsch. Ärztebl. 76, 2815.

Ampicillin	68-53-4	Magensaftresistentes Breitspektrum-Antibioticum

(2S,5R,6R)-6-[(R)-2-Amino-2-phenylacetamido]-3,3-dimethyl-7-oxo-4-thia-1-azabicyclo[3,2,0]heptan-2-carbonsäure
Ampicillinum anhydricum (DAB 9)
Ampicillinum natricum (DAB 9)
Ampicillinum trihydricum (DAB 9)

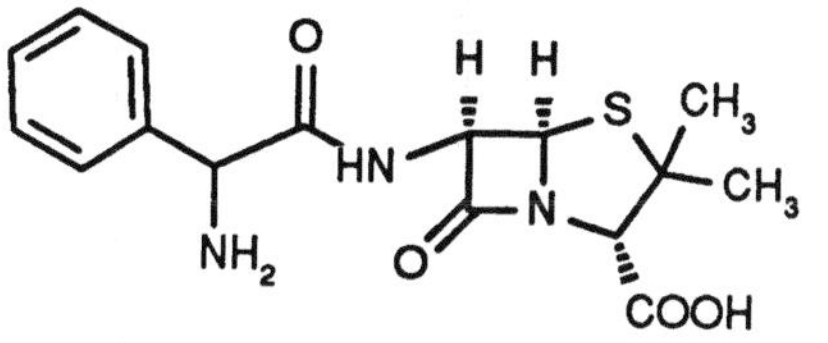

$C_{16}H_{19}N_3O_4S$

Bei Tieren (Mäuse, Ratten, Kaninchen und Hunde) bildet sich nach Verabreichung von Ampicillin eine ebenfalls antibiotisch wirksame Verbindung, wie Inkubationen bei normalen und durch Vorbehandlung geschädigten Leber- und Nierenhomogenisaten zeigten. Bereits nach 30 min Einwirkungsdauer läßt sich eine Verbindung erfassen mit Eigenschaften, die denen des Hetacillin ähnlich sind. Dieser Metabolit läßt sich sehr rasch wieder in Ampicillin überführen. Wie dem nachfolgenden Formelbild zu entnehmen ist, ist für die Reaktion Acetaldehyd notwendig. Formaldehyd hat nicht diesen Effekt. Die orale Verabreichung von 4 ml 50%igem Ethanol rief - bedingt durch die intravitale Bildung des Acetaldehyds - ein markantes Anwachsen der neuen Verbindung in der Rattenleber hervor. Ähnliche Ergebnisse wurden auch bei Mäusen und Hunden erzielt, aber nicht so ausgeprägt bei Kaninchen[1)].

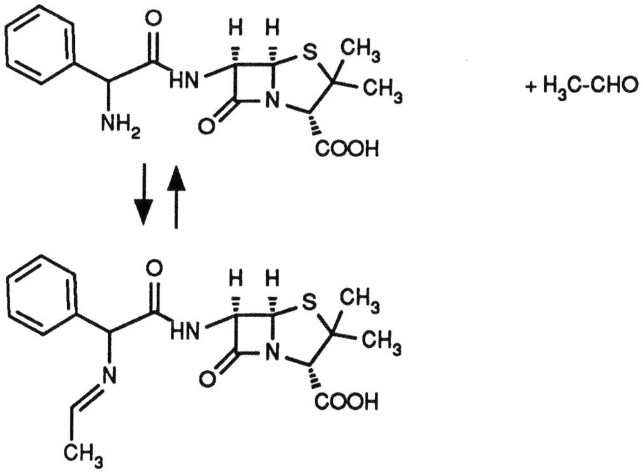

+ H_3C-CHO

Nach oraler Applikation wird Ampicillin etwas verzögert resorbiert. Die Resorption ist im nüchteren Zustand nur geringgradig besser als bei Verabreichung nach dem Essen. Maximale Serumkonzentrationen werden 1,5-2 h nach Einnahme mit Werten zwischen 5 und 8 μg/ml erreicht[2]. Ampicillin wird zu 10 (-20%) an Serumprotein gebunden. Die Halbwertszeit ist - im Vergleich zu der anderer Penicilline - verlängert und beträgt 60-120 min, so daß 6 h nach Gabe von 1 g Ampicillin noch antibakteriell wirksame Serumspiegel zwischen 0,1 und 1,7 μg/ml nachweisbar sind.

Für den Arzneimittelabbau im Organismus und damit die Eliminierung kennt man inhibierende und stimulierende Einflüsse. Einen inhibierenden Einfluß hat z. B. Probenecid. So führt die Kombination von Ampicillin mit jeweils 0,5 g Probenecid bei Fällen, in denen eine Dosiserhöhung schwierig ist, zu einer therapeutisch wertvollen Steigerung und Verlängerung der Ampicillin-Konzentration im Serum[3]. Die Kurve der Ampicillin-Ausscheidung hat 2 Maxima: a) nach 60 min und b) nach 120 min. Danach sinkt die Exkretion auf den Nullpunkt. Innerhalb von 6-8 h werden mit dem Urin etwa 80-90%, innerhalb 24 h weitere 5-10% der resorbierten Dosis auf diese Weise eliminiert. Bei kontinuierlicher Therapie konnten etwa 50% der Dosis in mikrobiologisch aktiver Form im Urin nachgewiesen werden. Vergleichende Untersuchungen (orale, intramuskuläre, intravenöse Zufuhr) zeigten den im Vergleich zur parenteralen Applikation relativ hohen Resorptionsverlust nach oraler Verabfolgung. Ampicillin wird in unbekannter Menge mit der Fäces ausgeschieden. Die fäkale Ausscheidung dürfte Recovery-Berechnungen zufolge in 24 h etwa 25-30% der Dosis betragen[4]. Schon 5 min nach intravenöser Applikation von 2 g Ampicillin ist dieses Antibioticum im Fruchtwasser von Schwangeren nachweisbar[5]. Innerhalb der ersten 90 min treten paraplacentar durchschnittlich 4,7 mg Ampicillin in das Fruchtwasser über. Dies bewirkte Spiegel von 5,5 μg/ml im Fruchtwasser.

1. Murakawa, T., Kono, Y., Nishida, M. (1972), J. Antibiot. 25, 421.
2. Knothe, H., Lauer, B., Fabricius, K. (1974), Arzneim.Forsch. 24, 951.
3. Walter/Heilmeyer (1975), Antibiotica-Fibel, Gg. Thieme Verlag Stuttgart, S. 219.
4. Vasario, U., Riccardino, N., Perinetty, G. (1964), Minerva Chir. 19, 695.
5. Bastert, G., Wallhäuser, K. H., Wernicke, K., Müller, W. G. (1973), Z. Geburtshilfe Perinat. 177, 330.

Amrinon 60719-84-8 Cardiotonicum

5-Amino-(3,4'-bipyridin)-6(1H)-on

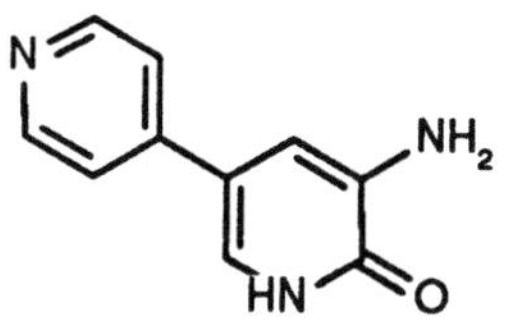

$C_{10}H_9N_2O$

Als erster Metabolit wurde das Acetylderivat (2) des Wirkstoffs (1) (beim Hund) bekannt[1]. Aus dem Urin von *Menschen* wurde später das Hydroxyacetyl-Derivat (N-(1,6-Dihydro-6-oxo[3,4'-bipyridin]-5yl)-2-hydroxyacetamid, Glycolat) (3) isoliert[2].

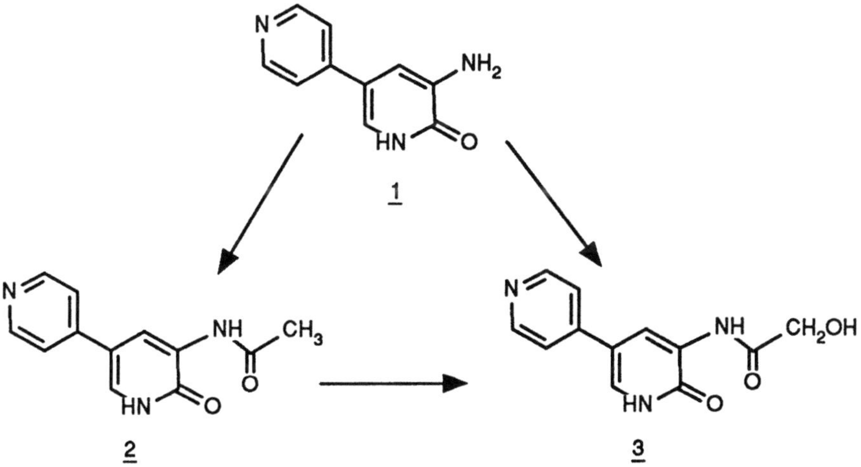

Während der ersten 24 h nach Medikation am Menschen wird der unveränderte Wirkstoff mit dem Urin zu 10–40% der Dosis ausgeschieden. Das N-Acetylderivat 2 erscheint im Urin von Menschen hingegen nur in einer Konzentration von weniger als 2% der Dosis[3].
Die nach intravenöser Applikation erhaltenen Daten von 14 gesunden Versuchspersonen sprechen für ein offenes Zwei-Kompartiment-Modell. Die Halbswertszeit beträgt 3,6 h nach peroraler Applikation und 2,6 h nach intravenöser Gabe. Bei *herzkranken Patienten* wurde nach oraler Medikation ein Wert von 8,3 h ermittelt[4].

1. Kullberg, M. P., Dorrbecker, B., Lennon, J., Rowe, E., Edelson, J. (1980), J. Chromatogr. 187, 264.
2. Edelson, J., Scrime, M. (1982), pers. Mitt.
3. Kullberg, M. P., Freeman, G. B., Biddlecome, Ch., Alousi, A. A., Edelson, J. (1981), Clin. Pharmacol. Ther. 29, 394.
4. Park, G. B., Kerschner, R. P., Angellotti, J., Williams, R. L., Benet, L. Z., Edelson, J. (1983), J. Pharm. Sci. 72, 817.

Amygdalin 29883-15-6 Versuchsweise als Cytostaticum

R-d-Cyanbenzyl-O-β-D-glucopyranosyl-(1→6)-β-D-glucopyranosid
Glykosid der bitteren Mandeln, Pfirsichkerne, Aprikosenkerne u. a.

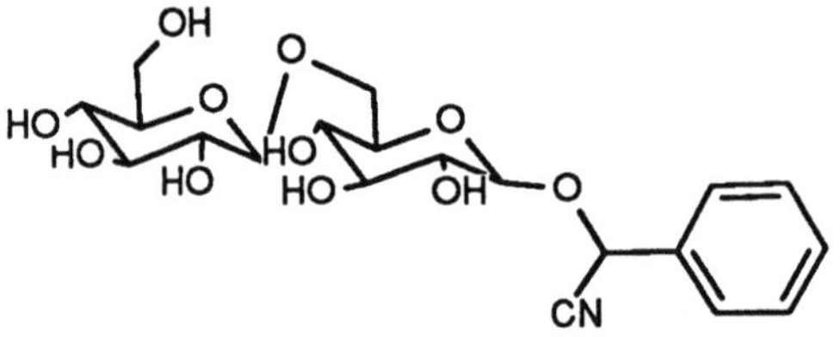

$C_{20}H_{27}NO_{11}$

Nach intravenöser Verabreichung von 50 mg/kg KG Amygdalin an Hunde läßt sich der größte Teil innerhalb von 6 h unverändert im Urin wiederfinden (65 ± 15%). Nach oraler Verabreichung von 500 mg Amygdalin wird innerhalb von 6 h nur eine Menge von 1% der Dosis im Urin wiedergefunden. Im Plasma und Urin tritt nach Medikation eine bis dahin unbekannte Verbindung auf, die als Prunasin (D-Mandelsäurenitril-β-D-glucosid) identifiziert wurde. Im Urin tritt dieser Metabolit nach intravenöser Gabe in einer Konzentration von < 0,2% der Dosis auf, nach oraler Gabe in einer Konzentration von 21 ± 9% der Dosis[1].
Nach oraler Verabreichung von 50 mg/kg KG an Hunde wird ein sehr niedriger maximaler Plasmawert nach etwa 0,75 h gefunden[1].

1. Rauws, A. G., Olling, M., Timmermann, A. (1982), Arch. Toxicol. 49, 311.

Apomorphin	58-00-4	Emeticum, Expectorans, Hypnoticum
Apomorphin-HCl	314-19-2	

5,6,6a,7-Tetrahydro-6-methyl-4H-dibenzo-(de,g)chinolin-10,11-diol
Apomorphini hydrochloridum (DAB 9)

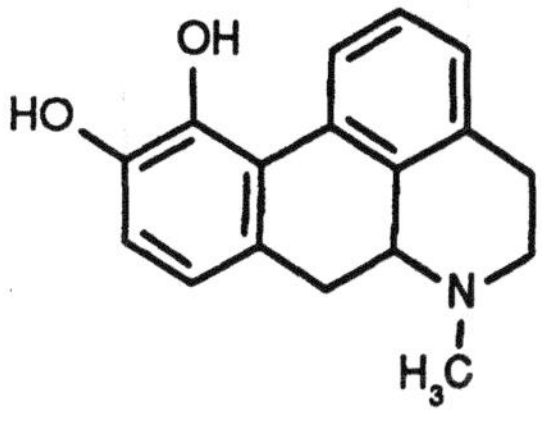

$C_{17}H_{17}NO_2$

In vitro Experimente haben gezeigt, daß Apomorphin ein Substrat für die Rattenleber-Katechol-O-Methyltransferase (COMIT)[1,2] ist. Es wird die Meinung vertreten, daß die COMIT-Methylierung von Apomorphin (1) zum Apocodein (2) und/oder Isoapocodein (3) führt und ein wichtiger **in vivo** Biotransformationsweg sein kann[2].

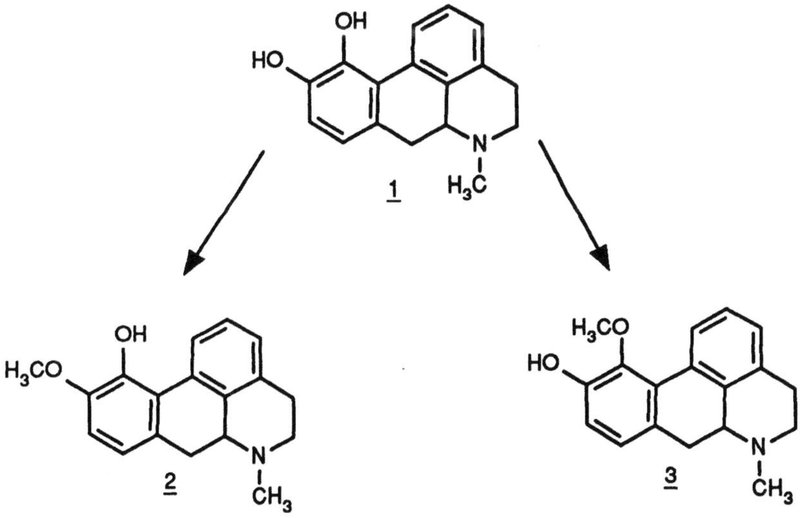

Über die gaschromatographische Bestimmung von Apomorphin-O-Methylmetaboliten im Urin von Ratten im Rahmen von Zusatzversuchen liegen Untersuchungsergebnisse vor[3].

1. Cannon, J. G., Smith, R. V., Modiri, A., Sood, S. P., Borgman, R. J., Aleem, M. A., Long, J. P. (1972), J. Med. Chem. 15, 273.
2. White, H. L., McKenzie, G. M. (1971), Pharmacologist 13, 313.
3. Smith, R. V., Stocklinski, A. W. (1973), J. Chromatography 77, 419.

Aprindin 37640-71-4 Antiarrhythmicum

N-(3-Diethylaminopropyl)-N-phenyl-2-indanamin

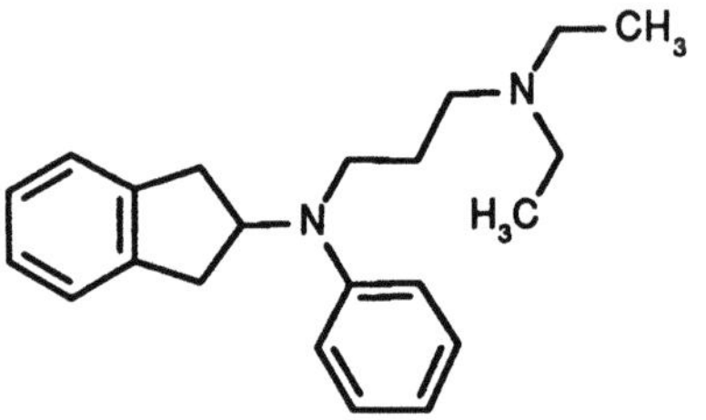

CH_3 N H_3C N

$C_{22}H_{30}N_2$

Der Wirkstoff wird weitgehend abgebaut. Nur etwa 1% des verabreichten Pharmakons wird unverändert über die Nieren eliminiert[1]. Das Metabolisierungsschema für den Harn von Menschen läßt sich wie folgt darstellen[2]:

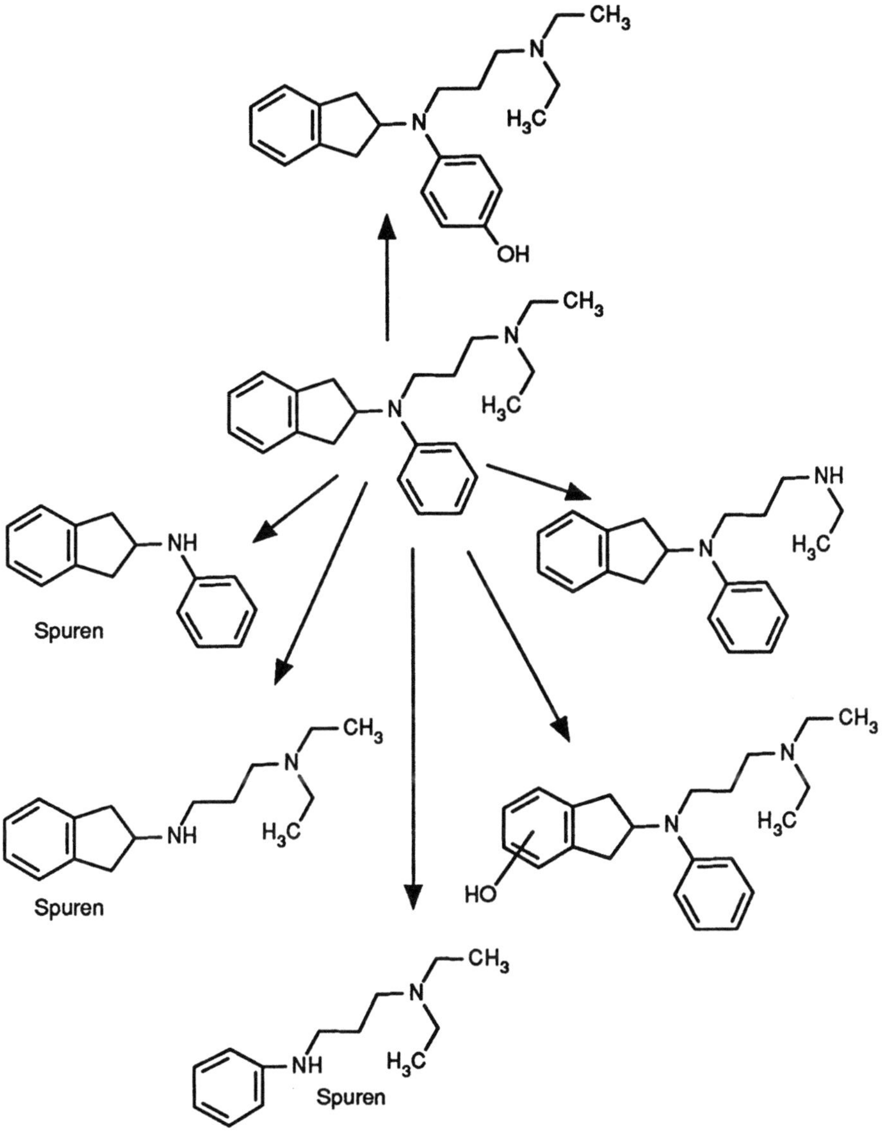

Die Hauptwege der Metabolisierung sind demnach die N-Desalkylierung und die Hydroxylierung am Aromaten, der sich eine Konjugation anschließt, von der 50–60% der applizierten Dosis erfaßt werden.
Darüberhinaus sind folgende weitere Metaboliten bei Tierversuchen aufgefunden worden:

Etwa 95% der hydroxylierten Metaboliten werden in der Leber glucuronidiert[3]. Das Muster der Abbauprodukte ist bei intravenöser oder oraler Applikation gleich[4]. Nach chronischer Gabe (150 mg/tgl. beim Menschen) nimmt die Menge der ausgeschiedenen Metaboliten und der unveränderten Substanz im Harn zu[2].

diert[3]. Das Muster der Abbauprodukte ist bei intravenöser oder oraler Applikation gleich[4]. Nach chronischer Gabe (150 mg/tgl. beim Menschen) nimmt die Menge der ausgeschiedenen Metaboliten und der unveränderten Substanz im Harn zu[2].

Nach nahezu vollständiger Resorption aus dem Magen-Darm-Trakt beim Menschen wie auch bei einigen anderen Spezies wird der Wirkstoff im Blut zu 85-95% an Proteine gebunden[3]. Im Blut findet sich die ^{14}C-Aktivität des markierten Pharmakons fast ausschließlich im Plasma. Innerhalb von 15 min setzt die Elimination im Harn und in der Galle ein, was die rasche Resorption bestätigt. Der Blutspiegelverlauf ist nach oraler Gabe und nach intravenöser Zufuhr von der 3.-4. h an identisch und klingt mit einer Halbwertszeit von über 20 h ab. Aprindin findet sich vorwiegend in Lungen, Herz, Nieren, Nebennieren, Hirn und Leber.

Die Ausscheidung der Metaboliten sowie geringer Mengen der unveränderten Substanz erfolgt einerseits über den Darm nach Durchlaufen des enterohepatischen Kreislaufs (35%) und andererseits über die Nieren (65%)[3].

Bei 22 Patienten unter Langzeitbehandlung wurden die Plasmaspiegel nach einer Dosis von 100 mg/tgl. bestimmt. Die Konzentration betrug am fünften Therapietag durchschnittlich 1,35 µg/ml. Nach 1 Monat war eine mittlere Zunahme von 0,26 µg/ml zu verzeichnen[5].

1. Delcroix, C., Martin, L., Durme, J. P. van, Kesteloot, H., Hagemeijer, F., Mbuyamba, P., Deblecker, M. (1974), Acta Cardiol., Suppl. 18, 177.
2. Murphy, P. J. (1974), Acta Cardiol., Suppl. 18, 131.
3. Fasola, A. F., Carmichael, R. (1974), Acta Cardiol., Suppl. 18, 317.
4. Dodin, L., de Suray, J. M., Deblecker, M., Georges, A. (1974), Therapie 29, 221.
5. Durme, J. P. van, Bogaert, M. G., Rosseel, M. T. (1974), Europ. J. Clin. Pharmacol. 7, 343.

Aprobarbital 77-02-1 Hypnoticum, Sedativum

5-Allyl-5-isopropylbarbitursäure

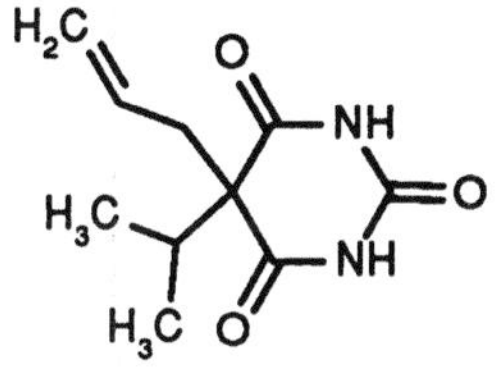

$C_{10}H_{14}N_2O_3$

Nach Einnahme von Aprobarbital treten Stoffwechselprodukte im Urin von Menschen nur selten und dann sehr schwach auf, so daß bei einer papierchromatographischen Untersuchung das unveränderte Barbiturat das Bild des Chromatogramms beherrscht. Nach einmaliger Einnahme von 0,2 g läßt sich ein Nachweis bis zu 19 Tagen führen[1].

Auf Grund der Ergebnisse von Serumbarbiturat-Bestimmungen ist weder mit einer Kumulation noch mit einer Enzyminduktion (bei einer Dosierung von 100 mg Aprobarbital in Form des Kombinationspräparates Vita-Dor) zu rechnen. Eine einmalige Applikation von 200 mg (=4 Dragees Vita-Dor) ergab 12 h nach der Einnahme bei der Versuchsperson einen Serumspiegel von 3,96 µg/ml. Untersuchungen bei 15 Patienten zeigten, daß der Aprobarbital-Serumspiegel bei fortlaufender Applikation von täglich 2 Dragees des genannten Präparates über 30 Tage nach kurzer Zeit (etwa 4 Tage) auf einem konstanten Niveau zwischen 4 und 5 µg/ml verharrt[2].
Die a) therapeutischen, b) toxischen und c) letalen Plasmaspiegel für Aprobarbital in Humanplasma betragen für a) 4–20 mg/l, b) ab 30 mg/l und c) ab 50 mg/l[3].

1. Frey, H.-H. (1962), Arzneim.Forsch. 12, 389.
2. Steger, W. (1979), Fortschr. Med. 97, 1289.
3. Pentz, R., Strubelt, O., Gehlhoff, C. (1979), Dtsch. Ärztebl. 76, 2815.

Ascorbinsäure 50-81-7 Antiscorbutisches Vitamin

L-Xylo-Ascorbinsäure
Acidum ascorbicum (DAB 9)
Vitamin C

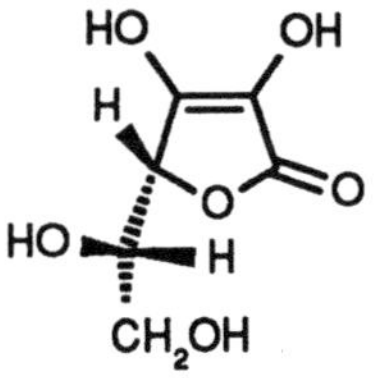

$C_6H_8O_6$

Nach Untersuchungen mit an verschiedenen Kohlenstoffatomen radioaktiv markiertem Vitamin C kommt es u. a. zur Bildung von Oxalsäure durch Aufspaltung der Bindung zwischen dem C-2- und dem C-3-Atom. Die Oxalsäure scheint durch direkte enzymatische Abspaltung aus einer „gebundenen“ Form der Dehydro-L-ascorbinsäure zu entstehen[1)]. Beim Menschen findet im Gegensatz zu den Verhältnissen bei verschiedenen anderen Tierarten kein teilweiser Abbau der Ascorbinsäure zu über die Lungen ausgeschiedenem CO_2 statt[2)].
Die Ausscheidung erfolgt überwiegend durch die Nieren. Im Harn erscheinen neben dem unveränderten Vitamin als Abbauprodukte Dehydro-L-ascorbinsäure und Oxalsäure.
Im Harn von Ratten, denen 0,8 mg 1-^{14}C-L-Ascorbinsäure intravenös injiziert wurde, konnte der 2-Methylether aufgefunden werden. Die methylierte Ascorbinsäure entspricht etwa 10% der gesamten ausgeschiedenen Aktivität.
Die Ausscheidung mit dem Urin unterliegt starken individuellen Schwankungen. Bei dieser Schwellensubstanz, die in der Regel erst dann ausgeschieden wird, wenn der Gehalt des Blutes Werte zwischen 1,2 und 1,8 mg% erreicht hat[3)], richtet sich die Ausscheidung nach der Sättigung des Organismus. Erst nach der Absättigung der Gewebe tritt überschüssige Ascorbinsäure in den Urin über.
Vitamin C wird nur in sehr geringen Mengen mit dem Stuhl ausgeschieden, i. allg. zwischen 1 und 5 mg täglich[4, 5)]. Auch mit dem Schweiß wird Ascorbinsäure ausgeschieden. Allerdings liegen die Werte normalerweise noch niedriger als vorstehend für den Stuhl genannt[4, 5)].

1. Baker, E. M., Saari, J. C., Tolbert, B. M. (1966), Amer. J. Clin. Nutr. 19, 371.
2. Lahann, H. (1970), Wiss. Berichte Nr. 5 Merck, Vit. C., E. Merck, Darmstadt.
3. Lewis, J. S., Storvick, C. A., Hauck, H. M. (1943), J. Nutr. 37, 2051.
4. Stepp, W., Kühnau, J., Schroeder, H. (1957), Die Vitamine und ihre klinische Anwendung, Bd. 2, Enke-Verlag, Stuttgart.
5. Chieffi, M., Kirk, J. E. (1956), J. Nutr. 59, 273.
6. Ellis, F. P. (1968), Lancet 2, 173.

Astemizol 68844-77-9 H_1-Antihistaminicum

1-(4-Fluorbenzyl-N-{1-[2-(4-methoxyphenyl) ethyl]-4-piperidyl}-1H-benzimidazol-2-ylamin

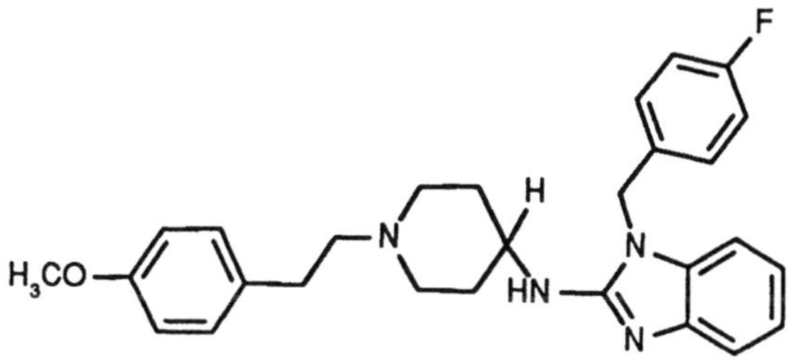

$C_{28}H_{31}FN_4O$

Der Wirkstoff wird über 3 Abbauwege, die quantitativ gleichbedeutend sind, metabolisiert: Die oxidative O-Desmethylierung führt zum O-Desmethylastemizol. Dieser Metabolit ist das Hauptabbauprodukt im Plasma und den Fäzes. Die oxidative N-Desalkylierung führt zum Norastemizol, dem Hauptmetaboliten im Urin. Der dritte Abbauweg ist die aromatische Hydroxylierung im Benzimidazol-Ring, die teils zum 6-Hydroxyastemizol und teils zum 6-Hydroxydesmethylastemizol führt. Im Plasma erscheinen diese Metaboliten hauptsächlich als Glucuronide und werden hauptsächlich über die Fäzes ausgeschieden.
Tierversuche zeigten, daß Desmethylastemizol ein pharmakologisches Profil ähnlich dem der Ausgangsverbindung hat. Die anderen Metaboliten, wie z. B. Norastemizol und die hydroxylierten Verbindungen, sind weniger und kürzer wirksam.

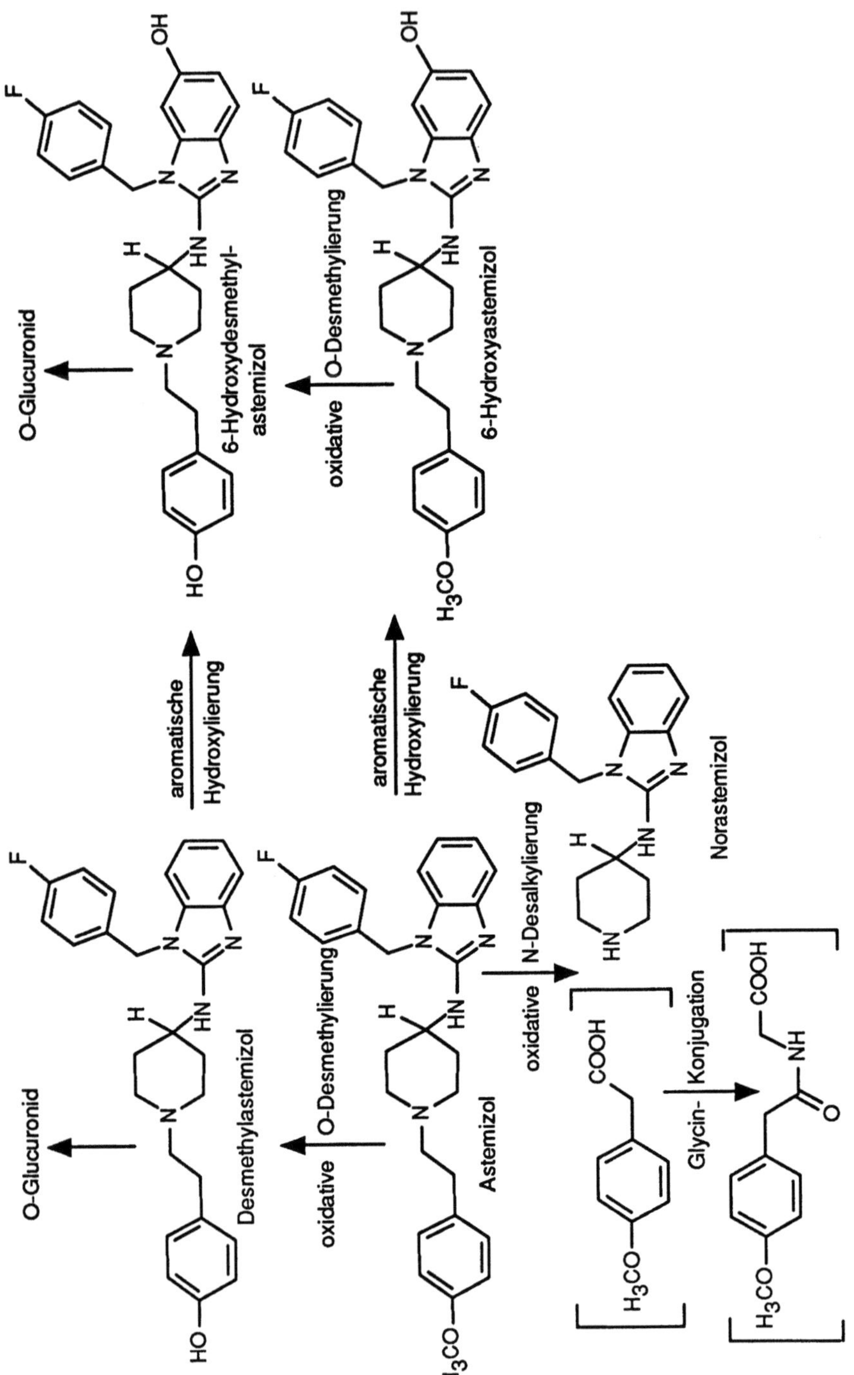

O-Glucuronid

Desmethylastemizol

aromatische Hydroxylierung

O-Glucuronid

6-Hydroxydesmethyl-astemizol

oxidative O-Desmethylierung

oxidative O-Desmethylierung

Astemizol

aromatische Hydroxylierung

6-Hydroxyastemizol

oxidative N-Desalkylierung

Glycin-Konjugation

Norastemizol

Maximale Plasmaspiegel (ca. 1,7 ng Astemizol/ml; Wirkstoff + Metaboliten ca. 25 ng/ml) werden nach oraler Applikation von 30 mg bei männlichen Versuchspersonen innerhalb von 1 h erreicht. Nach 8 h lassen sich ca. 0,3 ng Astemizol/ml erfassen. Der Wirkstoff und seine Metaboliten liegen in einer Konzentration von ca. 7,5 ng/ml vor. Weniger als 5% der ^{14}C-markierten Verbindung entfielen dabei auf unverändertes Astemizol, was als Hinweis auf einen ausgeprägten First-pass-Effekt zu verstehen ist. Demnach erlangt der Wirkstoff nach rascher Resorption aus dem Gastrointestinaltrakt und einer überwiegenden Metabolisierung in der Leber erst danach eine systemische Wirkungsmöglichkeit. Während einer 14 Tage dauernden Sammelperiode werden nur 6% der Radioaktivität über den Urin und 63% über die Fäzes ausgeschieden. Einer 3 Tage andauernden initialen Urinausscheidungsphase folgt eine terminale langsam verlaufende mit einer Halbwertszeit von 12 Tagen[1)].

1. Heykants, J. (1984), in Astemizole: a new, non-sedative, long-acting H_1-antagonist. Proceedings of a symposium held in Beerse, Belgium, Oct. 1983, The Medicine Publishing Foundation, Oxford.

Atracuriumbesilat 64228-81-5 Muskelrelaxans

Pentamethylen bis {3-[1,2,3,4-tetrahydro-6,7-dimethoxy-1-(3,4-dimethoxybenzyl)-2-methyl-2-isochinolyl]propionat}bis (benzolsulfonat)

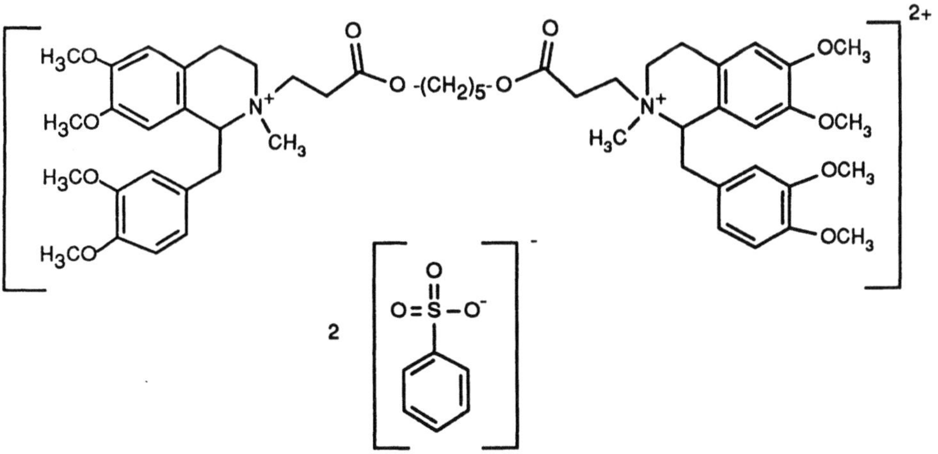

$C_{65}H_{82}N_2O_{18}S_2$

Der Wirkstoff wird zu einem großen Teil über einen als „Hofmann-Abbau" bezeichneten Weg inaktiviert. Dabei handelt es sich um eine enzymunabhängige, unter physiologischen Bedingungen (37 °C, pH 7,4) ablaufende Spaltung einer Stickstoff-Kohlenstoff-Bindung. Eine quartäre Ammonium-Gruppe wird in ein tertiäres Amin umgewandelt. Gleichzeitig entsteht eine Olefin-Doppelbindung[1,2].

$$R(R')(R'')N^+-CH_2-CH(H)-X \xrightarrow{pH > 7} R(R')(R'')N \quad CH_2=CH-X$$

$$(X = -\underset{\underset{O}{\|}}{C}-H, -\underset{\underset{O}{\|}}{C}-R_3, -\underset{\underset{O}{\|}}{C}-OR_4 \text{ etc.})$$

Als Hauptmetaboliten entstehen Laudanosin und ein Monoacrylat mit quartärem Ammonium-Rest. Laudanosin wird durch N-Desmethylierung weiter zu Tetrahydropapaverin abgebaut. Ein zweiter Abbauweg führt auf Grund einer Ester-Hydrolyse zu 2 Metaboliten, einem mit einer Alkohol-Gruppe sowie einem mit einer Säurefunktion. Säure- und Monoacrylat-Metaboliten können wiederum über einen „Hofmann-Abbau" zu Laudanosin abgebaut werden[3] (s. S. 77):

Beim Menschen werden nach der Gabe von 3 mg/kg KG nach 3 min Plasmakonzentrationen von 3 µg/ml gemessen. Die Plasmahalbwertszeit ist mit 20-30 min im Vergleich zu anderen nichtdepolarisierenden Muskelrelaxanzien recht kurz (zum Vergleich: Vecuronium 60-70 min, Tubocurarin 2-3 h)[1].

1. Liekfeld, H., Morck, H., Schneider, L., Thesen, R., Zagermann, P. (1988), Pharm. Ztg. 133, 264.
2. Dewar, G. H. (1985), Pharm. Int., July, 157.
3. Hughes, R. (1986), Br. J. Anaesth. 58, 2.

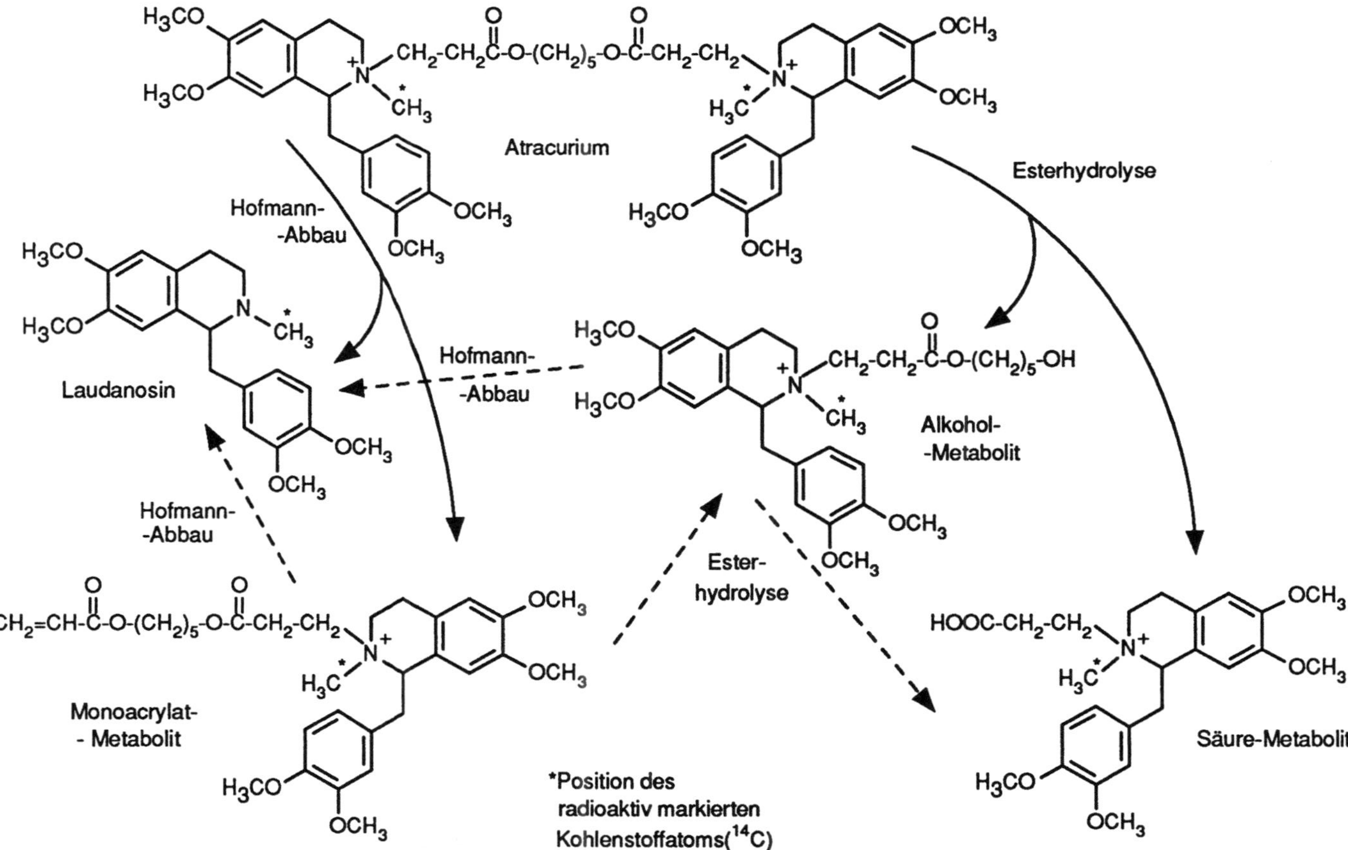

Atracurium
Esterhydrolyse
Hofmann-
-Abbau
Laudanosin
Hofmann-
-Abbau
Alkohol-
-Metabolit
Hofmann-
-Abbau
Ester-
hydrolyse
Monoacrylat-
- Metabolit
*Position des
radioaktiv markierten
Kohlenstoffatoms(^{14}C)
Säure-Metabolit

Azapropazon	13539-59-8	Antirheumaticum, Antiphlogisticum, Analgeticum

5-(Dimethylamino)-9-methyl-2-propyl-1H-pyrazolo [1,2-a] [1,2,4]benzotriazin-1,3(2H)-dion

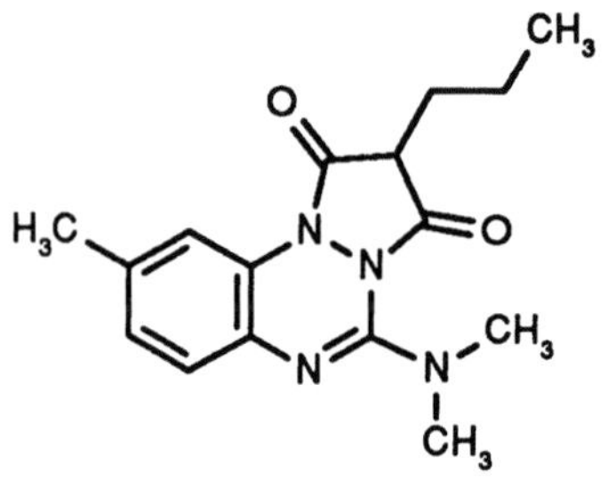

$C_{16}H_{20}N_4O_2$

Vom oral applizierten Wirkstoff werden 60%[1] bzw. 67%[2] unverändert über die Nieren ausgeschieden. 20%[1] bzw. 16%[2] treten als Metabolit 8-Hydroxyazapropazon auf.
Dosisabhängig werden insgesamt zwischen 75% und 95% des oral applizierten Wirkstoffs durch die Nieren ausgeschieden[1]. Nach täglicher Einnahme von 3mal 300 mg Azapropazon-Dihydrat durch 6 Probanden wurden eine mittlere Urinausscheidung von 62% und eine mittlere 8-Hydroxyazapropazon-Ausscheidung von etwa 14% ermittelt[3].

1. Klatt, L., Koss, F. W. (1973), Arzneim.Forsch. 23, 920.
2. Evans, E. F., zit. bei Jones, C. J. (1976), Curr. Med. R. 4, 3.
3. Geißler, H. E., Faust-Tinnefeldt, G., Mutschler, E. (1978), Arzneim.Forsch. 28 (II), 1430.

Azlocillin	37091-66-0	Antibioticum, Breitspektrum-Penicillin

(2S,5R-6R)-3,3-Dimethyl-7-oxo-6-[(R)-2-(2-oxo-1-imidazolidin-carboxamido)-2-phenylacetamido]-4-thia-1-azabicyclo (3.2.0)-heptan-2-carbonsäure

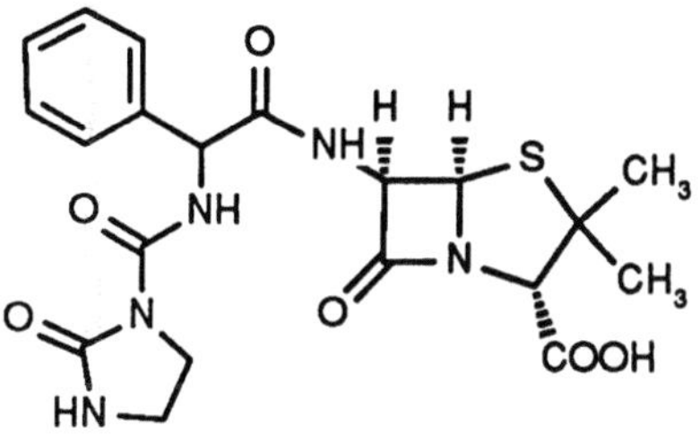

$C_{20}H_{23}N_5O_6S$

Azlocillin wird zu etwa 6% als antibakteriell inaktives Penicilloat ausgeschieden[1]. Mit dem Harn werden 55-75% der verabreichten Dosis in antibakteriell wirksamer Form eliminiert[2].
30 min nach Infusionsende (Dosis 5 g) tritt im Serum von Erwachsenen eine maximale Konzentration von 431 µg/ml auf, die Konzentration liegt 3 h nach Infusionsbeginn bei 70 µg/ml. Nach Gabe von 5 g ist im Sammelharn nach 1-1,5 h eine maximale Konzentration von 2600 µg/ml zu verzeichnen, in der Galle nach Gabe von 2 g nach 1-1,5 h von 1137 µg/ml (nach intravenöser Injektion). Die Serumhalbwertszeit liegt bei 60 min für Erwachsene, für Neugeborene bei 2,6-3,4 h, bei Frühgeborenen bei 4,4 h[2,3]. Die Serumeiweißbindung liegt zwischen 27 und 46%.

1. Gau, W., Horster, F. A. (1979), Arzneim.Forsch. 29 (II), 1941.
2. Bergan, T., Thorsteinsson, S. B., Steingrimsson, O. (1982), Chemotherapy 28, 160.
3. Weingärtner, L., Sitka, U., Patsch, R., Richter, J., Thiemann, H. H. (1980), Klin. Pädiatr. 192, 419.

Baclofen	1134-47-0	Spasmolyticum mit spinalem Angriffspunkt

4-Amino-3-(p-chlorphenyl)buttersäure

Cl

H_2N COOH

$C_{10}H_{12}ClNO_2$

Der Wirkstoff wird vom Menschen nur in geringem Ausmaß metabolisiert, denn etwa 85% der applizierten Substanzmenge erscheinen in chemisch unveränderter Form in Urin und Fäzes wieder. Die verbleibenden 15% gehen zur Hauptsache auf eine desaminierte Substanz zurück, die die Struktur einer β-(p-Chlorphenyl)-γ-hydroxybuttersäure besitzt. Hund und Ratte geben ein qualitativ ähnliches Bild mit nur geringfügigen quantitativen Abweichungen[1].

Beim Menschen kommt es nach peroraler Aufnahme von 40 mg zu einem steilen Anstieg des Blutspiegels mit einem Maximum nach etwa 2 h und einem steilen Abfall, entsprechend einer Eliminationshalbwertszeit von 3-4 h. Die Metaboliten erscheinen erst spät und in vergleichsweise geringer Konzentration im Blut. Die Ausscheidung verläuft rasch und vollständig. Nach einem Tag sind bereits über 80%, nach 3 Tagen 100% der Dosis eliminiert. Die Elimination erfolgt vorwiegend auf renalem Weg[1,2].

1. Faigle, J. W., Keberle, H. (1972) in Birkmayer, W. (Hrsg.) „Aspekte der Muskelspastik", Verlag Huber, Bern, S. 94.
2. N. N. (1972), Wien. Klin. Wochenschr. 84, 459.

Barbital 57-44-3 Hypnoticum

5,5-Diethylbarbitursäure
Barbitalum (DAB 9)

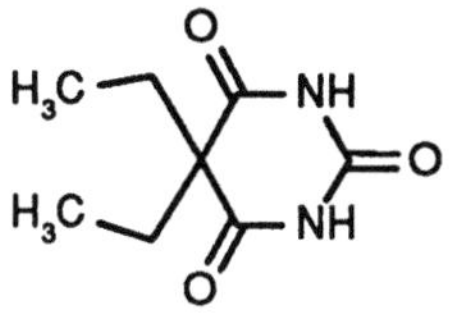

$C_8H_{12}N_2O_3$

Ursprünglich war postuliert worden, daß Barbital (1) völlig unverändert mit dem Harn eliminiert wird[1,2]. Untersuchungen mit der 2-^{14}C-markierten Verbindung bei der Ratte zeigten jedoch, daß Barbital wohl zu etwa 95% unverändert ausgeschieden wird, sich der Rest aber auf folgende 3 Metabolite verteilt[3]:

- 5-Ethylbarbitursäure (2), etwa 2,5% der Ausgangsmenge,
- 5-(β-Hydroxyethyl)-5-ethylbarbitursäure (3), etwa 0,8%,
- Glucuronid der vorstehenden Verbindung (3) zu etwa 2% der Ausgangsmenge.

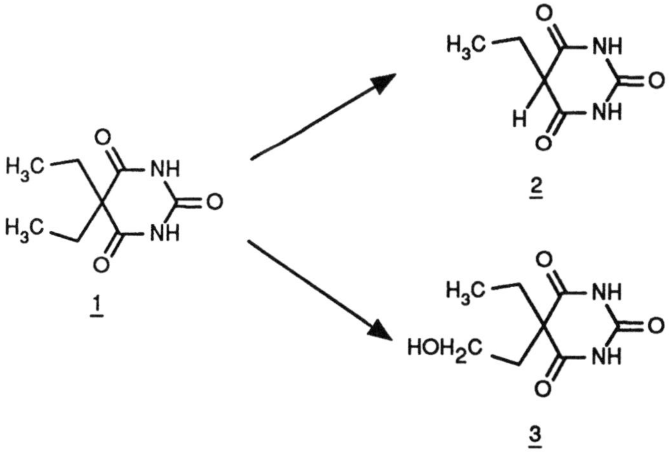

Demnach werden Ethyl-Gruppen am Trioxopyrimidin-Ring, entgegen der bis dahin gültigen Anschauung in vivo, wenn auch in geringem Umfang, angegriffen. Im Vergleich mit anderen gleichzeitig untersuchten Barbituraten wird Barbital erwartungsgemäß am wenigsten metabolisiert. Nur 0,0010% der verabreichten radioaktiv markierten Dosis lassen sich nach 5 min als $^{14}CO_2$ in der Atemluft von Versuchstieren nachweisen[4].
Bei 12 männlichen Versuchspersonen im Alter von 25-30 Jahren, denen einmalig 0,5 g Barbital verabreicht wurde, war der unveränderte Wirkstoff 22-27 Tage lang im Urin nachweisbar[5]. Bei anderen, gaschromatographisch durchgeführten Untersuchungen wurde festgestellt, daß die Ausscheidung von Barbital 16 Tage nach Einnahme noch nicht beendet war[6]. Bei Vergiftungsfällen konnte Barbital in einem Fall bis zu 29 Tagen im Urin nachgewiesen werden[7].
In dieser unverhältnismäßig langen Ausscheidungsdauer kommt das Unvermögen des Organismus, den Fremdstoff Barbital abzubauen und dadurch eliminierbar zu machen, zum Ausdruck.
Die a) therapeutischen, b) toxischen und c) letalen Plasmaspiegel für Barbital in Humanplasma betragen für a) 2-10 mg/l, b) ab 20 mg/l und c) ab 40 mg/l[8].

1. Maynert, E. W., Dyke, H. B. van (1950), J. Pharmacol. Exp. Therap. 98, 184.
2. Maynert, E. W. (1952), J. Biol. Chem. 195, 397.
3. Goldschmidt, St., Wehr, R. (1957), Z. Physiol. Chem. 308, 9.
4. Block, W., Ebigt, J. (1957), Arzneim.Forsch. 7, 572.
5. Frey, H.-H., Sudendey, F., Krause, D. (1959), Arzneim.Forsch. 9, 294.
6. Baerheim-Svendsen, A., Brochmann-Hanssen, E. (1962), J. Pharm. Sci. 51, 494.
7. Beyer, K.-H. (1963), Dtsch. Apoth. Ztg. 103, 31.
8. Pentz, R., Strubelt, O., Gehlhoff, C. (1979), Dtsch. Ärztebl. 76, 2815.

Beclobrat	55937-99-0	Cholesterin- und Triglycerid-Senker

(RS)-Ethyl 2-[4-(4-chlorbenzyl)phenoxy]-2-methylbutyrat

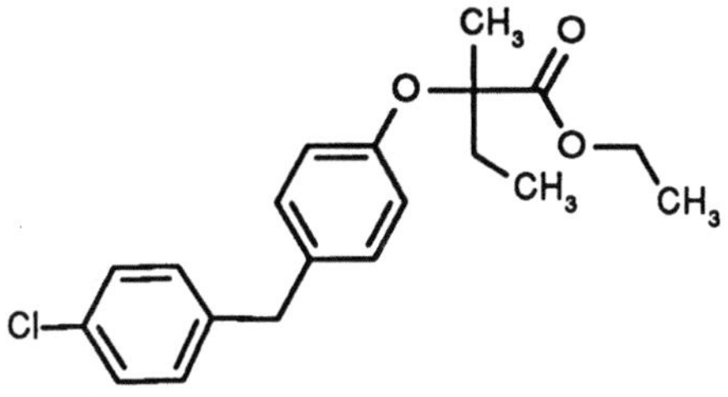

$C_{20}H_{23}ClO_3$

Der Hauptmetabolisierungsweg ist die Ester-Spaltung zur Beclobrinsäure (1), die als Glucuronid ausgeschieden wird. Die weitere Metabolisierung erfolgt durch Oxidation der Methylenbrücke sowohl zum Carbinol (2) als auch zum Benzophenon (3). Die Oxidation des p-Chlor-substituierten Phenyl-Rings über ein postuliertes Arenoxid führt zu den 2′- und 3′-Phenolen (5 und 6) und zu dem entsprechenden trans-2′,3′-Dihydrodiol (4). Die Ausscheidung dieser Metaboliten erfolgt mit Ausnahme von Verbindung 4 ausschließlich in Form der Glucuronide[1]. Somit ergibt sich folgendes Biotransformationsschema für Beclobrat bei Ratte und Mensch (s. S. 84/85):

1. Roth, W., Prox, A., Ifflander, U. (1985), Arzneim.Forsch. 35 (I), 244.

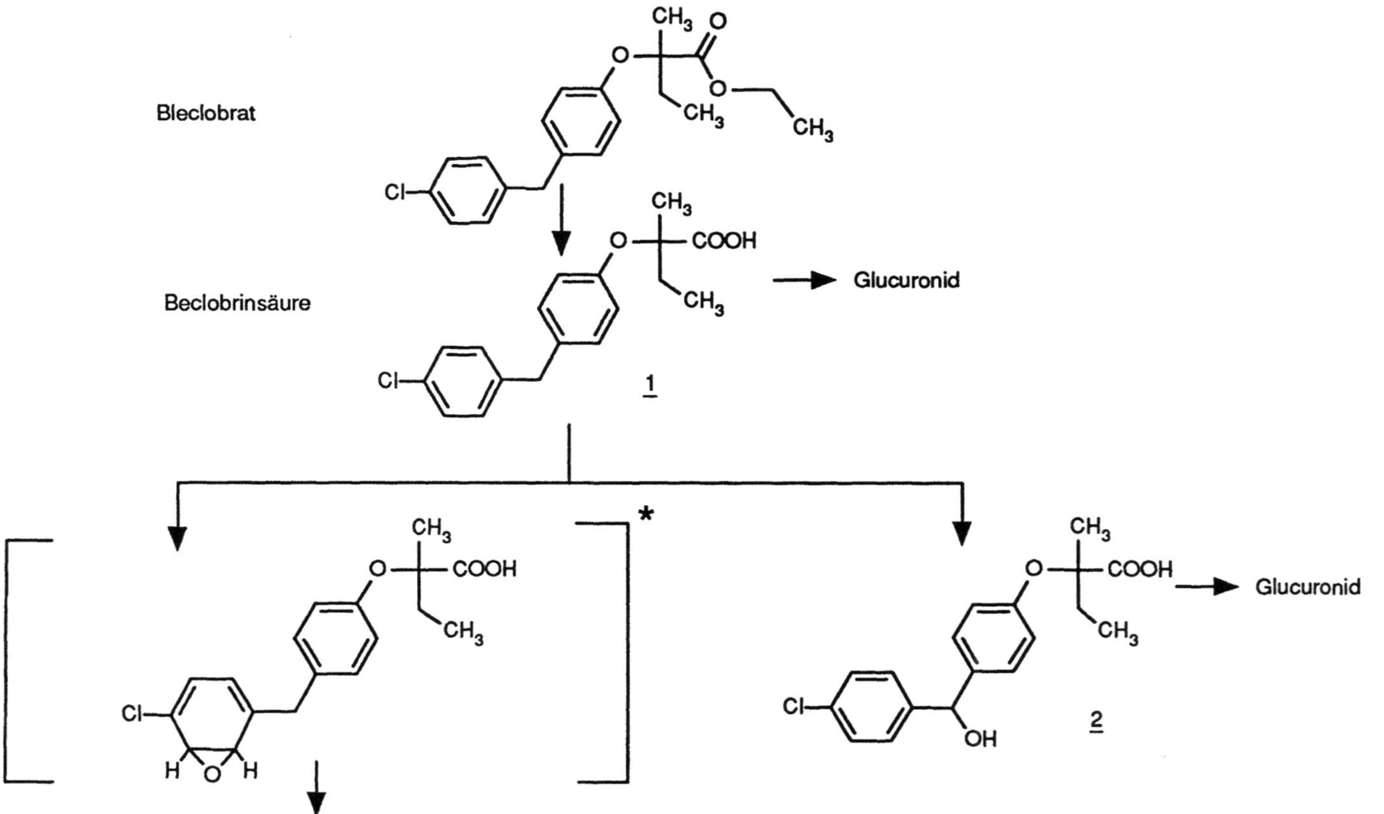
Bleclobrat
Beclobrinsäure
Glucuronid
1
*
2
Glucuronid

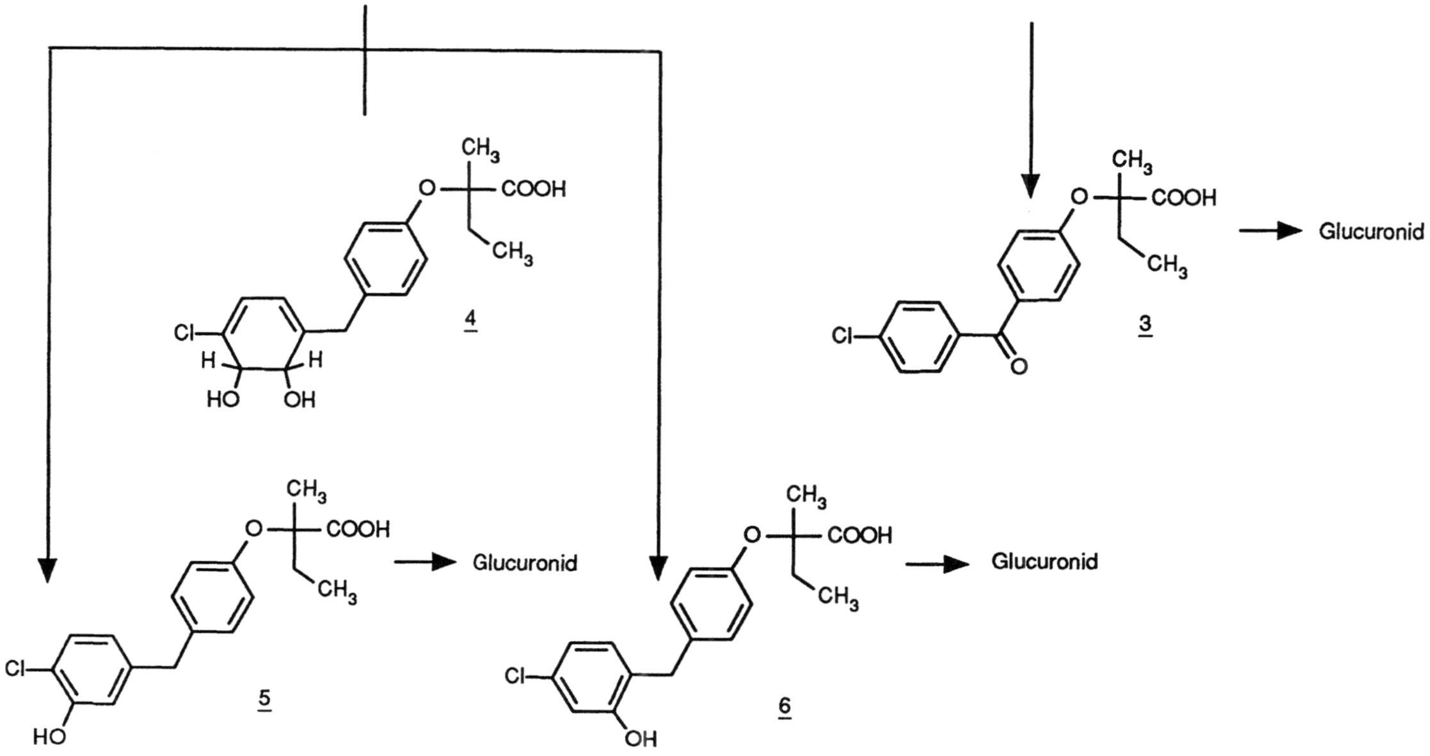

3 → Glucuronid

4

5 → Glucuronid

6 → Glucuronid

* Intermediäres 2′,3′-Arenoxid im p-Chlorphenyl-Rest.

Bentiromid	37106-97-1	Adjuvans zur Diagnose der Pankreasfunktion

(S)-N-Benzoyl-4'-carboxytyrosinalid

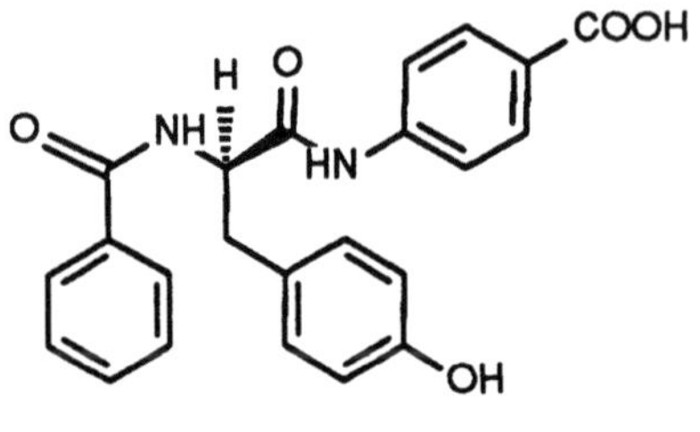

$C_{23}H_{20}N_2O_5$

Nach oraler Verabreichung wird Bentiromid im Dünndarm durch das Pankreasenzym Chymotrypsin in N-Benzoyl-L-Tyrosin und p-Aminobenzoesäure gespalten. Von den verschiedenen vom Pankreas sezernierten Enzymen vermag als einziges Chymotrypsin die Peptidbindung zwischen dem Tyrosin- und dem p-Aminobenzoesäurerest zu spalten. Die dabei entstehende freie p-Aminobenzoesäure (PABA) wird leicht resorbiert, in der Leber teilweise metabolisiert und schnell mit dem Urin ausgeschieden. Deshalb ist die Menge PABA sowie ihrer Metaboliten im Urin ein wichtiger Indikator für das Ausmaß des Spaltungsvorgangs und damit indirekt für die vorhandene Chymotrypsin-Menge.
Nach intravenöser Applikation von PABA allein lassen sich im Urin p-Aminohippursäure (50%), freies und acetyliertes Glucuronid (je 15%) und ein geringer Prozentsatz acetylierter p-Aminohippursäure nachweisen[1,2].
Nach Einnahme von 1 g Bentiromid lassen sich im unmittelbar anschließend gesammelten 6-h-Urin bei gesunden Probanden im Minimum 64,8% ± 7,4%, im Maximum 81,7% ± 11,6% PABA nachweisen. Bei Patienten mit chronischer Pankreatitis liegt die kumulative PABA-Exkretionsrate hingegen bei 39,6% ± 19,2%. Bei der akuten Pankreatitis werden erwartungsgemäß höhere PABA-Ausscheidungen gemessen (55,2% ± 15,7%)[3].
Innerhalb von 6 h scheiden gesunde Personen deutlich mehr als 50% der gebildeten PABA (bei Gabe von 1 g Bentiromid = 339 mg PABA) über die Nieren aus. Nach oraler Gabe von PABA allein werden in der gleichen Zeit ca. 80% der verabreichten Dosis im Urin wiedergefunden. Die fäkale Ausscheidung von PABA beträgt maximal 4% der verabreichten Dosis[4].

1. Tabor, C. W., Freeman, M. V., Baily, J., Smith, P. K. (1951), J. Pharmacol. Exp. Ther. 102, 98.
2. Vest, M. V., Salzberg, R. (1965), Arch. Dis. Child. 40, 97.
3. Yamato, C., Kinoshita, K. (1978), J. Pharmacol. Exp. Ther. 206, 468.
4. Bornschein, W., Goldmann, F. L., Dressler, J. (1978), Klin. Wochenschr. 56, 197.

Benzocain 94-09-7 Lokalanästheticum

Ethoform
Aethoform
Ethyl-4-aminobenzoat
Benzocainum (DAB 9)

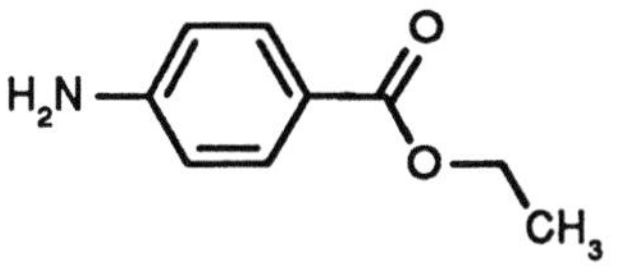

$C_9H_{11}NO_2$

Benzocain (1) metabolisiert unter Bildung der folgenden Abbauprodukte: Anilin (2), Phenylhydroxylamin (3) und Nitrosobenzol[1)] (4).

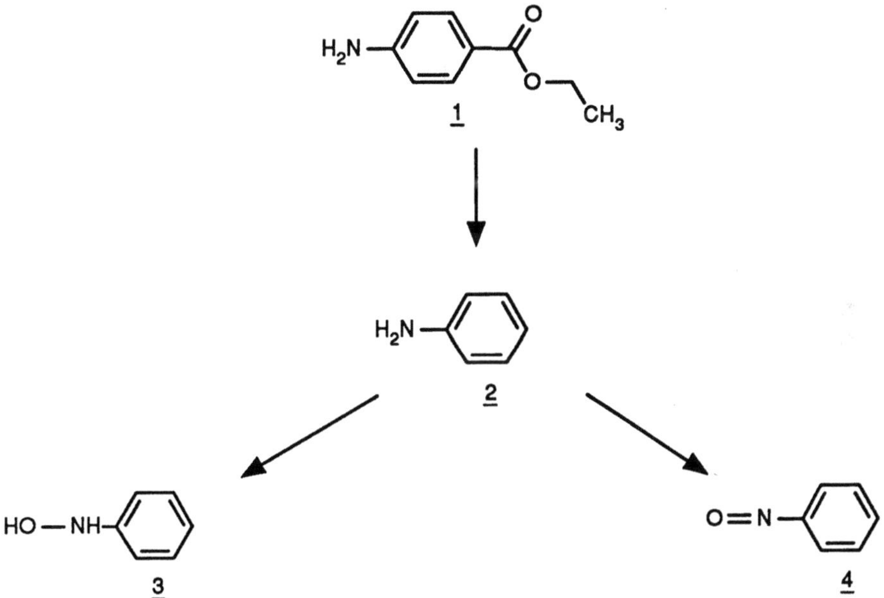

Mögliche Nebenwirkungen durch Bildung von Methämoglobin sind gegeben. Dies gilt besonders für Neugeborene und Säuglinge, weil bei ihnen ein Mangel an der normalerweise in den Erythrozyten enthaltenen Methämoglobinreduktase besteht, die Methämoglobin zu Hämoglobin zu reduzieren vermag.

1. Karzel, K. (1981), Dtsch. Apoth. Ztg. 121, 151.

Benzydamin	642-72-8	Antipyreticum, Analgeticum, Antiphlogisticum

1-Benzyl-3-(3-dimethylaminopropoxy)-1H-indazol

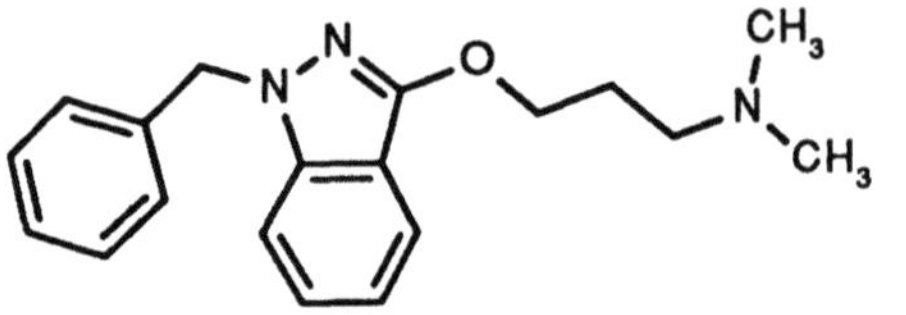

$C_{19}H_{23}N_3O$

Tierexperimentelle Untersuchungen an Ratten (100 mg/kg KG peroral) führten zur Isolierung und Identifizierung erster Metaboliten aus dem Urin dieser Tiere[1]. Danach entstehen intravital folgende Metaboliten:

- Benzydamin-N-oxid (7),
- 1-Benzyl-3-(3-dimethylaminopropoxy)-5-hydroxy-1H-indazol,
- 1-Benzyl-3-hydroxy-1H-indazol, (4)
- 1-Hydroxybenzyl-3-(3-dimethylaminopropoxy)-1H-indazol.

Weiterhin konnte

- 1-Benzyl-3-(3-aminopropoxy)-1H-indazol (3)

wahrscheinlich gemacht werden.

Ergänzende Untersuchungen hierzu an Versuchspersonen nach oraler Gabe von 50 mg Benzydamin mit Hilfe massenspektrometrischer Techniken ergaben, daß die Hauptmetabolisierungswege in einer Abspaltung der Dimethylaminopropyl-Seitenkette (4), Abspaltung der Benzyl-Gruppe (5), Desmethylierung (2, 3), N-Oxidation (7) und Hydroxylierung des aromatischen Rings (6) bestehen[2] (s. S. 89).

Didesmethyl- und Hydroxybenzydamin werden als Glucuronide ausgeschieden.

1. Catanese, B., Lisciani, R., Silvestrini, B. (1972), Arzneim.Forsch. 22, 882.
2. Köppel, C., Tenczer, J. (1985), Arzneim.Forsch. 35 (I), 634.

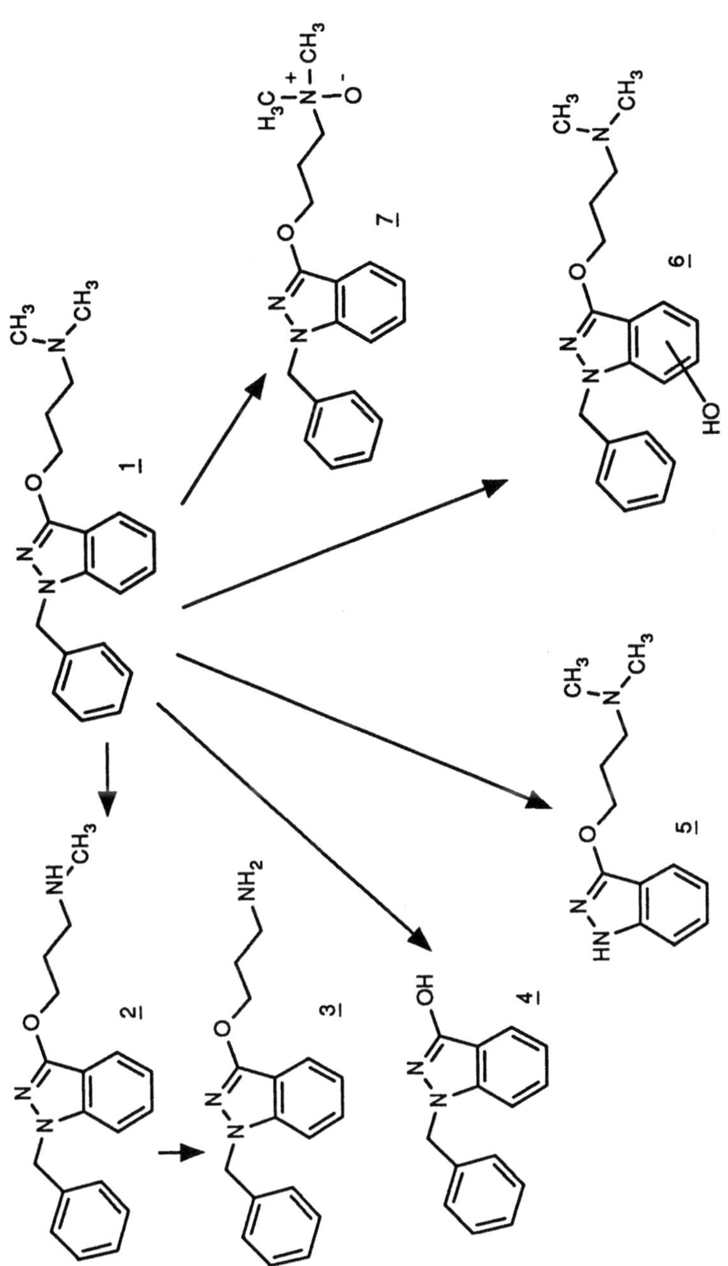

Bezafibrat 41859-67-0 Lipidsenker

2-{4-[2-(4-Chlorbenzamido)ethyl]phenoxy}-2-methylpropionsäure

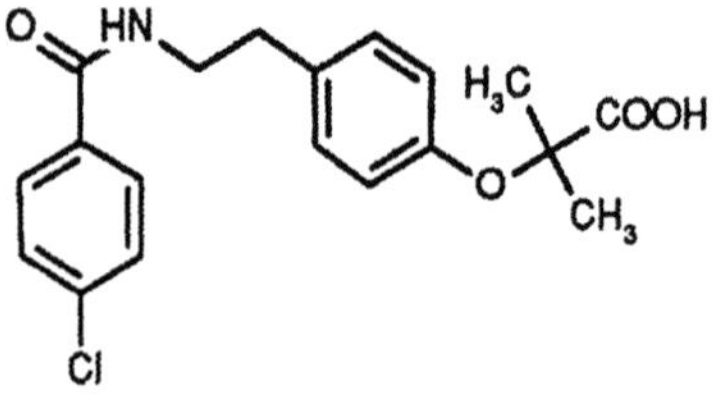

$C_{19}H_{20}ClNO_4$

Von der im Urin männlicher Versuchspersonen ausgeschiedenen Menge - 95% der applizierten Dosis (300 mg) - besteht etwa die Hälfte aus unverändertem Wirkstoff. Der Rest teilt sich wiederum (für die ersten 24 h) etwa zur Hälfte auf Glucuronsäure-Konjugate (durchschnittlich 22,1% der Ausgangsdosis für den Bereich 13,6-23,3%) und weitere polare Metaboliten mit einem mittleren Anteil von 21,7% (21,3-28,3%) auf. Unter diesen wurde massenspektrometrisch ein hydroxyliertes Bezafibrat nachgewiesen (1), für das folgende Struktur postuliert wurde:

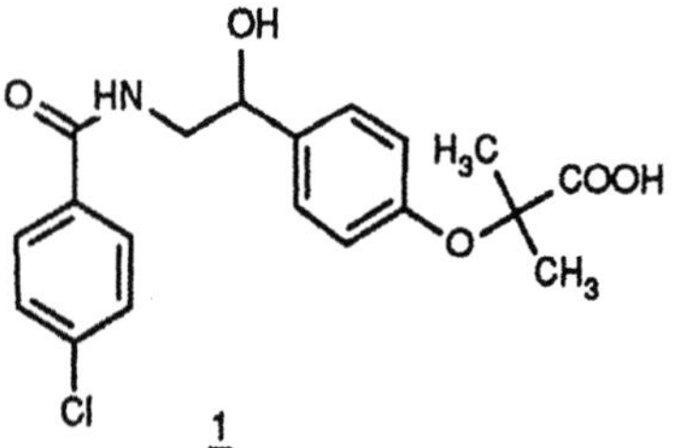

1

Auf Grund von Untersuchungen zur Pharmakokinetik ein- und mehrfacher Dosierung bei Niereninsuffizienz wird die Meinung vertreten, daß ein Teil der Phase-II-Reaktionen auch in der Niere ablaufen dürfte[2].
Die maximale Serumkonzentration von Bezafibrat wurde bei 5 gesunden Probanden 30 min nach der Einnahme von 300 mg ^{14}C-markiertem Wirkstoff in einer alkoholischen wäßrigen Lösung erreicht. Nach Applikation einer Einzeldosis in Drageeform traten maximale Serumkonzentrationen bei 10 Versuchspersonen jedoch erst nach 2 h auf. In beiden Gruppen nahm die Bezafibrat-Konzentration mit einer Halbwertszeit von 2,1 h ab[1,3]. In therapeutischen Konzentrationen ist Bezafibrat zu 94-96% an Protein gebunden. Nach 24 h werden 93,8%, nach 48 h 94,6% des ^{14}C-markierten Bezafibrats mit dem Urin

ausgeschieden. Im Zeitraum von 48 h werden etwa 3% in den Faeces nachgewiesen[1].

1. Abshagen, U., Bablok, W., Koch, K., Lang, P. D., Schmidt, H. A. E., Senn, M., Stork, H. (1979), Eur. J. Clin. Pharmacol. 16, 31.
2. Abshagen, U., Kösters, W., Kaufmann, B., Lang, P. D. (1980), Klin. Wochenschr. 58, 889.
3. Lang, P. D., Bablok, W., Endele, R., Koch, K., Stork, H., Schmidt, H. A. E. (1978), Adv. Exp. Med. Biol. 109, 391.

Bisacodyl 603-50-9 Laxans

4,4'-(2-Pyridylmethylen)diphenyldiacetat

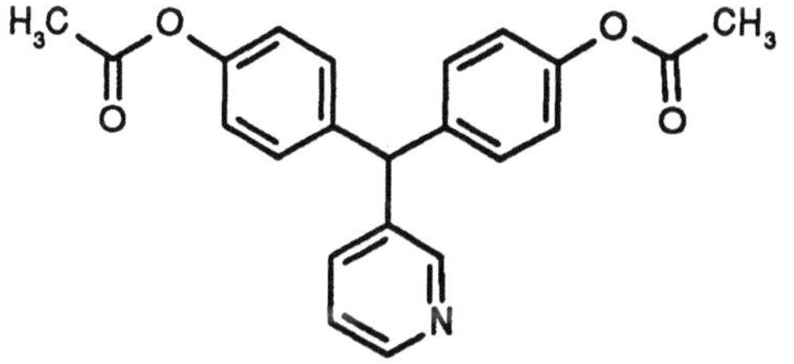

$C_{22}H_{19}NO_4$

Streng genommen stellt Bisacodyl ein Prodrug dar, denn erst durch enzymatische Desacetylierung wird im Colon-Bereich der eigentliche Wirkstoff freigesetzt[1]. Nach peroraler Applikation von 2 zerriebenen Dulcolax-Dragees erscheinen bereits in den frühen Harnfraktionen hohe Konzentrationen der desacetylierten Verbindng in glucuronidierter Form (0–12 h: 8–49% der applizierten Dosis)[2]. Somit kann ein nicht unerheblicher Anteil auch über die Nieren ausgeschieden werden. Die Menge des im Harn erscheinenden Laxans ist stark von der Applikationsart - per os oder rektal - und von der galenischen Zubereitung abhängig.

1. Noack, E. (1986), Dtsch. Apoth. Ztg. 126, 1352.
2. Weist, F. R., Birkner, H. (1974), Therapiewoche 20, 2281.

Bisoprolol 66722-44-9 Betablocker

(RS)-1-[4-(2-Isopropoxyethoxymethyl)phenoxy]-3-(isopropylamino)-2-propanol

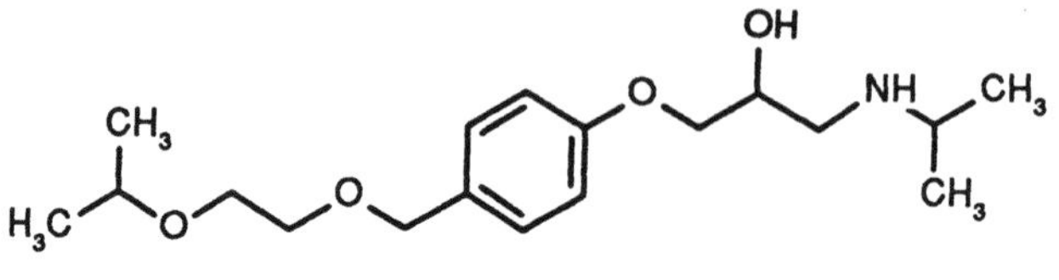

$C_{18}H_{31}NO_4$

Untersuchungen zum Metabolismus von ^{14}C-markiertem Bisoprolol an den 3 Tierspezies Wistar-Ratten, Beagle-Hunden und Cynomolgus-Affen sowie beim Menschen ergaben, daß nach oraler Verabreichung bei Ratte und Affe weniger als 10%, beim Hund und Menschen 30-40% bzw. 50-60% der Dosis unverändert mit dem Urin ausgeschieden werden[1]. Hauptmetabolit ist in allen Spezies einschließlich Mensch der Metabolit 1 ([4-(2-Hydroxy-3-isopropylaminopropoxy)benzyloxy]-essigsäure, die vermutlich durch O-Desalkylierung und nachfolgende Oxidation gebildet wird. Beim Menschen werden 15-20%, beim Affen 60-65%, bei Ratten 25-30% und bei Hunden 20-25% der Dosis in Form dieses Metaboliten mit dem Urin ausgeschieden. Der Metabolit 2 (2-{2-[4-(2-Hydroxy-3-isopropylaminopropoxy)-benzyloxy]-ethoxy}-propionsäure) wurde nur beim Menschen beobachtet. Ungefähr 2% werden als Metabolit 2 mit dem Urin ausgeschieden. Der Metabolit 3 (4-(2-Hydroxy-3-isopropylaminopropoxy)-benzoesäure) ist beim Menschen, Affen und Hund relativ unbedeutend (weniger als 5% der Dosis), bei der Ratte aber mit ca. 35% einer der Hauptmetaboliten. Metabolit 4 ([4-(2-Hydroxy-3-isopropylaminopropoxy)-benzyloxy]-ethanol) tritt in relativ großer Menge bei Ratten und Hunden auf (15-20% bzw. 10-15% der Dosis), konnte aber weder im Urin noch im Plasma des Menschen nachgewiesen werden. Die Metaboliten 1 und 2 konnten auch im Plasma des Menschen erfaßt werden. Neben der unveränderten Substanz ist Metabolit 1 sowohl im Plasma als auch im Urin der radioaktive Hauptbestandteil. Die Ergebnisse zeigen, daß der Metabolismus von Bisoprolol im Tier und im Menschen insoweit ähnlich ist, als alle bekannten Metaboliten auf eine Metabolisierung an der 6-Methyl-2,5-dioxaheptyl-Seitenkette zurückzuführen sind[1].

Die Metaboliten sind pharmakologisch inaktiv. Sie kumulieren nicht und werden vorwiegend renal ausgeschieden. Bei gleichzeitiger Gabe des leberenzyminduzierenden Rifampicin wird der metabolische Abbau von Bisoprolol nur geringfügig beschleunigt. Der Metabolismus ist außerdem unabhängig vom genetischen Oxidationspolymorphismus[2]. Bisoprolol zeigt beim Menschen nur eine geringe First-pass-Metabolisierung. Maximale Plasmaspiegel werden im

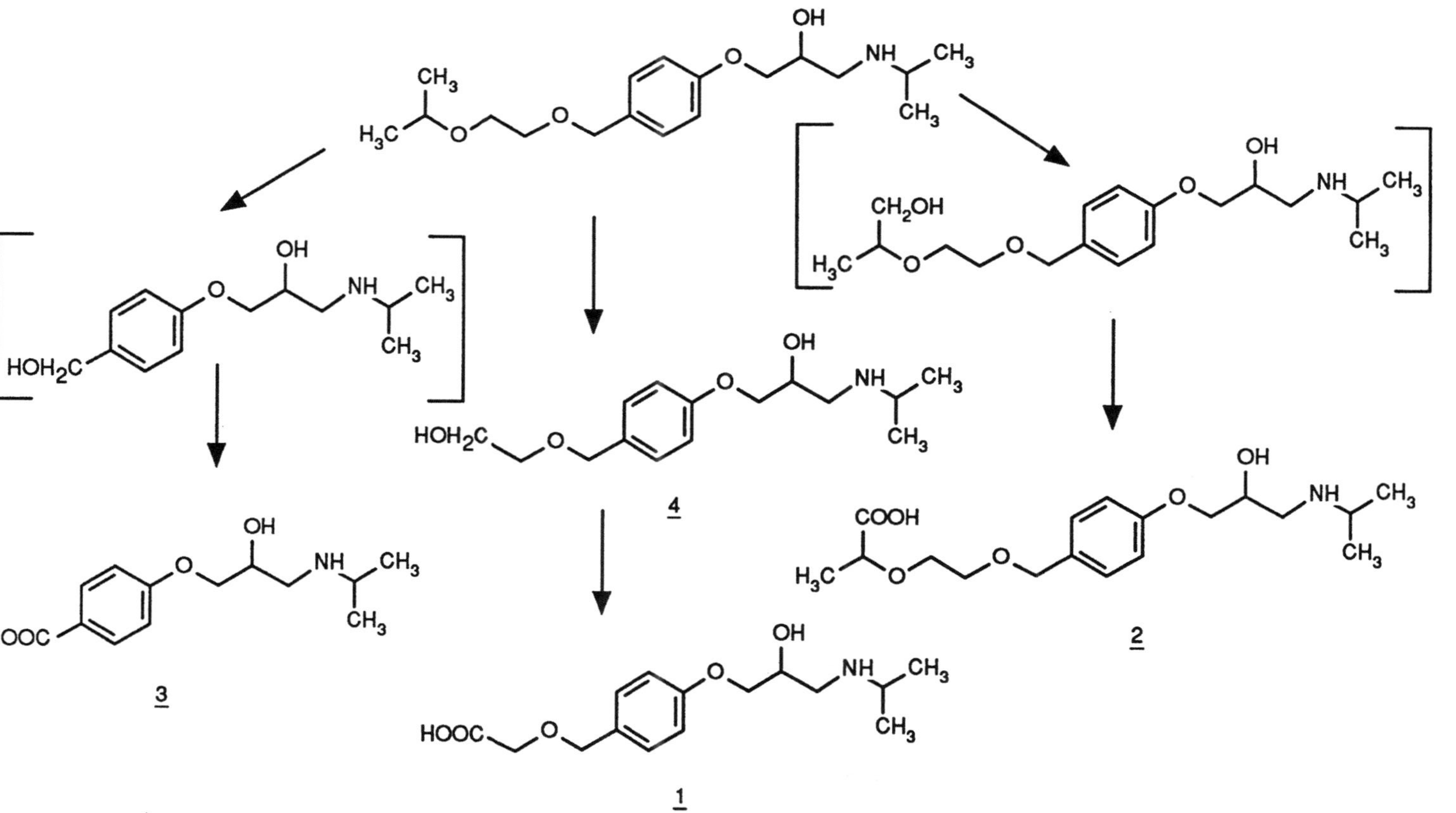
4
2
3
1

Mittel 3 h nach oraler Applikation mit Werten von etwa 60 ng/ml des unveränderten Wirkstoffs erreicht[3]. Zwischen einer Dosis von 2,5 und 100 mg hat Bisoprolol eine dosisunabhängige, lineare Pharmakokinetik. Es besteht keine Abhängigkeit von Alter oder Geschlecht. Die Plasmaeiweißbindung liegt mit 30% relativ niedrig. Die Plasmaeliminationshalbwertszeit beträgt 10–12 h[2].

1. Bühring, K. U., Sailer, H., Faro, H.-P., Leopold, G., Pabst, J., Garbe, A. (1986), J. Cardiovasc. Pharmacol. 8, Suppl. 11, 26.
2. Leopold, G. (1986), J. Cardiovasc. Pharmacol. 8, Suppl. 11, 20.
3. Leopold, G., Pabst, J., Ungethüm, W., Bühring, K.-U. (1986), J. Clin. Pharmacol. 26, 616.

Brallobarbital 561-86-4 Hypnoticum

5-Allyl-5-(2-bromallyl)barbitursäure

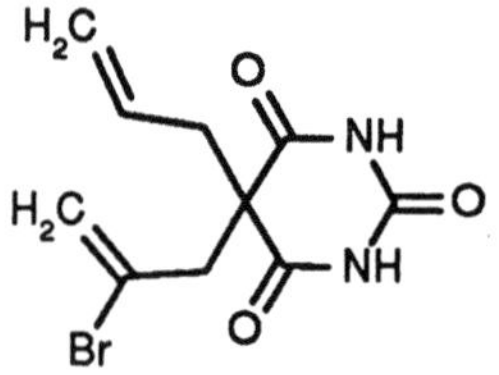

$C_{10}H_{11}BrN_2O_3$

Bei Untersuchungen über den Metabolismus von Brallobarbital zeigte sich, daß die gegenüber intravitalen Einflüssen bis dahin für stabil angesehene Allyl-Gruppe im Körper zum Teil metabolisiert wird. Die Ausscheidungsverhältnisse von Brallobarbital ähneln denen von 5-(2′-Bromallyl)-5-isopropylbarbitursäure (Propallylonal). Auch hier erfolgt der Abbau im wesentlichen durch Umwandlung der Bromallyl-Gruppe in eine Acetonyl-Gruppe. Beim Menschen konnten nach oraler Aufnahme von Brallobarbital (1) im Harn durch Vergleich der IR-Spektren und Schmelzpunkte neben unverändert ausgeschiedenem Wirkstoff (1) folgende Metaboliten identifiziert werden[1]:

- 5-Acetonyl-5-allylbarbitursäure (2),
- 5-Acetonyl-5-(2′-bromallyl)barbitursäure (3) und
- 5-Allyl-5-(2′-hydroxypropyl)barbitursäure (4).

Dünnschichtchromatographische Untersuchungen sprachen für das Vorhandensein sehr kleiner Mengen 5-(2′-Bromallyl)-5-(2″-hydroxypropyl)barbitursäure (5) und eines weiteren nicht identifizierten Metaboliten.
Der Metabolismus läßt sich somit wie folgt darstellen:

unbekannter Metabolit

1 ca. 0,5 %

2 ca. 9 %

3 ca. 0,4 %

4 ca. 0,5 %

5 Spuren

Bei Ausscheidungsversuchen mit Hunden zeigte sich, daß der Abbau von Brallobarbital bei dieser Tierspezies anders als beim Menschen erfolgt. Neben unverändert ausgeschiedenem Wirkstoff konnte nur 5-Acetonyl-5-allylbarbitursäure als Metabolit ermittelt werden[1].
Von Versuchspersonen, die jeweils 300 mg Brallobarbital eingenommen hatten, wurde der Harn in Abständen gesammelt und so lange untersucht, bis kein Barbiturat mehr nachweisbar war. Bereits 1 h nach der Applikation erschienen der Wirkstoff und dessen Metaboliten im Harn. Die höchste Barbiturat-Konzentration fand sich im Harn, der zwischen 36 und 48 h nach der Applikation des Wirkstoffs ausgeschieden wurde. Von der aufgenommenen Menge Brallobarbital wurden insgesamt etwa 15% wiedergefunden. Davon entfielen etwa 5% auf den ursprünglichen Wirkstoff (1), etwa 9% auf 2, etwa 0,4% auf 3 und etwa 0,5% auf 4[2].
Für die therapeutischen Plasmaspiegel von Brallobarbital in Humanplasma finden sich keine Angaben. Die a) toxischen und b) letalen Plasmaspiegel betragen für a) ab 8 mg/l und für b) ab 15 mg/l[3].

1. Keding, H., Schmidt, Gg. (1969), Arzneim.Forsch. 19, 342.
2. Keding, H., Schmidt, Gg. (1969), Arzneim.Forsch. 19, 666.
3. Pentz, R., Strubelt, O., Gehlhoff, C. (1979), Dtsch. Ärztebl. 76, 2815.

Bromazepam	1812-30-2	Tranquilizer

7-Brom-1,3-dihydro-5-(2-pyridyl)-2H-1,4-benzodiazepin-2-on

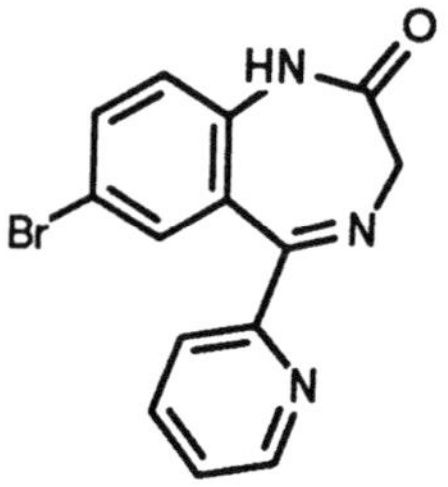

$C_{14}H_{10}BrN_3O$

Mit Hilfe von ^{14}C-markiertem (Position C-2 oder C-5) Bromazepam wurde der Metabolismus des Wirkstoffs an Hunden, Mäusen und Ratten sowie am Menschen untersucht[1]. Neben der unveränderten Substanz konnten im Harn und im Kot aller Tiere sowie im Urin des Menschen unterschiedliche Mengen von 4 Metaboliten nachgewiesen werden:

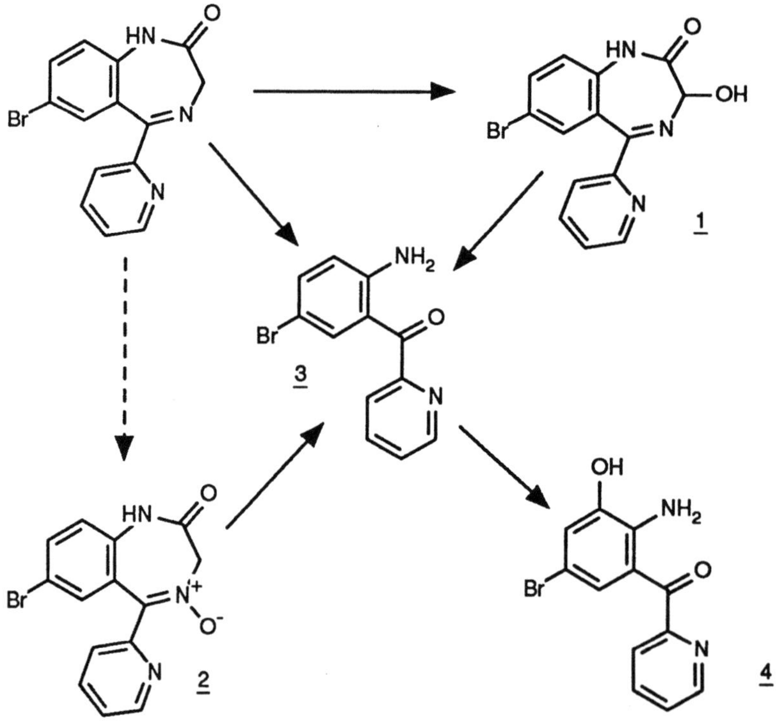

Bei Hunden und Mäusen ist das wichtigste Stoffwechselprodukt die konjugierte Form des 3-Hydroxy-Bromazepam (1), dann folgen 2-(2-Amino-5-brombenzoyl)-pyridin (3) und dessen 3-Hydroxy-Derivat (4). Außerdem fand man nur im Harn von Hunden Spuren von N-4-Oxid (2). Dieser Metabolisierungsschritt wurde hiermit erstmals bei einem 1,4-Benzodiazepin-Derivat beobachtet. Bei 5 untersuchten Probanden (2 Männer und 3 Frauen) nahm der Stoffwechsel hauptsächlich folgenden Verlauf: Hydroxylierung in Position 3, dann Bindung an Glucuronsäure und Spaltung des Heterozyklus mit anschließender Hydroxylierung am Benzol-Ring und Konjugation. Neben Spuren von unverändertem Bromazepam und 3 machte der Metabolit 1 zwischen 12,5 und 31,7% (Durchschnitt 22,4%) der Gesamtradioaktivität aus und der Metabolit 4 [2-(2-Amino-5-brom-3-hydroxybenzoyl)pyridin] zwischen 3,9 und 41,0% (Durchschnitt: 22,54% 2; zwischen 4 und 25%[1]). Die Metaboliten werden vorwiegend durch die Nieren ausgeschieden. Die kumulative Exkretion der totalen Radioaktivität nach intravenöser Verabreichung von ^{14}C-Bromazepam an Probanden ergab Plateauwerte von 63,8-75,9% der Dosis[2].

Bei Versuchspersonen sind die Konzentrationsmaxima nach oraler Gabe von 6,0 mg nach 1 oder höchstens 2 h erreicht. Der mit Hilfe des Flächenvergleichs nach Dost bestimmte, chemisch unverändert absorbierte Anteil der Dosis (Bioverfügbarkeit) betrug im Mittel 84%.

Die Bindung an die Proteine des Blutplasmas von Menschen ist mittelgroß und beträgt im Bereich der mit therapeutischen Dosen erreichten Konzentrationen 70%.

Die Blutspiegel nach intravenöser Injektion von 6,0 mg Bromazepam lassen erkennen, daß nach einer relativ kurzen Verteilungsphase die Plasmakonzentration des Pharmakons exponentiell abnimmt. Die Kinetik kann durch die Gesetzmäßigkeiten des Ein-Kompartiment-Modells mit ausreichender Genauigkeit gemessen werden.

Die Elimination von Bromazepam erfolgt mit einer durchschnittlichen Halbwertszeit von 20,5 h[2].

Die a) therapeutischen, b) toxischen und c) letalen Plasmaspiegel für Bromazepam in Humanplasma betragen für a) 0,08-0,15 mg/l und für b) ab 0,3 mg/l; für c) findet sich keine Angabe[3].

1. Schwartz, M. A., Postma, E., Kolis, St. J., Leon, A. S. (1973), J. Pharm. Sci. 62, 1776.
2. Raaflaub, J., Speiser-Courvoisier, J. (1974), Arzneim.Forsch. *24*, 1841.
3. Pentz, R., Strubelt, O., Gehlhoff, C. (1979), Dtsch. Ärztebl. 76, 2815.

Bromazin 118-23-0 Antihistaminicum

2-(4-Brom-α-phenylbenzyloxy)-N,N-dimethylethylamin

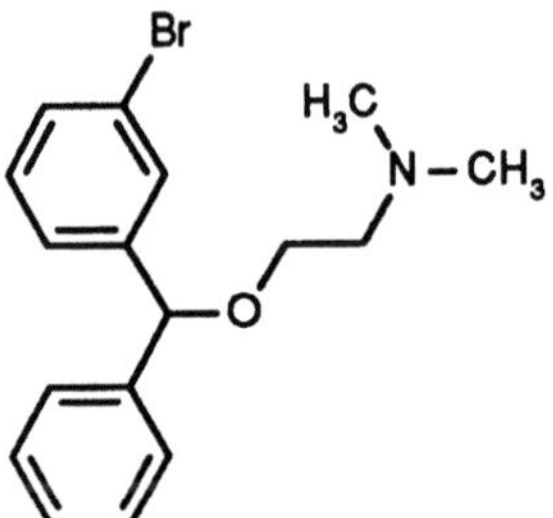

$C_{17}H_{20}BrNO$

Obwohl Bromazin seit 1946 als Antihistaminicum eingesetzt wird, wurde erstmals 1980 über Analytik, Isolierung und Identifizierung von Abbauprodukten nach der Applikation an Menschen berichtet[1)]. Außer dem unveränderten Pharmakon (1) wurden folgende Metaboliten im Harn gefunden:

- Bromazin-N-oxid (2),
- N-Desmethylbromazin (3),
- N,N-Didesmethylbromazin (4),
- p-Brombenzhydrol (6),
- p-Brombenzophenon (8) und
- p-Hydroxybenzophenon (9).

Die Verbindungen 4, 6 und 9 werden nicht nur frei, sondern auch konjugiert ausgeschieden (5, 7 und 10). Auf Grund der identifizierten Metaboliten wird folgendes Metabolisierungsschema angenommen (s. S. 99):

Somit sind folgende Reaktionsabläufe zu verzeichnen:

- N-Oxidation,
- Spaltung der Ether-Bindung,
- Oxidation des aromatischen Rings und
- Konjugationsreaktionen.

Bei einem eventuellen Metaboliten 5 kann es sich um N,N-Didesmethylbromazin-Glucuronid handeln.
Bei Bromazin wird im Gegensatz zu Benzbromaron und Clofedanol das Brom durch eine OH-Gruppe substituiert.

1. Goenechea, S., Eckhardt, G., Fahr, W. (1980), Arzneim.Forsch. 30 (II), 1580.

1

3

2

4

6

8

5 =Konjugat von 4

7 =Glucuronid von 6

9

10 =Glucuronid von 9

Bromhexin	3572-43-8	Bronchosecretolyticum

N-Cyclohexyl-N-methyl-(2-amino-3,5-dibrombenzyl)amin

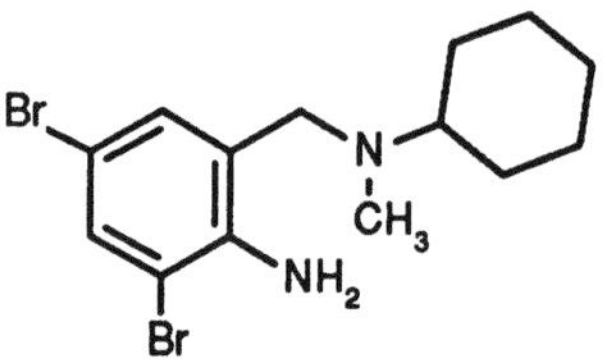

$C_{14}H_{20}Br_2N_2$

Nach oraler Verabreichung von markiertem Bromhexin ließen sich 12 Metaboliten aus dem Harn von Ratten isolieren. Zur Anwendung kamen folgende radioaktive Verbindungen:

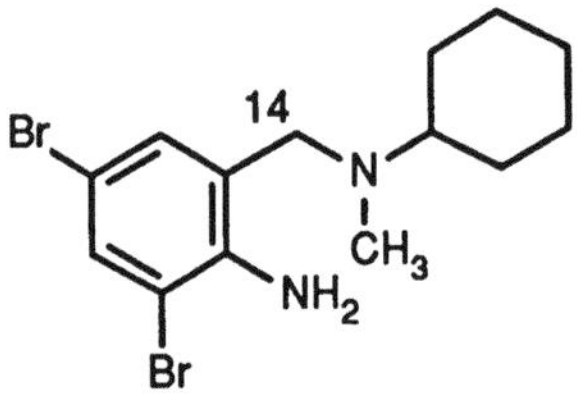

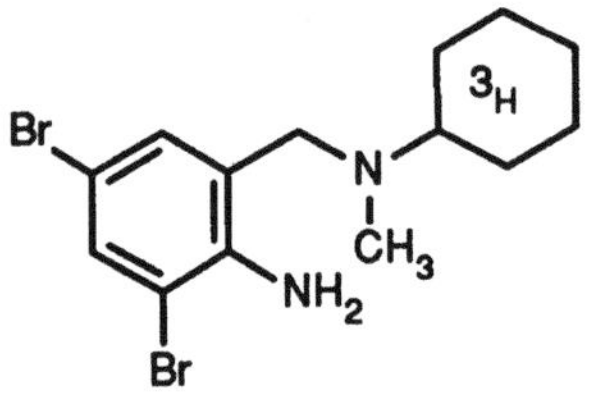

Die Struktur der isolierten Metaboliten wurde durch Vergleich mit synthetischen Verbindungen über DC, UV-, IR- und kernmagnetische Spektren aufgeklärt[1].
Isoliert und identifiziert wurden folgende Metaboliten:

- Bromhexin (1),
- N-cyclohexyl-(2-amino-3,5-dibrom-benzyl)amin (2),
- N-(trans-3-hydroxy-cyclohexyl)-N-methyl-(2-amino-3,5-dibrom-benzyl)amin (3 a),
- 6,8-Dibrom-3-cyclohexyl-1,2,3,4-tetrahydro-quinazolin (3 b),
- N-(cis-3-hydroxy-cyclohexyl)-N-methyl-(2-amino-3,5-dibrom-benzyl)amin (4),
- N-(trans-4-hydroxy-cyclohexyl)-N-methyl-(2-amino-3,5-dibrom-benzyl)amin (5),
- N-(trans-3-hydroxy-cyclohexyl)-(2-amino-3,5-dibrom-benzyl)amin (6),
- N-(cis-3-hydroxy-cyclohexyl)-(2-amino-3,5-dibrom-benzyl)amin (7),
- N-(trans-4-hydroxy-cyclohexyl)-(2-amino-3,5-dibrom-benzyl)amin (8),
- 6,8-Dibrom-3-(trans-3-hydroxy-cyclohexyl)-1,2,3,4-tetrahydro-quinazolin (9),
- 6,8-Dibrom-3-(cis-3-hydroxy-cyclohexyl)-1,2,2,4-tetrahydro-quinazolin (10) und

- 6,7-Dibrom-3-(trans-4-hydroxyl-cyclohexyl)-1,2,3,4-tetrahydro-quinazolin (11).

Aus den ermittelten Metaboliten läßt sich folgendes Metabolisierungsschema als wahrscheinlicher Abbauweg des Bromhexin in Ratten erstellen:

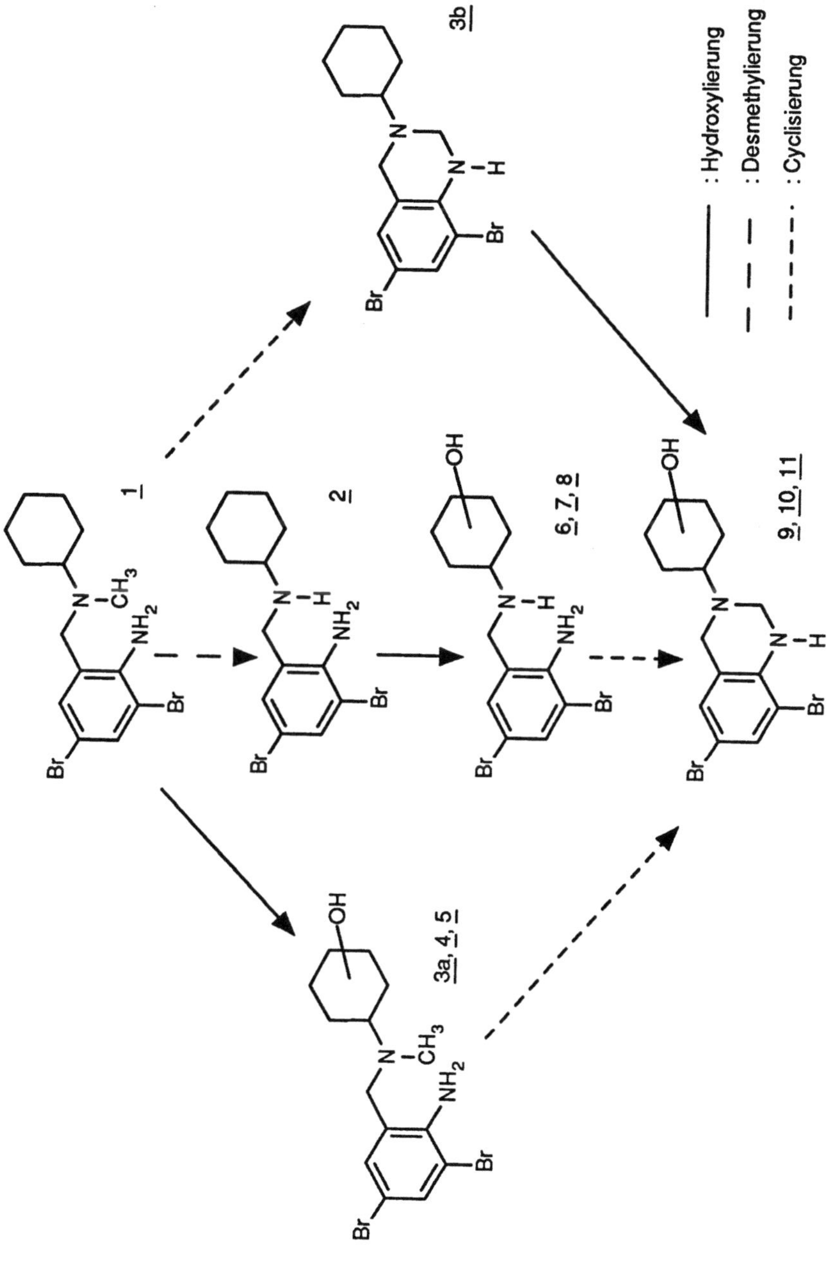

Der intravitale Abbau des Bromhexins ist somit gekennzeichnet durch 1. Hydroxylierung des Cyclohexyl-Rings in m-trans-, m-cis- und p-trans-Position, 2. N-Desmethylierung und 3. Cyclisierung zu Derivaten des Tetrahydrochinazolin.
Metabolit 8 ist Ambroxol (s. S. 43).
Im Harn der Ratten liegen die Metaboliten überwiegend in Form ihrer Konjugate vor. Die prozentuale Verteilung der Metaboliten im Rattenurin ist der folgenden Zusammenstellung zu entnehmen: 1: 30,5%; 2: 0,6%; 3a: 6,2%; 3b: 0,1%; 4: 9,3%; 5: 30,5%; 6: 2,1%; 7: 4,5%; 8: 2,5%; 9: 2,4%; 10: 2,2%; 11: 2,1%.
Biochemische Studien[2)] zeigten, daß von Ratten 35% der Verbindung mit dem Urin und 15% mit dem Kot innerhalb von 24 h nach oraler Verabreichung von 10 mg/kg KG ausgeschieden werden.

1. Schraven, E., Koss, F. W., Keck, J., Beisenherz, G. (1967), Eur. J. Pharmacol. 1, 445.
2. Beisenherz, G., Koss, F. W., Klatt, L., Binder, B. (1965), Ther. Umsch. 22, 322.

Bromoprid	4093-35-0	Magen-Darm-Therapeuticum, Antiemeticum

4-Amino-5-brom-N-[2-(diethylamino)ethyl]-2-anisamid

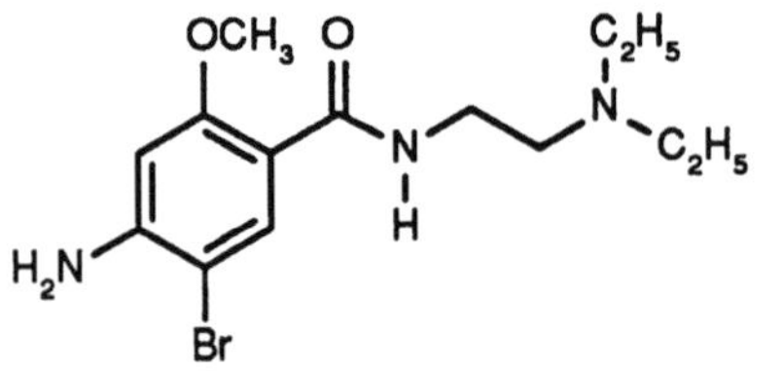

OCH₃ O C₂H₅ N N C₂H₅ H H₂N Br

$C_{14}H_{22}BrN_3O_2$

Untersuchungen am Hund ergaben, daß neben 10% unverändertem Bromoprid (1) insgesamt 9 Metaboliten erfaßt werden können[1)]. Quantitativ am wichtigsten ist das N-Monodeethylbromoprid (2). Hingegen ist die Ausscheidung von Bromoprid in Form von sulfatierten und glucuronidierten Derivaten relativ gering. Das Monoethyl-Derivat wird - wie auch Bromoprid - in Form von glucuronidierten und sulfatierten Verbindungen ausgeschieden. Im folgenden Schema sind die Metaboliten zusammengestellt:

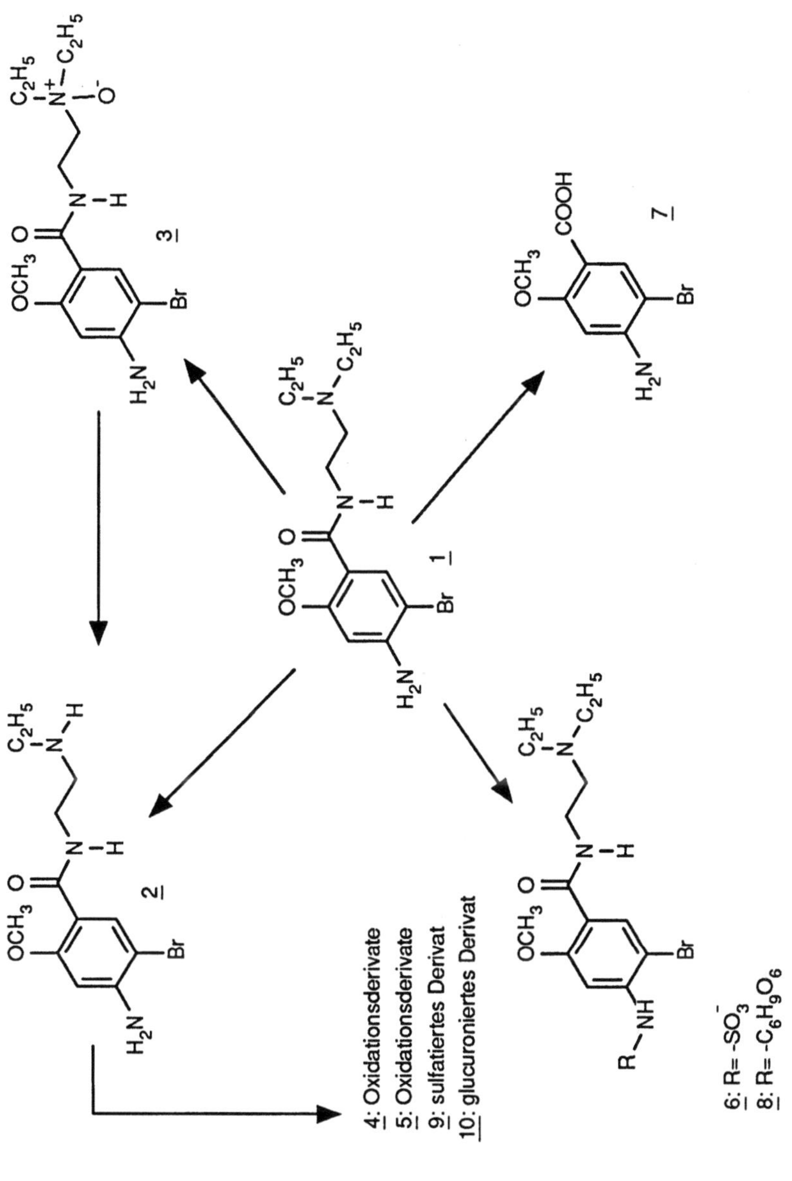

4: Oxidationsderivate
5: Oxidationsderivate
9: sulfatiertes Derivat
10: glucuroniertes Derivat

6: R= $-SO_3^-$
8: R= $-C_6H_9O_6$

Neben dem Metabolit 2 entstehen somit ein N-Oxid-Derivat (3) und die 2-Methoxy-4-amino-5-brom-benzoesäure (7).
Bromoprid diffundiert nach intravenöser Verabreichung sehr schnell von Kompartiment 1 in Kompartiment 2. Die globale Elimination von Bromoprid ist eine direkte Funktion der Rückkehr von Kompartiment 2 in das zentrale Kompartiment.

Die höchste Plasmakonzentration ist aber relativ gering (ca. 30 µg/ml) und wird nach 1 h 45 min erreicht. Die Konzentration von Bromoprid liegt etwa 4 h lang höher als die des Monodesethyl-Metaboliten. Anschließend überwiegt der Monodesethyl-Metabolit mit einer Halbwertszeit von 1 h 16 min.
Bromoprid wird weitgehend innerhalb von 8 h nach Verabreichung ausgeschieden. Bei Hunden, die 15 mg/kg KG per os erhalten hatten, wurden zwischen 80 und 90% des verabreichten Wirkstoffs im Urin wiedergefunden. Bei Erhöhung der Dosis von 15 mg/kg KG auf 45 mg/kg KG wird kein proportionales Ansteigen der Ausscheidung von Bromoprid und seiner Metaboliten festgestellt.

1. Imbs, J., Leibenguth, A., Koffel, J. C., Jung, L. (1982), Arzneim.Forsch. 32 (I), 503.
2. Jung, L., Imbs, J., Koffel, J. K. (1982), Arzneim.Forsch. 32 (I), 509.

Brotizolam 57801-81-7 Tranquilizer, Hypnoticum

2-Brom-4-(2-chlorphenyl)-9-methyl-6H-thieno(3,2-f)[1,2,4]triazolo (4,3-a) (1,4)diazepin

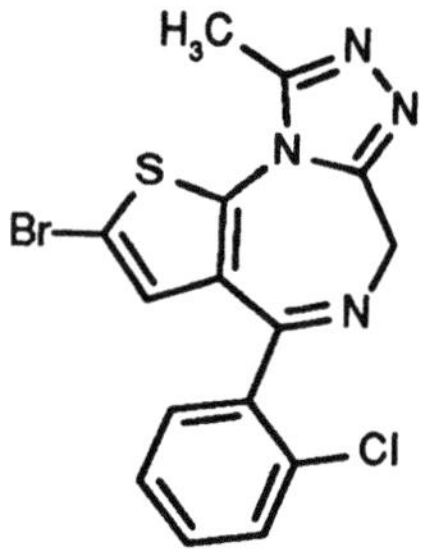

H3C N N N S Br N Cl

$C_{15}H_{10}BrClN_4S$

Der bei allen untersuchten Spezies (Ratte, Hund, Rhesusaffe und Mensch) bei weitem bevorzugte Metabolismus ist die Hydroxylierung des Brotizolam-Moleküls an verschiedenen Stellen mit anschließender Konjungation. Beim Menschen (und Affen) sind die Verbindungen 2 und 3 die Hauptmetaboliten. Für die Biotransformation ergibt sich folgendes Metabolitenbild[1)]:

1 Brotizolam (R,A)

2 (R?,H,A,M)

3 (R,H?,A,M)

(H)

(R,H)

(R,H,M)

(R,H,A)

(R,H)

(A)

(R?)

R=Ratte, H=Hund, A=Affe, M=Mensch

Der unveränderte Wirkstoff wird, wenn überhaupt, nur in geringfügiger Menge ausgeschieden. Der Hauptmetabolit 2 ist an der renalen Eliminierung zu 27,3% beteiligt, als zweitstärkster Metabolit tritt Verbindung 3 mit 7,2% im Urin von Menschen auf[1]. Weitere hochpolare Abbauprodukte erscheinen im Harn in sehr geringen Mengen. Alle Metaboliten sind praktisch vollständig konjugiert.

Nach oraler Einnahme von ^{14}C-Brotizolam (0,5 mg als Einzeldosis) werden maximale Plasmaspiegel mit einer Konzentration von 9,9 ng/ml nach 2 h erreicht. Die Eliminationshalbwertszeit der Radioaktivität aus dem Plasma beträgt 9,5 h, diejenige von unverändertem ^{14}C-Brotizolam 4,4 h. Innerhalb von 4 Tagen werden 64,9% der gegebenen Radioaktivität renal ausgeschieden, die Gesamtausscheidung erreicht 86,6% der Dosis. Eine Kumulation des Wirkstoffs und ihrer Metaboliten konnte nicht festgestellt werden[2]. Bei renaler Insuffizienz ergeben sich wenig veränderte pharmakokinetische Parameter[3]. Patienten mit Leberzirrhose zeigten eine teilweise deutlich verlangsamte Ausscheidung mit Eliminationshalbwertszeiten von 4,2–53,3 h[4]. Die Plasmaeiweißbindung in Humanplasma beträgt 89–95%[5].

1. Bechtel, W. D., Mierau, J., Brandt, K., Förster, H. J., Pook, K. H. (1986), Arzneim.Forsch. 36 (I), 578.
2. Bechtel, W. D., Wayjen, R. G. A. van, Ende, A. van den (1986), Arzneim.Forsch. 36 (I), 575.
3. Evers, J., Renner, E., Bechtel, W. D. (1983), Br. J. Clin. Pharmacol. (Suppl. 2), 16, 309.
4. Schütz, H., Schneider, W.-R. (1986) in Medizin und Recht, Edit. Eisenmenger, W., Liebhardt, E., Schuck, M., Springer-Verlag Berlin Heidelberg, New York.
5. Bechtel, W. D. (1983), Br. J. Clin. Pharmacol. (Suppl. 2), 16, 279.

Budesonid	51333-22-3	Antiphlogistisch und antiallergisch wirksames Glucocorticoid

16 *α*,17-Butylidendioxy-11 *β*,21-dihydroxy-1,4-pregnadien-3,20-dion

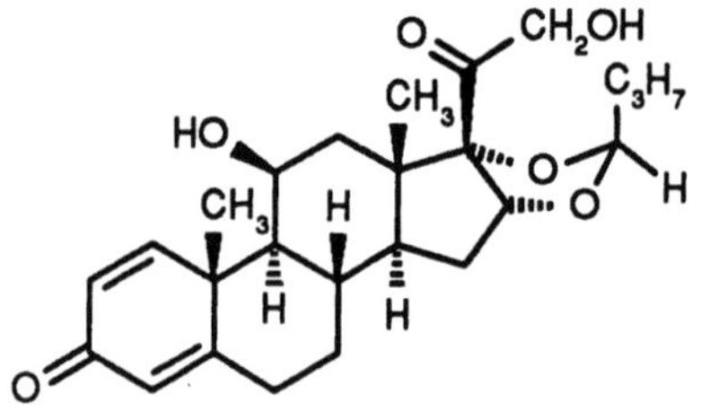

O CH$_2$OH C$_3$H$_7$ CH$_3$ HO O H CH$_3$ H O H H O

$C_{25}H_{34}O_6$

Hauptmetaboliten sind 6-Hydroxybudesonid und 16 α-Hydroxyprednisolon[1]. Vergleichende Untersuchungen zur Metabolisierung durch Inkubation von ^3H-Budesonid, ^3H-Triamcinolonacetonid (a) und ^3H-Beclometasonmonopropionat mit homogenisiertem Lebergewebe ergaben, daß der Abbau von a) in Ratten- und Humanleber im Vergleich zu der von ^3H-Budesonid 3 bis 6mal langsamer erfolgt[2].

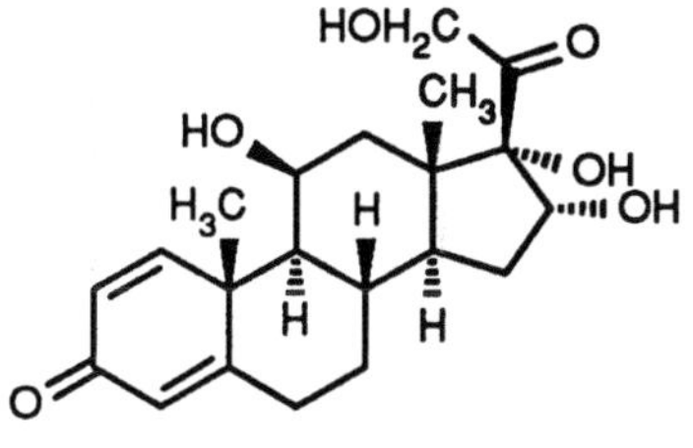

16α-Hydroxyprednisolon
(Prednacinolon)

Der Wirkstoff unterliegt nach Verschlucken bei der Inhalation einem raschen First-pass-Effekt.

Die intravenös gegebene Dosis von 500 μg wird mit einer Halbwertszeit von 150 min inaktiviert, die oral verabreichte gleichgroße Dosis erreicht keine vergleichbaren Plasmakonzentrationen, sondern wird schon bei der ersten Leberpassage inaktiviert[2].

1. Thalén, A., Brattsand, R. (1979), Arzneim.Forsch. 29, 1687.
2. Ryrfeldt, Å., Andersson, P., Edsbäcker, S., Tönnesson, M., Davies, D., Pauwels, R. (1982), Eur. J. Resp. Suppl. 122, 63, 86.

Bumadizon	3583-64-0	Antiphlogisticum, Antirheumaticum

2-(2,3-Diphenylcarbazoyl)hexansäure

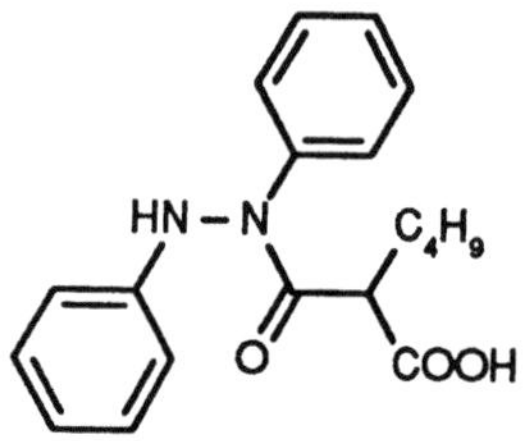

$C_{19}H_{22}N_2O_3$

Bumadizon wird im Organismus von Ratte und Meerschweinchen zu Phenylbutazon kondensiert. Die Leber kann als Hauptort für diese Kondensationsreaktion betrachtet werden. Durch **in vitro** Experimente an isolierten Jejunumsegmenten wurde der Nachweis erbracht, daß auch das Darmgewebe zur Produktion von Phenylbutazon aus Bumadizon in der Lage ist. Innerhalb von 2 h werden rund 20% der ^{14}C-Bumadizon-Aktivität in Phenylbutazon überführt. Das gilt für Darmsegmente von *Ratten* und von Meerschweinchen[1]. In der Galle der Katze ist der Hauptanteil der ^{14}C-Aktivität in Form eines polaren Metaboliten vorhanden, der auch im Lebergewebe gefunden wurde[2].
Untersuchungen an Katzen ergaben, daß 83% der ^{14} C-Aktivität, die als Phenylbutazon verabreicht und fast 66% derjenigen, die als Bumadizon injiziert wurde, resorbiert werden[2].
Die Inkorporation der Verbindungen in den Organismus über die Intestinallymphe ist mit 0,39% der Dosis für Phenylbutazon und 0,11% der Dosis für Bumadizon vernachlässigbar gering.
0,3% der resorbierten Bumadizon-Menge und 1% der resorbierten Phenylbutazon-Menge werden bei der Katze mit der Galle ausgeschieden. Nach Gabe von ^{14}C-Bumadizon steigt die Konzentration der ^{14}C-Aktivität in der Phenylbutazon-Fraktion im systemischen Blut bis zu 12% innerhalb 1 h an. Vergleichende Untersuchungen der Bumadizon-, Phenylbutazon- und Oxyphenbutazon-Plasmaspiegel nach einmaliger oraler Gabe von Phenylbutazon (400 mg) und von Bumadizon (440 mg als Ca-Semihydrat) an Probanden über einen Zeitraum von 384 h ergaben folgendes Bild: Für Bumadizon wurde bei einmaliger Gabe eine durchschnittliche Halbwertszeit von 6,9 h gefunden, die Plasmaspiegelmaxima wurden nach 1-6 h erreicht und lagen zwischen 27 und 46 µg/ml Plasma. Bei Phenylbutazon und bei Bumadizon läßt sich der Plasmaspiegelverlauf durch eine aus 3 Einzeltermen bestehende Exponentialfunktion (offenes Zwei-Kompartiment-Modell und Eingangskompartiment) beschreiben[3].

1. Seebald, H., Forth, W. (1977), Arzneim.Forsch. 27 (I), 804.
2. Seebald, H., Forth, W. (1977), Arzneim.Forsch. 27 (I), 624.
3. Spahn, H., Mutschler, E., Geißler, H. E., Faust-Tinnefeld, G. (1981), Arzneim.Forsch. 31 (II), 499.

Bumetanid 28395-03-1 Kurzwirksames Diureticum

3-(Butylamino)-4-phenoxy-5-sulfamoylbenzoesäure

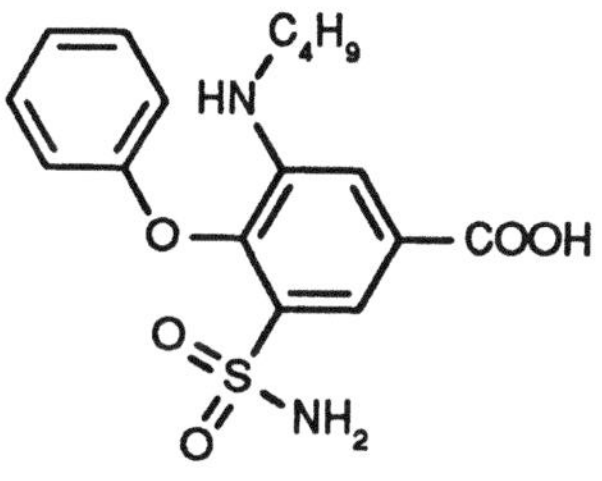

$C_{17}H_{20}N_2O_5S$

Bei Hunden läßt sich kein Metabolit nachweisen, während die Ratte diese Verbindung überwiegend in metabolisierter Form ausscheidet[1]. Dementsprechend ist die diuretische Wirkung bei der Ratte nur schwach. Ein weiterer Arbeitskreis[2] bestätigte die beträchtlichen Speziesunterschiede zwischen Mensch, Hund und Ratte. Bei der Ratte lassen sich bereits 15 min nach peroraler Applikation Metaboliten im Plasma nachweisen, im Urin treten nur noch Spuren von unverändertem Bumetanid auf. Hingegen spielt die Metabolisierung bei Hund und Mensch nur eine geringe Rolle. Dünnschichtchromatographische Untersuchungen ergaben, daß beim Menschen nach oraler Einnahme von 1 mg ^{14}C-markiertem Bumetamid rund 60% der Radioaktivität im Harn aus unverändertem Bumetanid bestehen. Mit den Fäces wird Bumetanid in geringen Mengen, in größeren dagegen ein Metabolit ausgeschieden, der mit Desbutylbumetanid identisch ist. Im Plasma ist nur unverändertes Bumetanid nachweisbar.
Nach oraler Verabreichung von 1 mg ^{14}C-markiertem Bumetamid wird innerhalb 1 h eine maximale Serumkonzentration von 3-5 μg/100 ml erreicht. Im Blut wird der Wirkstoff zu 95-97% reversibel an Plasmaproteine gebunden. In die Erythrozyten dringt Bumetanid nur in unbedeutendem Maße ein. Die Ausscheidung von ^{14}C-markiertem Bumetanid aus dem Organismus erfolgt vorwiegend über die Nieren. Nach oraler Gabe finden sich innerhalb von 24 h 76% der eingenommenen Dosis an radioaktiver Substanz im Urin. Die maximale Ausscheidung ist innerhalb von 1-4 h p. a. zu verzeichnen und bereits nach 8 h

abgeschlossen[3]. Nach intravenöser Verabreichung von 2 mg Bumetanid kommt es zu einem rascheren Abfall des Plasmaspiegels als nach oraler Gabe. Die Plasmaspiegelkurve zeigt einen biphasischen Verlauf, wobei die erste Phase durch eine Halbwertszeit von etwa einer halben h gekennzeichnet ist. Der Wirkstoff wird offenbar in einem kleinen zentralen Kompartiment verteilt, aus dem er auf 2 Wegen eliminiert wird: zum einen über die Nieren und - auch nach intravenöser Verabreichung - über den Stuhl.
Die Elimination von ^{14}C-Bumetanid erfolgt bei den 3 Spezies Mensch, Hund und Ratte so rasch, daß spätestens 24 h p. a. die Konzentration der Radioaktivität in der Blutbahn unter die Nachweisgrenze abgesunken ist[2].

1. Østergaard, E. H., Magnussen, M. P., Nielsen, Ch. K., Eilertsen, E., Frey, H. H. (1972), Arzneim.Forsch. 22, 66.
2. Busch, U., Fedorcak, A., Hammer, R., Jauch, R., Koss, F. W. (1979), Arzneim.Forsch. 29 (I), 315.
3. Feit, P. W., Roholt, K., Sørensen, H. (1973), J. Pharm. Sci. 62, 375.

Camazepam 36104-80-0 Tranquilizer

7-Chlor-1,3-dihydro-1-methyl-2-oxo-5-phenyl-2H-1,4-benzodiazepin-3-yl-dimethylcarbamat

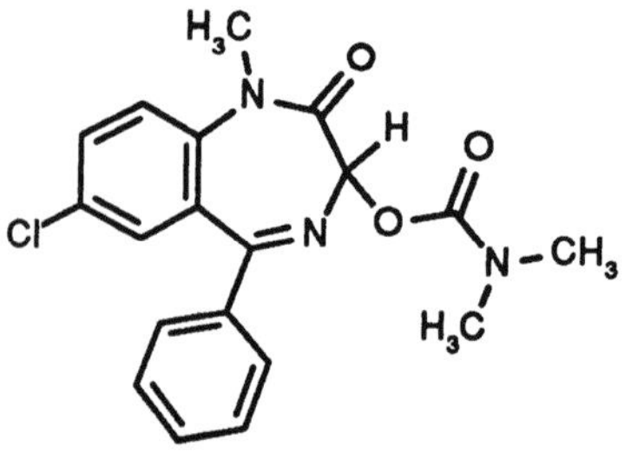

$C_{19}H_{18}ClN_3O_3$

Camazepam wird bereits im sauren gastrischen Milieu merkbar zu Methyloxazepam abgebaut[1].
Die Metabolisierung erfolgt hauptsächlich in den Erythrozyten, im Plasma und in der Leber. Im Gehirn- und Nierengewebe findet kaum eine Metabolisierung statt. Beim Menschen werden im Blut 4 h nach peroraler Applikation von 20 mg 93% unverändertes Camazepam und 7% Methyloxazepam gefunden. Bei Probanden, die über einen Zeitreaum von 10 Tagen täglich 30 mg Camazepam per os erhalten hatten, war der unveränderte Wirkstoff im Harn nicht

mehr nachweisbar, sondern das im Blut aufgefundene Methyloxazepam und sein entsprechendes Glucuronid. Eine Desalkylierung zu Oxazepam mit weitergehender Glucuronidierung wird ebenfalls beschrieben[2]:

H$_3$C N O H O Cl N O N-CH$_3$ H$_3$C → H$_3$C N O H Cl N OH 1 → HN O H Cl N OH 2

Camazepam wird schnell resorbiert. Beim Menschen werden 1-2 h nach oraler Verabreichung von 20 mg Camazepam Blutspiegelmaximalwerte von 0,14-0,19 µg/ml erreicht. Nach intravenöser Applikation der gleichen Dosis treten nach 20 min maximale Blutspiegelwerte von 0,21-0,27 µg/ml auf.
Die Eliminationshalbwertszeit beträgt 21 h[3].

1. Schütz, H. (1979), Ärztl. Lab. 25, 75.
2. Schütz, H. (1980), Ärztl. Lab. 26, 83.
3. Parenti, M. A. (1979), Dokumentation bei C. H. Boehringer Sohn, Ingelheim a. Rh.

Campher 76-22-2 Rubefaciens

Kampfer
2-Bornanon
1,7,7-Trimethylbicyclo[2.2.1]heptan-2-on
Camphora (DAB 9)

H$_3$C CH$_3$ CH$_3$ O

$C_{10}H_{16}O$

Die wesentlichsten Abbauschritte beim Menschen bestehen in der Hydroxylierung in den Positionen 3, 5, 8 und 9 (s. Formelbild). Die 5- und 8- (oder 9-) Hydroxycamphermetaboliten werden weitgehend zu einem Keton und einer Carbonsäure oxidiert. Während der Metabolit 6 (Carbonsäure) mit Glucuronsäure konjugiert, konnten keine Glucuronide für die Alkohole (1, 3, 4 und 5) festgestellt werden[1].

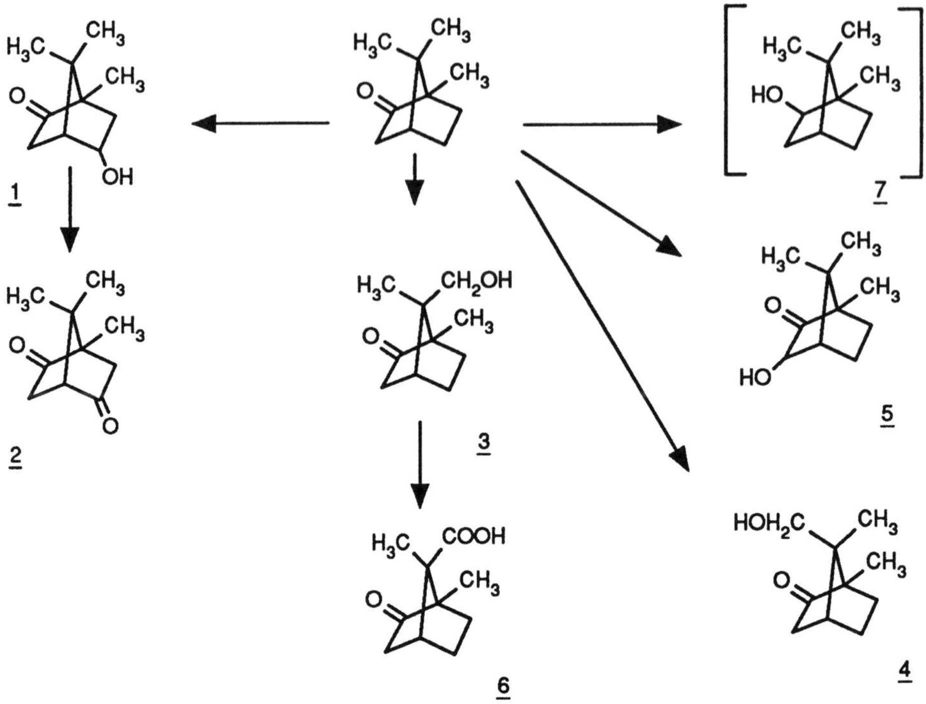

Die Plasmaproteinbindung beträgt 61% (durch Ultrafiltration bestimmt)[1]. Nach Ingestion von 18 g Campher wurden unter dem klinischen Bild des Komas und des Grand mals 1,8 µg/ml Serum ermittelt[2].

1. Köppel, C., Tenczer, J., Schirop, Th., Ibe, K. (1982), Arch. Toxicol. 51, 101.
2. Kopelman, R., Miller, S., Kelly, R., Sunshine, I. (1979), J. Am. Med. Ass. 241, 727.

Captopril	62571-86-2	Antihypertonicum, ACE-Hemmer (*A*ngiotensin-*C*onverting-*E*nzym-Hemmer)

1-[(2S)-3-Mercapto-2-methylpropionyl]-L-prolin

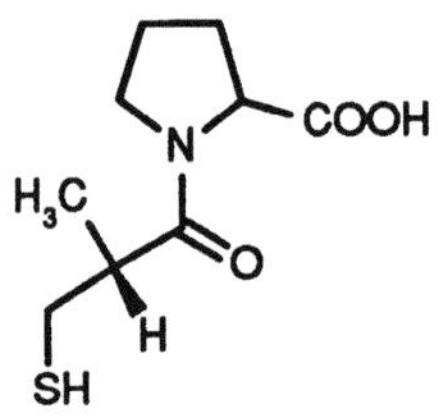

$C_9H_{15}NO_3S$

Die Metabolisierung erfolgt unter der Bildung von

- dimerem Captoprildisulfid,
- S-Methyl-Captopril und
- S-Methyl-Captoprilsulfon.

Das Ausscheidungsmuster ist bei Mensch und Ratte ähnlich[1].
Die Ausscheidung des unveränderten Wirkstoffs, des S-Methyl-Captoprils und des dimeren Sulfides nach ständigen Gaben von 50 und 100 mg, beträgt beim Menschen innerhalb von 6 h 18,3%, 0,97% bzw. 3,06%. Bei der Ratte betragen die korrespondierenden Werte nach der Applikation einer einzelnen Dosis von 10 mg/kg KG 18,3, 2,69 und 1,8%[1].

1. Drummer, O. H., Jarrott, B., Louis, W. J. (1984), J. Chromatogr. 305, 83.

Carbamazepin 298-46-4 Antiepilepticum

5H-Dibenz[b,f]azepin-5-carboxamid

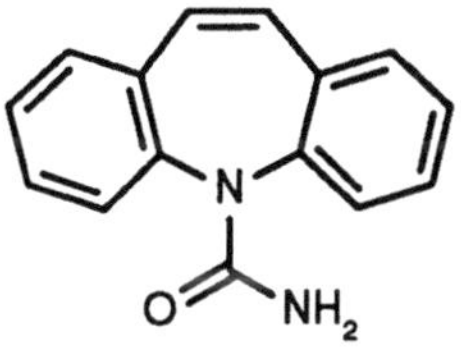

N
O NH2

$C_{15}H_{12}N_2O$

Ausgelöst durch eine schwere Intoxikation mit Carbamazepin[1] sind erste grundlegende Untersuchungen zur Biotransformation durchgeführt worden[2-4], nachdem in vorangegangenen Publikationen auf einen offenbar weitgehenden Metabolismus hingewiesen worden war[5-8]. Daraufhin haben sich verschiedene Arbeitskreise mit der Biotransformation dieser Verbindung befaßt, was schließlich zur Identifizierung von über 32 Metaboliten führte. Erste beschriebene Metaboliten waren die im Urin von Menschen auftretenden ringverengten Verbindungen[2,3]

- 9-Methylacridin (4),
- Acridin-9-carbaldehyd (6),
- Acridin (8) und
- Acridon (7).

Darüberhinaus ergaben sich Hinweise auf

- 2-Hydroxyiminostilben (3) und
- 9-Hyroxymethylacridin (5).

Acridin und Acridon ließen sich später von anderer Seite bestätigen[9]. Das

- Carbamazepin-10,11-epoxid (10)[10] war ein weiterer, wegen der Doppelbindung in 10,11-Position nicht unerwarteter Metabolit, der intravital in das
- Dihydroxy-Derivat 10,11-Dihydroxy-5H-dibenzo-(b,f)-dihydroazepin-5-carbamoyl überführt wird (11)[11].

Völlig unübliche Metaboliten sind die daraufhin beschriebenen Verbindungen[9]

- Dibenzo[b,f]-10-methylsulfonyl-5H-azepin-5-carboxamid (12) und
- Dibenzo[b,f]-10-methylsulfinyl-5H-azepin-5-carboxamid (13).

Somit ergaben diese Untersuchungen folgendes Metabolitenbild (s. S. 115):

Später wurden eine Vielzahl von Mono-, Di- und Trihydroxy-Derivaten beschrieben, die teilweise aus Epoxid-Zwischenstufen wie dem 1,2-Epoxid, 2,3-Epoxid und 1,4-Epoxid entstehen[12]. Die nachfolgenden Glucuronidierungen, insbesondere der Hydroxy-Derivate, ergeben die Mannigfaltigkeit des Metabolitenbildes[13] (s. S. 116/117):

Die Resorption des Carbamazepin aus dem Gastrointestinaltrakt verläuft i. allg. langsam. Maximale Plasmakonzentrationen werden nach oraler Dosis gewöhnlich innerhalb von 6 h oder später (Bereich 2-12 h) erreicht[14]. Die Resorption ist nicht vollständig, denn etwa 15% der Dosis werden unverändert in den Fäces gefunden[15]. Nach täglichen Dosen von 200-600 mg kommt es zu Plasmakonzentrationen von 1-6 µg/ml und nach täglichen Dosen von 600 bis zu 1200 mg zu Werten von 3-16 µg/ml. Mit einer Wirkstoffzufuhr von über 1600 mg täglich werden Plasmakonzentrationen bis zu 20 µg/ml und höher erreicht. Steady-state-Plasmakonzentrationen sind nach 2-4 Tagen zu verzeichnen[14].
Zur Erreichung eines Serumspiegels von 1 µg/ml ist bei Monotherapie eine Dosis von nur 0,76 mg/kg KG, bei Kombinationsbehandlung jedoch eine solche von 2,24 mg/kg KG erforderlich. Dieses Phänomen kann damit erklärt werden, daß andere Antikonvulsiva, gerade das häufig parallel eingesetzte Phenobarbital, die Biotransformation in den Leberzellen stimulieren[16]. Die Plasmaproteinbindung, zumeist an Albumine, beträgt 70-80%.
Mit dem Urin werden weniger als 1% der Dosis als unverändertes Carbamazepin ausgeschieden, 1-2% als 10,11-Epoxid, schätzungsweise 20% als 10,11-Dihydroxy-Verbindung und Spuren ($<1\%$) als Iminostilben. Mit den Fäces werden weitere 10-20% ausgeschieden, teilweise als Carbamazepin, teilweise als Metaboliten. Scheinbar liegt ein enterohepatischer Kreislauf vor[14].
Die a) therapeutischen, b) toxischen und c) letalen Plasmaspiegel von Carbamazepin in Humanplasma betragen für a) 2-8 µg/ml, für b) ab 10 µg/ml und für c) ab 20 µg/ml[17].

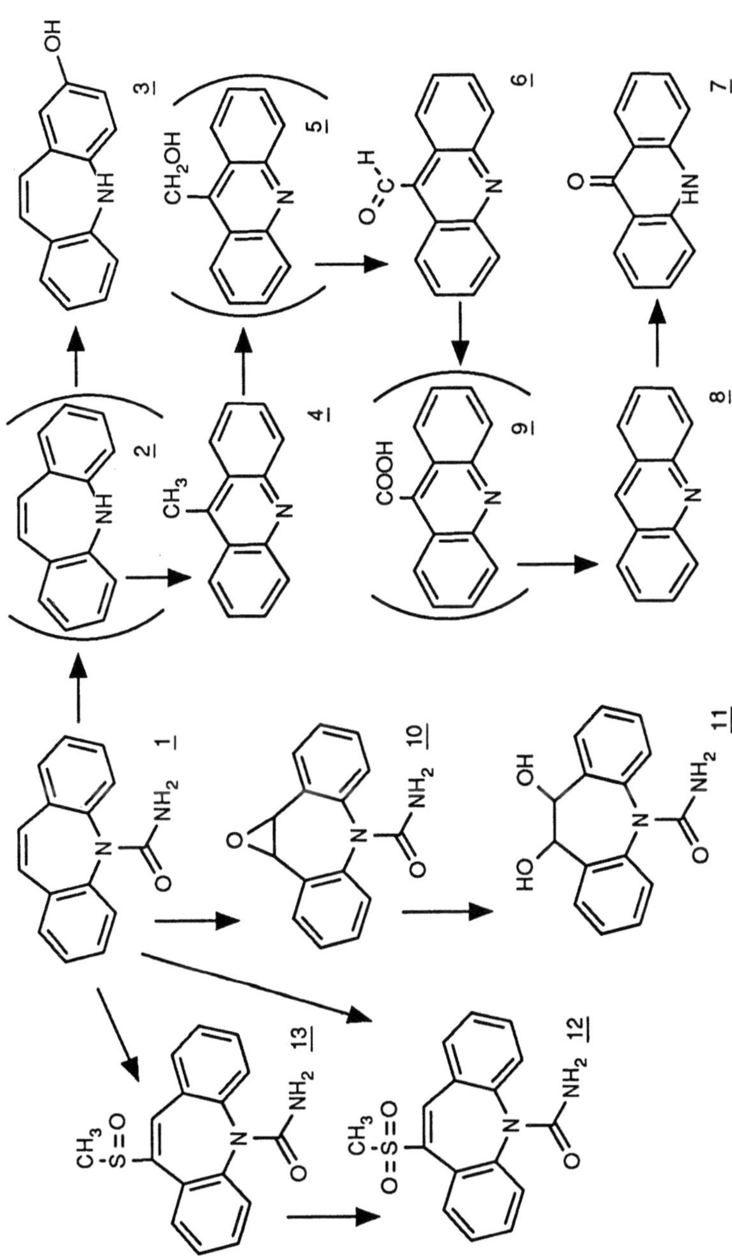

OH
NH
3
CH$_2$OH
N
5
O=C–H
N
6
O
HN
7
NH
2
CH$_3$
N
4
COOH
N
9
N
8
N
NH$_2$
O
1
O
N
NH$_2$
O
10
OH
HO
N
NH$_2$
O
11
CH$_3$
S=O
N
NH$_2$
O
13
CH$_3$
O=S=O
N
NH$_2$
O
12

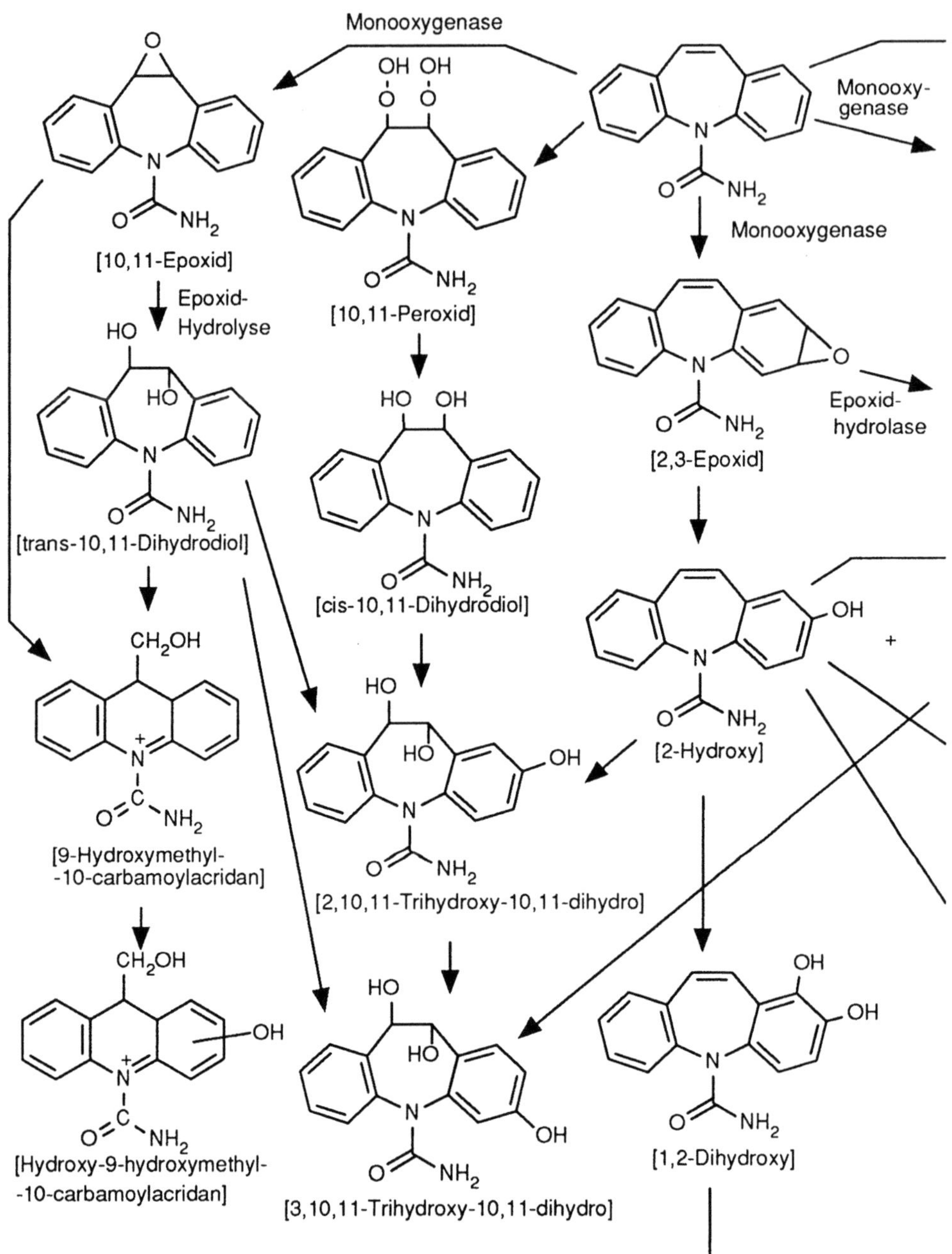

Monooxygenase
Monooxy-
genase
Monooxygenase
[10,11-Epoxid]
Epoxid-
Hydrolyse
[10,11-Peroxid]
[2,3-Epoxid]
Epoxid-
hydrolase
[trans-10,11-Dihydrodiol]
[cis-10,11-Dihydrodiol]
[2-Hydroxy]
[9-Hydroxymethyl-
-10-carbamoylacridan]
[2,10,11-Trihydroxy-10,11-dihydro]
[Hydroxy-9-hydroxymethyl-
-10-carbamoylacridan]
[3,10,11-Trihydroxy-10,11-dihydro]
[1,2-Dihydroxy]

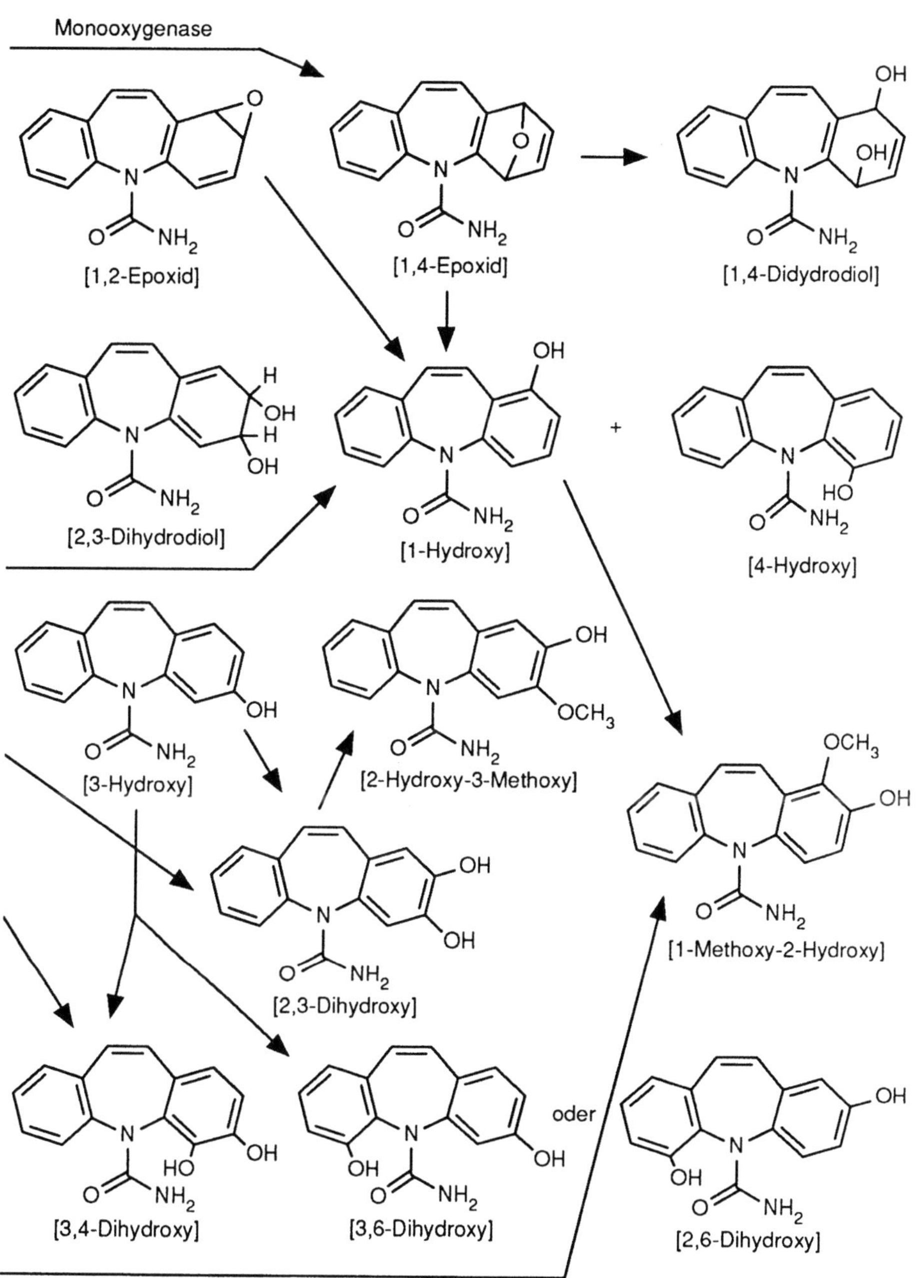
Monooxygenase
[1,2-Epoxid]
[1,4-Epoxid]
[1,4-Didydrodiol]
[2,3-Dihydrodiol]
[1-Hydroxy]
+
[4-Hydroxy]
[3-Hydroxy]
[2-Hydroxy-3-Methoxy]
[1-Methoxy-2-Hydroxy]
[2,3-Dihydroxy]
[3,4-Dihydroxy]
[3,6-Dihydroxy]
oder
[2,6-Dihydroxy]

1. Gruska, H., Beyer, K.-H., Kubicki, St., Schneider, H. (1971), Arch. Toxikol. 27, 193.
2. Bredenstein, O. (1972), Dissertation Freie Universität Berlin, Fachbereich Pharmazie.
3. Beyer, K.-H., Bredenstein, O. (1973), Dtsch. Apoth. Ztg. 113, 1562.
4. Beyer, K.-H., Bredenstein, O., Schenck, G. (1971), Arzneim.Forsch. 21, 1033.
5. Führ, J. (1964), Arzneim.Forsch. 14, 74.
6. Scheiffahrt, F., Weist, F., Zicha, L. (1966), Z. Klin. Chem. 4, 68.
7. Weist, F., Zicha, L. (1967), Arzneim.Forsch. 17, 874.
8. Rooschütz, H. (1969), Dissertation, Universität Tübingen.
9. Goenechea, S., Eckhardt, G., Dersen, H.-D. (1976), Z. Anal. Chem. 279, 113.
10. Frigerio, A., Biandrate, P., Fanelli, R., Morselli, P. L. (1972), Intern. Symposion für GC-MS in Porto Azzuro, Mai 1972.
11. Goenechea, S., Hecke-Seibicke, E. (1972), Z. Klin. Chem. Klin. Biochem. 10, 112.
12. Lertratanangkoon, K., Horning, M. G. (1982), Drug Metal. Disp. 10, 1.
13. Lynn, R. K., Smith, R. G., Thompson, R. M., Denzer, M. L., Griffin, D., Gerber, N. (1978), Drug Metab. Disp. 6, 494.
14. Kutt, H. (1978), Antiepileptic Drugs: Quantitative Analysis and Interpretation, Edit. Pippenger. C. E., Penry, J. K., Kutt, H., S. 297, Raven Press, New York.
15. Faigle, J. W., Feldman, K. F. (1974), in Clinical Pharmacology of Antiepileptic Drugs, Edit. Schneider, H., Janz, D., Gardner-Thorpe, C., Meinardi, H., Sherwin, A. L., Springer Verlag, Berlin.
16. Ferrer-Vidal, L. O., Sabater-Tobella, J., Oller-Daurella, L. (1975), Int. Symposium 6./7. Jan. ref. in Anfall-Verhalten-Schmerz, Edit. Birkmayer, W. (1976), Verlag Hans Huber, Bern Stuttgart Wien.
17. Pentz, R., Strubelt, O., Gehlhoff, C. (1979), Dtsch. Ärztebl. 76, 2815.

Carbromal 77-65-6 Sedativum, Hypnoticum

(2-Brom-2-ethylbutyryl)urea
Carbromalum (DAB 9)

Br, O, H_5C_2, O, HN, H_5C_2, NH_2

$C_7H_{13}BrN_2O_2$

Obwohl Carbromal bereits 1910 unter dem Spezialitätennamen Adalin in die Therapie eingeführt wurde, blieb das metabolische Verhalten dieses Wirkstoffs in den ersten Jahrzehnten mehr oder weniger unbekannt. 1926 wurde die Hypothese vertreten[1)], daß Carbromal im Tierkörper vollständig in einer vorher[2)] schon einmal angegebenen Reihenfolge, zuerst Abspaltung der Harnstoffgruppe, dann des Bromatoms der Bromdiethylessigsäure, abgebaut wird. Beachtenswert war deshalb, daß – entgegen der bis dahin vertretenen Ansicht – kleinere Mengen unveränderten Carbromals im Urin von Menschen doch ausgeschieden werden, wie mit Hilfe der DC und der IR-Spektroskopie bei Car-

bromal-Vergiftungen nachgewiesen wurde[3,4]. Carbromal war dann nicht mehr nachweisbar, wenn ein chronischer Mißbrauch vorlag.
Der erste isolierte Metabolit (1) war die 2-Hydroxy-2-ethylbuttersäure ($C_6H_{12}O_3$)[5].

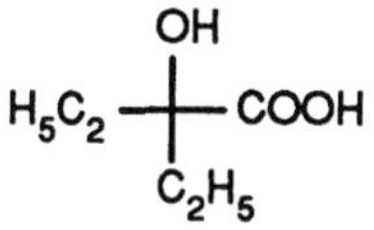

1

Dieser Metabolit wird aber nur in wenigen Prozent, bezogen auf die eingenommene Ausgangsmenge, gebildet. Er läßt sich bereits nach einmaliger Aufnahme von 2–4 Tabletten nachweisen. Nach tödlichen Intoxikationen wurde aus Organteilen das 2-Ethylbutyrylcarbamid (2) isoliert und identifiziert, welches das Debromierungsprodukt des Carbromals darstellt[6].

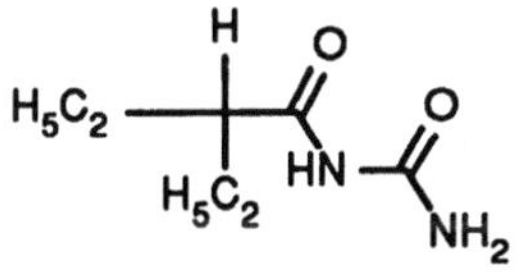

2

Als weiterer Metabolit wurde das sog. „Hydroxycarbromal" (2-Brom-2-ethyl-3-hydroxybutyrylcarbamid, 3) bei Tierversuchen (Maus) isoliert und identifiziert[7], schließlich auch aus dem Urin von Menschen[8]. Ferner wurden als

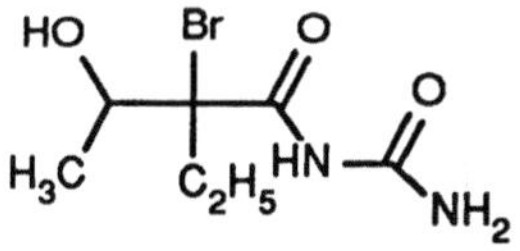

3

Metaboliten das 2-Brom-2-ethyl-butyramid (Bromdiethylacetamid, Carbromid, 4), das früher als Neuronal im Handel war,

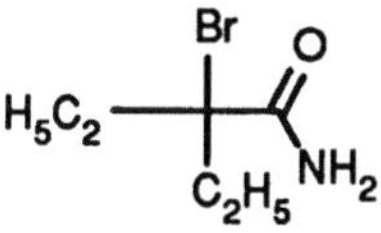

4

das Hydroxylierungsprodukt von 4, also 2-Brom-2-ethyl-3-hydroxybutyramid (3-Hydroxy-2-bromdiethylacetamid, 5)[8)]

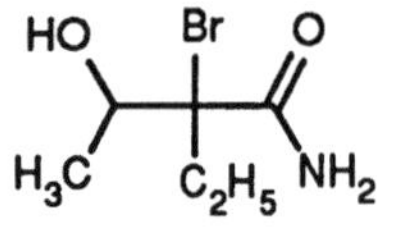

HO Br O

H_3C C_2H_5 NH_2

5

und beim Kaninchen das ungesättigte Debromierungsprodukt 2-Ethyl-crotonylharnstoff (6) beschrieben[9)].

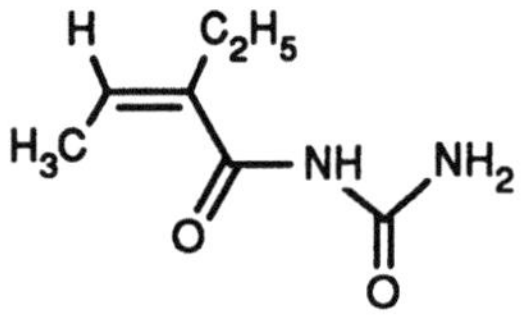

H C_2H_5

H_3C NH NH_2

O O

6

Mengenmäßig wichtig ist dabei der Metabolit 4, der pharmakologisch ebenfalls wirksam ist.

Im Spätstadium von Carbromal-Intoxikationen ist Hydroxycarbromal (3) nur in Spuren im Urin vorhanden[10)]. Es finden sich dann 2 andere bromhaltige, polare Metaboliten in hoher Konzentration, von denen sich einer in den chromatographischen Eigenschaften wie DL-threo-2-Brom-2-ethyl-3-hydroxybutyramid (DL-threo-3-Hydroxy-bromdiethylacetamid) verhält. Der andere im Spätstadium gehäuft auftretende bromhaltige Carbromal-Metabolit konnte nur als ölige, viskose Flüssigkeit gewonnen werden[10)]. Massenspektrum und IR-Spektrum deuten darauf hin, daß es sich um ein Derivat des 3-Hydroxy-bromdiethylacetamid handelt.

30 min nach Aufnahme einer therapeutischen Carbromal-Dosis von je 1 g (≙ 4,22 mMol) durch 4 gesunde Versuchspersonen traten die höchsten Carbromal-Konzentrationen im Serum auf (bis 30 nMol/ml). Sie fielen rasch ab, in 24 h auf 3–4% der Höchstwerte. Neben Carbromal finden sich im Serum 4–5 h nach Aufnahme erhebliche Mengen an 4 (bis 20 nMol/ml), aber nur geringe Mengen an 2 (2–3 nMol/ml). Beide Metaboliten konnten - wie bei der Ratte - länger im Serum gemessen werden als unverändertes Carbromal. Dazu durchgeführte Parallelbestimmungen des Gesamtbromidgehaltes im Serum und Gehirn der Ratte und im Serum des Menschen zeigten, daß die Konzentrationen der hypnotisch aktiven Substanzen rasch abfielen, während anorganisches Bromid wesentlich langsamer ausgeschieden wurde[11)]. Weitere Ausscheidungsversuche bei Probanden[12)] nach einer einmaligen oralen Dosis von 2 g Carbromal zeigten, daß nach 3 Wochen einzelne Versuchspersonen immer noch einen leicht erhöhten Bromid-Spiegel hatten. Ferner ergaben diese Versuche, daß die

Bromid-Ausscheidung bei einzelnen Probanden sehr unterschiedliche Werte erreicht und praktisch jede Versuchsperson ein anderes Ausscheidungsmuster zeigt. Weiterhin ließ sich beobachten, daß etwa 2 h nach den Hauptmahlzeiten die Bromid-Ausscheidung im Harn hoch ansteigt und in der Nacht wieder tief absinkt. Mit dem Blut wird das metabolisch rasch abgespaltene Bromid über den ganzen Organismus verteilt und verdrängt infolge eines etwas größeren Ionenradius einen Teil des im Zellgewebe vorhandenen Chlorids. Da es durch erhöhte Zufuhr von NaCl möglich sein müßte, das Bromid allmählich wieder auszuschwemmen, wurden in einer weiteren Versuchsserie die Probanden in einem 2-Tage-Rhythmus kochsalzfrei und kochsalzreich ernährt. Die Bromidbestimmungen ergaben, daß die Bromidausscheidung genau dem Rhythmus der Kochsalzgaben entspricht.

Bei vergleichenden Untersuchungen über die hypnotische Wirkung von Carbromal, Bromisoval und Neuronal (4) wurde festgestellt, daß 4 beim Kaninchen schneller, intensiver und nachhaltiger als die beiden Bromureide wirkte. Verbindung 4 erwies sich somit als der wichtigste bromhaltige Metabolit des Carbromals. Ein Teil der Wirkung, besonders im Spätstadium einer akuten Carbromal-Intoxikation, entfällt auf ihn. Es finden sich hierbei im Blut und Urin Konzentrationen bis zu 70 mg/kg KG[10)].

Eine kritische Konzentration für die Indikation zur Hämoperfusion ist für Carbromal und seine Metaboliten für 100 µg/ml Plasma gegeben[14)].

Die a) therapeutischen, b) toxischen und c) letalen Plasmaspiegel für Carbromal in Humanplasma betragen für a) 2–10 mg/l (Summe Carbromal und Carbromid), für b) ab 20 mg/l und für c) ab 40 mg/l[15)].

1. Klimanek, G. (1926), Dissertation, Med. Fakult. Universität Breslau.
2. Impens, E. (1910), Med. Klin. 6, 1861.
3. Bäumler, J., Rippstein, S. (1963), Arch. Pharm. 296, 301.
4. Beyer, K.-H. (1971), Pharm. Ztg. 116, 1803.
5. Schmidt, Gg. (1956), Arch. Exp. Path. Pharmakol. 229, 67.
6. Tamminen, V., Alha, A. R. (1959), Suomen Kemistil. 32, 119.
7. Butler, Th. C. (1964), J. Pharmacol. Exp. Ther. 143, 23.
8. Käferstein, H., Sticht, G. (1974), Beitr. Gerichtl. Med. 32, 171.
9. Sticht, G., Käferstein, H. (1973), Arzneim.Forsch. 23, 1021.
10. Sticht, G., Käferstein, H. (1976), Arch. Toxicol. 35, 262.
11. Vohland, H.-W., Hadisoemarto, S., Wanke, B. (1976), Arch. Toxicol. 36, 31.
12. Kamm, G., Schrinner, G. (1969), Beitr. Gerichtl. Med. 25, 293.
13. Kwan, J. (1912), Arch. Int. Pharmacodyn. 22, 331.
14. Goulding, R. (1975), Kolloquium „Hämoperfusion über Aktivkohle“, Wiss. Information Fresenius, 1975.
15. Pentz, R., Strubelt, O., Gehlhoff, C. (1979), Dtsch. Ärztebl. 76, 2815.

Carprofen 53716-49-7 Rheumatherapeuticum, Antiphlogisticum, Antipyreticum, Analgeticum

(±)-6-Chlor-α-methyl-2-carbazolessigsäure

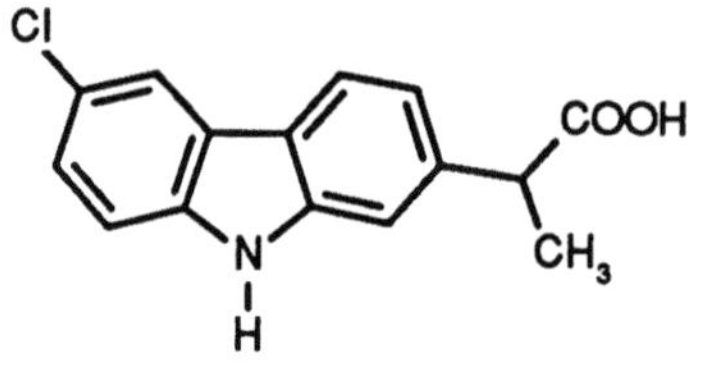

$C_{15}H_{12}ClNO_2$

Im Plasma ist der unveränderte Wirkstoff die Hauptkomponente während der ersten 48 h nach der Applikation. Die Bildung eines Glucuronides über die Carboxyl-Gruppe ist der wesentliche Metabolisierungsschritt. Dieser Metabolit bildet sich zu 64,5% der an gesunde männliche Probanden verabfolgten Dosis des markierten Wirkstoffs. Weitere 12% der Radioaktivität im Urin entfallen auf die unveränderte Ausgangsverbindung und 3% auf ein nicht identifiziertes säurelabiles Konjugat [1)].
Das Verhalten der Verbindung im Plasma läßt sich über ein offenes Zwei-Kompartiment-Modell mit einem biphasischen Verlauf beschreiben. Die Halbwertszeit der initialen α-Phase wurde mit 1,1 h kürzer gefunden [1)], als sie durch andere vorher durchgeführte Untersuchungen mit 2,4 ± 0,7 h ermittelt worden war. Die β-Phase beträgt 20,6 h. Nach oraler Verabreichung von 100 mg ^{14}C-Carprofen an gesunde Versuchspersonen wurden maximale Konzentrationen von 4,8–15,9 μg/ml Plasma zwischen 1,9 und 4,2 h nach der Applikation gefunden. 74% der Radioaktivität werden innerhalb von 48 h im Urin wiedergefunden. In den Faeces sind dies 14,1%. Allein in den ersten 12 h werden so 55% der Dosis eliminiert. Carprofen wird zu 99% an Plasmaproteine gebunden.

1. Ray, J. E., Wade, D. N. (1982), Biopharm. Drug. 3, 29.

Carteolol 51781-06-7 β-Rezeptorenblocker

5-[3-tert-(Butylamino)-2-hydroxypropoxy]-3,4-dihydro-2(1H)-chinolinon

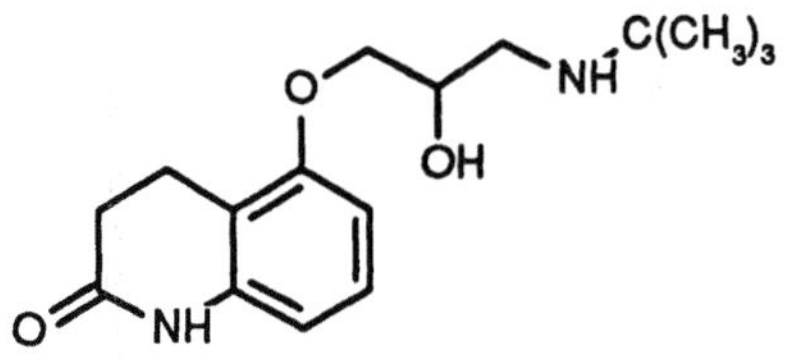

$C_{16}H_{24}N_2O_3$

Hauptmetabolit ist das 8-Hydroxycarteolol (zu maximal 13% beim Menschen). Andere Metaboliten, wie z. B. 5-Hydroxy-3,4-dihydro-2(1H)-chinolinon, 5,8-Dihydroxy-3,4-dihydro-2(1H)-chinolinon und 5-Carboxymethoxy-3,4-dihydro-2 (1H)-chinolinon, die bei der Ratte und/oder dem Hund gefunden wurden, konnten beim Menschen nicht nachgewiesen werden[1].

8-Hydroxycarteolol besitzt wie die Ausgangsverbindung eine starke β-rezeptorenblockierende Wirkung, offenbar auch eine starke sympathomimetische Eigenwirkung. Da bei Menschen nur 1- bis maximal 13% Carteolol in 8-Hydroxycarteolol umgewandelt werden, ist die Metabolisierung von Carteolol weder mit einem Wirkungsverlust noch mit einer Wirkungssteigerung verbunden. Carteolol wird nach intravenöser und peroraler Gabe zu 70–90% unmetabolisiert im Urin ausgeschieden. Die Bindung an Humanalbumin wurde mit 15–16% ermittelt. Der First-pass-Effekt bei peroraler Gabe ist gering. Die Eliminationshalbwertszeit beträgt 5–7 h.

1. Lorenz, D. (1983), Arzneim.Forsch. 33 (I), 296.

Cefalotin 153-61-7 Antibioticum

Cephalotin
(6R,7R)-3-(Acetoxymethyl)-8-oxo-7-[2-(2-thienyl)acetamido]-5-thia-1-azabicyclo[4.2.0]oct-2-en-2-carbonsäure

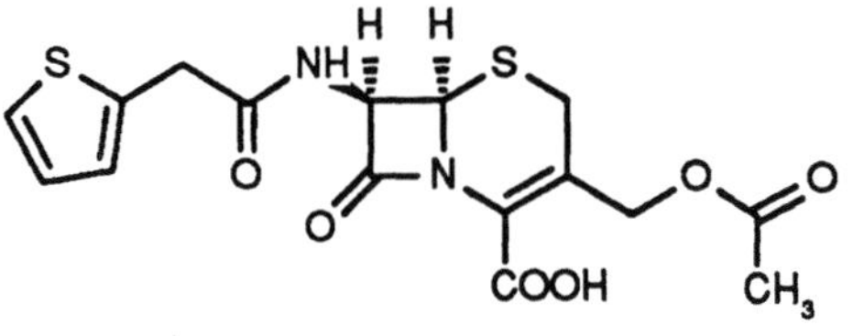

$C_{16}H_{16}N_2O_6S_2$

Cefalotin wird teilweise in der mikrobiologisch weniger aktiven desacetylierten Form ausgeschieden.
Nach Injektionen (intramuskulär, die höchste Dosierung intravenös) von 0,5, 1,0 und 2,0 g wurden durchschnittliche Serumhöchstwerte von 6,3, 20,8 und 161,4 μg/ml erreicht. Die Serumhalbwertszeiten für die 3 Dosierungen betrugen 27,28 und 32 min. Die Durchschnittswerte für die Urinausscheidung antibiotisch wirksamer Verbindungen nach Gabe von 0,5, 1,0 und 2,0 g wurden mit 47,9, 55,5 und 54,3% ermittelt[1].

1. Brumfitt, W., Kosmidis, J., Hamilton-Miller, J. M. T., Gilchrist, J. N. G. (1974), Antimicrob. Agents Chemother. 6, 290.

Cefazolin 25953-19-9 Antibioticum

(6R,7R)-3-[(5-Methyl-1,3,4-thiadiazol-2-yl)-(thiomethyl]-8-oxo-7-[2-(1H-tetrazol-1-yl)-acetamido]-5-thia-1-azabicyclo[4.2.0]oct-2-en-carbonsäure

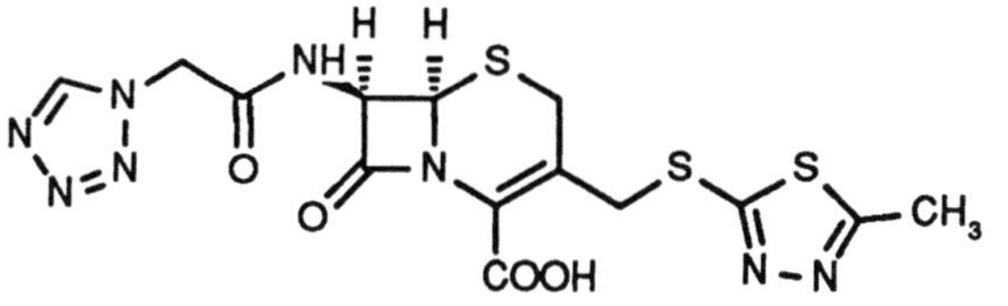

$C_{14}H_{14}N_8O_4S_3$

Der Wirkstoff wird im Organismus praktisch nicht metabolisiert. Die Eiweißbindung im Blut beträgt 65-84%, die Halbwertszeit ca. 2 h. Die Ausscheidungsquoten betragen innerhalb 24 h nach einmaliger Gabe bei allen Dosierungen und Applikationsarten etwa 90%. Nach intramuskulärer Injektion von 0,5 g werden in den ersten 6 h nach der Applikation 745-1650 μg/ml Urin ausgeschieden, 905-1600 μg/ml nach intravenöser Applikation und nach 2stündiger Infusion 980-1620 μg/ml. In der zweiten 6-h-Phase sind es für die intramuskuläre Gabe 85-330 μg/ml, für die intravenöse Injektion 75-285 μg/ml und für die Infusion 100-305 μg/ml[1].
Nach intravenöser Applikation von täglich 25 mg Cefazolin/kg KG an Früh- und Neugeborene lagen die Serumspiegel mit 30-50 μg/ml am ersten Behandlungstag (1. oder 2. Lebenstag) etwa gleich hoch wie am 3. Behandlungstag. Zwischen Früh- und Neugeborenen ergaben sich in der Serumspiegelhöhe keine größeren Unterschiede. Verlaufskontrollen zeigten keine Kumulation[2].

1. Vömel, W., Hoffmann, R. (1974), Infection 2 (Suppl. 1) 40.
2. Simon, C., Mohási, A. (1977), Med. Welt 28, 1918.

Cefotaxim 63527-52-6 Antibioticum

(6R-7R)-3-Acetoxymethyl-7-[(Z)-2-(2-amino-4-thiazolyl)-2-methoxyiminoglyoxylamido]-8-oxo-5-thia-1-azabicyclo[4.2.0]oct-2-en-2-carbonsäure

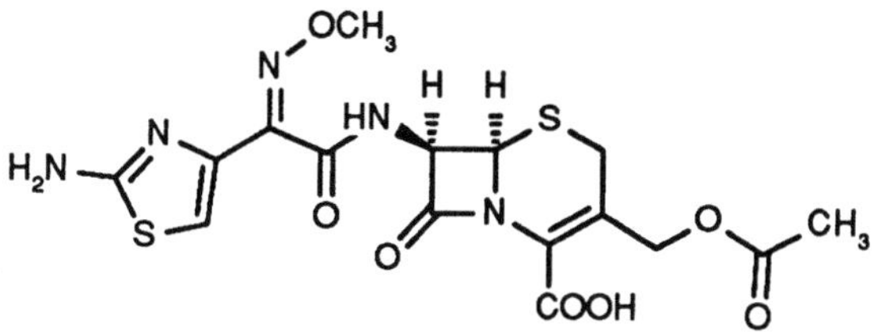

$C_{16}H_{17}N_5O_7S_2$

Cefotaxim wird teilweise metabolisiert. Sowohl nach intramuskulärer als auch nach intravenöser Gabe konnte beim Menschen als Metabolit das Desacetyl-Derivat des Cefotaxims im Serum und Harn nachgewiesen werden. Im Urin wird dieser Metabolit zu etwa 20% der zugeführten Cefotaxim-Dosis gefunden. Der Metabolit weist gegenüber der Ausgangsverbindung eine verminderte antibakterielle Aktivität auf.
Untersuchungen nach oraler Gabe zeigen, daß Cefotaxim praktisch nicht resorbiert wird. Sowohl bei intramuskulärer als auch bei intravenöser Gabe konnten im Serum bei gesunden Probanden dosisunabhängige Halbwertszeiten festgestellt werden, die bei etwa 1,2 h liegen. Bei älteren Patienten (Durchschnittsalter 61 Jahre) wurde nach intravenöser Verabreichung von 2 g Wirkstoff eine Halbwertszeit von etwa 1,7 h ermittelt[1)]. Cefotaxim wird überwiegend renal ausgeschieden. Im Urin werden etwa 60% als aktive Substanz wiedergefunden. Außerdem lassen sich etwa 20% als Metabolit nachweisen. Zusammen werden also etwa 80% der zugeführten Dosis beim Menschen über die Nieren eliminiert.
Tierversuche hatten folgende Ergebnisse erbracht: renale Ausscheidung bei der Ratte zu 80–84%, beim Hund zu 82–91%. Mit dem Faeces werden von der Ratte 15% und vom Hund 7% und wesentliche Anteile über die Galle ausgeschieden. Mehr als 80% hiervon waren bereits in den ersten 24 h p. a. ausgeschieden. Durch Ganzkörperautoradiographie konnte nach intravenöser und intramuskulärer Gabe eine rasche Verteilung auf alle Organe und Gewebe festgestellt werden[1)].

1. Wittmann, D. H.,Schassan, H. H. (1979), 19th Intersci. Conf. of Antimicrob. Agents and Chemother., Boston Okt. 1979, Amer. Soc. for Microbiol., Abstr. Nr. 12.

Cefoxitin	35607-66-0	Antibioticum
Cefoxitin-Na	33564-30-6	

(6R,7R)-3-(Carbamoyloxymethyl)-7-methoxy-8-oxo-7-[2-(2-thienyl)acetamido]-5-thia-1-azabicyclo[4.2.0]oct-2-en-carbonsäure

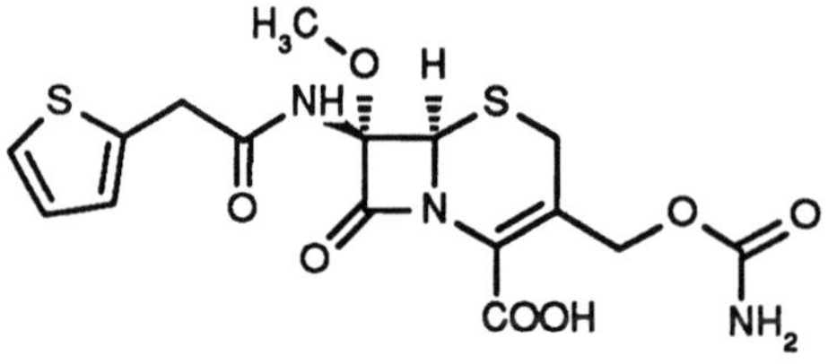

$C_{16}H_{17}N_3O_7S_2$

Cefoxitin wird nur zu einem sehr geringen Prozentsatz (0,1-6,0%, individuell verschieden) zur Decarbamyl-Form metabolisiert.
Die nachstehende Tabelle gibt die mittleren Serumspiegel wieder, die nach intravenöser Injektion von 0,5, 1 und 2 g des Wirkstoffs (Infusionszeit 3 min) bei gesunden, männlichen Probanden bestimmt wurden[1].

Intravenöse Dosis (g)	Cefoxitin-Serumspiegel (µg/ml) gemessen nach					
	5 min	20 min	1 h	2 h	3 h	4 h
0,5	47	17	4,6	<1,5	<1,0	-
1,0	110	35	9,6	3,4	<1,5	<1,0
2,0	221	89	27,0	9,1	3,6	<1,7

Die Ausscheidung erfolgt zum größten Teil unverändert über die Nieren. 85% einer intramuskulären Dosis von 0,5 oder 1,0 g werden innerhalb von 6 h über die Nieren ausgeschieden[2]. Abhängig von der Größe der intravenös verabreichten Dosis beträgt die Serumhalbwertszeit zwischen ca. 40 min und fast 1 h[3]. Probenecid verzögert die tubuläre Sekretion von Cefoxitin, erhöht so den Plasmaspiegel und verlängert die Halbwertszeit. Die Plasmaeiweißbindung beträgt für die Konzentrationen 10 und 100 µg/ml 50%[2]. Cefoxitin wird in mikrobiologisch völlig aktiver Form zu über 90% im Urin ausgeschieden[3].

1. Sonneville, P. F., Kartodirdjo, R. R., Skeggs, H., Till, A. E., Martin, C. M. (1976), Europ. J. Clin. Pharmacol. 9, 397.
2. Simon, C., Meyer, E., Malerczyk, V. (1979), Infection 7, Suppl. 1, 72.
3. Brumfitt, W., Kosmidis, J., Hamilton-Miller, J. M. T., Gilchrist, J. N. G. (1974), Antimicrob. Agents Chemother. 6, 290.

Ceftriaxon 73384-59-5 Antibioticum

(6R,7R)-7-[(Z)-2-(2-Amino-4-thiazolyl)-2-methoxyiminoglyoxylamido]-3-[[(2,5-dihydro-6-hydroxy-2-methyl-5-oxo-1,2,4-triazin-3-yl)thio] methyl]-8-oxo-5-thia-1-azabicyclo[4.2.0]oct-2-en-2-carbonsäure

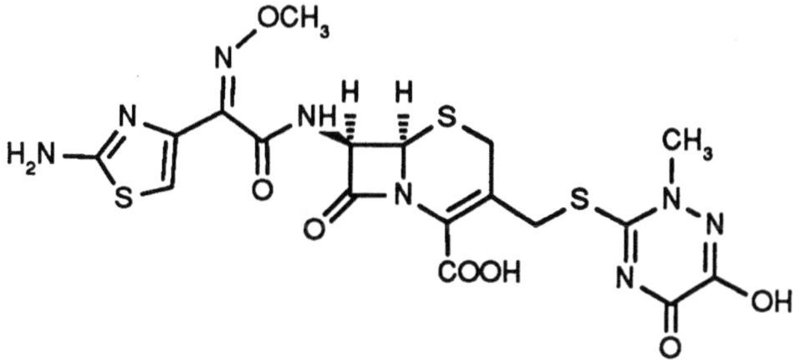

$C_{18}H_{18}N_8O_7S_3$

Der Wirkstoff wird nahezu vollständig in unveränderter Form durch die Niere (ca. 55%, mit Variationsbreite von 40-65%) und Leber (ca. 45%) eliminiert. Im Urin finden sich mehr als 90% der renal ausgeschiedenen Menge als aktive Substanz. Nach der Ausscheidung über die Galle wird der Wirkstoff im Gastrointestinaltrakt durch die Darmflora abgebaut[1].

Nach Bolus-Injektion von 2 g Ceftriaxon bei 19 Patienten wurde die höchste Serumkonzentration mit 144,3 µg/ml innerhalb der ersten h nach der Applikation gemessen. Sie nahm danach sehr langsam ab (52,3 µg/ml ± 5,7 nach 23-24 h). Die Konzentrationen im Lungengewebe lagen zwischen einem Spitzenwert von 57,4 µg/g, gemessen 1-2 h nach der Applikation und 31,8 µg/g nach 4-5 h. Die Urin-Konzentrationen erreichen 36-48 h nach Dosen von 150, 500, 1500 und 3000 mg Konzentrationen von 6, 16, 32 bzw. 26 µg/ml[1].

Der Anteil des an die Plasmaproteine - praktisch nur an Albumin - gebundenen Wirkstoffs beträgt bei einer totalen Plasmakonzentration von 0,5 µg/ml 96% und bei 300 µg/ml 84%[1].

Die Halbwertszeit der α-Phase beträgt bei Erwachsenen 30-40 min, diejenige der β-Phase ca. 8 h[2].

Die Ausscheidung von Ceftriaxon erfolgt in der Niere fast ausschließlich durch glomeruläre Filtration. Eine tubuläre Sekretion findet praktisch nicht statt[2].

1. Stoeckel, K. (1983), Symposium „Progress in therapy of bacterial infections“, Kongress Bangkok March 1983 in Excerpta Medica, Asia Pacific Congress Series Nr. 19.
2. Dettli, L. (1982), Symposium Ceftriaxon, Sept. 1981 in Hahnenklee, Ed. Dettli, L., Lode, H., Naumann, P., Spitzy, K. H., Schönfeld, H., Editiones Roche, S. 141.

Cefuroxim 55268-75-2 Breitspektrum-Antibioticum

(6R,7R)-7-[2-(2-Furyl)glyoxylamido]-3-(hydroxymethyl)-8-oxo-5-thia-1-azabicyclo-[4.2.0]oct-2-en-2-carbonsäure(Z)-mono-(O-methyloxim)carbamat

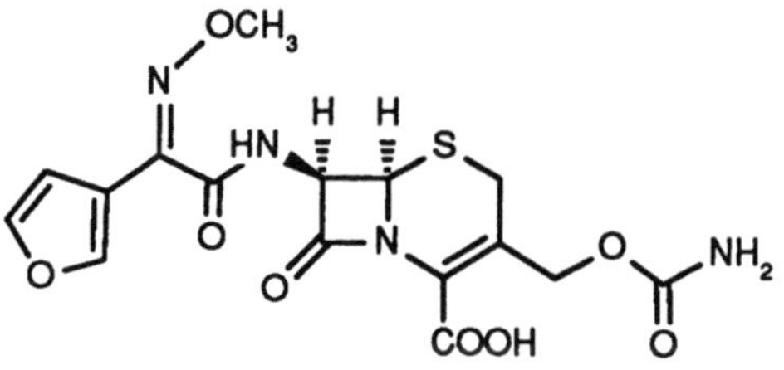

$C_{16}H_{16}N_4O_8S$

Cefuroxim wird im Organismus praktisch nicht metabolisiert (<5%)[1].
Die pharmakokinetischen Eigenschaften von Cefuroxim wurden an Mäusen, Ratten, Kaninchen und Hunden bestimmt. Die intramuskuläre und subcutane Injektion führt zu hohen Serumkonzentrationen. Nach oraler Gabe wird Cefuroxim kaum resorbiert. Nach intramuskulärer Injektion werden beim Menschen Serumspiegelmaxima wenige min später erreicht mit maximalen Werten von 45 µg/ml nach Injektion von 1500 mg und von etwa 25 µg/ml nach Injektion von 750 mg[2]. Die Eiweißbindung von Cefuroxim beträgt, mit unterschiedlichen Meßmethoden bestimmt, 26–33%[1,3]. Die Serumeliminationshalbwertszeit liegt durchschnittlich bei 70 min[1]. Cefuroxim wird innerhalb von 24 h zu über 95% über die Nieren ausgeschieden, der Hauptteil davon in den ersten 6 h (89%)[4].

1. Foord, R. D. (1976), Antimicrob. Agents Chemother. 9, 741.
2. O'Callaghan, C. H. (1976), Antimicrob. Agents Chemother. 9, 520.
3. O'Callaghan, C. H. (1975), J. Antimicrob. Chemother. 1, 1.
4. Simon, C. (1977), Klinikum der Christian-Albrechts-Universität Kiel, Univ. Kinderklinik 4/1977.

Chinidin 56-54-2 Antiarrhythmicum

6″-Methoxy-(9S)-cinchonan-9-ol
Chinidini sulfas (DAB 9)

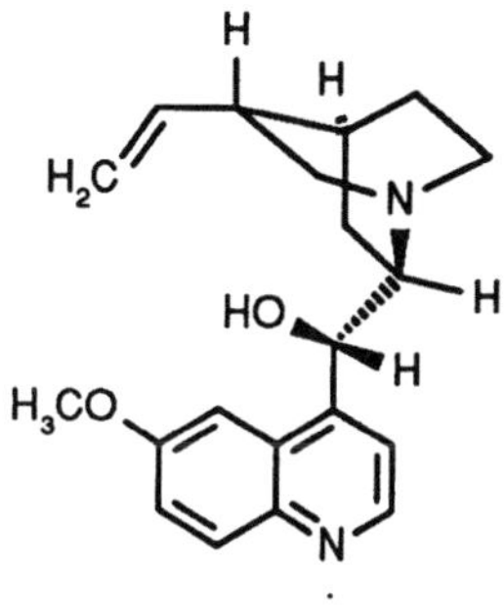

$C_{20}H_{24}N_2O_2$

Chinidin wird im Organismus durch Hydroxylierung zu stärker polaren Verbindungen metabolisiert. Der Abbau verläuft beim Menschen sowohl für Chinin als auch für Chinidin parallel auf 2 Wegen: Zum einen wird der Chinolin-Ring oxidiert (2), zum anderen das Monohydroxy-Derivat (3) als Nichtphenol-Metabolit gebildet, das in das Dihydroxy-Derivat (4) weiter überführt wird[1].

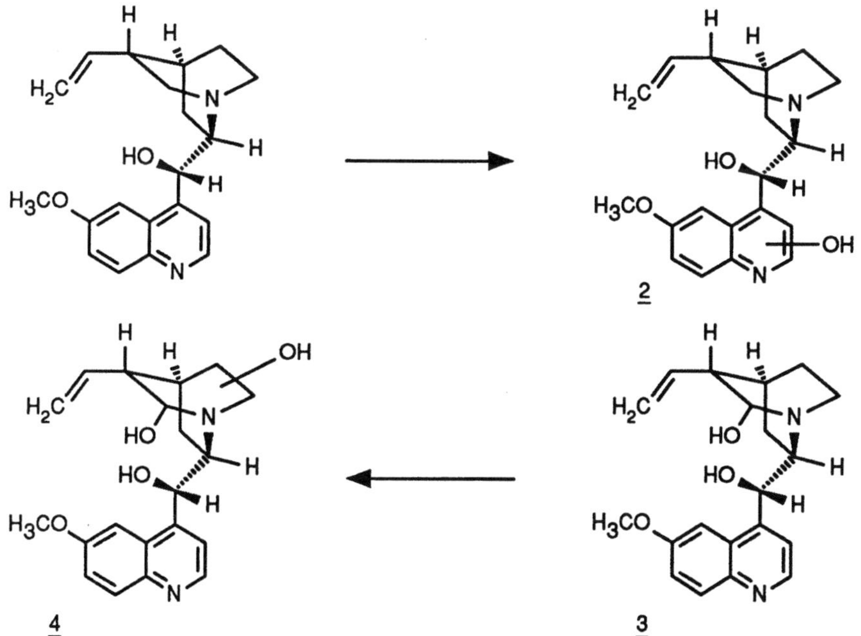

2

4

3

Nach Verabreichung von Chinidin (1 g morgens nach dem Frühstück) an Versuchspersonen wird innerhalb von 2 h die höchste Serumkonzentration erreicht, die in der Folgezeit stetig abfällt und 10 h nach der Applikation noch rund 64% des Maximalwertes ausmacht[2].
Nach Verabreichung eines Retardpräparats (Chinidin Duriles) wird die Maximalkonzentration, die um rund 21% niedriger liegt als nach Chinidin, erst nach 4 h erreicht, sie fällt dann während der nächsten 6 h nur unwesentlich ab. 10 h nach Versuchsbeginn liegt der Chinidin-Serumspiegel nur um 15,6% unter dem Maximalwert[2].

1. Brodie, B. B., Baer, J. E., Craig, L. C. (1951), J. Biol. Chem. 188, 567.
2. Zettner, H., Michel, D. (1971), Klin. Wochenschr. 49, 575.

Chloralhydrat 302-17-0 Hypnoticum, Sedativum

Chlorali hydras (DAB 9)
2,2,2-Trichlor-1,1-ethandiol

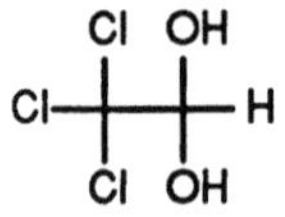

$$\mathrm{Cl_3C{-}CH(OH)_2}$$

$C_2\,H_3\,Cl_3\,O_2$

Chloralhydrat wird nicht, wie früher angenommen wurde, im Organismus zu Chloroform abgebaut. Die Wirkung beruht auf dem nach Dehydratisierung zum Aldehyd durch Reduktion in der Leber gebildeten Trichlorethanol, der wesentlich weniger wasserlöslich ist als das Chloralhydrat und eine 17mal größere Halbwertszeit hat. In geringerem Umfang entsteht die stark acide Trichloressigsäure[1].

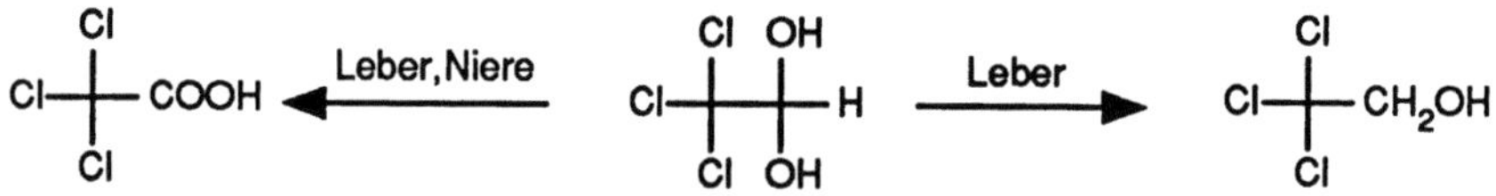

$$\mathrm{Cl_3C{-}COOH} \xleftarrow{\text{Leber, Niere}} \mathrm{Cl_3C{-}CH(OH)_2} \xrightarrow{\text{Leber}} \mathrm{Cl_3C{-}CH_2OH}$$

Trichloressigsäure	Chloralhydrat	entsprechendes
stark acid		Glucuronid
$t_{1/2}$ 4 d	$t_{1/2}$ 12 min	$t_{1/2}$ 211 min
5-47%		56%

Nach peroraler Aufnahme ist eine rasche Resorption zu verzeichnen. Der Wirkungseintritt erfolgt nach 30 min. Die Verteilung erstreckt sich auch auf Cerebrospinalflüssigkeit, Milch und Fetalblut.
Der Wirkstoff wird in Form seiner Metaboliten renal eliminiert. Chloralhydrat stimuliert die Lebermikrosomen, so daß bei Parallelmedikation andere Arzneimittel beschleunigt abgebaut werden. In Kombination mit gleichzeitig eingenommenem Alkohol kommt es auf Grund biochemischer Wechselwirkungen (Hemmung der Alkoholdehydrogenase durch Trichlorethanol) zu einer erhöhten Wirkdauer sowohl für den wirksamen Metaboliten als auch für Ethanol[2].
Die therapeutischen (a), toxischen (b) und letalen (c) Plasmaspiegel von Chloralhydrat in Humanplasma betragen für

a) 2–10 mg/l (als Trichlorethanol), b) ab 50 mg/l und c) ab 100 mg/l[3].

1. Oelschläger, H. (1978), Dtsch. Apoth. Ztg. 118, 836.
2. Harrer, G., Leutner, V. (1979), Schlaf und Pharmakon, Symposion 1978, Editiones Roche Basel, S. 283.
3. Pentz, R., Strubelt, O., Gehlhoff, C. (1979), Dtsch. Ärzteblatt 76, 2815.

Chlordiazepoxid	58-25-3	Tranquilizer
Chlordiazepoxid-HCl	438-41-5	

7-Chlor-2-methylamino-5-phenyl-3H-1,4-benzodiazepin-4-oxid
Chlordiazepoxidi hydrochloridum (DAB 9)

HN–CH3, N, N+, O-, Cl

$C_{16}H_{14}ClN_3O$

Tierexperimentellen Untersuchungen mit radioaktiv markiertem Chlordiazepoxid (1) zufolge werden nur geringe Mengen (1–2%) unverändert mit dem Harn ausgeschieden[1,2]. Wichtigster Metabolisierungsschritt ist die Spaltung zum Laktam Demoxepam (3)[3], der eine Desmethylierung (2) vorangeht[4]. Weiterhin bildet sich unter Ringöffnung das offene Laktam (4)[5]. Das Laktam liegt zu etwa 10% vor. 70% der Harnausscheidungsprodukte sind schwache Säuren.

Bei Untersuchungen mit ^{14}C-markiertem Chlordiazepoxid konnte kein über die Lungen abgeatmetes $^{14}CO_2$ festgestellt werden, das bei einem oxidativen Abbau des 7-Rings auftreten müßte[2,5]. Ein weiterer Abbauweg führt über das Desmethyldiazepam (6) weiter zum Oxazepam.

Demoxepam

Oxazepam

Oxazepam-Glucuronid

Ein Teil der Metaboliten liegt als Glucuronid vor[6]. Die Umwandlung von 1 zu seinem Abbauprodukt 5 scheint offenbar in Lösung, insbesondere auch im Harn, sehr schnell zu erfolgen. Man muß damit rechnen, daß - insbesondere wenn der Harn längere Zeit gestanden hat, bis er zur Untersuchung gelangt - eventuell noch vorhandene intermediäre Ausscheidungsprodukte bereits in die Verbindung 5 übergeführt worden sind[7].
Meßbare Konzentrationen finden sich nach peroraler Gabe von 200 mg/kg KG an Ratten und 20 mg/kg KG an Hunde über 48 h im Plasma. Bei Rat-

ten ist die Konzentration im Hirn etwa der im Plasma vergleichbar, während in der Leber, der Niere, dem Herzen, der Milz sowie im Fettgewebe höhere Werte gefunden werden. Der Gehalt in der Muskulatur liegt deutlich niedriger. Die Halbwertszeit der Ausscheidung beträgt beim Hund etwa 1 Tag, ca. 1% der verabreichten Dosis werden bei dieser Tiergattung im Harn wiedergefunden. Bei Ratten werden 6% wiedergefunden. Nach einmaliger Gabe von 15 mg ^{14}C-Chlordiazepoxid mit einer Aktivität von 45 mCi an einen Menschen zeigt die Verfolgung der Plasmaaktivität, daß der Mensch gegenüber der Ratte eine deutlich längere Verweilzeit aufweist[2)]. Die Halbwertszeit der Gesamt-^{14}C-Aktivität beträgt 40-50 h, die des unveränderten Wirkstoffs wird auf 25 h geschätzt. Die Ausscheidung des ^{14}C im Harn zeigt eine Halbwertszeit von 70 h. 60% der Dosis der Aktivität werden im Verlauf von 2 Wochen im Harn wiedergefunden. 20% waren über 10 Tage in den Faeces aufgefunden worden. Die Beobachtung der Ausscheidungsdauer bei 6 Versuchspersonen nach einmaliger Dosis von je 100 mg Chlordizepoxid-HCl führte zu folgendem Ergebnis: Bei sämtlichen Probanden ließ sich die Ausscheidung über 108 h beobachten. Bei 4 Personen davon konnte die Ausscheidung sogar über 228 h und bei einer Person bis zu 264 h verfolgt werden[7)]. Die Gesamt-Chlordiazepxid-Ausscheidung betrug bei diesen 6 Versuchspersonen im Mittel 7,50 mg, (etwa 7,5% der eingegebenen Dosis). Nach einmaliger Wirkstoffzufuhr scheint zunächst eine gewisse Speicherung im Organismus zu erfolgen, denn die Ausscheidung setzt langsam ein. Erst nach 36 h erreicht sie ihren Höhepunkt, um dann langsam abzuklingen. Nach Verabreichung einer Einzeldosis von 5 mg wurden im Plasma bis zu 17 µg%, nach einer Einzeldosis von 50 mg bis zu 689 µg% gefunden[8)]. Chlordiazepoxid wird mit einer Halbwertszeit von etwa 10 h vollständig zur Desmethylverbindung metabolisiert, welche, wie auch die weiteren Folgeprodukte Demoxepam und Desmethyldiazepam, eine längere Halbwertszeit besitzt als die Ausgangsverbindung ($t_{½}$ von 3: ca. 45 h, $t_{½}$ von 6: ca. 50-100 h)[9)]. Die a) therapeutischen, b) toxischen und c) letalen Plasmaspiegel für Chlordiazepoxid in Humanplasma betragen für a) 0,4-3,0 mg/l, für b) ab 5 mg/l und für c) ab 20 mg/l[10)].

1. Randall, L. O., Schallek, W., Heise, G. A., Keith, E. F., Bagdon, R. E. (1960), J. Pharmacol. Exp. Therap. 129, 163.
2. Koechlin, B. A., Schwartz, M. (1961), Fed. Proc. 20, 171.
3. Koechlin, B. A., D'Arconte, L. (1963), Anal. Biochem. 5, 195.
4. Schwartz, M. A., Postma, E. (1966), J. Pharm. Sci. 55, 1368.
5. Koechlin, B. A., Schwartz, M. A., Krol, G., Oberhansli, W. (1965), J. Pharmacol. Exp. Therap. 148, 399.
6. Bäumler, J., Rippstein, S. (1961), Helv. Chim. Acta 44, 2208.
7. Pribilla, O. (1964), Arzneim.Forsch. 14, 723.
8. Zingales, J. A. (1971), J. Chromatogr. 61, 237.
9. Wendt, G. (1982), Apoth. J. 22, Heft 10.
10. Pentz, R., Strubelt, O., Gehlhoff, C. (1979), Dtsch. Ärztebl. 76, 2815.

Chlormezanon	80-77-3	Muskelrelaxans

2-(4-Chlorphenyl)-3,4,5,6-tetrahydro-3-methyl-2H-1,3-thiazin-4-on-1,1-dioxid

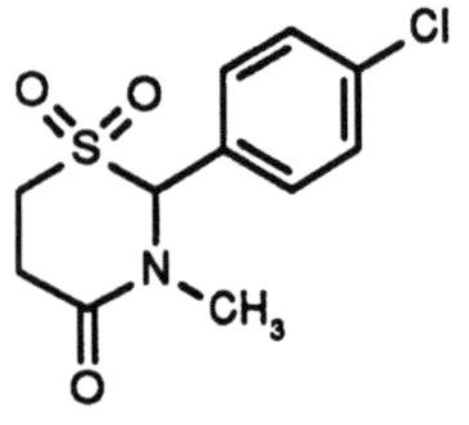

$C_{11}H_{12}ClNO_3S$

Nach oraler Gabe von 400 mg Chlormezanon (Muskel-Trancopal) wurden im Urin von Probanden 6 Metaboliten aufgefunden [1]. Wenigstens ein Teil der Metaboliten wird durch nichtenzymatische Hydrolyse im Magen gebildet. Im Gegensatz zu früher publizierten Angaben [2] konnte weder im Plasma noch im Urin der unveränderte Wirkstoff nachgewiesen werden. Der Hauptmetabolit im Plasma wird durch Spaltung der Amid-Bindung des heterozyklischen Rings gebildet. Dieses Derivat entsteht auch bei der **in vitro** Hydrolyse von Chlormezanon bei pH 1. Strukturell ist es Baclofen sehr ähnlich. Etwa 40% der eingenommenen Dosis werden mit dem Urin ausgeschieden. Hauptmetabolit im Urin ist die 4-Chlorhippursäure (4). Zusätzlich lassen sich 4-Chlorbenzoyl-N-methylamid (6), 4-Chlorbenzoesäure (3), N-Methylimino-4-chlorbenzaldehyd (5), 4-Chlorbenzaldehyd (2) und „hydrolysiertes" Chlormezanon (1) nachweisen, so daß sich folgendes Metabolisierungsbild ergibt:

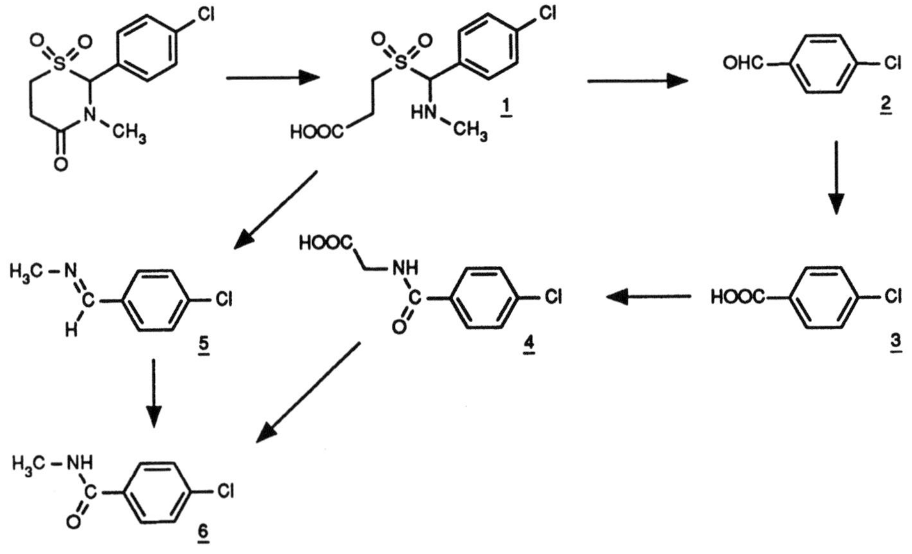

2 h nach der oralen Gabe von 400 mg Chlormezanon wird ein Spitzenplasmawert von 4–5 µg/ml erreicht[2]. Die Plasmakonzentrationen fallen ab mit einer Halbwertszeit von 19–24 h[2,3]. Untersuchungen an Ratten zeigten, daß der Wirkstoff nahezu gleichartig verteilt wird zwischen den Kompartimenten Blut und Gewebe[2]. Die Serumeiweißbindung beträgt (beim Pferd ermittelt) etwa 48%. Nahezu 1–2% der Dosis werden unverändert mit dem Urin ausgeschieden[2]. Etwa 40% der Dosis werden innerhalb von 3 Tagen in Form von Ether-extrahierbaren chloridhaltigen Säuren eliminiert[2].

1. Köppel, C., Tenczer, J., Wagemann, A. (1986), Arzneim.Forsch. 36 (II), 1116.
2. McChesney, E. W., Banks, W. F., Portman, G. A., Crain, A. V. R. (1967), Biochem. Pharmacol. 16, 813.
3. Ohya, K., Shintaui, S., Suzuki, W., Sano, M. (1980), J. Chromatogr. 221, 67.

Chloroquin	54-05-7	Antimalariamittel, Amoebiasis,
Chloroquinsulfat	132-73-0	Antirheumaticum

7-Chlor-4-(4-diethylamino-1-methylbutylamino)-chinolin

$C_{18}H_{26}ClN_3$

Chloroquin wird mit dem Urin hauptsächlich unverändert (42%)[1,2] und als Desethylchloroquin (1), Didesethylchloroquin (2) und 4-Amino-7-chlorchinolin (7) ausgeschieden[3-8]. Zusätzlich wurden ein Carbonsäure-Derivat (4), ein N-Oxid (8) sowie ein Di-N-Oxid (9) beschrieben[3,6,7]. In weiteren Untersuchungen wurden die bislang nicht bekannten Metaboliten 3,5 und 6 aufgefunden[9,10]. Der Metabolit 3 wird durch Acetylierung von Didesethylchloroquin mit Hilfe von N-Acetyltransferasen gebildet. Für die Genese des Metaboliten 5 sind 2 Wege denkbar: Er kann durch enzymvermittelten Ringschluß aus 4 oder aber durch die Oxidation des als Intermediat gebildeten Fünfring-Alkohols gebildet werden. Der Fünfring-Alkohol entsteht durch intramolekulare Zyklisierung eines Aldehyds, der als solcher nicht faßbar ist. Das Zyklisierungsprodukt des Aldehyds kann sich durch eine Wasserabspaltung weiter zu einem Enamin stabilisieren. Hierdurch entsteht der Metabolit 6. Ein in der Literatur[3] beschriebener Metabolit (10) konnte in 11 Urinproben verschiedener Patienten mit GC/MS nicht nachgewiesen werden[9].

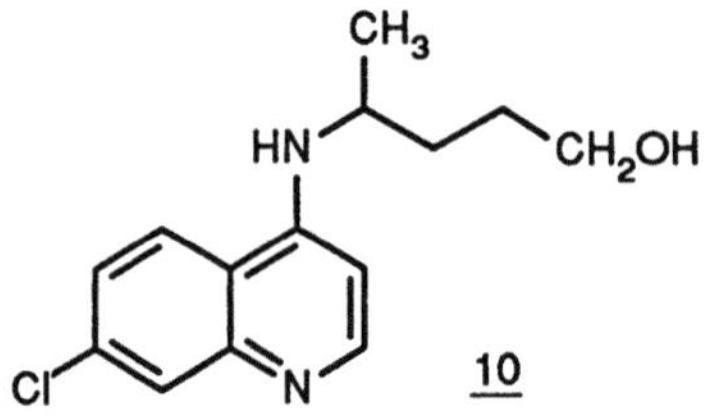

10

Somit läßt sich der Metabolismus des Chloroquins wie folgt darstellen[9]:

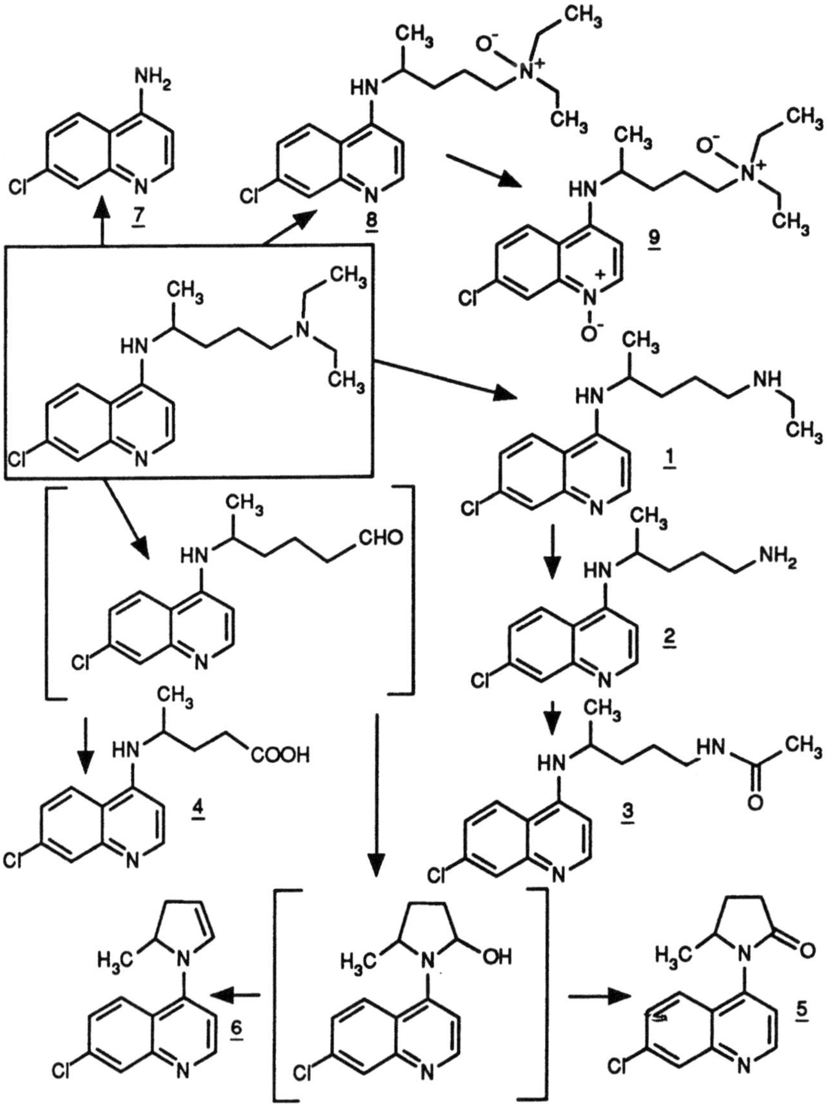

7

8

9

1

2

3

4

6

5

Chloroquin-Urinkonzentrationen zeigen eine sehr große Schwankungsbreite. Hierfür sind hauptsächlich die Höhe der Chloroquin-Dosis und die Zahl der vorangegangenen Chloroquin-Gaben verantwortlich. Der Hauptmetabolit 1, der etwa 20-40% der Intensität des Chloroquins aufweist, konnte in allen (von 11 untersuchten) Urinproben nachgewiesen werden. Die anderen Metaboliten hatten - bezogen auf die Ausgangsverbindung - eine deutlich geringere Intensität (<5%). Das schwer gaschromatographierbare Didesethylchloroquin (2) war in 10 von 12 Urinproben nachweisbar. Der bislang unbekannte Metabolit 3 konnte dagegen in allen Proben identifiziert werden. Die Carbonsäure (4) war in 8 Extrakten nach Methylierung detektierbar. Die Metaboliten 5 und 6, die bisher nicht bekannt waren, konnten in 8 von 11 Urinproben nachgewiesen werden. Das 4-Aminochlorchinolin (7) sowie das N-Oxid (8) waren ebenfalls in 8 von 11 Proben identifizierbar. Der Nachweis von Spuren des Di-N-Oxids (9) gelang nur bei den Urinproben mit den höchsten Chloroquin-Konzentrationen [9)].

Die Metaboliten 5 und 6 haben einen Anteil an der Chloroquin-Urin-Konzentration von maximal 2%.

Nach einer täglichen peroralen Dosis von 50, 100, 200 und 300 mg Chloroquin wurden Steady-state-Plasmakonzentrationen von 0,022, 0,049, 0,110 und 0,176 µg/ml bestimmt [11)]. Bei den genannten Dosierungen beträgt die Plasma-Halbwertszeit 2,5-5 Tage. Bei einer peroralen Gabe von 500 mg Chloroquin/Woche ergaben sich Plasmakonzentrationen zwischen 0,012 und 0,094 µg/ml [12)]. In einer anderen Studie wurden bei einer täglichen Gabe von 250 mg per os Serumkonzentrationen von 0,2-0,4 µg/ml gemessen [13)]. Bei 8 Erwachsenen mit therapeutischer Chloroquin-Medikation wurden postmortal die folgenden Gewebespiegel bestimmt: 0,5-7,5 µg/g Gehirn, 4,3-58 µg/g Leber und 0,6-5,8 µg/g Niere [11)]. Diese Werte machen die ungewöhnlich hohe Affinität zur Leber deutlich.

Die Halbwertszeiten nach oralen Dosierungen von 150, 300 und 600 mg Chloroquin wurden mit 544 h, 641 h bzw. 762 h bestimmt. Die Halbwertszeit des Hauptmetaboliten Desethylchloroquin (1) betrug für die 3 Dosierungen 693, 1155 und 1328 h [8)]. Bei 10 Kindern, die an Malaria erkrankt waren, wurde nach einer Dosis von 25 mg/kg KG tgl. die Plasmahalbwertszeit mit 135 ± 9 h für Chloroquin ermittelt [14)].

1. McChesney, E. W. et al. (1966), J. Pharmacol. Exp. Ther. 151, 482.
2. McChesney, E. W. et al. (1967), Toxicol. Appl. Pharmacol. 10, 501.
3. Kuroda, K. (1962), J. Pharmacol. Exp. Ther. 137, 156.
4. Rubin, M., Bernstein, H. N., Zwaifler, N. J. (1963), Arch. Ophthalmol. 70, 474.
5. Zwaifler, N. J., Rubin, M. (1963), Arthritis Rheum. 6, 799
6. Essien, E. E. (1978), Nig. J. Pharm. 9, 63.
7. Essien, E. E., Afamefuna, C. C. (1982), Clin. Chem. 28, 1148.
8. Frisk-Holmberg, M., Berquist, Y. (1982), Gastroenterology 83, 624.
9. Köppel, C., (1986), Dissertation, Freie Universität Berlin, Medizinische Fachbereiche.
10. Köppel, C., Tenczer, J., Ibe, K. (1987), Arzneim.Forsch. 37 (I), 208.
11. Baselt, C. (1982), Disposition of toxic drugs and chemicals in man, Biomedical Publications, Davis, Calif.

12. McChesney, E. W., Banks, W. F., McAuliff, I. P. (1962), Antibiot. Chemotherap. 12, 583.
13. Gustafsson, C. et al. (1983), Br. J. Clin. Pharmacol. 15, 471.
14. Adelusi, S. A. et al. (1982), Br. J. Clin. Pharmacol. 14, 483.

Chlorphenoxamin 77-38-3 Antihistaminicum

2-(4-Chlor-α-methyl-α-phenylbenzyloxy)-N,N-dimethylethylamin

Cl

H_3C

N – CH_3

H_3C — O

$C_{18}H_{22}ClNO$

Der Metabolismus ähnelt dem der strukturell verwandten Antihistaminica Diphenhydramin und Doxylamin. Primär erfährt Chlorphenoxamin Veränderungen am N-Atom sowie eine Spaltung der Etherbindung, wobei Desmethylchlorphenoxamin, Chlorphenoxamin-N-Oxid und Chlorphenylphenylethanol gebildet werden. Das Desmethylchlorphenoxamin wird dann hydroxyliert, wobei ein Monohydroxy- und ein Dihydroxy-Derivat entstehen. Das 2fach hydroxylierte Produkt wird methyliert und in das p-Hydroxy-m-methoxy-Derivat umgewandelt. Die entstehenden Monohydroxy- und Dihydroxy-Derivate des Chlorphenylphenylethanol wurden ebenfalls nachgewiesen [1] (s. S. 139/140).

Die Hauptabbauwege sind somit:

- N-Desmethylierung,
- oxidative Desalkylierung mit Bildung eines Alkohol- und Carbonsäure-Derivats,
- Spaltung der Etherbrücke und
- Ringhydroxylierung des Phenyl-Rings.

Eine weitere Publikation befaßt sich mit dem Metabolismus beim Menschen [2].
Eine GC-Methode zur Bestimmung der Chlorphenoxamin-Plasmaspiegel ergab, daß 30 min, 60 min, 120 min, 240 min, 480 min und 1200 min nach oraler Gabe von 40 mg durch gesunde Versuchspersonen die Werte noch unterhalb der Nachweisgrenze der Methode von 10 ng/ml lagen [2].

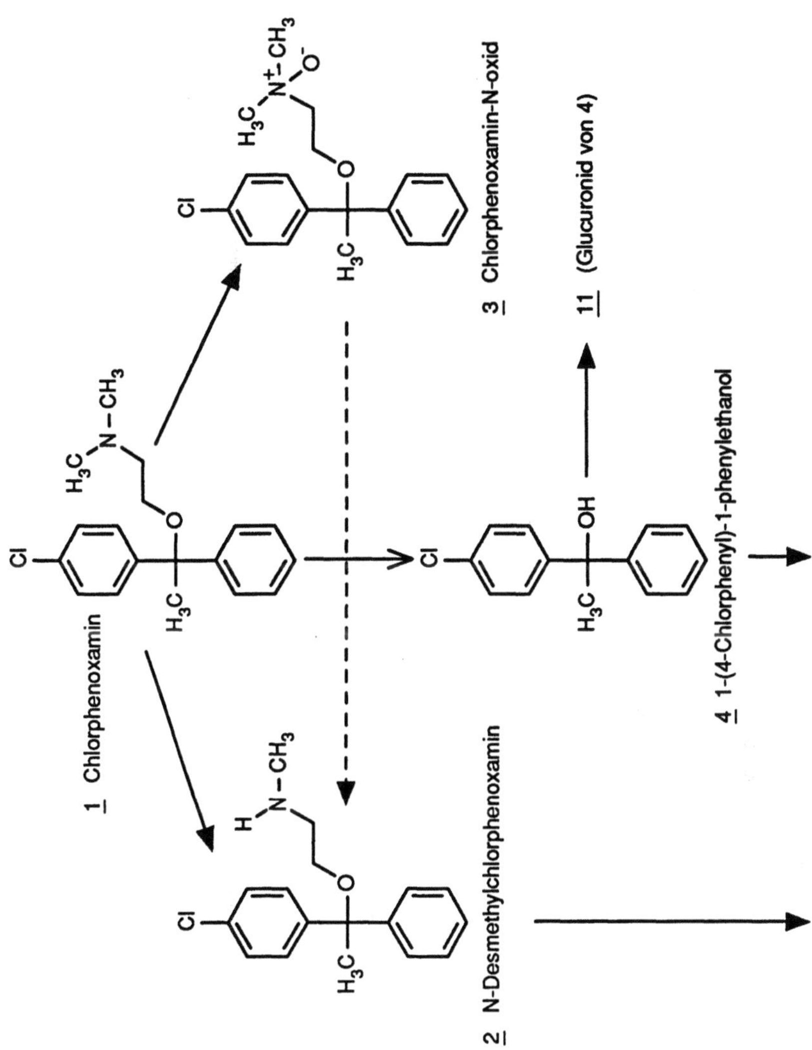

1. Goenechea, S., Rücker, G., Brzezinka, H., Hoffmann, G., Neugebauer, M., Pyzik, Th. (1987), Arzneim.Forsch. 37 (II), 854.
2. Köppel, C., Tenczer, J., Arndt, I., Ibe, K. (1987), Arzneim.Forsch. 37 (II), 1062.

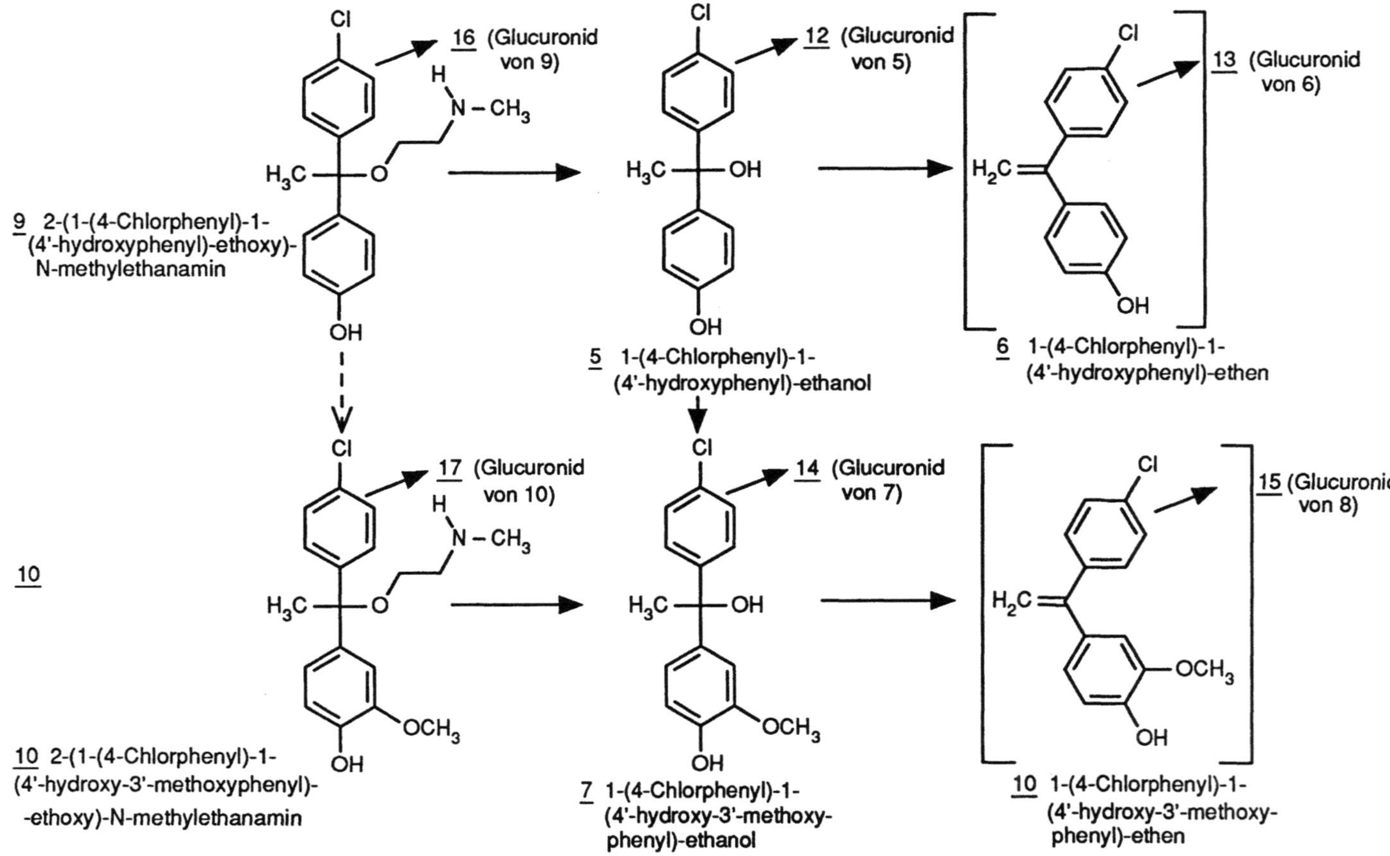

16 (Glucuronid von 9)
12 (Glucuronid von 5)
13 (Glucuronid von 6)
9 2-(1-(4-Chlorphenyl)-1-(4'-hydroxyphenyl)-ethoxy)-N-methylethanamin
5 1-(4-Chlorphenyl)-1-(4'-hydroxyphenyl)-ethanol
6 1-(4-Chlorphenyl)-1-(4'-hydroxyphenyl)-ethen
17 (Glucuronid von 10)
14 (Glucuronid von 7)
15 (Glucuronid von 8)
10
10 2-(1-(4-Chlorphenyl)-1-(4'-hydroxy-3'-methoxyphenyl)-ethoxy)-N-methylethanamin
7 1-(4-Chlorphenyl)-1-(4'-hydroxy-3'-methoxy-phenyl)-ethanol
10 1-(4-Chlorphenyl)-1-(4'-hydroxy-3'-methoxy-phenyl)-ethen

Chlorpromazin 50-53-3 Neurolepticum

2-Chlor-10-(3-dimethylaminopropyl)phenothiazin

$C_{17}H_{19}ClN_2S$

Beim Menschen ist der Übergang von Grundbasen in desmethylierte Formen (Nor_1- und Nor_2-Formen, vgl. Abb.) ein vorherrschender Abbauvorgang, der vermutlich über die Stufe eines N-Oxids verläuft. Die Entstehung eines Phenothiazinsulfoxids während des oxidativen Abbaus von Phenothiazin-Verbindungen setzt die vollständige Abspaltung der basischen Seitenkette voraus. Bei den Untersuchungen über den Metabolismus von Chlorpromazin sind eine Vielzahl von Abbauprodukten nachgewiesen worden[1-4]. Sie lassen sich zusammenfassend wie folgt darstellen[5]:

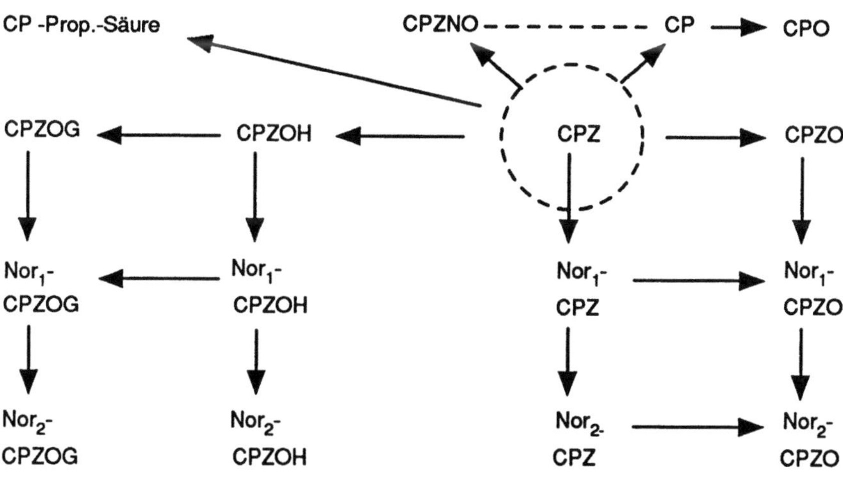

CPZ	=	Chlorpromazin	OH	=	3-Hydroxy-Verbindung
CP	=	Chlorphenthiazin	OG	=	3-Glucuronid-Verbindung
NO	=	N-Oxid-Verbindung	Nor_1	=	Monodesmethyl-Verbindung
O	=	5-Oxid-Verbindung	Nor_2	=	Bisdesmethyl-Verbindung

Somit erweist sich die biologische Oxidation von Phenothiazin-Basen allgemein, hier insbesondere des Chlorpromazins, von überraschender Vielfältigkeit. Sie umfaßt neben Sulfoxidation, Kernhydroxylierung und Glucuronidierung auch oxidative Vorgänge an der Seitenkette, die von der Desmethylierung und Desalkylierung über die Desaminierung bis zur vollständigen Seitenkettenabspaltung (Desaminoalkylierung) reichen, wie das nachfolgende Schema zeigt:

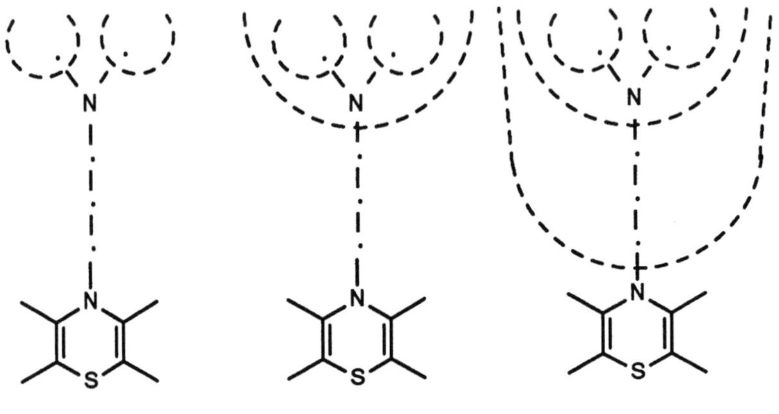

Desalkylierung Desaminierung Desaminoalkylierung

Etwa gleichzeitig wurde von verschiedenen Seiten der feinere Mechanismus des oxidativen Abbaus von Phenothiazinbasen, der über radikalische Intermediärformen oder Halbstufen der Oxidation führt, beschrieben[6-8].

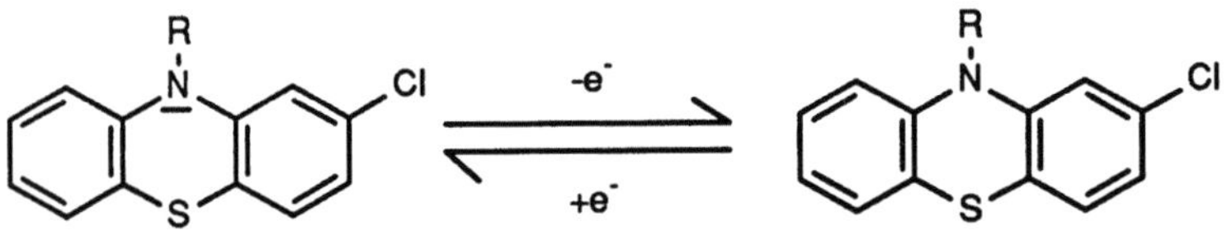

$-e^-$ / $+e^-$

Der beim Abbau entstehende radikalische, positiv geladene Zustand verleiht den Phenothiazin-Basen einen Doppelcharakter, indem sie einmal als Reduktionsmittel, die unter Elektronenabgabe zum Sulfoxid oxidiert werden, reagieren, zum anderen sind sie auch Oxidationsmittel, indem sie durch Elektronenaufnahme in den Basengrundzustand zurückkehren.
Über die quantitativen Verhältnisse informiert die nachstehende Tabelle[9] (Metabolitenkonzentrationen in ng/ml Blut bei Patienten mit einer chronischen Schizophrenie, die Chlorpromazin erhalten hatten):

Metabolit	Patient							
	F. S.	B. A.	I. G.	J. H.	C. D.	B. G.	C. H.	L. M.
		Dosis						
	Montag Mittwoch Freitag	täglich						
	400 mg	400 mg	500 mg	600 mg	600 mg	900 mg	1000 mg	1500 mg
Monodesmethyl-chlorpromazin	32	25	6	7	25	8	83	53
Didesmethyl-chlorpromazin	83	67	104	50	67	37	71	40
Monodesmethyl-chlorpromazin-sulfoxid	28	NB	7	22	NB	30	25	133
Didesmethylchlor-promazinsulfoxid	NB	NB	10	47	NB	50	30	162
7-Hydroxymonodes-methylchlorproma-zin	NB	83	71	81	88	92	167	421
7-Hydroxydidesme-thylchlorpromazin	42	73	108	43	41	170	98	503
7-Hydroxymonodes-methylchlorproma-zinsulfoxid	87	NB	NB	3	NB	NB	NB	13
7-Hydroxy-didesmethylchlor-promazinsulfoxid	67	NB	NB	NB	156	83	115	NB
7-Hydroxy-chlorpromazin	NB	107	NB	66	213	160	83	108
7-Hydroxychlor-promazinsulfoxid	NB	50	NB	NB	53	37	46	23

NB = Nicht bestimmbare Konzentration, die weniger als 3–30 ng beträgt, berechnet auf die Ausbeute ihres Dansylates.

Ähnliche Untersuchungen sind auch von anderer Seite beschrieben worden [10].

Studien an der isolierten, perfundierten Rattenleber zeigten, daß währenddessen schon die wichtigsten Biotransformationsschritte wie N-Desmethylierung, Sulfoxidation, aromatische Hydroxylierung und Glucuronsäurekonjugation zu verzeichnen sind [11].

Vergleichende pharmakologische Untersuchungen von 10 mono- und disubstituierten Hydroxy-Chlorpromazin-Metaboliten an männlichen Ratten und Mäusen ergaben, daß die 3,7-Dihydroxy-Chlorpromazin-Verbindung im Ver-

gleich die stärkste Wirkung zeigte, allerdings 2mal so toxisch wie Chlorpromazin bei Mäusen ist[12].
Die a) therapeutischen, b) toxisichen und c) letalen Plasmaspiegel von Chlorpromazin in Humanplasma betragen für a) 0,1-0,5 μg/ml, für b) ab 1 μg/ml und für c) ab 3 μg/ml[13].

1. Goldenberg, H., Fishman, V. (1961), Proc. Soc. Exp. Biol. Med. 108, 178.
2. Goldenberg, H., Fishman, V. (1964), Proc. Soc. Exp. Biol. Med. 115, 1044.
3. Fishman, V., Goldenberg, H. (1962), Proc. Soc. Exp. Biol. Med. 109, 548.
4. Beckett, A. H., Beaven, M. A., Robinson, A. E. (1963), Biochem. Pharmacol. 12, 779.
5. Bodea, C., Silberg, I. (1968), Adv. Heterocycl. Chem. 9, 332.
6. Forrest, I. S., Forrest, F. M., Berger, M. (1958), Biochim. Biophys. Acta 29, 441.
7. Shine, H. J., Mach, E. E. (1965), J. Org. Chem. 30, 2130.
8. Shine, H. J. (1967), Organosulfur Chemistry 6, Janssen, M. J., Ed. Interscience, New York, N. Y.
9. Kaul, P. N., Conway, M. W., Ticku, M. K., Clark, M. L. (1972), J. Pharm. Sci. 61, 581.
10. Turner, W. J., Turano, P. A., March, J. E. (1970), Clin. Chem. 16, 916.
11. Cordelli, A., Ferrari, M., Savonitto, E. (1969), Arch. Int. Pharmacodyn. Ther. 180, 121.
12. Buckley, J. P., Steenberg, M. L., Barry, H., Manian, A. A. (1973), J. Pharma. Sci. 62, 715.
13. Pentz, R., Strubelt, O., Gehlhoff, C. (1979), Dtsch. Ärztbl. 76, 2815.

Chlorprothixen | 113-59-7 | Neurolepticum, Sedativum

(Z)-2-Chlor-N,N-dimethylthioxanthen-Δ^9-propylamin

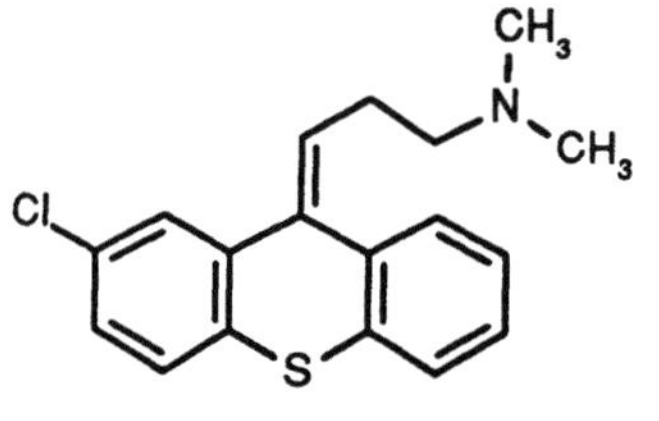

$C_{18}H_{18}ClNS$

Nach peroraler Applikation wird Chlorprothixensulfoxid (2) ausgeschieden. Bei längerer Einnahme von 300 mg des Wirkstoffs pro Tag werden innerhalb von 24 h 6-29% der Tagesdosis in Form dieses Metaboliten mit dem Harn und 0-41% mit dem Kot eliminiert[1]. Im Urin von Menschen und Ratten wurden später weitere Chlorprothixen-Metaboliten aufgefunden. Metabolit 3 erwies sich als Desmethyl-Chlorprothixensulfoxid, Metabolit 4 als ein Chlorprothixensulfoxid-N-oxid. Metabolit 2 tritt in etwa doppelter Konzentration im Verhältnis zu den Metaboliten 3 und 4 auf[2].

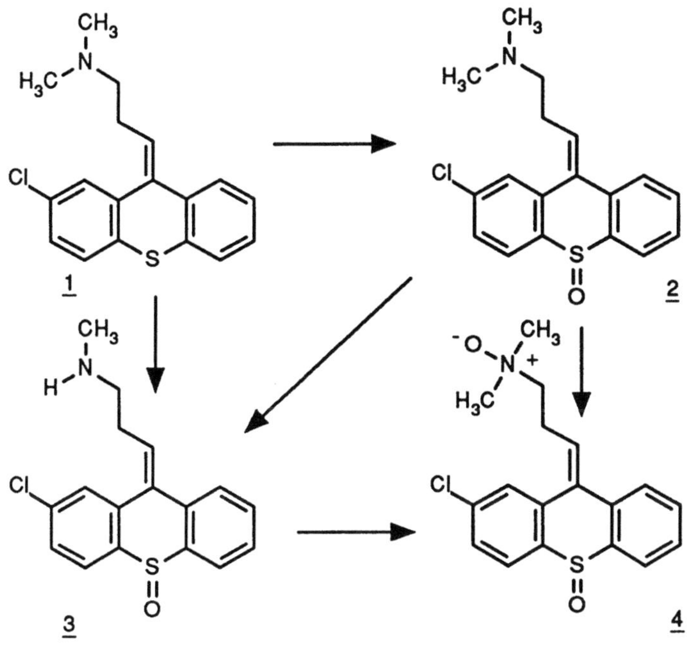

Die Zunahme der Wasserlöslichkeit der Chlorprothixen-Metaboliten im Vergleich zur Ausgangsverbindung läßt sich unter anderem aus den ermittelten Verteilungskoeffizienten der Verbindungen in Zweiphasensystemen erkennen. Die im System Heptan (He)/Phosphatpuffer (Pho) pH 7,3 ermittelten Daten sind nachstehend wiedergegeben [2]:

	$\frac{c_{He}}{c_{Pho}}$
Chlorprothixen	>100
Chlorprothixensulfoxid (2)	1,0
Desmethyl-Chlorprothixensulfoxid (3)	0,08
Chlorprothixensulfoxid-N-oxid (4)	$<0{,}001$

(Der Wert für 4 wurde aus Versuchen mit Amitriptylin und Amitriptylin-N-Oxid geschätzt, da synthetisches 4 nicht zur Verfügung stand).

Bemerkenswert sind die noch relativ große Lipoidlöslichkeit von 2 und die beträchtliche Zunahme der Wasserlöslichkeit dieses Sulfoxids durch Abspaltung einer Methyl-Gruppe.

Das Vorkommen von 3 als Abbauprodukt des Chlorprothixens ist insofern nicht überraschend, als bei den meisten eingehender untersuchten Präparaten dieses Typs die Monodesmethyl-Derivate als Harnmetaboliten aufgefunden worden sind, nämlich beim Imipramin, Chlorpromazin, Amitriptylin und

Dimethyltryptamin. Weiterhin zeigte es sich auch hier, daß die N-Oxid-Bildung als typische Detoxikationsreaktion dieser Präparate zu gelten hat, indem neben den N-Oxiden des Chlorpromazins und Imipramins auch ein N-Oxid-Derivat des Chlorprothixens als Metabolit aufgefunden werden konnte.
Der Metabolismus dieses Pharmakons erfolgt vorzugsweise in der Leber. Erste orientierende Untersuchungen an der perfundierten Rattenleber zeigten [2], daß nach 2maliger Leberpassage die gleichen Metaboliten, die im Harn nachgewiesen worden sind, auftreten.
Die a) therapeutischen, b) toxischen und c) letalen Plasmaspiegel für Chlorprothixen in Humanplasma betragen für a) 0,04–0,2 mg/l, für b) ab 0,4 mg/l und für c) ab 0,8 mg/l [3].

1. Allgén, L. G., Jönsson, B., Nauckhoff, B., Andersen, M. L., Huus, J., Möller-Nielsen, J. (1960), Experientia 16, 325.
2. Raaflaub, J. (1967), Arzneim.Forsch. 17, 1393.
3. Pentz, R., Strubelt, O., Gehlhoff, C. (1979), Deutsches Ärztebl. 76, 2815.

Cimetidin	51481-61-9	H_2-Rezeptor-Antagonist, Ulcustherapeuticum

1-Cyan-2-methyl-3-(2-{[(5-methylimidazol-4-yl)methyl]thio}ethyl)guanidin

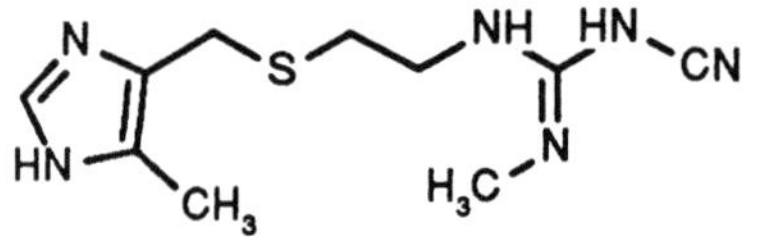

$C_{10}H_{16}N_6S$

Der nahezu ausschließlich mit dem Urin ausgeschiedene Wirkstoff (1) wird überwiegend unverändert (60–80%) eliminiert, 10–20% der ursprünglichen Dosis bilden den Hauptmetaboliten, das Sulfoxid (2) [1,2]. Das Verhältnis des Sulfoxid-Anteils scheint – unabhängig von Applikationsart und Höhe der Dosierung – unverändert zu bleiben, obwohl nach oralen Dosen von 400 mg und 800 mg zunehmende Mengen anderer Metaboliten im Urin auftreten. Als solche konnten das 5-Hydroxymethyl-Derivat (3) und das Guanylharnstoff-Derivat (4) identifiziert werden. Wahrscheinlich sind letztere keine echten Metaboliten.

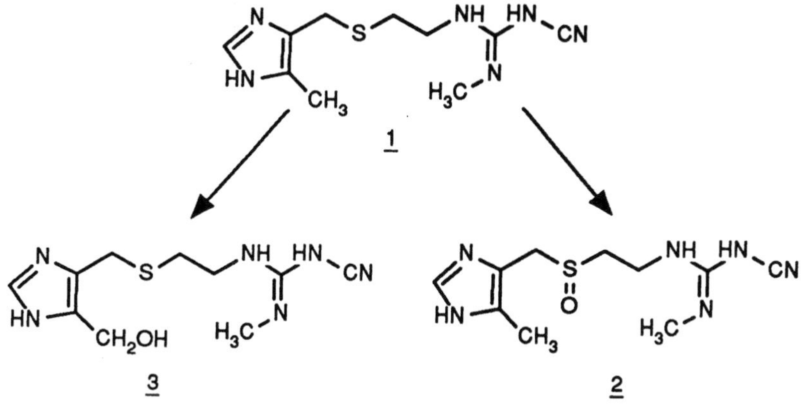

Die orale Gabe von 200 mg Cimetidin führt nach 45-90 min bei nüchternen Probanden zu Blutspiegeln von 1,03 ± 0,24 µg/ml. Eine 400 mg Dosis führt dagegen unter Nüchternbedingungen bei den gleichen Probanden 45-105 min nach Applikation zu einem Anstieg der Cimetidin-Blutspiegel auf 1,84 ± 0,31 µg/ml. Gelegentlich konnte bei nüchternen Probanden nach oraler Gabe ein zweiter Gipfel festgestellt werden, der gewöhnlich 60-90 min nach dem ersten auftrat. Hieraus ergibt sich, daß das Duodenum einer der Hauptresorptionsorte des Cimetidins ist und das Ileum beim Menschen der zweite Hauptresorptionsort [3)].

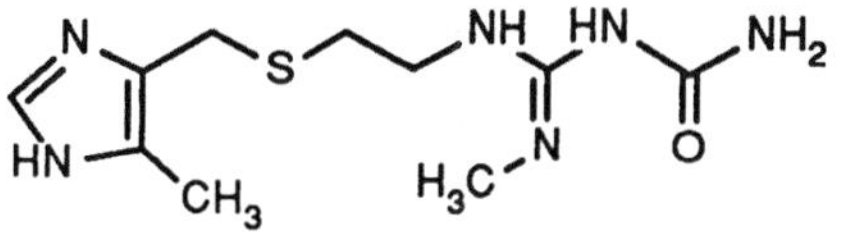

Beim Menschen ist der enterohepatische Kreislauf wahrscheinlich nicht von großer Bedeutung, da die Menge des über die Galle ausgeschiedenen Cimetidins im Vergleich zur applizierten Dosis extrem gering ist. Nur 2,2 mg einer Dosis von 800 mg werden über die Galle ausgeschieden [4)].

Nach intravenöser Applikation von ^{3}H-Cimetidin wurde die Ausscheidungshalbwertszeit mit 123 ± 12 min bestimmt [2)].

1. Griffiths, R., Lee, R. M., Taylor, D. C. (1977), Kinetics of Cimetidine in Man and experimental animals, in Cimetidine, Edit. Burland, W. L., Simkins, M. A., Exerpta Medica, Amsterdam, S. 38.
2. Burland, W. L., Duncan, W. A. M., Hesselbo, T., Mills, J. G., Sharpe, P. C., Haggie, S. J., Wyllie, J. H. (1975), Br. J. Clin. Pharmac. 2, 481.
3. Bodemar, G., Norlander, B., Fransson, L., Walan, A. (1977), Scand. J. Gastroenterol. 12, Suppl. 45, 10.
4. Spence, R. W., Celestin, L. R., De la Guardia, R. MacMullen, C. A., McCormick, D. A. (1977), Beitrag Biliary Secretion of Cimetidine in Man, Edit. Burland, W. L., Simkins, M. A., Exerpta Medica, Amsterdam, S. 81.

Ciprofibrat 52214-84-3 Lipidsenker

2-[4-(2,2-Dichlorcyclopropyl)phenoxy]-2-methylpropionsäure

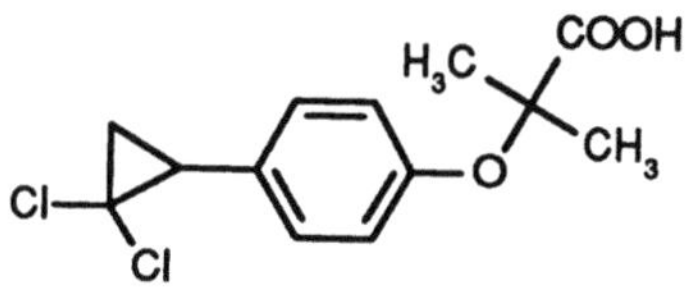

$C_{13}H_{14}Cl_2O_3$

Mit dem Urin werden nach oraler Einnahme vom Menschen folgende Verbindungen ausgeschieden [1]:

- die unveränderte Ausgangsverbindung (1) zu 57% der applizierten Dosis,
- die Ausgangsverbindung als Glucuronsäure-/Schwefelsäurekonjugat (2) zu etwa 32% und
- 2-(p-Hydroxy)-phenoxy-2-methyl-2-propionsäure (3)

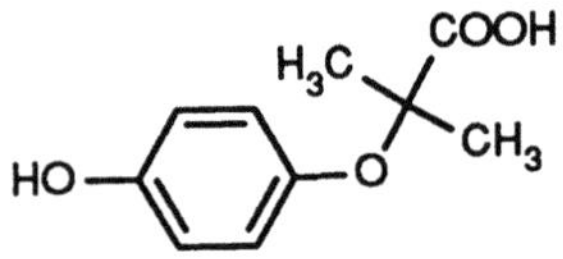

3

zu knapp 9% der applizierten Dosis von 200 mg.
- Diskutiert wird als wahrscheinlich weiterer Metabolit p-(2,2-Dichlorcyclopropyl)-phenol (4) [2].

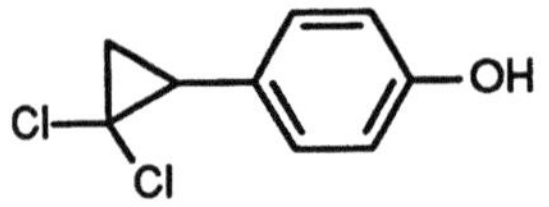

4

Darüberhinaus wurden 3 weitere Verbindungen im Urin gefunden, die jedoch nur in äußerst geringen Konzentrationen vorlagen. Es handelt sich dabei um

- p-(2,2-Dichlorcyclopropyl)-phenoxyisopropan (5),
- p-(2-Chlorcyclopropyl)-phenoxy-2-methyl-2-propionsäure (6)
- 2-(p-2,3-Cyclopropenyl)-phenoxy-2-propionsäure (7).

Nach oraler Gabe von 200 mg wird Ciprofibrat in unveränderter Form mit dem Urin innerhalb von 72 h in einer Menge von 115,2 mg (≙ 57,6%) der Einnahmedosis ausgeschieden. Die konjugierte Form wird - ebenfalls innerhalb von

72 h - in einer Menge von 63,2 mg (≙31,6% der Einnahmedosis) eliminiert, Metabolit 3 in der gleichen Zeit mit 17,6 mg. Die Halbwertszeit, berechnet für die renale Ausscheidung, beträgt 16 h. Daraus errechnet sich die renale Eliminationsgeschwindigkeitskonstante k_r zu 0,043 h^{-1}.

1. Städter, H., Dissertation Freie Universität Berlin, Fachbereich Pharmazie, 1983.
2. Beyer, K.-H., Städter, H. (1982), Arch. Pharm. 315, 1049.

Ciprofloxacin 85721-33-1 Antibioticum

1-Cyclopropyl-6-fluor-1,4-dihydro-4-oxo-7-(1-piperazinyl)-3-chinolincarbonsäure

O
F COOH
N N
HN

$C_{17}H_{18}FN_3O_3$

Nach oraler Gabe werden etwa 20% der verabreichten Dosis in metabolisierter Form in Urin und Fäzes wiedergefunden. Die Veränderungen betreffen den Piperazinring. Primär werden ein Sulfo- (2) und ein Oxo-Metabolit (3) gebildet. Verbindung 3 gilt als ein Hauptmetabolit. Außerdem entstehen geringe Mengen (2%) eines Desethylen-Metaboliten (1) sowie Metabolit 4. Der Metabolismus läßt sich somit wie folgt darstellen [1,2] (s. S. 150):

Nach Einnahme einer Einzeldosis von 500 mg durch gesunde Probanden werden innerhalb von 2 h nach der Applikation Spitzenkonzentrationen von 2,3 mg/l Plasma erreicht. Nur ein geringer Teil (5%) der im Dünndarm zu 70% resorbierten Dosis unterliegt einem First-pass-effekt [3]. Es wurde eine Halbwertszeit von 4,4 h ermittelt. Die Niere ist das Hauptausscheidungsorgan. Es wurde eine 24-h-Wiederfindungsquote von etwa 45% ermittelt [1]. Insgesamt werden renal 50-60% und 18% in den Fäzes [3] eliminiert. Die Bindungsquote an Plasmaproteine ist relativ gering (20-35%) [3].
Untersuchungen zur antibakteriellen Wirkung der Metaboliten von Ciprofloxacin ergaben [2]: Metabolit 1 besitzt nur eine schwache antibakterielle Wirksamkeit, vergleichbar mit der der Nalidixinsäure; Metabolit 2 ist noch deutlich geringer wirksam. Metabolit 3 zeigte eine breite antibakterielle Wirkung, war

Ciprofloxacin

2 Sulfociprofloxacin

3 Oxociprofloxacin

X

4

1 Desethylenciprofloxacin

aber weniger wirksam als die Ausgangsverbindung. Metabolit 4, der nur in sehr geringen Mengen nachgewiesen werden konnte, hatte die höchste Wirksamkeit.

1. Stahlmann, R., Lode, H. (1987), Dtsch. Apoth. Ztg. 127, 541.
2. Zeiler, H.-J., Petersen, U., Gau, W., Ploschke, H. J. (1987), Arzneim.Forsch. 37 (I), 131.
3. Beermann (1987), Pharm. Ztg. 132, 789.

Cisplatin 15663-27-1 Cytostaticum

cis-Diammindichloroplatin

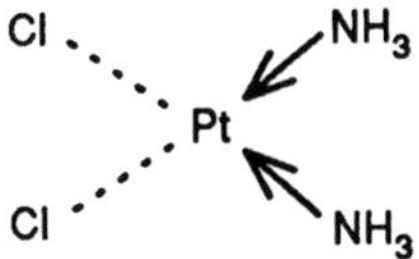

$Cl_2H_6N_2Pt$
$[PtCl_2(NH_3)_2]$

Ist die Chlorid-Konzentration in der extrazellulären Flüssigkeit des Organismus hoch genug (0,112 mol), so wird die Verbindung vor einer hydrolytischen Reaktion geschützt. Ist die Verbindung jedoch in Zellen mit einer geringeren Chlorid-Konzentration gelangt (0,004 mol), so kommt es zu einer Hydrolyse, die in 2 Teilschritten abläuft:

$$[Pt(II)(NH_3)_2Cl_2] + H_2O \rightleftharpoons [Pt(II)(NH_3)_2Cl(H_2O]^+ + Cl^-$$
$$[Pt(II)(NH_3)_2Cl(H_2O)]^+ + H_2O \rightleftharpoons [Pt(II^)(NH_3)_2(H_2O)_2]^{2+} + Cl^-$$

In Abhängigkeit von der pH-Konzentration kann die zuletzt aufgeführte Verbindung Protonen abgeben, um so in die Monohydroxy- und Dihydroxy-Derivate überzugehen. Die wasserhaltigen oder hydroxylierten Hydrolyseprodukte werden als potentielle Wirksubstanzen bezeichnet, die dann mit den Zellrezeptoren reagieren [1)].
Die Eliminierung aus der Blutbahn des Menschen ist biphasisch mit einer initialen Halbwertszeit von 25-49 min und einer sekundären Halbwertszeit von 58-73 min. 27-45% werden innerhalb von 5 Tagen über die Niere ausgeschieden. Es ist unklar, ob auch eine Ausscheidung über Galle und Darm erfolgt. Spuren von Platin lassen sich noch über 4 Monate in Gewebeproben nachweisen [2)].

1. Rosenberg, B. (1973), Naturwissenschaften 60, 399.
2. Gallmeier, W. M., Bruntsch, U. (1979), Münch. Med. Wochenschr. 121, 624.

Citicolin 987-78-0 Coronarvasodilatator

(Cholin)-(Cytidin)-5'-pyrophosphat (Diester)

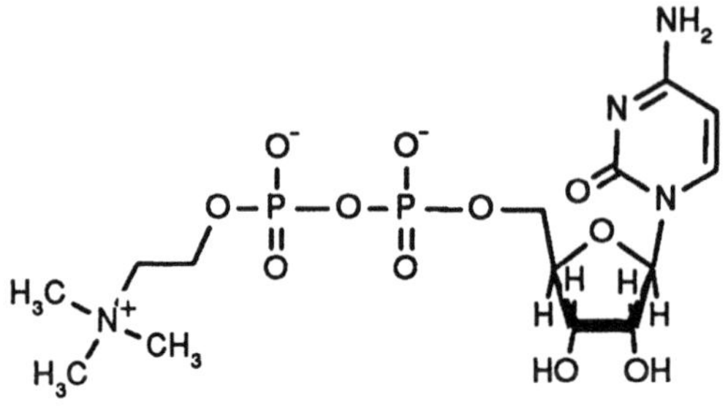

$C_{14}H_{26}N_4O_{11}P_2$

Als Hauptmetabolit sind das Cytidindiphosphat und das Cholin anzusehen [1]. Ein Teil wird über verschiedene Stufen, u. a. den Citronensäurecyclus, zum CO_2 abgebaut [2]. Es wird gefolgert, daß der Wirkstoff bei gesunden Personen in der Darmwand und der Leber abgebaut wird.
Nach oraler Gabe von 300 mg des ^{14}C-markierten Präparates werden im Stuhl innerhalb von 5 Tagen weniger als 1% der Dosis gefunden. In der Radioaktivität des Plasmas lassen sich 2 Spitzen registrieren: die erste nach 1 h und eine größere 24 h nach der Verabreichung. Die Ausscheidung erfolgt danach überwiegend durch das CO_2 der Atmung, aber auch durch den Urin. Beide Wege zeigen 2 Phasen, zuerst eine rasche und prompte Ausscheidung, gefolgt von einer langsamer abfallenden Phase.

1. Yashima, K., Takamatsu, M., Okuda, K. (1975), J. Neutr. Sci. Vitaminol. 21, 49.
2. Dinsdale, J. R. M., Griffiths, G. K., Rowlands, C., Castello, J., Ortiz, J. A., Maddock, J., Aylward, M. (1983), Arzneim.Forsch. 33 (II), 1066.

Clemastin 15686-51-8 Antihistaminicum

(R)-2-{2-(R)-4-Chlor-α-methylbenzhydryloxy]ethyl}-1-methylpyrolidin

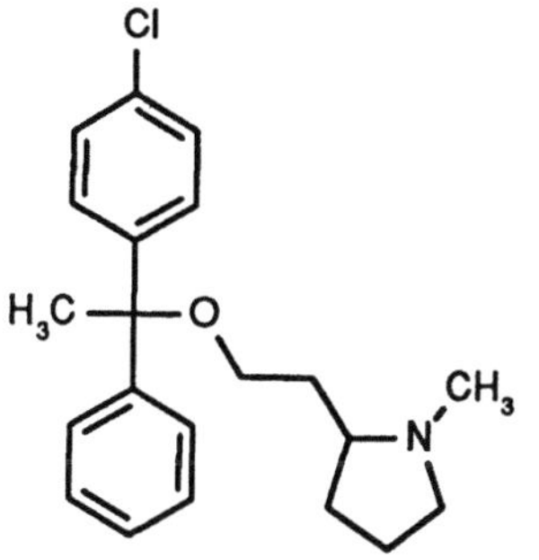

$C_{21}H_{26}ClNO$

Nach Verabreichung von markiertem Clemastin an Menschen, Hunde, Ratten und Affen kommt es zur Ausscheidung mehrerer radioaktiver Metaboliten mit dem Urin und der Galle, was auf einen erheblichen Metabolismus deutet [1,2]. Im Rattenurin wurden einige Metaboliten als im Phenyl-Ring hydroxylierte Verbindungen identifiziert [3,4].
Nach einer oralen Einzeldosis von 2 mg, verabreicht an Versuchspersonen, kommt es in einer Zeitspanne von 3-5 h zu einem maximalen Plasmaspiegel von etwa 10 ng/ml. Clemastin in einer Dosis von 2 mg intravenös an Versuchspersonen gegeben, führt zu einem maximalen Plasmaspiegel von knapp 10 ng/ml unmittelbar nach der Applikation, der innerhalb von 30 min auf etwa 5 ng/ml abfällt, um dann wieder anzusteigen mit einem Maximum in der dritten bis fünften h mit einem Höchstwert von dann ca. 8 ng/ml. Der Konzentrationsabfall erfolgt danach sehr langsam. Nach 12 h sind noch etwa 6 ng/ml Plasma nachweisbar [4].

1. Heider, J. G., Schwarz, J. H. (1970), Internal. reports, Metabolic Unit, Sandoz Pharmaceuticals, Hannover, N. Y.
2. Weidman, H., Grauwiler, J., Griffith, R., Römer, D., Taeschler, M., Zehnder, K. (1967), Boll. Chim. Farm. 106, 467.
3. Wagner, H., (1966), Internal. reports, Biochemical Section, Sandoz Ltd., Basel.
4. Tham, R., Norlander, B., Hägermark, Ö., Fransson, L. (1978), Arzneim.Forsch. 28 (I), 1017.

Clenbuterol 37148-27-9 Bronchospasmolyticum

1-(4-Amino-3,5-dichlorphenyl)-2-(tert-butylamino)ethanol

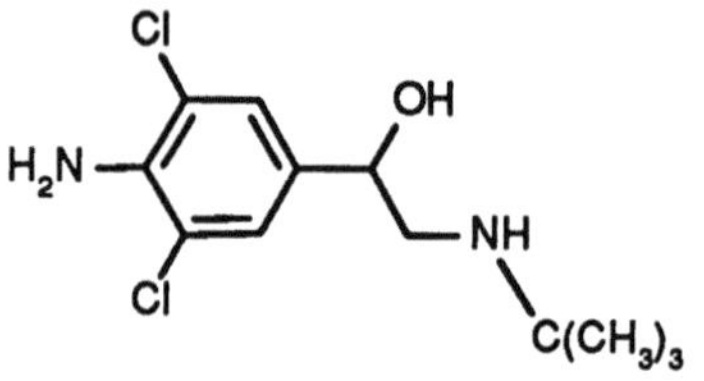

$C_{12}H_{18}Cl_2N_2O$

Der unveränderte Wirkstoff macht zum Zeitpunkt des Maximums 75% der Plasmaradioaktivität aus (nach oraler Gabe des ^{14}C-markierten Wirkstoffs). Im Sammelurin (0–48 h p. a.) sind es 43%. Clenbuterol wird aber auch metabolisiert. Beim Menschen finden sich 5 nicht näher beschriebene Metaboliten [1]. Nach einmaliger oraler Gabe von 0,02 mg wird beim Menschen das Plasmaspiegelmaximum nach 2–3 h erreicht. Die Elimination aus dem Plasma ist biphasisch. Die raschere erste Eliminationsphase hat eine Halbwertszeit von 1 h, die langsamere zweite Phase eine Halbwertszeit von 34 h. Die Elimination verläuft überwiegend renal. Bis 168 h p. a. werden 87% der Substanz über die Nieren ausgeschieden [1].

1. Zimmer, A. (1976), Arzneim.Forsch. 26, 1446.

Clindamycin 18323-44-9 Antibioticum

Methyl-7-chlor-6,7,8-tridesoxy-6-trans-(1-methyl-4-propyl-α-D-2-pyrrolidincarboxamido)-1-thio-L-threo-α-D-galacto-octopyranosid

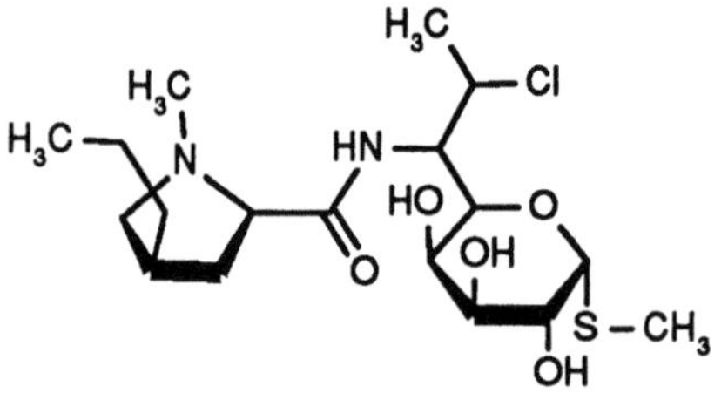

$C_{18}H_{33}ClN_2O_5S$

Erste Untersuchungen beim Menschen zeigten, daß im Urin das N-Desmethylclindamycin der vermutliche Hauptmetabolit ist [1]. Später wurden folgende

Clindamycin-Metaboliten im Urin von Ratte und Hund isoliert und identifiziert[2]:

Ratte: 53% unverändertes Clindamycin,
31% Clindamycin-Sulfoxid,
15% N-Desmethylclindamycin.
Hund: 36% unverändertes Clindamycin,
28% Clindamycin-Sulfoxid
28% Clindamycin-Glucuronid
9% N-Desmethylclindamycin.

Somit wurde keine Glucuronid-Konjugation bei der Ratte beobachtet. Während bei dieser Tierspezies die Sulfoxidation und die N-Desmethylierung die dominanten Metabolisierungswege sind, liegt beim Hund der Schwerpunkt neben der Sulfoxidation bei der Glucuronidierung.
Bei Untersuchungen über die Resorption, Ausscheidung und Halbwertszeit nach oraler und intramuskulärer Verabreichung an Menschen wurde festgestellt, daß die oralen Dosen quantitativ resorbiert und die maximale Serumaktivität nach 45 min erreicht werden[3,4]. Die Clearance-Halbwertszeit beträgt 2,4 h. Die intramuskulär applizierte Dosis wird weniger schnell resorbiert. Die maximale Serumaktivität wird hierbei erst nach 2 h mit einer Eliminationshalbwertszeit von 4,8 h erreicht. Umfassende Studien über die Ausscheidung dieses Werkstoffs bei Ratte und Hund sind beschrieben[5].

1. Brodasky, T. F., Argondelis, A. D., Eble, T. E. (1968), J. Antibiot. 21, 327.
2. Sun, F. F. (1973), J. Pharm. Sci. 62, 1657.
3. Wagner, J. G., Novak, E., Patel, N. C., Chidester, C. G., Lummis, W. L. (1968), Am. J. Med. Sci. 256, 25.
4. Novak, E., Wagner, J. G., Lamb, D. J. (1970), Int. J. Clin. Pharmacol. 3, 201.
5. Sun, F. F., Hsi, R. S. P. (1973), J. Pharm. Sci. 62, 1265.

Clioquinol 130-26-7 Antisepticum

Chinoform
5-Chlor-7-iod-8-chinolinol

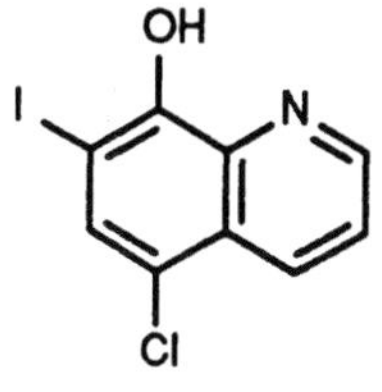

OH
I
N
Cl

C_9H_5ClINO

Der freie Wirkstoff läßt sich nach oraler Gabe im Urin des Menschen nicht nachweisen. Nach salzsaurer Hydrolyse ist eine Wirkstoffmenge von weniger als 1% der applizierten Dosis erfaßbar [1].
Die Ergebnisse von Einzeldosisstudien beim Menschen sind in der nachfolgenden Tabelle zusammengestellt. Danach treten maximale Plasmakonzentrationen nach ca. 4 h mit einer Halbwertszeit von 11–14 h auf [1].

Plasmakonzentrationen in µg/ml nach oralen Einzeldosen in Pulverform

Dosis (mg)	250						750						1500					
Person	G	H	J	K	L	M	A	B	C	D	E	F	G	H	I	K	L	M
Zeit (h)																		
0	-	-	-	-	-	-	-	-	-	-	-	-	-	-	-	-	-	-
2	1,2	1,0	1,7	4,4	2,0	1,5	4,8	2,7	18,0	8,7	8,3	6,5	6,2	12,9	19,5	34,8	9,2	24,8
4	3,8	1,4	1,6	8,0	6,9	7,1	8,6	4,2	23,2	10,5	9,8	10,3	16,6	14,6	33,5	24,7	14,7	16,9
8	4,0	3,0	1,5	8,3	3,8	3,5	5,4	3,6	15,8	8,9	6,6	9,3	16,7	14,2	15,2	25,4	10,9	6,5
24	0,6	1,0	0,7	1,7	1,3	0,7	4,1	2,9	5,8	3,1	3,4	4,2	11,7	6,2	5,7	7,8	2,9	3,1
48	0,2	0,3	0,1	0,5	0,5	<0,05	0,6	1,0	1,5	1,9	1,2	2,4	0,6	1,6	0,8	4,5	2,6	1,3

Nach einer oralen Dosis von 750 mg des ^{14}C-markierten Wirkstoffs werden innerhalb von 72 h etwa 25% der applizierten Menge mit dem Urin ausgeschieden [1].

1. Jack, D. B., Riess, W. (1973), J. Pharm. Sci. 62, 1929.

Clobazam 22316-47-8 Tranquilizer

7-Chlor-2,3,4,5-tetrahydro-1-methyl-5-phenyl-1H-benzo[b][1,4]diazepin-2,4-dion

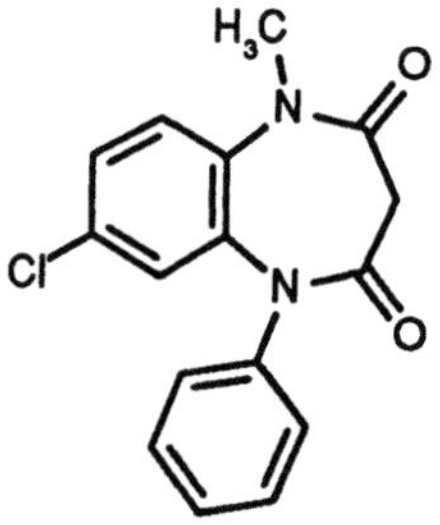

$C_{16}H_{13}ClN_2O_2$

Clobazam wird durch N-Desmethylierung und Hydroxylierung metabolisiert. Der Metabolismus weist bei Ratte, Affe und Mensch keine qualitativen, sondern lediglich quantitative Unterschiede auf. Beim Hund fanden sich dagegen nur N-Desmethyl-Metaboliten. Die Biotransformation läßt sich wie folgt darstellen [1]:

Ratte,Affe,Mensch

Clobazam

Ratte,Hund,Affe, Mensch

Desmethylierung

Ratte,Hund,Affe, Mensch

Ratte,Hund,Affe, Mensch

Affe,Mensch

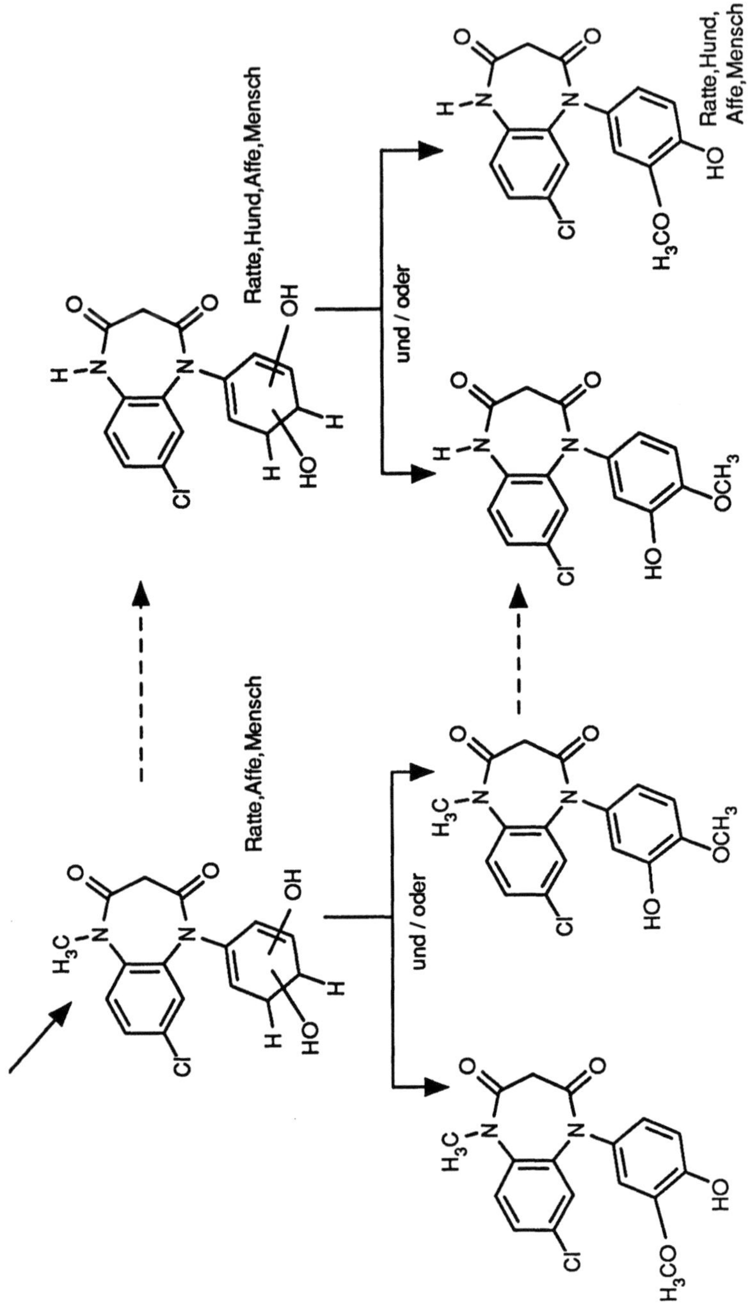

Ratte,Affe,Mensch

und / oder

Ratte,Hund,Affe,Mensch

und / oder

Ratte,Hund,
Affe,Mensch

Die analytischen Daten des Clobazam [2,3] sowie seines Hauptmetaboliten Nor-Clobazam [3] sind beschrieben worden. Angaben über den Nachweis von Clobazam in biologischem Material sind ebenfalls beschrieben worden [4].

Die Blutspiegelmaxima stellen sich bei den eingangs genannten 3 Spezies je nach Applikationsart (Suspension in Stärkeschleim oder Gelatinekapseln) nach 0,5-1 h bzw. 1-4 h ein. Im Konzentrationsbereich von 0,05-10 μg/ml beträgt die Eiweißbindung bei der Ratte 66%, beim Hund 83% und beim Affen 75%. Die Elimination aus dem Serum erfolgt beim Hund mit einer Halbwertszeit von 4-6 h etwas schneller als bei der Ratte. Beim Affen beträgt die Halbwertszeit 7-8 h. Die renale Ausscheidung verläuft bei den 3 Spezies mit ähnlichen Halbwertszeiten.

14 Tage nach oraler Applikation läßt sich bei der Ratte kein Clobazam mehr nachweisen. Beim Hund finden sich zu diesem Zeitpunkt nur weniger als 0,1% der verabreichten Dosis in der Leber. Die Anteile, die mit dem Urin bzw. mit den Faeces ausgeschieden werden, sind bei den einzelnen Spezies unterschiedlich. Nachfolgend ist die Ausscheidung von Clobazam bei Ratte und Hund in Abhängigkeit der Applikationsart dargestellt.

Tierart	Applikations-art	Ausscheidung (% der applizierten Radioaktivität)		
		Urin	Fäces	Bilanz
Ratte	peroral	29 ±6	71 ±7	100±2
Ratte	intravenös	27 ±1	73 ±6	100±6
Hund	peroral	78,2±6,4	28,3±4,2	106±2,6
Hund	intravenös	73,4±4,9	28,3±2,0	101±3,0

1. Gielsdorf, W., Herper, M. (1980), Z. Rechtsmed. 85, 295.
2. Eiden, F., Schmiz, E. (1980), Dtsch. Apoth. Ztg. 120, 933.
3. Schütz, H. (1978), Arch. Toxicol. 41, 233.
4. Sticht, G., Käferstein, H. (1978), Z. Rechtsmed. 82, 105.

Clofedanol 791-35-5
511-13-7 (als HCl) Antitussivum

1-(2-Chlorphenyl)-1-phenyl-3-dimethylaminopropanol

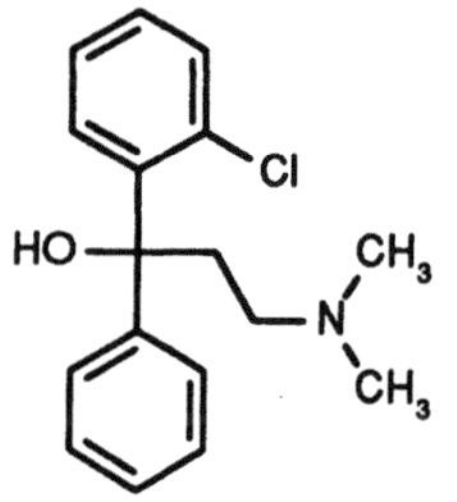

$C_{17}H_{20}ClNO$

Bei Untersuchungen des Urins einer männlichen Versuchsperson, die in mehreren Zeiträumen, insgesamt 60 Tage lang, 4mal täglich 40 mg Clofedanol-Base eingenommen hatte, ließen sich 10 Metaboliten identifizieren [1]. 5 von ihnen wurden bei pH 1-2 mit Chloroform extrahiert; es handelt sich dabei um o-(Chlorphenyl)-phenyl-methan (1), Benzophenon (2), o-Chlorbenzophenon (3), Benzhydrol (4) und β-(o-Chlorphenyl)-β-phenylacrolein (5). Bei pH 13-14 wurden mit Chloroform 2 Verbindungen extrahiert: unverändertes Clofedanol und 1-(o-Chlorphenyl)-1-phenyl-3-dimethyl-aminopropen-1 (6). Im Harn konnte ferner N,N-Dimethylaminoessigsäure (7) identifiziert werden. Clofedanol und Metabolit 4 wurden frei und nach Spaltung mit β-Glucuronidase (8, 9) nachgewiesen.
Nach den vorliegenden Untersuchungen wird Clofedanol auf verschiedenen Wegen metabolisiert, z. T. jedoch unverändert ausgeschieden. Durch Konjugation mit Glucuronsäure entsteht Clofedanol-Glucuronid (8) und durch Wasserabspaltung wird der Metabolit 6 gebildet, welcher durch oxidative Desaminierung in Verbindung 5 umgewandelt wird. Eine β-oxidative Spaltung von Metabolit 5 würde die Entstehung von Metabolit 3 erklären [2]. Es ist allerdings nicht auszuschließen, daß ein Teil von Metabolit 5 zuerst deshalogeniert wird und dann durch β-Oxidation in Benzophenon (2) umgewandelt wird. Da halogenfreie Metaboliten nur in der letzten Oxidationsstufe des Clofedanol gefunden wurden, wird man nicht ausschließen können, daß Verbindung 2 auch durch Dehalogenierung von o-Chlorbenzophenon entstanden sein kann. Nach den bisherigen Erfahrungen ist anzunehmen, daß Benzhydrol (4) durch Reduktion von Verbindung 2 entstanden ist. Unklar ist, auf welchem Wege die Metaboliten 1 und 7 gebildet werden.

1. Eckhardt, G., Goenechea, S., Tondorf, G. (1977), J. Clin. Chem. Clin. Biochem. 15, 687.
2. Karlson, P. (1974), Kurzes Lehrbuch der Biochemie, 9. Aufl., Gg. Thieme-Verlag, Stuttgart.

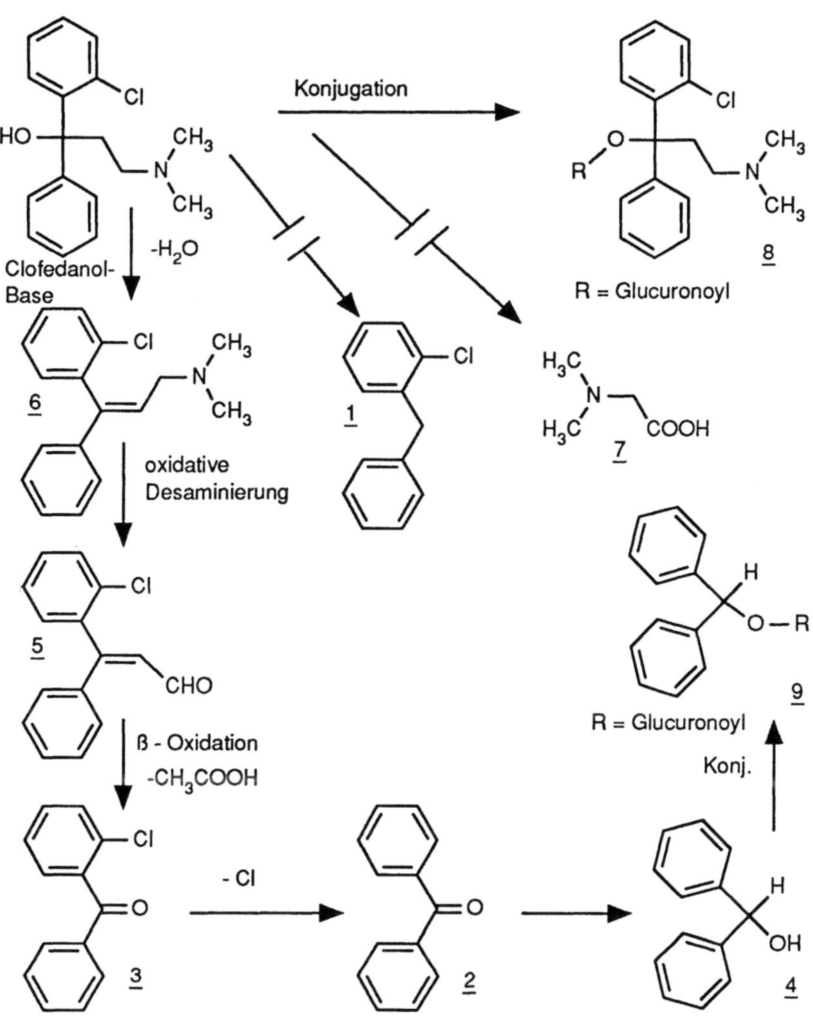

Konjugation
Cl
HO
CH3
N
CH3
Clofedanol-
Base
-H2O
R
O
8
R = Glucuronoyl
6
1
H3C
N
H3C
COOH
7
oxidative
Desaminierung
5
CHO
H
O—R
9
R = Glucuronoyl
Konj.
ß - Oxidation
-CH3COOH
3
- Cl
2
4
OH

Clofibrid 26717-47-5 Lipidsenker

3-(Dimethylcarbamoyl)propyl-2-(4-chlorphenoxy)-2-methylpropionat

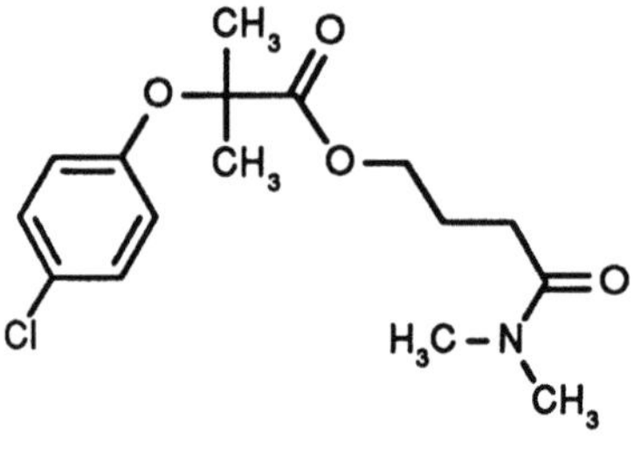

$C_{16}H_{22}ClNO_4$

Der Wirkstoff wird, wie Versuche an Ratten, Hunden und Affen zeigten, wie folgt metabolisiert[1]:

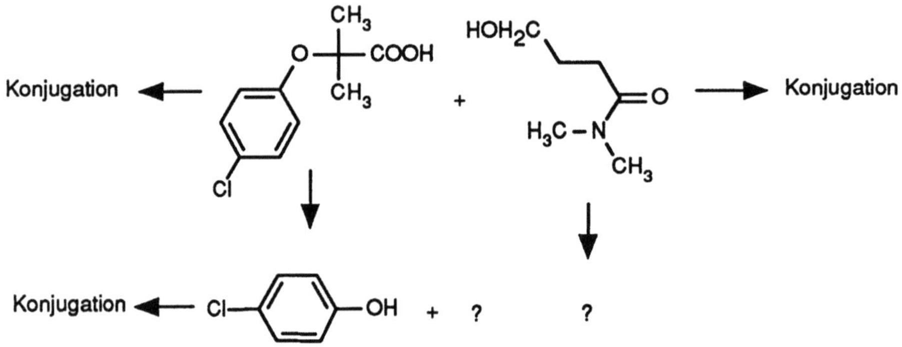

Konjugation ← [Clofibrinsäure] + [4-Hydroxy-N-dimethylbutyramid] → Konjugation

Konjugation ← Cl–C₆H₄–OH + ? ?

Im 48-h-Urin werden 14% der applizierten Clofibriddosis als freie und 57% als konjugierte Clofibrinsäure ausgeschieden, ferner 9% als konjugiertes 4-Chlorphenol und 2–3% als 4-Hydroxy-N-dimethylbutyramid neben 5–10% einer unbekannten Verbindung.
Die Frage, ob das aufgefundene 4-Chlorphenol tatsächlich ein Metabolit von Clofibrid ist, gab Anlaß zu entsprechenden Untersuchungen[2]. Diese zeigten, daß der Metabolit Clofibrinsäure sowohl durch H_3O^+-katalysierte Hydrolyse als auch durch Thermolyse (z. B. bei der Gaschromatographie) in 4-Chlorphenol und 2-Methylmilchsäure bzw. andere Produkte gespalten wird. Das Ausmaß der Spaltung wird von der Art der Säure und deren Konzentration bzw. von der Temperatur bestimmt. Somit ist 4-Chlorphenol kein Metabolit, der durch enzymatische Hydrolyse im Organismus der Versuchstiere entsteht, sondern eine Verbindung, die als analytisches Artefakt bei der säurekatalysierten Spaltung der Clofibrinsäure, die selbst im Organismus durch Biohydrolyse aus dem verabfolgten Clofibrid entsteht, gebildet wird.

1. Loiseau, G. P. (1980), J. Pharm. Pharmacol. 32, 483.
2. Rothley, D., Oelschläger, H. (1981), Pharm. Ztg. 126, 939.

Clomethiazol	533-45-9	Anticonvulsivum, Sedativum, Hypnoticum

5-(2-Chlorethyl)-4-methylthiazol

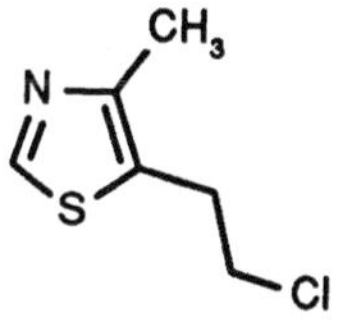

C_6H_8ClNS

Zunächst wurde die 4-Methylthiazolessigsäure (1) als Hauptmetabolit angesehen, die wahrscheinlich in Phase II in ein Glutaminsäure-Konjugat übergeht[1]. Späteren tierexperimentellen (Ratte) Untersuchungen zufolge ist das Hauptstoffwechselprodukt 2-Hydroxy-4-methyl-thiazol-acetylglycin (2)[2]. Ein weiterer wichtiger Metabolit ist das 4-Methyl-thiazol-acetylglycin (3). Darüber hinaus ließen sich die Metaboliten 4, 5 und 6 identifizieren. Nachfolgend sind die einzelnen Metaboliten in der Reihenfolge ihrer prozentualen Mengenverhältnisse im Urin (als Mittelwerte von 12 Einzelwerten) aufgeführt (s. S. 164):

Diese Untersuchungen wurden nach intraperitonealer Injektion des Wirkstoffs und der in 2-Stellung ^{14}C-markierten Verbindung bei Ratten vorgenommen. Die Biotransformation des Clomethiazols wurde auch in Homogenaten des Gehirns, der Leber und der Niere untersucht. Die enzymatische Aktivität war in allen Homogenaten in den ersten 4 h am höchsten. Der gesamte Umsatz nach 20 h betrug im Gehirnhomogenat 7%, im Nierenhomogenat 15% und im Leberhomogenat 50%. Im Gehirnhomogenat entsteht überwiegend 2-Hydroxy-4-methyl-thiazolessigsäure. In der Niere entstehen 4-Methyl- und 2-Hydroxy-4-methyl-thiazolessigsäure in den gleichen Mengen. Im Leberhomogenat wird überwiegend 4-Methyl-thiazolessigsäure (1) gebildet. Glycinkonjugate der Thiazolessigsäure entstehen in den Homogenaten nicht.
2-Hydroxythiazole liegen tautomer als Thiazolinone-(2) vor[3].

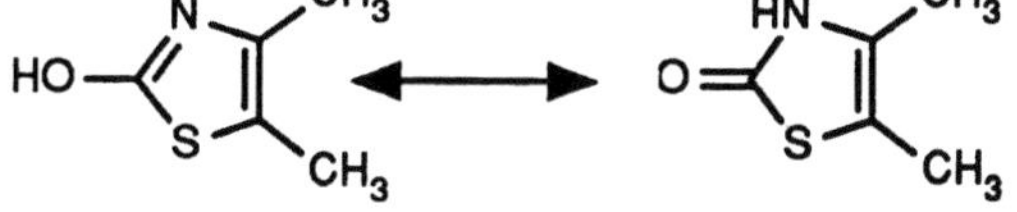

Verbindung	Anteil
2	59,9%
3	16,5%
1	11,5%
4	2,8%
5	1,5%
6	1,5%

Die a) toxischen und b) letalen Plasmaspiegel von Clomethiazol in Humanplasma betragen für a) ab 4 mg/l und für b) ab 8 mg/l. Für die therapeutischen Plasmaspiegel von Clomethiazol in Humanplasma finden sich keine Angaben[4].

1. Allgèn, L. G., Lindberg, U. H., Ullberg, S. (1963), Nord. Psykiat. Tidsskr. 17, 13.
2. Herbertz, G., Reinauer, H. (1971), Naunyn-Schmiedebergs Arch. Pharmacol. 270, 192.
3. Sheinker, Y. U. N., Potovskii, J., Voronina, N. M. (1959), Zh. Fiz. khim. 33, 302; ref. Chem. Abst. (1968), 54, 4147.
4. Pentz, R., Strubelt, O., Gehlhoff, C. (1979), Dtsch. Ärzteblatt 76, 2815.

Clonazepam 1622-61-3 Anticonvulsivum

5-(2-Chlorphenyl)-2,3-dihydro-7-nitro-1H-1,4-benzodiazepin-2-on

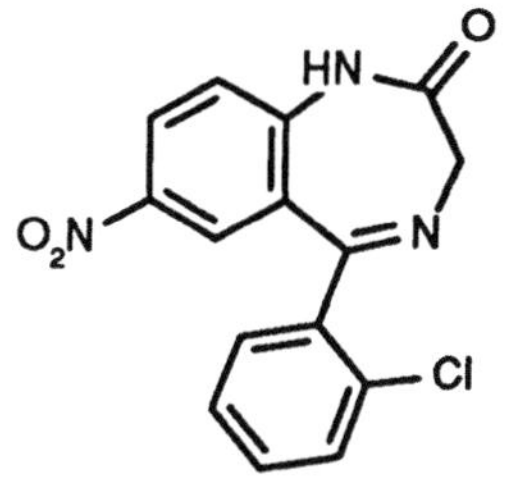

$C_{15}H_{10}ClN_3O_3$

Im Urin von Kindern, die relativ hohe Dosen des nicht radioaktiv markierten Pharmakons (1) erhalten hatten, wurden folgende Metaboliten neben dem nur in geringer Menge auftretenden unveränderten Wirkstoff aufgefunden:

das 7-Amino-Derivat als Hauptmetabolit (2),
das Acetamino-Derivat (3),
das 3-Hydroxy-7-amino-Derivat (4),
das 3-Hydroxy-7-acetamino-Derivat in geringster Menge (5).

Aus der Konjugat-Fraktion, erhalten nach vollständiger Extraktion der freien Metaboliten, konnten nur das 7-Amino-Derivat (2) als Hauptmetabolit und ein 7-Aminophenol-Derivat (6) identifiziert werden. Die Frage, wie das 7-Amino-Derivat im Konjugat chemisch gebunden ist, wird mit der Vermutung erklärt, daß die Verbindung als Enol-Konjugat ausgeschieden wird.
Die aufgeführten Verbindungen konnten auch im Urin von erwachsenen Patienten nach einmaliger Applikation festgestellt werden. Im Urin der erwachsenen Patienten, die in 2- bzw. 5-Stellung ^{14}C-markiertes Clonazepam peroral erhalten hatten, waren die Verbindungen zu 1–2% als unverändertes Pharmakon, 40–50% als freie Metaboliten, etwa 30% als Konjugate und 20–30% als nicht extrahierbare, nicht konjugierte Derivate vertreten. In den Fäzes der Patienten, die oral ^{14}C-markiertes Clonazepam erhalten hatten, war kein unverändertes Pharmakon enthalten. Qualitativ konnten die Metaboliten 2, 3 und 5 dünnschichtchromatographisch identifiziert werden.
In den Blutplasmaproben der erwachsenen Probanden mit einem Gesamtgehalt von 6–16 µg Eq/l und von 24–80 µg Äquivalenten Clonazepam/l nach 1,5 mg intravenöser bzw. 9,0 mg peroraler Gabe waren mit Hilfe radiometrischer Methoden nur die 3 hauptsächlich vertretenen Verbindungen zu messen: das unveränderte Pharmakon (1) zu 20–70% der Radioaktivität, (2) als Hauptmetabolit und (3) in geringsten Mengen. Bei der Ratte wurden neben den Metaboliten 2, 3, 4, 5 noch das Phenolderivat 7 als Hauptmetabolit und das 3-Hydroxy-7-nitro-Derivat in der Konjugatfraktion gefunden. Bezüglich der

Biotransformation im Organismus stimmen Mensch und Ratte weitgehend überein, während der Hund deutlich abweicht, wie der folgenden Darstellung entnommen werden kann[1].

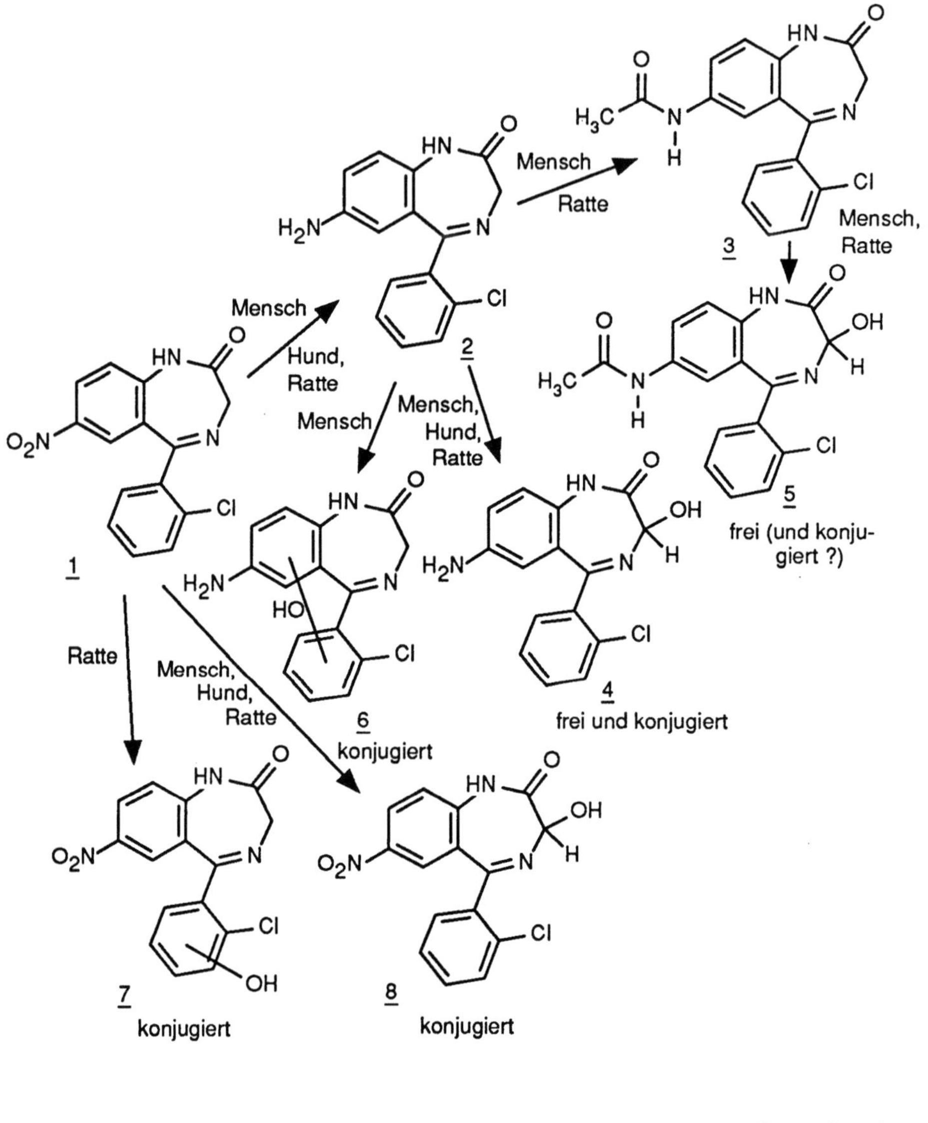

Das Metabolitenmuster des Hundes zeigt dabei erneut, daß von dieser Spezies aromatische Amine nicht acetyliert werden. Untersuchungen zum Nachweis von Clonazepam und seinen Hauptmetaboliten sind beschrieben[2].
Der höchste Gehalt im Blutplasma des Menschen wird bei peroraler Verabreichung nach ca. 3 h erreicht. Die Konzentrationsmittelwerte des unveränderten

Pharmakons im Plasma über eine Versuchszeit von 1-72 h betragen nach Gabe von 1,5 mg Clonazepam bei intravenöser Applikation 5,0-7,8 ng/ml und bei peroraler Verabreichung 3,7-5,9 ng/ml. Die Halbwertszeit der Elimination des unveränderten Pharmakons aus dem Blutplasma betrug nach Gaben von 1,5 mg (intravenös) 30,5-40,3 h, von 1,5 mg (peroral) 26,5-49,2 h und von 9,0 mg (peroral) 26,8-32,5 h. Von der applizierten Dosis von 1,5 mg werden in den ersten 7 Tagen 49,4-50,2% im Urin und 9,1-26,6% mit dem Kot ausgeschieden. Die Gesamtexkretion während der Versuchszeit beläuft sich auf 58,5-76,3% der applizierten Dosis. Nach peroraler Verabreichung von 9,0 mg Clonazepam beträgt die Exkretion in den ersten 10 Tagen 52,9-68,8% im Urin und während der ersten 4 Tage 13,5-30,6% in den Fäzes [1].
Die a) therapeutischen, b) toxischen und c) letalen Plasmaspiegel von Clonazepam in Humanplasma betragen für a) 0,01-0,05 mg/l und für b) ab 0,1 mg/l. Für c) findet sich keine Angabe [3].

1. Eschenhof, E. (1973), Arzneim.Forsch. 23, 390.
2. Ebel, S., Schütz, H. (1977), Arzneim.Forsch. 27 (I), 325.
3. Pentz, R., Strubelt, O., Gehlhoff, C. (1979), Dtsch. Ärztebl. 76, 2815.

Clonidin	4205-90-7	Antihypertonicum, α-Sympathomimeticum, Migräneprophylacticum

2-[(2,6-Dichlorphenyl)imino]imidazolidin
Clonidini hydrochloridum (DAB 9)

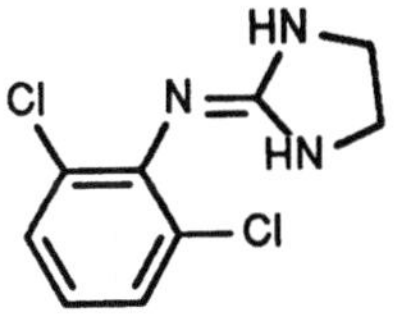

$C_9H_9Cl_2N_3$

Aus dem Harn von mit ^{14}C-Clonidin behandelten Hunden wurden 6 radioaktive Substanzen isoliert und strukturell aufgeklärt. Es handelt sich hierbei um unverändertes Clonidin (1), p-Hydroxyclonidin (2), Dichlorphenylguanidin (3), 1-(2,6-Dichlor-4-hydroxyphenyl)-guanidin (4), 2-[(2,6-Dichlorphenyl)imino]-imidazolidin-4-on (5) und 2-[(2,6-Dichlor-4-hydroxyphenyl)imino]-imidazolidin-4-on (6) [1].
Die 2 Hauptrichtungen der Metabolisierung sind demnach die Spaltung des Imidazolidin-Rings und die Hydroxylierung des Phenyl-Rings. Ein Vergleich der Metabolitenmuster im 24-h-Urin des Hundes, der Ratte und des Menschen zeigt, daß die 6 identifizierten Verbindungen von allen 3 Spezies renal elimi-

niert werden. Der relative Anteil der einzelnen Metaboliten ist jedoch verschieden. Der Hund metabolisiert den Wirkstoff quantitativ am stärksten, der Mensch scheidet dagegen überwiegend unverändertes Clonidin aus.

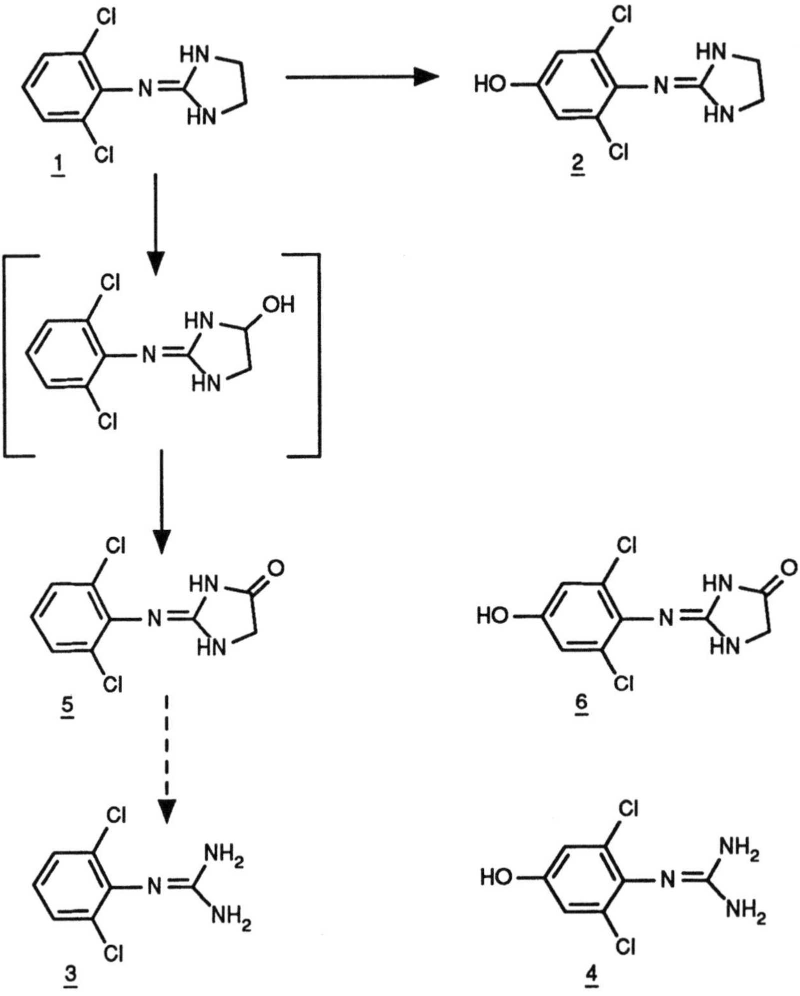

Die hypothetischen Zwischenstufen zur Bildung der Guanidin-haltigen Metaboliten sind dem nachfolgenden Formelschema zu entnehmen:

R: Cl, Cl, N=
HO, Cl, Cl, N=

HN, O
R=C
HN

NH$_2$
R=C
NH
CH$_2$
COOH

HN, O
R=C
HN, O

NH$_2$
R=C
NH
O=C
COOH

NH$_2$
R=C
NH$_2$

Etwa 1,5-2 h nach oraler Applikation von 300 µg Clonidin werden maximale Plasmaspiegel von knapp 2 ng/ml erreicht, während solche nach Gabe der Depotform (Catapresan-Depot Perlongetten) nach 4-6 h zu beobachten sind[2]. Die biologische Halbwertszeit von Clonidin liegt bei 9-15 h. Clonidin wird zu 30-40% an Serumproteine gebunden.
Der überwiegende Teil des oral verabreichten Clonidins wird renal ausgeschieden, der fäkale Anteil beträgt maximal 10%. Die Bilanz ist nach 3-4 Tagen vollständig. Etwa 70% der verabreichten Dosis erscheinen innerhalb von 24 h im Urin. 40-60% der Dosis werden unverändert wiedergefunden[1,3].

1. Darda, S., Förster, H.-J., Stähle, H. (1978), Arzneim.Forsch. 28 (I), 255.
2. Darda, S. (1975), Recent Advance in Hypertension, Intern. Symposium Monaco 1975, Edité par la Société ALINEA, Reims.
3. Dollery, C.T., Davies, D.S., Draffan, G.H., Dargie, H.J., Dean, C.R., Reid, J.L., Clare, R.A., Murray, S. (1976), Clin. Pharmacol. Ther. 19, 11.

Clorazepat	20432-69-3	Tranquilizer
Dikaliumclorazepat	57109-90-7	

7-Chlor-2,3-dihydro-2,2-dihydroxy-5-phenyl-1H-1,4-benzodiazepin-3-carbonsäure

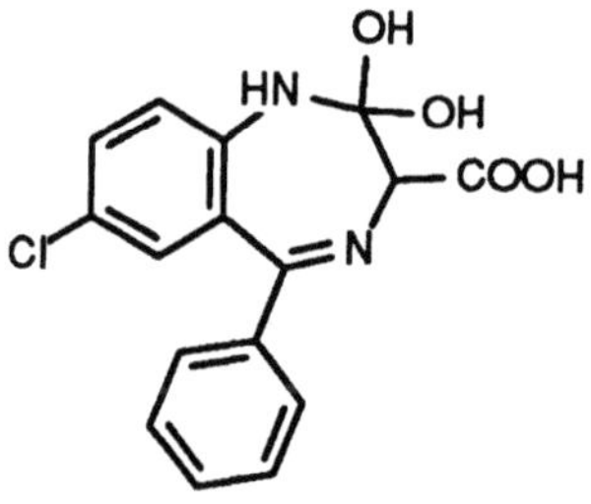

R=H: $C_{16}H_{13}ClN_2O_4$
R=K: $C_{16}H_{11}ClK_2N_2O_4$

Nach einer oralen Einzeldosis von 30 mg entstehen im Organismus des Menschen folgende Abbauprodukte: Durch hydrolytische Spaltung im gastrischen Milieu wird der überwiegende Teil in N-Desmethyldiazepam umgewandelt, während ein geringer Teil unverändert resorbiert wird. Die intestinale Resorption erfolgt hauptsächlich über das Spaltprodukt. Im Organismus wird das N-Desmethyldiazepam zu Oxazepam metabolisiert, für die resorbierte Ausgangsverbindung verhält es sich zum größten Teil ebenso. Die Ausscheidung erfolgt über den Urin, wo unverändertes Dikaliumclorazepat in kleinen Mengen erscheint. Die Hauptmenge wird als glucuronidiertes Oxazepam eliminiert[1-3].

Unmittelbar nach intravenöser Gabe von 50 mg an Probanden läßt sich - die erste Blutabnahme erfolgt etwa 1 min nach der Applikation - bereits die Maximalkonzentration für den Metaboliten N-Desmethyldiazepam bestimmen, die anfangs steil abfällt und sich schon nach 1 h auf einen Konzentrationsbereich einstellt, der sich entsprechend der großen Halbwertszeit über lange Zeit hält. Die Dikaliumclorazepat-Konzentration sinkt nach etwa 6-8 h unter die Metabolitenkonzentration. Ebenso ist unmittelbar nach Injektion von 50 mg Wirkstoff eine hohe Blutspiegelkonzentration (etwa 2,0 μg/ml) zu verzeichnen, die innerhalb der ersten h auch steil abfällt.
Nach oraler Aufnahme von 50 mg Wirkstoff ist im Blut der unveränderte Wirkstoff nicht nachweisbar (Nachweisgrenze 75 ng/ml Serum, wenn zur Analyse 2 ml Serum aufgearbeitet werden). Ebenso wie im Serum sind auch die Verhältnisse bei der Harnausscheidung zwischen oraler und intravenöser Applikation verschieden[4].

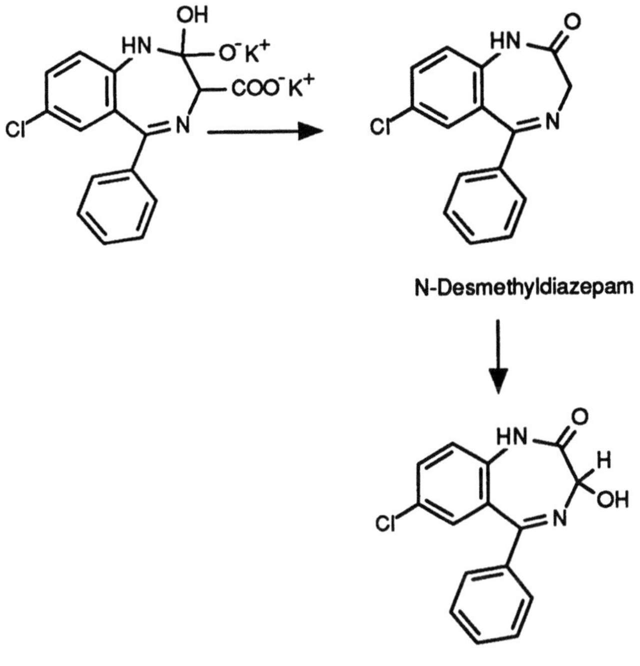

N-Desmethyldiazepam

Oxazepam

1. Gros, P., Raveux, R. (1969, Bull. Chim. Thér. 4, 312.
2. Raveux, R., Gros, P., Navarro, J. (1969), Bull. Chim. Thér. 4, 357.
3. Raveux, R., Gros, P. (1969), Bull. Chim. Thér. 4, 481.
4. Besserer, K., Moosmayer, A., Staak, M. (1980), Vortrag auf der Jahrestagung der Ges. für Toxikolog. u. Forens. Chemie 25./26. 4. 1980 in Mosbach.

Clotiazepam 33671-46-4 Anxiolyticum, Tranquilizer

5-(2-Chlorphenyl)-7-ethyl-2,3-dihydro-1-methyl-1H-thieno [2,3-e] [1,4] diazepin-2-on

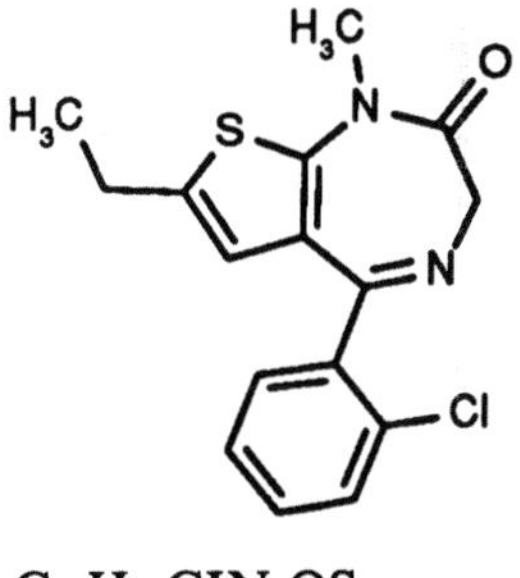

$C_{16}H_{15}ClN_2OS$

Das 7-α-Hydroxy-N-desmethyl-clotiazepam stellt bei Mensch und Hund den renalen Hauptmetaboliten dieses Thienodiazepams dar; bei Ratten ist dies jedoch ein Nebenmetabolit. Die Biotransformation erfolgt grundsätzlich durch Hydroxylierung an der 7-Ethyl-Gruppe, wobei α-Hydroxy- (Ratte, Hund, Mensch) bzw. β-Hydroxy- (Ratte) bzw. α,β-Hydroxy-Derivate (Ratte) entstehen. Diese können sowohl in freier Form als auch in an Glucuronsäure und Schwefelsäure konjugierter Form eliminiert werden. Der oxidative Abbau der Ethyl-Gruppe führt weiter zu den entsprechenden Acetyl- und Carbonyl-Verbindungen. Die Oxidation ist auch in 3-Stellung des Diazepin-Rings sowie am Phenyl-Substituenten in Position 5 unter Bildung von Hydroxy-Derivaten möglich. Weitere Abbauwege bestehen in der Bildung des 4-N-Oxides und der N-Desmethylierung. Weder beim Menschen noch bei Versuchstieren wurde der unveränderte Wirkstoff im Urin gefunden[1)]. Die Hydroxy-Derivate können die Blut-Hirn-Schranke nicht passieren und sind demnach nicht ZNS-wirksam.

Maximale Plasmaspiegel werden bei Versuchstieren und beim Menschen innerhalb von 0,5–1 h nach der Verabreichung erreicht. Die biologische Halbwertszeit wurde von verschiedenen Arbeitsgruppen beim Menschen mit 3 h bzw. 5–6 h ermittelt. Die Elimination erfolgt bei Ratten zu ca. 50% renal, beim Menschen dagegen bevorzugt mit den Faeces. Hierbei dürfte die starke biliäre Elimination eine Rolle spielen. Clotiazepam wird im Plasma zu über 99% an Protein gebunden[2)].

1. Sieberns, S. (1979), Fortschr. Med. 97, 1705.
2. Arendt, R., Ochs, H. R., Greenblatt, D. J. (1982), Arzneim.Forsch. 32 (I), 453.

Clotrimazol 23593-75-1 Breitspektrum-Antimykoticum

1-(2-Chlor-α,α-diphenylbenzyl)imidazol

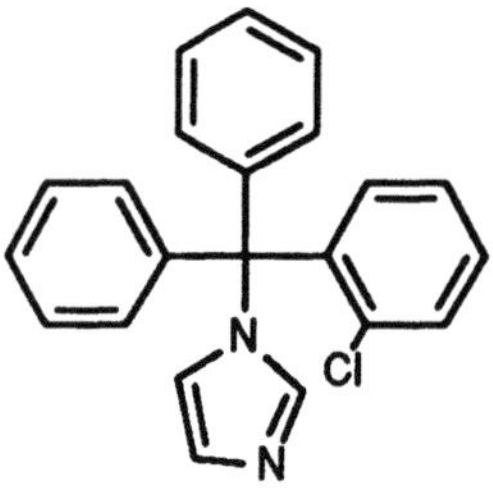

$C_{22}H_{17}ClN_2$

Im Tierversuch läßt sich von etwa 10% der applizierten Menge im Serum ein mikrobiologisch unwirksamer Metabolit nachweisen, der in Vergleichschromatogrammen eine Ähnlichkeit mit 2-Chlor-tritylcarbinol zeigt[1)]. Auch beim Menschen finden sich derartige Metaboliten, aber in wesentlich höherer Konzentration. So konnten bei einer Dauerbehandlung Relationen von aktiver Substanz zu Metaboliten für den Menschen im Verhältnis 1:1, für das Tier nur 1:0,1 festgestellt werden[1]. Im Urin von Tieren, die oral mit Clotrimazol behandelt wurden, wird kein mikrobiologisch wirksamer Stoff ausgeschieden. Dagegen lassen sich mehrere Metaboliten auffinden, die ein dem 2-Chlor-tritylcarbinol ähnliches Verhalten aufweisen. Der Höhepunkt der Ausscheidung dieser Metaboliten liegt 10-16 h nach Verabreichung. Beim Menschen ergeben sich ähnliche Verhältnisse. Hier konnten 3 mit Perchlorsäure anfärbbare Metaboliten erfaßt werden, wobei die dem 2-Chlor-tritylcarbinol ähnliche Komponente die Hauptmenge ausmacht. Die stärkste Ausscheidung tritt zwischen 12 und 24 h nach Applikation ein. Bei Mäusen und Ratten kommt es zu einer Clotrimazol-induzierten Beschleunigung des eigenen Abbaus[2].

Bei Ratten werden nach oraler Verabreichung über 90% der Dosis resorbiert. Der Wirkstoff erscheint in den meisten Geweben, einschließlich der Haut, innerhalb von 4 h. Nach 25 h werden die höchsten Gewebskonzentrationen im Fettgewebe, der Nebenniere, der Leber und der Haut gemessen. Die Urinausscheidung ist gering, innerhalb von 48 h werden 90% der Dosis im Stuhl wiedergefunden. Im Urin und in der Galle werden lediglich Metaboliten des Clotrimazols ermittelt. Bei 4 Personen betrug 24 h nach intravaginaler Anwendung einer 100 mg-Tablette der durchschnittliche Serummittelwert 0,03 µg/ml. Nach oraler Gabe sind die Serumspiegel mykologisch aktiver Verbindungen niedrig. Signifikante interindividuelle Unterschiede sind beobachtet worden. 2 h nach einer einzelnen Dosis von 3 g wird eine optimale Serumkonzentration von 1,29 µg/ml (Meßbereich 0,49-3,5 µg/ml) erreicht. 6 h p. a. wurden 0,78 µg/ml ermittelt[3].

Im Urin erwachsener Versuchspersonen wurden weniger als 1% einer 1,5- oder 3-g-Dosis als aktive Verbindung innerhalb von 6 h gefunden. Bei Kindern, die 100 mg/kg KG tgl. erhalten hatten, wurde mykologisch aktives Clotrimazol im Urin in Konzentrationen von 0,01-0,4 µg/ml gefunden, im Stuhl in einer Konzentration von 110 µg/g. Bei Neugeborenen mit einem mittleren Geburtsgewicht um 3200 g, die einmal 100 mg/kg KG Clotrimazol peroral erhalten hatten, fand sich 3 h später ein Serumwert von fast 1 µg/ml. Der Höhepunkt der Kurve wurde mit 2,3 µg/ml nach 6 h erreicht. Dann trat ein langsamer Abfall ein, so daß nach 12 h noch 2 µg/ml gemessen wurden. Die letzte Bestimmung nach 24 h ergab einen Wert von 0,4 µg/ml. Dieselbe Menge an Frühgeborene (mit 1500-2000 g) verabreicht, führte zu einem etwas langsameren Anstieg. Hier wurden nach 3 h erst 0,8 µg/ml nachgewiesen, 6 h später lag der Serumwert bei 3,5 µg/ml. Nach 12 h fanden sich Werte von 2,7 µg/ml, nach 24 h von 1,2 µg/ml. Bei Schulkindern, denen nur 50 mg/kg KG verabreicht worden waren, wurden folgende Serumwerte ermittelt: 3 h: 1,7 µg/ml; 6 h: 2,7 µg/ml; 12 h: 0,18 µg/ml[4].

Die Eliminationshalbwertszeit für Ratten und Mäuse wird mit 3-4 h angegeben.

1. Plempel, M., Bartmann, K., Büchel, K. H., Regel, E. (1969), Dtsch. Med. Wochenschr. 94, 1356.
2. Bolt, P. M., Kappus, H. (1973), Horm. Metab. Res. 5, 234.
3. Burgess, M. A., Bodey, G. P. (1972), Amtimicrob. Agents Chemother. 2, 423.
4. Weingärtner, L., Gründig, Ch., Patsch, R., Sitka, U. (1972), Zentralbl. Pharm. 111, 465.

Cocain 50-36-2 Lokalanästheticum

Kokain
Methyl-3β-benzoyloxytropan-2β-(1aH, 5aH)-carboxylat
Cocaini hydrochloridum (DAB 9)

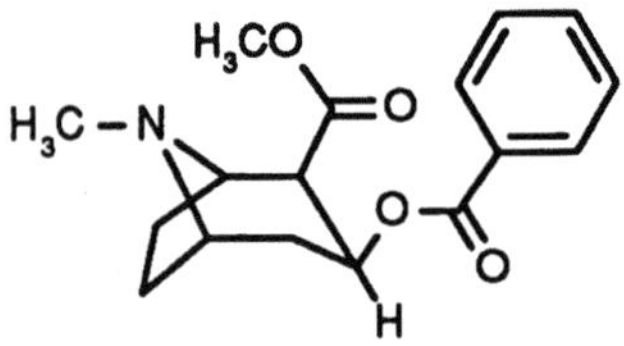

$C_{17}H_{21}NO_4$

Der Abbau des Cocains (1) beim Menschen erfolgt auf 2 Wegen: Spontan kommt es zu einer Hydrolyse, die zum Benzoxylecgonin (2) führt. Enzymatisch (Cholinesterase) wird Cocain zum Ecgoninmethylester (3) gespalten. Die Metaboliten 2 und 3 gehen teilweise in das Ecgonin (4) über[1]. Geringe Mengen werden auch unverändert ausgeschieden. Dieser Anteil erhöht sich bei saurem pH des Urins[2] (s. S. 175).

Im Urin erscheinen in 24 h 1-9% als Cocain, 35-54% als Benzoxylecgonin und 32-49% als Ecgoninmethylester.
Die Resorption nach oraler Gabe ist deutlich geringer als nach Schnupfen und Rauchen, da ein Teil des Cocains im Magen-Darm-Trakt inaktiviert wird. Nach einmaliger Gabe von 1,5 mg/kg KG Cocainhydrochlorid, lokal auf die Nasenschleimheut gegeben, steigt die Cocain-Konzentration im Blut schnell an, erreicht nach 15-60 min mit der Variation von 120-474 ng/ml ihr Maximum und sinkt dann mit einer Halbwertszeit von durchschnittlich 3,8 h wieder ab[3]. Analoge Untersuchungen bei gelegentlichen Cocain-Schnupfern, die 0,38 mg/kg KG intrasanal erhielten, zeigten eine auf deutlich niedrigerem Niveau (25-40 ng/ml nach 1 h) liegende ähnliche Kinetik. Zahlreiche Autoren haben auf die außerordentlich große interindividuelle Streuung tödlicher Dosen hingewiesen. Sie erstreckt sich von 800-1430 mg oral, 100-2500 mg subcutan und 22-260 mg per mucosams[1]. Für die toxischen Plasmaspiegel von Cocain in Humanplasma finden sich keine Angaben. Die a) therapeutischen und b) letalen Plasmaspiegel betragen für a) 0,1-0,3 mg/l und für b) ab 0,9 mg/l[4].

Cocain $\underline{1}$

Cholinesterase →

Ecgoninmethylester $\underline{3}$

Benzoylecgonin $\underline{2}$

wahrscheinlich enzymatisch →

Ecgonin $\underline{4}$

1. Fish, F., Wilson, W. D. C. (1969), J. Pharm. Pharmacol. 21, 135.
2. Coper, H. (1981), Dtsch. Ärztebl. 78, 173.
3. Byck, R., Jatlow, B., Barash, P., van Dyke, C. Cocaine: Blood concentration and physiological effect after intranasal application in man in Adv. Behav. Biol.: Cocaine and other Stimulants (E. H. Ellinwood and M. M. Kilby eds.), Plenum Press, New York and London (1977) 629-646.
4. Pentz, R., Strubelt, O., Gehlhoff, C. (1979), Dtsch. Ärztebl. 76, 2815.

Coffein 58-08-2 Stimulans, Analepticum, Diureticum

1,3,7-Trimethylxanthin

Methyltheobromin
Thein
Coffeinum (DAB 9)

$C_8H_{10}N_4O_2$

Das metabolisch bedingte Verschwinden von Coffein aus dem Blut unterliegt einer bedeutenden inter- und intraindividuellen Streuung. Das Rauchen und andere Induktoren der Arylkohlenwasserstoff-Hydroxylase tendieren dazu, den Coffein-Metabolismus zu verstärken.
Nur 1-2% des zugeführten Coffeins (1) werden unverändert wieder ausgeschieden. Der größte Teil wird oxidiert und/oder oxidativ (unter Bildung von Formaldehyd) desmethyliert. Es entstehen (in abnehmender Reihenfolge): 1-Methylharnsäure (2), 1,3-Dimethylharnsäure (3), 1-Methylxanthin (4), 1,7-Dimethylxanthin (5) und 7-Methylxanthin (6). Dagegen bildet sich praktisch keine Harnsäure. Bei Gewöhnung erfolgt (nach Versuchen an Ratten) offensichtlich eine beschleunigte Biotransformation und Ausscheidung. Die Metaboliten haben die Wirkung des Coffeins weitgehend verloren[1].

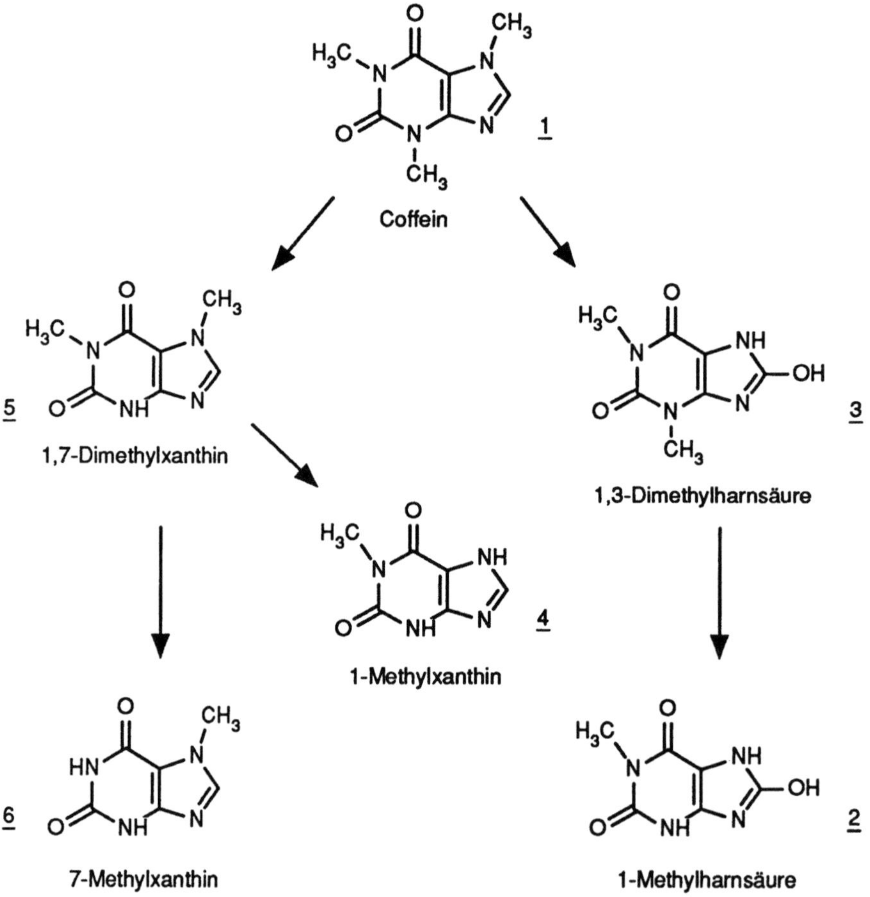

1 Coffein

5 1,7-Dimethylxanthin

3 1,3-Dimethylharnsäure

4 1-Methylxanthin

6 7-Methylxanthin

2 1-Methylharnsäure

Der Sekundärmetabolismus der Primärmetaboliten des Coffeins wird vom Polymorphismus der N-Acetyltransferase der Leber des Menschen stark beeinflußt.

Coffein wird schon im Magen relativ gut resorbiert, weil es bei einem pH-Wert von über 2,1 zu mehr als 95% in nichtdissoziiertem Zustand vorliegt. Das Ausmaß der Resorption ist abhängig von der Verweilzeit im Magen. Innerhalb von 20 min werden etwa 20% resorbiert. Im Darm erfolgt die Resorption viel schneller und schließlich vollständig. Aus dem gesamten Magen-Darm-Trakt werden innerhalb von 30 min nach Gabe von reinem Coffein 89%, aus Kaffee etwa 86% resorbiert. Eine beträchtliche Verzögerung gegenüber reinem Coffein tritt bei gleichzeitiger Gabe anderer Lebensmittelbestandteile ein (Rohrzucker, Albumin, Erdnußöl; bei Milch nicht sicher erklärt). Dies trifft vor allem bei der Resorption aus Tee zu. Auch die gleichzeitige Aufnahme von „Kaffeesatz" (türkischer Kaffee) bewirkt eine gewisse Hemmung der Resorption[1)]. Im Blutplasma steigt die Konzentration an Coffein schon wenige min nach der Applikation an und erreicht (auch aus Kaffee) nach etwa 1 h ein Maximum. Nach Gabe von Tee fällt das Maximum niedriger aus, dafür fällt die Konzentration später langsamer ab. Nur etwa 15% des Coffeins sind an kolloidale Plasmabestandteile gebunden. Eine Kumulation kann nicht beobachtet werden. Auch bei wiederholter Zufuhr von Kaffee ist nach 15 h kein Coffein mehr nachweisbar. Die Eliminationskinetik läßt beträchtliche interindividuelle Schwankungen erkennen. Die Halbwertszeiten liegen im Mittel bei 5,4 h (Meßwerte zwischen 2,9 h und 11,7 h), nach oraler und bei 5,9 h nach intravenöser Applikation[2)].

Schwangere haben signifikant erhöhte Halbwertszeiten mit Maximalwerten von 16 h[3)]. Die Benutzung von Kontrazeptiva und verschiedene Arten von Lebererkrankungen verlängern ebenfalls die Halbwertszeit des Coffeins[4)]. Für die toxischen Plasmaspiegel von Coffein in Humanplasma finden sich keine Angaben. Die a) therapeutischen und b) letalen Plasmaspiegel betragen für a) 2-10 μg/ml und für b) ab 80 μg/ml[5)].

1. Maier, H. G. (1981), Kaffee, Verlag Paul Parey, Berlin u. Hamburg.
2. Banditt, P., Uchtländer, M., Walther, Th., Meyer, F. P., Walther, H. (1983), Pharmazie 38, 615.
3. Knutti, R., Rothweiler, H., Schlatter, Ch. (1981), Eur. J. Clin. Pharmacol. 21, 121.
4. Kalow, W. (1985), Arzneim.Forsch. 35 (I), 319.
5. Pentz, R., Strubelt, O., Gehlhoff, C. (1979), Dtsch. Ärztebl. 76, 2815.

Colecalciferol	67-97-0	Antirachitisches Vitamin

Vitamin D_3
9,10-Seco-5,7,10(19)-cholestatrien-3β-ol
Cholecalciferolum (DAB 9)

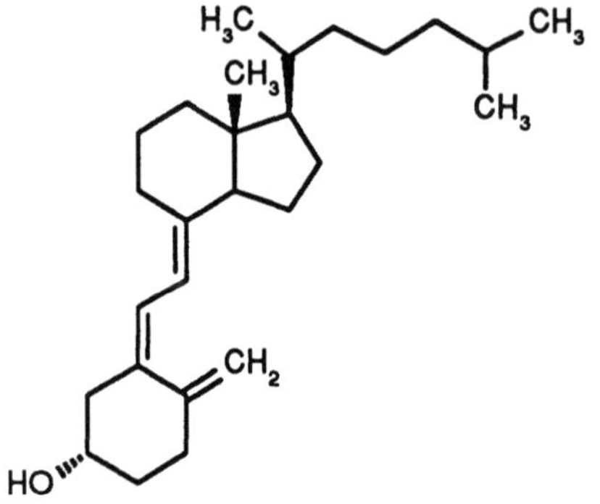

$C_{27}H_{44}O$

Die Untersuchungen zur Biotransformation dieses Vitamins erbrachten die Erkenntnis, daß Vitamin D_3 metabolisiert werden *muß*, um seine biologischen Wirkungen am Darm und am Knochen ausüben zu können. So wird heute angenommen, daß die urämische Osteopathie, die antiepileptische Osteopathie und die autosomal-rezessiv vererbte Vitamin-D-abhängige Rachitis teilweise auf einer Störung des Vitamin-D-Stoffwechsels beruhen[1].
Als erster Metabolit wurde das 25-Hydroxycolecalciferol identifiziert[2]. Als Hauptbildungsstätte dieses Abbauproduktes muß die Leber angesehen werden[3-5]. Auch die Niere kann Colecalciferol zum 25-Hydroxycolecalciferol metabolisieren[6]. Der Hydroxylierungsvorgang wird durch eine NADPH-abhängige Hydroxylase vermittelt. Es ist bemerkenswert, daß die Hydroxylierung von Vitamin D_3 in der Leber durch verschiedene Atmungsinhibitoren, selbst durch CO, nicht gehemmt werden kann[7]. Der Metabolit 25-Hydroxycolecalciferol stellt die zirkulierende Form des Vitamin D_3 dar[8-11]. Die eigentliche Wirkform an den Zielorganen ist das 1,25-Dihydroxy-colecalciferol (1,25-$(OH)_2D_3$), das überwiegend in der Niere gebildet wird[12-16]. Eine chronisch fortschreitende Niereninsuffizienz führt somit wegen der parallel laufenden Einbuße an funktionstüchtigem Nierengewebe zu einem zunehmenden Defizit an 1,25-$(OH)_2D_3$. Die Folge davon ist eine verminderte intestinale Ca-Aufnahme, die eine Mineralisationsstörung des Knochens bedingt[1]. Neueren Untersuchungen zufolge sind auch durch Interferon aktivierte Makrophagen in der Lage, 1,25-$(OH)_2D_3$ zu synthetisieren[22]. Das zunächst mit der Nahrung aufgenommene oder in der Haut photochemisch synthetisierte Colecalciferol wird zuerst zur Leber transportiert und wie nachfolgend dargestellt biochemisch verändert:

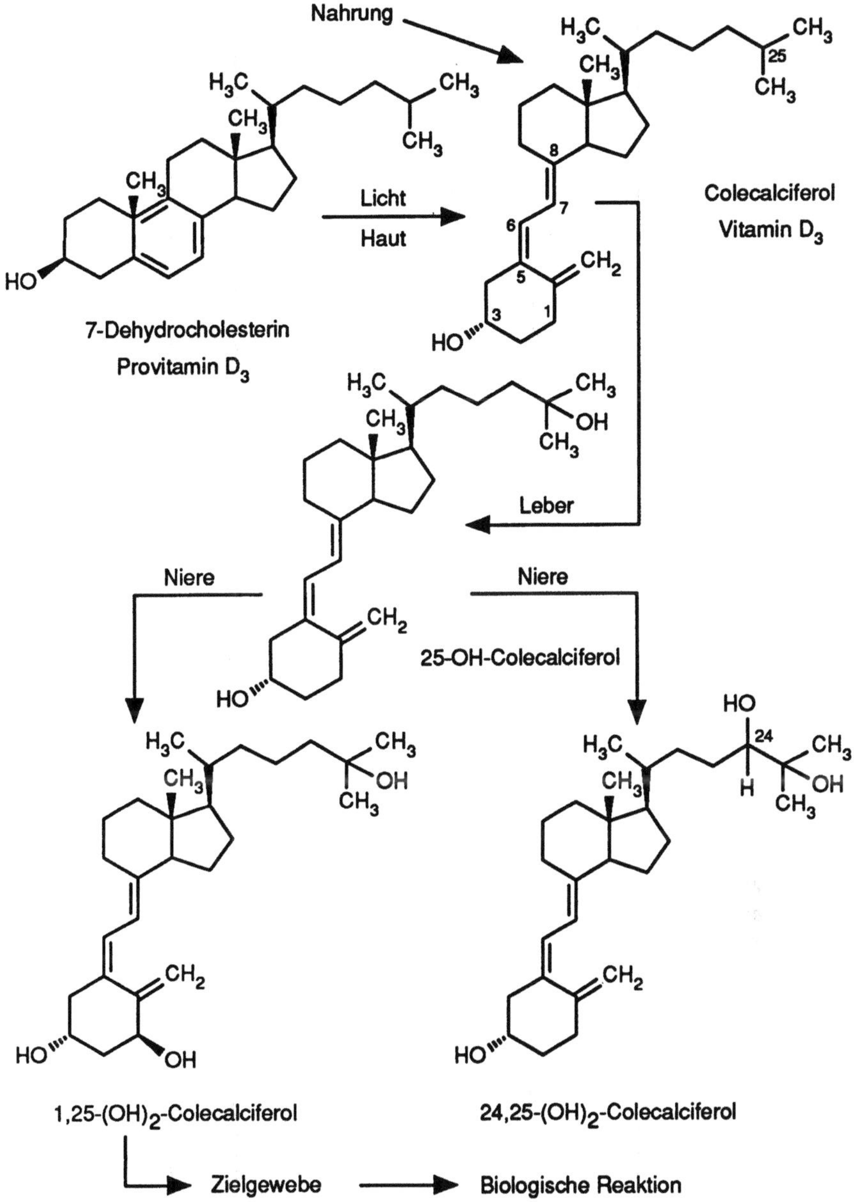

Nahrung

7-Dehydrocholesterin
Provitamin D_3

Licht
Haut

Colecalciferol
Vitamin D_3

Leber

25-OH-Colecalciferol

Niere

Niere

1,25-$(OH)_2$-Colecalciferol

24,25-$(OH)_2$-Colecalciferol

Zielgewebe → Biologische Reaktion

Die Verbindung 1,25-$(OH)_2D_3$ scheint im weiteren Verlauf der Biotransformation überwiegend in wasserlösliche Stoffwechselprodukte überführt zu werden[17]. Weitere Metaboliten sind das 24,25-Dihydroxycolecalciferol, das in der Niere gebildet wird (Bedeutung noch weitgehend unklar), und das 25,26-Dihydroxycolecalciferol (Bedeutung ebenfalls unklar).

Die unzulängliche Bildung des biologisch aktiven Vitamin D_3-Metaboliten 1,25-$(OH)_2D_3$ ist unter anderem der Grund für eine urämische Osteopathie. Andererseits scheint die Entwicklung der Osteopathia antiepileptica durch einen beschleunigten Vitamin-D_3-Metabolismus bedingt zu sein, weil hier Vitamin D_3 in der Leber überschnell in 25-$(OH)D_3$ und andere, biologisch inaktive Metaboliten überführt wird. Grund hierfür sind die enzyminduzierenden Eigenschaften verschiedener Anticonvulsiva[1]. Knochenveränderungen - überwiegend im Sinne einer Osteomalazie - wurden bei 15-25% aller Patienten mit einer ständigen antikonvulsiven Therapie beobachtet[18].
Colecalciferol wird beim Menschen ebenso wie 25-Hydroxycolecalciferol an α-Globuline gebunden. In den bisher vorliegenden Untersuchungen wurde nachgewiesen, daß sowohl bei der urämischen Osteopathie wie auch bei der hypophosphatämischen Vitamin-D-resistenten Rachitis normale 25-$(OH)D_3$-Plasmaspiegel vorliegen[19-21]. Von einigen Autoren[9,12] publizierte Daten zeigten, daß die Plasmaspiegel von 25-$(OH)D_3$ bei gesunden Personen saisonabhängigen Schwankungen unterworfen sind. Nicht ganz überraschend wurden in den sonnenreichen Monaten August und September die höchsten Konzentrationen gefunden.

1. Schaefer, K. (1974), Münch. Med. Wochenschr. 116, 1565.
2. Blunt, J. W., De Luca, H. F., Schnoes, H. K. (1968), Biochemistry 7, 3317.
3. Horsting, M., De Luca, H. F. (1969), Biochem. Biophys. Res. Commun. 36, 251.
4. Ponchon, G., De Luca, H. F. (1969), J. Clin. Invest. 48, 1273.
5. Ponchon, G., Kennan, A. L., De Luca, H. F. (1969), J. Clin. Invest. 48, 2032.
6. Haussler, M. (1972), Fed. Proc. 31, 693.
7. De Luca, H. F. (1971) in Astwood, E. B. (ed.) Recent Progress in Hormone Research, Academic Press, New York-London, S. 479.
8. Cousins, R. J., De Luca, H. F., Suda, T., Chen, T., Tanaka, Y. (1970), Biochemistry 9, 1453.
9. Cousins, R. J., De Luca, H. F., Gray, R. W. (1970), Biochemistry 9, 3649.
10. Holick, M. F., De Luca, H. F., Avioli, L. V. (1972), Arch. Intern. Med. 129, 56.
11. Schaefer, K., Opitz, A., Stratz, R., Koch, H.-U., Herrath, D. von (1971), Dtsch. Med. Wochenschr. 96, 798.
12. Fraser, D. R., Kodicek, E. (1970), Nature (London) 228, 764.
13. Gray, D., Boyle, I., de Luca, H. F. (1971), Science 172, 1232.
14. Gray, R. W., Omdahl, J. L., Ghazarian, H. G., de Luca, H. F. (1972), Fed. Proc. 31, 693.
15. Lawson, D. E. M., Fraser, D. R., Kodicek, E., Morris, H. R., Williams, D. H. (1971), Nature (London) 230, 228.
16. Norman, A. W., Midgett, R. J., Myrtle, J. F., Nowicki, H. G. (1971), Biochem. Biophys. Res. Commun. 42, 1082.
17. Frolik, C. A., De Luca, H. F. (1972), Fed. Proc. 31, 693.
18. Kraft, D., Herrath, D. von, Schaefer, K. (1974), Münch. Med. Wschr. 116, 1579.
19. Bayard, F., Bec, P., Ton That, H., Louvet, J. P. (1973), Eur. J. Clin. Invest. 3, 447.
20. Haddad, J. G., Chyu, K. J., Hahn, T. J., Stamp, T. C. B. (1973), J. Lab. Clin. Med. 81, 22.
21. Shen, F. H., Baylink, D., Sherrard, D. (1973), Clin. Res. 21, 204.
22. Mölling, K. (1988), Festvortrag anläßlich der Verleihung des Aronson-Preises am 8. 3. 1988 in Berlin.

Cromoglicinsäure	16110-51-3	Antiallergicum, Antiasthmaticum

5,5'-(2-Hydroxytrimethylendioxy)bis(4-oxo-4H-1-benzopyran-2-carbonsäure)

COOH COOH O O O O O O OH

$C_{23}H_{16}O_{11}$

Der Wirkstoff wird überwiegend unverändert renal und biliär eliminiert[1]. Nach Inhalation des Kapselinhalts erreichen etwa 25% die peripheren Lungenregionen. Dort wird die Cromoglicinsäure rasch und vollständig resorbiert[1]. Die Substanz wird enteral kaum resorbiert.

1. Lorenz, H.-J. (1980), Selecta 13, 1276.

Cumarin	91-64-5	Polyvalent therapeutisch wirksamer Naturstoff, Geruchskorrigens

2H-Chromen-2-on

O O

$C_9H_6O_2$

Hauptmetabolit ist das 7-Hydroxycumarin (7-HC). Der Abbau verläuft weiter über eine nachfolgende Glucuronidierung. Nach Applikation an Mäuse läßt sich unverändertes Cumarin in allen untersuchten Organen finden[1]. 7-HC war in allen Organen außer dem Gehirn, das Glucuronid von 7-HC in allen Organen außer Gehirn und Milz nachweisbar.
Nach retroorbitaler Injektion des ^{14}C-markierten Wirkstoffs wurden Spitzenkonzentrationen nach 2,5 min in Blut, Gehirn, Herz, Lunge, Muskel und Milz gefunden, nach 10 min in Leber und Niere[1]. Die terminale Halbwertszeit im Blut beträgt 0,24 h.

1. Ritschel, W. A., Cacini, W., Hardt, T. J. (1980), Arzneim.Forsch. 30 (I), 260.

Cyclophosphamid 50-18-0 Cytostaticum

2-[Bis(2-chlorethyl)amino]-2H-1,3,2-oxazaphosphinan-2-oxid

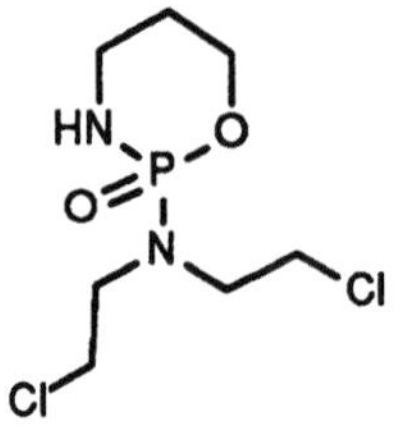

$C_7H_{15}Cl_2N_2O_2P$

Das latente Nor-N-Lost-Derivat Cyclophosphamid (1) wird in der Leber metabolisch durch die mikrosomale mischfunktionelle Oxigenase aktiviert. Es erfolgt die Bildung von 4-Hydroxy-cyclophosphamid (2), welches mit dem offenkettigen Aldophosphamid (3) im Gleichgewicht steht. Diese Schlüsselmetaboliten können nun auf 2 Wegen weiterreagieren. In gesunden Zellen erfolgt eine enzymatische Folgeoxidation zu den relativ untoxischen Metaboliten 4 und 5[1] (s. S. 183).

Metabolit 4, das 4-Ketocyclophosphamid, wurde als Metabolit, der keine alkylierende Eigenschaft hat, aufgefunden[2]. Cyanid hemmt die Metabolisierung von Cyclophosphamid zu 4-Ketocyclophosphamid. Andererseits wird durch eine Vorbehandlung von Versuchstieren mit Phenobarbital die Ausbeute von 4 wie auch cytostatisch aktiver Metabolite erhöht.
Im neoplastischen Gewebe soll der labile Metabolit 3 in toxisches Phosphoramidlost, (6) und (7), zerfallen[1]. Die Hydrolyseempfindlichkeit von 6 begünstigt die Freisetzung von Nor-N-Lost (8), welches nun, da die Nucleophilie des N-Atoms groß genug ist, über ein reaktives Aziridinium-Ion die DNA alkylieren kann[3-5]. Nor-N-Lost (8) kann im Organismus zum blasentoxischen Piperazin-Derivat 9 sowie durch die Reaktion mit HCO_3 zum untoxischen 3-(2-Chlorethyl)-oxazolidinon (10) weiterreagieren[6], was durch Untersuchungen von Probandenharn nach Cyclophosphamid-Applikation sichergestellt wurde[7]. Der Metabolit N-2-Chlorethylaziridin ließ sich in der Exhalationsluft nachweisen[8]. Von diesem flüchtigen Alkylans werden in 48 h 2–3 Mol% abgegeben. An Hand des FD-Massenspektrums des 4-Benzylthio-Derivats konnte erstmals 4-Hydroxy-Cyclophosphamid im Urin von Patienten nachgewiesen werden[9]. Der Blutalkylans-Spiegel erreicht 90 min nach Zufuhr des Wirkstoffs seinen Maximalwert.
Patienten mit eingeschränkter Leberfunktion weisen eine verzögerte Biotransformation mit Anstieg der Serumhalbwertszeit von 4,3 auf 6,7 h bei pathologisch erniedrigter Cholinesterase-Aktivität auf. Die maximalen Blutspiegel an aktiviertem Cyclophosphamid (4-Hydroxycyclophosphamid und Aldophos-

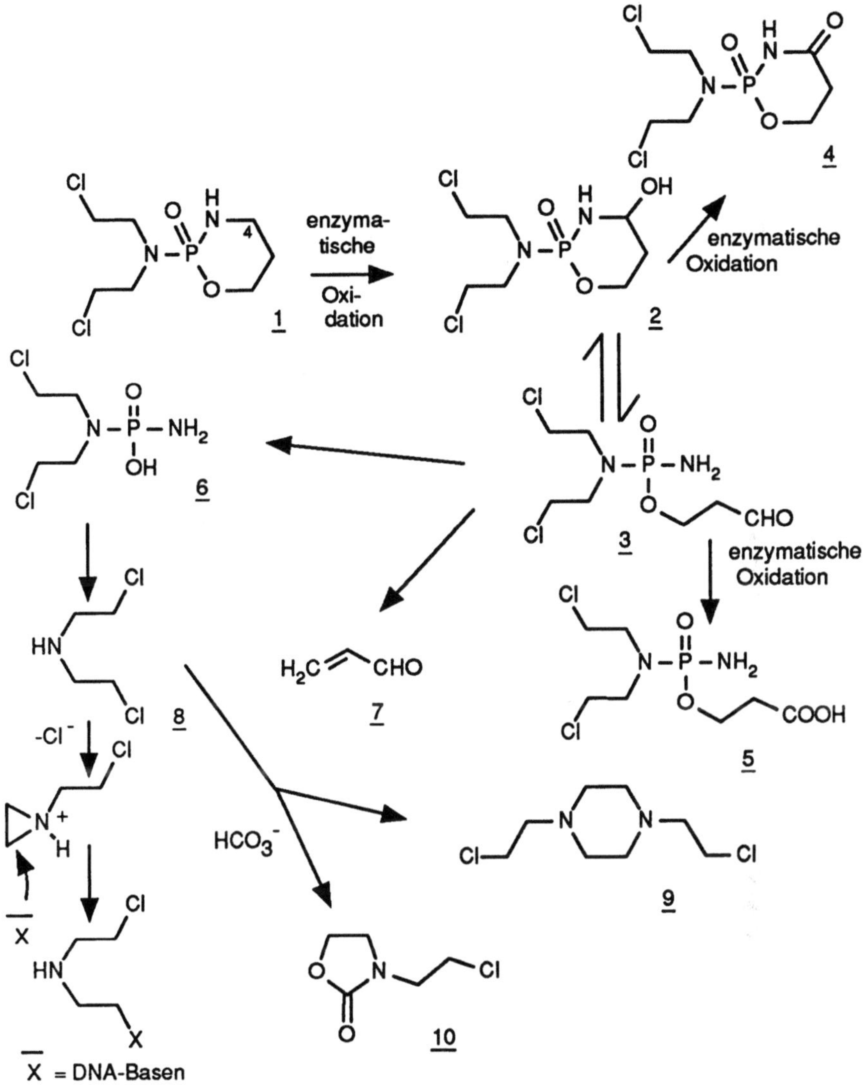

phamid) liegen bei diesen Patienten signifikant unter denen des Vergleichskollektivs. Wegen der niedrigen Nieren-Clearance für Cyclophosphamid (16 ml/min) und der mit 1% der applizierten Dosis gleichfalls niedrigen renalen Ausscheidung des aktivierten Metaboliten werden jedoch unverändert mehr als 80% des Cyclophosphamids metabolisiert, und die Fläche unter der Blutspiegelkurve (AUC) des aktivierten Cyclophosphamids bleibt annähernd konstant. Bei terminaler Niereninsuffizienz wurde keine Änderung in der Pharmakokinetik dieses Wirkstoffs und seiner aktivierten Metaboliten gesehen[10]. Es wurde jedoch eine Akkumulation toxischer, direkt alkylierender Metaboliten mit einer 4fach höheren Alkylierungsrate von Serumproteinen beobachtet. Die Hämodialyse bewirkt eine ausreichende Elimination dieser direkt alkylierenden Metaboliten ohne wesentlichen Einfluß auf die Wirkspiegel des aktivierten Cyclophosphamids.

1. Pindur, U. (1980), Dtsch. Apoth. Ztg. 120, 1691.
2. Hohorst, H.-J., Ziemann, A., Brock, N. (1971), Arzneim.Forsch. 21, 1254.
3. Brock, N., Hohorst, H.-J. (1971), Cancer (Brussels) 27, 1512.
4. Rauen, H. M., Norpoth, K. (1965), Naturwissenschaften 52, 477.
5. Connors, T. A. (1974), Biochem. Pharmacol. 23, 115.
6. Rauen, H.-M., Norpoth, K., Kramer, K.-P. (1965), Arzneim.Forsch. 15, 1048.
7. Gescher, A. (1976), Pharm. Unserer Zeit 2, 41.
8. Rauen, H.-M., Norpoth, K. (1968), Klin. Wschr. 46, 272.
9. Przybylski, M. (1982), Arzneim.Forsch. 32 (II), 995.
10. Wagner, T., Heydrich, D., Bartels, H., Hohorst, H.-J. (1980), Arzneim.Forsch. 30 (II), 1588.

Cyproteron 2098-66-0 Antiandrogen

6-Chlor-17-hydroxy-1a,2a-methylen-4,6-pregnadien-3,20-dion

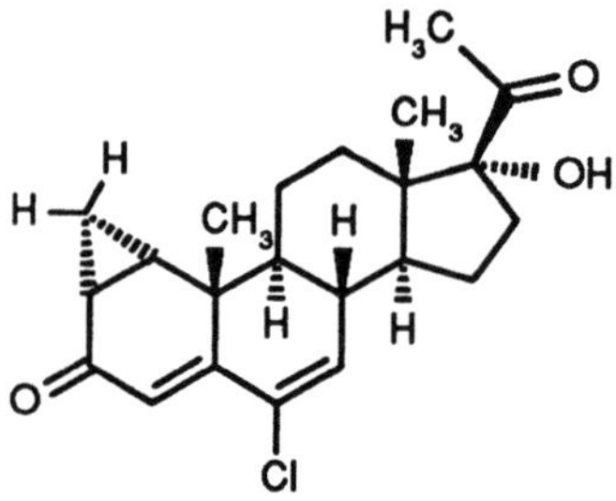

$C_{22}H_{27}ClO_3$

Hauptsächlichste Metaboliten sind das 15β-Hydroxycyproteronacetat und der freie Alkohol dieses Metaboliten[1].

1. Bhargara, A. S., Seeger, A., Günzel, P. (1977), Steroids 30, 407.

Desipramin 50-47-5 Antidepressivum

10,11-Dihydro-5-(3-methylaminopropyl)-5H-dibenz[b,f]azepin
Demethylimipramin
Desipramini hydrochloridum (DAB 9)

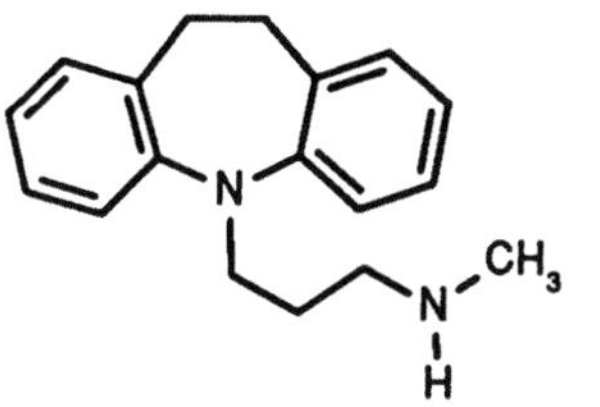

$C_{18}H_{22}N_2$

Desipramin ist ein wesentlicher Metabolit des Imipramins, so daß in wesentlichen Punkten auf diese Monographie verwiesen werden kann. Entsprechende Untersuchungen hatten zur Entdeckung der antidepressiven Wirkung von Desipramin im Tierversuch und zur Einführung dieses Imipraminmetaboliten in die Therapie geführt[1-4].
Desipramin hemmt den Metabolismus anderer Pharmaka, wie am Beispiel von Tremosin gezeigt werden konnte[5].
Während Imipramin bei der Ratte eine Halbwertszeit von 2,5 h hat, beträgt die Halbwertszeit des Desipramin 9 h. Die Maus hingegen desmethyliert Imipramin noch rascher zu Desipramin. Für beide Substanzen wurde für diese Spezies eine biologische Halbwertszeit von 50 min ermittelt. Beim Kaninchen ist die Halbwertszeit mit 30 min für Desipramin erheblich kürzer als die für Imipramin mit 2 h[6].
Die a) therapeutischen, b) toxischen und c) letalen Plasmaspiegel von Desipramin in Humanplasma betragen für a) 0,01-0,5 mg/l, für b) ab 1,5 mg/l und für c) ab 4 mg/l[7].

1. Sulser, F., Watts, J., Brodie, B. B. (1962), Ann. N. Y. Acad. Sci. 96, 279.
2. Gilette, J. R., Dingell, J. V., Sulser, F., Kuntzmann, R., Brodie, B. B. (1961), Experientia 17, 417.
3. Brodie, B. B., Bickel, M. H., Sulser, F. (1961), Med. Exp. 5, 454.
4. Sulser, F., Bickel, M. H., Brodie, B. B. (1962), Proc. 1st Int. Pharmac. Meet., Vol. 8, 123, Pergamon Press.
5. Sjöqvist, F., Gilette, J. R. (1965), Life Sci. 4, 1031.
6. Jucker, E. (1968), Fortschritte der Arzneimittelforschung, Birkhäuser Verlag Basel u. Stuttgart, S. 121, Vol. 11, Beitrag von M. H. Bickel.
7. Pentz, R., Strubelt, O., Gehlhoff, C. (1979), Dtsch. Ärztebl. 76, 2815.

Desoximetason	382-67-2	Antiphlogistisch und antiallergisch wirksames Glucocorticoid

9-Fluor-11β,21-dihydroxy-16α-methyl-1,4-pregnadien-3,20-dion

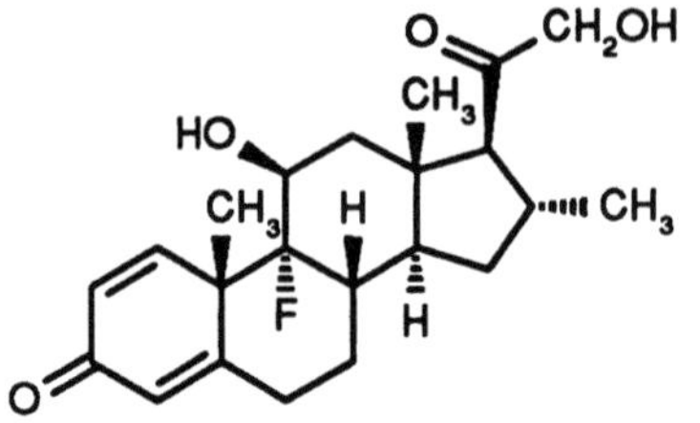

$C_{22}H_{29}FO_4$

Beim Hund konnten etwa zwei Drittel der nach subcutaner Gabe von ^{3}H-markiertem Desoximetason im Harn ausgeschiedenen Radioaktivität als 6β-Hydroxy-desoximetason (1) identifiziert werden. Davon lag etwas mehr als die Hälfte in freier und der Rest in mit β-Glucuronidase spaltbarer Form vor. Ein weiterer Metabolit, der nahezu den gesamten Wirkstoffrest darstellte, wurde als 6β-Hydroxy-21-carboxy-desoximetason (2) identifiziert[1].
Bei der Ratte werden etwa 70% der nach oraler Gabe ausgeschiedenen Radioaktivität als 6β-Hydroxy-desoximetason (1) und weitere 20% als 7α-Hydroxy-desoximetason (3) eliminiert.

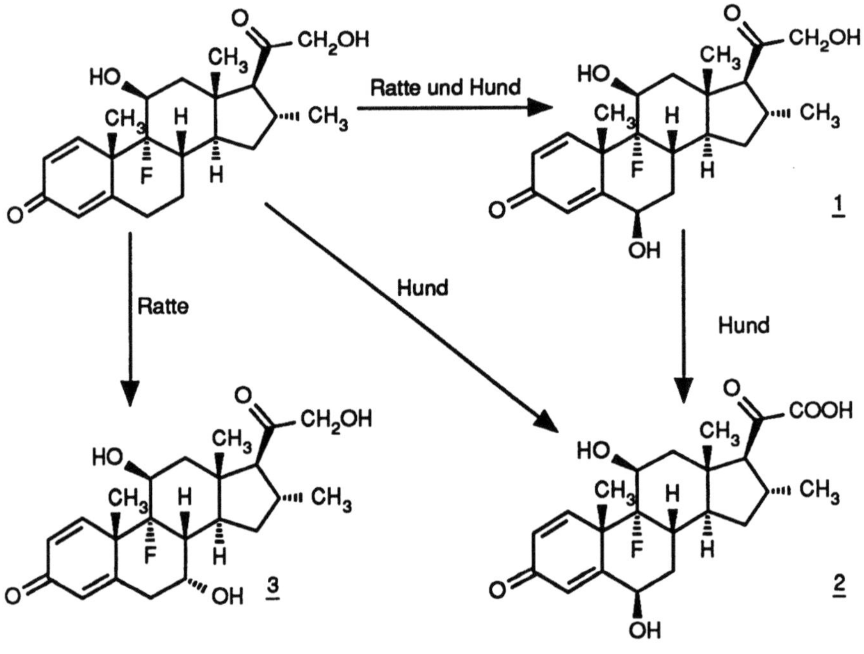

Ratte und Hund

Ratte

Hund

Hund

Die biologische Aktivität des Hauptmetaboliten 6β-Hydroxy-desoximetason wurde im Granuloma-pouch-Test bei der Ratte geprüft. Der Metabolit war praktisch unwirksam.
Nach subcutaner Gabe von 0,5 mg/kg KG werden im Blut von Ratten nach 1 h maximale Konzentrationen von 230 ± 60 ng/ml und bei Hunden zwischen 1,5 und 4 h maximale Konzentrationen zwischen 60 und 86 ng/ml erreicht. Die Konzentrationsabnahme aus dem Blut erfolgt bei der Ratte mit einer Halbwertszeit von 2,5 h, beim Hund in 2 Phasen mit Halbwertszeiten von 4 h und 3-4 d. Die Ausscheidung verläuft bei beiden Tierarten sehr rasch und zu annähernd gleichen Teilen mit Urin und Kot[1].

1. Hornke, J., Cavagna, F., Christ, O., Fehlhaber, H.-W., Kellner, H. M., Sandow, J. (1980), Arzneim. Forsch. 30 (I), 47.

Dextran	9004-54-0	Blutersatzflüssigkeit, Plasmaexpander

Polyanhydroglucose
Das durchschnittliche Molekulargewicht wird durch eine besondere Zahl angezeigt, z. B. 40, 45, 110, 150. Diese Zahlen, multipliziert mit 1000, geben ungefähr das durchschnittliche Molekulargewicht an.

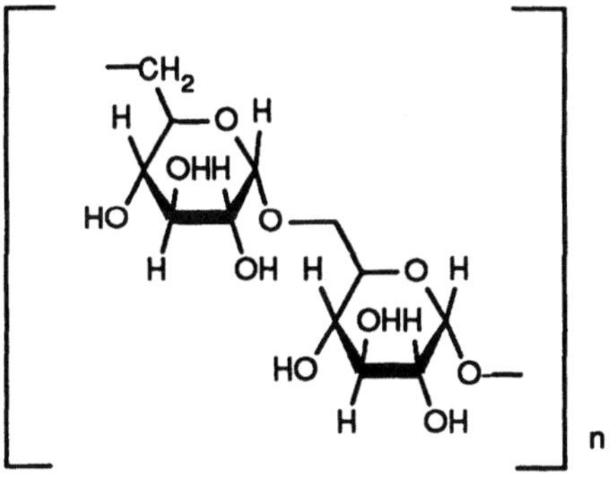

$(C_6H_{10}O_5)_n$

Eine in Leber, Milz und Niere des Menschen enthaltene α-1,6-Dextranglucosidase[1,2] spaltet auch **in vitro** die 1,6- und 1,3-Bindungen des Dextrans. Je nach der Verweildauer des zugeführten Dextrans entstehen in den genannten Organen zunächst partiell abgebaute Dextrane, die über die Nieren oder durch Abbau bis zu Glucose bzw. CO_2 eliminiert werden. Das Enzym ist durch mehrmalige Gaben von Dextran und Hydrocortison induzierbar.

Parenteral zugeführtes Dextran wird überwiegend durch die Nieren ausgeschieden[3]. Die Nierenschwelle liegt bei einem Molekulargewicht von etwa 50000. Rheomacrodex (Molekulargewicht 40000) wird, Untersuchungen mit ^{14}C-markiertem Dextran zufolge, innerhalb von etwa 24 h zu ungefähr 60% durch die Nieren ausgeschieden, das restliche Dextran erscheint in den folgenden Tagen als $^{14}CO_2$ in der Atemluft (etwa 26%) und in den Fäzes (2%)[4, 5].

Nach tierexperimentellen Untersuchungen mit ^3H-markierten Dextranen wird Dextran im Körper von mehreren Tierarten nicht gespeichert. Eine vorübergehende Ablagerung in Leber, Haut und Nieren führte zu keinerlei pathologischen Zellveränderungen oder Beeinträchtigungen der Organfunktionen. Im Urinkondensat und in der Atemluft wurde Wasser als Stoffwechselendprodukt festgestellt. Die Untersuchung des Blutes, der Organe, des Urins und der Exkremente 3- und 6 Tage nach der Infusion ergaben eine Gesamtbilanz von nahezu 100%[6].
Für Dextran-40-Lösung wurde unter Annahme einer biphasischen Elimination bis zur sechsten h eine Halbwertszeit von 4,9 h ermittelt. Zu diesem Zeitpunkt waren noch 33,4% der zugeführten Dextranmenge im Intravasalraum vorhanden. Die Dextran-Konzentration im Serum war auf 43,7% gegenüber der initialen Serum-Konzentration nach Infusionsende abgefallen. Von der sechsten h an begann die zweite, exponentielle Eliminationsphase, die mit einer Halbwertszeit von 44,5 h bis zur unteren Nachweisgrenze verlief. Dextran war 9 Tage nach Infusion nur noch bei 2 (von 40 männlichen) Probanden nachweisbar. Nach 2 Wochen lag die Dextran-Konzentration im Serum in allen Fällen unterhalb der Nachweisgrenze[7].

1. Saenk, A. S., Rozenfeld, E. L. (1963), Vortrag auf der 3. Pansowjet. Konf. über Chemie u. Stoffwechsel der Kohlenhydrate, 26.-30. 11. 1963.
2. Ammon, R. (1963), Enzymologia, Acta biocat. 25, 246.
3. Schmitz, H. (1951), Klin. Wschr. 29, 424.
4. Görlich, B. (1969), Mitt. Dtsch. Pharm. Ges. 39, 149.
5. Görlich, B. (1969), Mitt. Dtsch. Pharm. Ges. 39, 168.
6. Ebert, K.-H., Schenk, G., Scholz, R. (1968), Z. Klin. Chem. Klin. Biochem. 6, 435.
7. Köhler, H., Zschiedrich, H., Linfante, A., Appel, F., Pitz, H., Clasen, R. (1982), Klin. Wochenschr. 60, 293.

Dextromethorphan 125-71-3 Antitussivum

Dextromethorphan hydrobromid-1-Wasser 6700-34-1
(+)-3-Methoxy-N-methylmorphinan
Dextromethorphani hydrobromidum (DAB 9)

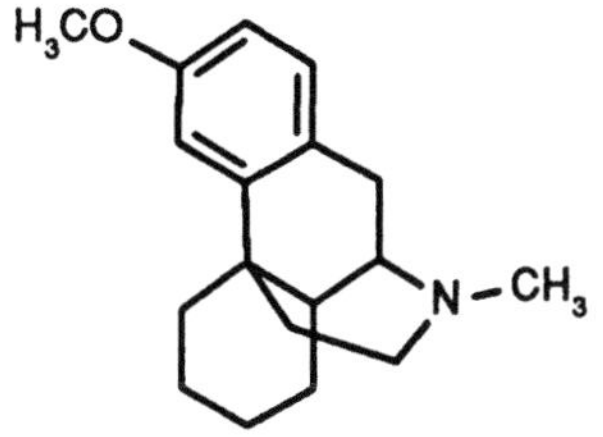

H_3CO $N-CH_3$

$C_{18}H_{25}NO$

Der Metabolismus des Dextromethorphanhydrobromids (1) wurde mit ^{3}H-markierter Substanz zunächst an verschiedenen Tierspezies untersucht[1-3]. Als Hauptmetaboliten wurden dabei folgende Verbindungen ermittelt: (+)-N-Methylmorphinan-3-ol (3), (+)-3-Methoxymorphinan (2) und (+)-Morphinan-3-ol (4). Analog verläuft auch die Ausscheidung bei Menschen[3]. In einer neueren Arbeit[4] wurde der Metabolismus nach einer oralen Dosis von 50 mg Dextromethorphan untersucht. Im Urin der Probanden konnten dabei 15 bislang unbekannte Metaboliten und Derivate identifiziert werden (s. S. 190/191):

Als Hauptabbauwege ergeben sich demnach O- und N-Desmethylierung, O- und N-Acetylierung, Hydroxylierung des Phenyl-Ringes und des gesättigten Ringsystems, gefolgt von weiterer Oxidation.
Zumindest die Metaboliten 2, 3 und 4 werden in Form von Glucuronsäure- und Sulfat-Konjugaten eliminiert[5].
Die nach oraler Verabreichung therapeutischer Dosen erreichten Dextromethorphan-Plasmaspiegel sind, bedingt durch den intensiven Lebermetabolismus und die Gewebsverteilung, niedrig. Bei Menschen liegen nach Gabe einer Einzeldosis von 20 mg Wirkstoff nach 2 h Plasmaspiegel von <2 ng/ml vor[6]. Untersuchungen mit ^{14}C-markierter Substanz zeigten, daß der Metabolit 2 einen höheren Plasmaspiegel als die Ausgangsverbindung und eine Halbwertszeit von 5 h hat. Die Halbwertszeit von Dextromethorphan beträgt 2–2,5 h.

1. Kamm, J., Taddeo, A. B., Loon, E. v. (1977), J. Pharmacol. Exp. Ther. 148, 437.
2. Brossi, A., Häfliger, O., Schnider, O. (1955), Arzneim. Forsch. 5, 62.
3. Barnhard, J. W. (1980), Toxicol. Appl. Pharmacol. 55, 43.
4. Köppel, C., Tenczer, J., Ibe, K. (1987), Arzneim. Forsch. 37 (II), 1304.
5. Marks, W. (1987), Pharm. Ztg. 132, 426.
6. Ramachander, G., Williams, F. D., Emele, J. F. (1977), J. Pharm. Sci. 66, 1047.

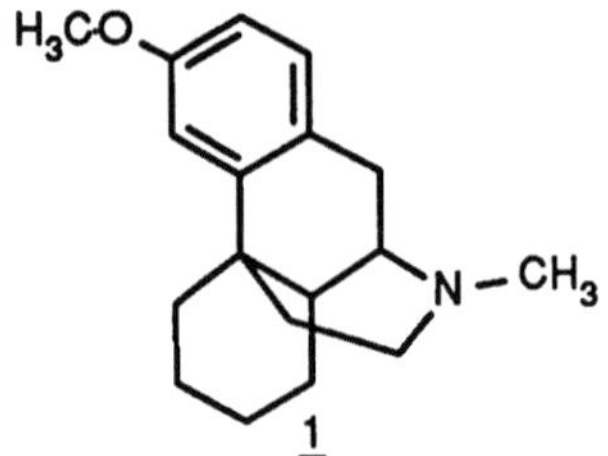

H_3CO N−CH_3 1

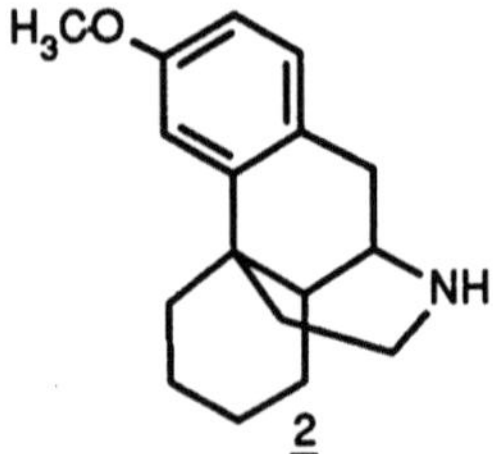

H_3CO NH 2

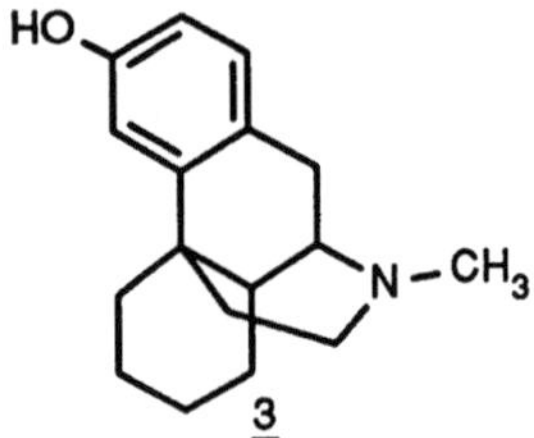

HO N−CH_3 3

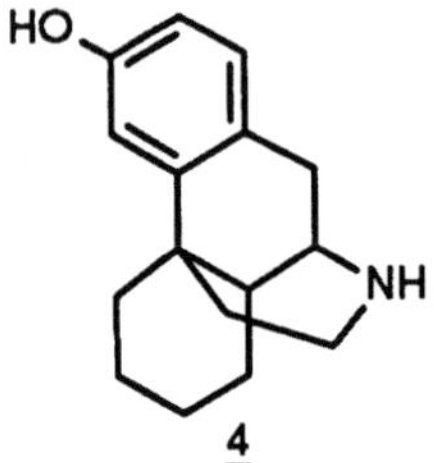

HO NH 4

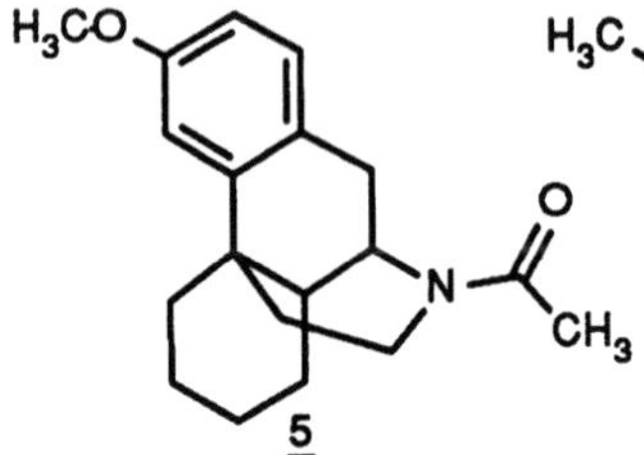

H_3CO O N CH_3 5

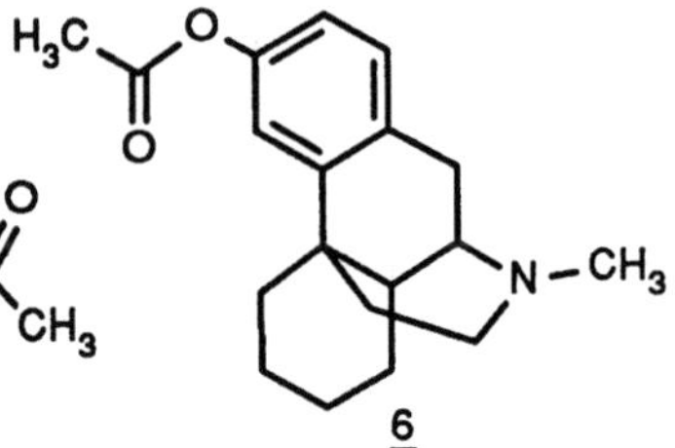

H_3C O O N−CH_3 6

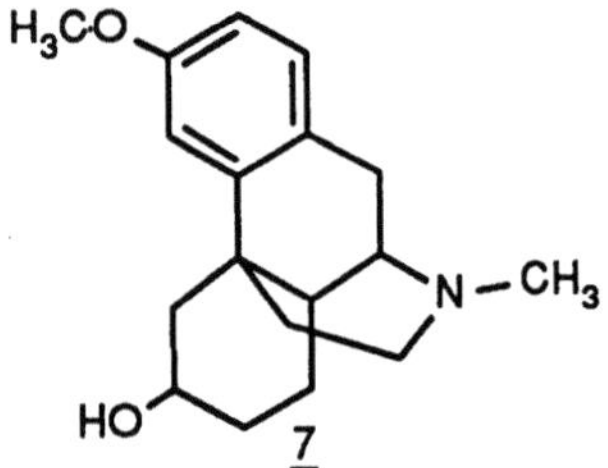

H_3CO N−CH_3 HO 7

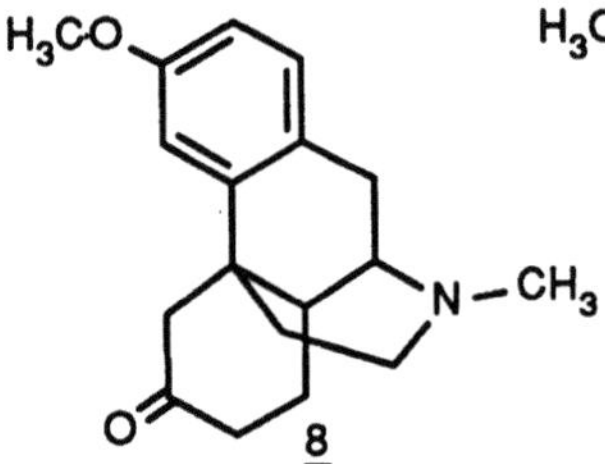

H_3CO N−CH_3 O 8

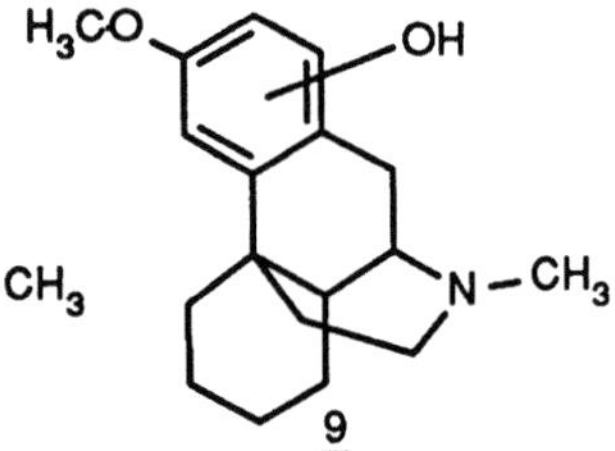

H_3CO OH N−CH_3 9

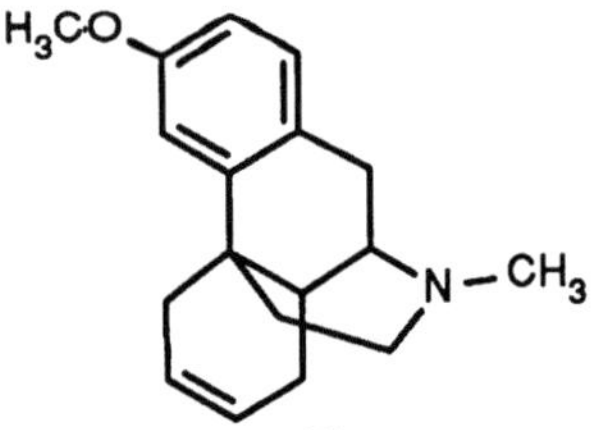

H_3CO N−CH_3 10

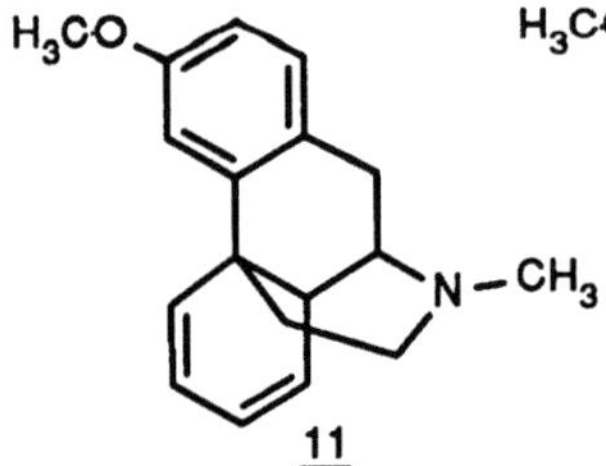

H_3CO N−CH_3 11

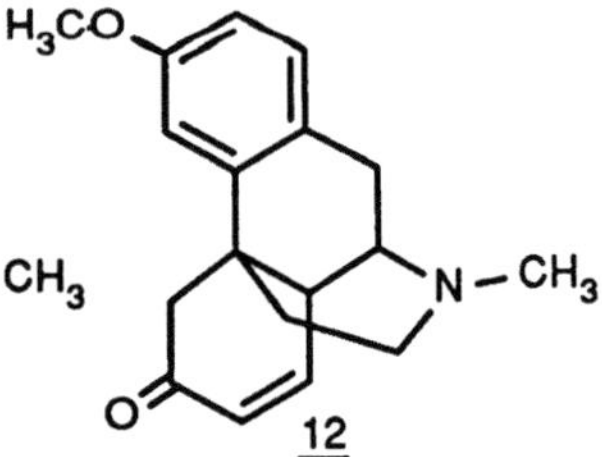

H_3CO N−CH_3 O 12

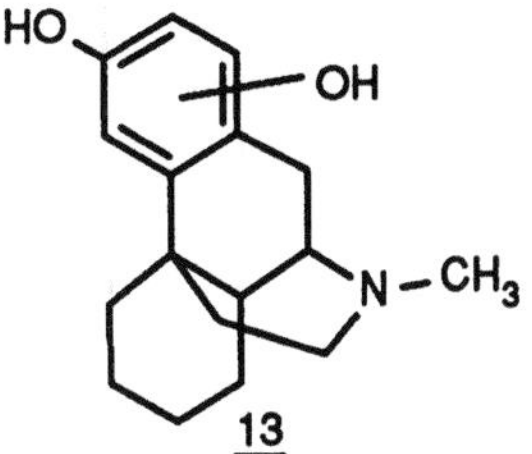

Dextrothyroxin-Natrium	137-53-1	Zur Senkung des Serumcholesterinspiegels

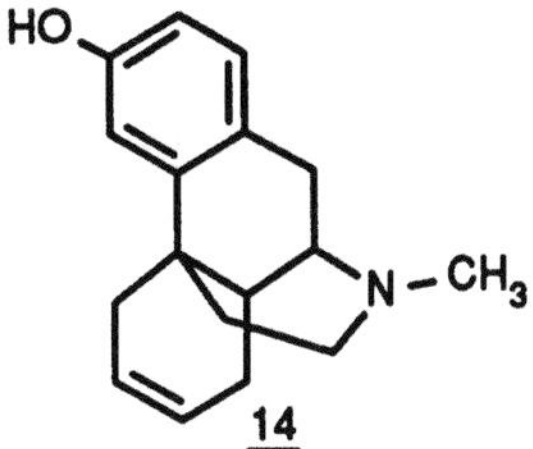

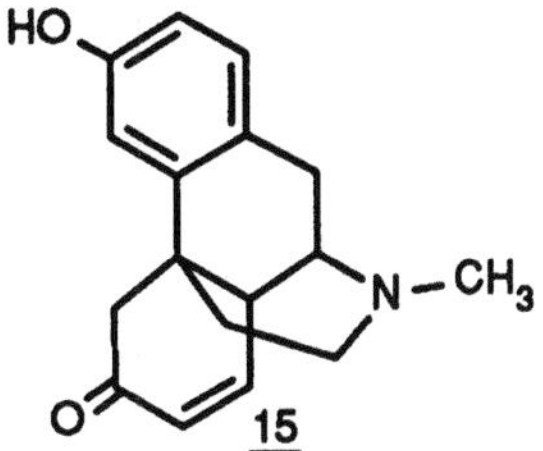

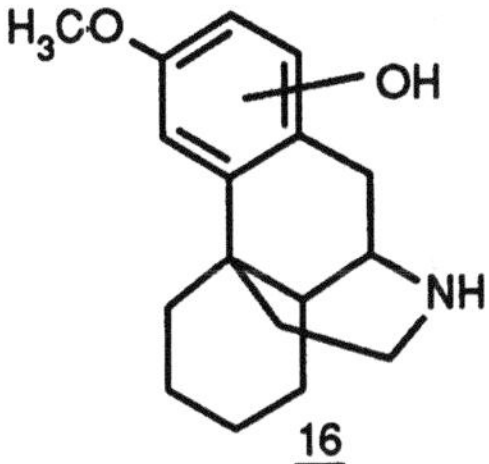

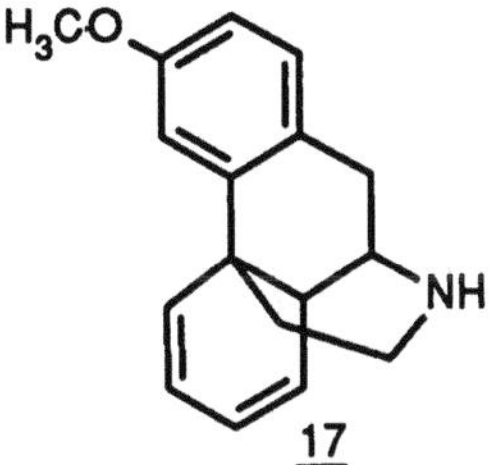

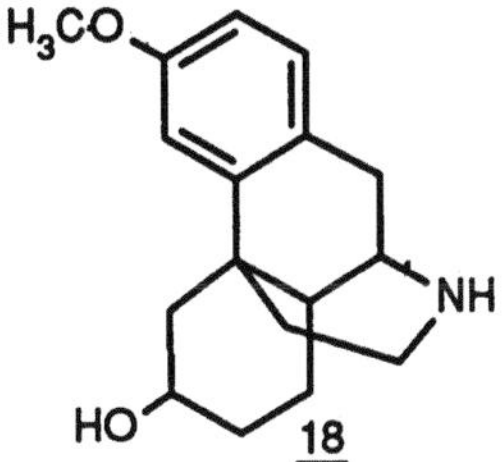

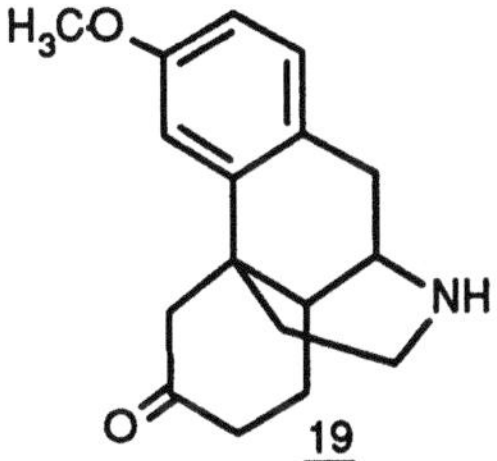

Natrium-D-3,3′,5,5′-tetraiodthyronin
D-Thyroxin-Na

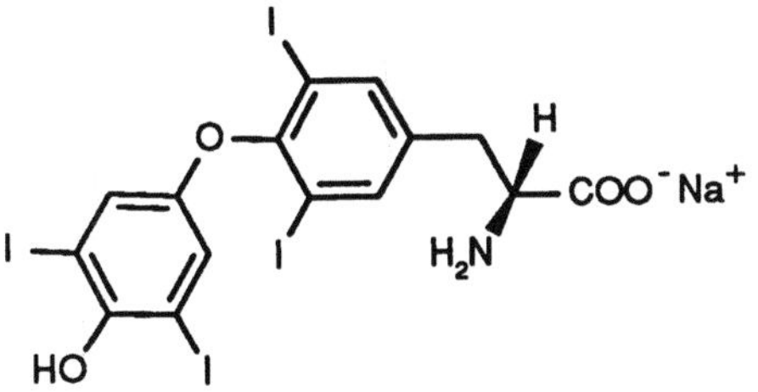

$C_{15}H_{10}I_4NNaO_4$

Die Metabolisierung dieser Verbindung verläuft bei der Ratte und beim Hund ähnlich der des L-Thyroxins [1]. Allerdings erfolgt die Deiodierung am α-Benzolring schneller, so daß im Vergleich größere Mengen konjugiertes D-

3,3',5'-Triiodthyronin und D-3,3'-Diiodthyronin in der Galle und im Urin ausgeschieden werden. Wegen der starken Anreicherung von Dextrothyroxin-Na in der Leber und der Niere wird vermutet, daß diese Organe möglicherweise der Ort der Deiodierung sein könnten[2]. Beim Menschen wurde eine Halbwertszeit von 3-4 Tagen ermittelt[3].

1. Flock, E. V., David, C., Hallenbeck, G. A., Owen jr, C. A. (1963), Endocrinology 73, 764.
2. Tapley, D. F., Davidoff, F. F., Hatfield, W. B., Ross, J. E. (1959), Am. J. Physiol. 197, 1021.
3. Rall, J. E., Robbins, J., Becker, D., Rawson, R. W. (1953), J. Clin. Invest. 32, 596.

Diamorphin 561-27-3 Analgeticum, Antitussivum

3,6α-Diacetoxy-4,5α-epoxy-N-methylmorphinan

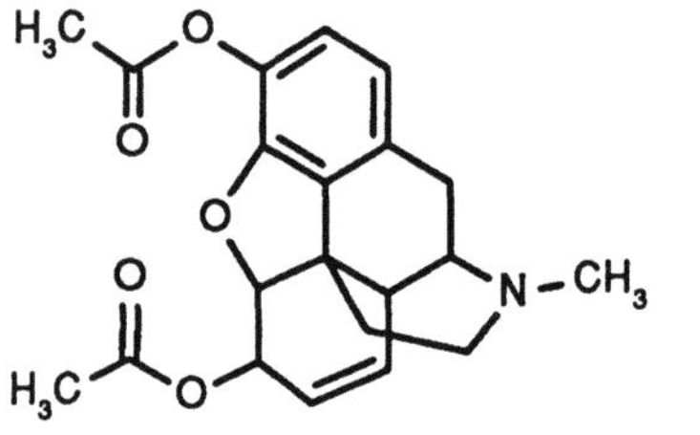

$C_{21}H_{23}NO_5$

Der Metabolismus besteht im wesentlichen in einer schnellen enzymatischen Desacetylierung der beiden Acetyl-Gruppen. Das dadurch entstehende Morphin wird überwiegend in Form seines Glucuronides und auch Sulfats eliminiert.
Bei Untersuchungen zur Biotransformation erhielten männliche Versuchspersonen (Durchschnittsalter 36 Jahre, Durchschnittsgewicht 77 kg) einmalig 10 mg Diamorphin/70 kg KG intravenös appliziert. Im Urin dieser Personen wurden folgende Metaboliten aufgefunden[1,2]:

- Morphin,
- 6-Acetylmorphin,
- Normorphin,
- Morphin-3-glucuronid,
- 6-Acetylmorphin-3-glucuronid und
- Normorphinglucuronid.

Bei mißbräuchlicher Anwendung (Drogenszene) sind für „Gesamt-Morphin" folgende Werte ermittelt worden:

- Blut 0,02-2 µg/ml,
- Leber 1-20 µg/ml,
- Galle 100-600 µg/ml,
- Urin 0,1-90 µg/ml.

Bei Nicht-Abhängigen liegt die minimale tödliche Konzentration bei etwa 0,2 µg/ml Blut. Für die toxischen Plasmaspiegel des Metaboliten Morphin in Humanplasma finden sich keine Angaben. Die a) therapeutischen und b) letalen Plasmaspiegel betragen für a) 0,01-0,1 µg/ml und für b) ab 0,1 µg/ml[3)]. Das Verhältnis der Konzentrationen (K) des „Gesamt-Morphins" in Urin und Galle kann ein Hinweis auf die Todesart sein[4)]:

Chronisch: K Urin > K Galle,
Akut: K Urin < K Galle.

Schätzungsweise 50-60% des Diamorphins werden bei Heroinabhängigen als konjugiertes Morphin ausgeschieden und 7% als freies Morphin[5,6)].

1. Yeh, S. Y., Mc Quinn, R. L. (1975), J. Pharm. Sci. 64, 1237.
2. Yeh, S. Y., Mc Quinn, R. L., Gorodetzky, C. W. (1977), J. Pharm. Sci. 66, 201.
3. Pentz, R., Strubelt, O., Gehlhoff, C. (1979), Dtsch. Ärztebl. 76, 2815.
4. Datenblatt Heroin der Ges. für Toxikol. u. Forens. Chem.
5. Oberst, F. W. (1943), J. Pharmacol. Exp. Ther. 79, 266.
6. Mo, P. N., Way, E. L. (1966), J. Pharmacol. Exp. Ther. 154, 142.

Diazepam 439-14-5 Tranquilizer, Muskelrelaxans

7-Chlor-2,3-dihydro-1-methyl-5-phenyl-1H-1,4-benzodiazepin-2-on
Diazepamum (DAB 9)

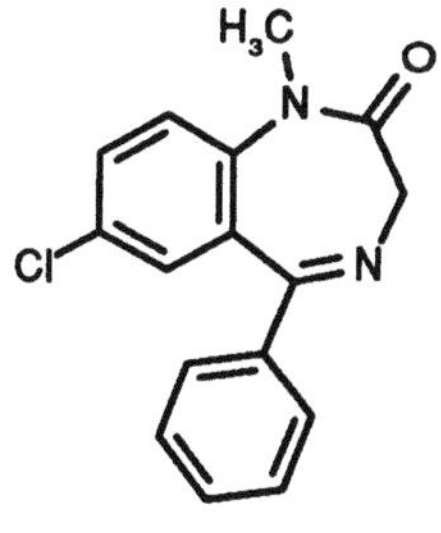

$C_{16}H_{13}ClN_2O$

Schnellster Metabolisierungsschritt ist eine Desmethylierung[1,2)], den eine langsamere Hydroxylierung am C 3 begleitet (an Ratten beobachtet[2,3)]), so daß schließlich Oxazepam entsteht. Nach Gabe von ^{3}H-markiertem Diazepam werden 70% im Harn wiedergefunden[4)] und zwar Oxazepam als Hauptmetabolit, von dem im Blut nur geringe Mengen nachweisbar sind[5)]. Ein großer Teil liegt gebunden als Glucuronid vor[3]. Bei Tierversuchen (Hund) und beim Menschen ließ sich der gleiche Abbaumechanismus beobachten[6]: Desmethylierung am N 1 und Hydroxylierung am C 3. Das unhydroxylierte, desmethylierte Abbauprodukt wird in freier Form ausgeschieden, das in C 3 hydroxylierte als Glucuronid. Ursprüngliches Diazepam war im Urin nicht nachweisbar[6,7]. Hauptmetabolit ist das Oxazepam-Glucuronid.

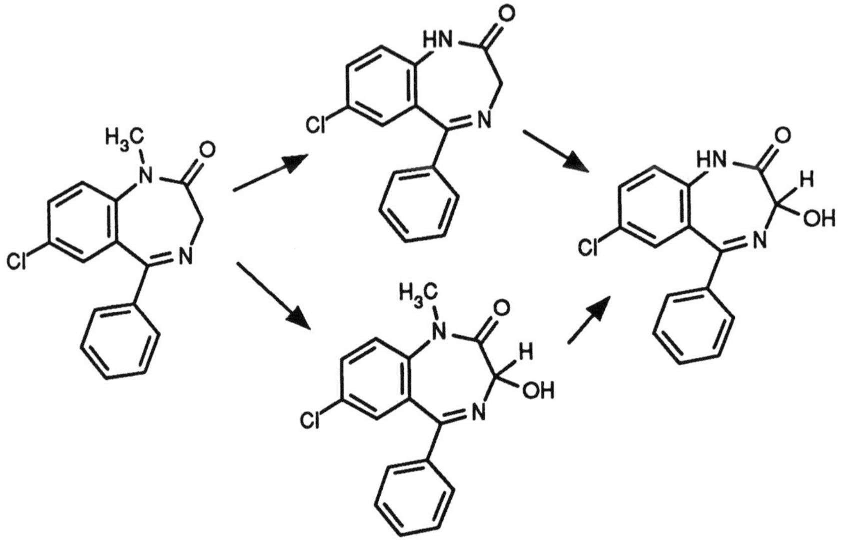

Untersuchungen, die sich mit den durch Inkubation mit Rattenlebermikrosomen entstandenen Metaboliten, deren Bildung durch Phenobarbital induziert war, befaßten, ergaben als Hauptmetaboliten der Diazepam-Inkubation Desmethyldiazepam und 3-OH-Diazepam[8,9]. Eine Hydroxylierung an den Aromaten konnte nur in p-Stellung des 5-Phenyl-Rings nachgewiesen werden. Zusätzlich zu den bekannten Metaboliten des Diazepams ließen sich 2 durch Umlagerung entstandene Chinazolinon-Metaboliten isolieren und identifizieren. Somit konnte auch beim Diazepam, so wie schon für Medazepam und Lorazepam beschrieben, eine Ringverengung des Diazepin-Gerüstes beobachtet werden[10,11].

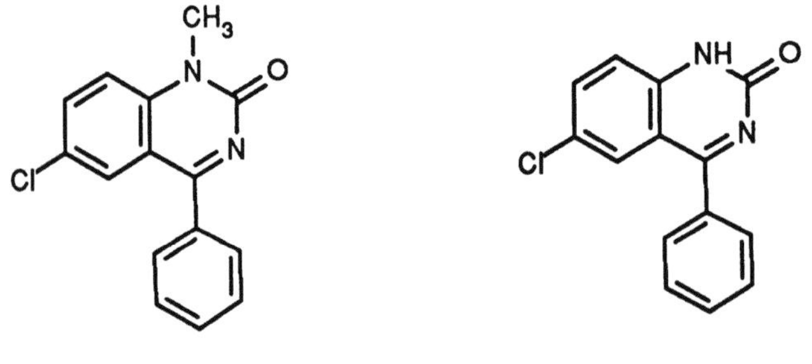

Nach oraler Aufnahme wird der Wirkstoff rasch und vollständig resorbiert[12]. Bei gaschromatographischen Untersuchungen mit dem Ziel, Zusammenhänge zwischen der Diazepam-Konzentration im Blut und der pharmakologischen Wirkung zu erkennen, ließ sich beobachten, daß bei oraler Applikation der Diazepam-Blutspiegel nach 1 h ein Maximum erreicht, nach 2 h abfällt und nach 3 h wieder ansteigt. Danach fällt er kontinuierlich ab. Nach 8-10 h erreicht die Konzentration im Blut etwa die Hälfte des Ausgangswertes. Für die intravenöse Applikation ergeben sich analoge Aussagen[7]. Nach therapeutischen Dosen von 5-15 mg werden Serumspiegel von 0,2-0,4 μg/ml beobachtet. Bei chronischer Aufnahme sind Serumspiegel von 0,3-0,7 μg/ml zu verzeichnen, nach Überdosierung solche von mehr als 0,8 μg/ml. Nach einer fortwährenden oralen Aufnahme von täglich 10 mg Diazepam über 15 Tage (4 Versuchspersonen) wurde ein Blutspiegelplateau nach annähernd 7 Tagen erreicht. Die durchschnittlichen Minimal-Maximal-Diazepamspiegel betrugen 0,084-0,225 μg/ml. Die Halbwertszeit der Elimination nach einer 15fachen Verabreichung war annähernd die gleiche wie nach einer Einzelgabe. Die Kinetik des Diazepams läßt sich mit einem offenen Drei-Kompartiment-Modell darstellen[12]. Die a) therapeutischen, b) toxischen und c) letalen Plasmaspiegel für Diazepam in Humanplasma betragen für a) 0,2-2 μg/ml, für b) ab 3 μg/ml und für c) ab 5 μg/ml[13].

1. De Silva, J. A., Schwartz, M. A., Stefanovic, V., Kaplan, J., D'Arconte, L. (1964), Anal. Chem. 36, 2099.
2. Jommi, G. E., Manito, P., Silanos, M. A. (1964), Arch. Biochem. Biophys. 108, 344.
3. Schwartz, M. A., Koechlin, B. A., Postma, E., Palmer, S., Krol, G. (1965), J. Pharmacol. Exp. Ther. 149, 423.
4. Schwartz, M. A., Koechlin, B. A., Krol, G. (1963), Fed. Proc. 22, 367.
5. De Silva, J. A., Koechlin, B. A., Bader, G. (1966), J. Pharm. Sci. 55, 692.
6. Ruelius, H. W., Lee, J. M., Alburn, H. E. (1965), Arch. Biochem. Biophys. 111, 376.
7. Cano, J. P., Vignoli, L., Viala, A. (1967), Ann. Pharm. Fr. 25, 821, ref. Chem. Zentralbl. 140, 7: 190 (1969).
8. Schwandt, H.-J., Sadée, W., Beyer, K.-H., Hildebrandt, A. G. (1976), Naunyn-Schmiedebergs Arch. Pharmacol. 294, 91.
9. Schwandt, H.-J., Sadée, W., Beyer, K.-H. (1974), Xenobiotica 4, 733.
10. Rieder, J., Rentsch, G. (1968), Arzneim. Forsch. 18, 1545.
11. Schillings, R., Shrader, St. R., Ruelius, H. W. (1971), Arzneim. Forsch. 21, 1059.
12. Kaplan, S. A., Jack, M. L., Alexander, K., Weinfeld, R. E. (1973), J. Pharm. Sci. 62, 1789.
13. Pentz, R., Strubelt, O., Gehlhoff, C. (1979), Dtsch. Ärztebl. 76, 2815.

Diclofenac 15307-86-5 Antirheumaticum, Antiphlogisticum

[2-(2,6-Dichloranilino)phenyl]essigsäure

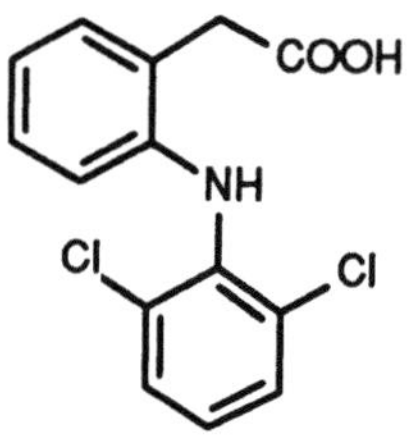

$C_{14}H_{11}Cl_2NO_2$

Im Urin von Ratte, Hund, Rhesusaffe und Mensch konnten verschiedene Metaboliten gefunden werden, die folgende Wege der Biotransformation aufzeigen:

- Bildung von Acyl-Derivaten, speziell Glucuronylester und Taurylamid, der im übrigen unveränderten Grundstruktur des Diclofenacs.
- Aromatische Hydroxylierung im Dichlorphenyl-Ring in Kombination mit der Bildung eines Schwefelsäureesters oder Konjugation mit anderen biogenen Liganden.
- Aromatische Hydroxylierung im Phenylessigsäure-Teil des Moleküls in Kombination mit der Bildung von Konjugaten.
- Hydroxylierung in beiden Phenyl-Ringen in Kombination mit einer Konjugatbildung.

In der Ratte wird Diclofenac hauptsächlich durch aromatische Hydroxylierung umgewandelt, wobei vorwiegend der Schwefelsäureester der p-Hydroxydichlorphenyl-Verbindung ausgeschieden wird. Der Hund scheidet im Urin als Hauptmetaboliten das Taurylamid der im übrigen unveränderten Struktur aus. Rhesusaffe und Mensch sind im Metabolitenmuster unter allen untersuchten Spezies am ehesten vergleichbar. Im Gegensatz zum Menschen erscheinen in der Galle von Hund und Ratte beträchtliche Mengen von unverändertem Diclofenac bzw. Metaboliten, die durch Hydrolyse leicht in die Ausgangsverbindung gespalten werden und in der Folge einer Rückresorption unterworfen sind.

Aus wäßriger Lösung wird der Wirkstoff nach oraler Gabe leicht resorbiert, wobei maximale Konzentrationen im Plasma innerhalb von 10–20 min auftreten. Aus Suppositorien wird Diclofenac mit maximalen Plasmakonzentrationen nach 30 min resorbiert. Wird das Handelsprodukt Voltaren in verschieden hohen Dosen oral appliziert, so nehmen die Flächen unter den resultierenden Plasmakonzentrationen im Mittel linear proportional zur Dosis zu. Das gleiche gilt auch für die im Harn nach Hydrolyse des Esterglucuronids gefundenen

Mengen an unverändertem Diclofenac. Wird Voltaren wiederholt appliziert, so sind die resultierenden Flächen unter den Konzentrationskurven im Plasma und die im Harn nach Hydrolyse gefundenen Mengen des unveränderten Diclofenac im Mittel nach jeder Dosis neu reproduzierbar.
Substanzen mit lipophilem saurem Charakter werden in hohem Maße an die Proteine des Serums gebunden. So wird Diclofenac im Konzentrationsbereich zwischen 0,2 und 100 µg/ml zu 99,7% an die Serumproteine gebunden, wovon nicht weniger als 99,0-99,4% auf die Bindung an Serumalbumin entfallen [1].

1. Riess, W., Stierlin, H., Faigle, J. W., Geiger, U. P., Gérardin, A., Schmid, K., Sulc, M., Wagner, J., Theobald, W. (1976), Therapiewoche 26, 2891.

Diflucortolon	2607-06-9	Antiphlogistisch und
Diflucortolon 21-valerat	59198-70-8	antiallergisch wirksames Glucocorticoid

6*α*,9-Difluor-11*β*,21-dihydroxy-16*α*-methyl-1,4-pregnadien-3,20-dion

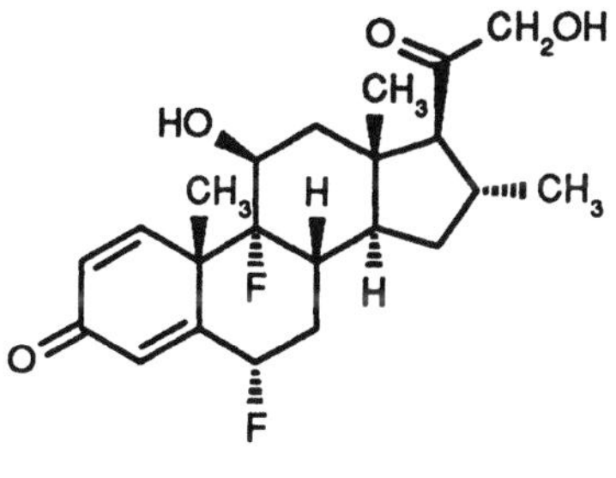

$C_{22}H_{28}F_2O_4$

Wie Untersuchungen mit ^{3}H-Diflucortolonvalerianat an männlichen Probanden zeigten, wird die Verbindung sehr rasch gespalten. Bereits 5 min nach der Injektion von 1 mg ist der ungespaltene Ester im Plasma nicht mehr nachweisbar. 40-80% der ^{3}H-Steroide liegen im Plasma in nichtkonjugierter Form vor. Neben Diflucortolon und 2 nicht identifizierten Metaboliten tritt das 6*α*, 9-Difluor-21-hydroxy-16*α*-methyl-1,4-pregnadien-3,11,20-trion (11-Keto-Diflucortolon) als weiterer Metabolit im Plasma auf. Rund 30% der Dosis werden innerhalb von 48 h nach der Injektion über den Urin als nichtkonjugierte ^{3}H-Steroide, rund 20% als ^{3}H-Steroidglucuronide und ca. 10% als ^{3}H-Steroidsulfate ausgeschieden. Diflucortolon wird sowohl in nichtkonjugierter Form als auch als Glucuronid eliminiert, das 11-Keto-Diflucortolon als Glucuronid und Sulfat. Insgesamt sind im Harn chromatographisch 7 Metaboliten ermittelt worden [1].
Das Esterspaltprodukt Diflucortolon liegt 5 min nach Injektion von 1 mg in einer Konzentration von 6-8 ng/ml Plasma vor. Es verläßt das Plasma mit

einer Halbwertszeit von 4-5 h, die ^{3}H-Steroide insgesamt haben eine Halbwertszeit von rund 9 h. Die Elimination erfolgt rasch und vollständig. Bis 24 h nach Injektion (1 mg) werden rund 56% der Dosis mit dem Harn ausgeschieden, bis 7 Tage nach Applikation werden 93-98% der Dosis im Harn und Stuhl wiedergefunden. Das Ausscheidungsverhältnis Harn:Stuhl liegt durchschnittlich bei 3:1 [1]. Diflucortolonvalerianat wird in der Haut von Ratte und Meerschweinchen mit einer Halbwertszeit von ca. 30-60 min zu Diflucortolon und Valeriansäure hydrolysiert. In der exzidierten Humanhaut verläuft die Esterspaltung wesentlich langsamer. Nach 7 h p. a. sind im Hautextrakt noch ca. 80-90% der Ausgangsverbindung und 5-15% Diflucortolon nachweisbar [2].

1. Mützel, W. (1976), Arzneim. Forsch. 26, 1487.
2. Täuber, U., Toda, T. (1976), Arzneim. Forsch. 26, 1484.

Digitoxin 71-63-6 Cardiotonicum

3β,14-Dihydroxy-5β,14β-card-20(22)-enolid-3-tridigitoxosid
Digitoxinum (DAB 9)

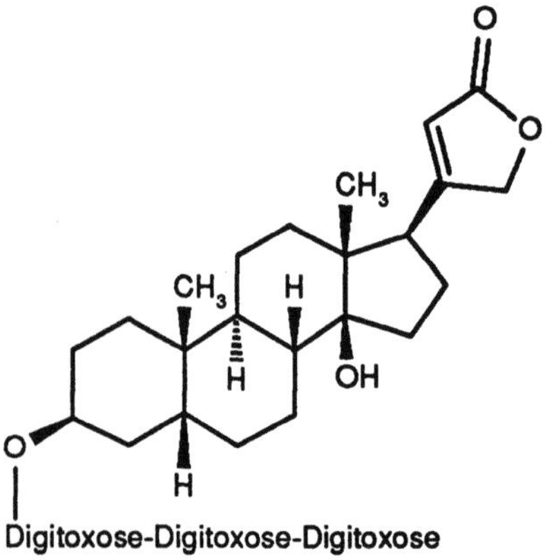

Digitoxose-Digitoxose-Digitoxose

$C_{41}H_{64}O_{13}$

Untersuchungen zum Metabolismus des Digitoxins beim Menschen führten zu voneinander erheblich abweichenden Befunden. So wird beschrieben [1], daß Digitoxin ausschließlich in Form von Metaboliten ausgeschieden wird. Andere Autoren finden eine teilweise Metabolisierung [2-5] und andere wiederum keine [6,7]. Mit einiger Sicherheit dürfte dies auf Analysenverfahren unterschiedlicher Aussagekraft zurückzuführen sein. Versuche zum Nachweis der Metaboliten beim Menschen orientierten sich an den bereits in den 50er und 60er Jahren für die Ratte gewonnenen Befunden [8-12]. Aus den einzelnen Ergebnissen ließ sich folgendes Abbauschema ableiten:

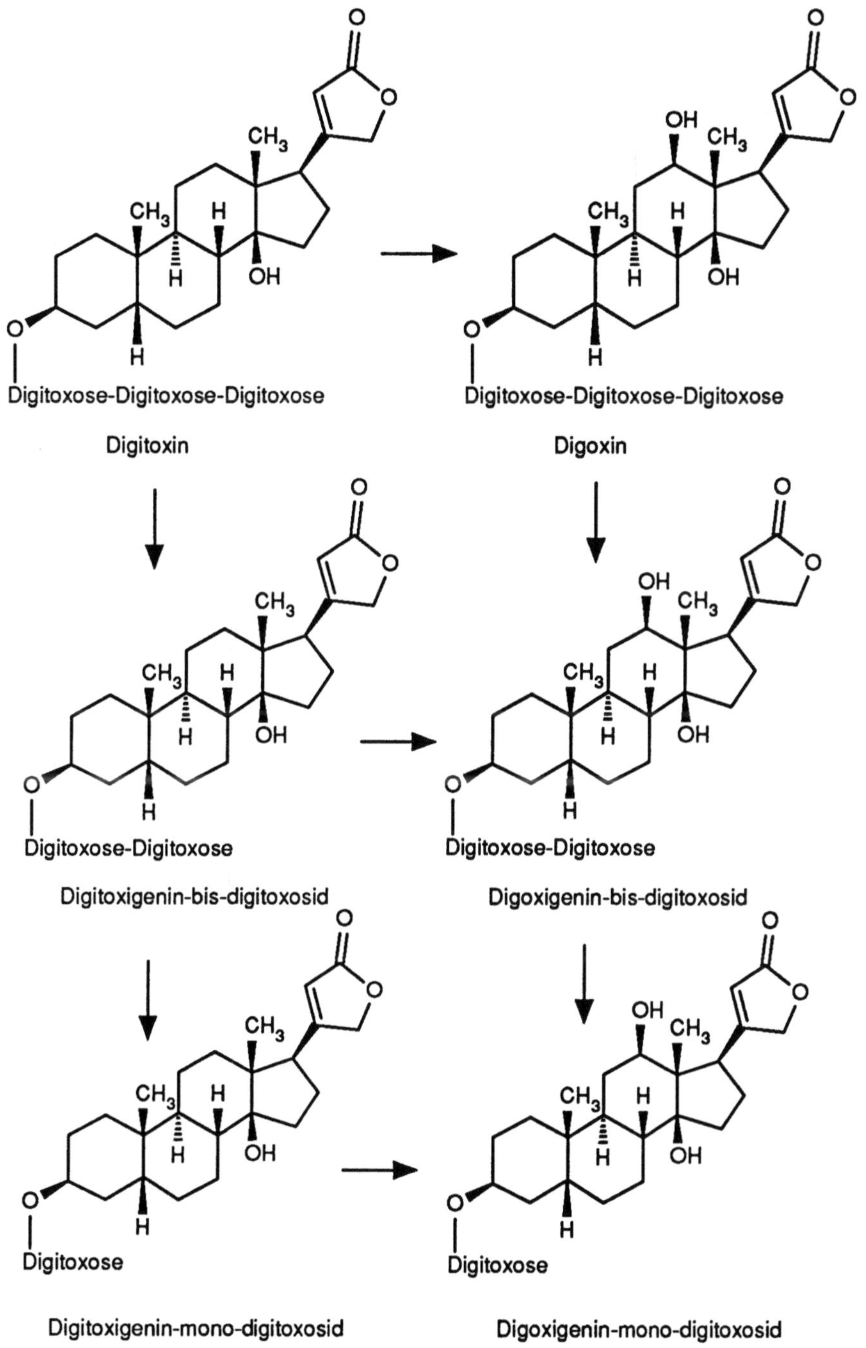

Digitoxose-Digitoxose-Digitoxose

Digitoxin

Digitoxose-Digitoxose-Digitoxose

Digoxin

Digitoxose-Digitoxose

Digitoxigenin-bis-digitoxosid

Digitoxose-Digitoxose

Digoxigenin-bis-digitoxosid

Digitoxose

Digitoxigenin-mono-digitoxosid

Digitoxose

Digoxigenin-mono-digitoxosid

Neben der schrittweisen hydrolytischen Abspaltung der Digitoxosen über das Bis- und Monodigitoxosid bis zum Aglykon kann die C-3-ständige Hydroxyl-Gruppe epimerisieren und das somit entstandene epi-Genin konjugiert werden. Des weiteren konnte gezeigt werden, daß am C12 Hydroxylierungsreaktionen stattfinden.
Aus den Ergebnissen von Stoffwechselstudien am Menschen mit radioaktiv markierten Glykosiden ließ sich kein einheitliches Abbauschema aufstellen. Auffallend war jedoch, daß nach intravenöser Injektion das Ausscheidungsprodukt fast ausschließlich unverändertes Digitoxin war[6,7,13], während nach oraler Applikation das Auftreten von Metaboliten beschrieben wurde[3-5,14,15]. Als Erklärung hierfür könnte angesehen werden, daß durch den Kontakt eines Pharmakons mit den metabolisch aktiven Enzymen des Gastrointestinaltraktes in stärkerem Umfang Abbaureaktionen als nach intravenöser Injektion stattfinden können[16].
Nach intravenöser Gabe an männliche Versuchspersonen ließ sich im Urin neben geringen Mengen wasserlöslicher Abbauprodukte nur unverändertes Digitoxin nachweisen[17]. Nach oraler Applikation traten deutlich mehr wasserlösliche Abbauprodukte, vorrangig in der frühen Phase der Elimination (0–8 h), auf. Neben Digitoxin und geringen Mengen Digitoxigenin-bis-digitoxosid ließ sich ein bis dahin nicht beschriebenes Abbauprodukt isolieren, das als Metabolit X bezeichnet wurde. Diese Verbindung konnte weder durch Säurehydrolyse noch durch enzymatische Hydrolyse verändert werden und war von polarerem Charakter als die Referenzsubstanzen Digitoxin bis zum Digitoxigenin wie auch Digoxin bis zum Digoxigenin. Die isolierte Verbindung hatte einen Molekülpeak bei m/e 390 und einen charakteristischen Basispeak bei m/e 201. Demnach handelte es sich um ein in den Ringen A, B oder C hydroxyliertes Digitoxigenin. Von den Probanden wurde dieser Metabolit X in sehr unterschiedlichem Umfang gebildet. In der ersten Urinsammelphase (0–8 h) bildete er zwischen 5% und 90% der chloroformlöslichen Metaboliten. Die Metabolitenmuster des 2. und 3. Tages unterscheiden sich kaum voneinander. Nach intravenöser Gabe wird weiterhin nur unverändertes Digitoxin nachgewiesen, nach oraler Gabe überwiegend Digitoxin neben geringen Mengen Digitoxigenin-bis-digitoxosid. Metabolit X wird in dieser Phase nur noch in einem Einzelfall in geringem Umfang nachgewiesen. Er wird auch von der Ratte nur nach oraler, nicht aber nach parenteraler Applikation von Digitoxin gebildet. Nach Gabe von Digitoxigenin kann jedoch die Verbindung unabhängig von der verwendeten Applikationsform nachgewiesen werden. Die Ergebnisse zeigen, daß der Metabolit X aus dem Digitoxigenin entsteht und daß das zu seiner Bildung benötigte Digitoxigenin nur nach oraler Applikation zur Verfügung steht. Es kann somit geschlossen werden, daß oral verabreichtes Digitoxin sowohl beim Menschen als auch beim Tier während der Magenpassage in mehr oder minder großem Umfang zum Digitoxigenin hydrolysiert wird, welches dann zur teilweisen Biotransformation zum Metaboliten X in der Leber zur Verfügung steht. Eine Vorbehandlung der Versuchstiere mit Phenobarbital führt nicht, wie bei Hydroxylierungsreaktionen zu erwarten, zu einer Verbesse-

rung der Ausbeute an Metabolit X nach oraler Digitoxigenin-Gabe, sondern bewirkt eine deutliche Hemmung der Bildung dieses Metaboliten. Sowohl bei den renal als auch den fäkal ausgeschiedenen Stoffwechselprodukten von Ratten sind geschlechtsbedingte Unterschiede vorhanden. Im Urin dominieren bei weiblichen Ratten neben Metabolit X die Tri-Digitoxoside des Digitoxins und Digoxins, von männlichen Ratten werden vorrangig die entsprechenden Bis-Digitoxoside ausgeschieden, Metabolit X wurde nicht gefunden[17)]. Bei der Analyse der fäkal ausgeschiedenen Abbauprodukte ließen sich beim weiblichen Tier vorrangig Tris- und Bis-Digitoxoside nachweisen, beim männlichen Tier hingegen neben den Bis- die Mono-Digitoxoside.

Nach oraler Verabreichung von markiertem Digitoxin steigt die Radioaktivität im Serum rasch an, erreicht nach 20-45 min ein Maximum und fällt danach bis zu 4 h relativ schnell, dann langsamer ab. Von 12-24 h nach Applikation läßt sich in der Regel wieder ein Anstieg der Aktivität im Serum verzeichnen, nach 24 h fällt die ^{3}H-Konzentration bis zum Ende der Meßperiode linear mit der Zeit ab[17)]. Bei intravenöser Applikation nimmt die Tritiumaktivität im Serum erst schnell, dann zunehmend langsamer ab, steigt ebenso wie beim oralen Versuch nach 12 h an und fällt dann in einer einfachen Exponentialfunktion ab.

Die mittlere Serumhalbwertszeit beträgt 8,0 Tage (oral) und 12,5 Tage (intravenös). Für eine mittlere Digitoxin-Dosis von 0,082 mg täglich wurde eine mittlere Steady-state-Plasmakonzentration von 14,6 ng/ml berechnet[18)]. Bei männlichen Probanden werden nach oraler (intravenöser) Applikation innerhalb von 216 h im Mittel 18,6% (19,2%) in Form lipophiler Verbindungen und 6,9% (2,8%) als wasserlösliche Derivate ausgeschieden[17)]. Nach oraler Gabe werden innerhalb der ersten 8 h bis zu 50% der in 216 h eliminierten wasserlöslichen Metaboliten ausgeschieden. In dieser frühen Phase der Elimination findet man nach intravenöser Injektion nur geringe Mengen an wasserlöslichen Metaboliten.

Digitoxin wird zum überwiegenden Teil, nämlich zu 60%, über die Nieren ausgeschieden, zeigt jedoch nach den bisherigen Untersuchungen bei Patienten mit Urämie keine signifikante Verlängerung der Halbwertszeit[19)]. Die Halbwertszeiten von Digitoxin bei Leberkrankheiten sind normal oder sogar kürzer als bei gesunden Versuchspersonen[20)]. Ungünstig ist hingegen für die Digitoxin-Therapie die Kombination einer Leber- und Niereninsuffizienz zu beurteilen. Sie verursacht eine extrem verlängerte Halbwertszeit[20)].

Die a) therapeutischen, b) toxischen und c) letalen Plasmaspiegel für Digitoxin in Humanplasma betragen bei a) 0,002-0,02 mg/l, bei b) ab 0,03 mg/l und bei c) ab 0,3 mg/l[21)].

1. Lüllmann, H., Peters, T., Seiler, K. U. (1971), Dtsch. Med. Wochenschr. 23, 1018.
2. Beermann, B., Hellström, K., Rosen, A. (1971), Circulation 43, 852.
3. Ruiz-Torres, A., Burmeister, H. (1972), Klin. Wochenschr. 50, 191.
4. Lucas, D. S., Peterson, R. E. (1966), J. Clin. Invest. 45, 782.
5. Okita, G. T., Talso, P. J., Curry, J. H., Smith, F. D., Geiling, E. M. K. (1955), J. Pharmacol. 115, 371.
6. Kramer, P., Horenkamp, J., Wilms, B., Scheler, F. (1970), Dtsch. Med. Wochenschr. 95, 444.

7. Peters, U., Grabensee, B., Hausamen, T. U., Fritsch, W. P., Grosse-Brockhoff, F. (1977), Dtsch. Med. Wochenschr. 102, 109.
8. Brown, B. T., Wright, S. E. (1955), J. Biol. Chem. 220, 431.
9. Repke, K. (1958), Naturwissenschaften 45, 94.
10. Repke, K. (1958), Naunyn-Schmiedebergs Arch. Exp. Pathol. Pharmakol. 233, 271.
11. Hermann, I., Repke, K. (1963), Monatsber. Dtsch. Akad. Wiss. Berlin 5, 140.
12. Hermann, I., Repke, K. (1964), Naunyn-Schmiedebergs Arch. Exp. Pathol. Pharmakol. 248, 351.
13. Lahrtz, H. G., Reinold, H. M., van Zwieten, P. A. (1969), Klin. Wochenschr. 13, 659.
14. Vöhringer, H. F., Rietbrock, N. (1974), Clin. Pharmacol. Ther. 16, 796.
15. Lucas, D. S. (1971), Ann. N. Y. Acad. Sci. 179, 338.
16. Riegelman, S., Rowland, M. (1973), J. Pharmakokinet. Biopharm. 1, 419.
17. Havighorst, E. (1978), Dissertation, Technische Universität Hannover.
18. Heinz, N., Woodcock, B. (1981), Arzneim. Forsch. 31 (II), 1471.
19. Rietbrock, N., Kuhlmann, J. (1977), Med. Klin. 72, 435.
20. Zilly, W., Frank, P., Richter, E., Rietbrock, N. (1976), Verh. Dtsch. Ges. Inn. Med. II, S. 1663.
21. Pentz, R., Strubelt, O., Gehlhoff, C. (1979), Dtsch. Ärztebl. 76, 2815.

Digoxin 20830-75-5 Cardiotonicum

12β-Hydroxydigitoxin
3β,12β,14-Trihydroxy-5β,14β-card-20(22)-enolid-3-tridigitoxosid
Digoxinum (DAB 9)

O
OH
CH_3
CH_3
H
H
OH
O
H
Digitoxose-Digitoxose-Digitoxose

$C_{41}H_{64}O_{14}$

Nach oraler Verabreichung von ^{3}H-Digoxin finden sich im Urin von Versuchspersonen wasserlösliche Metaboliten[1-4]. In der folgenden Tabelle ist das Verhältnis zwischen der verabreichten oralen Dosis und dem Prozentgehalt der mit dem Urin ausgeschiedenen hydrophilen Metaboliten innerhalb der ersten 24 h dargestellt:

Person	% der Dosis, die mit dem Urin innerhalb der ersten 24 h ausgeschieden werden	Aktivität der wasserlöslichen Metaboliten im Verhältnis zur ausgeschiedenen Gesamtaktivität	Aktivität der wasserlöslichen Metaboliten in % der Ausgangsdosis
A	21,9	9,0	1,68
B	29,1	16,7	4,86
C	30,2	34,0	10,28

Eine dünnschichtradiochromatographische Untersuchung zeigte, daß 3 markierte Verbindungen auftreten, die polarer als Digoxin, Digoxogenin und seine Mono- und Bis-digitoxoside sind. Im System der isoliert perfundierten Meerschweinchenleber wird Digoxin innerhalb von 3 h überwiegend in Form polarer Metaboliten mit der Galle ausgeschieden, zum kleineren Teil aber auch als Ausgangsverbindung. Der Hauptteil der Restaktivität im Plasma besteht nach Gabe von ^{3}H-markiertem Digoxin aus polaren Metaboliten, die von der Leber rückläufig in das Blut abgegeben werden[5].

Nach oraler Zufuhr werden die maximalen Blutspiegelwerte bei Digoxin - wie auch bei seinen β-Acetyl-Derivaten - in 1-2 h erreicht. Der an Humanalbumin gebundene Anteil liegt zwischen 12 und 25%[6,7]. Innerhalb von 6 Tagen werden nach oraler Verabreichung von 4 Dragees (zusammen 0,5 mg Digoxin) kumulativ 44,3 ± 2,2% ausgeschieden, nach Gabe der doppelten Dosis von insgesamt 1 mg gelangen im gleichen Zeitraum 42,6 ± 4,3% zur Ausscheidung. Nach intravenöser Verabreichung von 0,5 mg Digoxin werden innerhalb von 6 Tagen 56,9 ± 3,6% der gegebenen Dosis renal ausgeschieden. Wasserlösliche Metaboliten erreichen 4-5 h nach oraler Gabe im Urin eine maximale Ausscheidung[4]. Innerhalb von 168 h werden 70,3 ± 2,4% der Dosis über den Urin, davon 5% polar (rel. %) und über den Fäzes 14,1 ± 2,5% der Dosis, davon 18% polar, eliminiert[8].

Eine repetierte Digoxin-Gabe führt zu einer Kumulation im Organismus, die für die einzelnen Gewebekompartimente Unterschiede im Ausmaß und zeitlichen Verlauf aufweist. Während die Steady-state-Spiegel in den meisten Organen schon nach 6-8 Tagen erreicht werden und 2- bis 3fach höhere Konzentrationen aufweisen als nach einmaliger Gabe, findet im Gehirn eine sehr viel ausgeprägtere Kumulation mit Faktoren zwischen 7-15 statt, die nach ihrem zeitlichen Verlauf auch nach 10tägiger Gabe noch nicht abgeschlossen zu sein scheint (nach Untersuchungen an Beagle-Hunden)[9,10]. Die totale Clearance ist 1,7mal höher als die von Methyldigoxin[8]. Die mittlere Halbwertszeit von Digoxin im Plasma beträgt 1,54 ± 0,3 Tage.

Die Intoxikationshäufigkeit liegt bei Plasmakonzentrationen von 1,0 ng/ml unter 1%, bei 4,0 ng/ml erreicht sie knapp 80%. Bei 2,9 ng/ml weisen ca. 50% der Patienten eine Intoxikation auf[11]. Die a) therapeutischen, b) toxischen und c) letalen Plasmaspiegel für Digoxin in Humanplasma betragen für a) 0,001-0,002 µg/ml, für b) ab 0,004 µg/ml und für c) ab 0,15 µg/ml[12].

1. Marcus, F. J., Kapadia, G. J., Kapadia, G. G. (1964), J. Pharmacol. Exp. Ther. 145, 203.
2. Marcus, F. J., Burkhalter, L., Cuccia, C., Pavlovich, J., Kapadia, G. G. (1966), Circulation 34, 865.
3. Marcus, F. J., Peterson, A., Salel, A., Scully, J., Kapadia, G. G. (1966), J. Pharmacol. Exp. Ther. 152, 372.
4. Dwenger, A., Haberland, G. (1971), Naunyn-Schmiedebergs Arch. Pharmakol. 270, 102.
5. Kolenda, K.-D., Peters, T. (1970), Arch. Pharmakol. 266, 374.
6. Wirth, K., Bodem, G., Dengler, H. J. (1971), Naunyn-Schmiedebergs Arch. Pharmakol. 269, 427.
7. Bodem, G., Ochs, H. R. (1979), Fortschr. Med. 97, 1583.
8. Rietbrock, N., Kuhlmann, J., Vöhringer, H.-F. (1977), Fortschr. Med. 95, 909.
9. Rietbrock, N., Kuhlmann, J. (1977), Med. Klin. 72, 435.
10. Kuhlmann, J., Reiche, J., Bruns, J. (1976), Naunyn-Schmiedebergs Arch. Pharmakol., Suppl. to Vol. 293, R. 29.
11. Heinz, N. (1981), Arzneim. Forsch. 31 (II), 1469.
12. Pentz, R., Strubelt, O., Gehlhoff, C. (1979), Dtsch. Ärztebl. 76, 2815.

Dihydrocodein 125-28-0 Antitussivum

4,5α-Epoxy-3-methoxy-9a-methyl-6a-morphinanol
Dihydrocodeini tartras (DAB 9)

H3CO — O — N–CH3 — HO

$C_{18}H_{23}NO_3$

Erste dünnschichtchromatographische Untersuchungen der Urinproben von Menschen nach der Applikation des Wirkstoffs gaben Hinweise auf 2 Metaboliten, die jedoch nicht näher identifiziert wurden[1,2].
Im alkalisch extrahierten Urin eines Drogenabhängigen ließen sich später massenspektrometrisch nach Einnahme von Dihydrocodein die ursprüngliche Verbindung, Dihydronorcodein und eine weitere unbekannte Verbindung nachweisen. Im alkalischen Extrakt nach salzsaurer Hydrolyse fand sich zusätzlich Dihydromorphin, das jedoch ein hydrolysebedingtes Artefakt sein könnte[3].

1. Peat, M. A., Sengupta, A. (1977), Forensic Sci. 9, 21.
2. Schütz, H. W. (1971), Beitr. Gerichtl. Med. 28, 354.
3. Gielsdorf, W. (1980), Z. Anal. Chem. 301, 434.

Diltiazem 42399-41-7 Coronardilatator, Ca-Antagonist

cis-(+)-5-(2-Dimethylaminoethyl)-2,3,4,5-tetrahydro-2-(4-methoxyphenyl)-4-oxo-1,5-benzothiazepin-3-ylacetat

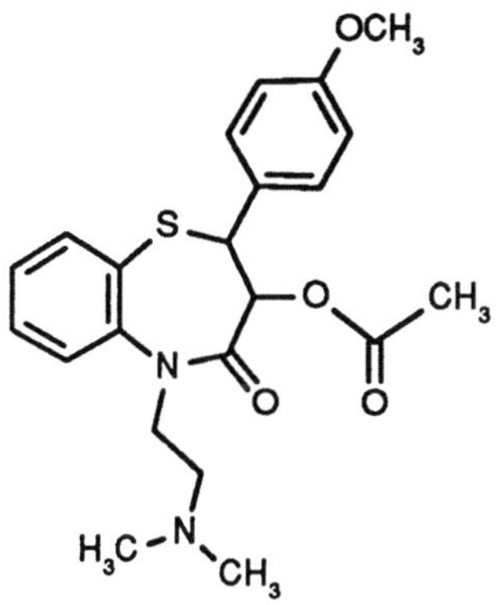

$C_{22}H_{26}N_2O_4S$

Der Metabolismus vollzieht sich unter Desacetylierung, Desmethylierung, N-Oxidation und Konjugation und läßt sich in folgendem Schema darstellen (s. S. 206/207):

Im Vergleich zur unveränderten Substanz zeigen die Metaboliten 1 und 2 eine abgeschwächte pharmakologische Wirkung. Die weitere Metabolisierung ist mit dem vollständigen Verlust der pharmakologischen Wirkung verbunden[1]. Das Ausmaß der Konjugation im Urin liegt bei Patienten >80%[2]. Unverändertes Diltiazem wird nur zu 0,2–4% der Dosis über den Urin ausgeschieden[3]. Nach Gabe der Reinsubstanz in Kapseln an gesunde Probanden werden maximale Plasmaspiegel meist innerhalb der ersten h beobachtet[3]. Nach Einnahme von Dilzem-Tabletten treten maximale Diltiazem-Plasmaspiegel nach 3–4 h auf (ca. 110 ng/ml, Dosis 120 mg).
Diltiazem wird zu 80% an Humanserumprotein (Albumin, saure Glycoproteine) gebunden[3].
Der Plasmaspiegelverlauf läßt sich mit einem Drei-Kompartiment-Modell beschreiben. Die Halbwertszeiten der Elimination betragen für die α-Phase 0,1 h, für die β-Phase 2,1 h und für die γ-Phase 9,8 h[4].
Über eine tödliche Diltiazem-Vergiftung (Kasuistik mit Obduktionsbefund, Ergebnissen der chemisch-toxikologischen Untersuchung) wird in der Literatur berichtet[5].

1. Sugihara, J., Sugawara, Y., Ando, H., Marigaya, S., Etoh, A., Kohno, K. (1984), J. Pharm. Dyn. 7, 24.
2. Clozel, J. P., Caillé, G., Taeymans, Y., Théroux, P., Biron, P., Trudel, F. (1984), J. Pharm. Sci. 73, 771.

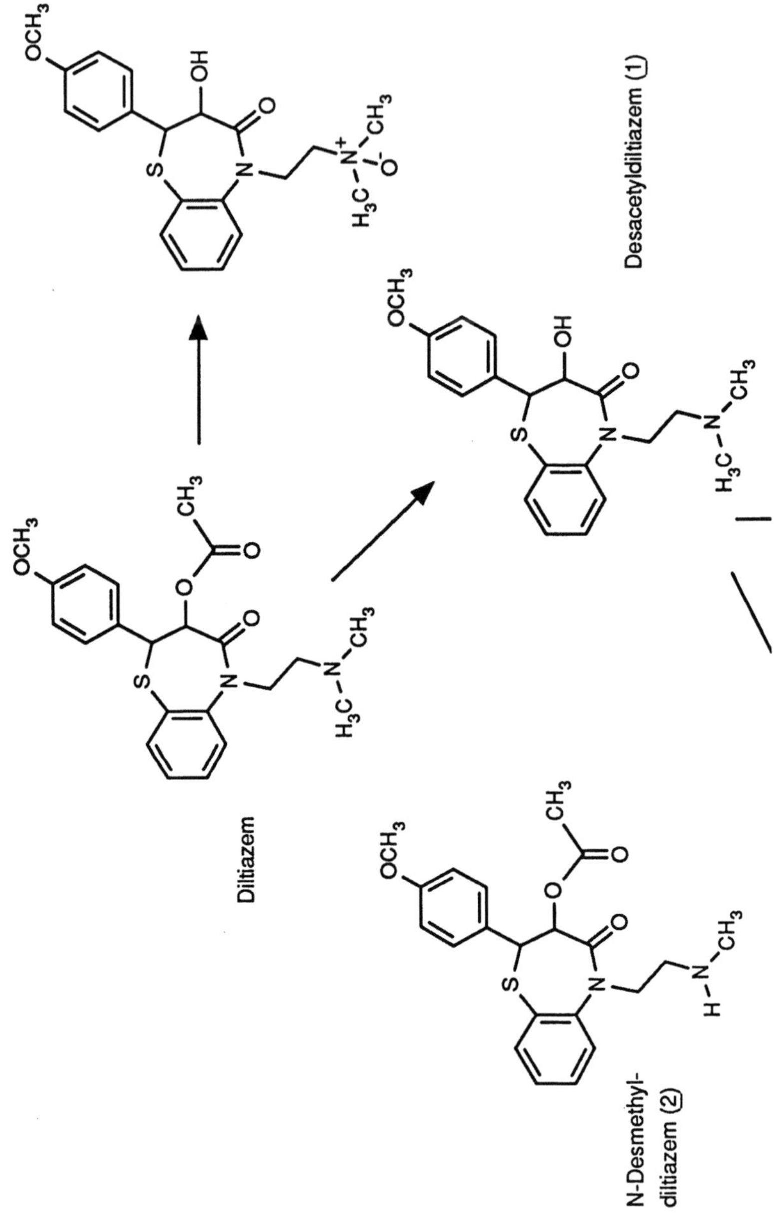

Diltiazem

Desacetyldiltiazem (1)

N-Desmethyl-
diltiazem (2)

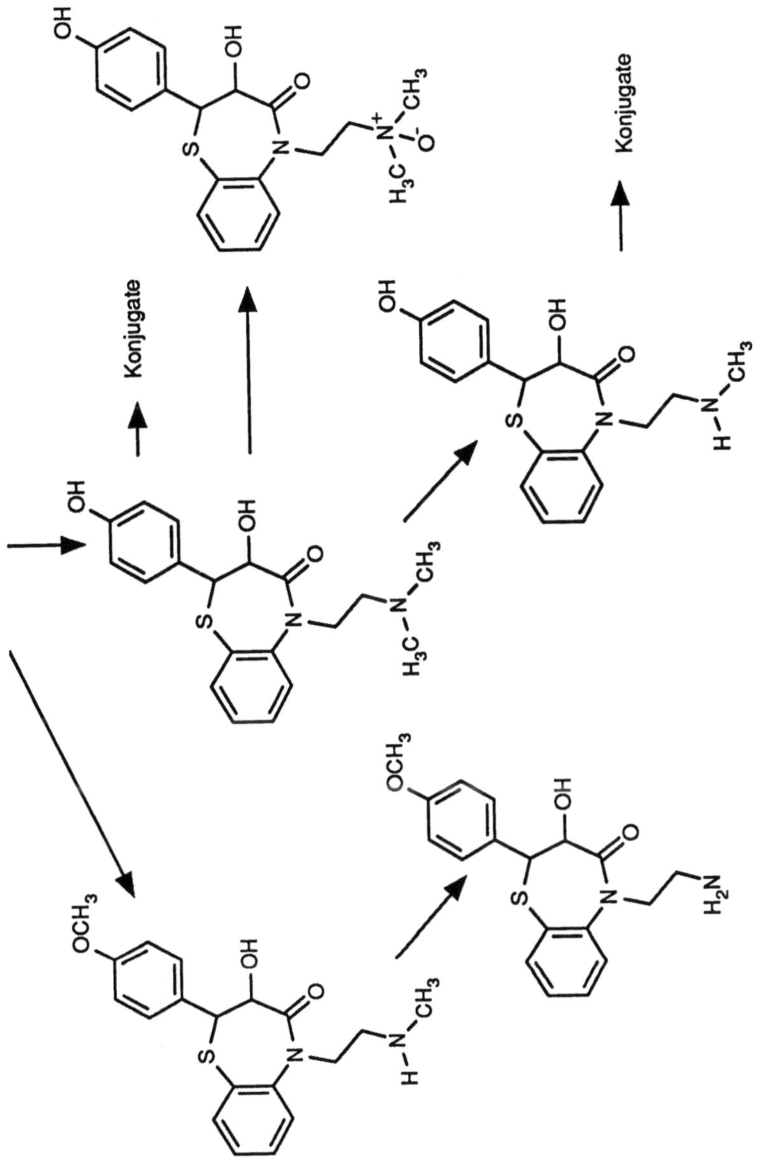

3. Morselli, P. L., Rovei, V., Mitchard, M., Durand, A., Gomeni, R., Larribaud, J., in Bing, R. J. (Ed.). New drug therapy with a calcium antagonist; Diltiazam Hakone Symposium '78, Exerpta Medica, Amsterdam, Princeton 1979, S. 152.
4. Kölle, E. U., Ochs, H. R., Vollmer, K.-O. (1983), Arzneim. Forsch. 33, 972.
5. Wiese, J., Klug, E., Schneider, V., Tenczer, J., Beyer, K.-H. (1988), Z. Rechtsmed. 100, 271.

Dimetacrin 4757-55-5 Antidepressivum, Thymolepticum

9,9-Dimethyl-10-(3-dimethylaminopropyl)-9,10-dihydroacridin

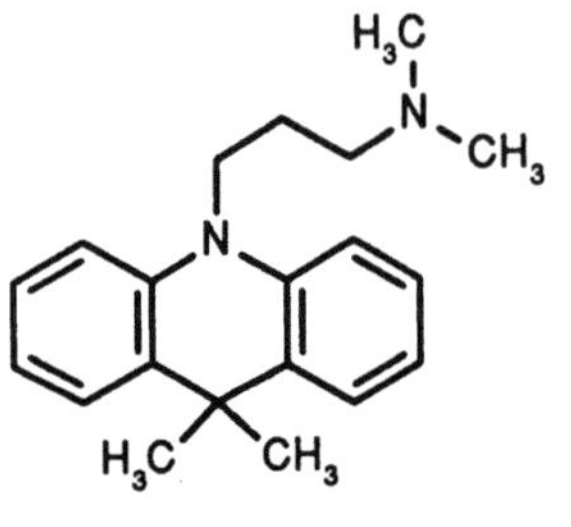

$C_{20}H_{26}N_2$

Als Hauptmetaboliten treten bei Hunden und Ratten auf:

- 2-Hydroxymetacrin (1a),
- 2-Hydroxymetacringlucuronid (1b),
- Dimetacrin-N-oxid-dihydrat (2),
- Desmethyldimetacrin (3a) und
- 2-Hydroxydesmethyldimetacrin (3b).

Sie wurden durch Vergleich mit synthetisch hergestellten Substanzen sowohl dünnschichtchromatographisch als auch durch Eluierung und Mischschmelzpunktbestimmungen identifiziert [1)]. Im Hundeharn konnten die im nachstehend dargestellten Formelschema aufgeführten Metaboliten nachgewiesen werden (s. S. 209):

Mengenmäßig tritt Metabolit 3b in den Organextrakten noch stärker als im Hundeharn hervor. Verbindung 4 (Dimethylacridan) ist vermutlich nicht ausschließlich primär als Metabolit vorhanden, sondern entsteht teilweise als Zersetzungsprodukt auf der DC-Platte aus den Verbindungen 1, 2 und 3a, wie durch zweidimensionale Dünnschichtchromatographie nachgewiesen werden konnte. In den Harnextrakten von Hunden und Kaninchen tritt Metabolit 2 als mengenmäßig stärkster Vertreter auf. Da er als Dihydrat sehr gut wasserlöslich ist, wird er hauptsächlich im Harn ausgeschieden. In den Organen tritt Metabolit 2 nicht auf. Die dort erscheinenden Metaboliten 1a, 3a und 3b sind schwer wasserlöslich und wahrscheinlich gut lipoidlöslich. Die mengenmäßige Schätzung der zu verschiedenen Zeiten nach Wirkstoffgabe in den Organen gefundenen Metaboliten läßt vermuten, daß die Desmethylierung und Hydroxylierung 2 nebeneinander verlaufende Abbauschritte des Dimetacrins sind. Untersuchungen mit einer N-$^{14}CH_3$-Markierung des Dimetacrin an männlichen Ratten zeigten, daß mit dem Urin die lipophilen Verbindungen 1 und 3a nur in Spuren ausgeschieden werden (4% bzw. 1%). Der Anteil an freiem Metaboliten 1a wurde mit 11%, von freiem 3b mit 6% ermittelt, während dem N-Oxid (2) eine Konzentration von 4% zugeordnet wurde. Nach Inkubation mit β-Glucuronidase sowie mit β-Glucuronidase/Arylsulfatase erhöhte sich der Anteil der freien Phenole 1a und 3b auf 58% bzw. 19%. Zwischen beiden Inkubationen ließen sich keine Unterschiede feststellen, woraus auf das Vorliegen von Glucuroniden bzw. auf das Fehlen von Ethersulfaten geschlossen werden konnte[2)]. Der zeitliche Verlauf der renalen Ausscheidung der verschiedenen Metaboliten wurde durch Analyse der zeitlichen Fraktionen 0-2 h, 2-4 h und 4-6 h verfolgt. Nach peroraler Gabe wurden schon in der 1. Fraktion neben der ursprünglichen Verbindung 1 auch (3) und das N-Oxid (2) gefunden, die Ausscheidung des phenolischen Metaboliten 1a setzt erst nach 2 h ein, die des desmethylierten Metaboliten 3b war erst nach 4 h nachweisbar. Entsprechend nahmen die Anteile von 3 ab. Auffallend war, daß nur initial größere Mengen an

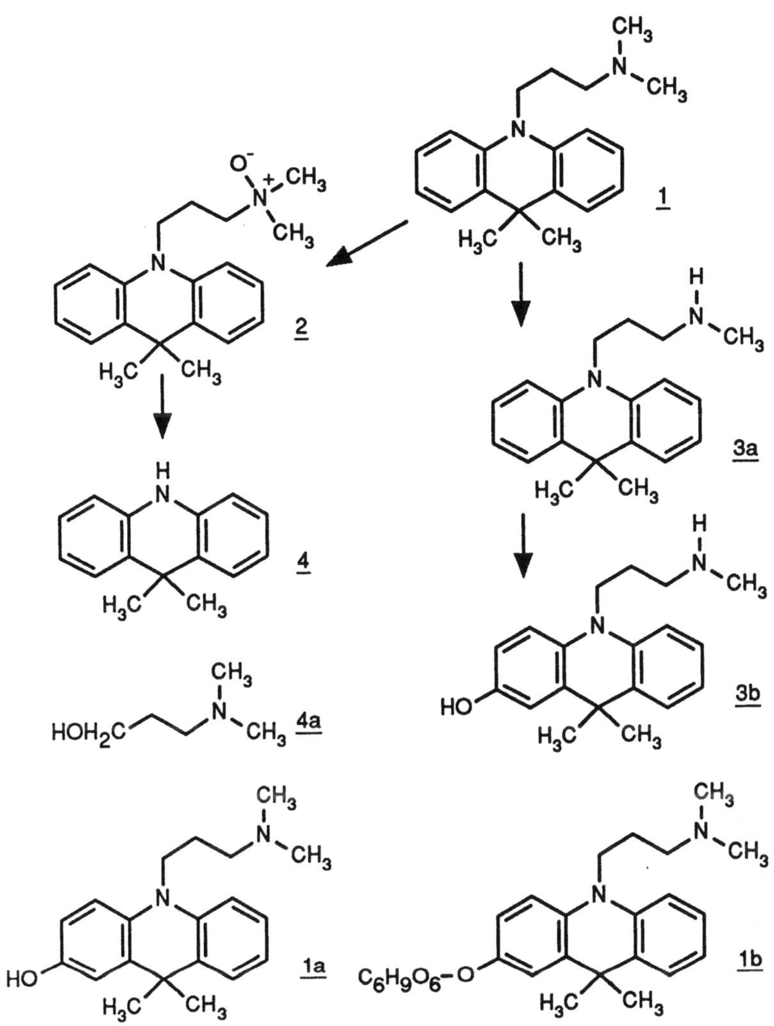

N-Oxid (2) vorkommen. Im Vergleich zur Analyse des 24-h-Sammelurins ergab sich, daß 6 h nach peroraler Applikation die Biotransformationsschritte erst teilweise abgelaufen waren.

Bei der Ratte stellt die biliäre Exkretion die bevorzugte Eliminationsroute für Dimetacrin und seine Metaboliten dar. In der 24-h-Fraktion sind neben geringen Mengen der Basen 1 und 3a vor allem Konjugate der Phenole 1a und 3b enthalten[2]. Nach Inkubation mit β-Glucuronidase zeigte sich eine ähnliche Verteilung auf die Metabolitenfraktionen wie bei der renalen Elimination. Der zeitliche Verlauf der biliären Exkretion der Metaboliten wurde auf Grund einer Analyse der beiden Fraktionen 30 min und 4-5 h nach intravenöser Applikation ermittelt. Schon nach 30 min waren alle wichtigen Metaboliten nachweisbar, den größten Anteil stellte 1a, bis zur 2. Fraktion nach 4-5 h nahm der Anteil der Verbindung 1a weiter stark zu.

Studien zur Organverteilung zeigten, daß nach 15 min schon in allen Organen neben der Ausgangsverbindung auch Metaboliten nachweisbar waren. Nach 60 min war im Gehirn ein Anteil von etwa 7% dem Phenol-Derivat 1a zuzuordnen, was insofern bemerkenswert ist, weil polare Metaboliten nicht zur Passage der Blut-Hirn-Schranke befähigt sind. In der Niere ließen sich nach 1 h etwa 12% der nachweisbaren Aktivität in Form hydrophiler Metaboliten ausmessen. Auffallend war die starke Anreicherung in der Lunge. Dabei handelte es sich vorwiegend um die unveränderte lipophile Verbindung, während die polaren Metaboliten keine Affinität zum Lungengewebe besitzen. Die relativen Anteile der Metaboliten an der nachweisbaren Gesamtaktivität sind in der Niere und im Lungengewebe größer als im Gehirn und im Herzen[2].

1. Schatz, F., Jahn, U., Adrian, R. W., Molnar, I. (1968), Arzneim. Forsch. 18, 862.
2. Neye, J., Fenner, H. (1978), Arch. Pharm. 311, 1042.

Dimethylsulfoxid	67-68-5	Antiphlogistisches Analgeticum

DMSO

H_3C
S=O
H_3C

C_2H_6OS

Dimethylsulfoxid wird in Gegenwart von NADPH und Sauerstoff in der Leber zu Dimethylsulfon ($DMSO_2$) oxidiert[1]. Wird dagegen $DMSO_2$ subcutan injiziert, wird dies unverändert als $DMSO_2$ ausgeschieden[2]. Beim Menschen lassen sich nach intravenöser oder cutaner Applikation im Harn sowohl die Ausgangsverbindung als auch der Metabolit $DMSO_2$ nachweisen. 24 h nach der Applikation ist beim Menschen nur noch $DMSO_2$ nachweisbar[3)], das bis zu 456 h lang ausgeschieden wird. Die gesamte, als $DMSO_2$ abgegebene Menge, beträgt 18% der Dosis[4)].

$DMSO_2$ kommt nicht nur als natürlicher Bestandteil der Milch[5)], sondern auch im Blut[6)] und im Harn von Menschen vor[7)]. Bei Personen, die mit DMSO behandelt werden, kann in der Ausatmungsluft ein typischer knoblauchartiger Geruch auftreten, der durch das Stoffwechselprodukt Dimetyhlsulfid (DMS) verursacht wird[8,9)]. Dieser über die Lunge abgegebene Anteil ist jedoch sehr klein und ist etwa 6 h nach Applikation gaschromatographisch kaum noch nachweisbar.

Bei topischer Applikation ist bei der Ratte bereits nach 30 min eine hohe DMSO-Konzentration im Plasma nachweisbar. Nach 2 h wird der maximale Plasmaspiegel erreicht, unabhängig von der Art der Applikation[10)].

Beim Menschen wird die maximale Plasmakonzentration bei topischer Anwendung nach 4-8 h, bei oraler Applikation nach 4 h erreicht[4)]. Nach intravenöser Verabreichung von DMSO an Mäuse zeigt sich, daß der Wirkstoff schnell und gleichmäßig in den Körperwasserräumen verteilt wird, mit Ausnahme des Gehirns, das die niedrigste DMSO-Konzentration aufweist[11)]. Die Exkretion von DMSO erfolgt hauptsächlich renal, wobei erhebliche Speziesunterschiede auftreten. So scheiden Ratten innerhalb von 24 h im Mittel 67% der aufgenommenen Menge unverändert über die Nieren und 6% mit dem Kot aus, während der renal ausgeschiedene Anteil beim Kaninchen nur 3% beträgt.

1. Gerhards, E., Gibian, H. (1968), Naturwissenschaften 55, 435.
2. Williams, K. I. H., Burstein, S. H., Layne, D. S. (1966), Arch. Biochem. Biophys. 117, 84.
3. Gerhards, E., Gibian, H., Raspé, G. (1965) Arzneim.Forsch. 15, 1295.
4. Hucker, H. B., Miller, J. K., Hochberg, A., Brobyn, R. D., Riordan, F. H., Calesnick, B. (1967), J. Pharm. Exp. Ther. 155, 309.
5. Dunham, J. R., Ward, G., Bassette, R., Reddy, M. C., Dairy, J. (1968) Science 51, 44.
6. Ruzicka, L., Goldberg, M. W., Meister, H. (1940), Helv. Chim. Acta 23, 559.
7. Williams, K. I. H., Burstein, S. H., Layne, D. S., (1966), Arch. Biochem. Biophys. 113, 251.
8. Di Stefano, V., Borgstedt, H. H. (1964), Science 144, 1137.
9. Borgstedt, H. H., Di Stefano, V. (1967), Toxicol. Appl. Pharmacol. 10, 523.
10. Hucker, H. B., Ahmad, P. M., Miller, E. A. (1966), J. Pharm. Exp. Ther. 154, 176.
11. Kaye, T. S., Egorin, M. J., Riggs, C. E., Olman, E. A., Chou, F. E., Salcman, M. (1983), Life Sci. 33, 1223.

Diphenhydramin	58-73-1	Antihistaminicum, Antitussivum, Sedativum, Spasmolyticum

2-Diphenylmethoxy-N,N-dimethylethylamin
Diphenhydramini hydrochloridum (DAB 9)

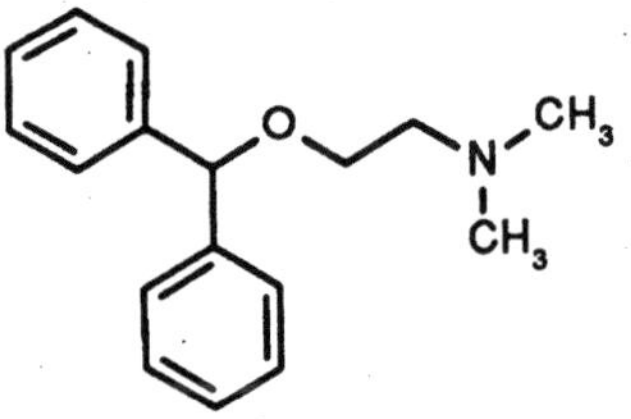

$C_{17}H_{21}NO$

Wie Untersuchungen an Labortieren zeigten, wird der Wirkstoff unter Bildung des primären und sekundären Amins sowie des N-Oxids zu basischen Metaboliten abgebaut (Urin des Affen). Als saure Metaboliten wurden isoliert und identifiziert: die Diphenylmethoxyessigsäure und ihr Glutamin-Konjugat (Affe) sowie das Glycin-Konjugat (Hund)[1,2].
Nach einer oralen Dosis von 100 mg werden bei gesunden Personen maximale Plasmaspiegel nach 2-4 h im Bereich von 81-159 ng/ml erreicht mit einer geschätzten Halbwertszeit von 7 h. Mehrfache orale Dosen von 50 mg 4mal täglich, 3 Tage lang, verursachten einen maximalen Spiegel von etwa 110 ng/ml am 2. Tage mit einer geschätzten Halbwertszeit von 6 h. Die Gesamtaminspiegel sind 50-100% höher, veranlaßt durch die Gegenwart der N-desalkylierten Metaboliten. Eine einzige orale 100 mg Dosis führt innerhalb einer 24-h-Periode zu einem steten Anwachsen der sauren Metaboliten, die das 10fache des maximalen Diphenhydramin-Spiegels erreichen.
Nach einer einzelnen Applikation werden über den Urin über 64% insgesamt (einschließlich Metaboliten) ausgeschieden, nach mehrfacher Gabe insgesamt 49%[3].
Am Beispiel dieses stark lipidaffinen Pharmakons konnte gezeigt werden, daß die Gewebsverteilung vieler Substanzen keiner Kinetik 1. Ordnung gehorcht, d. h., daß die Äquilibrierung zwischen Plasma und Gewebe in starkem Maße eine Dosisabhängigkeit aufweist. Wie die Untersuchungen an Ratten ergaben, erreichen die Gewebekonzentrationen im Gehirn, in der Milz und in der Leber in einer nichtlinearen Beziehung zur Plasmakonzentration besonders hohe Werte[4].
Die a) therapeutischen, b) toxischen und c) letalen Plasmaspiegel von Diphenhydramin in Humanplasma betragen für a) 0,08-0,4 µg/ml, für b) ab 5 µg/ml und für c) ab 10 µg/ml[5]. An anderer Stelle sind für a) 5 µg/ml und für b) 10 µg/ml angegeben[6].

1. Drach, J. C., Howell, J. P. (1968), Biochem. Pharmacol. 17, 2125.
2. Drach, J. C., Howell, J. P., Borondy, P. E., Glazko, A. (1970), Proc. Soc. Exp. Biol. Med. 135, 849.
3. Glazko, A. J., Dill, W. A., Young, R. M., Smith, T. C., Ogilvie, M. D., Ogilvie, R. J. (1974), Clin. Pharmacol. and Therap. 16, 1066.
4. Smith, R. N. (1974), 2. Internat. Sympos. über Biopharmazie und Pharmakokinetik vom 20.-24. 5. 1974. in Bratislava, ref. Pharm. Ztg. 119, 1373.
5. Pentz, R., Strubelt, O., Gehlhoff, C. (1979), Dtsch. Ärztebl. 76, 2815.
6. Winek, Ch. L. (1976), Clin. Chem. 22/6, 832.

Disulfiram 97-77-8 Zur Alkoholentwöhnung

Tetraethylthiuramdisulfid

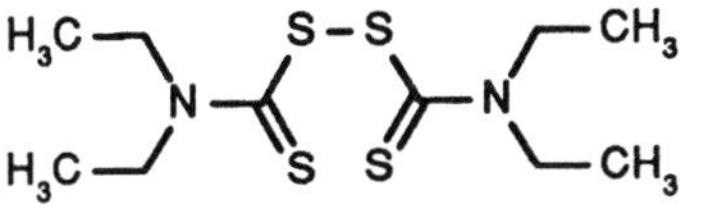

$C_{10}H_{20}N_2S_4$

Disulfiram wird im Organismus des Menschen rasch abgebaut, nachdem es sich zunächst reduktiv in 2 Mole Diethyldithiocarbamat (D-red) gespalten hat. Letzteres zerfällt dann in CS_2 und Diethylamin[1]. Bei der Gabe von Disulfiram kommt es zu einer subakuten CS_2-Vergiftung, die wohl i. allg. ohne Symptome bleibt[2]. Peroral verabreichtes Disulfiram wird z. T. resorbiert, z. T. durch die Darmbakterien zu D-red reduziert und dann ebenfalls resorbiert. Nur 10-20% unverändertes Disulfiram werden in den Fäces gefunden, im Harn wird ein Teil des Schwefels nach Versuchen mit ^{35}S als Sulfat ausgeschieden[3]. Auch in den Geweben (Leber, Niere, Gehirn) und im Blut wird Disulfiram reduziert. Die Aufspaltung des Disulfirams erfolgt zuerst durch die enzymatische Reduktion der S-S-Bindung, wobei 2 Mol D-red entstehen, die nun ihrerseits CS_2 abspalten. Das Formelschema des wahrscheinlichen Reaktionsmechanismus stellt sich wie folgt dar (s. S. 214):

In Versuchen mit Frischblut von Menschen, Blutkonserven und Kaninchenblut wurde die CS_2-Abspaltung zwischen 8 h und 76 h (bzw. 96 h) gemessen. Die erhaltenen Werte schwankten sehr stark (6-92% des eingesetzten Disulfirams, berechnet aus dem gefundenen CS_2), so daß eine außerordentlich wechselnde Enzymaktivität angenommen werden muß. Vollblut mit intakten Erythrozyten kann das Disulfiram-Molekül innerhalb kurzer Zeit reduktiv spalten, worauf in der Folge mit zeitlich unterschiedlicher Intensität CS_2 gebildet wird. Beide Spaltprodukte, speziell CS_2, sind starke Enzyminhibitoren und verursachen die bekannte Disulfiram-Ethanol-Reaktion. Im Labmagen des Rindes - nicht im Blut - ließ sich nach Disulfiram-Gabe H_2S nachweisen[4]. Die Fähigkeit zur Bil-

Disulfiram

Reduktion zu Diethyldithiocarbaminsäure

+ 2[H]

Diethylamin

Schwefelkohlenstoff

dung von H_2S kann zumindest für Human- bzw. Kaninchenblut ausgeschlossen werden[2].
Bei Tagesdosen von 200 mg Disulfiram wurden 0–0,6 µg CS_2 und 0,2–1,0 µg Diethyldithiocarbamat/ml Patientenblut gefunden[5].

1. Fischer, R., Brantner, H. (1963), Naturwissenschaften 50, 551.
2. Fischer, R., Brantner, H. (1967), Arzneim. Forsch. 17, 1461.
3. Eldjarn, L. (1950), Scand. J. Clin. Lab. Invest. 2, 202.
4. Robbins, R. C., Kastellič, J. (1961), Agricult. Food Chem. 9, 256.
5. Sauter, A. M., Wiegrebe, W., Wartburg, J. P. v. (1976), Arzneim. Forsch. 26, 173.

Dithranoltriacetat 16203-97-7 Antipsoriaticum

1,8,9-Anthracentriyltriacetat
Triacetoxyanthracen

$C_{20}H_{16}O_6$

Bei tierexperimentellen Untersuchungen mit Wistar-Ratten zur percutanen Resorption, der Ausscheidungskinetik und dem Metabolismus von Dithranoltriacetat (1) wurden verschieden markierte Verbindungen - ^{3}H im Anthracen-Teil und ^{14}C in den Acetat-Resten - eingesetzt[1)]. Es zeigte sich, daß nach Injektion von Verbindung 1 dieser Wirkstoff in großem Umfang durch enzymatische Einwirkung in Acetat und Dithranol gespalten wird. Die desacetylierten Metaboliten verlieren zur Hälfte die ^{3}H-Markierung unter Bildung von $^{3}H_2O$. Als Stoffwechselprodukte wurden nach intravenöser Injektion von ^{3}H-Dithranoltriacetat im Urin 1,8-Diacetoxy-9-anthron (2), 1-Acetoxy-8-hydroxy-9-anthron (3), Dithranol (4), 1,8-Dihydroxy-9,10-anthrachinon (5) und dessen Diacetat (6) gefunden. Bei der dermalen Verabreichung wird die unveränderte Substanz 1 praktisch nicht resorbiert. Die in der Haut in vitro nachweisbaren Arylesterasen hydrolysieren jedoch Dithranoltriacetat zu Dithranol, das unter einem Okklusivverband bis zu 33% resorbiert wird. Dithranoltriacetat ist somit ein Prodrug für die Psoriasis-Behandlung.

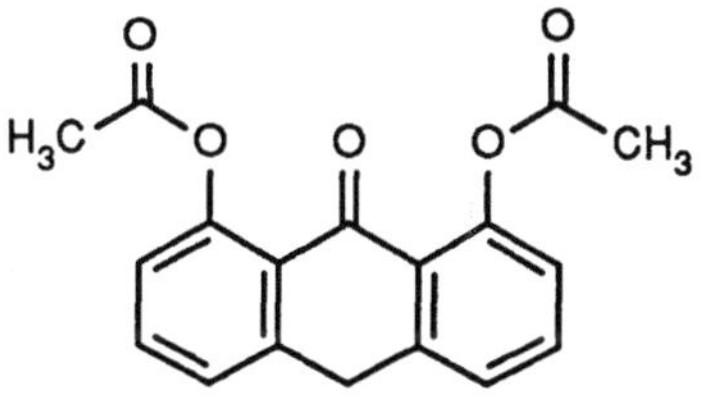

H3C O O O CH3

2

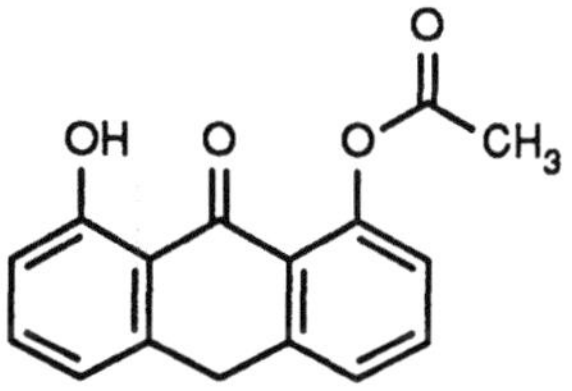

OH O O CH3

3

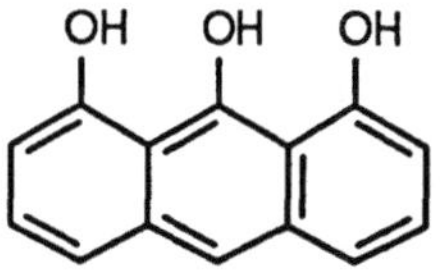

OH OH OH

4

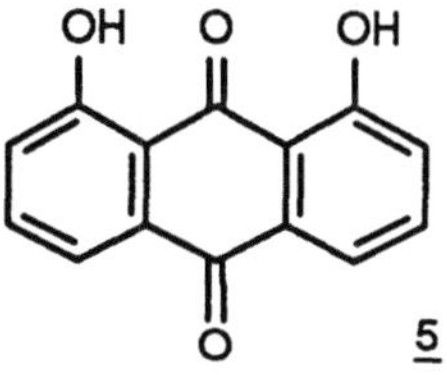

OH O OH O

5

H3C O O O CH3 O

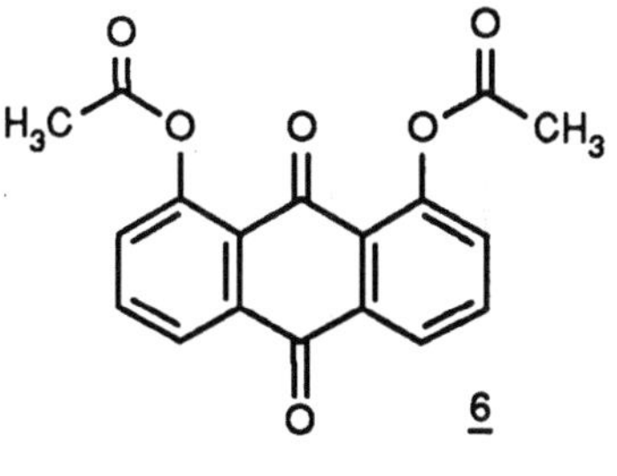

6

Bereits in einer vorangehenden Publikation[2] zum Metabolismus von Dithranoltriacetat und 1,8-Diacetoxy-9-anthron war festgestellt worden, daß die hydrolytischen Reaktionen vor den Oxidationen stattfinden.

1. Wiegrebe, W., Retzow, A., Plumier, E., Ersoy, N., Garbe, A., Faro, H.-P., Kunert, R. (1984), Arzneim. Forsch. 34 (I), 48.
2. Wiegrebe, W., Gerber, A., Kappler, J., Bayerl, Chr. (1979), Arzneim. Forsch. 29 (II), 1083.

Doxepin	1668-19-5	Antidepressivum
Doxepin-HCl	1229-29-4	

3-(6,11-Dihydrodibenz[b,e]oxepin-11-yliden)-N,N-dimethylpropylamin

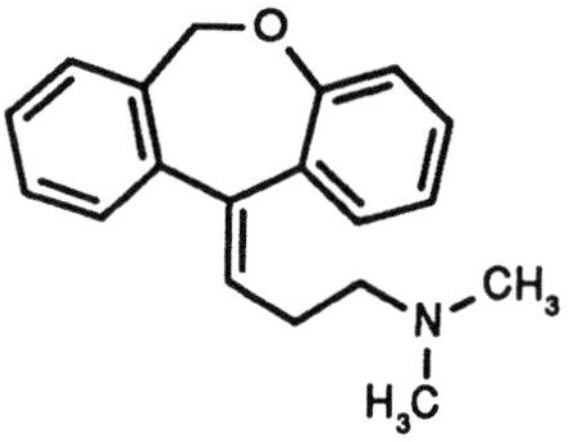

$C_{19}H_{21}NO$

Der Doxepin-Metabolismus läßt sich wie folgt darstellen[1]:

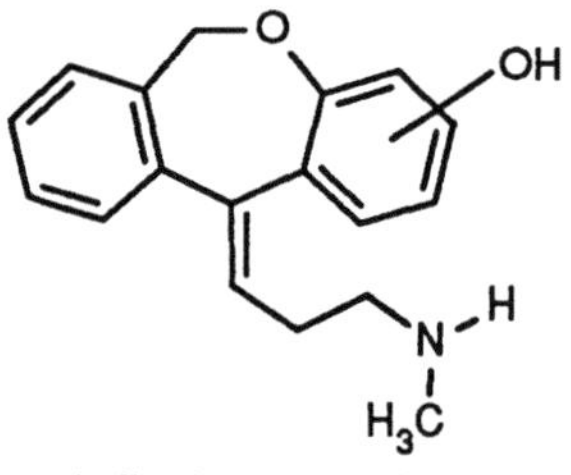

Desmethylhydroxydoxepin

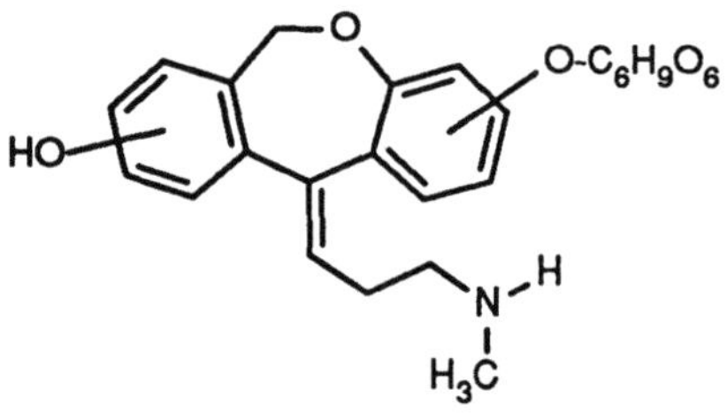

Desmethylhydroxydoxepinglucuronid

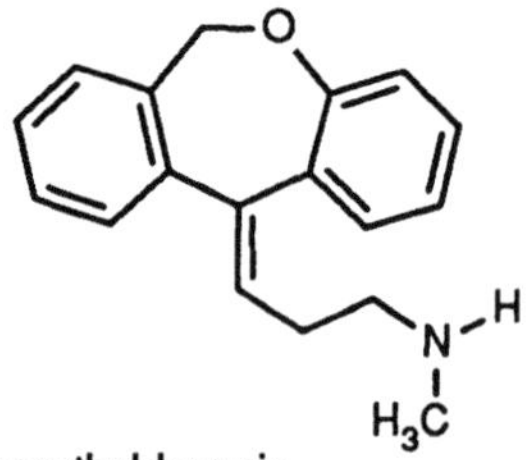

Desmethyldoxepin

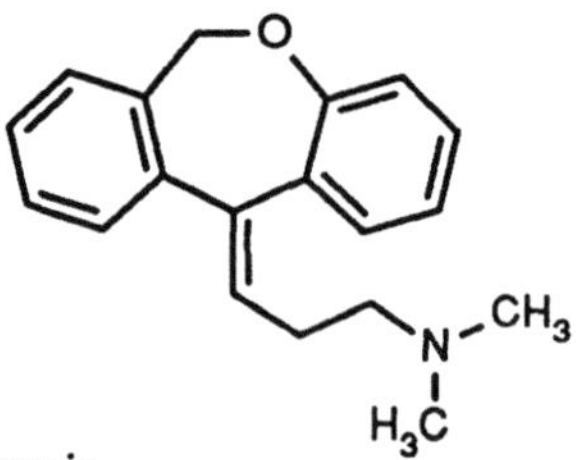

Doxepin

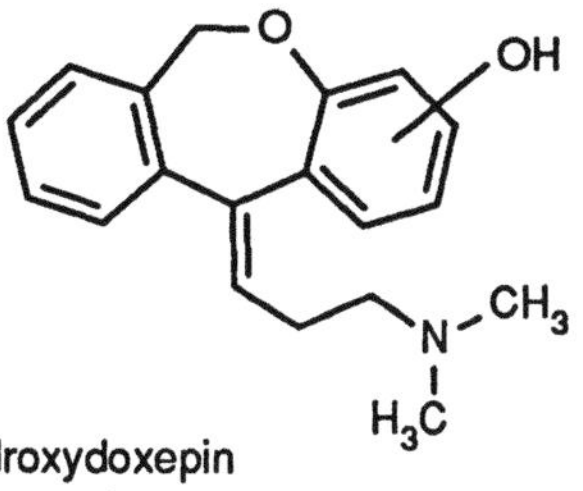

Hydroxydoxepin

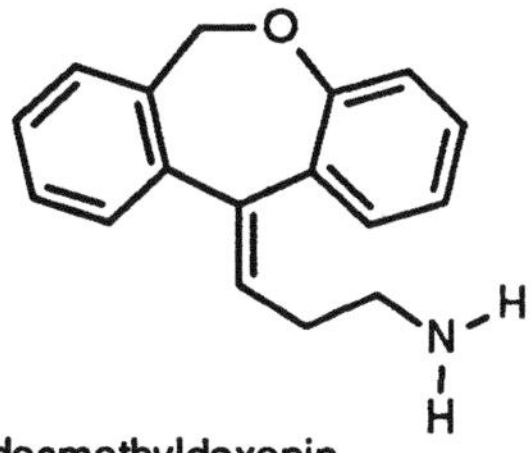

Didesmethyldoxepin

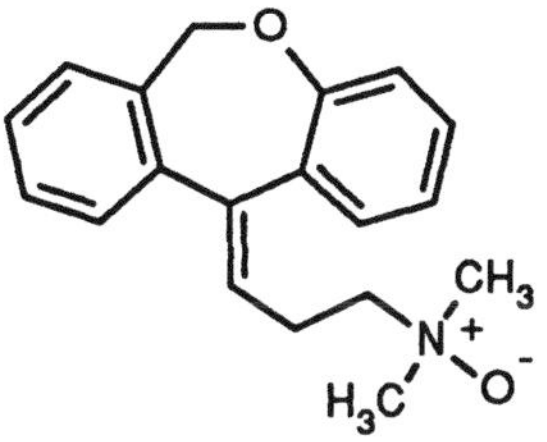

Doxepin-N-oxid

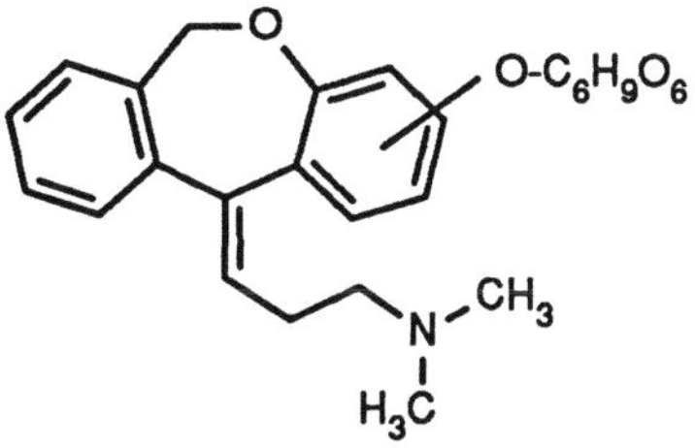

Hydroxydoxepinglucuronid

Tierversuchen an Hunden und Ratten zufolge entspricht die Metabolisierung des Doxepins den Abbauprinzipien des Amitriptylin und Imipramin[2].
Die Ausscheidungsverhältnisse nach oraler Gabe von jeweils 50 mg Doxepin-HCl an 6 Personen sind der folgenden Tabelle zu entnehmen. Doxepin läßt sich im Urin nach der jeweils angegebenen Zeitspanne mittels der eingesetzten GC nicht mehr erfassen[3] (s. Tabelle auf S. 218).

Eine Plasmakumulation der cis- und trans-Isomeren von Doxepin und seinem Metaboliten Demethyldoxepin nach Gabe des Wirkstoffs an depressive Patienten wurde in den ersten Tagen nach Anwendung gesehen. Es zeigte sich eine Variation von Patient zu Patient in den Steady-state-Plasmakonzentrationen von trans-Doxepin und von cis- und trans-Demethyldoxepin[4].
Die a) therapeutischen, b) toxischen und c) letalen Plasmaspiegel von Doxepin in Humanplasma betragen für a) 0,01-0,2 µg/ml, für b) ab 1 µg/ml und für c) ab 10 µg/ml[5].

1. Devriendt, A., Weemaes, I., Jansen, F. H. (1973), Arzneim. Forsch. 23, 863.
2. Hobbs, D. C. (1969), Biochem. Pharmacol. 18, 1941.
3. Dusci, L. J., Hackett, L. P. (1971), J. Chromatogr. 61, 231.
4. Bogaert, M. G., Rosseel, M. T., Deberdt, R., Vranckx, C. (1981), Arzneim. Forsch. 31 (I), 113.
5. Pentz, R., Strubelt, O., Gehlhoff, C. (1979), Dtsch. Ärztebl. 76, 2815.

Person	Zeit (h)	(ml) Volumen	Doxepin-Konzentration (µg/ml)	Ausgeschiedenes Doxepin (µg)	Gesamtausscheidung in 24 h (µg)	% der als freies Doxepin ausgeschiedenen Dosis
M 1	4	500	0,56	280,0	576,3	1,15
	8	155	1,12	173,5		
	12	350	0,28	98,0		
	16	208	0,10	20,8		
	24	200	0,02	4,0		
M 2	4	114	0,22	25,1	44,5	0,09
	8	203	0,07	14,2		
	12	250	0,01	2,5		
	16	270	0,01	2,7		
M 3	4	190	0,31	58,9	135,8	0,27
	8	95	0,52	49,4		
	12	150	0,17	25,5		
	16	200	0,01	2,0		
M 4	4	175	0,07	12,2	104,2	0,21
	8	200	0,44	88,0		
	12	201	0,02	4,0		
F1	4	340	0,30	102,0	107,9	0,22
	8	340	0,01	3,4		
	12	245	0,01	2,5		
F 2	4	195	0,40	78,0	101,0	0,20
	8	90	0,22	19,8		
	12	160	0,02	3,2		

Doxycyclin 564-25-0 Antibioticum

4-Dimethylamino-1,4,4a,5,5a,6,11,12a-octahydro-3,5,10,12,12a-pentahydroxy-6-methyl-1,11-dioxo-2-naphthacencarboxamid
Doxycyclini hydras (DAB 9)

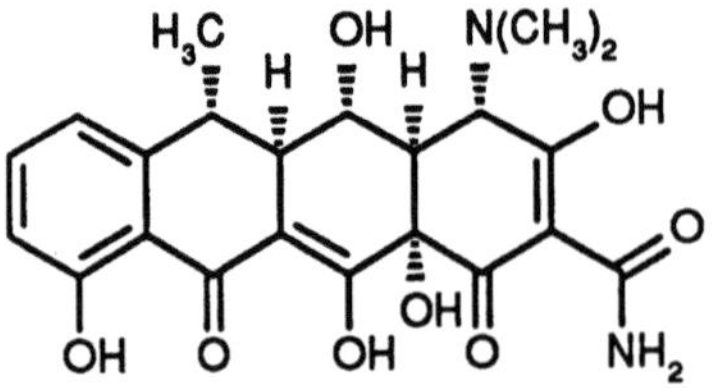

$C_{22}H_{24}N_2O_8$

Angaben zur Biotransformation sowie zur chemischen Struktur und zur mikrobiologischen Aktivität der Biotransformationsprodukte sind derzeit nicht verfügbar[10].

Maximale Serumkonzentrationen, die stark schwanken und nach der Applikation einer Dosis von 100 mg Doxycyclin im Einzelfall zwischen 0,5 und 3,0 mg/l, im Mittel zwischen 1,0 und 2,0 mg/l (bei einer Dosis von 200 mg: 1,5-5,5 mg/l, im Mittel zwischen 2,0 und 4,0 mg/l) betragen, werden in Abhängigkeit von der Arzneizubereitung (z. B. Tabletten, Kapseln oder Pellets), vom Lebensalter und anderen Faktoren nach 1-4 h erreicht[1,2]. Doxycyclin wird zu mehr als 80% an Plasmaeiweiß gebunden[3].

Je nach Urin-pH werden 20-60%, weitgehend unverändert, über die Nieren[4,5], der Rest über die Galle[6] oder durch direkte Sekretion in das Darmlumen[7] mit den Fäces ausgeschieden. Die Konzentration in der Galle erreicht das 5- bis 15fache der Plasmakonzentration[8]. Die terminale Plasmahalbwertszeit wird mit 12-24 h angegeben[9].

1. Winkler, E., Weih, H (1967), Med. Klinik 62, 1257.
2. Jaeger, H., Russmann, D., Follath, F., Wenk, M., Pijck, J., Hallynck, Th., Dettli, L. (1980). Arzneim. Forsch. 30, 1932.
3. Fabre, J., Milek, E., Kalfopoulos, P., Merier, G. (1971), Schweiz. Med. Wochenschr. 101, 593.
4. Jaffe, J. M., Poust, R. I., Feld, S. L., Colaizzi, J. L. (1974) J. Pharm. Sci. 63, 1256.
5. Dimmling, Th. (1967), Med. Klinik 62, 1269.
6. Neu, H. C. (1978), Bull. N. Y. Acad. Med. 54, 141.
7. Schach von Wittenau, M. (1974), Opusc. Med. 19, Suppl. 33, 5.
8. Spitzy, K. H. (1962), Antibiot. Chemother. Fortschr. 10, 193.
9. Fabre, J, Pitton, J. S., Kunz, J. P., Virieux, C., Laurencet, J. L. (1968), Chemother. 13, 23.
10. Blume, H., Siewert, M., Stenzhorn, G., Kübel-Thiel, K. (1987), Pharm. Ztg. 132, 2476.

Eisen(III)-hexacyanoferrat(II)	14038-43-8	Antidot bei Vergiftungen mit Thallium und radioaktivem Cäsium

Berliner Blau
FHCF

$Fe_4(III)[Fe(II)(CN)_6]_3$

$C_{18}Fe_7N_{18}$

Untersuchungen zur Verteilung und Ausscheidung von ^{59}Fe nach der Gabe von Ferrihexacyanoferrat(II) (FHCF), das mit ^{59}Fe am Fe(II) oder Fe(III) markiert war, sowie von Kaliumhexacyanoferrat(II) bei männlichen Ratten ergaben:
Bei der Spaltung von FHCF nach Reaktion A:

$$[Fe(III)\,Fe(II)\,(CN)_6] \rightarrow Fe^{3+} + [Fe(II)\,(CN)_6]^{4-}$$

muß eine dem Anion äquimolare Menge von Fe^{3+} freigesetzt werden, die ihrerseits das für ionogen gelöstes Fe charakteristische Verhalten zeigen sollte. Dies ist auch der Fall[1]. Das nach Reaktion B: $[Fe(II)\,(CN)_6]^{4-} \rightarrow Fe^{3+} + 6\,CN^-$ freigesetzte Fe^{II+} müßte sich analog dem nach Reaktion A abgetrennten Fe^{3+} verhalten, d. h., die charakteristische und (im Falle von FHCF-$^{59}Fe(III)$ realisierte) zeitliche Zunahme des ^{59}Fe-Gehaltes im Blut zeigen. Dies ist jedoch nach Injektion von FHCF-^{59}Fe nicht der Fall, so daß die Annahme berechtigt ist, daß Reaktion B, wenn überhaupt, nur in sehr geringem Maße abläuft. Auch die Hydrolyse nach Reaktion C:

$$[Fe^{II}\,(CN)_6]^{4-} + H_2O \rightarrow [Fe(II)\,(CN)_5\,H_2O]^{3-} + CN^-$$

dürfe *in vivo* auf Grund chemischer Untersuchungen[2] als äußerst unwahrscheinlich angesehen werden.

Die enterale Resorption von $[Fe\,(CN)_6]^{4-}$ beträgt rund 2,1% und ist von der verabreichten $K_4[Fe\,(CN)_6]^-$-Dosis unabhängig. Nach oraler Gabe von FHCF-$^{59}Fe(II)$ werden etwa 0,15% der ^{59}Fe-Dosis resorbiert. Die Aufspaltung von FHCF läßt sich mit etwa 7% berechnen. Nach intravenöser Injektion von $K_4[^{59}Fe\,(CN)_6]$ wird der überwiegende Teil von ^{59}Fe (55% innerhalb der ersten 24 h) sehr schnell und vorwiegend mit dem Urin ausgeschieden. Daß es sich hierbei tatsächlich um das freie Anion $[Fe\,(CN)_6]^{4-}$ handelt, geht daraus hervor, daß der Urin keine (auch nicht angedeutete) Blaufärbung zeigt. Die Retention durch Blut und Gewebe ist vernachlässigbar klein. Nach oraler Applikation werden - offenbar unabhängig von der Dosis - rund 2,1% der ^{59}Fe-Dosis mit dem Urin ausgeschieden. Die Retention von ^{59}Fe ist wiederum verschwindend gering.

1. Dvořák, P., Günther, M., Zorn, U., Catsch, A. (1971), Naunyn-Schmiedebergs Arch. Pharmakol. 269, 48.
2. Basolo, F., Pearson, R. G. (1961), Advance Inorg. Chem. Radiochem. 3, 1.

Endomid 4582-18-7 Analepticum

trans-N,N,N,N-Tetraethyl-8,9,10-trinorbon-5-en-2,3-dicarboxamid

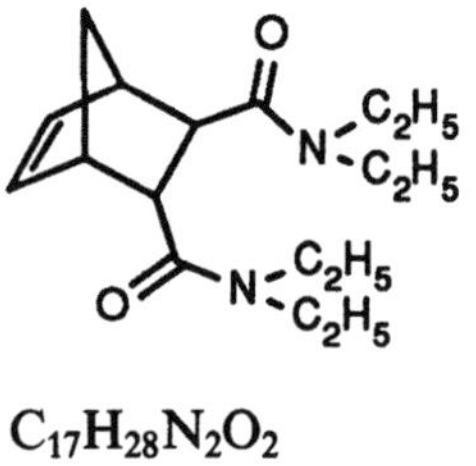

$C_{17}H_{28}N_2O_2$

Im Organismus der Ratte wird die Verbindung auf oxidativem Wege abgebaut und in Form von 8 Metaboliten (2-9) ausgeschieden[1].

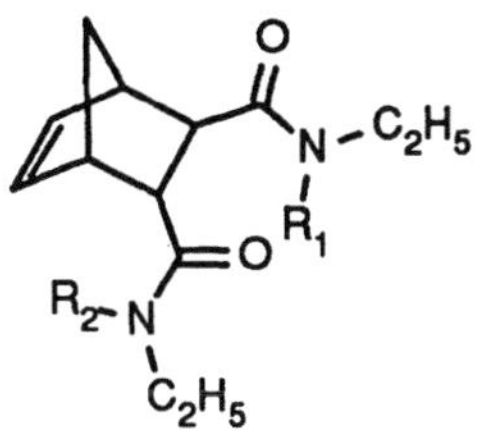

	R_1	R_2
1	C_2H_5	C_2H_5
2	C_2H_5	H
3	H	C_2H_5
4	H	H

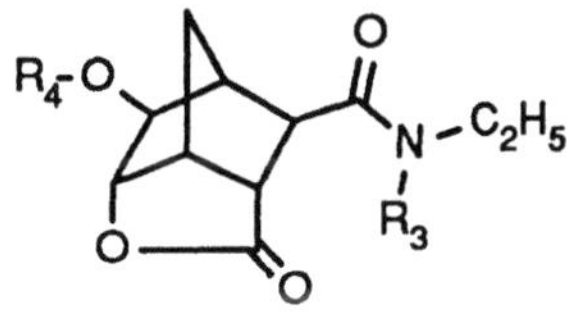

	R_3	R_4
5	C_2H_5	H
6	H	H
8	C_2H_5	$C_6H_9O_6$
9	H	$C_6H_9O_6$

Neben einer stufenweisen oxidativen Desalkylierung von 1 zu 2, 3 und 4 findet ein zweiter oxidativer Angriff an der Doppelbindung des bicyclischen Ringsystems, primär vermutlich eine Epoxidierung[2], statt. Die epoxidischen Zwischenstufen sind jedoch nicht faßbar, denn sie gehen bereits im Organismus spontan in die Lactone 5 und 6 über. Die Metaboliten 5 und 6 werden in freier Form und als Glucuronsäure-Konjugate 8 und 9 ausgeschieden. Neben diesen Metaboliten konnte auch noch das Dihydroxy-Derivat 7 im Rattenharn nachgewiesen werden.

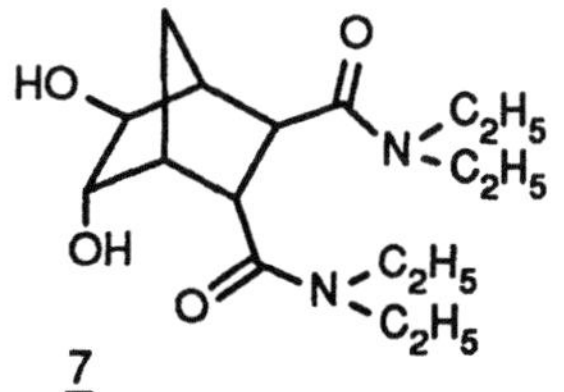

7

Die gewonnenen Erkenntnisse lassen sich in folgendem Schema darstellen:

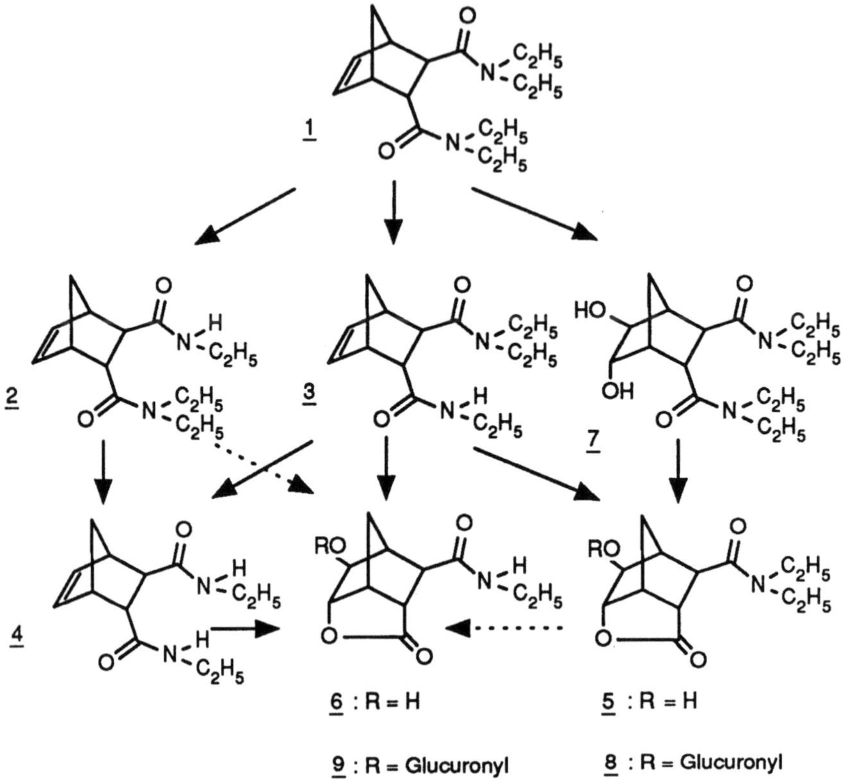

6 : R = H

9 : R = Glucuronyl

5 : R = H

8 : R = Glucuronyl

Die Biotransformation von Endomid bleibt nicht auf der Stufe der Bis-monoethyl-Verbindung (4) stehen. Es ist in Betracht zu ziehen, daß die N-Desalkylierung weiter bis zu den Monoethyl-Derivaten 10 und 11 bzw. bis zum Diamid 12 fortschreitet. Ferner ist anzunehmen, daß auch die Amid-Gruppen in Verbindung 12 oxidativ oder hydrolytisch entfernt werden, so daß es zur Bildung der 2 Amidsäuren 13 und 14 und seiner Dicarbonsäure 15 kommt. Schließlich ist auf Grund der bisherigen Erfahrungen zu vermuten, daß alle diese Verbindungen im Organismus auch in die entsprechenden Lactone 16 und 17 übergehen können.

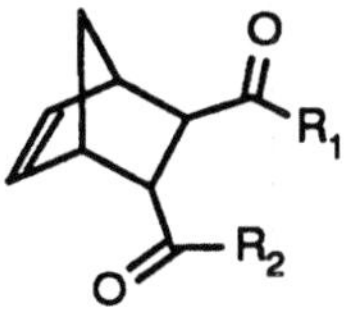

	R_1	R_2
10	NH_2	NHC_2H_5
11	NHC_2H_5	NH_2
12	NH_2	NH_2
13	NH_2	OH
14	OH	NH_2
15	OH	OH

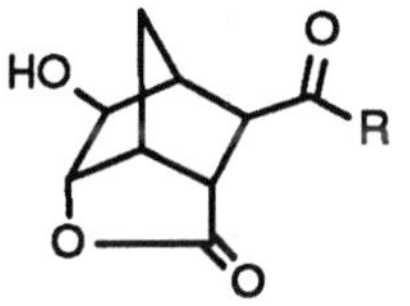

16 : R = NH_2

17 : R = OH

Mit der akuten Toxizität von Endomid und seiner Metaboliten sowie der Korrelation zwischen biologischer Aktivität und lipophilen Eigenschaften haben sich die gleichen Autoren befaßt[2].

1. Bodmann, R., Koch, H. (1976), Pharmazie 31, 804.
2. Koch, H., Bodmann, R. (1976), Arch. Pharm. 309, 812.

Enfluran 13838-16-9 Inhalationsanästheticum

2-Chlor-1,1,2-trifluorethyl-(difluormethyl)ether

$C_3H_2ClF_5O$

Durch Untersuchungen an Probanden konnte festgestellt werden, daß 82,7% ± 18,8% der zugeführten Menge wieder unverändert ausgeschieden werden. 2,4% werden als nichtflüchtige fluorierte Stoffwechselprodukte mit dem Urin ausgeschieden, davon 0,5% als Fluorid und 1,9% als organische Fluorverbindung[1]. Der Wirkstoff wird beim Zwergschwein entweder nicht oder nur in sehr geringem Maße abgebaut[2].
Quantenchemische Berechnungen haben gezeigt, daß das Enfluran-Molekül eine besonders stabile Konfiguration aufweist. Die Metabolisierung läuft danach wie folgt ab[3]:

$$H-CClF-CF_2-O-CF_2-H \longrightarrow HOOC-CF_2-O-CF_2-H + HCl + HF$$

Die pharmakokinetischen Eigenschaften deuten auf eine schnelle An- und Abflutung. Aufnahme- bzw. Eliminationskurven lassen sich in 3 Geraden zerlegen, von denen jede einem bestimmten Gewebekompartiment des Körpers zugeordnet werden kann.

1. Chase, R. E., Holaday, D. A., Fiserova-Bergerova, V., Saidman, L. J., Mack, F. E. (1971), Anesthesiology 35, 262.
2. Halsey et al., zit. Firmenschrift Ethrane[R] der Deutschen Abbott GmbH.
3. Loew, G., Motulsky, H., Trudell, J., Cohen, E., Hjelmeland, H. (1974), Mol. Pharmacol. 10, 406.

Enoxacin	74011-58-8	Chemotherapeuticum, Gyrasehemmer

1-Ethyl-6-fluor-1,4-dihydro-4-oxo-7-(1-piperazinyl)-1,8-naphthyridin-3-carbonsäure

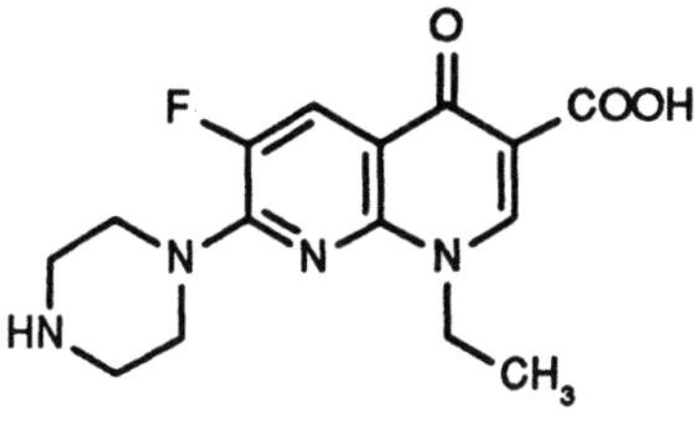

$C_{15}H_{17}FN_4O_3$

Aus Rattenurin konnten 3 Metaboliten isoliert werden. 56% der Radioaktivität (nach oraler Applikation von ^{14}C-Enoxacin) lagen als freies Enoxacin, 25% als Glucuronid vor. In der Gallenflüssigkeit der gleichen Spezies ließen sich 5 Metaboliten nachweisen. Unverändertes Enoxacin hatte dort innerhalb von 24 h einen Anteil von 17% an der Gesamtradioaktivität[1]. Vom Menschen wird Enoxacin zu 15% metabolisiert und zu 85% unverändert renal mit einer Halbwertszeit von 4-6 h ausgeschieden. Die 4 isolierten Metaboliten sind im nachfolgenden Schema dargestellt (s. S. 226):

Die Enoxacin-Metaboliten haben ebenso wie die Ausgangsverbindung ein breites antibakterielles Spektrum, sind allerdings deutlich schwächer wirksam[2]. Die pharmakokinetischen Parameter von intravenös appliziertem Enoxacin bei Probanden (n = 16) sind nachfolgend aufgeführt:

Dosis (mg)	100	200	400	800
Maximale Plasmakonzentration (mg/l)	0,59	1,46	3,12	5,76
Halbwertszeit (h)	3,1	4,5	5,3	5,7

Bis zu einem gewissen Grad ist die Pharmakokinetik dosisabhängig.
Bei Patienten im Alter von 56 bis 74 Jahren wurde die Penetration von Enoxacin ins Sputum nach 2mal täglicher Gabe von 400 mg über 7 Tage gemessen. Nach 7 Tagen betrug die maximale Sputumkonzentration 7,12 µg/g, die Plasmaspitzenkonzentration 4,54 mg/l. Die mittlere Plasmahalbwertszeit lag bei 7,6 h, die Eliminatioshalbwertszeit aus dem Sputum bei 8,1 h[3].

1. Research Rep. Nr. 764-00060 (1982), Warner-Lambert/Parke Davis Pharm. Res. Divis., Ann Arbor, MI.
2. The 31st. General Meeting of Japan Chemother. Soc., Symposium on new drugs III (1983).
3. n. N. (1985), Med. Mo. Pharm. 8, 350.

Enoxacin 85%

Oxo - enoxacin (14 %)

Acetyl - enoxacin (0,4 %)

Formyl - enoxacin (0,3 %)

Amino - enoxacin (0,3 %)

Eprazinon 10402-90-1 Antitussivum, Mucolyticum

3-[4-β-Ethyloxphenetyl)-1-piperazinyl]-2-methyl-propiophenon

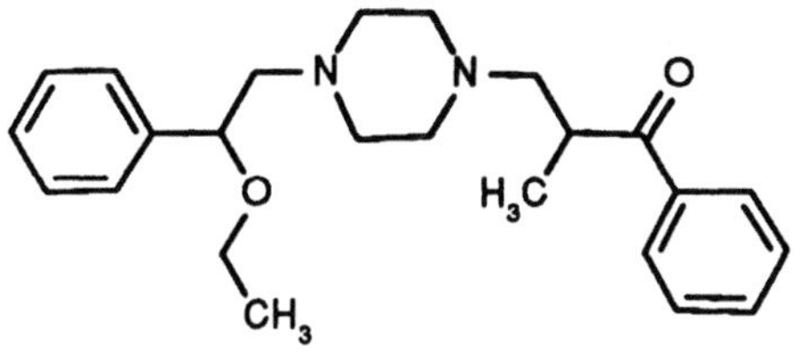

$C_{24}H_{32}N_2O_2$

Nach peroraler Aufnahme des Wirkstoffs wurden im Urin von Menschen neben der unveränderten Verbindung 5 Ausscheidungsprodukte nachgewiesen und mit Hilfe der Kombination GC-MS-Computer identifiziert. Die Kenndaten sind in der nachfolgenden Tabelle zusammengestellt:

Massenspektrometrische Kenndaten

Metabolit	Molekulargewicht (Summenformel)	a)EI Basispeak, m/e	Molekülion (m/e, rel. I.)	Starke Ionen (m/e; rel. I.)		CI MH+	Starke Ionen (m/e; rel. I.)	
1	234 ($C_{14}H_{22}N_2O$)	99	234 (<0,2)	70 (17), 44 (10),	56 (28) 42 (8)	235 (100)	263 (12), 157 (15),	189 (85), 100 (35)
2	206 ($C_{12}H_{18}N_2O$)	99	206 (<0,2)	56 (52), 42 (24)	44 (18),	207 (95)	235 (6), 129 (10), 100 (58)	189 (100), 107 (12),
3	248 ($C_{15}H_{24}N_2O$)	99	247 (40)	235 (38), 56 (30),	189 (11), 44 (10)	249 (52)	235 (100), 157 (6),	189 (70), 100 (35)
4	146 ($C_{10}H_{10}O$)	105	146 (43)	118 (18), 51 (28), 39 (19)	77 (52), 41 (18),	147 (100)	175 (6), 105 (8)	119 (7),
5	262 ($C_{16}H_{26}N_2O$)	127	217 (<0,2)	99 (7), 56 (14),	70 (8), 42 (12)	263 (100)	291 (30), 127 (62)	217 (75),

1 = 2,2'-Phenylethoxy-N-ethylpiperazin,
2 = 2,2'-Phenylhydroxy-N-ethylpiperazin,
3 = 2,2'-Phenylethoxy-N-ethyl-N'-methylpiperazin,
4 = Phenylcyclopropylketon,
5 = 2,2'-Phenethoxy-N,N'-diethylpiperazin.

Auf Grund der Untersuchungen läßt sich folgendes Abbauschema postulieren[1)]:

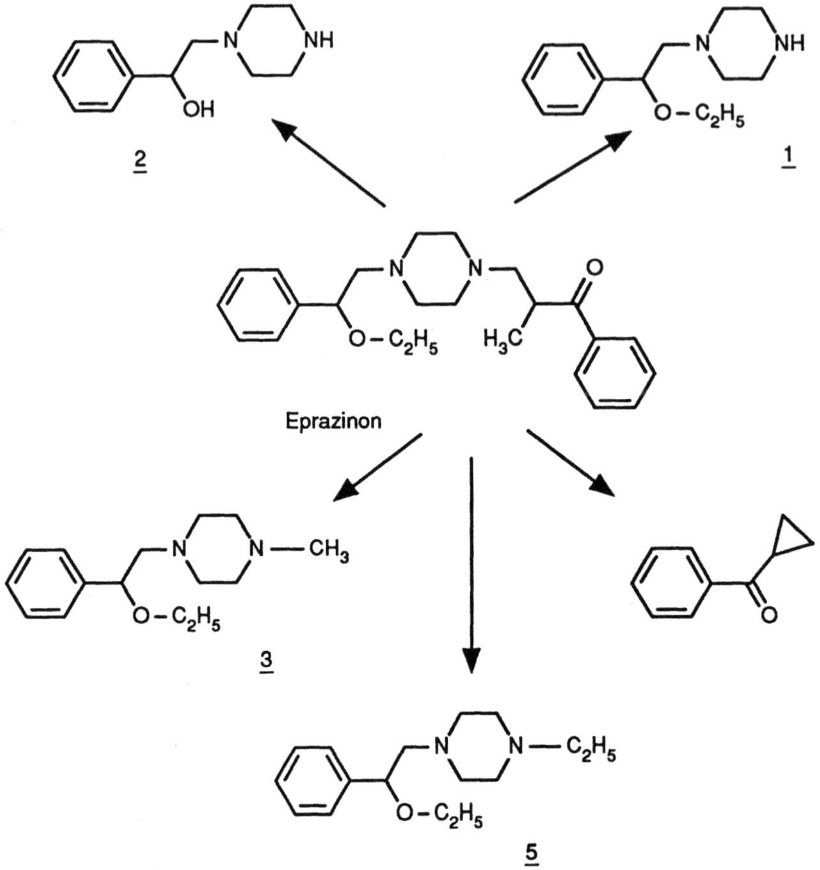

2

1

Eprazinon

3

4

5

Folgende Abbauwege sind somit zu erkennen:

- Hydrolyse, die zu den Metaboliten 1 und 4 führt,
- Spaltung der α-Bindung zum Stickstoffatom und sukzessiver Abbau des Alkyl-Restes (2, 3 und 5).

1. Toffel-Nadolny, R., Gielsdorf, W. (1981), Arnzeim. Forsch. 31 (I), 719.

Ergocalciferol 50-14-6 Antirachitisches Vitamin

Vitamin D_2
5Z,7E,22E,9,10-Seco-5,7,10(19),22-ergostatetraen-3β-ol
Ergocalciferolum (DAB 9)

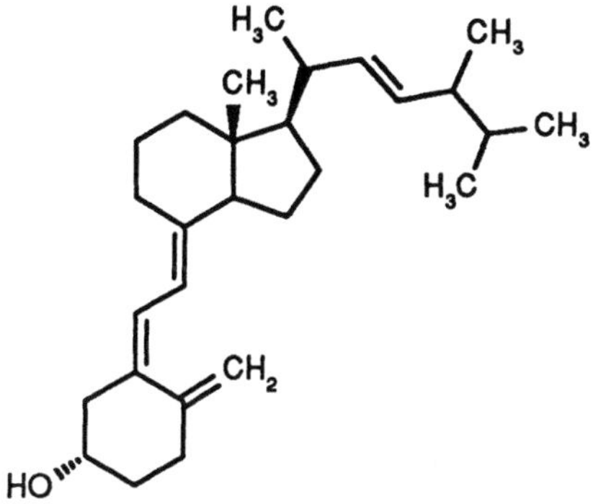

$C_{28}H_{44}O$

Bei Schweinen, die 26 Tage lang täglich 500000 IE Vitamin D_2 erhalten hatten, ließ sich ein polares Stoffwechselprodukt aus dem Blut isolieren[1]. Dieser Metabolit wurde als 25-Hydroxy-ergocalciferol identifiziert.
Bei Ratten ist die antirachitische Aktivität des aufgefundenen Metaboliten etwa 1,5mal größer als bei den Vitaminen D_2 und D_3.
Ergocalciferol und sein Metabolit 25-Hydroxy-ergocalciferol verhalten sich hinsichtlich ihrer Proteinbindung bei den meisten Spezies ähnlich wie Vitamin D_3[2] und 25-Hydroxycolecalciferol[3].

1. Suda, T. (1969), Biochemistry 8, 3515.
2. Greenberg, P. B., Hillyard, C. J., Galante, L. S., Colston, K. W., Evans, I. M. A., MacIntyre, I. (1974), Clin. Sci. 46, 143.
3. Haddad, J. G. Jr., Chyu, K. J., Hahn, T. J., Stamp, T. C. B. (1973), J. Lab. Clin. Med. 81, 22.

Estradiolvalerat	979-32-8	Follikelhormon-Substitutionstherapie

Östradiol-17-valerianat
1,3,5(10)-Estratien-3,17β-diol-17-valerat

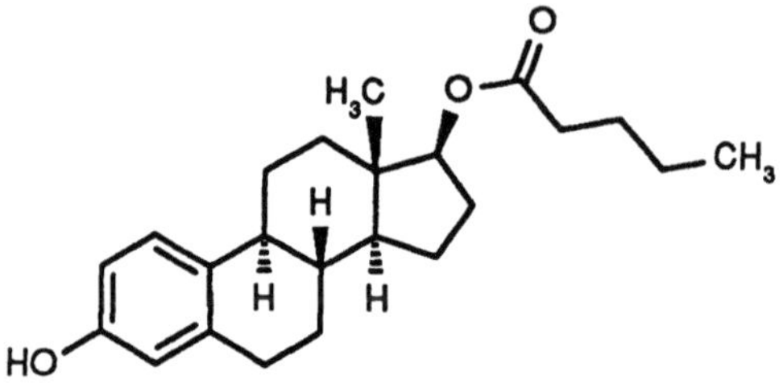

$C_{23}H_{32}O_3$

Der Säurerest wird über den Fettstoffwechsel abgebaut und als CO_2 abgeatmet. An dem ^{14}C-Gehalt der Atemluft ist erkennbar, daß die Spaltung des Estradiolvalerats sehr rasch erfolgt. Nach 2 h sind nahezu 30%, nach 6 h mehr als die Hälfte in der Atemluft nachweisbar[1)].
Beim Menschen werden Östrogenmetaboliten[2)] im Gegensatz zu den Metaboliten von Testosteron und von Cortisol[3)] in konjugierter Form (vorwiegend als Glucuronid) primär über die Galle ausgeschieden. Nach β-Glucuronidase-Hydrolyse lassen sich aus dem Urin von Frauen nach intravenöser Injektion des markierten Steroids über 45% der Radioaktivität extrahieren[2)].
Nach Applikation des Estradiol-6,7-^{3}H-valerat-carboxal-^{14}C an Menschen steigt die ^{3}H-Konzentration im Blut unmittelbar nach oraler Gabe von 2 mg steil an und erreicht innerhalb von 30 min ihren höchsten Wert. Anschließend sinkt der Blutspiegel deutlich ab. Er beträgt nach 7 h nur noch 50% der Maximalkonzentration. Vom Estradiol werden innerhalb der ersten 24 h mehr als 60% ausgeschieden, davon 90% über den Harn, der Rest über den Stuhl[1)].
Nach intravenöser Injektion von ^{14}C-Estradiol bei Frauen werden mit dem Urin innerhalb von 96–120 h im Mittel etwas über 80% der Dosis ausgeschieden. Patienten mit einer Gallenfistel scheiden 35–52% der injizierten Radioaktivität mit dem Urin aus[2)]. Die Menge der während der ersten 12 h ausgeschiedenen Radioaktivität ist ähnlich der bei Patienten ohne Gallenfistel. Über die Hälfte der Östrogene ist dem enterohepatischen Kreislauf unterworfen, während dieser für Testosteron und die 17-Ketosteroide quantitativ unbedeutend ist[3)].

1. Kolb, K. H. (1967), Medizin. Mitt. (Fa. Schering), 2, 16.
2. Sandberg, A. A., Slaunwhite, W. R. jr., (1957), J. Clin. Invest. 36, 1266.
3. Bolt, W., Ritzl, F., Bolt, H. M. (1966), Münch. Med. Wochenschr. 108, 875.

Etidronsäure	2809-21-4	Hemmstoff der Nebenschilddrüsenhormone, Chelatbildner zur Ausschwemmung von Ca-Ablagerungen

(1-Hydroxyethyliden)diphosphonsäure
Acidum etidronicum
EHDP

$$HO-P(=O)(OH)-C(CH_3)(OH)-P(=O)(OH)-OH$$

$C_2H_8O_7P_2$

Innerhalb von 24 h wird etwa die Hälfte der resorbierten Substanz unverändert im Urin ausgeschieden, die andere Hälfte wird an Knochen absorbiert und langsam über mehrere Monate renal eliminiert. Etidronsäure wird also nicht metabolisiert[1,2].
Die Pharmakokinetik wurde bei Ratten, Kaninchen, Katzen, Hunden und Affen untersucht[2-4]. Nach oraler Gabe werden 2-6% des Wirkstoffs resorbiert. Resorptionsort ist der obere Dünndarmabschnitt. Der nicht resorbierte Anteil wird mit den Faeces ausgeschieden. 1 h nach einmaliger oraler Gabe von 5 mg/kg KG betragen die maximalen Blutspiegel etwa 0,5 µg/ml. Da der Wirkstoff fast ausschließlich an calcifizierte Gewebe (zu 95% an Knochen) gebunden wird, kann der Serumspiegel nicht als Maß für die Konzentration am Wirkort (Knochen) angesehen werden. Eine Eiweißbindung ist unbekannt. Bei der Ratte ließen sich 1 h nach einer Einzeldosis von 50 mg/kg KG folgende Konzentrationen ermitteln: 10-26 µg/g Knochen, 1 µg/ml Blut, 0,6 µg/g Leber und 6 µg/g Niere. Die Halbwertszeit der an Knochen adsorbierten Substanz beträgt 3-6 Monate.

1. Firmenschrift 1982: Diphos, Fa. Boehringer, Mannheim.
2. Michael, W. R., King, W. R., Wakine, J. M. (1972), Toxicol. Appl. Pharmacol. 21, 503.
3. Larsson, A., Rohlin, M., (1980), Toxicol. Appl. Pharmacol. 52, 391.
4. Recker, R. R., Saville, P. D., (1973), Toxicol. Appl. Pharmacol. 27, 580.

Etofenamat 30544-47-9 Antiphlogisticum, Antirheumaticum

2-(2-Hydroxyethoxy)ethyl-N-(3-trifluormethylphenyl)anthranilat

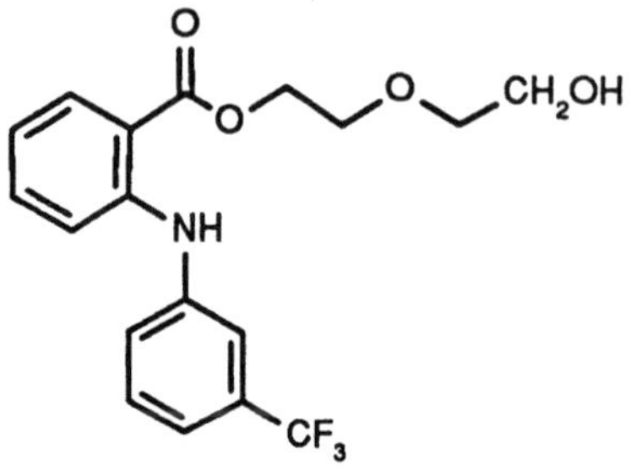

$C_{18}H_{18}F_3NO_4$

Nach oraler Applikation sind die Ausgangsverbindung und zahlreiche Metaboliten im Urin von Versuchstieren (Ratten, Kaninchen, Hunden und Affen) und Menschen (Kapseln à 100 mg) nachweisbar[1-3]. Kaninchen, Hunde, Affen und Menschen scheiden Derivate aus der Etofenamat- und Flufenaminsäure-Reihe aus, während Ratten vorwiegend Flufenaminsäure-Derivate eliminieren. Hunde zeichnen sich durch einen besonders starken Abbau aus. Der Metabolismus beim Menschen ist dem der Affen ähnlicher als dem von Hunden und Nagern. Das Metabolitenmuster stimmt nach oraler und cutaner Applikation weitgehend überein. Die 6 Hydroxy-Derivate besitzen keine wesentliche pharmakologische Aktivität[4-6]. Die Strukturen von Etofenamat und seiner potentiellen Metaboliten sind in der folgenden Abb. dargestellt (s. S. 233):

Metaboliten von Etofenamat (Konjugate): 1a = Glucuronid (alle Spezies), 1b = Palmitat, Oleat, Palmitoleat (Hund). 2, 3, 4, 5, 6 u. 7: freie und glucuronidierte Metaboliten (alle Spezies).
Neben der Ausgangsverbindung (1) und Flufenaminsäure (2) umfaßt das Metabolisierungsschema 6 Hydroxyprodukte (3–8). Beachtenswert ist die Beobachtung, daß es auch zur Bildung von Konjugaten mit endogenen Fettsäuren kommt. Nach peroraler Applikation des Wirkstoffs bei Hunden ließen sich im Urin und in den Faeces in einer stark lipophilen Metabolitenfraktion (mit Chloroform und n-Hexan extrahiert und aus dieser durch HPLC sowie präparative GC isoliert) die Ester der Öl-, Palmitin-, Linol-, Stearin-, Myristin- und Laurinsäure (identifiziert über Kernresonanz und MS) nachweisen. Unter quantitativen Gesichtspunkten kommt diesem neuen Biotransformationsweg jedoch nur eine untergeordnete Bedeutung zu[7].
Ein Vergleich der Metabolitenkonzentrationen nach einmaliger oraler Applikation (100 mg in Kapsel) mit denen nach 3tägiger cutaner Applikation (Rheumon Gel) unter Berücksichtigung der Werte vom 3. Tag und der anschließen-

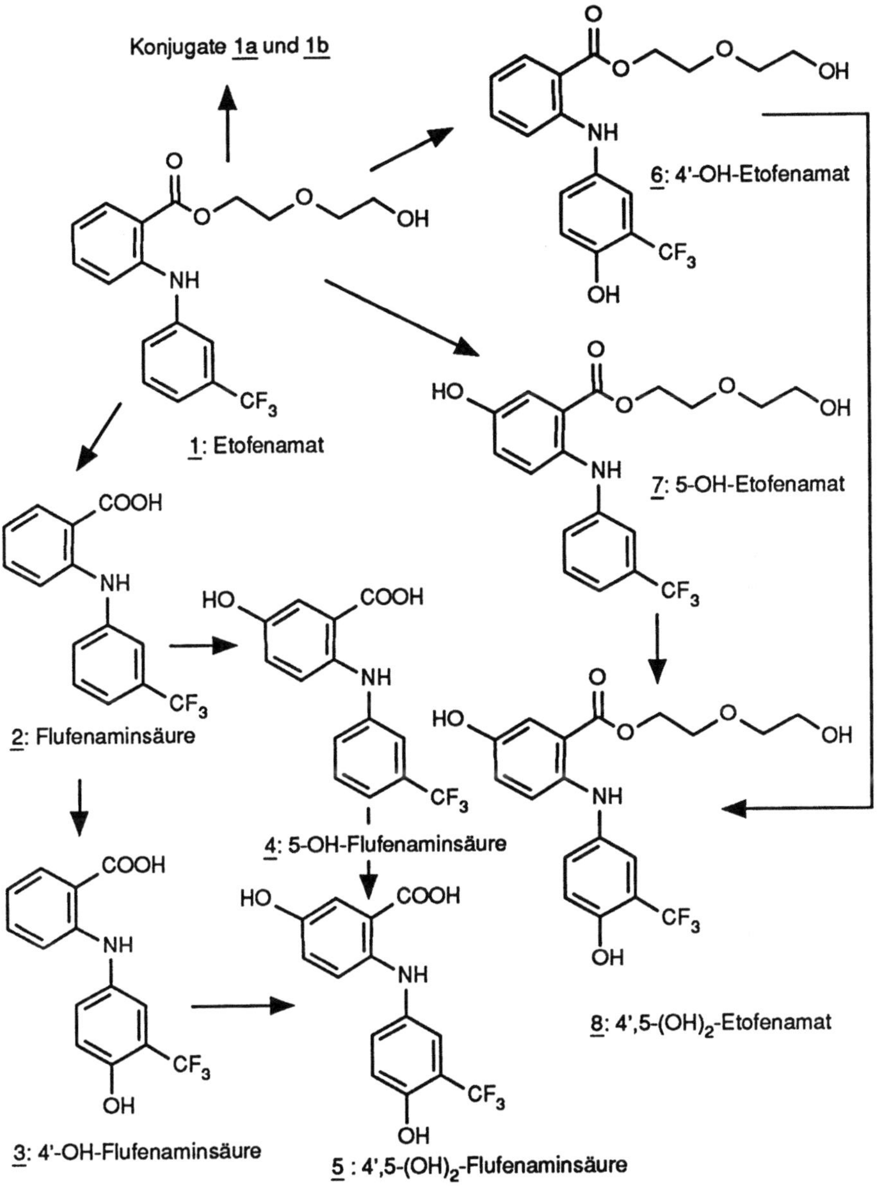

Konjugate 1a und 1b

1: Etofenamat

2: Flufenaminsäure

3: 4'-OH-Flufenaminsäure

4: 5-OH-Flufenaminsäure

5 : 4',5-$(OH)_2$-Flufenaminsäure

6: 4'-OH-Etofenamat

7: 5-OH-Etofenamat

8: 4',5-$(OH)_2$-Etofenamat

Metaboliten von Etofenamat (Konjugate) : 1a = Glucuronid (alle Spezies),
1b = Palmitat, Oleat, Palmitoleat (Hund)

2, 3, 4, 6 und 7 : freie und glucuronidierte Metaboliten (alle Spezies)

den Eliminationsphase zeigt, daß sich die Befunde ähneln: nach oraler wie cutaner Applikation ist freie Flufenaminsäure zu finden (2,49 bzw. 0,39 mg) neben wesentlich höherem Anteil an Flufenaminsäurekonjugat (oder Konjugaten) (79,12 bzw. 6,62 mg bei 20° bzw. 82,70 bzw. 7,16 mg nach 60 °C-Abbau)[1]. 5-Hydroxy-flufenaminsäure tritt nach oraler Applikation in freier (1,28 mg) und konjugierter Form (11,37 mg), nach cutaner Gabe dagegen nur konjugiert auf (1,71 mg). 4-Hydroxy-flufenaminsäure wird zu 40,57 mg nach oraler Gabe gefunden, nach cutaner Applikation ist die Menge geringer. Freies Etofenamat wird nach beiden Applikationsarten in geringer Menge gefunden: 0,068 bzw. 0,023 mg. Etofenamat kommt auch als Konjugat vor[1]. Bei Untersuchungen über den Metabolismus und die Elimination dieses Wirkstoffs bei Hunden wurde festgestellt, daß Etofenamat - in Übereinstimmung mit anderen N-Arylanthranilsäure-Derivaten - nur in geringem Maß renal eliminiert wird[6]. Dies ist ein speziesspezifischer Unterschied gegenüber anderen Tierarten. Der renal ausgeschiedene Anteil beträgt bis zu 8% und ist nicht dosisabhängig; auch nach intravenöser Applikation liegt er in gleicher Größenordnung.

Die Untersuchungen zeigten, daß der Etofenamat-Metabolismus nicht primär über den Abbau zu Flufenaminsäure, sondern durch direkten metabolischen Angriff (Hydroxylierung und/oder Konjugation des Etofenamats) und nachfolgenden Abbau zu Flufenaminsäure-Derivaten erfolgt.

1. Dell, H.-D., Doersing, M., Fischer, W., Fiedler, J., Jacobi, H., Kamp, R. (1981), Arzneim. Forsch. 31 (I), 9.
2. Dell, H.-D., Fiedler, J., Wäsche, B. (1977), Arzneim. Forsch. 27 (I), 1312.
3. Dell, H.-D., Fiedler, J., Jacobi, H., Kolle, J. (1981), Arzneim. Forsch. 31 (I), 17.
4. Dell, H.-D., Fiedler, J., Jacobi, H., Wäsche, B. (1977), Arzneim. Forsch. 27 (I), 1316.
5. Dell, H.-D., Jacobi, H., Wäsche, B. (1977), Arzneim. Forsch. 27 (I), 1322.
6. Dell, H.-D., Jacobi, H., Kamp, R., Kolle, J. (1981), Arzneim. Forsch. 31 (I), 21.
7. Dell, H.-D. et al. (1982), Drug Metab. Dispos. 10, 55.

Etofibrat   31637-97-5   Zur Senkung des Lipidspiegels

2-[2-(4-Chlorphenoxy)-2-methylpropionyloxy]-ethylnicotinat

CH3 O O N Cl O CH3 O O

$C_{18}H_{18}ClNO_5$

Bei *in vitro* Untersuchungen mit Mikrosomenfraktionen aus verschiedenen Geweben (Leber, Niere, Lunge, Darm) der Ratte wurden die Ausgangsverbindung Etofibrat, 2-(4-Chlorphenoxy)-2-methylpropionsäure-(2-hydroxyethyl)-ester, Nicotinsäure-2-hydroxyethylester, Clofibrinsäure und Nicotinsäure identifiziert. Die im Inkubationsansatz entstandene freie Clofibrinsäure konnte wegen der geringen Menge nicht zusätzlich über ein Massenspektrum gesichert werden, wohl aber durch DC und GC[1].
Die Biotransformation läßt sich somit wie folgt darstellen:

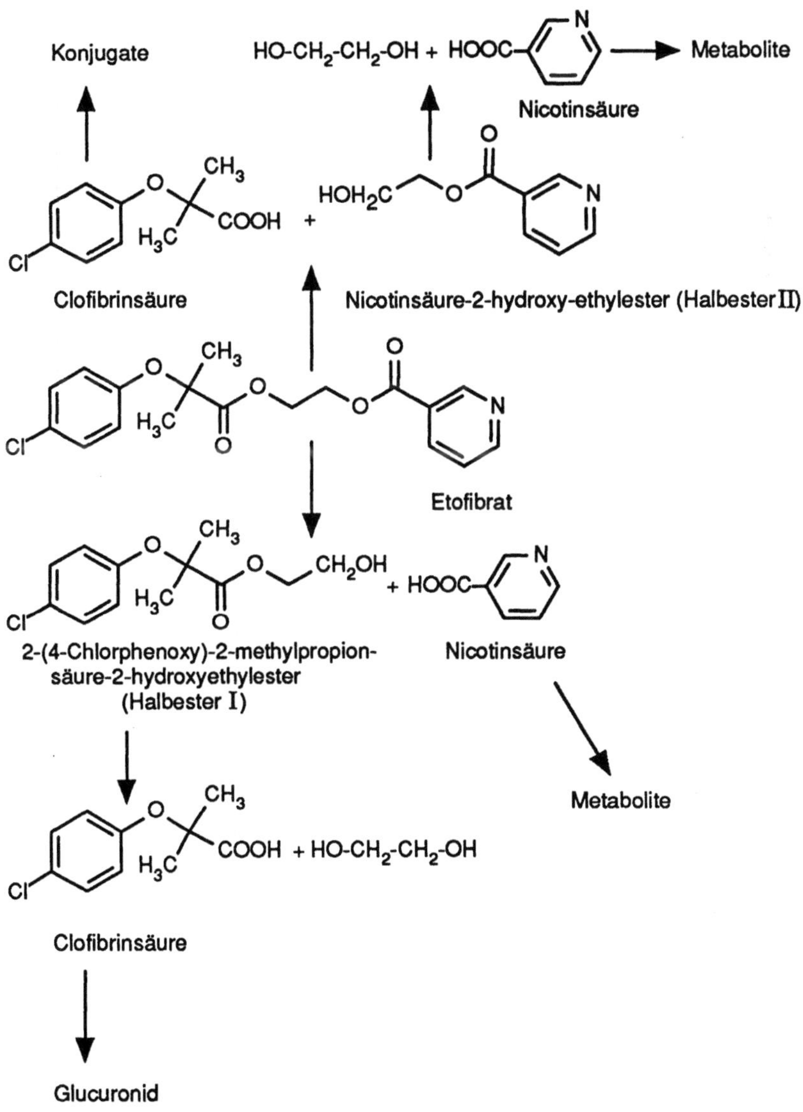

In vitro Versuche an freiwilligen Probanden[2] zeigten, daß die Auffassung mancher Autoren, wonach Etofibrat nach der Resorption rasch in Clofibrinsäure, Nicotinsäure und Ethylenglykol zerfällt, weitgehend unzutreffend ist. Etofibrat wird von den Hydrolasen des Blutes bevorzugt in der Clofibrinsäureester-Gruppe gespalten. Der entstehende Nicotinsäure-2-hydroxyethylester ist merklich stabiler als der 2-(4-Chlorphenoxy)-2-methylpropionsäure-(2-hydroxyethyl)-ester. Auch gegenüber künstlichem Magen- und Darmsaft ist der Nicotinsäure-2-hydroxyethylester weitgehend beständig.
Die Frage, ob es bei Etofibrat auch zur Bildung von 4-Chlorphenol kommen kann[3], wie vorher schon für Clofibrat beschrieben[4], läßt sich wie folgt beantworten: Die als Sekundärmetabolit im Organismus des Menschen auftretende Clofibrinsäure unterliegt weder einer theoretisch möglichen enzymatischen Hydrolyse in der Leber noch einer H_3O^+-katalysierten Esterspaltung bei physiologischem Urin-pH in der Harnblase.
An Humanserumalbumin wird Etofibrat wesentlich stärker gebunden als Clofibrat[2].
Die 2 isolierten Ethylenglykolmonoester zeichnen sich durch eine für Carbonsäureester bemerkenswert große Plasmahalbwertszeit aus[1].

1. Kummer, M., Schatton, W., Linde, H., Oelschläger, H. (1979), Pharm. Ztg. 124, 1312.
2. Oelschläger, H., Rothley, D., Ewert, M., Nache, P. (1980), Arzneim. Forsch. 30 (II), 984.
3. Rothley, D., Oelschläger, H. (1981), Pharm. Ztg. 126, 939.
4. Loiseau, G. P. (1980), J. Pharm. Pharmacol. 32, 483.

Etozolin 73-09-6 Diureticum

Ethyl-3-methyl-4-oxo-5-piperidino-2-thiazolidinylidenacetat

$C_{13}H_{20}N_2O_3S$

Der Metabolismus von Etozolin verläuft bei Ratte, Hund und Mensch qualitativ gleich. Er ist gekennzeichnet durch 3 Metabolisierungswege:

- Enzymatische Abspaltung der Ester-Gruppe, die zum ebenfalls diuretisch wirksamen Hauptmetaboliten 1 im Plasma der 3 Spezies führt.

- Glucuronidierung des entstandenen Metaboliten 1, bei der die Metaboliten 2 und 3, diastereoisomere Ester der beiden enantiomeren Formen des Metaboliten 1 mit β-D-Glucuronsäure, gebildet werden.
  Mit den beiden Metabolisierungsschritten können 50–60% der Urinaktivität aller 3 Spezies beschrieben werden.
- Oxidation des Piperidin-Restes zu den Metaboliten 4–7.

Somit ergibt sich für die Metabolisierung von Etozolin bei Ratte, Hund und Mensch folgendes Schema[1]:

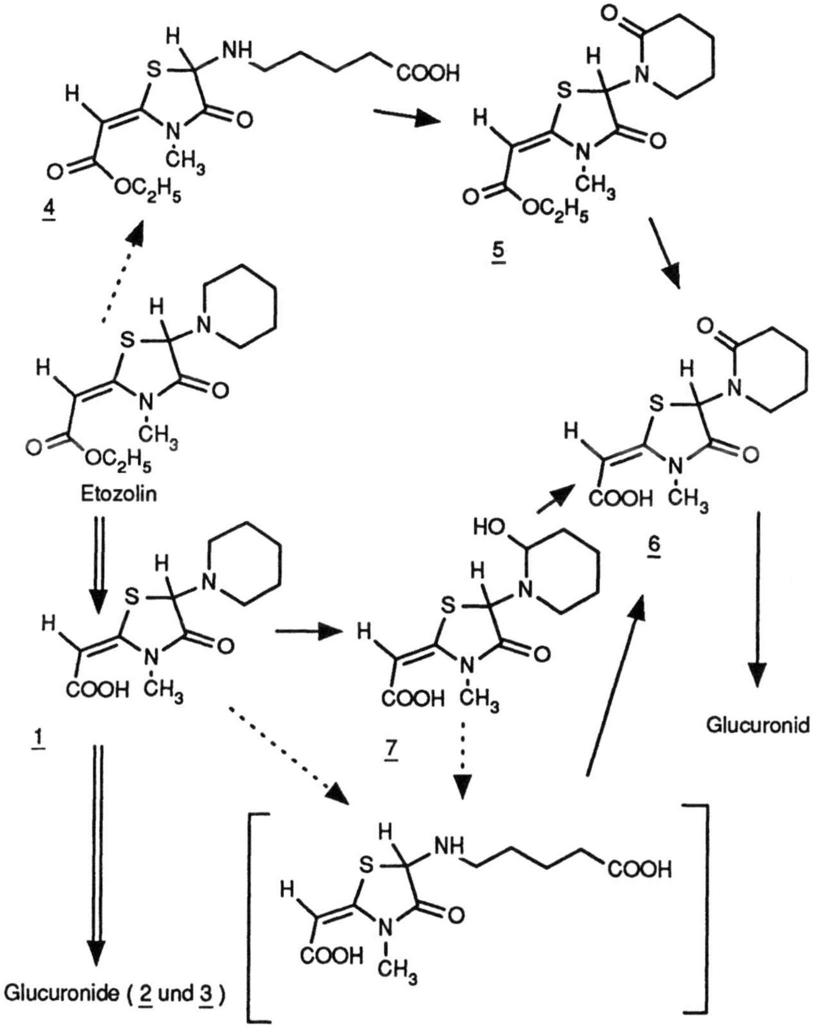

Etozolin

Glucuronide (2 und 3)

Glucuronid

Der Metabolit 4 ist instabil und lagert sich leicht in den Metaboliten 5 um. Der Metabolit 5 wurde in unbehandeltem Urin von Ratte, Hund und Mensch gefunden.
Etozolin wird beim Menschen zu mindestens 90% und bei der Ratte zu 80% resorbiert. Beim Hund schwankt der resorbierte Anteil in Abhängigkeit von der Applikationsart zwischen 30 und 70%. Nach der Resorption unterliegt Etozolin einem ausgeprägten First-pass-Effekt. Bei allen Spezies treten maximale ^{14}C-Plamaspiegel 2–3 h nach enteraler Gabe auf. Der Hauptteil der Plasma-Radioaktivität entspricht zu diesem Zeitpunkt überall dem Etozolin und dem ebenfalls diuretisch wirksamen Hauptmetaboliten (Mensch 80%, Ratte 90%, Hund über 50%). Die Ausgangsverbindung ist jedoch im Plasma in wesentlich niedrigeren Konzentrationen als der Hauptmetabolit vorhanden.
Verteilungsstudien an Ratten zeigten, daß die höchsten Radioaktivitätskonzentrationen in Blut, Nieren und Leber auftreten. In den anderen Organen wurden z. T. wesentlich niedrigere Konzentrationen gefunden, die niedrigsten im Hirn. Die Placenta scheint für den Transport der Radioaktivität aus dem mütterlichen Kreislauf in die fetalen Gewebe eine Barriere darzustellen.
Bei der Ratte konnte für Etozolin und seinen Hauptmetaboliten ein Zwei-Kompartiment-Modell ermittelt werden. Nur nach intravenöser Gabe konnte auch beim Hund für die unveränderte Substanz ein Zwei-Kompartiment-Modell gefunden werden. Nach oraler Applikation beschreiben die Plasmaspiegelwerte der Ausgangsverbindung und des Metaboliten 1 beim Hund und Menschen mit hoher Wahrscheinlichkeit ein Ein-Kompartiment-Modell[2)].
Wiederholte Gaben beeinflussen weder in niedriger noch in hoher Dosierung das pharmakokinetische Verhalten von Etozolin und von Metabolit 1[2)].
Die Ausscheidung des vollständig metabolisierten Etozolins erfolgt hauptsächlich über die Niere. Beim Menschen werden etwa 90% der gegebenen Radioaktivität mit einer Halbwertszeit von 8,5 h, bei Ratten auch etwa 90% mit einer Halbwertszeit von 6 h eliminiert. Beim Menschen beträgt die Wiederfindung der verabreichten Radioaktivität mit den Exkrementen innerhalb von 4 Tagen nahezu 100%.

1. Hodenberg, A. v., Vollmer, K.-O., Klemisch, W., Liedtke, B. (1977), Arzneim. Forsch. 27 (II), 1776.
2. Gladigau, V., Vollmer, K.-O. (1977), Arzneim. Forsch. 27 (II), 1786.

Etretinat 54350-48-0 Dermotherapeuticum

Ethyl-(all-E)-9-(4-methoxy-2,3,6-trimethylphenyl)-3,7-dimethyl-2,4,6,8-nonatetraenoat

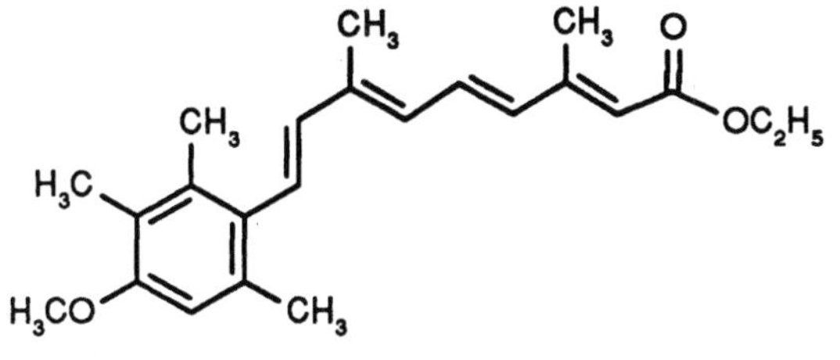

$C_{23}H_{30}O_3$

Im Vergleich zur intravenösen Applikation wird Etretinat nach oraler Gabe zum Teil - vermutlich durch Esterasen des Gastrointestinaltrakts und der Leber - zu 1 hydrolysiert[1].

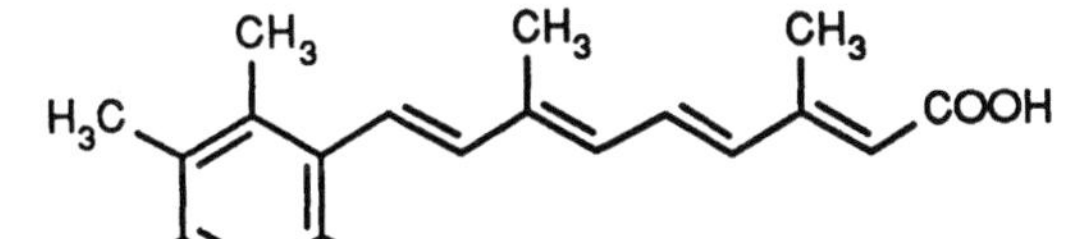

1

Etwa 40% der oral verabreichten Dosis werden resorbiert und primär über die Galle als Glucuronid des Hauptmetaboliten 1 eliminiert. Etwa 20% erscheinen im Urin in Form von Nebenmetaboliten, von denen bisher 14 verschiedene identifiziert werden konnten[1,2].
Nachfolgend eine Tabelle mit den einzelnen Verbindungen, die im Urin von Menschen nach einer einzelnen oralen Dosis innerhalb von 5 Tagen als Metaboliten ausgeschieden werden[1] (s. S. 240).

Etretinat läßt sich sowohl im Blut als auch im Urin und Stuhl von Patienten nach oraler Applikation auffinden. Nach einer Einzeldosis treten im Plasma des Menschen nur Etretinat und Metabolit 1 auf, nach Mehrfachgaben ist zusätzlich das 13-cis-Isomere von 1 nachweisbar.
Maximale Konzentrationen im Blut werden bei oraler Applikation nach 3-4 h erreicht[1-3], wobei die maximale Konzentration der unveränderten Substanz dabei stärker streut (400-1600 ng/ml) als die des Hauptmetaboliten (1) (230-300 ng/ml). Innerhalb von 5 Tagen werden nach einer einzelnen oralen Dosis des ^3H-markierten Wirkstoffs sowohl von Ratten als auch von Menschen 70-80% der Gesamtradioaktivität über den Stuhl eliminiert, 10-20% erscheinen im Urin.

11 % der oralen Dosis		73% der gesamten Urinradioaktivität
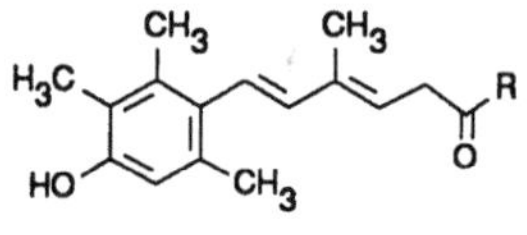 [Strukturformel]	R = OH R = OH - Konjugat R = NH-CH_2-COOH	17 %
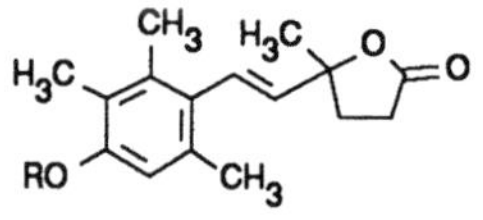 [Strukturformeln]	R = CH_3 R = H R = H-Konjugat	20 %
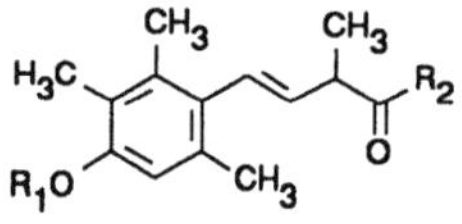 [Strukturformel]	R_1 = CH_3 R_2 = OH R_1 = H R_2 = OH R_1 = H R_2 = OH - Konjugat R_1 = H R_2 = NH-CH_2-COOH	20 %
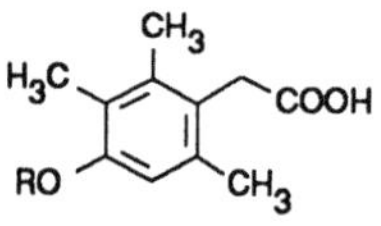 [Strukturformel]	R = CH_3- Konjugat R = H R = H- Konjugat	16 %

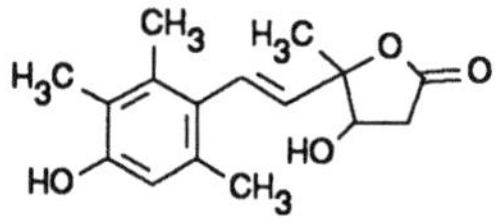

Bei einer Einzeldosis beträgt die Halbwertszeit 6-13 h. Nach Beendigung einer Langzeittherapie mit 25-75 mg/tgl. über 8-12 Monate zeigt sich, daß ein Teil der Substanz in einem tiefen Kompartiment kumuliert und von dort nur langsam mit einer Halbwertszeit von 80-100 Tagen eliminiert wird. Noch 140 Tage nach der letzten Gabe sind sowohl 1 als auch 2 im Blut nachweisbar[1]. Etretinat und sein Hauptmetabolit (1) werden im Blut zu etwa 99% an Plasmaproteine gebunden, im Falle von Etretinat primär an Lipoproteine, im Falle von 1 primär an Albumine[3].

1. Paravicini, U. (1981) in Retinoids, Hrsg. Orfanos, C. E., S. 13, Springer-Verlag Berlin, Heidelberg, New York.
2. Hänni, R. (1978), Dermatologica (Basel), Suppl. 1, 5, 157.
3. Vahlquist, A., Michaëlsson, G., Kober, A., Sjöholm, I., Palmskog, G., Pettersson, U. (1981) in Retinoids, Hrsg. Orfanos, C. E., S. 109, Springer-Verlag Berlin, Heidelberg, New York.

Famotidin

76824-35-6

Ulkus-Therapeuticum, Histamin-H_2-Rezeptorantagonist

3-{[2-(Diaminomethylenamino)-4-thiazolyl]-methylthio}-N^2-sulfamoylpropamidin

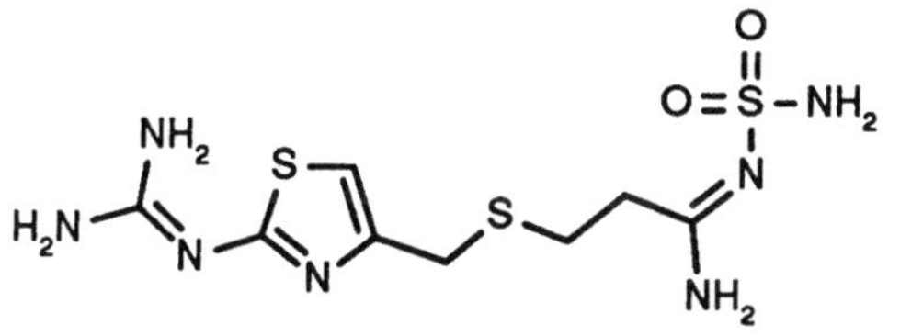

$C_8H_{15}N_7O_2S_3$

Famotidin wird in der Leber metabolisiert, wobei ein inaktiver Sulfoxid-Metabolit in einer Konzentration von etwa 2% der applizierten Dosis gebildet wird. Über 71,5% der intravenösen und 21,7% der oralen Dosis können unverändert im Urin aufgefunden werden[1]. Famotidin und sein Metabolit sind wenigstens 12 h im Plasma und Urin nachweisbar.

Die Bioverfügbarkeit liegt bei 30–50%. Die dosisabhängigen Plasmaspitzenkonzentrationen liegen im Bereich von 1–3 h[2] und erreichen Werte von 880–1040 ng/ml[3], die sehr rasch abfallen und somit auf eine schnelle Verteilung deuten. Die Eliminationshalbwertszeit liegt im Bereich von etwa 2,6 h (1,5–4,5 h)[3]. Bei schwerer Niereninsuffizienz kann die Halbwertszeit auf bis zu ca. 12 h verlängert sein[3]. Die Elimination erfolgt zu ungefähr 70% renal[2]. Die Plasmaproteinbindung beträgt 15–20%. Therapeutische Plasmaspiegel liegen bei 20–30 ng/ml. Die Kinetik entspricht einem offenen Zwei-Kompartiment-Modell[3].

1. Kroemer, H., Klotz, U. (1987). Int. J. Clin. Pharmacol. Ther. Toxicol. 25, 458.
2. Smith, J. L. (1985), Digestion, 32, Suppl. 1, 15.
3. Takabatake, T., Ohta, H., Maekawa, M., Yamamoto, Y., Ishida, Y., Hara, H., Nakamura, S., Ushiogi, Y., Kawabata, M., Hashimoto, N., Hattori, N. (1985), Eur. J. Clin. Pharmacol. 28, 327.
4. Famotidin, Hrsg. Simon, B., Porro, G. B., Dammann, H.-G. (1986), Gg. Thieme-Verlag Stuttgart, S. 124.

Fenbufen 36330-85-5 Analgeticum, Antiphlogisticum, Antirheumaticum

3-(4-Biphenylylcarbonyl)propionsäure

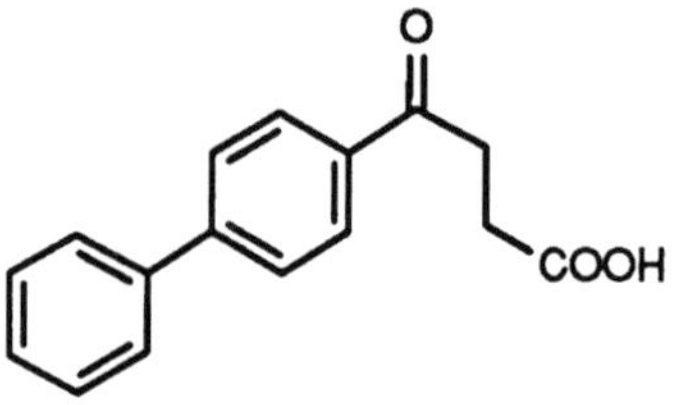

$C_{16}H_{14}O_3$

Hauptmetabolit im Plasma bei Ratte, Meerschweinchen und Hund ist (1,1'-Biphenyl)-4-essigsäure (3), beim Affen ist es die Hydroxy-(1,1'-biphenyl)-4-buttersäure (2). Zusammen mit unverändertem Fenbufen (1) sind diese beiden Verbindungen im Plasma aller untersuchten Tierspezies vorhanden. Zusätzlich wurden im Plasma von Ratten 4'-Hydroxy-(1,1'-biphenyl)-4-essigsäure (4) und β, γ-Dihydroxy(1,1'-biphenyl)-4-buttersäure (6, 7) im Plasma von Hunden gefunden[1]. Die Plasmaprofile von Fenbufen und seiner Metaboliten ändern sich nicht während wiederholter täglicher Gabe von 40 mg/kg KG bei Ratten (bis zu 10 Tagen) oder Hunden (bis zu 18 Monaten). Insgesamt wurden 11 Metaboliten aus dem Urin von Mäusen, Ratten, Meerschweinchen, Hunden und/oder Affen, die mit Fenbufen behandelt wurden, isoliert (s. S. 243).

Der nachstehend aufgeführten Tabelle ist die Verteilung auf die einzelnen Metaboliten im Urin nach einer einzelnen oralen Dosis des ^{14}C-markierten Wirkstoffs zu entnehmen (s. S. 244).

Innerhalb jeder der untersuchten Tierspezies ist das Ausscheidungsmuster der Fenbufen-Metaboliten im Urin und Faeces nach intravenöser Gabe ähnlich demjenigen nach oraler Gabe. *In vitro* ist die Diphenylessigsäure (3) wirksamer als Fenbufen, und in vivo ist der Abbau des Fenbufens zu Diphenylessigsäure wahrscheinlich Ursache der Wirksamkeit[2].
Bei Untersuchungen zur Resorption, Verteilung und Ausscheidung bei mehreren Tierspezies wurde eine Einzelgabe von ^{14}C-markiertem Fenbufen an Ratten, Meerschweinchen, Kaninchen und Hunden (10, 40 und 100 mg/kg KG), Mäusen und Affen (40 und 100 mg/kg KG) oral verabreicht. Ratten, Kaninchen und Hunde erhielten eine intravenöse Gabe von 10 mg/kg KG. Die ermittelten Plasmakonzentrationen von Fenbufen und seiner Metaboliten waren dosisabhängig, wobei sich die Flächen unter der Kurve grundsätzlich innerhalb ein und derselben und zwischen den Spezies im untersuchten Dosierungsbereich linear verhielten. Radioaktivität wurde in allen untersuchten

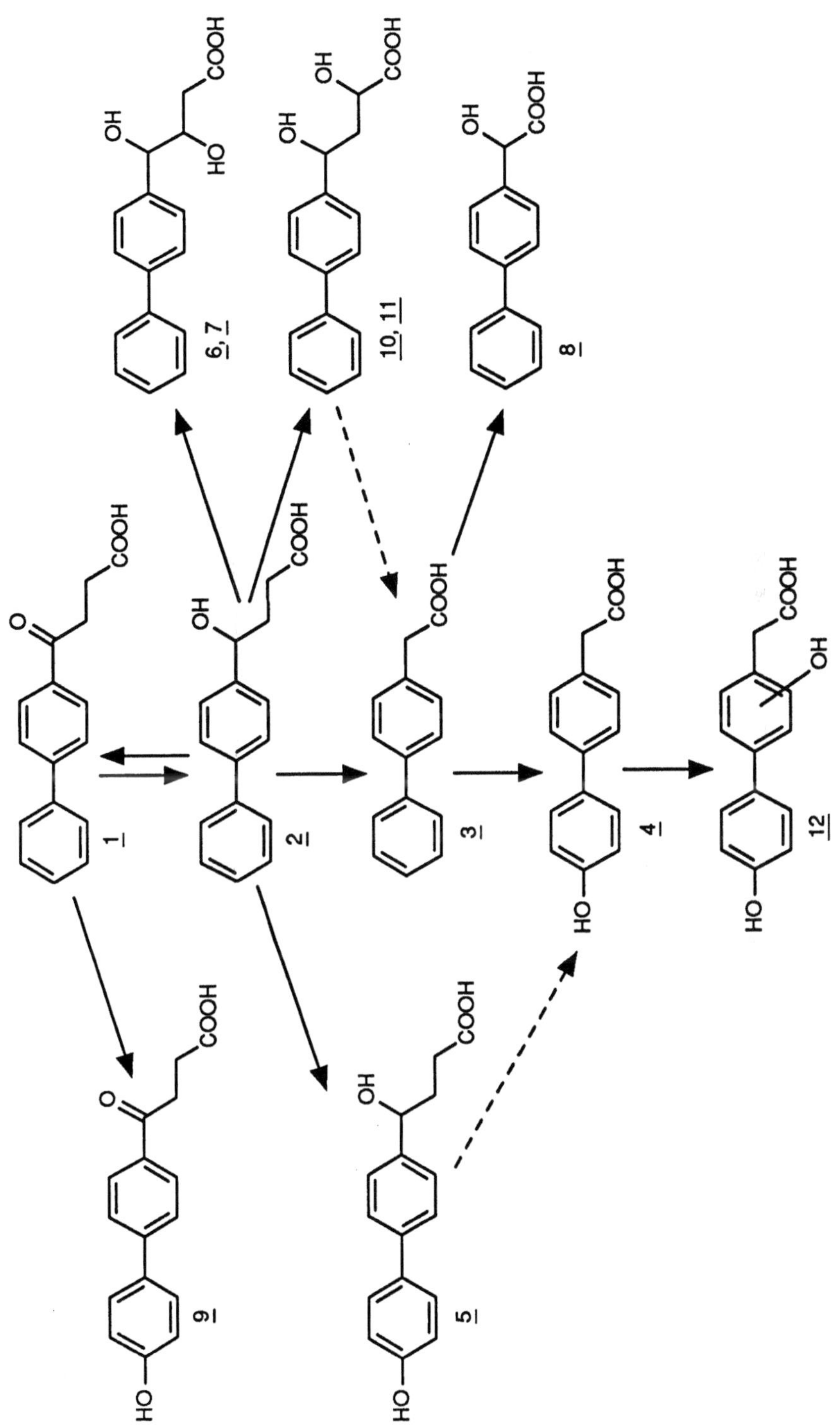

COOH
OH
HO
O
1
2
3
4
5
6, 7
8
9
10, 11
12

Verbindung	Struktur	% - Angaben für den 24h - Urin				
		Ratte	Meerschweinchen	Hund	Affe	Maus
3	COOH	3,1	8,1	37,2	53,6	27
4	HO, COOH	71,1	17,4	3,3	5,7	51
2	OH, COOH	0,8	2,6	6,6	1,1	12
6,7 [a]	OH, HO, COOH	2,0		44,3		
5	HO, OH, COOH		25,1	2,5	7,7	< 5
10,11 [a]	OH, OH, COOH		38,6		25,9	
8	OH, COOH		2,9	1,1		
9	HO, O, COOH		0,7			
6	OH, HO, COOH		0,4			
12	HO, OH, COOH	14,2				
1	O, COOH			4,8	0,4	6
Unbekannte Verbindung		8,8	4,1	0,2	5,5	

[a] 6, 7 und 10, 11 jeweils Diastereomere

Geweben nach peroraler Gabe einer Dosis von 10 mg/kg KG ^{14}C-markiertem Fenbufen bei Ratten und Meerschweinchen nachgewiesen. Mit Ausnahme des Gastrointestinaltraktes, der Leber und der Nieren waren die Gewebespiegel bis zu 24 h nach der Applikation niedriger als die korrespondierenden Plasmaspiegel. Insgesamt ist der Urin der Hauptausscheidungsweg.

1. Chiccarelli, F. S., Eisner, H. J., Lear, G. E. van (1980), Arzneim.Forsch. 30 (I), 707.
2. Kohler, C., Tolman, E., Wooding, W., Ellenbogen, L. (1980), Arzneim.Forsch. 30 (I), 702.

Fenetyllin 3736-08-01 Psychotonicum

7-[2-[(α-Methylphenetyl)amino]ethyl]theophyllin

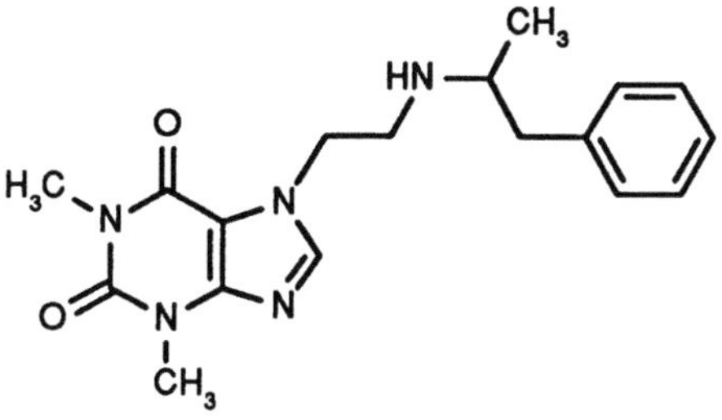

$C_{18}H_{23}N_5O_2$

Fenetyllin wird im Organismus rasch abgebaut. Nach therapeutischen Gaben werden nur ca. 1% im Harn unverändert ausgeschieden[1)], nach anderen Angaben größere Anteile[2)]. Daneben konnte über 3 Tage lang Amphetamin[1-3)] als Metabolit nachgewiesen werden.

1. Klug, E. (1973), Dtsch. Apoth. Ztg. 113, 989.
2. Scholtz, K. H. (1983), Dtsch. Apoth. Ztg. 123, 619.
3. Donike, M., Stratmann, B. (1970), Sportarzt Sportmed. 12, 287.

Fenfluramin 458-24-2 Appetitzügler
Fenfluramin-HCl 404-82-0

N-Ethyl-α-methyl-3-(trifluormethyl)phenethylamin

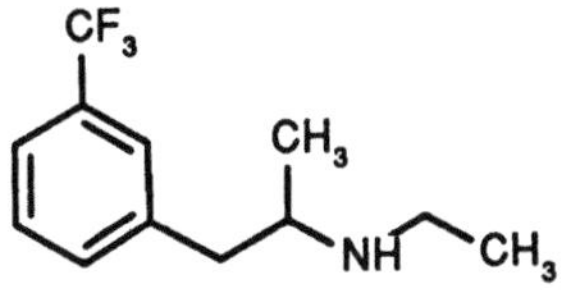

$C_{12}H_{16}F_3N$

Fenfluramin wird desethyliert. Hinweise für eine Hydroxylierung, wie sie bei ähnlichen Amphetaminen zu beobachten ist, fanden sich nicht[1)]. Untersuchungen zur Abhängigkeit der Fenfluramin-Ausscheidung vom Urin-pH ergaben, daß etwa 50% unverändert oder desethyliert mit einem sauren Urin eliminiert werden, aber nur 6-23% mit einem Urin, dessen Acidität nicht beeinflußt wurde[2)]. Das Metabolisierungsschema wird für den Menschen wie folgt formuliert[3)]:

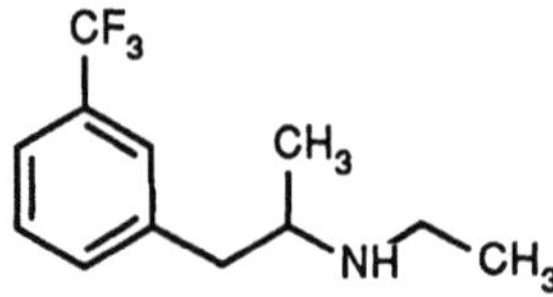

Fenfluramin
7%

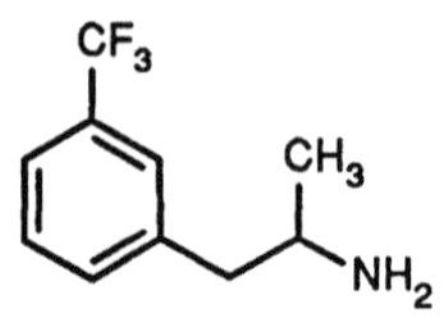

desethyliertes Fenfluramin
3%

m-Trifluormethylbenzoesäure
0%

m-Trifluormethylhippursäure
66 - 93%

Demnach wird nach oraler Aufnahme vom Menschen die m-Trifluormethylhippursäure als Hauptmetabolit ausgeschieden. Im Urin von Hunden wird jedoch die m-Trifluormethylbenzoesäure eliminiert. Auch im Blut von Mensch und Tier ist diese Verbindung nachweisbar.
Die a) therapeutischen, b) toxischen und c) letalen Plasmaspiegel von Fenfluramin in Humanplasma betragen für a) 0,035-0,3 μg/ml, für b) ab 0,7 μg/ml und für c) ab 6 μg/ml[4].

1. Duhault, J., Fenard, S. (1965), Arch. Intern. Pharmacodyn. 158, 251.
2. Beckett, A. H., Brookes, L. G. (1967), J. Pharm. Pharmacol. 19, 425.
3. Bruce, R. B., Maynard, W. R. jr. (1968), J. Pharm. Sci. 57, 1173.
4. Pentz, R., Strubelt, O., Gehlhoff, C. (1979), Dtsch. Ärztebl. 76, 2815.

Fenofibrat 49562-28-9 Lipidsenker

Isopropyl-2-[4-(4-chlorbenzoyl)-phenoxy]-2-methylpropionat
Procetofen

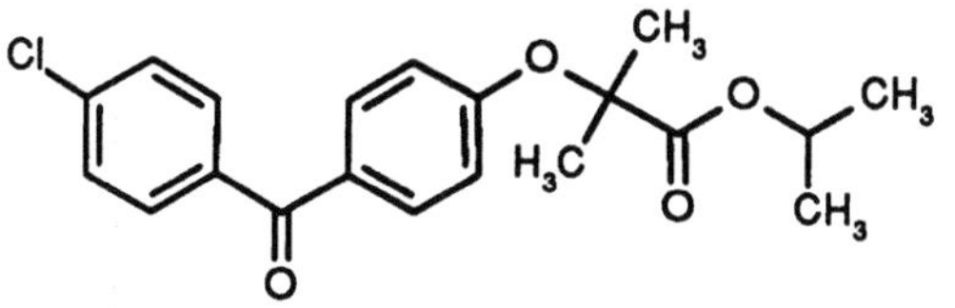

$C_{20}H_{21}ClO_4$

Einzige Metaboliten sind Procetofensäure und dessen konjugierte Form. Der Plasmaspiegel bleibt unter mittelfristiger wie längerdauernder Therapie konstant und weist mit 10 µg/ml Plasma eine niedrige Konzentration auf. Beim Menschen finden sich 72 h nach der Applikation nur noch 2,2% der verabreichten Menge im Harn wieder. Im Tierexperiment sind 2 Tage nach Resorption 99,5% der Verbindung und ihrer Metaboliten ausgeschieden[1].

1. W., H. (1979), Prax. Kur. 6, 41.

Fenyramidol 553-69-5 Muskelrelaxans, Analgeticum

1-Phenyl-2-(2-pyridylamino)ethanol

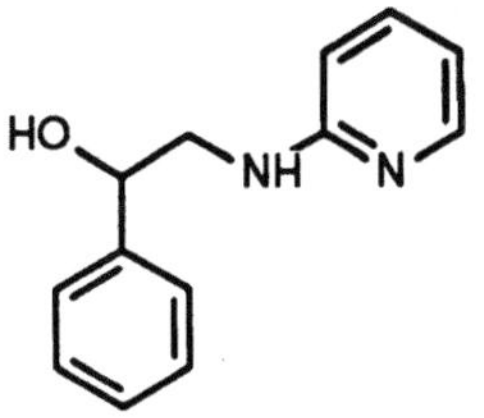

$C_{13}H_{14}N_2O$

Verteilung, Stoffwechsel und Ausscheidung waren zunächst nur an Hunden untersucht worden[1]. Dabei wurden im Urin weniger als 1,5% des Wirkstoffs in unveränderter Form wiedergefunden. Der weitaus größte Teil wurde als Glucuronid ausgeschieden. Nach oraler Gabe betrug die tägliche Ausscheidungsrate etwa 10–15% der applizierten Dosis.
Im Harn eines Probanden sind außer dem unveränderten Pharmakon 19 Metaboliten nachgewiesen worden, von denen 14 identifiziert werden konnten[2]. Für einen weiteren Metaboliten wurde ein Strukturvorschlag gemacht. Für die Biotransformation des Fenyramidols wurde folgendes Formelschema aufgestellt:

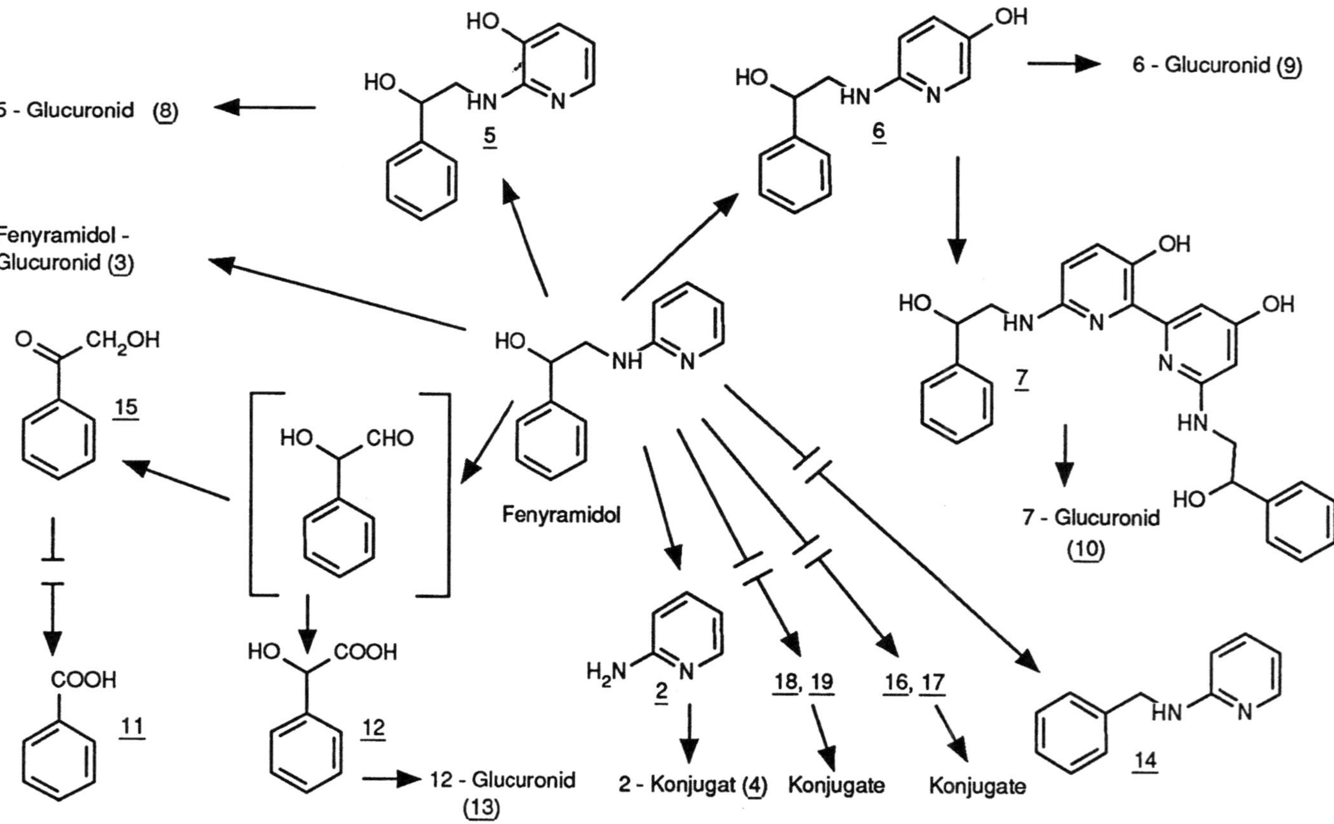

5 - Glucuronid (8)
5
6
6 - Glucuronid (9)
Fenyramidol - Glucuronid (3)
7
15
Fenyramidol
7 - Glucuronid (10)
11
12
12 - Glucuronid (13)
2
2 - Konjugat (4)
18, 19
Konjugate
16, 17
Konjugate
14

Bei der Biotransformation zeigen sich demnach 3 primäre Hauptabbauwege: 1. Hydroxylierung des Pyridin-Rings in Position 3 (Metabolit 5) und 5 (Metabolit 6); 2. Spaltung der Ethanolamin-Kette unter Bildung von 2-Aminopyridin (Metabolit 2) und vermutlich Mandelaldehyd; 3. Glucuronid-Bildung (Metabolit 3). Die Hydroxylierung in Stellung 5 des Pyridin-Rings scheint der Hauptabbauweg des Fenyramidols zu sein.

Als Folge von Sekundärreaktionen entstehen Benzoylcarbinol (15), Benzoesäure (11), Mandelsäure (12) und die Glucuronide der Metaboliten 2, 5, 6 und 12, die ausnahmslos auch frei ausgeschieden werden. Der als Zwischenprodukt vermutete Mandelaldehyd wird im Organismus offenbar z. T. in Benzoylcarbinol (15), z. T. in Mandelsäure (12) umgewandelt. Benzoylcarbinol dürfte die Vorstufe zur Bildung der Benzoesäure (11), die in freier Form nur in dem Medikamentenharn nachgewiesen werden konnte, darstellen. Quantitativ durchgeführte Messungen bestätigen den angenommenen Abbauweg. Nach Einnahme von 1200 mg Fenyramidol wurde in dem alkalisch hydrolysierten 24-h-Sammelharn gaschromatographisch eine Gesamtmandelsäurekonzentration von 42–44 mg/l gefunden, während spektrophotometrisch 54–56 mg/l festgestellt wurden.

Ein ungewöhnlicher Schritt auf dem Weg der Biotransformation ist die Dimerisierung des Metaboliten 6 durch direkte Verknüpfung der Pyridin-Ringe unter Bildung eines Dipyridyl-Derivates (7), welches frei, hauptsächlich jedoch glucuronidiert (10), ausgeschieden wird. Die Möglichkeit einer Artefaktbildung wurde im vorliegenden Fall berücksichtigt. Zur Klärung dieser Frage wurden entsprechende Untersuchungen durchgeführt. Danach erscheint es unwahrscheinlich, daß es sich bei dem Metaboliten 7 ausschließlich um ein Artefakt handeln kann, denn nach Einnahme des Fenyramidols wurden aus dem Sammelurin insgesamt etwa 30 mg des Dipyridyl-Derivats gewonnen, eine Menge, die nach den gemachten Beobachtungen *in vitro* nicht entstanden sein kann.

1. Miller, L. D. (1962), Toxicol. Appl. Pharmacol. 4, 190.
2. Goenechea, S., Eckhardt, G., Goebel, K.-J. (1977), J. Clin. Chem. Clin. Biochem. 15, 489.

Flecainid 54143-55-4 Antiarrhythmicum

N-(2-Piperidylmethyl)-2,5-bis(2,2,2-trifluorethoxy)benzamid

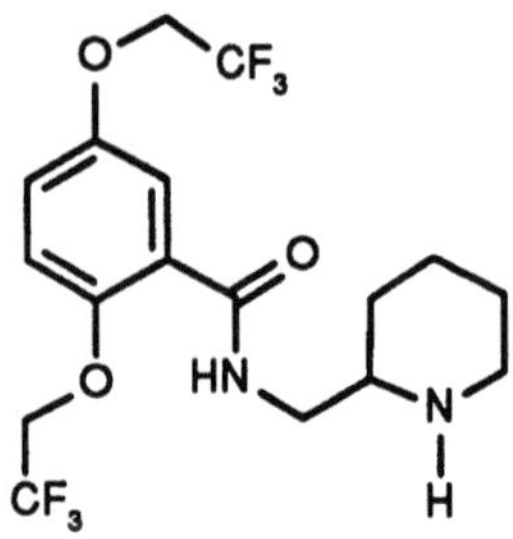

$C_{17}H_{20}F_6N_2O_3$

Aus Untersuchungen an Probanden geht hervor, daß durchschnittlich 27% einer oralen Einzeldosis unverändert mit dem Urin ausgeschieden werden[1]. Eine weitere Studie an 3 Versuchspersonen beziffert den unveränderten Anteil mit 40–55% und den Rest von etwa 35–50% als die Gruppe der Metaboliten[2]. 20% der ausgeschiedenen Menge bestehen aus 2 Metaboliten, dem m-O-desalkylierten Flecainid (1) und dem m-O-desalkylierten Flecainidlactam (2).

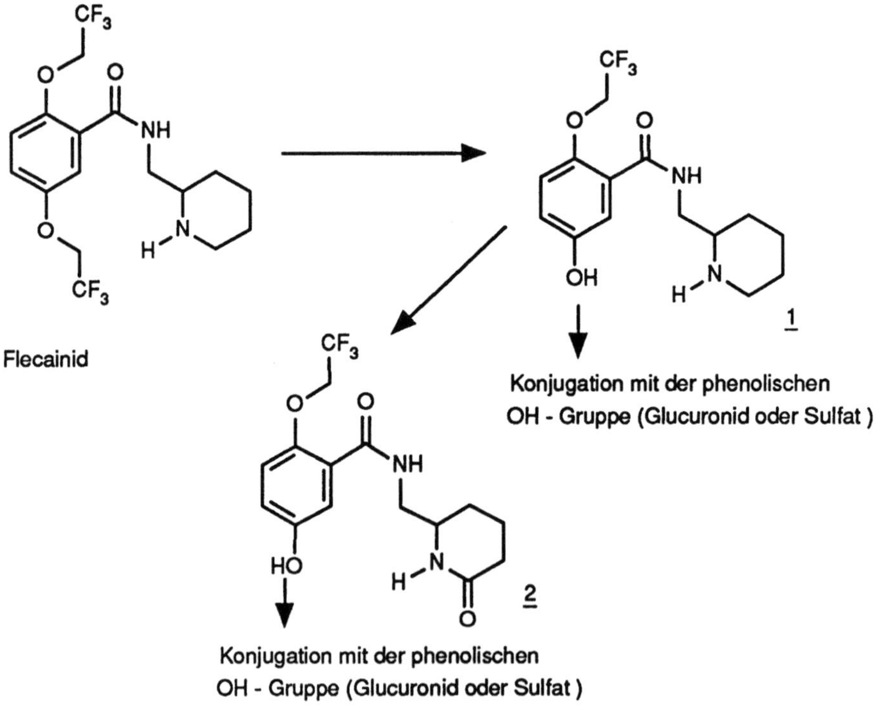

Flecainid

1

Konjugation mit der phenolischen OH - Gruppe (Glucuronid oder Sulfat)

2

Konjugation mit der phenolischen OH - Gruppe (Glucuronid oder Sulfat)

Von gesunden Probanden wird 1 nach einer oralen Gabe von 200 mg zu etwa 5% der Dosis in freier Form und zu etwa weiteren 13% der Dosis in konjugierter Form ausgeschieden. Metabolit 1 findet sich auch im Urin von Hunden und Ratten und zwar in relativ größeren Mengen als beim Menschen. Die antiarrhythmische Wirksamkeit dieses Metaboliten ist in 2 Tiermodellen untersucht worden; er hatte nachweisbare, aber wesentlich geringere Aktivität als Flecainid, die mit etwa 25% der Ausgangsverbindung angegeben wird. Metabolit 2 hat keine antiarrhythmische Wirksamkeit. In Urinproben von Menschen konnten nach Gabe von ^{14}C-Flecainid mittels DC weitere 2 Metaboliten gefunden werden[2)]. Mit dem Urin von Hunden und Ratten werden jedoch mehr Metaboliten, mindestens 7, ausgeschieden, darunter alle, die auch beim Menschen gefunden wurden.

Nur 5% der oralen Dosis werden über die Fäces ausgeschieden[3)].
Die höchste Serumkonzentration ist beim Menschen 3-4 h nach der Einnahme erreicht. Wirksame Flecainid-Plasmaspiegel liegen zwischen 200-1000 ng/ml (im Durchschnitt 500 ng/ml). Nach täglicher oraler Applikation von 400 mg liegt die Plasmahalbwertzeit bei 19 h ($\pm$5,2 h), nach intravenöser Verabreichung bei 11-14 h[4)].
Flecainid wird nur zu etwa 40% an Plasmaproteine gebunden[2)]. Der Urin-pH beeinflußt die Ausscheidung von Flecainid. Der unveränderte Wirkstoff wird unter sauren Bedingungen in erheblich höheren Konzentrationen (bis zum 6fachen) ausgeschieden als in einem alkalischen Urin[5)].

1. Conard, G. J., Ober, R. E. (1984), Am. J. Cardiol. 53, 41 B.
2. Bender, F., Cronheim, G. (1984): Flecainid, Experimentelle Befunde und klinische Erfahrungen, Gustav Fischer Verlag, Stuttgart, New York, 2. Aufl.
3. McQuinn, R. L., Quarfoth, G. J., Johnson, J. D., Banitt, E. H., Pathre, S. V., Chang, S. F., Ober, R. E., Conard, G. J. (1984), Drug Metab. Dispos. 12, 414.
4. Klempf, H.-W. (1985), Herz/Kreislauf 17, 666.
5. Muhiddin, K. A., Johnston, A., Turner, P. (1984), Br. J. Clin. Pharmacol. 17, 447.

Floctafenin 23779-99-9 Analgeticum

2,3-Dihydroxypropyl-N-[8-(trifluormethyl)-4-chinolyl]anthranilat

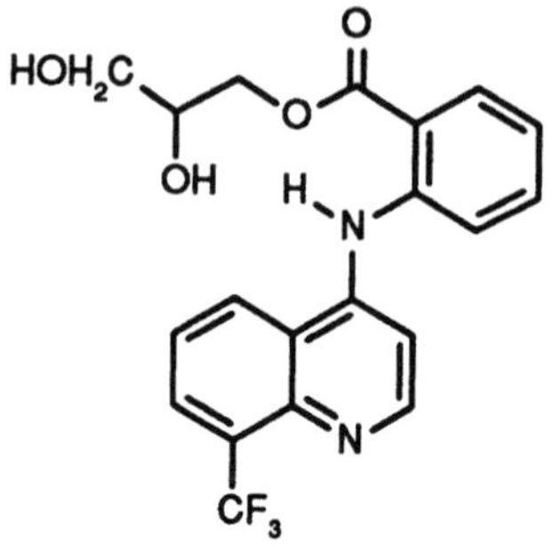

$C_{20}H_{17}F_3N_2O_4$

Metabolismusstudien beim Menschen wie auch bei Ratten, Mäusen und Hunden haben gezeigt[1], daß Floctafenin in der Leber schnell zu Floctafeninsäure (1) hydrolysiert wird. Diese Säure ist der Hauptmetabolit im Plasma, unverändertes Floctafenin tritt im Plasma nur in geringen Mengen auf. Das Hauptausscheidungsprodukt in den Faeces ist beim Menschen und den untersuchten

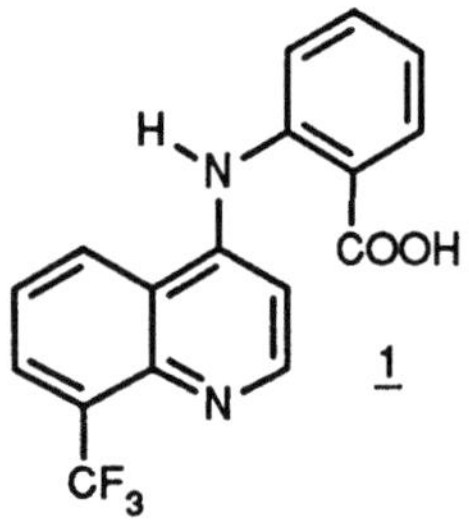

1

Tierspezies ebenfalls wie im Urin die Floctafeninsäure (1). Daneben werden eine Hydroxy-Floctafeninsäure und weitere unbekannte polare Metaboliten ausgeschieden. Die Fraktion der konjugierten Metaboliten ist kleiner als die der nichtkonjugierten. Während Floctafeninsäure im wesentlichen im Blut auftritt, überwiegt in den Geweben der Anteil an Floctafenin, liegt dort aber in den gleichen geringen Konzentrationen vor wie im Plasma. Der Wirkstoff wird schnell und nahezu vollständig resorbiert. Sowohl bei den untersuchten Tierspezies als auch beim Menschen werden nach oraler Gabe von ^{14}C-Floctafenin die Plasmamaxima innerhalb von 15–90 min p. a. erreicht, danach fallen die Plasmakonzentrationen schnell ab und machen 6 h p. a. 1% bis maximal 10% der Plasmamaxima aus. Die Höhe der Plasmaspiegel beim Menschen ist dosisabhängig und liegt nach oraler Verabreichung von 1000 mg bei etwa 15 µg/ml[2]. Für die Resorptions-Verteilungs-Phase beträgt die Halbwertszeit etwa

70 min. Eine unterschiedliche Kinetik für Floctafenin in Abhängigkeit vom Geschlecht konnte nicht festgestellt werden. Floctafenin wird bei Menschen innerhalb von 24 h zu 20–30% der oralen Dosis renal ausgeschieden. Bei der Ratte beträgt der Anteil der biliären Exkretion etwa 85%, beim Menschen 50–60% der Dosis. Die Ausscheidung mit den Faeces liegt beim Menschen folglich sowohl nach intravenöser als auch nach oraler Darreichung von Floctafenin zwischen 50 und 60% der Dosis.

1. Pottier, J., Busigny, M., Raynaud, J. P. (1975), Drug Metab. Dispos. 3, 133.
2. Schütz H., Ratarpa, K. (1980), Dtsch. Apoth. Ztg. 120, 1735.

Fludrocortison 127-31-1 Mineralo- und Glucocorticoid

9-Fluor-11β,17,21-trihydroxy-4-pregnen-3,20-dion

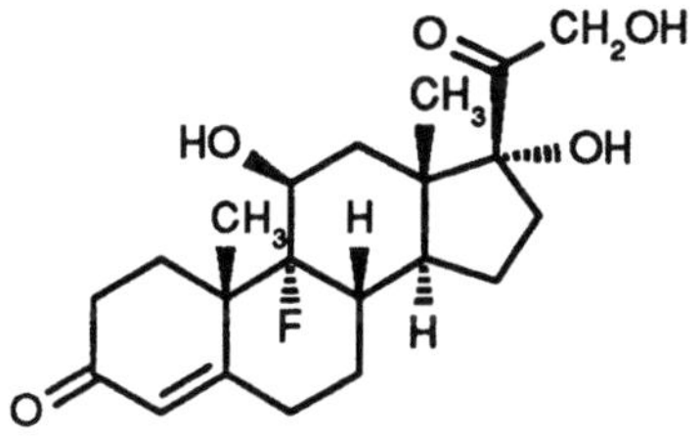

$C_{21}H_{29}FO_5$

Steroide sind im Organismus vielfältigen metabolischen Veränderungen unterworfen. Durch die Einführung nichtnatürlicher Substituenten, wie im vorliegenden Fall das Fluoratom, kann die Affinität zu den steroidmetabolisierenden Enzymsystemen verringert werden. Tierexperimentellen Untersuchungen an Ratten, Meerschweinchen und Hunden zufolge wird die ^{3}H-Markierung an den C-Atomen 1 und 2 des Moleküls während der Verweildauer im Organismus nur zu einem sehr geringen Teil eliminiert. Im Serum und Vollblut von Ratten werden *in vitro* innerhalb 2 h keine Metaboliten gebildet. Nach intravenöser Injektion oder intraduodenaler Verabreichung nimmt der Anteil von Fludrocortison an der Gesamt-Radioaktivität des Serums bei den untersuchten Spezies unterschiedlich rasch ab. Bei Ratten wurden nach 30 min nur noch 50% unveränderte Substanz aufgefunden. Hunde zeigten das gleiche Verhalten. Bei Meerschweinchen war eine geringere Metabolisierungsgeschwindigkeit zu beobachten. So zeigte demzufolge die dünnschichtchromatographische Auftrennung der radioaktiven Metaboliten des Urins nur beim Meerschweinchen eine erhebliche Menge unveränderten Wirkstoffs. Hund, Affe und Mensch scheiden Metaboliten in größerem Umfang als stark polare Konjugate aus. Die Gallenflüssigkeit von Ratten enthält nach intravenöser Injektion und intraduo-

denaler Verabreichung nur verschwindend geringe Mengen des Wirkstoffs. Bei Meerschweinchen beträgt der Anteil bis zu 10%[1)].
Bei Versuchspersonen (n = 5) wurden Blutspiegelkurven nach intravenöser Gabe aufgenommen, teils auch nach oraler Applikation sowie in einem Fall auch die Liquorgängigkeit geprüft. Bei einem der Probanden wurden die Eiweißbindung und die Verschiebung innerhalb der einzelnen Proteinfraktionen in Abhängigkeit der Zeit und damit der Metabolisierung untersucht.
Die Untersuchungen führten zu folgenden Ergebnissen:

- Die Resorption der Substanz setzt sehr rasch ein.
- Das Konzentrationsmaximum wird bei allen Versuchspersonen nach durchschnittlich 1,7 h erreicht.
- Die Halbwertszeit der Ausscheidung der nichtmetabolisierten Substanz nach intravenöser Gabe beträgt etwa 30 min[2)].

1. Garbe, A., Wenzel, H. (1971), Arzneim.Forsch. 21, 1127.
2. Vogt, W., Fischer, J., Ebenroth S., Appel, S., Knedel, M., Lücker, P. W., Rennekamp, H. (1971), Arzneim.Forsch. 21, 1133.

Flumazenil 78755-81-4 Benzodiazepin-Antagonist

Ethyl-8-fluor-5,6-dihydro-5-methyl-6-oxo-4H-imidazo[1,5-a][1,4]-benzodiazepin-3-carboxylat

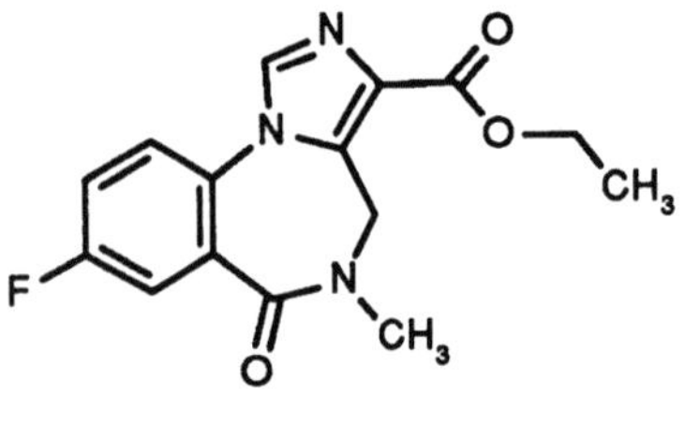

$C_{15}H_{14}FN_3O_3$

Nur eine äußerst geringe Menge (< 0,2% der Dosis) wird unverändert im Urin wiedergefunden[1)]. Selbst nach oraler Aufnahme von 200 mg ließen sich mittels GC-MS keine weiteren Metaboliten außer der Carbonsäure und dem entsprechenden Decarboxylierungs-Produkt nachweisen[2)].
Nach einer oralen Dosis von 200 mg werden maximale Plasmakonzentrationen von 143-439 ng/ml innerhalb von 20-45 min erreicht. Danach fallen die gemessenen Werte sehr rasch nach 4-6 h bis zur Nachweisgrenze der eingesetzten HPLC von 10 ng/ml ab[3)]. Nach einer einmaligen intravenösen Dosis von 2,5 mg fällt die Wirkstoffkonzentration von einem Maximalwert von 60 ng/ml Blut in sehr kurzer Zeit (etwa 3 h) auf etwa 3 ng/ml[1)]. Die hepatische Elimination ist sehr schnell, was sich in der kurzen Halbwertszeit von 42-66 min für

die Zeitspanne von 45-180 min nach der Einnahme zeigt[1,3]. Es ist deutlich, daß Flumazenil in der Niere umfassend reabsorbiert und fast vollständig nicht-renal eliminiert wird. Der Wirkstoff wird nur zu 40% (±8%) an Plasmaproteine gebunden[1].

1. Klotz, U., Ziegler, G., Reimann, I. W. (1984), Eur. J. Clin. Pharmacol. 27, 115.
2. Köppel, C., Tenczer, J. (1988), pers. Mitt.
3. Roncari, G., Ziegler, W. H., Guentert, T. W. (1986), Br. J. Clin. Pharmacol. 22, 421.

Flunarizin 52468-60-7 Vasodilatator

1-Cinnamyl-4-[bis(4-fluorphenyl)methyl]piperazin

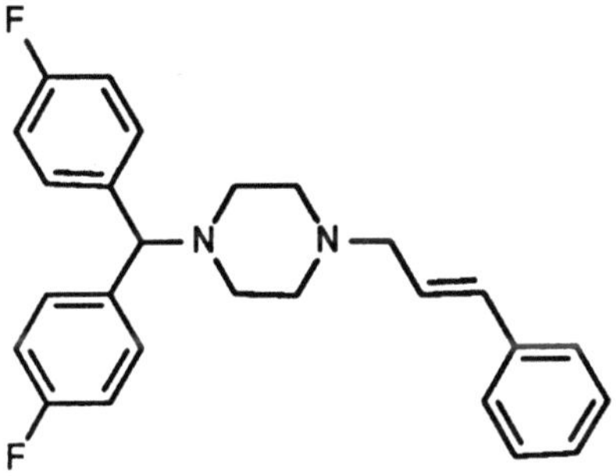

$C_{26}H_{26}F_2N_2$

Untersuchungen an Ratten und Hunden nach einmaliger oraler Gabe der ^3H- oder ^{14}C-markierten Substanz zeigten, daß es bei Ratten je nach Geschlecht unterschiedliche Ausscheidungsmuster der Radioaktivität gibt. Der wichtigste Metabolismusweg bei männlichen Ratten ist die oxidative N-Desalkylierung, die zum Bis-(4-fluorphenyl)methanol und einer Anzahl weiterer Metaboliten des Cinnamylpiperazin-Komplexes, mit der Hippursäure als wesentlichem Vertreter, führt. Bei weiblichen Ratten und männlichen Hunden ist jedoch Hydroxyflunarizin der Hauptmetabolit, der durch aromatische Hydroxylierung des Phenyl-Rings des Cinnamyl-Komplexes entsteht. Die enterohepatische Zirkulation von Bis-(4-fluorphenyl)-methanol und Hydroxyflunarizin wurde durch „Donor-Akzeptor-Kopplung" von Ratten nachgewiesen; in Galle und Urin waren die beiden Metaboliten hauptsächlich als Glucuronide anwesend. Das Glucuronid von Hydroxyflunarizin ist gleichzeitig der Hauptmetabolit im Plasma von Hunden[1]. Es ergibt sich folgendes Abbauschema für Ratten und Hunde:

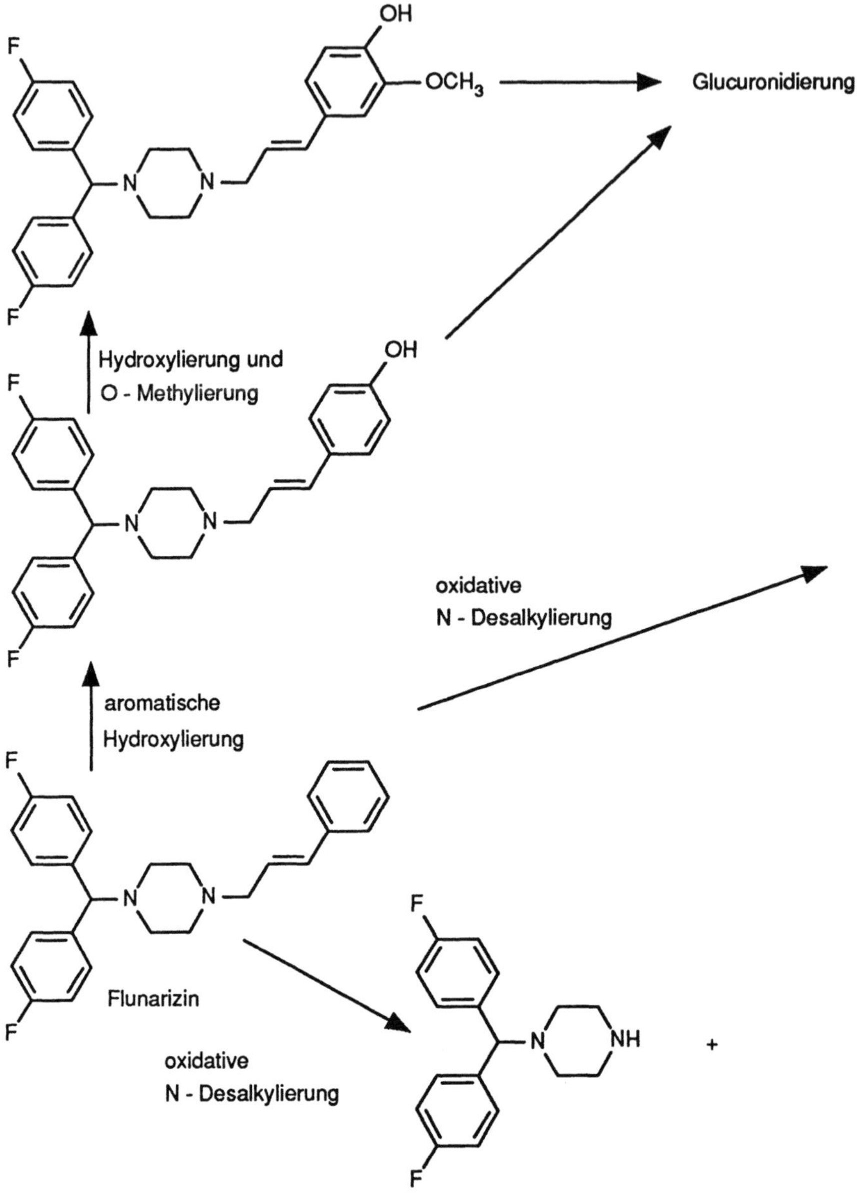

Glucuronidierung

Hydroxylierung und
O - Methylierung

oxidative
N - Desalkylierung

aromatische
Hydroxylierung

Flunarizin

oxidative
N - Desalkylierung

Für die interindividuellen Unterschiede der Plasmaspiegel wird ein ausgeprägter First-pass-Metabolismus in der Leber verantwortlich gemacht[2)].
Während einer Langzeitbehandlung (Dauer 1–45 Monate, Medianwert 6 Monate) von 50 Claudicato-intermittens-Patienten mit Flunarizin wurden zu verschiedenen Zeitpunkten die Plasmaspiegel bestimmt. Die Dosierung wurde im Laufe eines Monats von einer Initialdosis von 30 mg/tgl. auf eine Erhaltungsdosis von 10 mg/tgl. vermindert. Die Plasmaspiegel zeigten erhebliche indivi-

R = Glucuronoyl

Glucuronidierung

OH + HN N

oxidative
N - Desalkylierung

HN NH

HOOC

Oxidation +
kombinierte
Decarboxylierung
und Glycin -
Konjugation

O
HN
COOH

duelle Unterschiede, die zwischen <0,02 und 0,25 µg/ml lagen. Plasmaspiegel zwischen 0,05 und 0,1 µg/ml wurden bei 46% der Patienten gefunden. Messungen an Einzelpatienten ergaben eindeutig dosisabhängige Plasmaspiegel. Anzeichen von Kumulation wurden nicht beobachtet[2].

1. Meuldermans, W., Hendrickx, J., Hurkmans, R., Lauwers, W., Heykants, J., Swysen, E., Woestenborgks, W. (1983), Arzneim.Forsch. 33 (II), 1142.
2. Heykants, J., De Cree, J., Hörig, Ch. (1979), Arzneim.Forsch. 29 (II), 1168.

Flunitrazepam	1622-62-4	Hypnoticum

5-(2-Fluorphenyl)-1,3-dihydro-1-methyl-7-nitro-2H-1,4-benzodiazepin-2-on

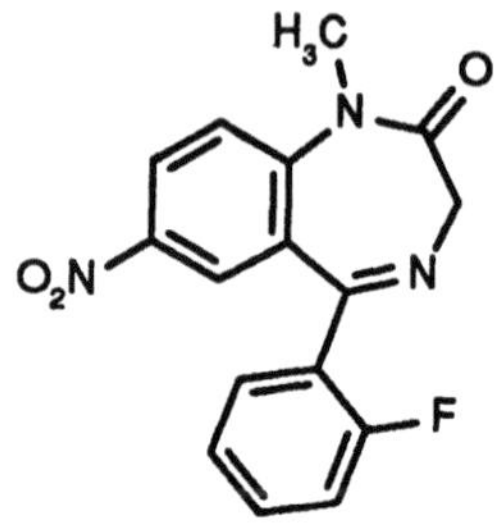

$C_{16}H_{12}FN_3O_3$

Der Metabolismus folgt beim Menschen den für 1,4-Benzodiazepine bekannten Wegen[1,2], der in Einzelheiten Analogien zum Stoffwechsel von Clonazepam[3] und Nitrazepam[4-6] aufweist (s. S. 259).

Metabolisierungsschritte sind demnach:

- Desalkylierung in N-1-Stellung,
- Reduktion der 7-Nitro-Gruppe und nachfolgende Acetylierung der Amino-Gruppe,
- Hydroxylierung in 3-Stellung und Konjugatbildung.

Flunitrazepam wird, wie alle anderen in 7-Position nitrosubstituierten Benzodiazepine, praktisch vollständig metabolisiert, was zur Folge hat, daß renal allenfalls Spuren des unveränderten Wirkstoffs ausgeschieden werden. Hauptmetaboliten sind Nor-Flunitrazepam und insbesondere 7-Aminoflunitrazepam. Die Hydroxylierung in 3-Stellung tritt, verglichen mit der Biotransformation von Diazepam oder Prazepam, deutlich in den Hintergrund. Im Urin von Menschen konnten noch 11 weitere Metaboliten aufgefunden werden.
Im Blutplasma von Versuchspersonen wurden nach oralen und intravenösen Einzelgaben von etwa 3 mg ^{14}C-markiertem Flunitrazepam neben dem unveränderten Pharmakon das 7-Amino- und das N-Desmethyl-Derivat als pharmakologisch aktive Metaboliten gefunden[7].
Nach intramuskulärer Injektion ist die Maximalkonzentration nach 1-1,5 h erreicht. Die Invasionshalbwertszeit beträgt etwa 1,5 h. Nach oraler Verabreichung ist die Resorption zumindest so rasch wie nach intramuskulärer Applikation[2]. Konzentrationsbestimmungen im Plasma nach der Gabe von 3 mg ^{14}C-markiertem Flunitrazepam an Versuchspersonen ergaben, daß im Zeitabschnitt zwischen 1 und 8 h nach der Medikation der unveränderte Wirkstoff in Konzentrationen zwischen 10 und 20 ng/ml vorherrscht. Die Konzentrationen der beiden Metaboliten 1 und 3 zeigen zwischen der 4. und 24. h nach der

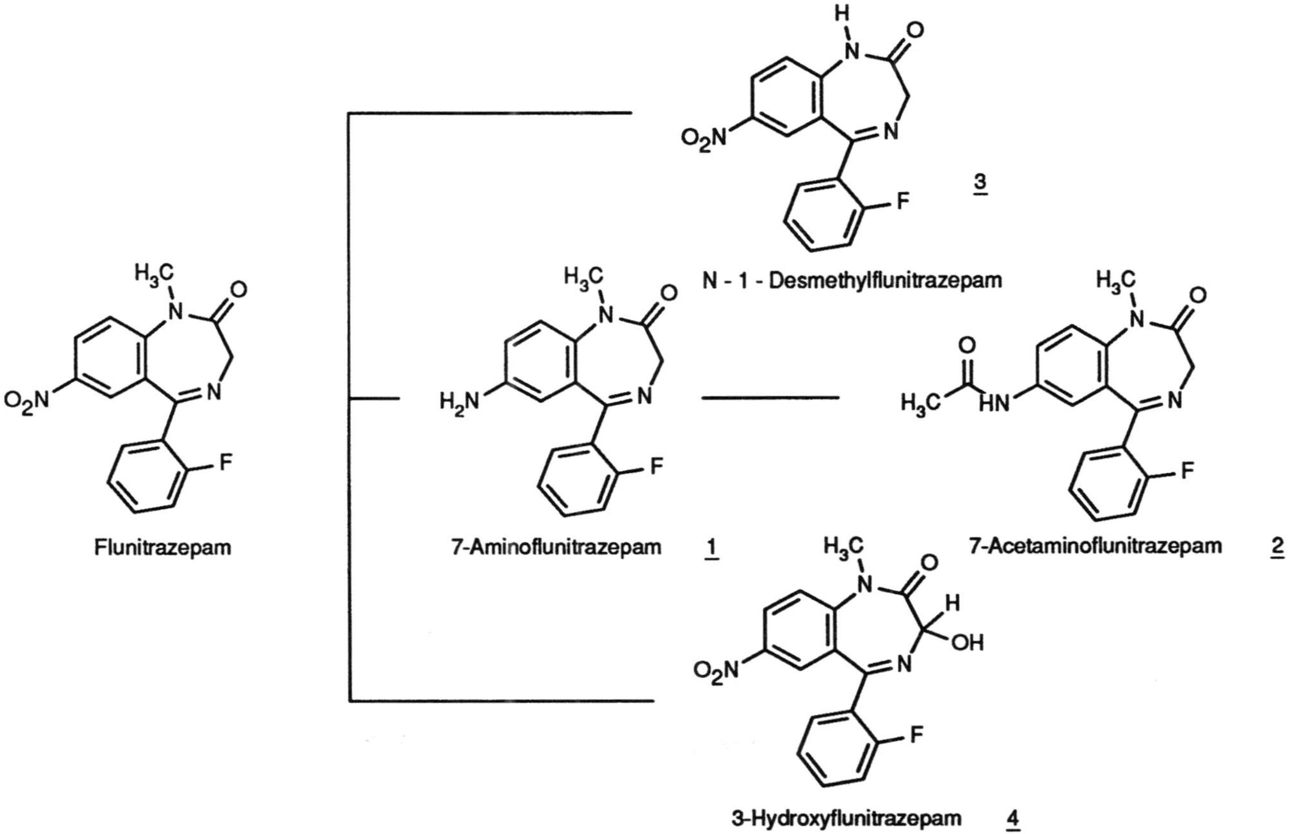

Flunitrazepam

7-Aminoflunitrazepam 1

7-Acetaminoflunitrazepam 2

N - 1 - Desmethylflunitrazepam 3

3-Hydroxyflunitrazepam 4

Medikation ein Plateau, wobei der Aminometabolit 1 Werte zwischen 4 und 5 ng/ml, der Desmethylmetabolit 3 solche zwischen 3 und 4 ng/ml erreicht[7].
Das pharmakokinetische Verhalten von Flunitrazepam wird mit einem Drei-Kompartiment-Modell beschrieben. Der in den ersten h nach intravenöser Verabreichung beobachtete steile Abfall der Plasmakonzentration ist vorwiegend durch die rasche Auffüllung des zweiten Kompartimentes bedingt, in dem sich ungefähr 2 h nach Applikation 40-60% der verabreichten Dosis befinden. 5-10 h nach intravenöser Verabreichung ist im dritten Kompartiment die maximale Wirkstoffkonzentration erreicht. Der langsame Rückfluß aus dem dritten Kompartiment ist im wesentlichen auf die Elimination von Flunitrazepam bestimmend[8].
Die Elimination des unveränderten Flunitrazepams aus dem Plasma erfolgt mit einer Halbwertszeit von ca. 19 h. Für die Metaboliten können nur obere (geschätzte) Grenzwerte der Halbwertszeiten angegeben werden, die etwa 23 h für die 8-Amino-Verbindung (1) und 31 h für 3 betragen.
Im therapeutischen Konzentrationsbereich sind 80% des Flunitrazepams an Proteine gebunden. 94% der verabreichten Dosis konnten in den Ausscheidungsprodukten wiedergefunden werden, davon 10% in den Fäces, der Rest im Urin.

1. De Silva, J. A. F., Puglisi, C. V., Munno, N. (1974), J. Pharm. Sci. 63, 520.
2. Kaplan, S. A., Alexander, K., Jack, M. L., Puglisi, C. V., De Silva, J. A. F., Lee, T. L., Weinfeld, R. E. (1974), J. Pharm. Sci. 63, 527.
3. Eschenhof, E. (1973), Arzneim.Forsch. 23, 390.
4. Beyer, K.-H. (1971), Dtsch. Apoth. Ztg. 111, 1503.
5. Beyer, K.-H., Sadée, W. (1969), Arch. Pharmaz. 302, 152.
6. Rieder, J. (1965), Arzneim.Forsch. 15, 1134.
7. Wendt, G. (1975), Wiss. Dienst ROCHE Basel, S. 27.
8. Amrein, R., Cano, J. P., Hügin, W. (1975), Wiss. Dienst ROCHE Basel, S. 39.

Flurazepam	17617-23-1	Hypnoticum, Psychotropicum

7-Chlor-1-(2-diethylaminoethyl)-5-(2-fluorphenyl)-1,3-dihydro-2H-1,4-benzodiazepin-2-on

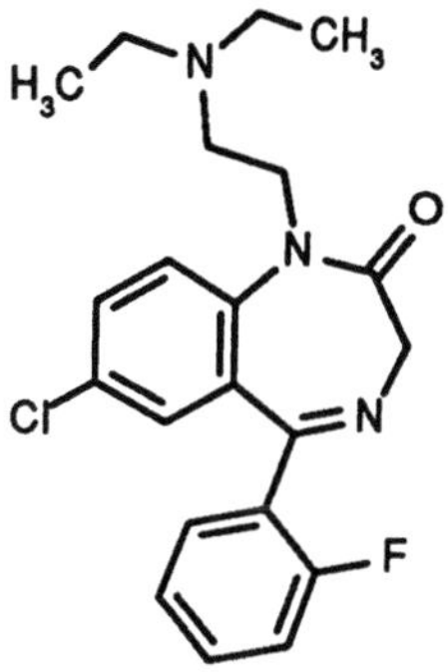

$C_{21}H_{23}ClFN_3O$

Die Untersuchungsbefunde zur Metabolisierung des Flurazepams beim Menschen und beim Hund ergaben, daß bereits im Blut beider Spezies intensiv zum Hydroxyethyl-Metaboliten 2 und dem N-Desalkyl-Metaboliten 3 metabolisiert wird, um dann weiterhin zum 3-Hydroxy-Derivat 4 abgebaut zu werden, das dann in Spuren zum entsprechenden Glucuronid konjugiert wird. Es ließ sich weiterhin zeigen, daß 1 und 2 beim Hund zum sauren Metaboliten 5 durch Oxidation der Seitenkette abgebaut wird[1,2] (s. S. 262).

Die physikochemischen Eigenschaften der einzelnen Metaboliten und ihrer entsprechenden Benzophenone sind beschrieben worden[3].
Bei 2 Versuchspersonen ließen sich 51 bzw. 56% der applizierten Dosis innerhalb von 48 h im Urin in Form der bekannten Metaboliten wiederfinden[3].
Flurazepam erreicht nach Gabe von 60 bzw. 90 mg Plasmaspiegel, die im Bereich von nur 0,001-0,02 mg/l liegen und nach einem Zeitraum von 2-5 h (bei 60 mg) unter die Nachweisgrenze absinken. Das Konzentrationsmaximum tritt nach 0,5-1 h auf[4]. Der Metabolit 2 erreicht sein Maximum zwischen 1 und 4 h nach Einnahme. Das unkonjugierte Produkt erreicht im Plasma nur ca. 30% der Gesamtkonzentration von 0,15-0,25 mg/l Plasma. Der Metabolit wird 2phasig eliminiert, zunächst beträgt die Halbwertszeit für den Blutspiegel etwa 3 h, nach einer Zwischenphase von 5-10 h fällt der Plasmaspiegel mit einer Halbwertszeit von durchschnittlich 16,5 h ab. Der Metabolit 3 bildet sich mit einer Halbwertszeit von 1,5 h und erreicht nach 3 h ein Plateau, das nach Gabe von 60 mg zwischen 0,03 und 0,05 mg/l Plasma liegt. Für diesen Metaboliten sind in der Literatur Halbwertszeiten von 32 und 100 h angegeben worden[4].
Die a) therapeutischen, b) toxischen und c) letalen Plasmaspiegel von Flurazepam in Humanplasma betragen für a) 0,02-0,1 mg/l, für b) ab 0,2 mg/l und für c) ab 0,5 mg/l[5].

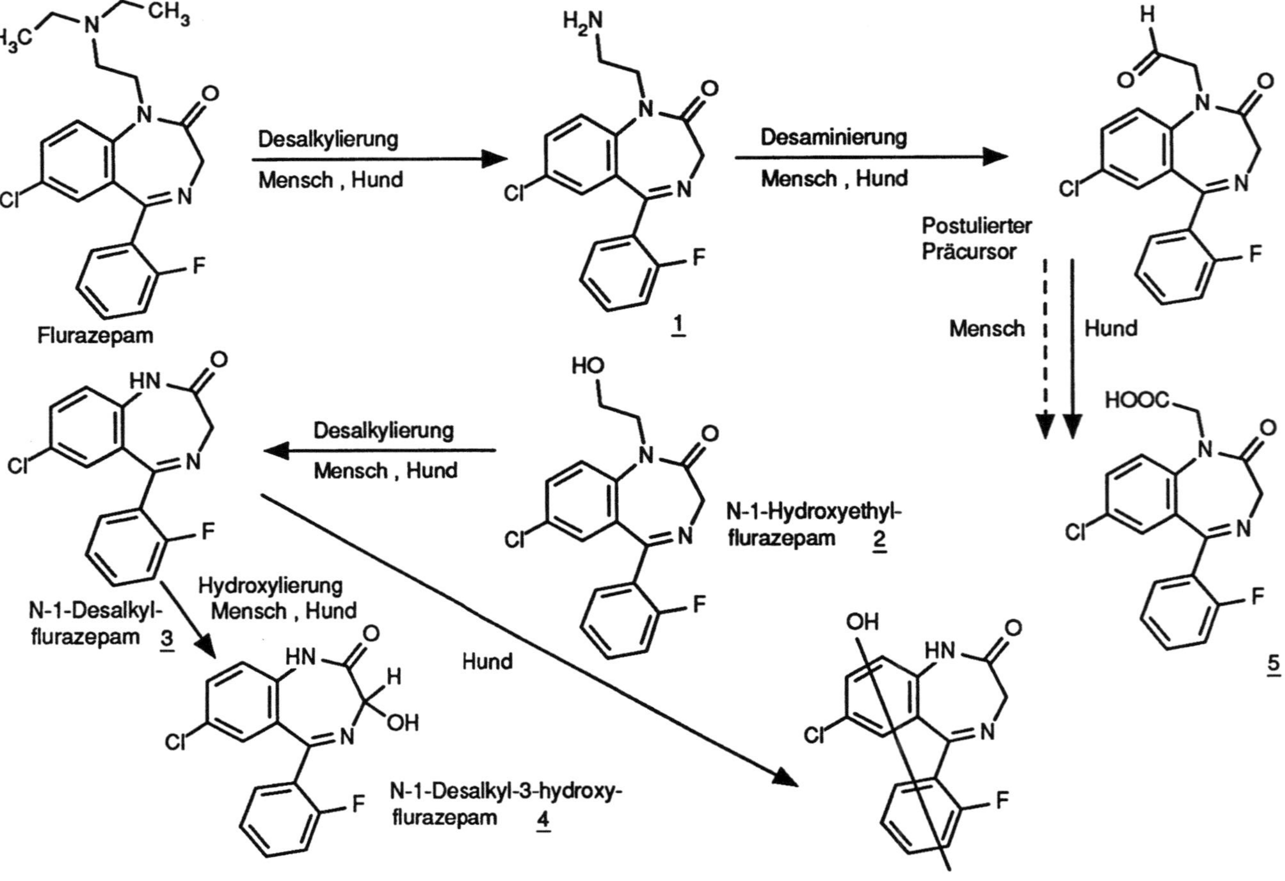
Flurazepam
Desalkylierung
Mensch , Hund
1
Desaminierung
Mensch , Hund
Postulierter
Präcursor
Mensch
Hund
5
Desalkylierung
Mensch , Hund
N-1-Hydroxyethyl-
flurazepam 2
N-1-Desalkyl-
flurazepam 3
Hydroxylierung
Mensch , Hund
Hund
N-1-Desalkyl-3-hydroxy-
flurazepam 4

1. Schwartz, M. A., Vane, F. M., Postma, E. (1968), J. Med. Chem. 11, 770.
2. Schwartz, M. A., Postma, E. (1970), J. Pharm. Sci. 59, 1800.
3. de Silva, J. A., Strojny, N. (1971), J. Pharm. Sci. 60, 1303.
4. Aderjan, R., Fritz, P., Mattern, R. (1980), Arzneim.Forsch. 30 (II), 1944.
5. Pentz, R., Strubelt, O., Gehlhoff, C. (1979), Dtsch. Ärztebl. 76, 2815.

Flurbiprofen 5104-49-4 Antiphlogisticum, Antirheumaticum, Analgeticum

2-(2-Fluor-4-biphenyl)propionsäure

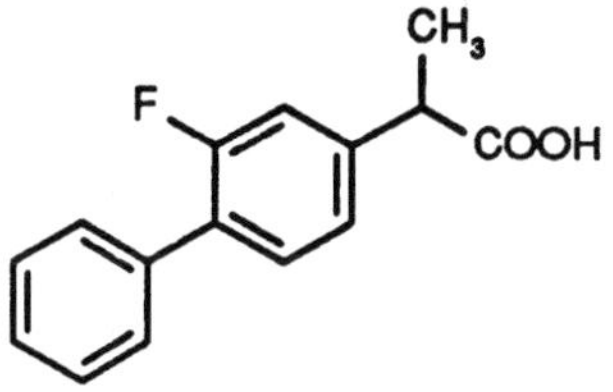

$C_{15}H_{13}FO_2$

Durch Hydroxylierung bzw. Methylierung entstehen die 3 Hauptmetaboliten

- 2-(2-Fluor-4'-hydroxy-4-biphenyl)propionsäure (1),
- 2-(2-Fluor-3',4'-dihydroxy-4-biphenyl)propionsäure (2) und
- 2-(2-Fluor-3'-hydroxy-4'-methoxy-4-biphenyl)propionsäure (3):

1

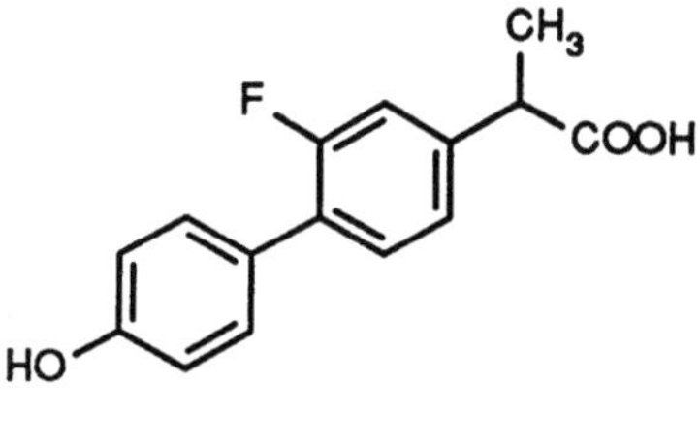

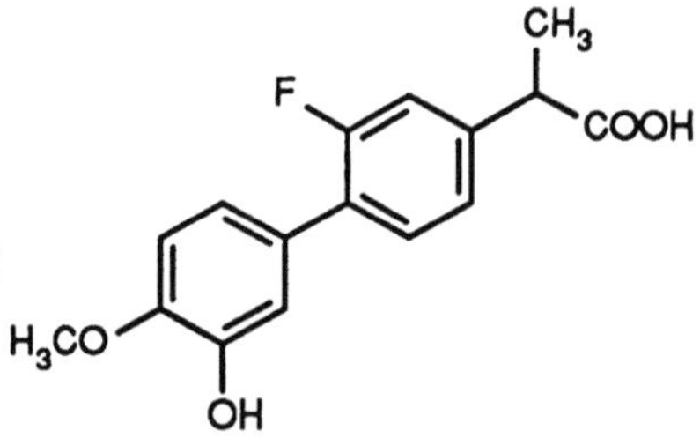

2

3

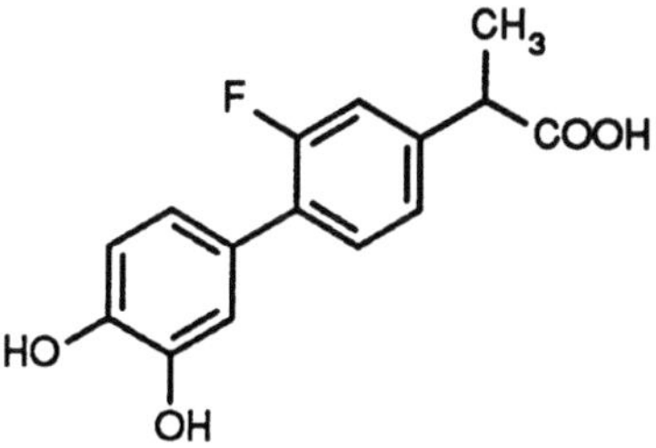

Das Verhältnis der einzelnen Metaboliten und der Umfang ihrer Konjugation variieren zwischen den einzelnen Spezies. 3 weitere Nebenmetaboliten wurden im Urin von Ratten und Mäusen aufgefunden, aber nicht identifiziert[1].

Bei gesunden Probanden finden sich nach einer jeweils einmaligen oralen Dosis von 10 mg Flurbiprofen höchste Konzentrationswerte von $1{,}32 \pm 0{,}25$ µg/ml Plasma 1 h nach der Applikation. Der ursprüngliche Wirkstoff läßt sich demgegenüber nach 24 h nur in Spuren ($0{,}07 \pm 0{,}04$ µg/ml) erfassen. Nach oraler Dosis von 3mal täglich 50 mg des Wirkstoffs beim Menschen werden 95% dieser Tagesdosis innerhalb von 24 h im Urin ausgeschieden. Hiervon entfallen etwa 75% auf die Hauptmetaboliten, der Rest auf die 3 weiteren Abbauprodukte und die Ausgangsverbindung. Die Eliminationshalbwertszeit beträgt 2,9–3,0 h[3].

1. Risdall, P. C., Adams, S. S., Crampton, E. L., Marchant, B. (1978), Xenobiotica 8, 691.
2. Kaiser, D. G., Shaw, S. R., Vangiessen, G. J. (1974), J. Pharm. Sci. 63, 567.
3. Capell, H. A., Konetschnik, B. (1977), Brit. J. Clin. Pharmacol. 4, 623.

Fluspirilen 1841-19-6 Tranquilizer

8-[4,4-Bis-(4-fluorphenyl)butyl]-1-phenyl-1,3,8-triazospiro[4,5]decan-4-on

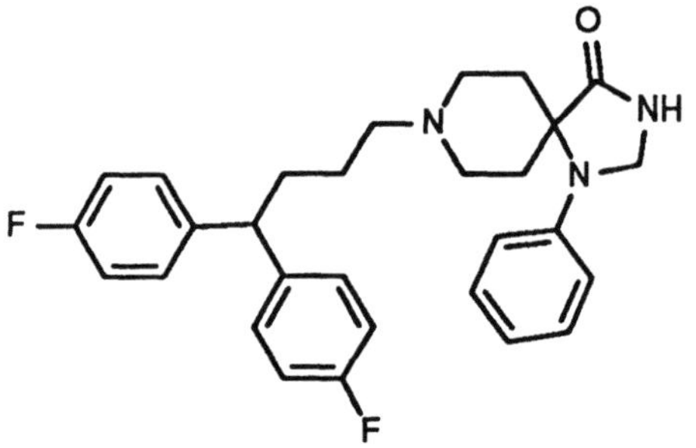

$C_{29}H_{31}F_2N_3O$

Drei Versuchspersonen (chronische Psychotiker) erhielten wöchentliche Dosen Fluspirilen zwischen 5 und 16 mg (intramuskulär), teilweise in ^{3}H-markierter Form. Mit der invasiven Isotopen-Verdünnungsmethode wurden in Urin und Faeces 4 Metaboliten gefunden[1], 3 davon auch bei Ratten[2], nämlich die 2 sauren Verbindungen und die basische R 18 880. Hauptmetabolit ist die Bis-4-(4-fluorphenyl)buttersäure (s. S. 265).

1. Janssen Res. Products Inform. Serv., Section 10, Ser. Nr. R 6218/7, Jan. 1972.
2. Heykants, J. P. P. (1969), Life Sci. 8, 1029.

Struktur der isolierten Verbindungen	Urin					Fäces	
	Phase I			Phase I I		Phase I	Phase I I
	0 - 1 d	1 - 2 d	2 - 3 d	0 - 1 d	1 - 2 d	0 - 4 d	0 - 7 d
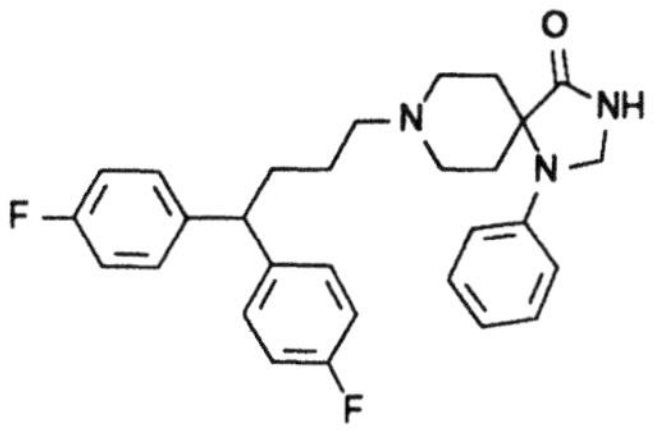	----	----	----	1 - 4 %	0 - 6 %	4 - 16 %	3 - 8 %
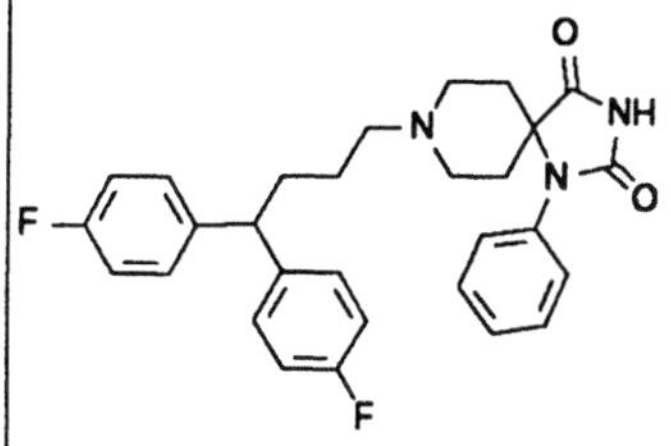	----	-----	-----	-----	-----	-----	6 - 10 %
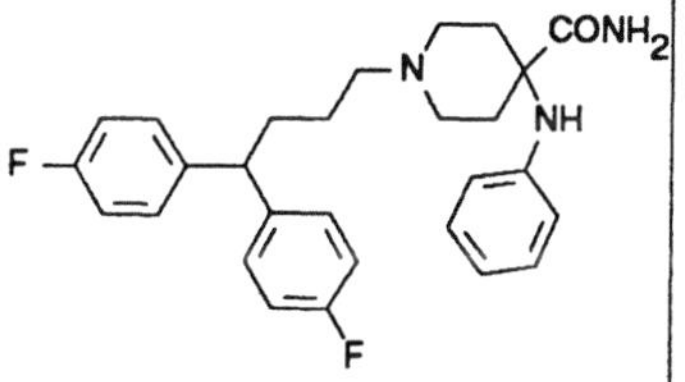	-----	------	------	------	------	------	6 - 12 %
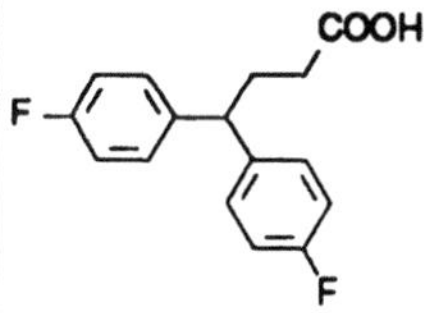	35 - 65 %	42 - 53 %	49 -63 %	27 %	25 -49 %	----	4 - 6 %
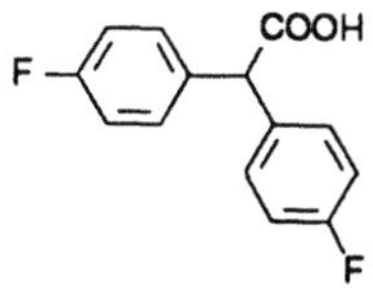	------	------	------	< 5 %	< 5 %	-----	------

Fomocain	17692-39-6	Oberflächenanästheticum

N-[3-(4-Phenoxymethylphenyl)propyl]morpholin

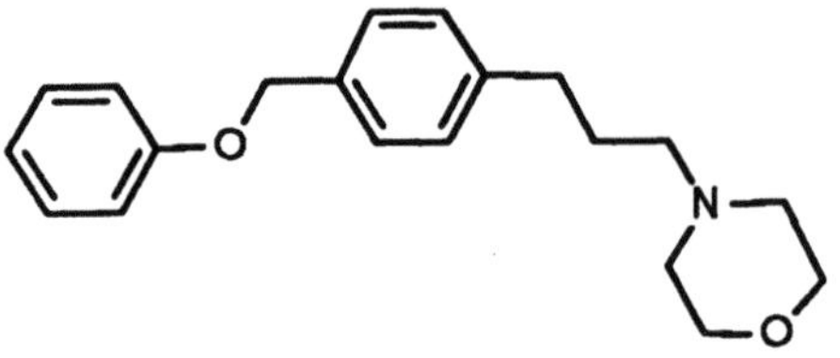

$C_{20}H_{25}NO_2$

Fomocain wird weitgehend metabolisiert [1,2]. Es unterliegt im tierischen Organismus mehreren oxidativen Biotransformationsreaktionen, die zum Teil mit nachfolgenden Molekülspaltungen verknüpft sind. Nach oraler Gabe an Ratten und Beagle-Hunde konnten außer unverändertem Fomocain (1) 5 Metaboliten aus Harn und Faeces isoliert und identifiziert werden. Die Metaboliten 3, 6 und 7 wurden bei Inkubationsversuchen (Ratten- bzw. Kaninchenlebermikrosomen) ermittelt. Es handelt sich dabei um:

Fomocain-N-Oxid (2),
o-Hydroxy-Fomocain (3),
p-Hydroxy-Fomocain (4),
p-Hydroxy-Fomocain-N-Oxid (5),
4-(3-Morpholinopropyl)-benzaldehyd (7),
4-(3-Morpholinopropyl)-benzoesäure (8),
Phenol (6) und
Morpholin (9),
Substanzen, die alle wenig toxisch und pharmakodynamisch inaktiv sind (s. S. 267/268).

Nach Applikation einer Einzeldosis werden etwa 20% der ursprünglichen Verbindung metabolisiert [3]. Untersuchungen zum Mechanismus der oxidativen Abspaltung des Morpholins aus dem Fomocain - nach oraler Applikation an Beagle-Hunde - zeigten, daß dies mit großer Wahrscheinlichkeit durch oxidative N-Desalkylierung erfolgt. Der Beweis wurde durch Inkubation von Fomocain in Meerschweinchen-Leberhomogenatfraktionen geführt. Dadurch konnten 2 neue Metaboliten, der Aldehyd (10) und die Carbonsäure (11) in das bis dahin bekannte Biotransformationsschema eingeführt werden (s. S. 269).

Die biologische Halbwertszeit des Fomocain nach intravenöser Applikation für Beagle-Hunde beträgt 180 min, der Verteilungskoeffizient Gewebe/Blut ist gleich 3 bei einer Dosierung von 20 mg/kg KG [4].

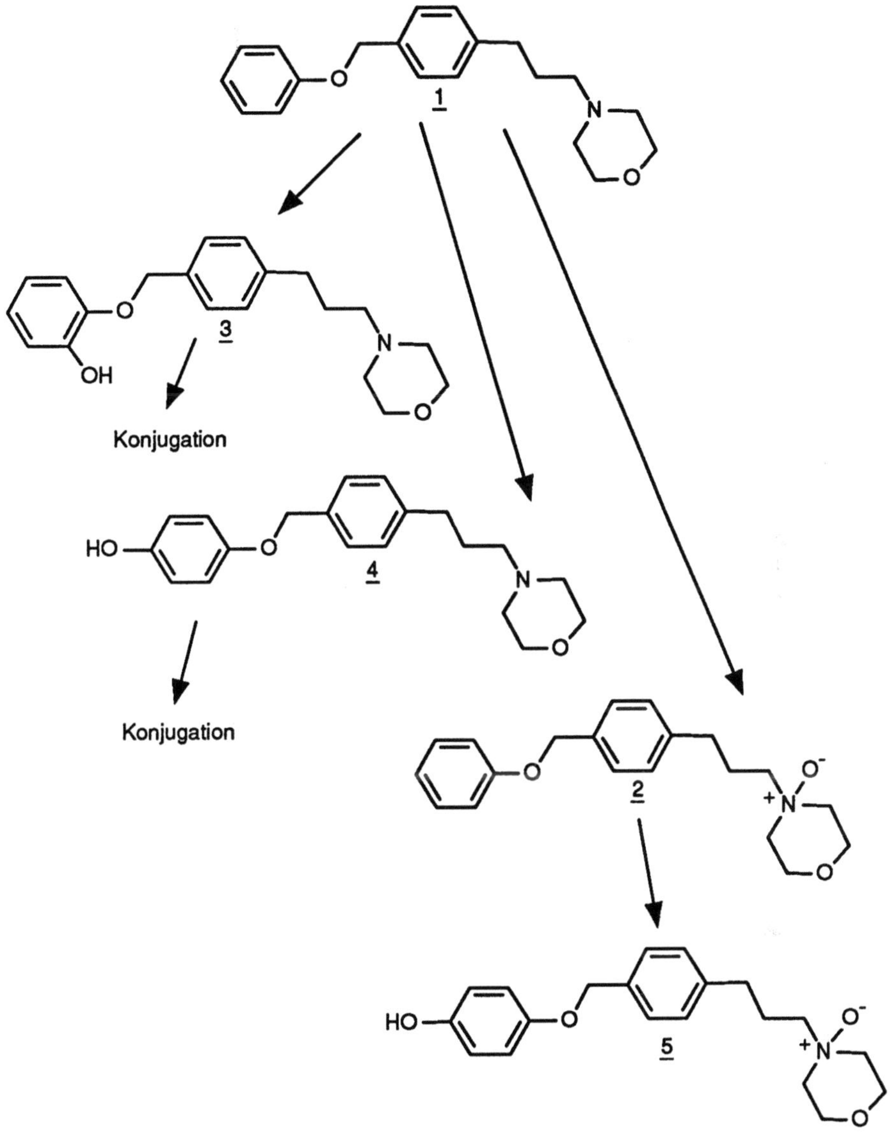

Konjugation

Konjugation

Oxidativer Angriff auf Fomocain ohne nachfolgende Molekülspaltung

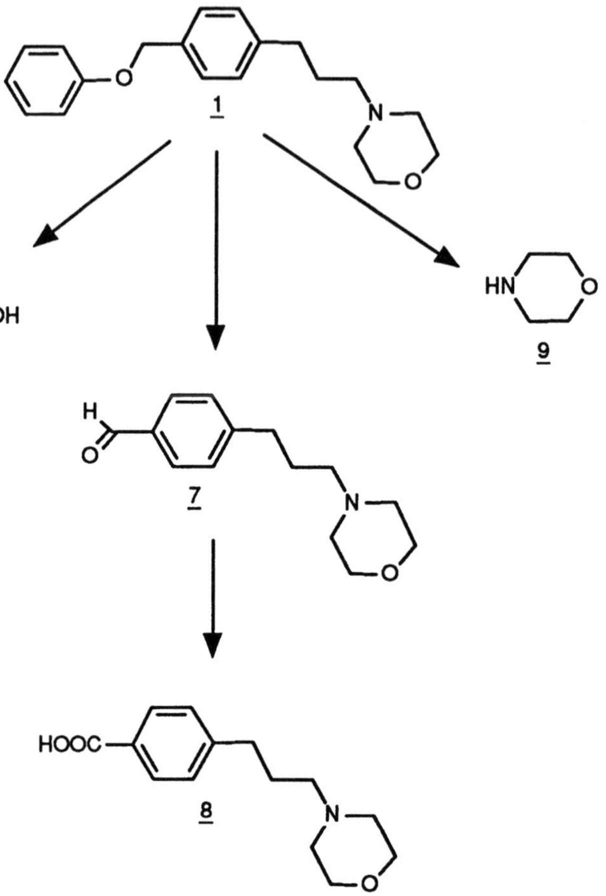

Oxidativer Angriff auf Fomocain mit nachfolgender Molekülspaltung

1

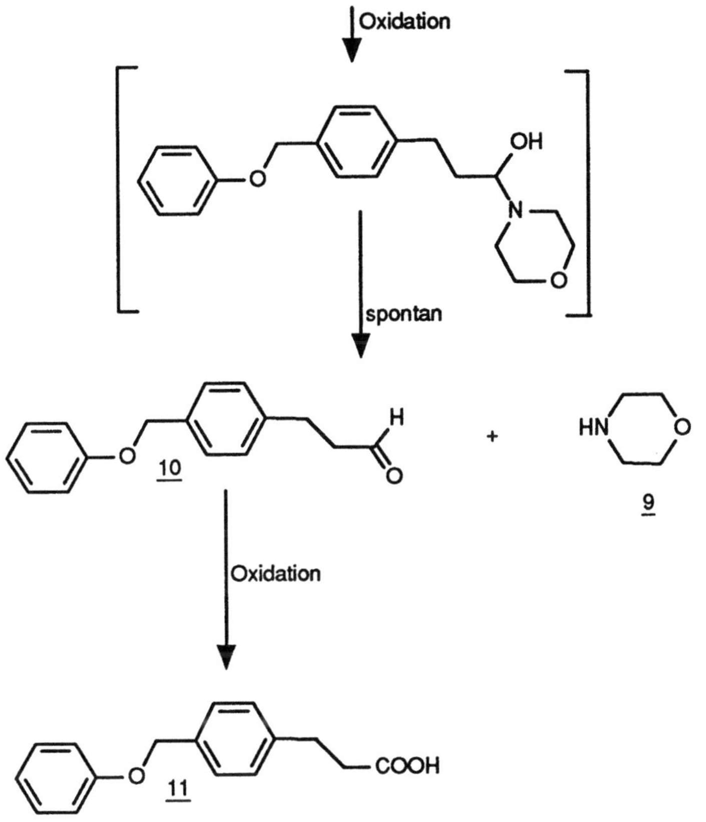

Oxidation

OH

N

O

O

spontan

H

O

O

10

+

HN

O

9

Oxidation

O

COOH

11

1. Oelschläger, H. (1959), Arzneim.Forsch. 9, 313.
2. Oelschläger, H., Temple, D. J., Temple, C. F. (1975), Xenobiotica 5, 309.
3. Oelschläger, H., Temple, D. J., Iglesias-Meier, J. (1977), Arch. Pharm. 310, 579.
4. Oelschläger, H., Koch, K., Hajdu, P. (1971), Pharmac. Acta Helv. 46, 671.

Fosfestrol 522-40-7 Cytostaticum beim Prostatakarzinom
Fosfestrol tetranatrium 23519-26-8

trans-α,β-Diethyl-4,4'-stilbendiylbis-(dihydrogenphosphat)

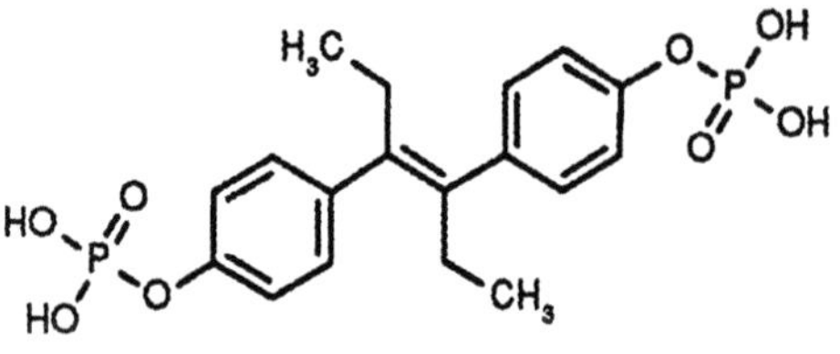

$C_{18}H_{22}O_8P_2$

Fosfestrol wird während der intravenösen Infusion (1500 mg) bei Prostatakarzinompatienten, die etwa 3,5 h dauert, in beiden Phosphorsäureestergruppen weitgehend gespalten. Somit befinden sich während der Infusion und auch nach Infusionsende sowohl die Ausgangsverbindung als auch sein Monophosphat in der Zirkulation. Das entstehende Monophosphat hat eine größere Halbwertszeit. Erst 90 min nach Infusionsende sind im Plasma nur noch Diethylstilbestrol (DES), dessen Monoglucuronid und Monosulfat sowie weitere DES-Metaboliten nachweisbar[1].

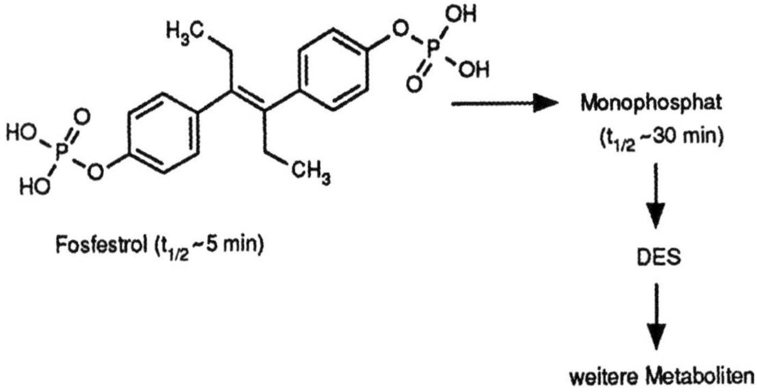

Fosfestrol ($t_{1/2}$~5 min) → Monophosphat ($t_{1/2}$~30 min) → DES → weitere Metaboliten

Als Hauptmetabolit wurde beim Menschen das Glucuronid-Sulfat-Mischkonjugat von DES aufgefunden, dessen Plasmakonzentration bis zu 24 h nach der Applikation gemessen werden konnte. Nach oraler Gabe von 360 mg tritt das stabilere EDS-Monophosphat bis in den ng-Bereich nicht im Plasma auf, ebenso nicht Fosfestrol (Empfindlichkeit 0,1 µg/ml)[2].
Es wird die These vertreten, daß das während der Infusion nicht gespaltene Fosfestrol und dessen Monophosphat auf Grund des hohen Gehalts an sauren

Phosphatasen in der Membran der Tumorzelle an dieser, also extrazellulär, gespalten werden und daß das entstehende lipophile DES dem Konzentrationsgefälle entsprechend in die Tumorzellen eindringt. Membranen anderer Gewebe, die nicht über einen so hohen Gehalt an sauren Phosphatasen verfügen, spalten konsequenterweise Fosfestrol nur in geringem Umfang. Diese Meinung wird deshalb postuliert, weil die moderne Membranforschung gezeigt hat, daß mehrwertige höhermolekulare Anionen - Fosfestrol liegt im Blut als Tetraanion vor - nicht die Membran passieren können, so daß das alte Grundkonzept der Pharmakodynamik für diesen Wirkstoff in seiner Ausschließlichkeit nicht mehr vertreten werden kann [1].
Ein großer Teil des in der Leber durch Esterspaltung entstandenen DES wird als Glucuronid und Sulfat mit der Galle ausgeschieden.

1. Oelschläger, H. (1984), Pharm. Ztg. 129, 2271.
2. Oelschläger, H., Rothley, D., Dunzendorfer, V. (1986), Arzneim.Forsch. 36 (I), 759.

Fosfomycin 23155-02-4 Breitspektrum-Antibioticum

(1R,2S)-2-Methyl-oxiranylphosphonsäure

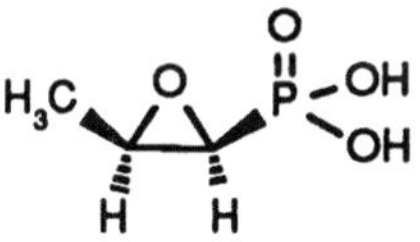

$C_3H_7O_4P$

Nach dünnschichtchromatographischen Untersuchungen an Urin-, Blut-, Speichel- und Pleuraexsudatproben wird Fosfomycin nicht metabolisiert [1,2].
Über 90% der verabreichten Mengen werden bei Erwachsenen nach einmaliger intravenöser Gabe innerhalb von 10 h unverändert, also in aktiver Form, renal eliminiert, davon 50-60% innerhalb der ersten 3-4 h. Die Mittelwerte im 3-H-Harn nach intravenöser Injektion von 3 g über 3 min liegen bei 12,6 µg/ml Fosfomycin. Fosfomycin wird nicht an Eiweiß gebunden. Die Halbwertszeit im Serum beträgt etwa 2 h.

1. Shimizu et al. (1975), Chemotherapy 23, 3316.
2. Ishiyama et al. (1975), Chemotherapy 23, 3469.

Gadopentetsäure	80529-93-7	Kontrastmittel für magnetische Resonanzbildung

Acidum gadopenteticum
Gadoliniumdiethylentriaminpentaessigsäure
Gd-DTPA
Dihydrogen-N,N-bis[2-{bis(carboxymethyl)amino}ethyl]glycinato(5-)-gadolinat(2-)

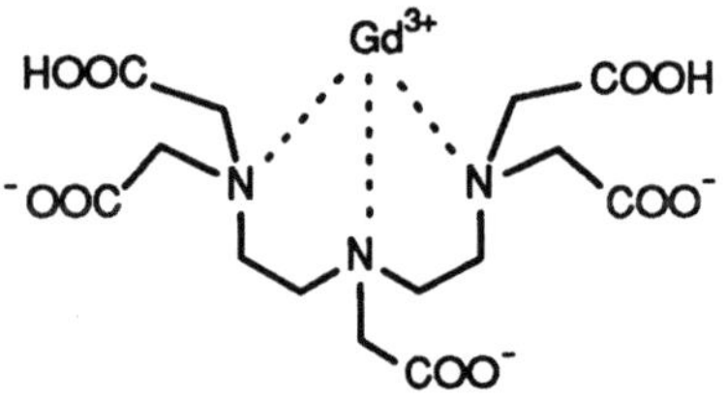

$C_{14}H_{20}GdN_3O_{10}$

Untersuchungen an Ratten, Hunden und Menschen zeigten, daß Gd-DTPA schnell unverändert mit dem Urin ausgeschieden wird und sich nur sehr kleine Mengen in den Faeces finden [1,2].

Wie Untersuchungen mit Hilfe der Ganzkörperautoradiographie nach intravenöser Gabe von 0,5 mmol/kg KG ^{14}C-markierter Gd-^{14}C-DTPA und ^{153}Gd-DTPA an trächtige Ratten (18. Tag p. c.) sowie nach intragastraler Gabe von 30 μmol/kg KG Gd-^{14}C-DTPA an männliche Ratten zeigten, verteilt sich diese Verbindung rasch im gesamten Organismus. Das Radioaktivitätsverteilungsmuster gleicht demjenigen klassischer Röntgenkontrastmittel wie Diatrizoat und Iotalaminsäure. Gd-DTPA passiert weder die Blut-Hirn- noch die Placenta-Schranke. Ein Vergleich der Verteilungsmuster nach Gabe der beiden Markierungen ergab keine Hinweise auf eine Dissoziation des Gd-DTPA-Komplexes. 24 h nach intravenöser Applikation hat der bei weitem größte Anteil der Dosis den Organismus bereits wieder verlassen. Nur äußerst geringe Mengen der markierten Substanzen finden sich in der Niere, der Placenta und in ausgeschiedener Form im Darminhalt. Es wurde keine spezifische und langanhaltende Retention der Radioaktivität in irgendeinem Organ und Gewebe der Ratte beobachtet. Nach intragastraler Anwendung wird Gd-DTPA nicht resorbiert [3].

1. Carr, D. H.-J., Brown, J., Bydder, G. M., Weinmann, H.-J., Speck, U., Thomas, D. J., Young, I. R. (1984), Lancet 3, 484.
2. Weinmann, H.-J., Laniado, M., Mützel, W. (1984), Physiol. Chem. Phys. Med. NMR 16, 167.
3. Täuber, U., Weinmann, H.-J., Panzer, M., Acksteiner, B., Vollert, B., Schulze, P. E. (1986), Arzneim.Forsch. 36 (II), 1089.

Gentamicin	1403-66-3	Breitband-Antibioticum

Gentamycin
Gentamicini sulfas (DAB 9)

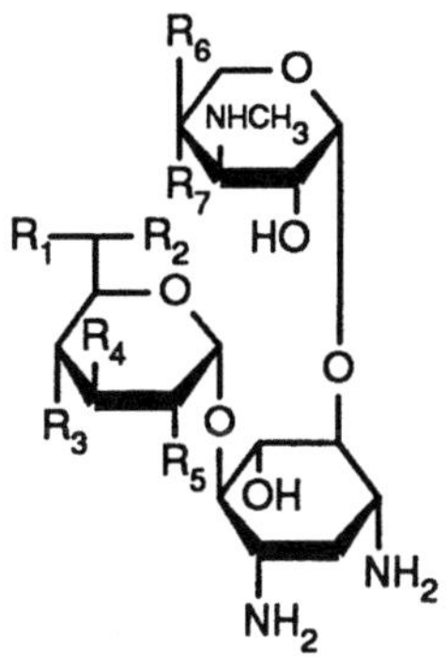

R_7	R_6	R_5	R_4	R_3	R_2	R_1	Name	Summenformel
OH	H	NH_2	OH	OH	OH	H	Gentamicin A	$C_{18}H_{36}N_4O_{10}$
CH_3	OH	OH	OH	OH	NH_2	H	Gentamicin B (=Betamicin INNv)	$C_{19}H_{38}N_4O_{10}$
CH_3	OH	OH	OH	OH	NH_2	CH_3	Gentamicin B_1	$C_{20}H_{40}N_4O_{10}$
CH_3	OH	NH_2	H	H	$NHCH_3$	CH_3	Gentamicin C_1	$C_{21}H_{43}N_5O_7$
CH_3	OH	NH_2	H	H	NH_2	H	Gentamicin C_{1a}	$C_{19}H_{39}N_5O_7$
CH_3	OH	NH_2	H	H	NH_2	CH_3	Gentamicin C_2	$C_{20}H_{41}N_5O_7$
CH_3	OH	OH	OH	NH_2	OH	H	Gentamicin X	$C_{19}H_{38}N_4O_{10}$

Gentamicin wird im Organismus nicht metabolisiert, sondern unverändert in mikrobiologisch aktiver Form, überwiegend renal, eliminiert [1].
Gentamicin wird auf Grund seiner Struktur nicht nennenswert über die intakten Schleimhäute des Magen-Darm-Trakts sowie durch die Haut resorbiert. Meßbare Blutspiegel sind beim Menschen, selbst nach oralen Gaben von 200-1500 mg, nicht nachweisbar [2].
Bei intramuskulären Gaben von Gentamicin werden 30-60 min nach der Injektion die maximalen Serumkonzentrationen erreicht, die nach 40 mg 2-3 μg/ml, nach 80 mg 3-5 μg/ml und nach 120 mg 4-6 μg/ml betragen [3,4]. Im Blut werden 10% des Gentamicin an die Erythrozyten gebunden. Ein hoher Hämatokritwert bewirkt daher erniedrigte Serumkonzentrationen, während ein niedriger Hämatokritwert zu erhöhten Serumkonzentrationen führt. Bei Untersuchungen mit radioaktiv markiertem Gentamicin unter Verwendung einer Konzentration von 100 μg/ml Vollblut wurde eine 30%ige Eiweißbindung gefunden [5].

Gentamicin durchwandert nicht nur die Placentarschranke, es kann auch in der Muttermilch nachgewiesen werden [1].
Die Eliminationshalbwertszeit liegt bei Patienten mit normaler Nierenfunktion bei 1,8–2,4 h. Der Wirkstoff wird rasch über die Nieren ausgeschieden, nach 6–8 h sind nur noch geringe Konzentrationen im Serum nachweisbar [1].
Die Halbwertszeit variiert mit dem Alter [6]. Die mittlere Halbwertszeit beträgt bei Säuglingen, die jünger als eine Woche sind, 4,5–6,25 h, bei solchen, die 1–4 Wochen alt sind, nur noch 3,0–3,25 h.

1. Nedden, R., Fuchs, T., Schröder, K., Wundt, W. (1972), Dtsch. Med. Wochenschr. 97, 1496.
2. Nedden, R.: Gentamycin-Refobacin, Eigenschaften und therapeutische Erfahrungen, scripta medica merck 12 (1975).
3. v. Kobyletzki, D., Wahlig, H., Gebhardt, F. (1969), Med. Klin. 64, 1497.
4. Höffler, D. (1969), Dtsch. Apoth. Ztg. 109, 424.
5. Riff, L. J., Jackson, G. G. (1971), J. Infect. Dis. 98.
6. McCracken, G. H., West, N. R., Horton, L. J. (1971), J. Infect. Dis. 123, 257.

Gestoden 60282-87-3 Progestativum

13-Ethyl-17β-hydroxy-18,19-dinor-4,15-pregnadien-20-in-3-on

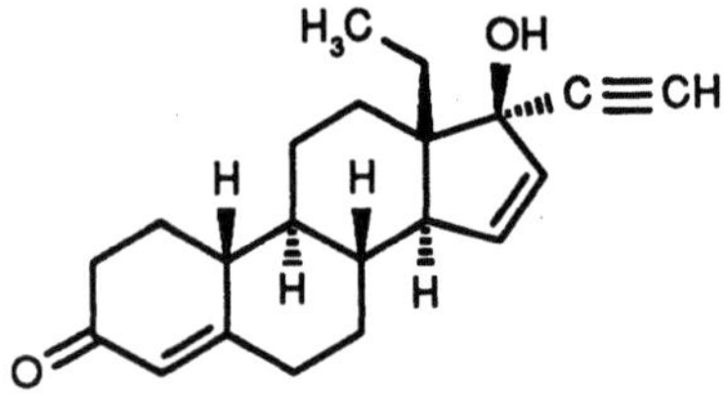

$C_{21}H_{26}O_2$

Im Vergleich zu vielen anderen Steroiden wird Gestoden *in vivo* in eine Vielzahl von Metaboliten abgebaut. Die aus dem Urin von Menschen isolierten Metaboliten sind in der folgenden Übersicht zusammengestellt (s. S. 275):

Einige Verbindungen enthalten 1 oder 2 Hydroxyl-Gruppen, ohne jedoch darüberhinaus die genauere Struktur bezeichnen zu können.

Alle Metaboliten haben eine höhere Polarität als Gestoden und sind durch Oxidations- und Reduktionsreaktionen entstanden. Reduktionsvorgänge betreffen sowohl die 3-Ketogruppe als auch die Δ^4-Doppelbindung. Die Hydroxylierung erfolgt an mehreren Stellen des Moleküls. In einem Fall wird die 17α-Ethinyl-Gruppe verändert, was sich in der Erweiterung des pentagonalen Rings D zu einem hexagonalen Ring bemerkbar macht. Abgesehen von dieser Ausnahme bleiben in allen anderen Fällen sowohl die Δ^{15}-Doppelbindung

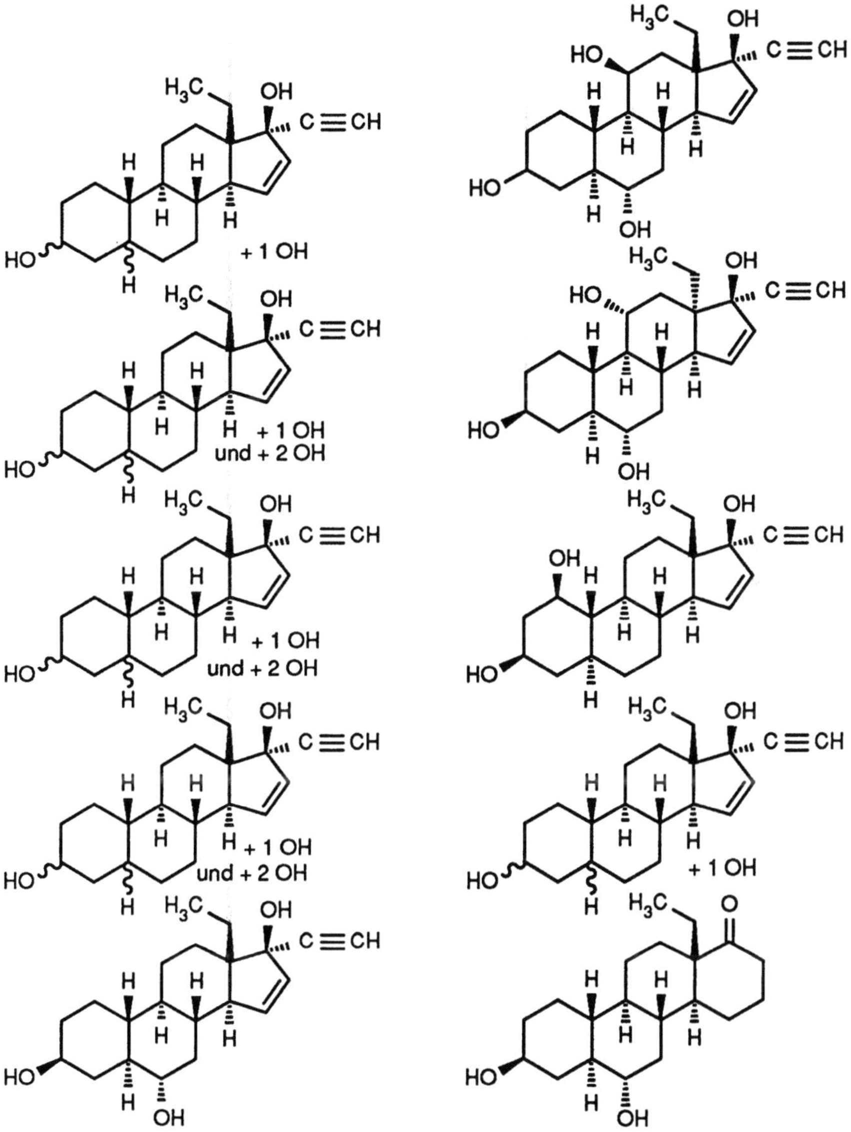

als auch die C-17-Ethinyl-Gruppe unverändert. Bis zu 50% der gegebenen Dosis werden als Metaboliten über die Nieren ausgeschieden[1]. Die Exkretion erfolgt mit einer Halbwertszeit von über 1 Tag. Nach einmaliger oraler Verabreichung wird Gestoden innerhalb von 1 h resorbiert. Maximale Wirkstoffspiegel werden nach 1-2 h erreicht. Die Elimination erfolgt in 2 Phasen mit Halbwertszeiten von etwa 1 und 12 h. Nach einer täglichen Gabe von 75 µg Gestoden (und zugleich 30 µg Ethinylestradiol) über 21 Tage wird eine maximale Plasmakonzentration von Gestoden zwischen dem 14. und 19. Tage erreicht und bleibt danach weitgehend konstant (steady state). Nach Einnahme der letzten Dosis am 21. Tag erfolgt die Elimination von Gestoden wieder in 2 Phasen, jetzt mit Halbwertszeiten von 1,5 bzw. 18,5 h. Dieser Effekt beruht auf einer Konzentrationserhöhung von SHBG („sex-hormone-binding-globulin"), die wieder zu einer höheren Konzentration des proteingebundenen Gestodens im Plasma führt [2,3]. 7 Tage nach Gabe einer Einzeldosis Gestoden ist die Ausscheidung über Urin und Stuhl komplett [1].

1. Düsterberg, B., Tack, J.-W., Krause, W., Hümpel, M. (1987) in Gestodene, Edit. Elstein, M., S. 35, Parthenon Publishing.
2. Liekfeld, H., Morck, H., Schneider, L., Thesen, R. (1987), Pharm. Ztg. 132, 1473.
3. Düsterberg, B. (1984), Steroids 43, 43.

Glicetanil	24455-58-1	Orales Antidiabeticum
Glicetanil-Na	24428-71-5	
Glidanil		

5′-Chlor-2-{4-[(5-isobutyl-2-pyrimidinyl)sulfamoyl]phenyl}-2′-methoxy-acetanilid

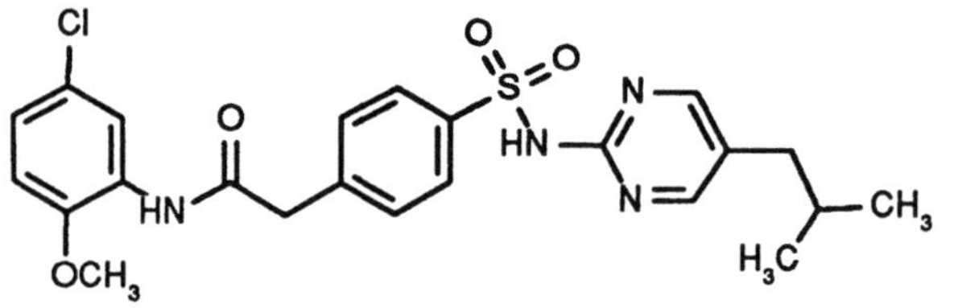

$C_{23}H_{25}ClN_4O_4S$

Glicetanil wird rasch metabolisiert. Die isolierten und identifizierten 4 Metaboliten entsprechen mehr als 95% der beim Menschen insgesamt im Urin auftretenden Radioaktivität. Als Hauptmetabolit tritt im Plasma und im Urin der tertiäre Isobutylalkohol (1) auf. Dieser besitzt noch ca. 30% der blutzuckersenkenden Wirkung der Ausgangsverbindung.
Für Glicetanil ergibt sich folgendes Metabolitenschema:

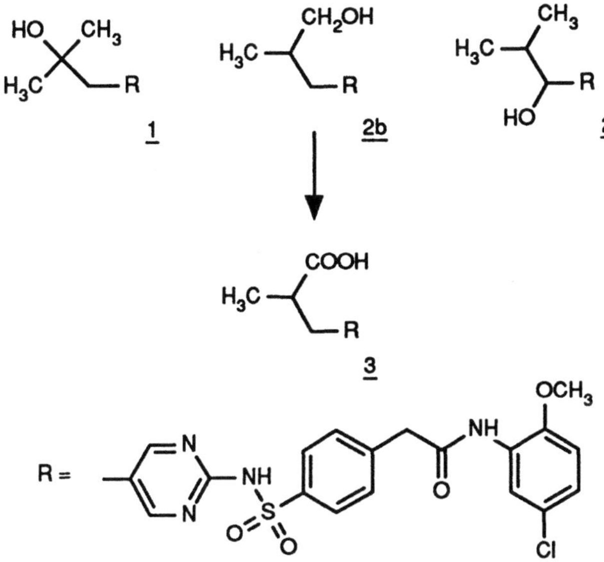

Nach oraler Verabreichung von 10 mg ^{3}H-Glicetanil-Na stellt sich 2-4 h später die maximale ^{3}H-Konzentration im Plasma ein, die - berechnet als µg Glicetanil-Na - 60-90 µg/100 ml entspricht.
Die initiale Halbwertszeit des unveränderten Glicetanils beträgt nach intravenöser Injektion etwa 30-40 min. Der Wirkstoff liegt im Humanplasma zu mehr als 99% in proteingebundener Form vor. Nach oraler Glicetanil-Na-Verabreichung werden im Mittel ca. 20% der Dosis mit dem Harn, ca. 80% mit dem Stuhl eliminiert. Nach intravenöser Injektion des Glicetanil-Na werden im Mittel ca. 70% mit dem Harn und ca. 30% mit dem Stuhl ausgeschieden. Glicetanil wird nach oraler und intravenöser Verabreichung rasch über Harn und Stuhl eliminiert, so daß eine Kumulation mit der Gefahr hypoglykämischer Reaktionen nicht zu erwarten ist [1)].

1. Gerhards, E., Berger, D., Peters, S. (1976), Arzneim.Forsch. 26, 278.

Glisoxepid 25046-79-1 Orales Antidiabeticum

N-{4-[N'-(1-Azepanyl)ureidosulfonyl]phenetyl}-5-methyl-3-isoxazolcarboxamid

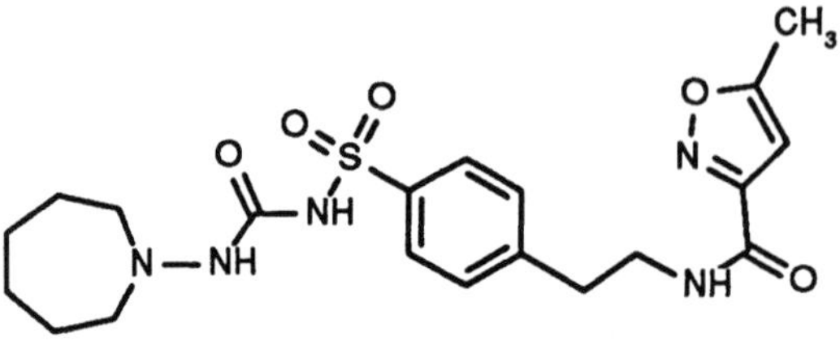

$C_{20}H_{27}N_5O_5S$

Bei der Entwicklung des Glisoxepids wurden Vorstellungen hinsichtlich einer komplikationslosen Eliminierung berücksichtigt[1]. So läßt sich eine leichte Metabolisierung u. a. dadurch erreichen, daß man in das Molekül eine Sollbruchstelle einbaut, eine chemische Bindung also, von der man voraussagen kann, daß sie relativ leicht spaltbar ist. Hierdurch wird die Bildung unwirksamer Molekülbruchstücke gefördert. Als eine solche Sollbruchstelle ist die Bindung zwischen der Carbonyl-Gruppe und dem N-Atom anzusprechen. Sie ist durch die Nachbarstellung des zweiten N-Atoms sehr labil. Weiterhin sind für die schnelle Eliminierung eines Präparats seine hydrophilen Eigenschaften von Bedeutung. Glisoxepid besitzt im Isoxazol-Rest der rechten und der −CO−NH−N-Gruppierung der linken Molekülhälfte 2 ausgesprochen hydrophile Strukturelemente. Diese dürften eine rasche Eliminierung des nichtmetabolisierten Wirkstoffs über die Nieren ermöglichen.

Der Wirkstoff wird im Organismus einerseits metabolisiert, wie das Auftreten chromatographisch unterschiedlicher, markierter Fraktionen im Plasma und Urin zeigt, andererseits unverändert mit dem Urin eliminiert. Der Anteil des unveränderten Wirkstoffs im Körper fällt bis zu 10 h nach Applikation auf 4% (^3H) bzw. 2% (^{14}C) der Dosis ab.

Im Urin werden etwa 40% (^3H) bzw. 46% (^{14}C) als ursprünglicher Wirkstoff wiedergefunden. Zwischen maximal etwa 55% und minimal etwa 40% der Dosis werden metabolisiert. Bei Tierversuchen (mit Affen) wird nach Verabreichung von ^{14}C-markiertem Glisoxepid bei der Abatmung auch $^{14}CO_2$ gefunden. Auch vom Menschen wird der Wirkstoff bis zum CO_2 abgebaut[2].

Glisoxepid wird von den untersuchten Probanden vollständig resorbiert, besonders von den Diabetikern. Die Resorptionshalbwertszeit liegt je nach Berechnungsweise und Versuchsgruppe zwischen 0,3 und 1,6 h. Bereits 1 h nach Verabreichung von 5 mg Glisoxepid wird bei Diabetikern mit 15 ± 3 µg/100 ml das Plasmaspiegelmaximum des unveränderten Wirkstoffs erreicht. Die Wirkstoffkonzentration fällt im Zeitraum bis zu 10 h nach der Applikation mit einer Halbwertszeit von 1,7 ± 0,4 h schneller ab, als es für die Gesamtaktivität in Blut und Plasma zutrifft. Wie im Plasma, so überwiegt auch im Urin zunächst der Anteil an unverändertem Wirkstoff. Im Zeitraum 6-12 h nach Medikation werden Glisoxepid und seine Metaboliten etwa im Verhältnis 1:1 ausgeschieden, während in der folgenden Zeit offenbar die Ausscheidung von Metaboliten überwiegt. Insgesamt werden mit dem Urin bis 24 h nach der Applikation 43 ± 12% der Dosis als ursprünglicher Wirkstoff (n = 6), 14,5 ± 6,6% in der Metabolitenfraktion 1 (n = 6), 12,7 ± 2,5% in der Fraktion 2 (n = 6) und 4,2 ± 0,7% in der Fraktion 3 (n = 3) eliminiert. Die Ausscheidung des Glisoxepids und seiner Metaboliten erfolgt zu 76 ± 6% durch die Nieren und zu 20 ± 6% mit dem Stuhl, die Bilanz ergibt 96 ± 5% der Dosis (n = 10). Bis 24 h nach der Applikation sind bereits > 90% eliminiert, so daß sich auch bei einem Dosierungsintervall von 12 h mit Hilfe der Analogcomputersimulation keine Kumulation im Blut oder Gewebe nachweisen läßt.

1. Hortsmann, H., Plümpe, H. (1974), Pro-Diaban: Bericht über ein Symposion in Berlin, 7./8. Dez. 1973, Hrsg. K. Schöpfling et al., Verlag F. K. Schattauer Stuttgart-New York.
2. Speck, U., Mützel, W., Kolb, K. H., Acksteiner, B., Schulze, P. E. (1974), Arzneim.Forsch. 24, 404.

Glutethimid 77-21-4 Hypnoticum, Sedativum

3-Ethyl-3-phenyl-2,6-piperidindion

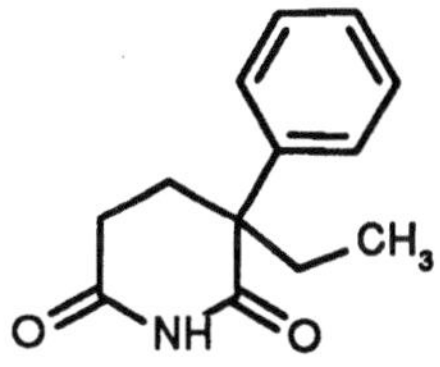

CH_3

O NH O

$C_{13}H_{15}NO_2$

Wie Verfütterungsversuche mit relativ hohen Dosen an Hunden zeigten, wird die ursprüngliche Verbindung (1) nicht mehr ausgeschieden. Isolieren ließ sich eine Verbindung, die als desethyliertes Derivat (2) identifiziert wurde [1]. Dieser Metabolit, das α-Phenylglutarimid, wird nach Verfütterung unverändert ausgeschieden. Die Ausbeute an α-Phenylglutarimid, aus dem Harn von Hunden isoliert, beträgt nur 4% des applizierten Wirkstoffs (200 mg/kg KG). Der wahrscheinlichste Ort des oxidativen Angriffs wird in der Methylen-Gruppe der Ethyl-Kette vermutet. Gewisse Anhaltspunkte [2] sprechen für die Abspaltung der Ethyl-Kette über das vermutete hydroxylierte Zwischenprodukt 3. Das vermutete Zwischenprodukt 4 ist als unstabil anzusehen, da die versuchte Syn-

3 OH CH$_3$

Oxidation
$-2\,H$

4 O CH$_3$

$-CH_3CHO$
Retroaldol-
spaltung

$+H_2O$
$-CH_3COOH$

Oxidation
$+O_2$

5 COOH

2 H

$-CO_2$

these nicht gelang. Die Zwischenstufe 3 muß nicht unbedingt durch eine direkte Hydroxylierung des ω-1-Atoms entstanden sein. Die Entstehung von 3 ließe sich nach dem Schema

$$-CH_2-CH_3 \xrightarrow[-2[H]]{} -CH=CH_2 \xrightarrow[+H_2O]{} -CH(OH)-CH_3$$

erklären[3]. Danach wäre für die Abspaltung der Ethyl-Gruppe folgende Reaktionsfolge in Betracht zu ziehen[4]:

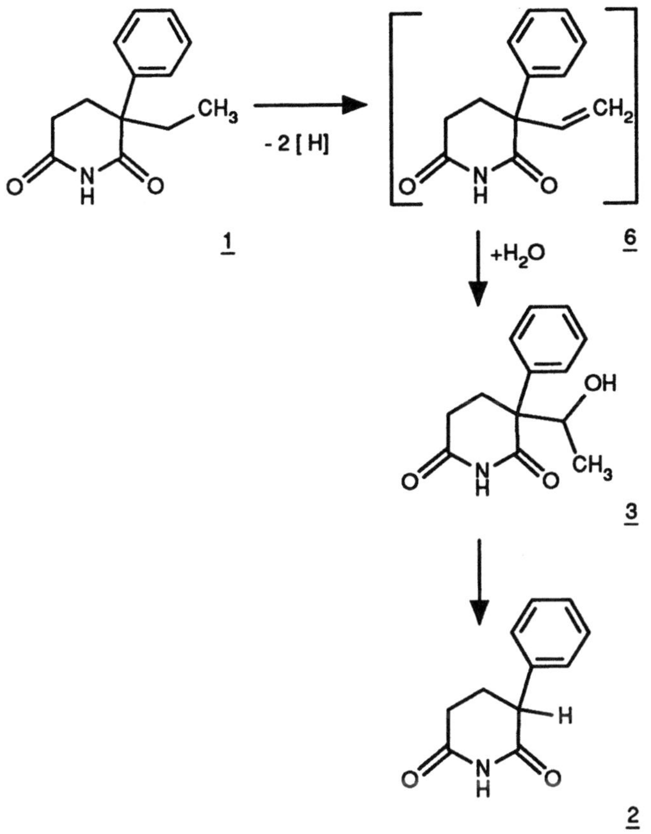

Um eindeutigere Resultate in quantitativer Hinsicht über den Stoffwechsel zu erhalten, wurden auch Versuche mit ^{14}C-markiertem Glutethimid durchgeführt. Peroral verabreichter Wirkstoff wird danach im Organismus nur geringfügig verändert und mit Glucuronsäure gepaart im Harn ausgeschieden [5].
Glutethimid besitzt ein asymmetrisches Kohlenstoffatom (×) und ist daher ein Gemisch der beiden Enantiomeren. Diese werden, wie aus dem nachfolgenden Schema hervorgeht, auf 2 verschiedenen Wegen metabolisiert [6]:

1

(Racemat)

linksdrehende Form (50 %)

rechtsdrehende Form (50 %)

4 %

45 %

45 %

2 %

2

α - Phenyl-glutarimid

7

R = Glucuronoyl

8

R = Glucuronoyl

9

α - Phenyl - α-ethylglutaconimid

Die beiden Glucuronide 7 und 8, die zusammen etwa 90% des verabreichten Schlafmittels ausmachen, sind sehr gut wasserlöslich. Sie haben weder sedative noch andere Wirkungen. Metabolit 9 weist pharmakologisch - im Gegensatz zu Metabolit 2 - ein ähnliches Verhalten auf wie die ursprüngliche Verbindung, ist aber deutlich schwächer wirksam. Da diese Verbindung nur zu etwa 2% gebildet wird, kommt ihr im Wirkungsmechanismus von Glutethimid keine praktische Bedeutung zu.

Untersuchungen mit dem Ziel, die Resorptions- und Eliminationsgeschwindigkeit zu bestimmen zeigten, daß eine maximale Blutkonzentration des Wirkstoffs schon nach 2 h erreicht wird. Im gleichen Zeitabschnitt treten bereits auch ansteigende Mengen Glucuronide auf. Im weiteren Verlauf überwiegt

schließlich die Konzentration der Glucuronide, das Maximum liegt bei 5 h nach der Applikation. Es wurde eine Halbwertszeit von 10 h für Glutethimid beim Menschen ermittelt, von 8 h im Mittel beim Hund und von 24 h bei der Ratte [7]. Bei Ratten mit einer Gallenfistel konnte festgestellt werden, daß die Glucuronide größtenteils in den enterohepatischen Kreislauf einbezogen werden, bevor sie zur renalen Ausscheidung gelangen. Die eigentliche biologische Halbwertszeit, d. h. die Zeit, die der effektiven Inaktivierung der Wirksubstanz entspricht, ist kürzer als die aus der Harnausscheidung berechnete. Bei diesen Ratten beträgt beispielsweise der auf diese Weise bestimmte Wert 6,4 h. Mit dem Urin von Menschen werden nur weniger als 0,2% der verabreichten Dosis in Form der unveränderten Verbindung ausgeschieden. Die beiden ungepaarten Metaboliten 2 und 9 lassen sich nach Einnahme hoher Dosen im Hundeharn ebenso wie im Harn von Menschen in geringer Menge (2–4%) nachweisen, nicht jedoch mittels der empfindlichen Isotopenverdünnungsanalyse im Harn von Versuchspersonen [8].
Die Ausscheidungsgeschwindigkeit der Glucuronide nimmt bei Ratten ständig zu. Nach 13 Tagen Vorbehandlung steigt die Ausscheidungsquote pro 24 h von 50% auf 58%, nach 60 Tagen erhöht sie sich sogar bis auf 74% der gegebenen Dosis. Zu diesem Zeitpunkt sind die vorbehandelten Tiere auf die sedative und antikonvulsive Wirkung des Glutethimid 2- bis 3mal unempfindlicher als nicht vorbehandelte Tiere [9].
Auch beim Menschen zeigen sich Unterschiede zwischen schlafmittelgewöhnten Patienten und solchen ohne Gewöhnung. Bei einem normalen, nicht schlafmittelgewöhnten Patienten wird nach Gabe von 250 mg Glutethimid per os (^{14}C-markiert, etwa 50 µCi) der maximale Wirkstoffblutspiegel nach 2 h erreicht. Zu dieser Zeit treten zunehmende Mengen von Glucuroniden auf, deren maximale Konzentration aber erst nach 5 h erreicht wird. Eindeutig anders sind die Verhältnisse beim Glutethimid-gewöhnten Patienten. Während das Blutspiegelmaximum ebenfalls nach 2 h erreicht wird, was für eine unveränderte Resorptionskinetik spricht, tritt das Maximum der Glucuronidkonzentration bereits 1 h nach der Applikation auf. Daraus ist zu erkennen, daß beim Glutethimid-Gewöhnten die Bildung der Glucuronide viel rascher erfolgt und weiterhin, daß die Gewöhnung an Glutethimid auf einer starken Beschleunigung seiner Inaktivierung im Körper beruht. Nach einer 20tägigen Entwöhnungskur bei einem Glutethimid-Gewöhnten zeigen die Blutkurven nach einer neuerlichen Wirkstoffapplikation einen ähnlichen Verlauf wie bei einem normalen Patienten [9].
Die Neuroleptika Chlorpromazin und Haloperidol können offensichtlich, sofern sie über längere Zeit verabreicht werden, den normalen Glutethimid-Metabolismus hemmen. Deshalb ist die Möglichkeit, daß die Verabreichung von Neuroleptika bei Glutethimid-Gewöhnung eine Dosisreduktion erleichtert und eine Normalisierung des beschleunigten Abbaus fördert, nicht von der Hand zu weisen.
Eine kritische Grenzkonzentration, bei deren Erreichen oder Überschreiten die Indikation zur Hämoperfusion gegeben ist, liegt bei 40 µg/ml Plasma [10]. Die a)

therapeutischen, b) toxischen und c) letalen Plasmaspiegel von Glutethimid in Humanplasma betragen für a) 0,5–5 µg/ml, für b) ab 10 µg/ml und für c) ab 20 µg/ml [11].

1. Kebrle, J., Hoffmann, K. (1956), Experientia (Basel), 12, 21.
2. Kebrle, J., Hoffmann, K. (1956), Helv. Chim. Acta 39, 767.
3. Bernhard, K., Gloor, U., Scheitlin, E. (1955), Ztschr. Physiol. Chem. 299, 235.
4. Kebrle, J., Schmid, K., Hoffmann, K., Vuilleumier, J. P., Bernhard, K. (1959), Helv. Chim. Acta 42, 417.
5. Gross, F., Hoffmann, K., Kebrle, J., Tripod, J. (1956), Verh. Naturforsch. Ges. Basel 67, 479.
6. Kebrle, H., Hoffmann, K., Bernhard, K. (1962), Experientia (Basel) 18, 105.
7. Bütikofer, E., Cottier, P., Imhof, P., Kebrle, H., Ries, W., Schmid, K. (1962), Arch. Exp. Pathol. Pharmakol. 244, 97.
8. Mallein, R., Treger, J., Vague, A., Cottaz, G. (1960), Bull. Trav. Soc. Pharm. Lyon 4, 53.
9. Schmid, K., Cornu, F., Imhof, P., Kebrle, H. (1964), Schweiz. Med. Wochenschr. 94, 235.
10. Goulding, R. (1979), Kolloquium „Hämperfusion über Aktivkohle", Wiss. Information Fresenius.
11. Pentz, R., Strubelt, O., Gehlhoff, C. (1979), Dtsch. Ärztebl. 76, 2815.

Glyceroltrinitrat | 55-63-0 | Coronardilatator

1,2,3-Propantriyltrinitrat
Nitroglycerin

O_2N-O- / $-O-NO_2$ / $-O-NO_2$

$C_3H_5N_3O_9$

Oral verabreichtes Nitroglycerin wird aus dem Magen-Darm-Trakt rasch und praktisch vollständig resorbiert, aber bereits bei der ersten Leberpassage weitgehend metabolisiert, so daß nur ein geringer Teil des Wirkstoffs unverändert in den Blutkreislauf gelangt [1]. Dieser First-pass-Effekt kann durch sublinguale, intravenöse oder perkutane Applikation umgangen werden.
Nitroglycerin wird überwiegend in der Leber und in den Erythrozyten durch die Glutathion-Nitrat-Reduktase denitriert. Die so entstandenen Di- und Mononitrate werden entweder als Glucuronide über die Nieren ausgeschieden oder weiter zu Glycerin denitriert, um in dieser Form in den Stoffwechsel einzugehen. Die Dinitrate haben - zumindest in Mengen, wie sie nach therapeutischen Nitroglycerin-Dosen auftreten - eine deutlich schwächere gefäßdilatierende Wirkung als das Nitroglycerin selbst [2,3].
Die transdermalen therapeutischen Systeme (TTS) geben unverändertes Nitroglycerin direkt in den Blutkreislauf ab. Dadurch wird die erste Leberpassage umgangen und der durch den First-pass-Effekt bedingte Wirkstoffverlust ver-

mieden. Nach Applikation eines Membranpflasters (Nitroderm TTS) auf die Haut kommt es rasch zu konstanten Konzentrationen von Nitroglycerin im Blutplasma. Bei Membranpflastern mit einer Kontaktfläche von 10 cm^2 ist in den ersten beiden h ein steiler Konzentrationsanstieg zu verzeichnen[4,5]. Danach tritt ein Gleichgewichtszustand zwischen Invasion und Eliminatin von Nitroglycerin im Plasma auf. Die Plasmaspiegel bleiben bis zur Entfernung des Membranpflasters nach 24 h in engen Grenzen konstant. Die Konzentrationswerte liegen in der Plateauphase bei $0{,}16 \pm 0{,}03$ ng/ml. Die Wahl unterschiedlicher Applikationsstellen (Oberarm, Hüfte, Brustkorb) hat keinen signifikanten Einfluß auf die Plasmakonzentration[6]. Die Konstanz der Nitroglycerin-Konzentration im Plasma ist auch bei täglich wiederholter Anwendung gewährleistet[4,5].
Eine vergleichende Betrachtung der Pharmakokinetik transdermaler Systeme findet sich in der Literatur[7].

1. Needleman, P., Lang, S., Johnson, E. M. jr. (1972), J. Pharmacol. Exp. Ther. 181, 489.
2. Henderson, R. N. (1981), Med. Trib. 34/35, 9.
3. Needleman, P., Johnson, E. M. jr. (1980), in The pharmacological basis of therapeutics, Edit. Goodman, L. S. and Gilman, A., 6th Ed., p. 819, Macmillan Publishing Co, Inc. New York.
4. Müller, P. (1980), Dissertation Universität Basel.
5. Müller, P., Imhof, P. R., Burkart, F., Chu, L.-C., Gérardin, A. (1982), Europ. J. Clin. Pharmacol. 22, 473.
6. Gérardin, A., Hirtz, J., Fankhauser, P., Moppert, J. (1981), 31. Nat. Meet. Acad. Pharm. Sci., Orlando, FL, Poster.
7. Wolff, M., Cordes, G., Rehe, A. (1987), Dtsch. Apoth. Ztg. 127, 601.

Griseofulvin 126-07-8 Antimykoticum

(+)-7-Chlor-2′,4,6-trimethoxy-6′-methyl-spiro-[2,3-dihydrobenzofuran-2,1′-(2′)-cyclohexen]-3,4′-dion
Griseofulvinum (DAB 9)

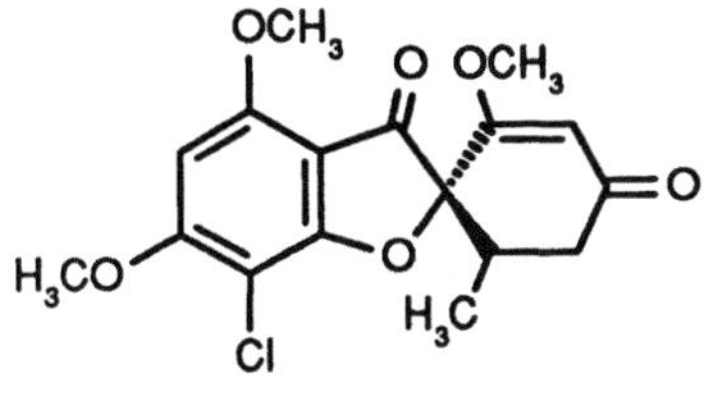

$C_{17}H_{17}ClO_6$

Sowohl beim Menschen[1] als auch beim Kaninchen[2] und Hund[3] wird der antimykotische Wirkstoff Griseofulvin durch O-Desmethylierung hauptsächlich zu 6-Demethylgriseofulvin und 6-Desmethylgriseofulvin-Glucuronid metabolisiert.

Im Urin werden weniger als 0,1% der oralen Dosis als unveränderter Wirkstoff ausgeschieden [1,4]. Der Hauptmetabolit 6-Desmethylgriseofulvin und sein Glucuronid lassen sich insgesamt zu 70–100% einer intravenösen Dosis wiederfinden [5].

1. Barnes, M. J., Boothroyd, B. (1961), Biochem. J. 78, 41.
2. Fischer, L. J., Riegelman, S. (1968), J. Pharm. Sci. 57, 984.
3. Harris, P. A., Riegelman, S. (1969), J. Pharm. Sci. 58, 93.
4. Bedford, C., Bushfield, D., Child, K. J., MacGregor, J., Sutherland, P., Tornich, E. G. (1960), Arch. Dermatol. 81, 735.
5. Rowland, M., Riegelman, S. (1973), J. Pharm. Sci. 62, 2030.

Guaifenesin | 93-14-1 | Antiasthmaticum, Expectorans, Spasmolyticum

---

3-(2-Methoxyphenoxy)-1,2-propandiol

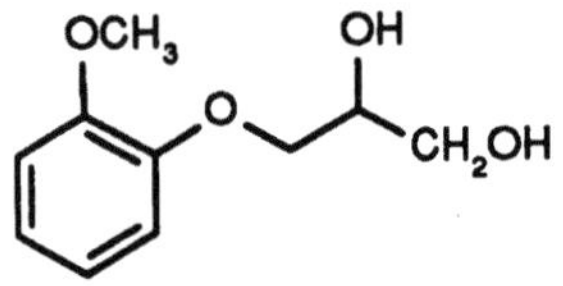

OCH_3 OH CH_2OH

$C_{10}H_{14}O_4$

Im Harn von Ratten treten neben dem unveränderten Wirkstoff als Metaboliten folgende Verbindungen in Spuren auf [1]:

- β-(2-Methoxyphenoxy)-milchsäure (1),
- β-(2-Methoxyphenoxy)-essigsäure (2),
- β-(4-Hydroxy-2-methoxyphenoxy)-milchsäure (3),
- β-(4-Hydroxy-2-methoxyphenoxy)-essigsäure (4).

Metabolit 1 wird aus der ursprünglichen Verbindung nur in Gegenwart von Nicotinsäure gebildet [2]. Beim Pferd wird Guaifenesin zur Katechol-Verbindung desmethyliert, die als Glucuronid oder Sulfatester im Urin ausgeschieden wird [3]. Metabolit 1 wurde als erstes Biotransformationsprodukt beim Menschen beschrieben [4]. Im Gegensatz zu anderen Angaben [4] scheint die O-Desmethylierung den Hauptmetabolisierungsschritt darzustellen [5], wobei Brenzcatechinglycerinether entsteht [6]. Guaifenesin wird kaum unverändert, sondern zu einem erheblichen Teil glucuronidiert und sulfatiert im Urin ausgeschieden [6].
Guaifenesin wird rasch vom Gastrointestinaltrakt resorbiert [7]. Blutspiegelwerte von 1,4 µg/ml treten 15 min nach einer oralen Dosis von 600 mg auf. Der Wirkstoff wird schnell aus dem Kreislauf eliminiert, seine Halbwertszeit beträgt 1 h. 8 h nach Aufnahme ist im Blut kein Guaifenesin mehr nachweisbar.

1. Naito, S. (1969), Chem. Pharm. Bull. (Tokyo) 17, 1794, ref. Zentralbl. Pharm. (1970), 109, 973.
2. Naito, S. (1972), J. Pharm. Sci. 61, 1212.
3. Davis, L. E., Wolff, W. A. (1970), Am. J. Vet. Res. 31, 469.
4. Vandenheuvel, W. J. A., Smith, J. L., Silber, R. H. (1972), J. Pharm. Sci. 61, 1997.
5. Kauert, G., v. Meyer, L., Drasch, G. (1980), Arch. Toxicol. 45, 149.
6. Kauert, G., v. Meyer, L., Drasch, G. (1979), Dtsch. Apoth. Ztg. 119, 986.
7. Maynard, W. R., Bruce, R. B. (1970), J. Pharm. Sci. 59, 1346.

Halazepam 23092-17-3 Anxiolyticum

7-Chlor-2,3-dihydro-5-phenyl(2,2,2-trifluorethyl)-1H-1,4-benzodiazepin-2-on

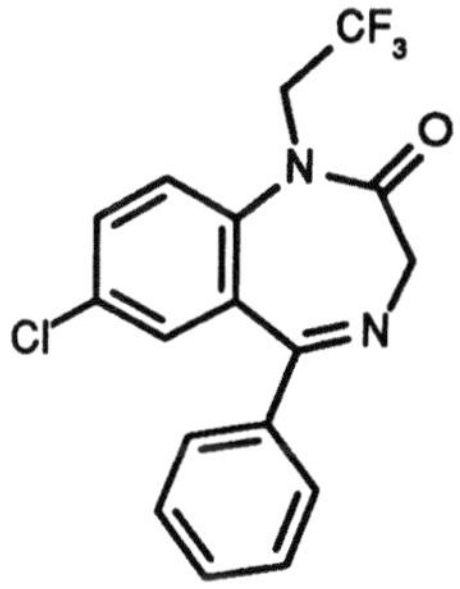

$C_{17}H_{12}ClF_3N_2O$

Hauptmetabolisierungsschritt ist die Desalkylierung zu N-Desmethyldiazepam. Daneben treten auch Hydroxylierungen in 3-Stellung des 1,4-Benzodiazepin-Rings auf, die zur Bildung von 3-Hydroxyhalazepam und Oxazepam führen (s. S. 288).

Nach der einmaligen peroralen Gabe von 40 mg Halazepam wird die maximale Plasmakonzentration nach etwa 1 h erreicht (Größenordnung 35-40 ng Halazepam/ml). Innerhalb von 10 h nach Verabreichung sinkt der Plasmaspiegel auf etwa 4 ng/ml ab. Maximale Werte der Konzentration von N-Desmethyldiazepam werden 2,5 h nach Gabe von 40 mg Halazepam beobachtet. Die Halbwertszeit der Elimination für N-Desmethyldiazepam beträgt etwa 50 h. Ein Nachweis dieses Hauptmetaboliten war noch nach 14 Tagen im Plasma möglich [1-3].

1. Schütz, H., Fitz, H. (1985), Fresenius Z. Anal. Chem. 321, 359.
2. Greenblatt, D. J., Locniskar, A., Shader, R. I. (1983), Psychopharmacology 80, 178.
3. Schütz, H. (1982), Benzodiazepines - A Handbook. Springer-Verlag, Berlin-Heidelberg-New York-Tokyo.

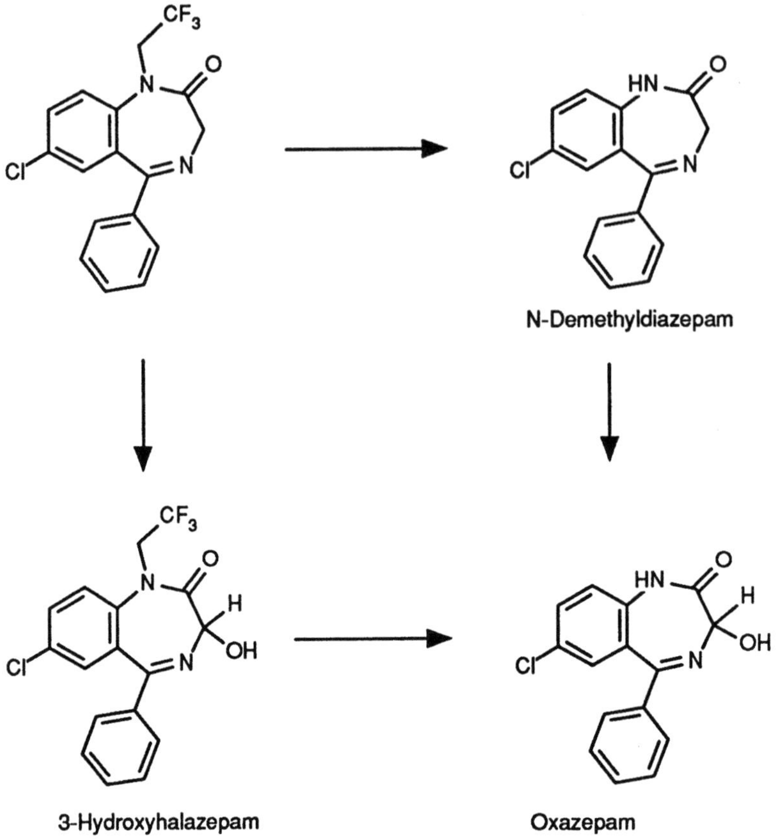
CF3
O
N
Cl
N
HN
O
Cl
N
N-Demethyldiazepam
CF3
O
N
H
Cl
N
OH
3-Hydroxyhalazepam
HN
O
H
Cl
N
OH
Oxazepam

Haloperidol 52-86-8 Neurolepticum

4-[4-(4-Chlorphenyl)-4-hydroxypiperidino]-4′-fluorobutyrophenon
Haloperidolum (DAB 9)

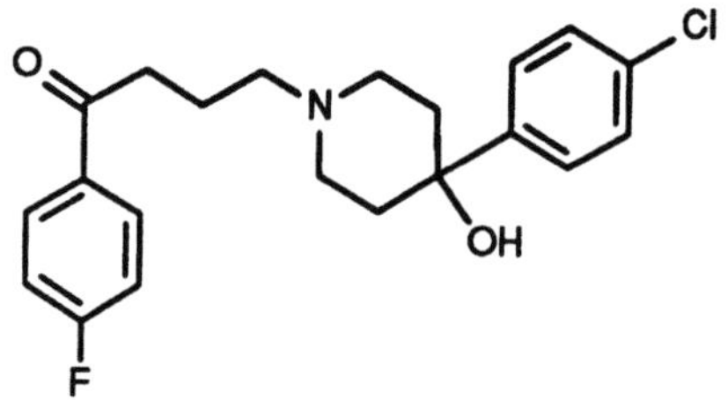
O
N
Cl
OH
F

$C_{21}H_{23}ClFNO_2$

Die oxidative Desalkylierung (1) steht auf Grund der Befunde tierexperimenteller Untersuchungen (Ratten) mit ^{3}H-markiertem Wirkstoff im Vordergrund des metabolischen Geschehens [1]. Weiterhin findet ein Abbau zum reduzierten Metaboliten 2 statt [2]. Es läßt sich somit das folgende Metabolitenmuster postulieren [3]:

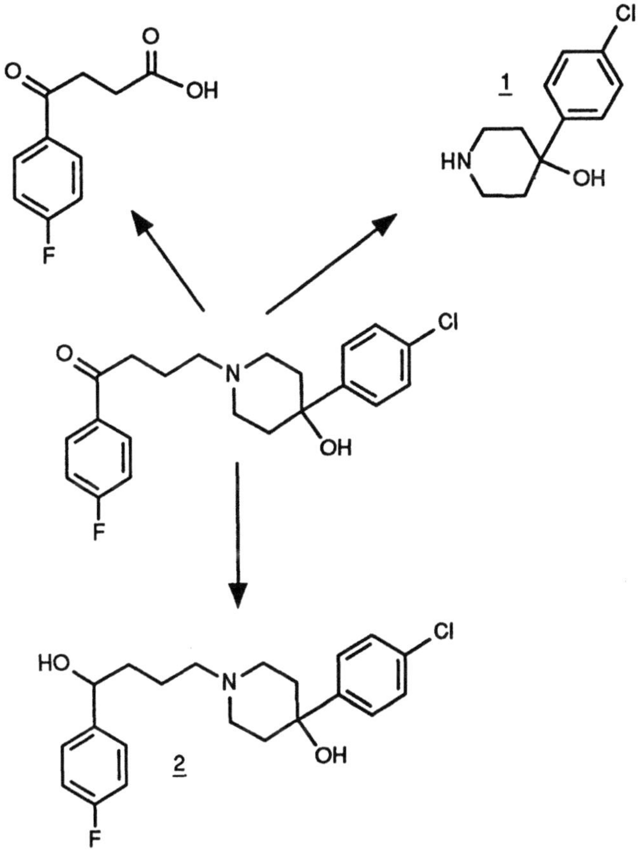

Das Blut enthält nach einiger Zeit nur Metaboliten. Diese sind stark an Plasmaproteine oder Zellmembranen gebunden, so daß die Elimination sehr langsam erfolgt. Die Fraktion der Metaboliten im Gehirn ist 8 h nach Verabreichung von 0,5 mg/kg KG kleiner (40%) als die der Metaboliten im Blut (90%). Nach 32 h sind etwa 70% der injizierten Aktivität über Urin und Fäces ausgeschieden.

Untersuchungen der pharmakokinetischen Eigenschaften des Haloperidols in Gehirn, Leber, Blut, Urin und Fäces bei Wistar-Ratten (^{3}H-markiertes Haloperidol wurde subcutan in 8 verschiedenen Dosen injiziert) ergaben, daß die

Konzentrationen der nichtmetabolisierten Substanz in Gehirn, Leber und Blut eine abnorme Dosisabhängigkeit zeigen. Die Substanzspiegel im Gehirn können die entsprechenden im Blut um den Faktor 10 übersteigen [4].
In Verteilungsstudien läßt sich eine Anreicherung des peroral applizierten Haloperidol im Fettgewebe (20fach höhere Konzentration als im Serum) und in der Leber (900fach höhere Werte) feststellen. Nach intramuskulärer Injektion liegen die Werte nicht ganz so hoch (10- bzw. 325fach). An 19 Patienten, bei denen eine Cholezystektomie vorgenommen worden war, konnte die biliäre Elimination des Pharmakons untersucht werden. Die Serumhalbwertszeit betrug bei ihnen etwa 25 h und war somit ähnlich der von gesunden Probanden. Nur eine relativ geringe Menge des Haloperidols wurde renal eliminiert. In der Galle waren die Substanzspiegel etwa 2mal höher als im Serum, für den Inhalt der Gallenblase wurden etwa 11mal höhere Konzentrationen im Vergleich zum Serum festgestellt. Aus den Ergebnissen wurde geschlossen, daß Haloperidol biliär eliminiert wird. Beim Menschen scheint die Substanz aber nicht in nennenswertem Umfang einem enterohepatischen Kreislauf zu unterliegen [5].
Die a) therapeutischen, b) toxischen und c) letalen Plasmaspiegel von Haloperidol in Humanplasma betragen für a) 0,005–0,1 μg/ml, für b) und c) finden sich keine Angaben [6].

1. Soudijn, W., van Wijngaarden, J., Allewijn, F. (1967), Europ. J. Pharmacol. 1, 47.
2. Forsman, A., Larsson, M. (1978), Curr. Ther. Res. 24, 567.
3. Korpi, E. R., Phelps, B. H., Granger, H., Chang, W.-H., Linnoila, M., Meek, J. L., Wyatt, R. J. (1983), Clin. Chem. 29, 624.
4. Lewi, P. J., Heykants, J. J. P., Allewijn, F. T. N., Dony, J. G. H., Janssen, P. A. J. (1970), Arzneim.Forsch. 20, 943.
5. Forsman, A. (1981), Eur. J. Drug 6, 249.
6. Pentz, R., Strubelt, O., Gehlhoff, C. (1979), Dtsch. Ärztebl. 76, 2815.

Haloprogin 777-11-7 Antimycoticum

3-Iod-2-propinyl-2,4,5-trichlorphenylether

I–C≡C–CH₂–O–(2,4,5-Cl₃-C₆H₂)

$C_9H_4Cl_3IO$

Im Harn von Ratten finden sich als Hauptmetaboliten 2,4,5-Trichlorphenol und dessen Schwefelsäurekonjugat. Ursprüngliches Haloprogin läßt sich nicht ermitteln [1].

Die dermale Resorption des Wirkstoffs wurde an Ratten, Kaninchen, Zwergschweinen und am Menschen untersucht. Dazu dienten vergleichende Messungen der im Urin ausgeschiedenen Radioaktivität nach topischer und intravenöser Gabe von ^{14}C-markiertem Wirkstoff [1,2]. Es zeigte sich, daß die percutane Resorption des Haloprogins beim Menschen mit etwa 10% der applizierten Dosis - ähnlich wie beim Zwergschwein - wesentlich niedriger ist als bei Ratten und Kaninchen. Die Ausscheidung des resorbierten Wirkstoffs bzw. seiner Metaboliten erfolgt überwiegend renal [1].

1. Weikel, J. H. Jr., Bartek, M. J. (1972), Toxicol. Appl. Pharmacol. 22, 375.
2. Bartek, M. J. (1972), J. Invest. Dermatol. 58, 114.

Halothan 151-67-7 Inhalationsnarcoticum

2-Brom-2-chlor-1,1,1-trifluorethan
Halothanum (DAB 9)

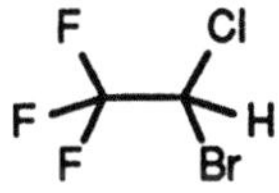

F Cl
F H
F Br

$C_2HBrClF_3$

Die meisten Inhalationsnarcotica werden in unterschiedlichem Umfang in der Leber metabolisiert. Bei Halothan liegt die Biotransformationsrate zwischen 15 und 20% der applizierten Menge. Die Biotransformation von Halothan verläuft über mehrere noch ungeklärte Zwischenstufen. Folgende Metaboliten sind bisher im Harn von Menschen identifiziert worden [1]:

- Trifluoracetat als Hauptmetabolit (über 90%),
- N-Acetyl-S-(brom-2-chlor-1,1-difluorethyl)-cystein und
- N-Trifluoracetyl-2-aminoethanol.

In der Expirationsluft von Kaninchen werden ausgeschieden [2]:

- 2-Chlor-1,1,1-trifluorethan und
- 2-Chlor-1,1-difluorethylen.

Die Abbauwege des Halothans lassen sich in folgendem Schema darstellen, dabei sind die hypothetischen Zwischenstufen eingeklammert [3] (s. S. 292):

Theoretischen Folgerungen entsprechend kommt es bei der Metabolisierung zur intermediären Bildung eines Trifluoracetyl-Radikals [4]. Das sehr reaktionsfähige Radikal kann sich mit der NH_2-Gruppe des Aminoethanolphosphat-

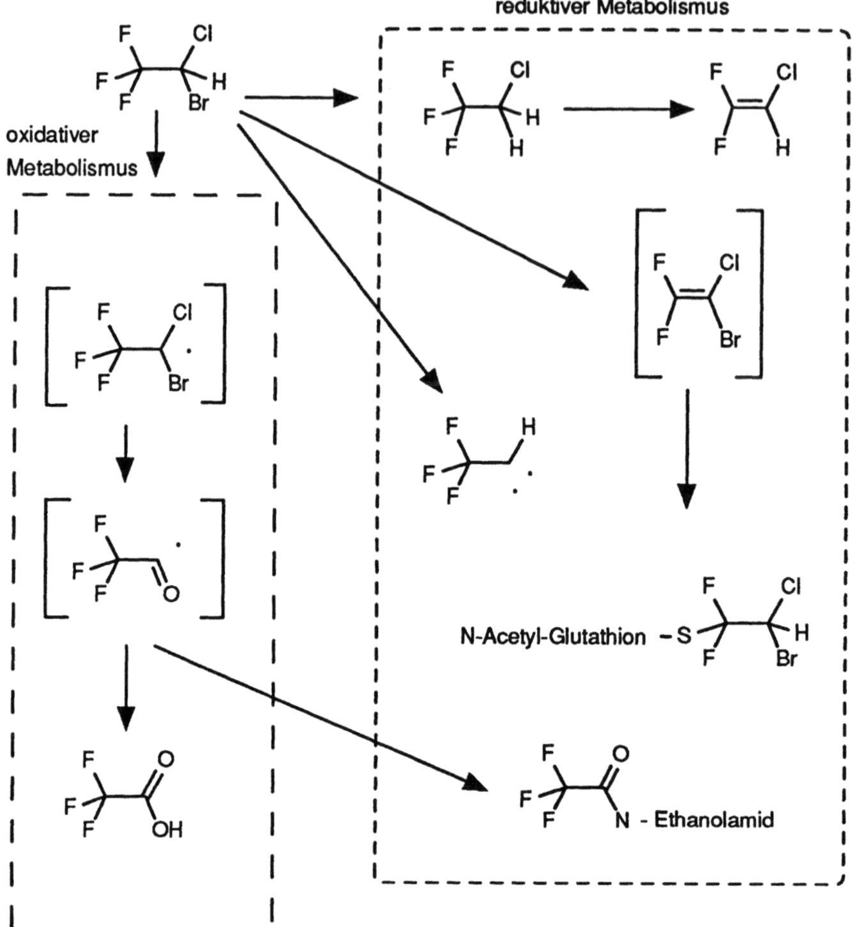

idyls, eines Bestandteils cytoplasmatischer Membranen, verbinden. Der folgende enzymatische Abbau durch Phospholipase führt zu freiem N-Trifluoracetyl-Ethanolamid, das mit dem Harn ausgeschieden wird und etwa 5% der Halothan-Metaboliten ausmacht.

In geringen Mengen wurde im Harn von Menschen auch ein Glutathionkonjugat gefunden, das nur mit der reduktiven Abspaltung von Fluorid und Wasserstoff aus Halothan und anschließender Kopplung an Glutathion erklärt werden kann. Nach der Bindung an die freie SH-Gruppe des Glutathions wird als letzter Reaktionsschritt die freie Aminogruppe des Glutathions acetyliert und damit die aufgefundene Verbindung erzeugt [3].

Bei Untersuchungen mit ^{14}C-markiertem Halothan an Kaninchen wurde beobachtet, daß kleine Mengen von Metaboliten an Leberzellproteine chemisch gebunden werden [5]. Die Hemmung von Arzneimittelabbaureaktionen ist dabei als Zeichen einer Schädigung des endoplasmatischen Retikulums durch Halothan gedeutet worden[5]. Andere Untersuchungen dagegen zeigen, daß die Hemmung als unspezifische Verdrängung des Substrats von der Bindungsstelle am Enzym ein reversibler Vorgang ist und daß sie auch für nichthalogenierte potente Narkosemittel in Betracht kommt, wie am Beispiel des Diethylethers gezeigt wird.

Zur Frage der Stabilität von Halothan im Stoffwechsel wurde Urin von Ratten, die 1 g/kg KG Halothan im 1:1 Gemisch mit Propylenglykol intramuskulär erhalten hatten, auf Bromionen untersucht[7]. Stets ließ sich bei den so mit Halothan behandelten Tieren im Vergleich zu unbehandelten Bromid nachweisen. Die Bromidausscheidung ließ sich über 3 Wochen verfolgen. Die in den ersten 3 Tagen von den Ratten ausgeschiedene Menge entsprach etwa 0,5% der verabreichten Dosis.

Die quantitative Bestimmung des Halothan-Metaboliten Trifluoressigsäure im Urin gelingt mit einer Kombination des Head-space-Verfahrens mit der IR-Spektroskopie. Als Nachweisgrenze der Methode konnte 1 µg/ml Urin ermittelt werden[8].

Inhalationsanästhetica haben eine lange Halbwertszeit. Eine Studie ergab[9], daß nach Beendigung der Routinearbeit im OP in der Ausatemluft von Anästhesisten Halothan für weitere 64 h nachweisbar ist. Die bei Anästhesisten gegenüber Nichtanästhesisten gefundene Verkürzung der Antipyrin-Halbwertszeit und der beschleunigte Halothan-Umsatz deuten auf eine Aktivierung des Arzneistoffwechsels[10,11].

Der mit anteilig über 90% auftretende Hauptmetabolit 1 hat im Urin eine 2gipflige Ausscheidungsrate mit den Halbwertszeiten 2 und 13 Tage[3].

Therapeutische und toxische Blutspiegel werden in der Literatur nicht angegeben, wohl aber letale mit 200 mg/l[12].

1. Stier, A. (1964), Biochem. Pharmacol. 13, 1544.
2. Mukai, S., Morio, M., Fujii, K., Hanaki, C. (1977), Anesthesiology 47, 248.
3. Scholler, K.-L. (1978), Med. Mo. Pharm. 1, 274.
4. Cohen, E. N., Trudell, J. R., Edmunds, H. N., Watson, E. (1975), Anesthesiology 43, 392.
5. Uehleke, H., Hellner, K. H., Tabarelli-Poplawski, S. (1973), Arch. Pharmacol. 279, 39.
6. Hempel, V., v. Kügelgen, C., Remmer, H. (1975), Anaesthesist 24, 400.
7. Stier, A. (1964), Naturwissenschaften 51, 65.
8. Goßler, K., Schaller, K.-H., Essing, H.-G. (1976), Z. Anal. Chem. 279, 112.
9. Cohen, E. N., Brown, B. W., Bruce, D. L., Cascorbi, H. F., Corbett, T. H., Jones, T. W., Whitcher, E. Ch. (1974), Anesthesiology 41, 321.
10. Cascorbi, H. F., Blake, D. A., Helrich, M. (1970), Anesthesiology 32, 119.
11. O'Malley, K., Stevenson, I. H., Wood, M. (1973), Br. J. Anaesth. 45, 924.
12. Winek, Ch. L. (1976), Clin. Chem. 22, 832.

Heptaminol 372-66-7 Cardiotonicum

6-Amino-2-methyl-2-heptanol

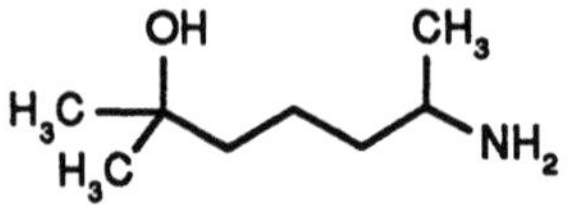

$C_8H_{19}NO$

Untersuchungen an der Ratte mit ^{14}C-markiertem Wirkstoff zeigten, daß Heptaminol zu einem hydroxylierten Metaboliten, dem 6-Amino-2-methyl-1,2-heptandiol, abgebaut wird, der unkonjugiert im Urin ausgeschieden wird. Bei steigender oraler Dosis von 10 auf 200 mg/kg KG verringert sich die Menge des im 24-h-Urin ausgeschiedenen Metaboliten von 7,05% auf 4,24% der Urinradioaktivität, was auf eine Sättigung des Stoffwechsels bei hoher Dosis hinweist. Eine Vorbehandlung der Ratten mit Phenobarbital steigert die Konzentration der im Urin ausgeschiedenen Metaboliten, hat aber keinen Einfluß auf die bei hoher Dosis von Heptaminol beobachtete Sättigung des Stoffwechsels [1)].
Von der Ratte wird eine perorale Dosis von 10 mg/kg KG schnell und vollständig resorbiert. Nach Verabreichung von 8 mg/kg KG intravenös oder 12 mg/kg KG peroral enthalten alle untersuchten Gewebe, außer dem Gehirn, höhere Radioaktivitätsmengen als das Plasma. In keinem der Gewebe wurde eine Kumulation des Wirkstoffs festgestellt. Die Autoradiographie der ganzen Ratte 1 h nach intravenöser oder peroraler Verabreichung von 10 mg/kg KG zeigt eine bevorzugte Lokalisierung in Speicheldrüsen, Hypophyse und Nebennierenmark. Die Elimination findet hauptsächlich über die Niere statt. 68% der Radioaktivität sind 4 h nach intravenöser Gabe von 10 mg/kg KG im Urin ausgeschieden. Galle- und Kotausscheidung entsprechen weniger als 1% der gegebenen Radioaktivitätsdosis [1)].

1. Chanoine, F., Strolin Benedetti, M., Ancher, J. F., Dostert, P. (1981), Arzneim.Forsch. 31 (II), 1430.

Hetacillin 3511-16-8 Antibioticum

(2S,5R,6R)-6-(2,2-Dimethyl-5-oxo-4-phenyl-1-imidazolidinyl)-3,3-dimethyl-7-oxo-4-thia-1-azabicyclo[3.2.0]heptan-2-carbonsäure

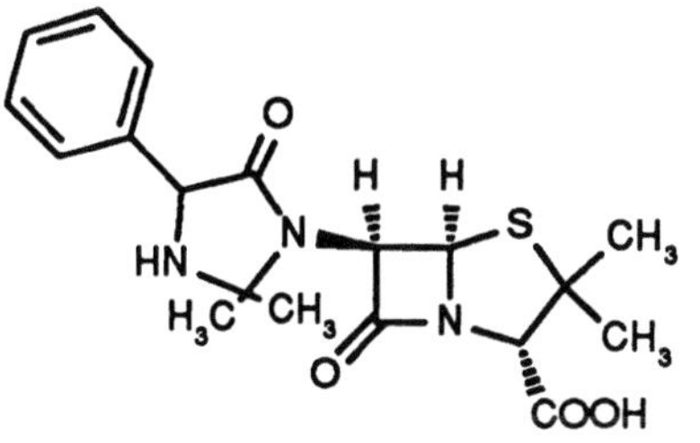

$C_{19}H_{23}N_3O_4S$

Hetacillin, ein Kondensationsprodukt von Ampicillin und Aceton, das in trokkenem Zustand stabil ist, hydrolysiert schnell und vollständig zum Ampicillin mit einer *in vivo* Halbwertszeit von 11 ± 2 min, wie Versuche an Probanden zeigten[1)].

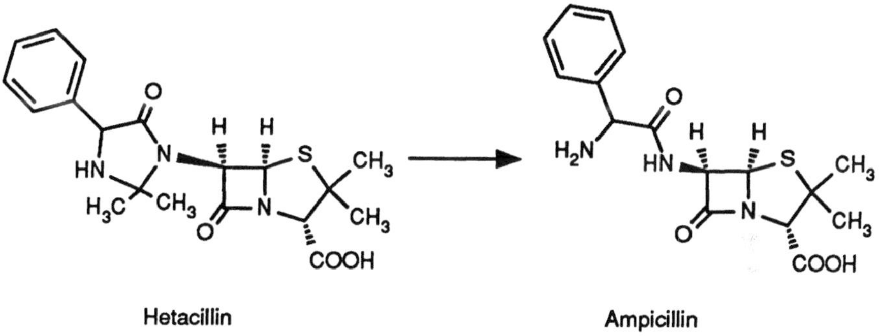

Hetacillin

Ampicillin

Hetacillin ist der inaktive Präcursor des Ampicillins. Bei vergleichenden Untersuchungen nach intravenöser Verabreichung von Hetacillin bzw. separat gegebenem Ampicillin ließen sich keine Unterschiede in der Verteilungsrate, der Eliminationsrate und den Clearance-Parametern feststellen. Der Haupteffekt einer intravenösen Hetacillin-Verabreichung ist, daß anfängliche Plasma-, Urin- und periphere Kompartimentwerte für das Hydrolyseprodukt Ampicillin ähnlich denjenigen sind, die typisch für eine rapide Resorption sind. Ein Plasmapeak findet sich bereits nach 30 min. Die Bioverfügbarkeit von Ampicillin in Kapselform liegt bei nüchternen Personen bei 32%, von Hetacillin sowohl bei nüchternen als auch bei nichtnüchternen Personen zwischen 38 und 42%[1)].

1. Jusko, W., Lewis, G. P. (1973), J. Pharm. Sci. 62, 69.

Hexobarbital	56-29-1 59-09-9 (Na-Salz)	Hypnoticum, Kurznarcoticum

5-(1-Cyclohexenyl)-1,5-dimethylbarbitursäure
Hexobarbitalum (DAB 9)

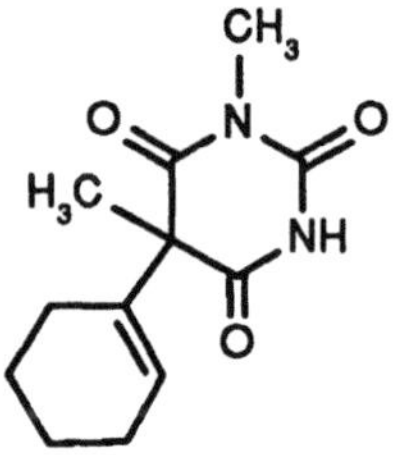

$C_{12}H_{16}N_2O_3$

Vom Hexobarbital und der desmethylierten Substanz finden sich nur noch Spuren im Urin. Erste isolierte und identifizierte Metaboliten waren das Ketonorevipan (5-6%) und das Ketoevipan (1-2%) in Form ihrer beiden Isomeren[1]. In geringem Umfang kommt es auch zur Öffnung des Barbituratrings, wie Tierversuche zeigten[2]. Die Identifizierung des Hexobarbital-1′,2′-Epoxids als eines weiteren Metaboliten und das Auffinden von 3′-Hydroxy- und 3′-Ketohexobarbital als den Abbauprodukten dieses Epoxids lassen es vermuten, daß die Epoxidbildung von Bedeutung für das Entstehen des 3-Hydroxy- und des 3-Ketohexobarbitals ist[3], die als Hauptmetaboliten angesehen werden.

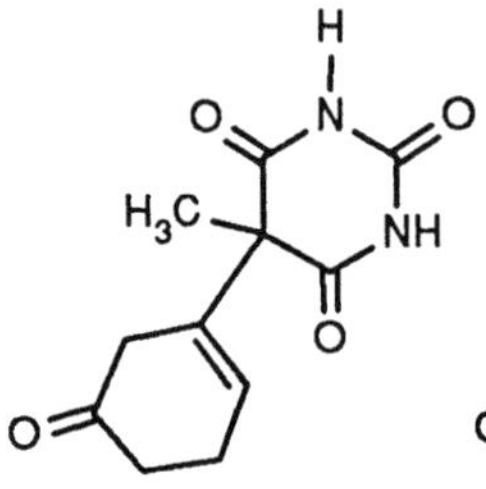

Ketonorevipan 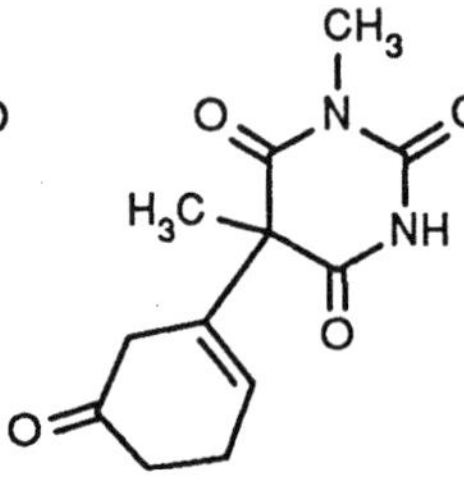 | Ketoevipan 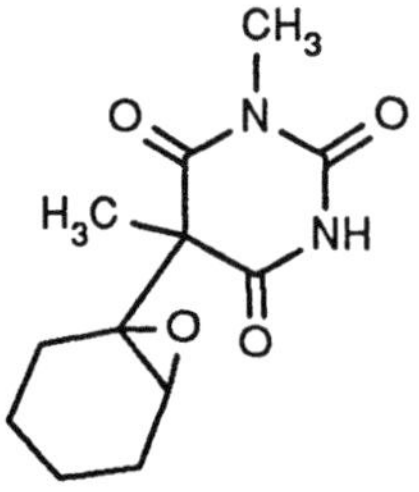 | Hexobarbital - 1', 2' - epoxid

Ausgehend von der Beobachtung, daß der *in vivo* und *in vitro* Abbau von Hexobarbital unter dem Einfluß des Geschlechts bei der Ratte steht, war die Annahme naheliegend, daß die Geschlechtshormone direkt oder indirekt dieses Enzymsystem beeinflussen. Tatsächlich konnte die Aktivität dieses Systems durch 4wöchige Gabe von männlichen Keimdrüsenhormonen an weibliche Ratten verstärkt werden[4]. Durch Versuche mit Leberschnitten konnte diese These bestätigt werden[5]. Bei Untersuchungen zur hormonellen Beeinflussung

des Hexobarbital-Schlafs der Ratte konnte weiterhin festgestellt werden, daß die Vorbehandlung mit dem Antiandrogen Cyproteronacetat zu einer Steigerung der mikrosomalen Enzymaktivität in der Leber führt. Die Narkosewirkung des Hexobarbitals wird durch die Vorbehandlung signifikant verkürzt[6].
Eine maximale Plasmakonzentration wird nach 2 h erreicht (5 μg/ml nach 400-mg-Dosierung). Plasmahalbwertszeiten: (+)-Hexobarbital 4,6 h (wirksam); (−)-Hexobarbital 1,4 h (kaum wirksam); (±)-Hexobarbital 4,0 h. Eine kritische Grenzkonzentration, bei deren Erreichen oder Überschreiten die Indikation zur Hämoperfusion gegeben ist, liegt bei 50 μg/ml Plasma[7]. Die a) therapeutischen und b) letalen Plasmaspiegel von Hexobarbital in Humanplasma betragen für a) 1-5 μg/ml und für b) ab 50 μg/ml[8]. Für die toxischen Plasmaspiegel von Hexobarbital in Humanplasma finden sich keine Angaben.

1. Bush, M. T., Butler, C. T., Dickison, H. L. (1953), J. Pharmacol. Exp. Ther. 108, 104.
2. Clarke, E. G. C. (1969), Isolation and Identification auf drugs, The Pharmaceutical Press, London, S. 157.
3. Vermeulen, N. P. E., Bladeren, P. J. van, Breimer, D. D., Gen, A. van der (1978), Biochem. Pharmacol. 27, 135.
4. Quinn, G. P., Axelrod, J., Brodie, B. B. (1954), Fed. Proc. Fed. Am. Soc. Exp. Biol. 13, 396.
5. Remmer, H. (1958), Arch. Exp. Pathol. Pharmakol. 233, 173.
6. Hempel, R. (1968), Arch. Exp. Pathol. Pharmacol. 259, 413.
7. Goulding, R. (1975), Kolloquium „Hämoperfusion über Aktivkohle", Wiss. Information Fresenius.
8. Pentz, R., Strubelt, O., Gehlhoff, C. (1979), Dtsch. Ärztebl. 76, 2815.

Ibuproxam	53648-05-8	Antiphlogisticum, Antipyreticum, Analgeticum

N-Hydroxy-2-(4-isobutylphenyl) propionamid

CH3 OH NH CH3 O H3C

$C_{13}H_{19}NO_2$

Nach Verabreichung des Wirkstoffs (überzogene 400-mg-Tabletten) an gesunde Freiwillige konnte im Plasma nur eine minimale Konzentration der Ausgangsverbindung, weit überwiegend hingegen der Hauptmetabolit Ibuprofen (1) (mit Höchstwerten nach 45 min) ermittelt werden[1].

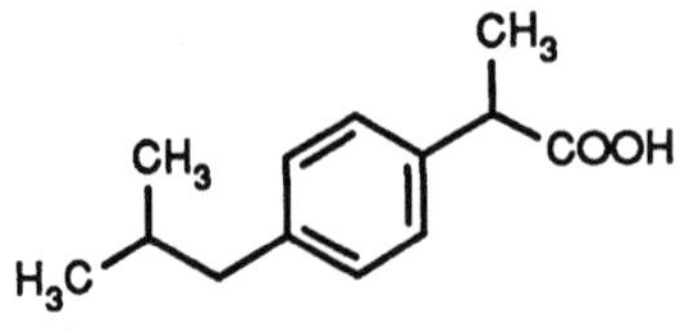

Im Plasma ist die Höchstkonzentration des durch Metabolisierung von Ibuproxam erhaltenen Ibuprofens wesentlich höher als diejenige, die nach Verabreichung einer gleichen Dosis Ibuprofen festgestellt wird.
Innerhalb der ersten 24 h nach Verabreichung an Versuchspersonen werden insgesamt 22% der Dosis mit dem Urin ausgeschieden, davon entfallen 19% auf den Metaboliten Ibuprofen und 3% auf den ursprünglichen Wirkstoff[1)].

1. Orzalesi, G., Mari, F., Bertol, E., Selleri, R., Pisaturo, G. (1980), Arzneim.Forsch. 30 (II), 1607.

Imipramin   50-49-7   Thymolepticum

5-(3-Dimethylaminopropyl)-10,11-dihydro-5H-dibenz[b,f]azepin
Imipramini hydrochloridum (DAB 9)

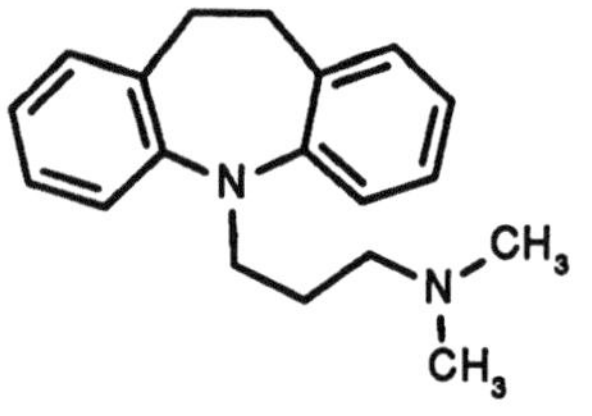

$C_{19}H_{24}N_2$

Der erste Metabolit, der aus dem Harn von Menschen isoliert und identifiziert wurde, war das 2-Hydroxyimipramin (2), eine Verbindung, die nach Körperpassage auch bei Kaninchen und Ratten gefunden wurde[1)]. Bei Menschen und Tieren ließen sich in der Folge das Glucuronid dieses phenolischen Metaboliten sowie Desmethylimipramin als basischer Metabolit nachweisen[2)], weiterhin tierexperimentell das 2-Hydroxydesmethylimipramin, dessen Glucuronid und Desdimethylimipramin[3)]. Nach Gabe von mit Methyl-^{14}C-markiertem Imipramin an Ratten konnte $^{14}CO_2$ in der Exspirationsluft nachgewiesen werden[4)]. In offensichtlich nicht sehr hoher Konzentration wird das isolierte Imipramin-N-Oxid vom Menschen ausgeschieden[5)]. Als weitere Metaboliten wurden beschrieben:

- der unsubstituierte Grundkörper,
- das Iminodibenzyl,
- sein 2-Hydroxy-Derivat[6] und
- das 2-Hydroxydesdimethylimipramin[7].

Untersuchungen unter standardisierten Bedingungen bei Ratten zeigten, daß alle 10 in verschiedenen Spezies identifizierten Metaboliten bei dieser Tierart auftreten[8,9]. Mengenmäßig vorherrschend ist das Desipramin, das sich zudem durch eine hohe biochemische Stabilität auszeichnet, was sowohl *in vitro* als auch *in vivo* zur Kumulation dieses Metaboliten führt. Die Ergebnisse des zeitlichen Verlaufs der Metabolitenbildung lassen sich dem nachfolgenden Schema entnehmen:

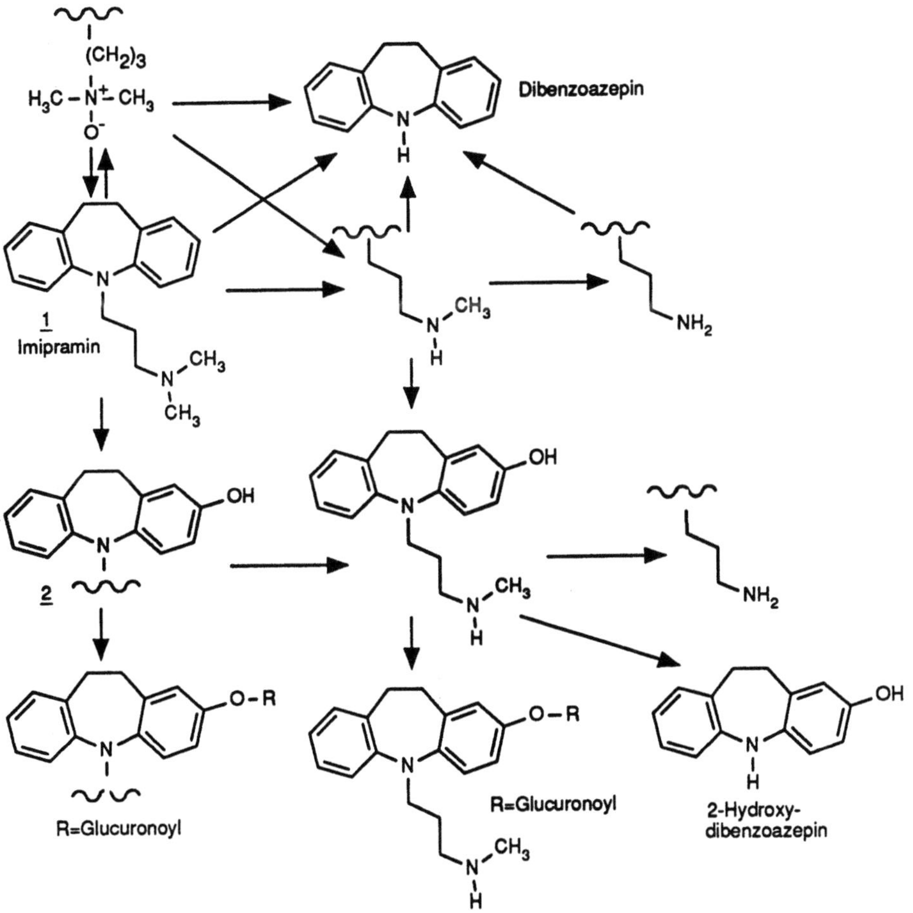

Demnach haben die 3 Metaboliten Desmethylimipramin, 2-Hydroxyimipramin und Imipramin-N-oxid als direkt aus Imipramin entstanden zu gelten. Die sekundären Metaboliten sind vermutlich erst durch weitere Umsetzung der Primärmetaboliten entstanden. Bei tierexperimentellen Untersuchungen konnten 16 verschiedene metabolische Reaktionen nachgewiesen werden. Dabei handelt es sich um 5 N-Desmethylierungen, fünf 5-N-Desalkylierungen (Seitenkettenabspaltung), 2 aromatische Hydroxylierungen, eine N-Oxid-Bildung, eine N-Oxid-Reduktion und 2 Konjugationsreaktionen mit Glucuronsäure[8,9]. Auffallend ist, daß der hohen Desmethylierungsrate von Imipramin nur eine schwache weitere Desmethylierung des Desipramins zum Desdimethylimipramin gegenübersteht. Das Verhältnis beträgt etwa 50:1. Da die Desmethylierung von Imipramin auch in Gegenwart großer Mengen Desipramin erfolgt, ist zur Erklärung dieses Unterschieds weniger an eine hemmende Wirkung des Desipramins auf mikrosomale Enzyme zu denken als vielmehr an das Vorhandensein zweier verschiedener Desmethylasen. Analoge Verhältnisse bestehen in der Desmethylierungsreihe

2-Hydroxyimipramin→2-Hydroxydesmethylimipramin→2-Hydroxydesdimethylimipramin.

Neben der Desmethylierung, insbesondere zum Desipramin, bildet die aromatische Hydroxylierung zum 2-OH-Imipramin die zweitwichtigste metabolische Reaktion. Die Umsatzrate dieses Schrittes beträgt etwa 20% der Desmethylierungsreaktion. Desipramin wird erheblich langsamer hydroxyliert als die Ausgangsverbindung.
Der Abbau von Imipramin kann induktiv beschleunigt werden durch Vorbehandlung von Versuchstieren mit Imipramin selbst oder Phenobarbital, nicht hingegen durch 3-Methylcholanthren oder Chlorpromazin. Vergleichende Untersuchung zur Biotransformation des Imipramins zeigten, daß es beachtliche Speziesunterschiede gibt. Nachgewiesen ist die Hemmung des Stoffwechsels verschiedener Pharmaka (Barbiturate und Meprobamat) und einer damit verbundenen Wirkungspotenzierung[10].
Die Verteilung des Wirkstoffs und seiner Metaboliten im Organismus erfolgt bei Mensch und Tier sehr rasch[2,4,11,12]. Dabei wurde eine ausgesprochene Organaffinität (Leber, Lunge, Niere) festgestellt, was wiederum zu einem raschen Absinken der Konzentration im Plasma führt. Nur wenige Prozente des applizierten Imipramins und seiner Metaboliten können im ZNS nachgewiesen werden[13].
Bei der Ratte beträgt die Halbwertszeit für den Wirkstoff 2,5 h, diejenige des Hauptmetaboliten Desipramin jedoch 9 h. Beim Menschen (an 10facher (Über)dosierung gestorbenes Kind) wurde eine Halbwertszeit von 17 h errechnet[13].
Die a) therapeutischen, b) toxischen und c) letalen Plasmaspiegel für Imipramin in Humanplasma betragen für a) 0,05–0,2 μg/ml, für b) ab 1 μg/ml und für c) ab 2 μg/ml[14].

1. Schindler, W. (1960), Helv. Chim. Acta 43, 35.
2. Herrmann, B., Pulver, R. (1960), Arch. Int. Pharmacodyn. Ther. 126, 454.
3. Herrmann, B., Schindler, W., Pulver, R. (1960), Med. Exp. 1, 381.
4. Bernhard, K., Beer, H. (1962), Helv. Physiol. Pharmacol. Acta 20, 114.
5. Fishman, V., Goldenberg, H. (1962), Proc. Soc. Exp. Biol. Med. 110, 187.
6. Im Obersteg, J., Bäumler, J. (1962), Arch. Toxicol. 19, 339.
7. Herrmann, B. (1963), Helv. Physiol. Pharmacol. Acta 21, 402.
8. Bickel, M. H., Baggiolini, M. (1966), Helv. Physiol. Pharmacol. Acta 23, C 77.
9. Bickel, M. H., Baggiolini, M. (1966), Biochem. Pharmacol. 15, 1155.
10. Kato, R., Chiesara, E., Vassanelli, P. (1963), Biochem. Pharmacol. 12, 357.
11. Gillette, J. R., Dingell, J. V., Quinn, P. G. (1960), Fed. Proc. Fed. Am. Soc. Exp. Biol. 19, 137.
12. Dingell, J. V., Sulser, F., Gillette, J. R. (1964), J. Pharmacol. Exp. Ther. 143, 14.
13. Jucker, E. (1968), Fortschritte der Arzneimittelforschung Vol. 11, 153, Birkhäuser-Verlag Basel u. Stuttgart.
14. Pentz, R., Strubelt, O., Gehlhoff, C. (1979), Dtsch. Ärztebl. 76, 2815.

Indapamid 26807-65-8 Saluretícum, Antihypertonicum

4-Chlor-N-(2-methyl-1-indolinyl)-3-sulfamoylbenzamid

$C_{16}H_{16}ClN_3O_3S$

In einer Untersuchung an Versuchspersonen, die den radioaktiv markierten Wirkstoff oral aufgenommen hatten, zeigte sich, daß der Wirkstoff überwiegend metabolisiert wird, denn nur etwa 5% der verabreichten Dosis werden unverändert mit dem Urin ausgeschieden[1].

Indapamid wird schnell resorbiert. Nach einer oralen Einzelgabe von 5 mg werden maximale Blutspiegel nach 0,9 h (±0,8) mit einer Konzentration von 244±6 ng/ml erreicht. Für Plasma wurde eine Zeit von 0,5±0,0 h mit einem Wert von 43±1 ng/ml ermittelt[2]. Nach wiederholter Gabe wird ein steady state innerhalb von 5 Tagen erreicht, so daß dann täglich nur noch 1 Tablette mit 2,5 mg Wirkstoff appliziert werden muß. Die danach auftretenden Blutkonzentrationen liegen zwischen 35 und 125 ng/ml.

Die Plasmaproteinbindung beträgt 75,9±3,5%.

Nach 8 Tagen sind mehr als 90% einer einmaligen Dosis ausgeschieden. Im Urin liegt die Ausscheidung mit etwa 70% der Dosis etwa 3mal höher als in den Faeces[2].

Bei Versuchspersonen wurde nach einer oralen Dosis von 5 mg eine Ausscheidungshalbwertszeit von etwa 15 h ermittelt.

1. Campbell, D., Taylor, A., Hopkins, Y., Williams, J. (1977), Curr. Med. Res. Opin. Suppl. 1, 5, 13.
2. Klunk, L. J., Ringel, S., Neiss, E. S. (1983), J. Clin. Pharmacol. 23, 377.

Indometacin 53-86-1 Antiarthriticum, Antirheumaticum

1-(4-Chlorbenzoxyl)-5-methoxy-2-methyl-3-indolylessigsäure
Indometacinum (DAB 9)

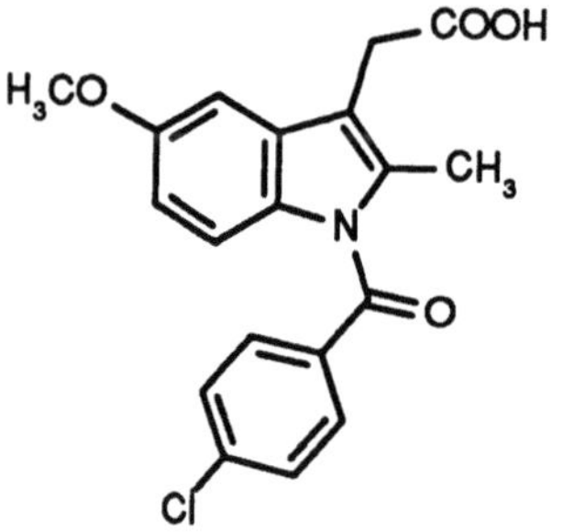

COOH
H_3CO
CH_3
N
O
Cl

$C_{19}H_{16}ClNO_4$

Der größte Teil des applizierten Pharmakons wird - Untersuchungen mit dem ^{14}C-markierten Wirkstoff bei mehreren Tierspezies und beim Menschen zufolge - in unveränderter Form neben den beiden Metaboliten O-Desmethylindometacin (1) und N-Deschlorbenzoxylindometacin (2) und den entsprechenden Acylglucuroniden eliminiert[1]. Die Desmethylierung, gefolgt von der Desacylierung, stellt beim Menschen den Hauptabbauweg dar[2]. Als weiterer Metabolit wurde das Desmethyl-desbenzoxyl-indometacin (3) angegeben[2].

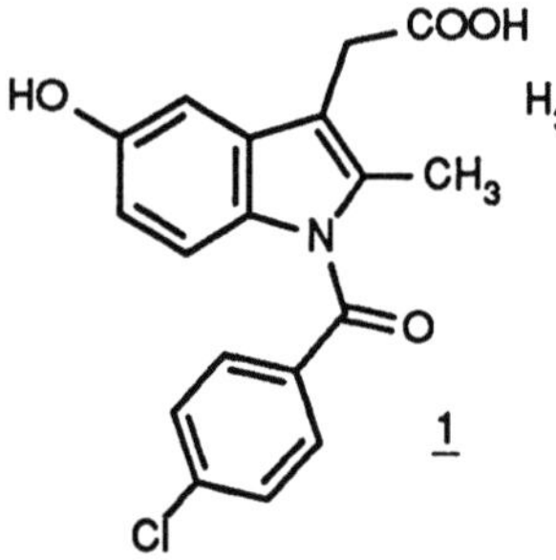

COOH HO CH_3 N O Cl 1
COOH H_3CO CH_3 N H 2 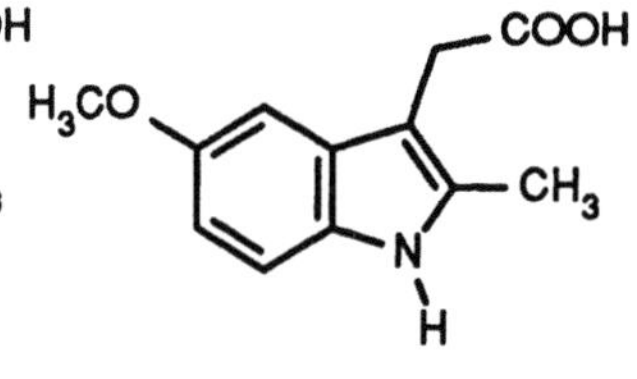
COOH HO CH_3 N H 3 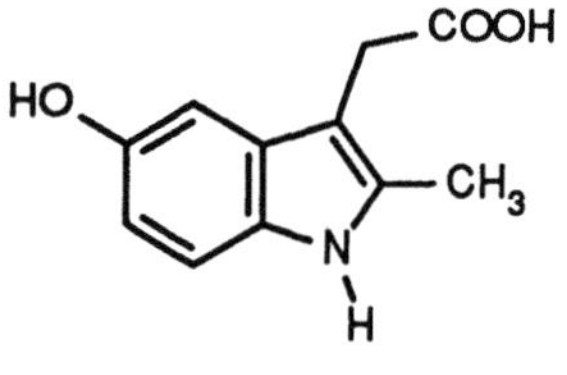

Konjugation und renale Eliminierung sind in geringem Umfang bei Hund und Ratte zu verzeichnen. Kaninchen, Meerschweinchen und Affen zeigen in zunehmendem Maße Glucuronidbildung sowie schnellere und vollständigere

renale Eliminierung. Der Mensch eliminiert schnell unter praktisch vollständiger Bildung von Glucuroniden[1].
Nach oraler Applikation von 2,5 mg/kg KG wird eine optimale Blutserumkonzentration von etwa 9 μg/ml beim Mann nach ca. 60 min erreicht[2]. Die Plasmahalbwertszeit kann mit etwa 2 h angesehen werden mit einem Schwankungsbereich von 1,5-16 h[3]. An Männern (Gruppe mit Durchschnittsalter 75,8 Jahre und Gruppe mit Durchschnittsalter 33,3 Jahre) wurden vergleichende Untersuchungen durchgeführt mit dem Ziel festzustellen, inwiefern bekannte altersbedingte Funktionsminderungen der HCl-Produktion des Magens, der Darmmotilität und der Nierenfunktion die Resorptions- und Exkretionsgeschwindigkeit des Indometacins beeinflussen können. Dabei wurde festgestellt, daß der Verlauf der Serumkonzentrationskurven bei beiden Altersgrupen (bei völlig gleicher Dosierung) nahezu identisch ist. Nach oraler Applikation von 75 mg Indometacin ist die Eliminationshalbwertszeit für den unveränderten Wirkstoff bei Patienten mit schwerer Einschränkung der Nierenfunktion nicht verschieden von der nierengesunder Personen[4]. Die Halbwertszeit von Indometacin-Metaboliten ist jedoch auf das Doppelte des Kontrollwerts verlängert[5]. Eine wiederholte Applikation von täglich 75 mg über 8 Tage hat bei beiden Gruppen keinen Einfluß auf die Kinetik. Auch bei Patienten unter Dauertherapie (Nierengesunde und Patienten mit leichter Einschränkung der Nierenfunktion) ist die Halbwertszeit nicht verschieden von der bei erstmaliger Applikation. Bei rektaler Applikation (Einzeldosierung) wird ein Plasmaspiegelmaximum nach 1-2 h erreicht. Die Eiweißbindung ist >90%[6]. Die fäkale Exkretion liegt über 4 Tage im Bereich von 21-42% der Dosis und besteht vorherrschend aus den beiden desmethylierten Metaboliten (>90%)[1].
Die therapeutischen Plasmaspiegel von Indometacin in Humanplasma betragen 0,3-1,0 mg/l. Für die toxischen und letalen Plasmaspiegel von Indometacin in Humanplasma finden sich keine Angaben[7].

1. Harman, R. E., Meisinger, M. A. P., Davis, G. E., Kuehl jr., F. A. (1964), J. Pharmacol. Exp. Ther. 143, 215.
2. Duggan, D. E., Hogans, A. F., Kwan, K. C., McMahon, F. G. (1972), J. Pharmacol. Exp. Ther. 181, 563.
3. Kwan, K. C., Breault, G. O., Umbenhauer, E. R., McMahon, F. G., Duggan, D. E. (1976), J. Pharmacokinet. Biopharm. 4, 255.
4. Traeger, A., Kunze, M., Stein, G., Ankermann, H. (1973), Z. Alternsf. 27, 151.
5. Stein, G., Kunze, M., Zaumseil, J., Traeger, A. (1977), Int. J. Clin. Pharmacol. 15, 470.
6. Gröning, R. (1986), Dtsch. Apoth.Ztg. 126, 416.
7. Pentz, R., Strubelt, O., Gehlhoff, C. (1979), Dtsch. Ärztebl. 76, 2815.

Interferon α-2a 9008-11-1 Virustaticum

Protein aus 165 Aminosäuren

Interferon α-2a wird direkt metabolisiert und nur in geringen Mengen renal ausgeschieden[1].

Die Serumkonzentrationen weisen sowohl bei gesunden Testpersonen als auch bei Patienten mit fortgeschrittenem Tumorleiden interindividuelle Schwankungen auf[2,3]. Bei intramuskulärer und subcutaner Applikation von 36 Mio IE* des Wirkstoffs konnten durchschnittlich 3,8 bzw. 7,3 h nach der Injektion Spitzenkonzentrationen im Serum zwischen 1500 und 2580 pg/ml (Durchschnitt 2020 pg/ml) bzw. 1250 und 2320 pg/ml (Durchschnitt 1730 pg/ml) gemessen werden[4]. Nach intravenöser Infusion von 36 Mio IE ($2{,}2 \cdot 10^8$ pg) Interferon α-2a bei gesunden Probanden betrug die Eliminationshalbwertszeit im Mittel 5,1 h (3,7–8,5 h)[5]. Die Pharmakokinetik war bei Patienten mit fortgeschrittenem Tumorleiden nach einer einmaligen intramuskulären Applikation mit der bei gesunden Testpersonen vergleichbar.

1. Roferon R-A., Roche Molekular-Biologie 1987.
2. Quesada, J. R., Gutterman, J. U. (1983), J. Nat. Canc. 70, 1041.
3. Wills, R. J., Dennis, S., Spiegel, H. E., Gibson, D. M., Nadler, P. I. (1984), Clin. Pharmacol. Ther. 35, 722.
4. Trown, P. W., Wills, R. J., Kamm, T. J. (1986), Cancer (Suppl.) 57, 1648.
5. Gutterman, J. U., Fine, S., Quesada, J. R., Horning, S. J., Levine, J. F., Alexanian, R., Bernhardt, L., Kramer, M., Spiegel, H., Colburn, W. (1982), Ann. Intern. Med. 96, 549.

* Eine internationale Einheit (IE) ist definiert als diejenige Menge, die 50% des Zellrasens einer Indikatorkultur vor der Lyse durch das vesikuläre Stomatitis-Virus bewahrt.

Ioglycaminsäure 2618-25-9 Röntgenkontrastmittel für die Gallenblase und Gallenwege

N,N′-Oxydiacetyl-bis-(3-amino-2,4,6-triiodbenzoesäure)

COOH, I, I, NH, O, O, HN, COOH, I, I, I, I, O

$C_{18}H_{10}J_6N_2O_7$

Ioglycaminsäure wird kaum abgebaut und überwiegend unverändert mit den Faeces innerhalb von 48 h, weit weniger mit dem Harn, ausgeschieden[1].
Nach intravenöser Injektion von je 10 g des mit ^{131}J-markierten Kontrastmittels bei 2 Versuchspersonen zeigte sich, daß es weder in der Leber noch in der Schilddrüse zu einer Aktivitätsanreicherung kommt. Bei dem einen Patienten wurden mit dem Harn etwa 10%, beim anderen 14% der Dosis innerhalb von 24 h ausgeschieden, in den Fäces innerhalb von 48 h bei beiden Patienten 75% der Eingabe. Nach 24 h betrug die Konzentration im Blut bei beiden Patienten noch 10 mg%[2].
Für die Gesamtwiederfindung (Faeces und Urin) bei Menschen wurden Werte zwischen 49,8 und 77,3% ermittelt. Bei 5 von 6 Patienten wurden ziemlich konstant 18-20% der eingegebenen Radioaktivität mit dem Harn ausgeschieden. Die Elimination mit den Faeces betrug bei diesen Untersuchungen 32,2-58,3%.
Die Konzentration im Blut nimmt jeweils rasch ab, die Halbwertszeit beträgt etwa 30 min. Im Blut von Menschen werden 95% des verabreichten Kontrastmittels an das Plasmaeiweiß und 0,04% an die Erythrozyten gebunden.

1. Taenzer, V., Herms, H.-J. (1971), Fortschr. Geb. Röntgenstr. 114, 102.
2. Kramer, M. (1964), Arzneim.Forsch. 14, 451.

Isoaminil 77-51-0 Antitussivum

4-Dimethylamino-2-isopropyl-2-phenylvaleronitril

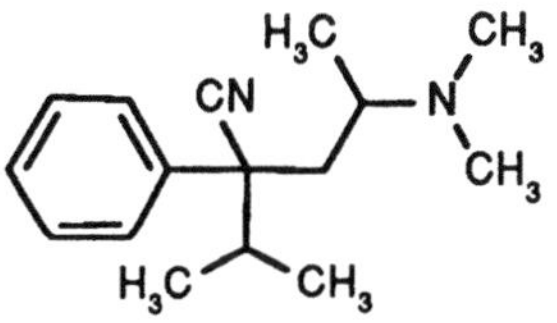

$C_{16}H_{24}N_2$

Neben der unveränderten Ausgangsverbindung 1 wird als Hauptausscheidungsprodukt vom Menschen das 2-Imino-1,5-dimethyl-3-phenyl-3-isopropyl-pyrrolidin (2) eliminiert[1-4]. Das Konzentrationsverhältnis von Verbindung 1 zu Metabolit 2 beträgt etwa 1:8. Durch hochauflösende Massenspektrometrie wurde die Summenformel von Metabolit (2) mit $C_{15}H_{22}N_2$ bestimmt. 2 weitere Abbauprodukte (3 und 4), die nur in Spuren auftreten, wurden im Harn von Menschen nachgewiesen. Metabolit 3 hat die Summenformel $C_{14}H_{20}N_2$. Daraus und aus dem ermittelten Massenspektrum wurde die Struktur eines Bidesmethylisoaminils abgeleitet. Für einen weiteren Metaboliten ($C_{12}H_{16}N_2$) war eine eindeutige Strukturzuordnung auf Grund der sehr geringen Substanzmenge nicht möglich.

Die Abbauwege des Isoaminils lassen sich somit wie folgt darstellen:

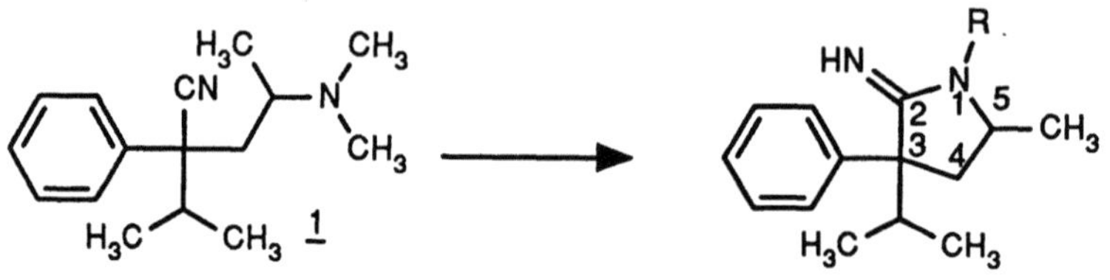

2 : R = CH_3

3 : R = H

Bei den Ausscheidungsversuchen, durchgeführt an 2 gesunden, männlichen Probanden, die morgens 1 h nach dem Frühstück 2 Dragees Peracon (entspr. 80 mg Isoaminilcitrat) einnahmen, ergaben sich für den Wirkstoff und seinen Hauptmetaboliten die in der nachfolgenden Tabelle aufgeführten quantitativen Verhältnisse[4]:

Zeit nach Einnahme		Urinmenge (ml)	pH	(ppm) „Freie Base“	Metabolit 2 (ppm)
bis 3 h	Proband 1	225	7,0	3	8
	Proband 2	132	6,0	8	17
bis 24 h	Proband 1	517	6,0	19	20
	Proband 2	205	5,5	24	22

1. Althaus, W., Funke, S., Krause, D., Roßkopf, F., Stühmer, W. (1966), Dtsch. Tierärztl. Wochenschr. 73, 222.
2. Iffland, R. (1973), Z. Rechtsmed. 72, 124.
3. Marigo, M., Ferrara, S. D., Cima, L., Giusti, P., Floreani, M. (1979), Arch. Toxicol. 42, 295.
4. Gielsdorf, W., Holz, H. (1980), Dtsch. Apoth.Ztg. 120, 1353.

Isoniazid	54-85-3	Tuberkulostaticum

Isonicotinohydrazid
4-Pyridincarbohydrazid
INH
Isoniazidum (DAB 9)

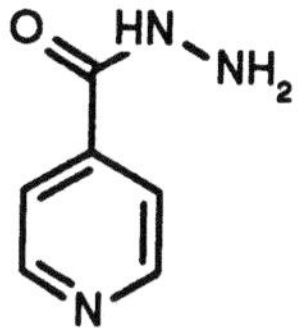

$C_6H_7N_3O$

Der wesentlichste Metabolisierungsschritt beim Menschen ist die Acetylierung der NH_2-Gruppe (4). Das Acetylisoniazid wird im Urin in einer Konzentration von 5–76% der Dosis ausgeschieden, die ursprüngliche Verbindung in einer Konzentration von 4–32%. Die Hydrolyse zu Isonicotinsäure (5) und die nachfolgende Bildung eines Glycin-Konjugates können vorkommen (6)[1]. Weiterhin wurden beim Menschen gefunden (s. S. 308):

- Brenztraubensaures Isonicotinoylhydrazon (2),
- α-Ketoglutarsäureisonicotinoylhydrazon (3),
- Acetylhydrazin (7) und
- 1,2-Diacetylhydrazin (8)[2,3].

Es wird vermutet, daß Hydrazin (9) durch Hydrolyse von Isoniazid zu Isonicotinsäure (5) gebildet wird. Verbindung 9 wurde aber nicht gefunden. Mit weiteren Metabolisierungswegen ist zu rechnen. So wurde berichtet, daß nach Isoniazid-Gabe der Blut-Ammoniak-Wert ansteigt[4,5].
Isoniazid vermag die Sulfadimidin-Acetylierung in Rattenleber-Homogenaten zu hemmen, ein Vorgang, der auch umgekehrt beobachtet wurde[6].
Bei gesunden Versuchspersonen wurde nach Applikation von 10 mg/kg KG eine mittlere Halbwertszeit von 1,34 h $\pm$ 0,40 h bei den schnellen Acetylierern und von 3,40 h $\pm$ 1,13 h bei den langsamen Acetylierern ermittelt[6].
Die Ausscheidung des Wirkstoffs erreicht ein Maximum zwischen 2 und 4 h nach Aufnahme[1].
Die a) therapeutischen und b) letalen Plasmaspiegel von Isoniazid in Humanplasma betragen für a) 5–10 mg/l und für b) ab 100 mg/l. Für die toxischen Plasmaspiegel von Isoniazid in Humanplasma finden sich keine Angaben[7].

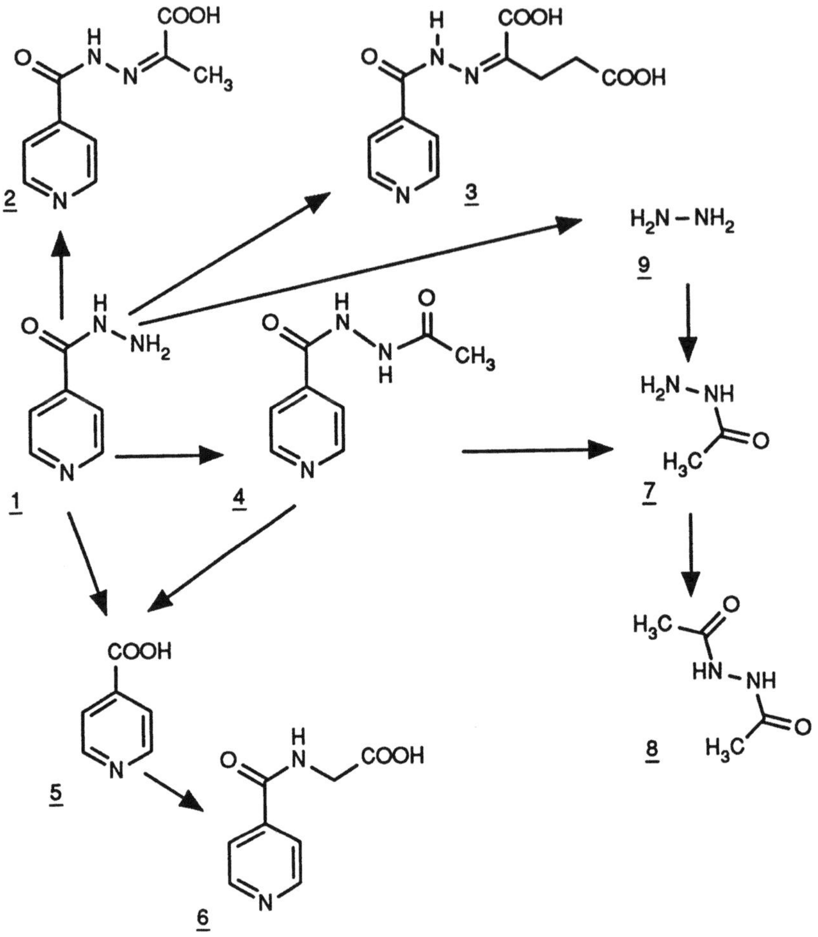

COOH H N N CH3 O N 2

H COOH N N COOH O N 3

H2N – NH2 9

H N NH2 O N 1

H O N N CH3 O H N 4

H2N – NH H3C O 7

H3C O HN – NH H3C O 8

COOH N 5

H N COOH O N 6

1. Clarke, E. G. C. (1969), Isolation and Identification of drugs, The Pharmaceutical Press, London, S. 383.
2. Peters, J. H., Miller, K. S., Brown, P. (1965), Anal. Biochem. 12, 379.
3. Peters, J. H., Miller, K. S., Brown, P. (1965), J. Pharmacol. Exp. Ther. 150, 298.
4. Ziporin, Z. Z., Chambers, J. S., Taylor, R. R., Wier, J. A. (1962), Amer. Rev. Resp. Dis. 86, 21.
5. Ziporin, Z. Z., Chambers, J. S., Deter, N. J., Chandler, B. F., Hawkins, J. A., Morse, W. C. (1963), Trans. Res. Conf. Pulmon. Dis., 22nd Veterans Administration, Washington, D. C., S. 61-63.
6. Dubbels, R., Kattner, E., Sell-Maurer, D., Schloot, W. (1980), Arzneim.Forsch. 30 (II), 1574.
7. Pentz, R., Strubelt, O., Gehlhoff, C. (1979), Dtsch. Ärztebl. 76, 2815.

Isosorbiddinitrat 87-33-2 Coronarvasodilatator

1,4:3,6-Dianhydro-D-glucitoldinitrat
ISDN

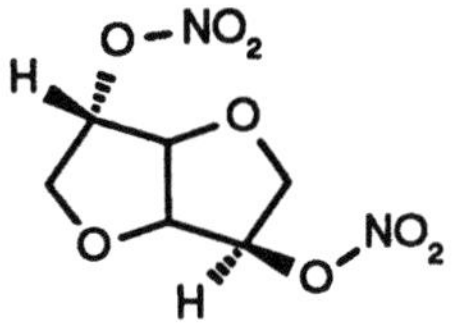

$C_6H_8N_2O_8$

Der Wirkstoff wird vollständig metabolisiert. Im Organismus von Ratte und Mensch entstehen nach enteraler Gabe von ISDN u.a. 2 Isosorbid-Derivate, das Isosorbid-2- und -5-mononitrat (IS-2-MN bzw. IS-5-MN), teilweise in Form von Konjugaten, vorwiegend mit Glucuronsäure[1)]. Als weitere Metaboliten werden D-Sorbitol (18% der Radioaktivität nach Gabe der ^{14}C-markierten Verbindung) genannt und ein weiterer Metabolit, der weniger polar ist als Isosorbid, in einer Konzentration von 6%[1)].
Der Wirkungsmechanismus von ISDN und IS-5-MN ist gleich. Beide rufen eine Relaxation der glatten Gefäßmuskulatur, besonders der Koronarien, hervor[2)].
Nach oraler Gabe von 5 mg des ^{14}C-markierten ISDN an Versuchspersonen läßt sich ein Radioaktivitätsmaximum 1,5-2 h nach der Einnahme beobachten, das dann relativ langsam abfällt. Die Radioaktivität im Blut beruht vorwiegend auf 2- und 5-Isosorbidmononitrat, den beiden Hauptmetaboliten des ISDN. Bei einer Versuchsperson wurden 4,5 ng/ml ISDN, 11,7 ng/ml IS-2-MN und 34,3 ng/ml IS-5-MN gefunden, in einem zweiten Fall 5,8, 15 und 61,3 ng/ml. ISDN unterliegt in hohem Maße einem First-pass-Effekt[2)]. Für ISDN beträgt die Plasmahalbwertszeit 30-40 min (Einmalapplikation). Sie verlängert sich bei Mehrfachapplikation.
Bei transdermaler Applikation kommt es zu einem Wirkungseintritt nach 30 min mit einem Plasmaspiegelmaximum nach 4-6 h. Als erforderliche therapeutische Serumkonzentration bei Dauertherapie werden für ISDN 1-4 (-10) ng/ml angesehen. Die Eiweißbindung beträgt 28%[3)]. Bis zu 99% der applizierten Dosis werden innerhalb von 5 Tagen mit dem Urin ausgeschieden, davon 78% am 1. Tag[4)].

1. Down, W.H., Chasseaud, L.F., Grundy, R.K. (1974), J. Pharm. Sci. 63, 1147.
2. Boettge, K. (1982), Ärztl. Prax. 34, 1960.
3. Gröning, R. (1986), Dtsch. Apoth.Ztg. 126, 263.
4. Chasseaud, L.F., Down, W.H., Grundy, R.K. (1975), Europ. J. Clin. Pharmacol. 8, 157.

Isosorbidmononitrat 16051-77-7 Coronarvasodilatator

1,4:3,6-Dianhydro-D-glucitol-5-nitrat
IS-5-MN

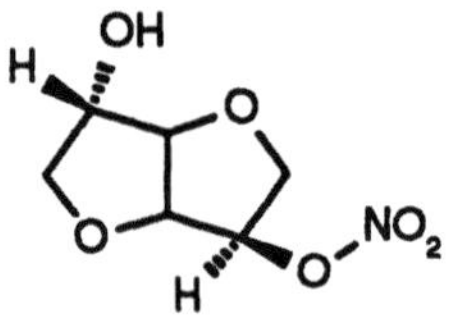

$C_6H_9NO_2$

Die Verbindung tritt nach Applikation von Isosorbiddinitrat (ISDN) als Hauptmetabolit auf[1].
Der Wirkungseintritt dieses Mononitrats erfolgt mit 20 min wesentlich langsamer als der von ISDN mit 5–10 min[2]. Die Eliminationshalbwertszeit von IS-5-MN im Plasma ist nach 4,6 h erreicht[2].
Klinische Untersuchungen zeigten, daß IS-5-MN, im Gegensatz zu ISDN, sublingual gegeben, keine Wirkung besitzt und sich deshalb auch nicht zur Akutbehandlung eignet.

1. Down, W. H., Chasseaud, L. F., Grundy, R. K. (1974), J. Pharm. Sci. 63, 1147.
2. Boettge, K. (1982), Ärztl. Prax. 34, 1960.

Isoxicam 34552-84-6 Analgeticum, Antiphlogisticum

4-Hydroxy-2-methyl-N-(5-methyl-3-isoxazolyl)-2H-1,2-benzothiazin-3-carboxamid1,1-dioxid

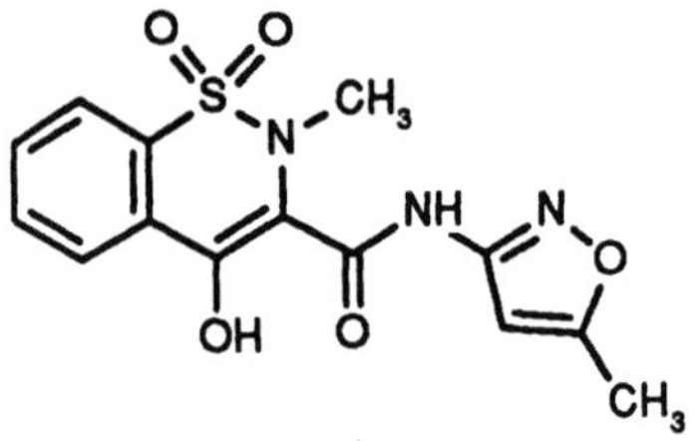

$C_{14}H_{13}N_3O_5S$

Nach Untersuchungen an Hunden und Ratten wird die Verbindung vollständig metabolisiert[1]. Ursprüngliches Isoxicam ist im Urin nicht mehr nachweisbar. Die Fraktion der unkonjugierten Verbindungen enthält 3 nichtidentifizierte Metaboliten. Die Fraktion der konjugierten Verbindungen besteht aus Glucu-

roniden. Als Hauptaglyka ließen sich 2-[{[(5-Methyl-3-isoxazolyl)amino]oxacetyl}amino]sulfonylbenzoesäure und N-{[2-(Hydroxymethyl)phenyl]sulfonyl}-N,5-dimethyl-3-isoxazolegyloxylamid identifizieren. Nach Gabe von 10 mg/kg KG des ^{14}C-markierten Wirkstoffs an Ratten werden über den Urin 30% in unkonjugierter Form und 70% in konjugierter Form ausgeschieden.
Beim Menschen wird der überwiegende Teil metabolisiert. Nur 1-2% der Dosis erscheinen in unveränderter Form im Urin. Hauptmetabolit ist die durch Hydroxylierung der Methyl-Gruppe am Isoxazol-Ring entstehende Verbindung (30-35%). Der Prozentgehalt dieser über den Urin ausgeschiedenen Metaboliten ist über einen Bereich von 100-400 mg Einzeldosis konstant. Weitere Metaboliten von Isoxicam lassen sich im Urin von Menschen und anderen Spezies auffinden.

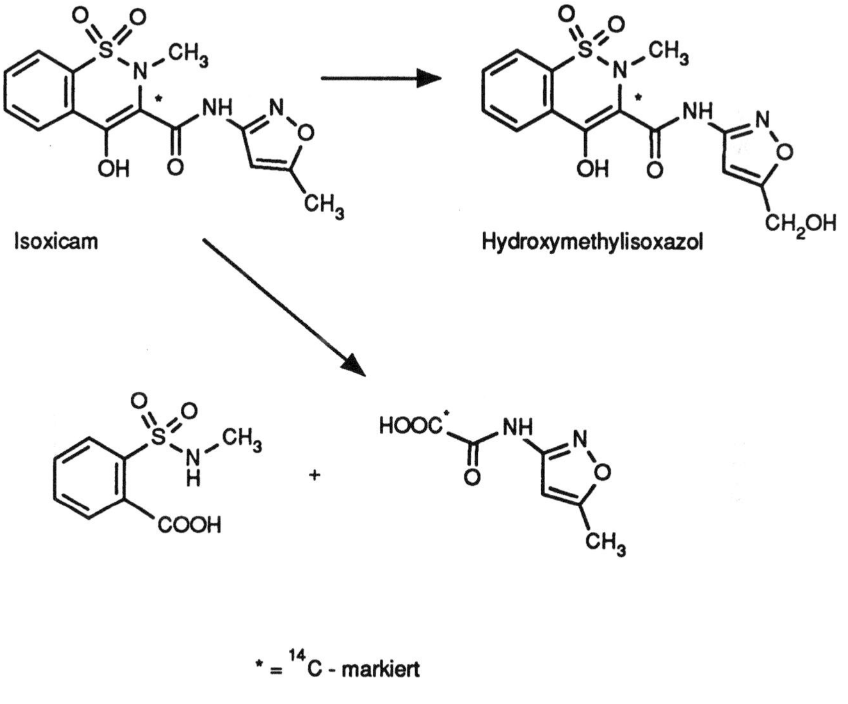

Isoxicam

Hydroxymethylisoxazol

* = ^{14}C - markiert

Nach Applikation einer Einzeldosis von 10 mg/kg KG beträgt die Halbwertszeit für die unveränderte ^{14}C-Verbindung beim Hund annähernd 38 h und nur etwa 13 h bei der Ratte. Die Halbwertszeit für die ^{14}C-Anteile insgesamt ist etwas länger und beträgt beim Hund 43 h und bei der Ratte 34 h. Während die Ausscheidung bei der Ratte vorzugsweise über die Nieren erfolgt, scheidet der Hund die markierte Verbindung über den Stuhl aus[1)]. Nach oraler Gabe von 100 mg als Kapsel (A) und Tablette (B) im Vergleich zu einer Lösung (C) an Probanden ließen sich folgende Halbwertszeiten feststellen: bei A 26,9 h, bei B

23,6 h und bei C 24,4 h[2]. Nach oraler Verabreichung werden maximale Plasmakonzentrationen innerhalb von 4-8 h erreicht. Die Plasmakonzentrationen sind über einen weiten Bereich (100-400 mg) den einzelnen Dosen proportional. Bei einem gemessenen Konzentrationsbereich von 13-64 μg/ml wurde bei Menschen eine Plasmaproteinbindung zwischen 95 und 98% festgestellt[3].

1. Viau, J.-P., Epps, J. E., DiCarlo, F. J. (1975), Fed. Proc. 34 (3), Abstr. 2914.
2. Kölle, E. U., Hengy, H., Vollmer, K.-O. (1983), Arzneim.Forsch. 33 (I), 582.
3. Yakatau, G. J. (1982), Seminars Arthritis Rheum. 12 (Suppl. 2), 154.

Ketazolam 27223-35-4 Anxiolyticum, Tranquilizer

11-Chlor-8,12b-dihydro-2,8-dimethyl-12b-phenyl-4H-[1,3]oxazino[3,2-d]-[1,4]-benzodiazepin-4,7(6H)-dion

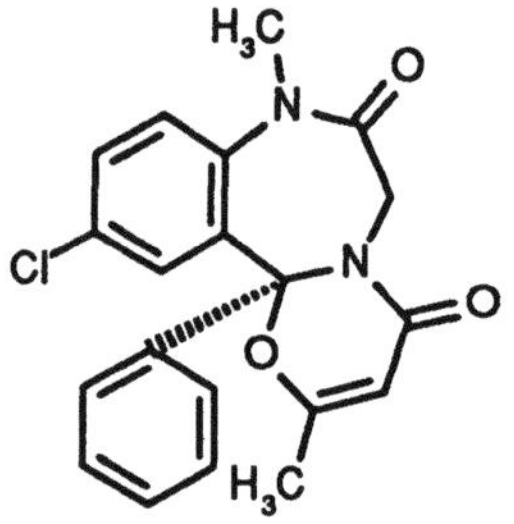

$C_{20}H_{17}ClN_2O_3$

Die Biotransformation von Ketazolam (1) verläuft hauptsächlich über Desmethylketazolam (2), Desmethyldiazepam (3) und Oxazepam (4). Diazepam (5) und Temazepam (6) treten lediglich als Nebenmetaboliten auf[1]. In sehr geringen Konzentrationen werden auch die in der nachfolgenden Abbildung nicht wiedergegebenen Biotransformationsprodukte 4'-Hydroxydiazepam und das durch eine Ringverengung entstandene 6-Chlor-4-phenyl-2(1H)-chinazolin ausgeschieden (s. S. 313).

Screening und Nachweis von Verbindung 1 sind beschrieben[2].
Nach peroraler Einnahme von 30 mg Ketazolam wird der durchschnittliche maximale Serumspiegel mit 4,7 ng/ml nach etwa 4 h erreicht. Die Halbwertszeit der Elimination beträgt ca. 2 h[3].

1. Eberts, F. S., Philopoulos, Y., Reineke, L. M., Vliek, R. W., Metzler, C. M. (1977), Pharmacologist 19, 165.
2. Schütz, H., Fitz, H., Suphachearabhan, S. (1983), Arzneim.Forsch. 33 (I), 507.
3. Contamex-Ketazolam, Wiss. Information, Fa. Beechem, Neuss, S. 45.

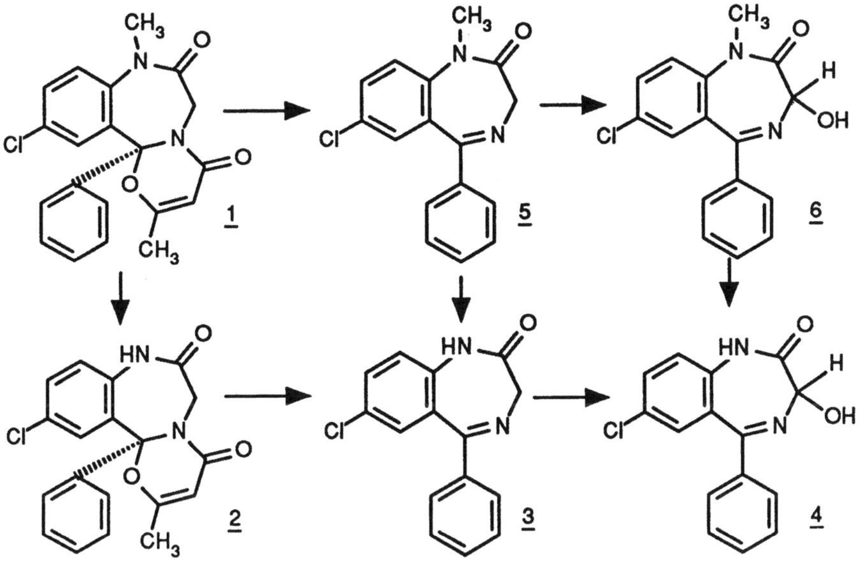

Labetalol	36894-69-6	Antihypertonicum
Labetalol-HCl	32780-64-6	

5-{1-Hydroxy-2-[(1-methyl-3-phenylpropyl)amino]-ethyl}salicylamid

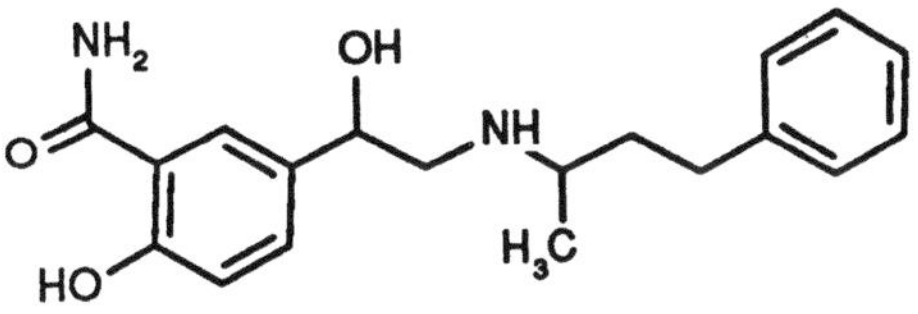

$C_{19}H_{24}N_2O_3$

Resorption, Verteilung und Metabolismus von Labetalol wurden bei Maus, Ratte, Kaninchen und Hund untersucht. Verwendet wurden ^3H und ^{14}C-markiertes Labetalol[1,2].

Fluorimetrische Bestimmungen zeigten, daß nur relativ wenig unverändertes Labetalol im Blut bzw. im Plasma enthalten ist im Vergleich zur Gesamtradioaktivität im Blut bzw. Plasma von Kaninchen, Ratte, Hund und Mensch nach oraler Gabe von radioaktiv markiertem Wirkstoff.

Ratte, Kaninchen, Hund und Mensch scheiden Labetalol im Urin zu 3, 11, 19 und 1-4% der Gesamtdosis in unveränderter Form aus. Folgende 3 Metaboliten wurden identifiziert[3]:

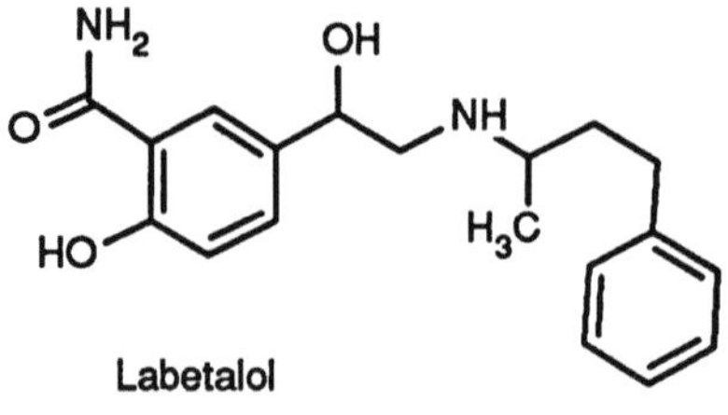

NH2 OH NH H3C Labetalol

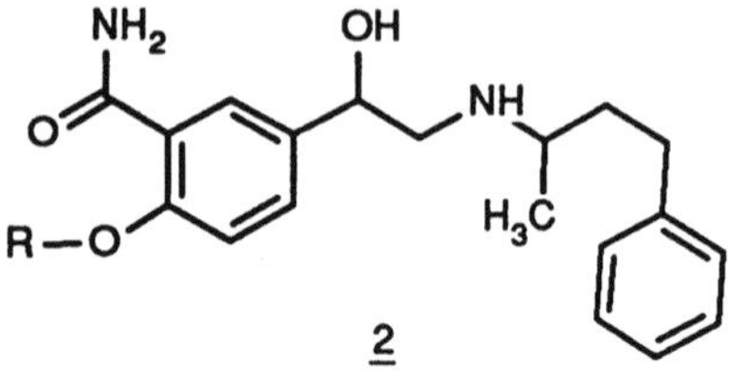

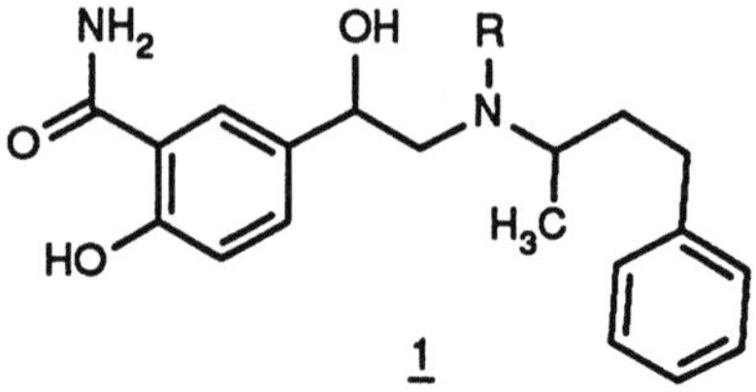

NH2 OH NH R—O H3C 2

NH2 OH R N H3C HO 1

R = Glucuronoyl

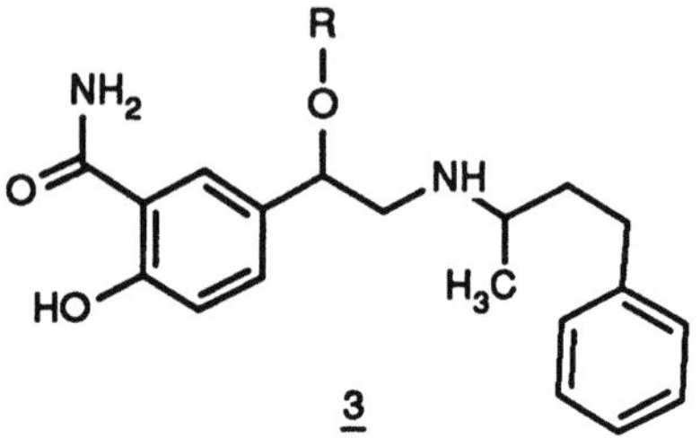

R O NH2 NH HO H3C 3

R = Glucuronoyl

Labetalol wird vom Menschen zu 88% als Glucuronid (1, 2 und 3) im Urin ausgeschieden.

Die Plasmakonzentration ist dosisabhängig. Nach den oralen Dosen von 100-400 mg werden im Plasma des Menschen die höchsten Konzentrationen zwischen 1 und 2 h (ca. 2,5 μg/100 ml für 100 mg bzw. ca. 15 μg/100 ml für 400 mg) erreicht. Die Halbwertszeit beträgt $4 \pm 0{,}5$ h. Nach intravenöser oder oraler Gabe von Labetalol an Ratten, Kaninchen und Hunde passiert lediglich ein sehr geringfügiger Anteil die Blut-Hirn-Schranke.

Die Ausscheidung erfolgt über Galle und Urin. Die radiochemische Analyse des Urins von 2 Probanden nach oraler Gabe von ^{3}H-Labetalol ergab in den ersten 48 h eine Ausscheidung von 60%.

Die Eiweißbindung beträgt beim Kaninchen 35%, beim Menschen 50% und beim Hund 53%.

1. Hopkins, R., Martin, L. E., Bland, R. (1976), Biochem. Soc. Trans. 4, 726.
2. Martin, L. E., Hopkins, R., Bland, R. (1976), J. Clin. Pharmacol. 3 (Suppl. 3), 695.
3. Martin, L. E., Carey, P., Bland, R., Vol. 7 of Methodological Surveys in Biochemistry, 227-242, Ed. E. Reid 1978.

Levothyroxin-Natrium	55-03-8	Schilddrüsentherapeuticum bei Hypothyreosen

L-β-[4-(4-Hydroxy-3,5-diiodphenoxy)-2,5-diiodphenyl]alanin-Natrium
L-Thyroxin-Na
Tetraiodthyronin
T_4

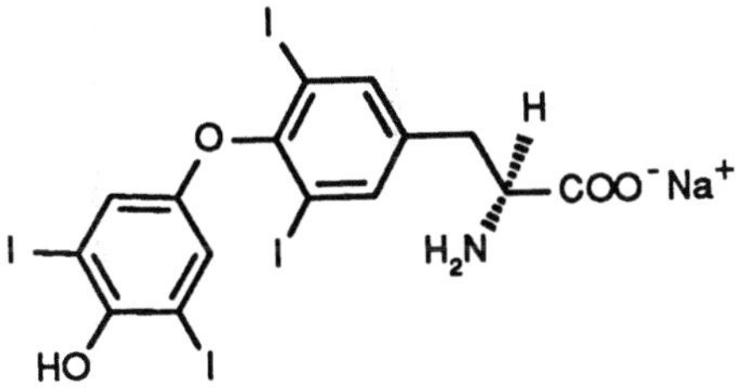

$C_{15}H_{10}I_4NNaO_4$

Eine renale Ausscheidung von Levothyroxin-Natrium (T_4) in unveränderter Form erfolgt praktisch nicht. Dies trifft auch auf seinen Primärmetaboliten Liothyronin (T_3) zu, der für die eigentliche Hormonwirkung verantwortlich

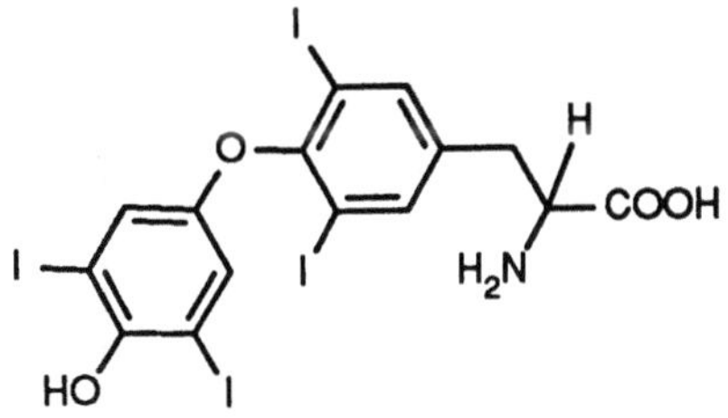

Levothyroxin (T_4)

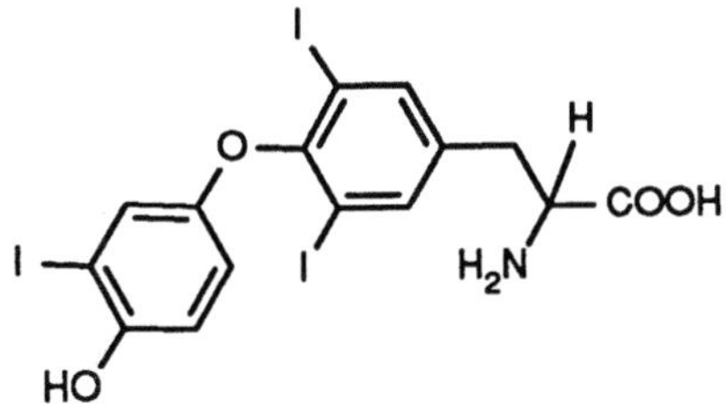

Liothyronin (T_3)

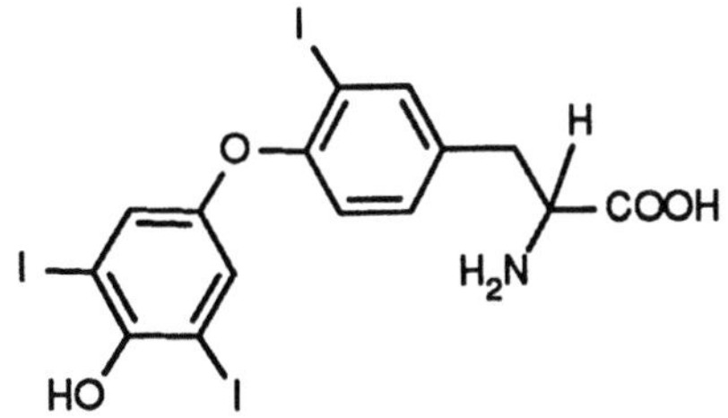

" revers " - Triiodthryonin (rT_3)

gemacht wird. T_3 kann auch zusätzlich in der Peripherie durch Abspaltung von Iod aus T_4 entstehen. In den Zellen der Zielorgane wird aus T_4 das rT_3 („revers"-Triiodthyronin) gebildet. Dieses besitzt nur 1% der kalorigenen Wirkung von T_4. Im weiteren Verlauf der Biotransformation kommt es durch die Einwirkung der Thyroxindehalogenase zu einer weiteren Deiodierung (ca. 80%). Etwa 20% der Ausgangsverbindung werden durch Konjugation (Glucuronidierung, Sulfatierung) metabolisiert. Die Ausscheidung erfolgt durch die Galle, z. T. gefolgt von einer Rückresorption nach Spaltung des Glucuronides. In geringerem Umfang sind auch eine oxidative Desaminierung und Decarboxylierung in der Niere beobachtet worden[1,2].
Hervorzuheben sind die langen Halbwertszeiten von T_4 (6–7 Tage) und von T_3 (1–2 Tage), die hohe Plasmaproteinbindung (Globulin und Albumin) mit etwa 99,5% für T_4 und ca. 94% für T_3 und der verzögerte Wirkungseintritt von T_4. Diese Eigenschaft hängt wahrscheinlich damit zusammen, daß dieses, um wirksam werden zu können, erst in T_3 überführt werden muß, denn im Vergleich ist der Wirkungseintritt von direkt verabfolgtem T_3 viel rascher[2].

1. Sestoft, L. (1980), Clin. Endocrin. 13, 489.
2. Ammon, H. P. T. (1984), DAZ-Fortbildung Pharmakologie 35 in Dtsch. Apoth.Ztg. 124, Nr. 20, 289.

Lidocain 137-58-6 Antiarrhythmicum, Lokalanästheticum

2-Diethylamino-2′,6′-dimethylacetanilid
Lidocaini hydrochloridum (DAB 9)

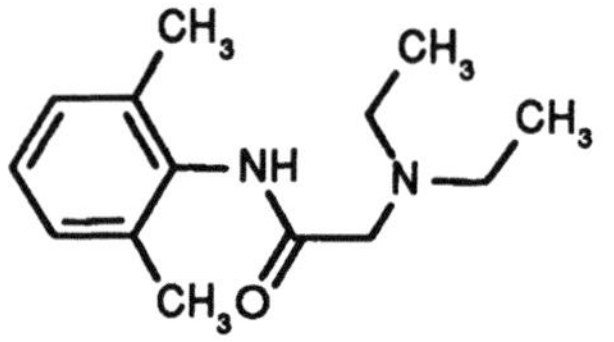

$C_{14}H_{22}N_2O$

Bei den Aniliden erfolgt die Metabolisierung durch Abspaltung einer oder beider Alkyl-Reste am Aminostickstoff, durch Hydroxylierung am Ring und hydrolytische Spaltung der Säureamidbindung. Diese durch hepatische Monooxygenasen katalysierten Reaktionen laufen neben- und nacheinander ab, so daß eine Vielzahl von Metaboliten entstehen kann, die teils noch aktiv, teils inaktiv sind[1].
Der wichtigste Metabolisierungsschritt dieser Verbindung vom Säureamid-Typ besteht in einer hydrolytischen Spaltung des Moleküls. Der Metabolismus läßt sich wie folgt darstellen[2]:

Lidocain (3 %)

Monoethylglycinxylidid (4 %)

2,6-Xylidin (1 %)

N - Ethylglycin

4-Hydroxy-2,6-xylidin (73 %)

Die in Klammern gesetzten Zahlenwerte geben die 24-h-Ausscheidung des jeweiligen Metaboliten im Harn in Prozenten der ursprünglichen Dosis an.
Der Hauptmetabolit 4-Hydroxy-2,6-xylidin sowie die in geringem Umfang entstehenden Verbindungen 3-Hydroxy-Lidocain und 3-Hydroxy-monoethylglycinxylidid werden fast ausschließlich in konjugierter Form ausgeschieden[3)].
Cimetidin z. B. vermindert den Abbau von Lidocain, weil bei Lokalanästhetica mit extraktionsabhängiger hepatischer Clearance die Elimination von der Aktivität des Monooxygenase-Systems abhängig ist[4)].
Lidocain ist ein Pharmakon mit einem ausgeprägten First-pass-Effekt. Nach oraler Applikation wird Lidocain nach der Resorption aus dem Magen-Darm-Trakt und seinem Transfer über den Pfortaderkreislauf zur Leber bereits bei der

ersten Passage in einem erheblichen Prozentsatz inaktiviert, was wiederum Anlaß dafür ist, daß Lidocain als Antiarrhythmicum parenteral, d.h. häufig durch intravenöse Infusion, zugeführt wird. Die Exkretion erfolgt überwiegend über die Nieren, zum größten Teil in Form der Metaboliten[3]. Die Plasmahalbwertszeit beträgt 1,6 h[1]. Die Blutspiegel betragen nach Injektion von 400 mg Lidocain - in Anhängigkeit vom Applikationsort - intercostal ca. 6 µg/ml, epidural ca. 4 µg/ml, Plexus brachialis ca. 3 µg/ml und subcutan ca. 2 µg/ml[2]. Die Proteinbindung beträgt im therapeutischen Bereich 64%.
Die a) therapeutischen, b) toxischen und c) letalen Plasmaspiegel von Lidocain in Humanplasma betragen für a) 1-5 µg/ml, für b) ab 6 µg/ml und für c) ab 10 µg/ml[5].

1. Estler, C.-J. (1986), Med. Mo. Pharm. 9, 197.
2. Covino, B. G., Vasallo, H. G. (1976), Local anaesthetics Mechanism of action and clinical use. Grune & Stratton, New York.
3. Karzel, K. (1981), Dtsch. Apoth.Ztg. 121, 151.
4. Wing, L. M. H., Miners, J. O., Birkett, D. J., Foenanander, T., Lillywhite, K., Wanwimolruk, S. (1984), Clin. Pharmacol. Ther. 35, 695.
5. Pentz, R., Strubelt, O., Gehlhoff, C. (1979), Dtsch. Ärztebl. 76, 2815.

Lithiumcarbonat	554-13-2	Zur Prophylaxe manisch-depressiver Psychosen

Lithii carbonas (DAB 9)

Li_2CO_3

Nach Einmalgabe von Lithium in einer Dosierung von 32,4 mVal Lithium in Form von Normaltabletten treten bei gesunden Versuchspersonen Serumspitzenwerte nach 1-3 h auf. Die maximalen Serumkonzentrationen liegen dann zwischen 0,82 und 1,33 mVal/l[1]. Nach Gabe von Retardkapseln zeigen sich die höchsten Lithium-Konzentrationen im Serum erst nach 3-6 h, wobei die erreichten Maximalwerte zwischen 0,24 und 0,47 mVal/l liegen. Die maximalen Lithium-Konzentrationen in den Erythrozyten treten bei den beiden Präparatarten verzögert auf und betragen nur etwa ⅕ der maximalen Serumkonzentrationen.
Innerhalb von 48 h nach einmaliger Gabe von Lithium-Normaltabletten werden durchschnittlich 71% (22,9 ± 2,4 mVal) im Urin wieder ausgeschieden, bei einer Retardform durchschnittlich nur 49% (16 ± 6,6 mVal).
Bei subchronischer Verabreichung von Lithium zeigen sich deutliche Unterschiede im Tagesprofil. Nach Einnahme von Normaltabletten treten jeweils ausgeprägte Lithium-Serumspitzen auf, die bei Gabe einer Retardzubereitung

weitgehend vermieden werden. Die kumulative Urinausscheidung, gemessen über einen Zeitraum von 8 Tagen, ergibt, daß bei Normaltabletten durchschnittlich 82% des verabreichten Lithiums, bei Retardkapseln dagegen nur 59% wieder ausgeschieden werden[1].
Die a) therapeutischen, b) toxischen und c) letalen Blutspiegel für Lithium betragen für a) 4,2-8,3 mg/l, für b) ab 13,9 mg/l und für c) 13,9-34,7 mg/l[2].

1. Eisenried, F., Greil, W., Hadersdorfer, H., Klein, H., Stang, G., Uffholz, B. (1982), Arzneim.Forsch. 32 (II), 906.
2. Winek, Ch. L. (1976), Clin. Chem. 22, 832.

Lofexidin 31036-80-3 Antihypertonicum

2-[1-(2,6-Dichlorphenoxy)ethyl]-2-imidazolin

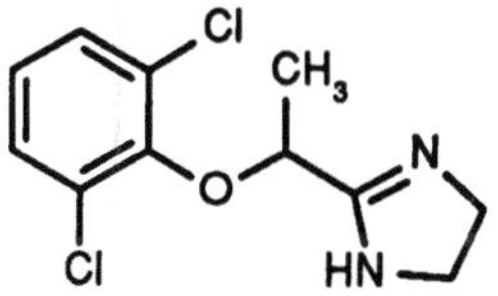

$C_{11}H_{12}Cl_2N_2O$

Lofexidin ist einer umfangreichen Biotransformation unterworfen, wobei die Plasmaproteine eine deutlich höhere Affinität zu den zirkulierenden Metaboliten als zu der Ausgangsverbindung aufweisen[1].
Maximale Plasmakonzentrationen des ^{14}C-markierten Wirkstoffs treten bei Versuchspersonen 2-5 h nach Applikation des Medikaments auf und entsprechen 2,6-4,0 µg Äquivalenten freier Lofexidin-Base/l. Nach Erreichen dieser Maxima sinken die Konzentrationen mit biphasischem Verlauf - die Halbwertszeiten beider Phasen betragen 1,3-3,7 h (α-Phase) und 9,0-18,3 h (β-Phase) - auf etwa 0,2 µg-Äquivalente/l 48 h nach Applikation. Nach oraler Applikation sind zum Zeitpunkt maximaler Plasma-Radioaktivität 80-90% an Proteine gebunden. Fast die gesamte verabreichte Radioaktivität wird mit dem Urin wieder ausgeschieden. Die renale Ausscheidung erfolgt anfänglich schnell - während der ersten 12 h nach Applikation werden durchschnittlich 48% der Dosis über den Urin ausgeschieden mit einem Anstieg auf 80% nach 48 h - und ist nach 5 Tagen offensichtlich abgeschlossen. In dieser Zeit sind bis zu 94% der radioaktiven Dosis im Urin, jedoch nur maximal 4% in den Faeces, nachweisbar[1].

1. Midgley, I., Chasseaud, L. F., Taylor, T., Darragh, A. (1982), Arzneim.Forsch. 32 (II), 972.

Loprazolam 61197-73-7 Hypnoticum

6-(2-Chlorphenyl)-2,4-dihydro-2-[(4-methyl-1-piperazinyl)methylen]-8-nitro-1H-imidazol[1,2-a] [1,4]benzodiazepin-1-on

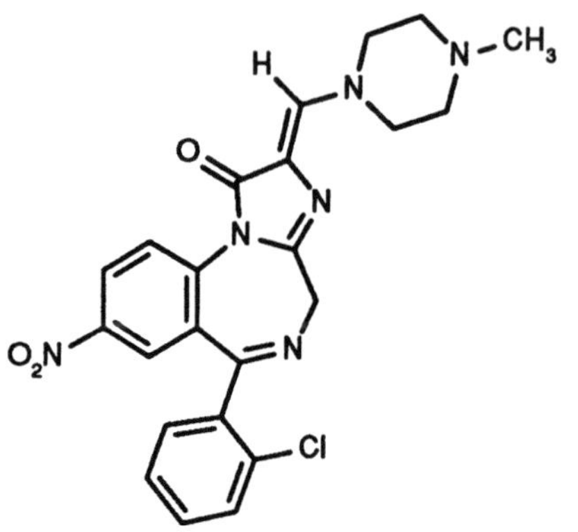

$C_{23}H_{21}ClN_6O_3$

Hauptmetabolit ist das sedativ wirksame Piperazin-N-Oxid-Derivat, das etwa die Hälfte bis ein Drittel der Wirksamkeit der Ausgangsverbindung hat. Die Eliminationshalbwertszeit ist etwa ebensolang wie die der Ausgangsverbindung[1,2]. Bei Loprazolam, das nach oraler Gabe zu 60–90% aus dem Magen-Darm-Trakt resorbiert wird, werden maximale Plasmaspiegel nach etwa 2,5 h erreicht. Die Plasmahalbwertszeit beträgt bei jüngeren Patienten 6–12 h, im Mittel 6,7 h[3]. Bei älteren Patienten wurden Plasmahalbwertszeiten von etwa 20 h gefunden[4]. Die Plasmaeiweißbindung liegt bei 82%[3].
Bei 14 stillenden Müttern, die jeweils eine Einzeldosis von 1 mg Loprazolam erhalten hatten, war bei 10 Frauen in der Brustmilch kein Wirkstoff nachweisbar (Nachweisgrenze $<1{,}25$ ng/ml). Bei den restlichen 4 Frauen wurden 2 h nach der Applikation $2{,}9 \pm 0{,}46$ ng/ml ermittelt, nach 12 h 0,9 ng/ml[5].

1. Swift, C. G. (1983), Loprazolam Clinical Workshop, Oxford: The Medicine Publishing Foundation, 10.
2. McInnes, G. T. (1983), Loprazolam Clinical Workshop, Oxford: The Medicine Publishing Foundation, 8.
3. Owen, R. T. (1984), Drug. Today 20, 61.
4. Liekfeld, H., Morck, H., Schneider, L., Thesen, R., Zagermann, P. (1987), Pharm.Ztg. 132, 2902.
5. Kesson, C. M. (1983), Loprazolam Clinical Workshop, Oxford: The Medicine Publishing Foundation, 31.

Lorazepam 846-49-1 Tranquilizer

7-Chlor-5-(2-chlorphenyl)-2,3-dihydro-3-hydroxy-1H-1,4-benzodiazepin-2-on

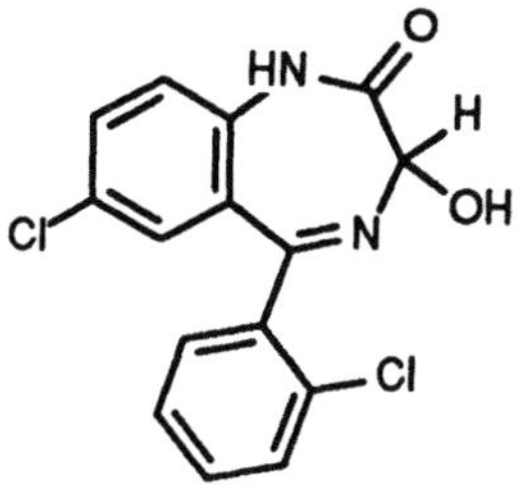

$C_{15}H_{10}Cl_2N_2O_2$

Das Stoffwechselverhalten dieser Verbindung ist bei Menschen, Schweinen, Hunden, Katzen und Ratten untersucht worden[1,2]. Als Hauptausscheidungsprodukt dieser Spezies - außer der Ratte - tritt im Urin das Lorazepam-Glucuronid auf. Daneben werden nur geringe Mengen anderer Metaboliten eliminiert. Beim Menschen sind es die Metaboliten 1 und 2. Neben diesen beiden Metaboliten findet sich im Hunde- und Schweineharn auch das 2-Amino-2',5-dichlorbenzophenon (3).

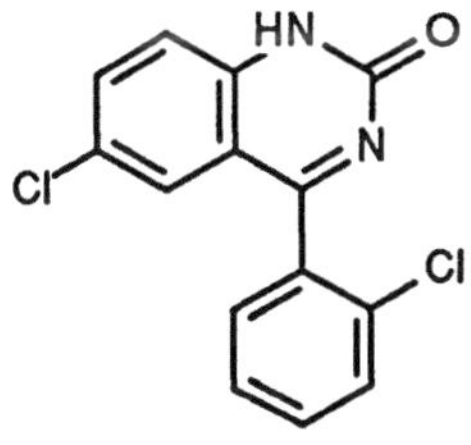

1

6-Chlor-4-(o-chlorphenyl)-
-2(1H)-chinazolinon

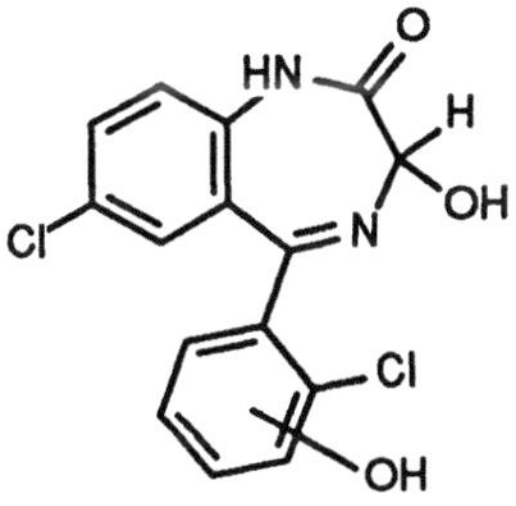

2

Hydroxy-Derivat

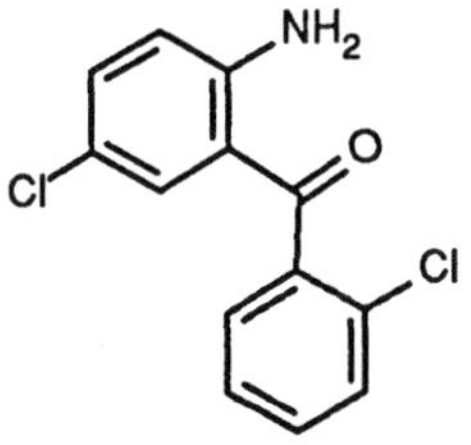

3

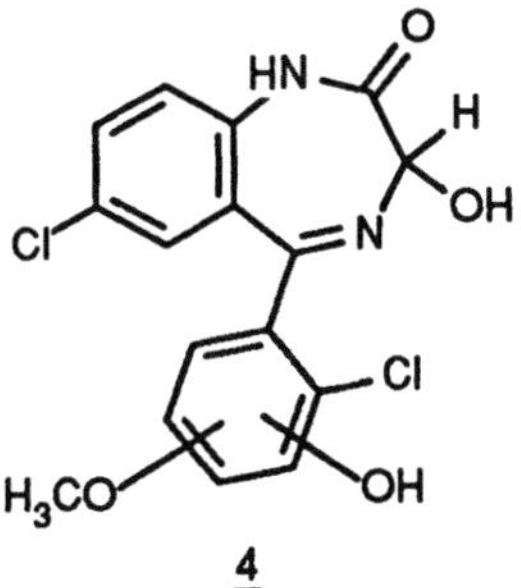

4

Die Metaboliten 1 und 3 wurden auch im Katzenurin nachgewiesen. Bei der Ratte ist das Muster der Harnausscheidungsprodukte qualitativ und quantitativ von dem der anderen Spezies verschieden, denn folgende Abbauprodukte sind isoliert worden:

- Lorazepam-Glucuronid,
- Metabolit 1,
- Metabolit 2,
- ein Hydroxymethoxy-Derivat (Metabolit 4) und
- ein zweites Hydroxylierungsprodukt (Metabolit 5).

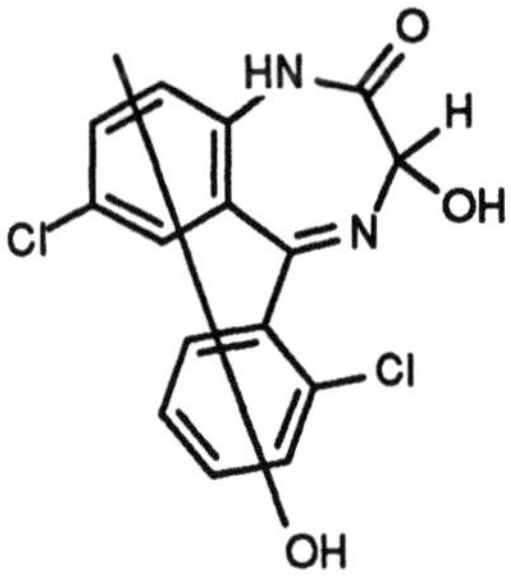

Bei der Ratte ist das Ausmaß der Biotransformation von der Dosis abhängig[2]. Die Metaboliten 2, 4 und 5 treten überwiegend als Glucuronide auf.
Die Lorazepam-Konzentration im Serum des Menschen erreicht nach oraler Gabe innerhalb von 1-6 h Höchstwerte. Das Lorazepam-Glucuronid ist bereits nach 1 h im Serum vorhanden und hat dort eine längere Verweildauer als der nichtkonjugierte Wirkstoff. Beide Verbindungen sind noch nach 24 h im Serum nachweisbar. Die Serumspiegel sind eindeutig von der verabreichten Menge abhängig. Nach 96 h sind 66% der verabreichten Menge bei gesunden männlichen Probanden und 69% bei altersschwachen Patientinnen ausgeschieden. In den Faeces gesunder Versuchspersonen ist nur etwa 1% der verabreichten Menge enthalten[2].
Die a) therapeutischen und b) toxischen Plasmaspiegel von Lorazepam in Humanplasma betragen für a) 0,08-0,25 μg/ml und für b) ab 0,5 μg/ml. Für die letalen Plasmaspiegel von Lorazepam in Humanplasma finden sich keine Angaben[3].

1. Knowless, J. A., Comer, W. H., Ruelius, H. W. (1971), Arzneim.Forsch. 21, 1055.
2. Schillings, R. T., Shrader, St. R., Ruelius, H. W. (1971), Arzneim.Forsch. 21, 1059.
3. Pentz, R., Strubelt, O., Gehlhoff, C. (1979), Dtsch. Ärztebl. 76, 2815.

Lorcainid 59729-31-6 Antiarrhythmicum

4'-Chlor-N-(1-isopropyl-4-piperidyl)-2-phenylacetanilid

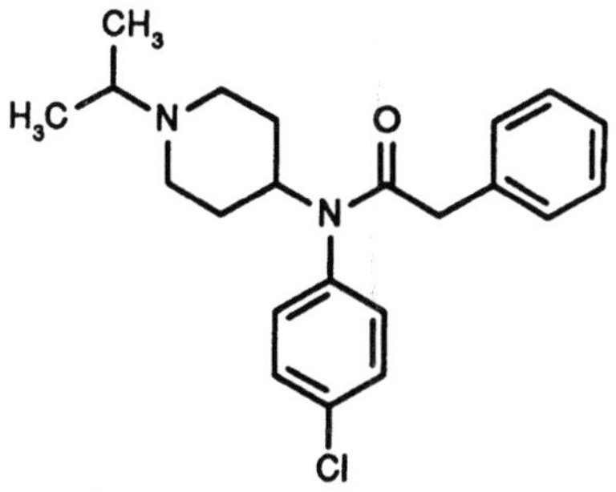

$C_{22}H_{27}ClN_2O$

Tierexperimentelle Untersuchungen an Ratten zeigen, daß nur geringe Mengen (<1% der Dosis) an unveränderter Substanz im Urin und in den Faeces ausgeschieden werden. Als Metabolit ist folgende, durch Desalkylierung entstandene Verbindung bekannt:

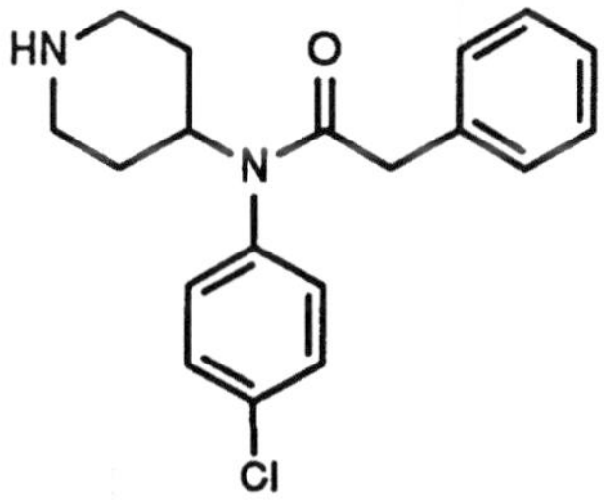

Bei der Ratte folgt einer schnellen Verteilungsphase mit einer Halbwertszeit von 0,48 h die Eliminationsphase mit einer Halbwertszeit von 3,3 h. Nach 15 bis 30 min treten maximale Gewebskonzentrationen auf, die in der Milz und in der Lunge am höchsten sind (70-75 ng/mg). Nur geringe Konzentrationen sind in Leber und Fettgewebe meßbar (0,5-5 ng/mg). In Herz, Gehirn, Niere und Muskel liegen die maximalen Spiegel zwischen 17 und 35 ng/mg. Innerhalb von 2 h fallen alle Konzentrationen sehr rasch ab, und nach 8 h ist Lorcainid nur noch in Milz, Lunge und Fettgewebe nachweisbar[1)].

1. Klotz, U., Golbs, E. (1980), Arzneim.Forsch. 30 (I), 619.

Lormetazepam	848-75-9	Hypnoticum

7-Chlor-5-(2-chlorphenyl)-2,3-dihydro-3-hydroxy-1-methyl-1H-1,4-benzodiazepin-2-on

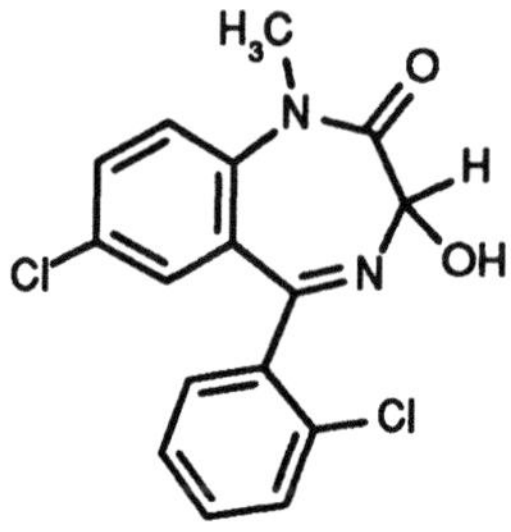

$C_{16}H_{12}Cl_2N_2O_2$

Nach intravenöser und oraler Verabreichung des in Position 5 ^{14}C-markierten Wirkstoffs an männliche Versuchspersonen wird Lormetazepam zum größten Teil in konjugierter Form, vermutlich als Glucuronid, mit dem Harn ausgeschieden. Nach Ablauf von 8–10 h p. a. wurde in den darauf folgenden Sammelperioden ein zunehmender Anteil an konjugiertem Lorazepam im Harn festgestellt, der sich 48 h nach intravenöser Gabe auf etwa 20% der bis dahin ausgeschiedenen Radioaktivität belief. Anscheinend stellt die Desmethylierung von Lormetazepam einen relativ langsam ablaufenden Stoffwechselvorgang dar. Insgesamt werden jedoch zu keiner Zeit mehr als 6–8% der verabreichten Dosis in Form des Desmethylierungsprodukts renal ausgeschieden[1)]. Nur weniger als 2% der aus dem Urin isolierten Verbindungen liegen in Form der freien Verbindungen vor.
Nach intravenöser Gabe (an 5 männlichen Versuchspersonen untersucht) stellt sich zunächst ein ungewöhnlich erscheinender Konzentrationsverlauf dar, der durch einen kurzfristigen Abfall nach Erreichen des ersten Maximums und einen darauf folgenden Anstieg der Konzentration geprägt ist. Im Zeitraum von 2–6 h nach Verabreichung stellt sich ein Konzentrationsplateau ein. Anschließend sinkt die Konzentration der Radioaktivität im Plasma in 2 Abklingphasen ab. Die mittlere Halbwertszeit der terminalen Phase beträgt 13 ± 2 h[1)].
Nach enzymatischer Behandlung und chromatographischer Auftrennung der verabreichten radioaktiven Substanz in freien und konjugierten Wirkstoff zeigt sich ein typischer Verlauf der Wirkstoffkonzentration im Plasma, welcher sich in 3 Dispositionsphasen mit Halbwertszeiten von 10 min, 50 min und 5,4 h abgrenzen läßt[1,2)]. Nach oraler Verabreichung ergibt sich ein verzögerungsfreier Anstieg des Wirkstoffspiegels im Plasma. Zwischen 0,5 und 4 h p. a. liegt der Plasmaspiegel mit etwa 10 ng/ml bei submaximalen Werten, um anschließend in 2 Dispositionsphasen mit Halbwertszeiten von 1,5 und 14 h abzusinken.

Die Ausscheidung der verabreichten Radioaktivität erfolgt beim Menschen praktisch vollständig über die Nieren. Die Eliminationshalbwertszeit beträgt bei beiden Verabreichungsarten 13 ± 2 h. Die Eliminationsgeschwindigkeit bleibt über die gesamte Sammelperiode konstant. In den Fäces werden nur geringe Mengen (< 3% der Dosis) der ^{14}C-markierten Substanzen gefunden[3)].

1. Hümpel, M., Illi, V., Milius, W., Wendt, H., Kurowski, M. (1979), Eur. J. Drug 4, 237.
2. Hümpel, M., Nieuweboer, B., Milius, W., Hanke, H., Wendt, H. (1980), J. Clin. Ph. T. 28, 673.
3. Doenicke, A., Ott, H. (1980), Anaesthesiology und Intensivmedizin, Bd. 133: „Lormetazepam - Noctamid", Springer-Verlag, Berlin-Heidelberg-New York.

Maprotilin 10262-69-8 Antidepressivum

N-Methyl-[3-(dibenzo[b,e]bicyclo[2.2.2]octa-2,5-dien-1-yl)propyl]amin

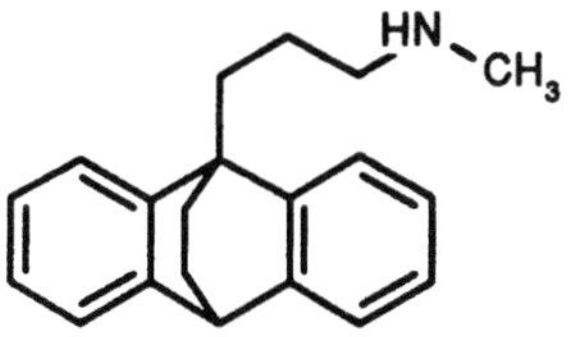

HN CH3

$C_{20}H_{23}N$

Wie das nachfolgende Formelschema (s. S. 326) zeigt, entstehen alle erfaßten Metaboliten durch einfache und mehrfache Hydroxylierung des Grundgerüsts sowie oxidative Veränderung der Seitenkette. Die meisten Metaboliten erscheinen im Harn mit Glucuronsäure gepaart. Eine Besonderheit im Metabolismus, die auch schon bei der Untersuchung am Hund aufgefallen war, ist die Bildung von Monomethylethern der mehrfach hydroxylierten Derivate. Vermutlich sind dafür Methyltransferasen verantwortlich, die auch im Metabolismus der biogenen Amine wirksam sind[1)].
Aus 5 min nach Injektion entstandenen Verteilungsmustern bei Tierversuchen ist zu ersehen, daß Maprotilin eine starke Affinität zu Lunge, Nebenniere und Niere besitzt. Das Verteilungsmuster im Hirn zeigt, daß sich nach Applikation der markierten Verbindung hohe Aktivitäten in der Rinde des Groß- und Kleinhirns, im Thalamus, den Nuclei des Kleinhirns und der Medulla beobachten lassen.
Das rasche Absinken der Konzentration des unveränderten Wirkstoffs innerhalb der ersten h entspricht der Verteilungsphase. Danach wird die Abnahme der Konzentration durch die Metabolisierungs- und Eliminationsgeschwindigkeit bestimmt. Maprotilin hat bei der Ratte eine biologische Halbwertszeit von 3,2 h. Beim Menschen ergibt sich für den unveränderten Wirkstoff im Blut eine Halbwertszeit von 52 h. Die Gesamtelimination in Harn und den Faeces

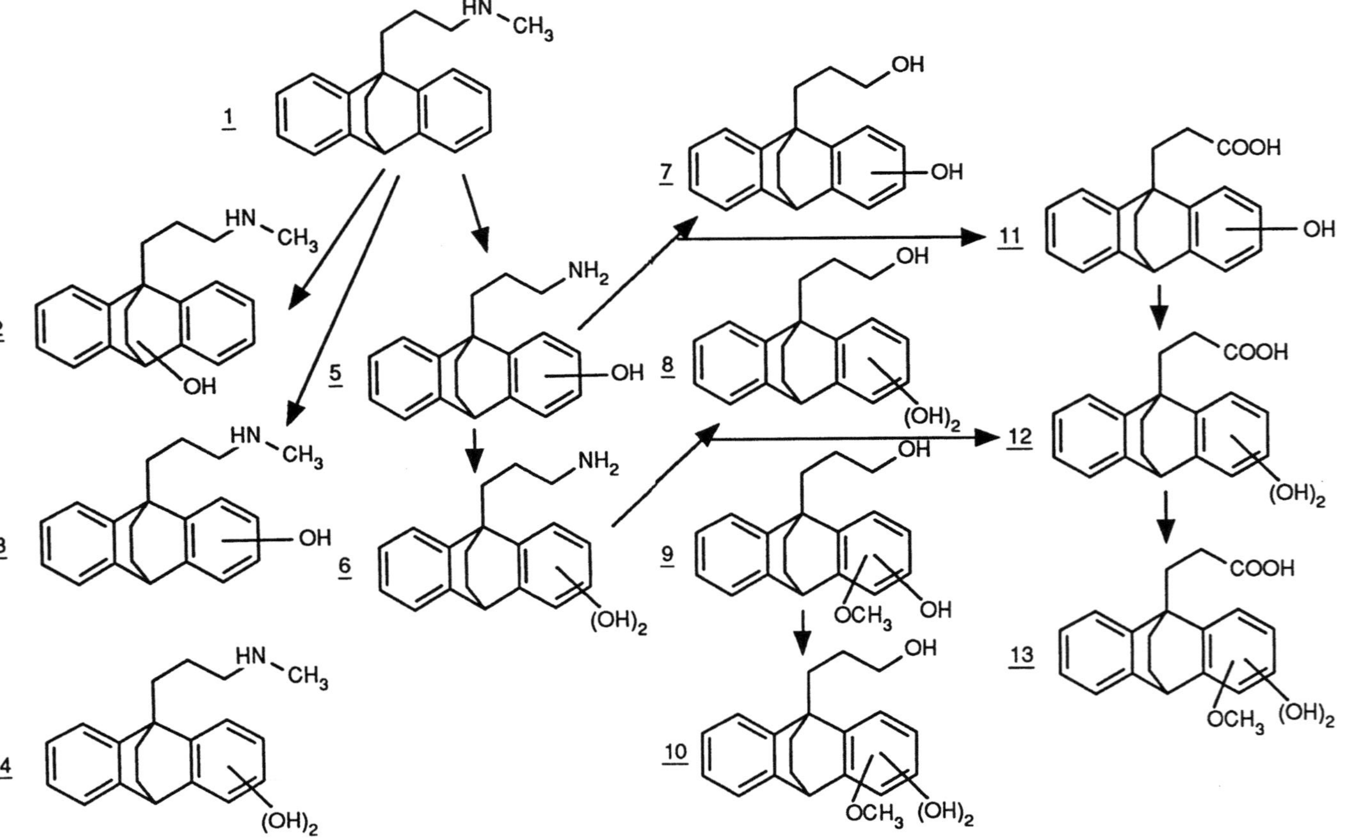

1
HN–CH$_3$
2
HN–CH$_3$
OH
3
HN–CH$_3$
OH
4
HN–CH$_3$
(OH)$_2$
5
NH$_2$
OH
6
NH$_2$
(OH)$_2$
7
OH
OH
8
OH
(OH)$_2$
9
OH
OCH$_3$
OH
10
OH
OCH$_3$ (OH)$_2$
11
COOH
OH
12
COOH
(OH)$_2$
13
COOH
OCH$_3$ (OH)$_2$

erreicht in den ersten 24 h 89% der Dosis, nach 48 h sogar 98%. Im Harn werden 40%, in den Faeces 60% der intravenösen Dosis eliminiert. Daraus geht hervor, daß die Elimination bei der Ratte vorwiegend biliär erfolgt. Aus der gemessenen Ausscheidungsbilanz beim Menschen ergibt sich, daß innerhalb von 21 Tagen nach intravenöser Gabe 30% der Dosis in den Faeces und 57% im Urin erscheinen. Somit überwiegt hier - im Gegensatz zu den Befunden an Ratte und Hund - die renale Elimination die biliäre[2].
Die a) therapeutischen und b) letalen Plasmaspiegel von Maprotilin in Humanplasma betragen für a) 0,1-0,25 µg/ml und für b) ab 1 µg/ml. Für die toxischen Plasmaspiegel von Maprotilin in Humanplasma finden sich keine Angaben[3].

1. Kielholz, P. (1972), Depressive Zustände, Verlag H. Huber, Bern-Stuttgart-Wien, S. 147.
2. Riess, W., Rajagopalan, T. G., Keberle, H. (1972), Depressive Zustände, Verlag H. Huber, Bern-Stuttgart-Wien, S. 145.
3. Pentz, R., Strubelt, O., Gehlhoff, C. (1979), Dtsch. Ärztbl. 76, 2815.

Medazepam 2898-12-6 Tranquilizer

7-Chlor-2,3-dihydro-1-methyl-5-phenyl-1H-1,4-benzodiazepin

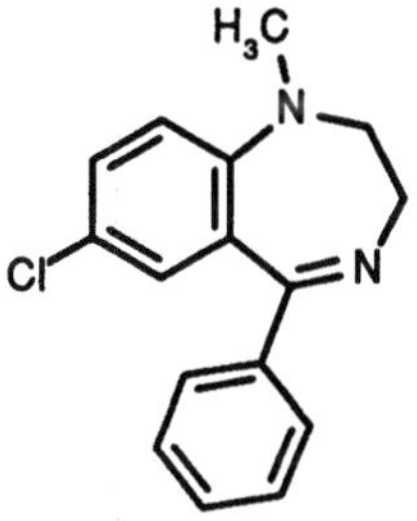

$C_{16}H_{15}ClN_2$

Die Untersuchungen zur Aufklärung des Metabolismus und der Pharmakokinetik wurden mit ^{14}C-markierter freier Base durchgeführt. Für die Untersuchungen standen 6 Frauen und 6 Männer zur Verfügung. Sämtliche Probanden erhielten je 1 orale Dosis von 5-^{14}C-Medazepam-Base in Gelatinekapseln. Bei einem der Männer konnte anschließend zur Bestimmung der gastrointestinalen Absorptionsquote eine äquimolare Dosis auch intravenös verabreicht werden. Die Gesamtradioaktivität aller Proben von Vollblut, Plasma, Urin und Faeces wurde nach geeigneter Aufarbeitung mittels Flüssigkeits-Scintillometrie gemessen. Im Vollblut bzw. Blutplasma zweier Frauen wurden nach Verabreichung einer oralen Einzeldosis von 30 mg 5-^{14}C-Medazepam-Base die folgenden ^{14}C-markierten Substanzen nachgewiesen:

- unverändertes Medazepam,
- 7-Chlor-2,3-dihydro-5-phenyl-1H-1,4-benzodiazepin (2),
- 7-Chlor-1,3-dihydro-1-methyl-5-phenyl-2H-1,4-benzodiazepin-2-on (5) und
- 7-Chlor-1,3-dihydro-5-phenyl-2H-1,4-benzodiazepin-2-on (6).

Diese 4 Verbindungen konnten auch im Blutplasma von 2 männlichen Probanden gefunden werden. Im Blutplasma eines Probanden wurde als weiterer Metabolit 2-Methylamino-5-chlorbenzophenon (4) festgestellt.
Im Urin von weiblichen Versuchspersonen, der während der ersten 7 Tage nach der oralen Applikation von 30 mg des markierten Pharmakons gesammelt und gepoolt worden war, konnte die Anwesenheit der nachstehenden ^{14}C-haltigen Verbindungen festgestellt werden:

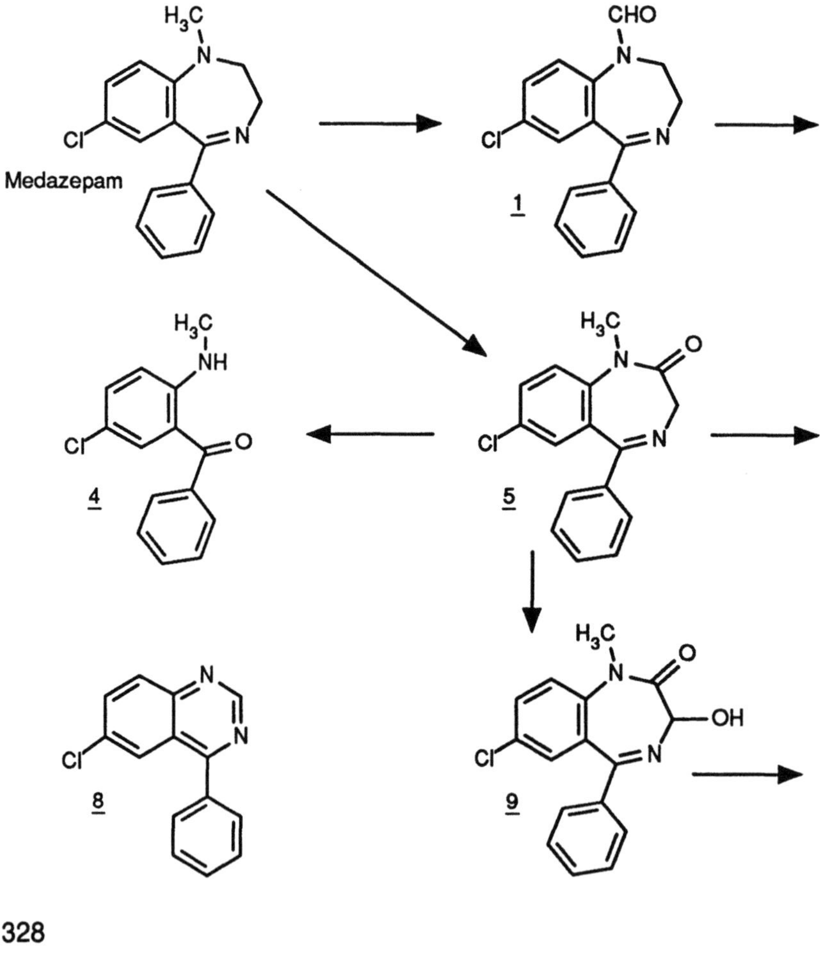

Medazepam

1

4

5

8

9

- unverändertes Medazepam (nur teilweise),
- Metabolit 2,
- Metabolit 5, (nur teilweise) } gleiche Substanzen wie im Blut
- Metabolit 6,
- 7-Chlor-1,3-dihydro-3-hydroxy-1-methyl-5-phenyl-2H-1,4-benzodiazepin-2-on (9) (nur teilweise),
- 7-Chlor-1,3-dihydro-3-hydroxy-5-phenyl-2H-1,4-benzodiazepin-2-on (10),
- 7-Chlor-5-phenyl-3H-1,4-benzodiazepin (3) (nur teilweise)
- ACB = 2-Amino-5-chlor-benzophenon (7) und
- ACHB = 2-Amino-5-chlor-3-hydroxy-benzophenon (11).

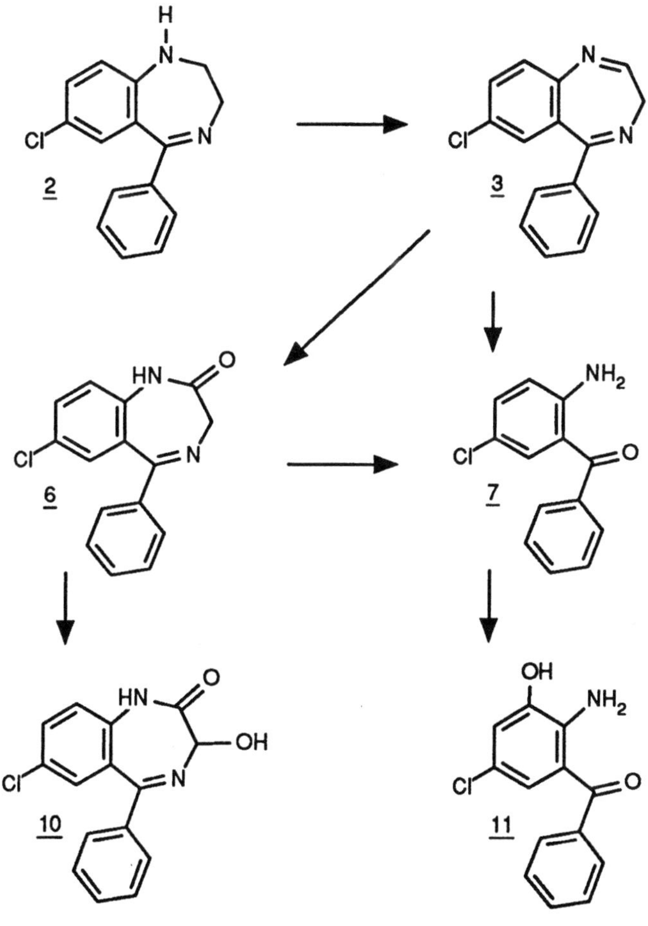

Von diesen Metaboliten treten wenigstens die Verbindungen 9 und 10 in Form ihrer Konjugate, gepaart mit Glucuronsäure (oder Schwefelsäure?) auf. Im Urin zweier männlicher Probanden ließen sich schließlich noch

- 7-Chlor-2,3-dihydro-1-formyl-5-phenyl-1H-1,4-benzodiazepin (1) und
- 4-Phenyl-6-chlor-chinazolin (8) auffinden.

Für den Abbau des Medazepams ergibt sich somit das vorstehende Schema[1].
Die absoluten Konzentrationen des unveränderten Pharmakons entsprechen 2 h nach der Medikation rund 25%, 5 h später nur noch rund 10% der Gesamtradioaktivität im Plasma bzw. im Vollblut und sinken danach auf nicht mehr meßbare Werte ab. Die mengenmäßig vorherrschende Fraktion unter den gemessenen markierten Verbindungen ist bis zur 4. h nach der Medikation das unveränderte Medazepam, von der 4. bis zur 12. h das Desmethyl-Derivat 2 und spätestens von der 24. h an der Metabolit 6. Das Stoffwechselprodukt 5 ist während der ganzen Beobachtungszeit am schwächsten vertreten. Unverändertes Medazepam ist bei den nach therapeutischen Dosen im Plasma auftretenden Konzentrationen praktisch restlos an die Plasmaproteine gebunden[1]. Der therapeutische Plasmaspiegel von Medazepam in Humanplasma beträgt 0,1-1,0 µg/ml. Für die toxischen und letalen Plasmaspiegel von Medazepam in Humanplasma finden sich keine Angaben[2].

1. Rieder, J., Rentsch, G. (1968), Arzneim.Forsch. 18, 1545.
2. Pentz, R., Strubelt, O., Gehlhoff, C. (1979), Dtsch. Ärztebl. 76, 2815.

Mefenaminsäure 61-68-7 Antirheumaticum, Analgeticum

N-(2,3-Xylyl)anthranilsäure

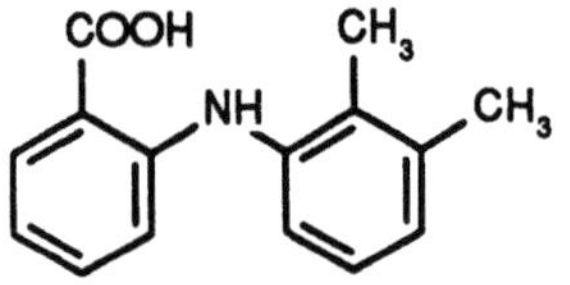

$C_{15}H_{15}NO_2$

Wie Untersuchungen am Menschen zeigten, entstehen die Metaboliten durch schrittweise Oxidation einer Methyl-Gruppe. Im Urin werden Mefenaminsäure und die beiden Metaboliten hauptsächlich als Esterglucuronide gefunden.

COOH CH$_3$ NH CH$_3$ → Glucuronid

Mefenaminsäure

↓

COOH CH$_3$ NH CH$_2$OH → Glucuronid

1

↓

COOH CH$_3$ NH COOH → Glucuronid

2

Mefenaminsäure wird nach oraler Gabe relativ schnell aus dem Duodenum resorbiert. Maximale Blutspiegel treten 1-2 h nach der Applikation mit Werten von knapp 10 µg/ml Plasma (nach Gabe von 500 mg oral) auf. Die Plasmakonzentrationen nehmen (nach 1000 mg oraler Dosis) von 10 µg/ml nach 2 h auf 4 µg/ml nach 4 h und 1 µg/ml nach 8 h ab[1)].
Die konjugierte Mefenaminsäure erscheint im Plasma in höherer Konzentration als die des unkonjugierten Wirkstoffs. Außerdem tritt im Plasma der Metabolit 1 in freier und konjugierter Form in ähnlich hoher Konzentration auf.
Über 52% der Dosis werden mit dem Urin in den ersten 48 h ausgeschieden, als konjugierte Mefenaminsäure (6%), als konjugierter Metabolit 1 zu 25% und frei zu 14% sowie zu 7% als konjugierter Metabolit 2. Weitere 10-20% der Dosis erscheinen in den Faeces, hauptsächlich als freier Metabolit 2[1)].

1. Glazko, A. J. (1968), Ann. Phys. Med. 9 (Suppl.), 23.

Mefexamid 1227-61-8 Zentrales Stimulans

N-(2-Diethylaminoethyl)-2-(4-methoxyphenoxy)acetamid

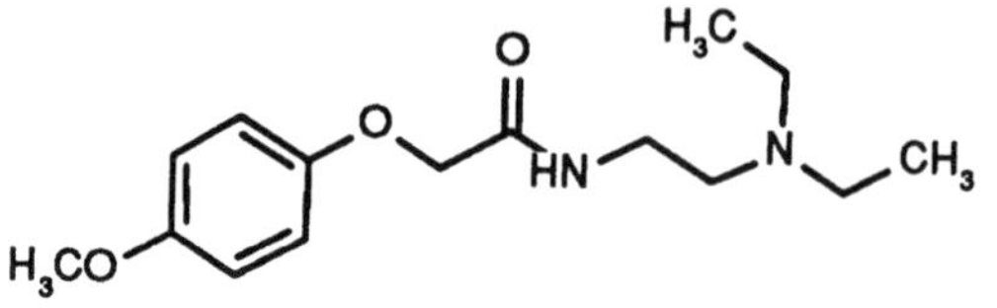

$C_{15}H_{24}N_2O_3$

Eine erste Untersuchung ergab, daß es zu einer Desmethylierung in der p-Methoxy-Position kommt[1]. Durch weitere Untersuchungen, durchgeführt an gesunden männlichen Versuchspersonen nach oraler Gabe einer therapeutischen Dosis (400 mg) Mefexamid (1), konnten mit Hilfe der GC-MS und DC im Urin 6 Ausscheidungsprodukte nachgewiesen werden[2]. Neben der unveränderten Ausgangsverbindung (1) wurden im sauren Extrakt vor der Hydrolyse noch der p-Methoxyphenoxyessigsäuremethylester (2) und die p-Methoxyphenoxyessigsäure (3) nachgewiesen; die beiden letztgenannten - neben dem p-Hydroxyanisol (4) - auch im sauren Extrakt nach Hydrolyse (salzsauer und enzymatisch). Im alkalischen Urinextrakt konnte neben dem unveränderten Wirkstoff (1) und dem bereits vorher[1] beschriebenen Hauptabbauprodukt N-(2-Diethylaminoethyl)-4-hydroxyphenoxyacetamid (5) noch der in nur äußerst geringer Konzentration vorliegende Metabolit 6 nachgewiesen werden. Durch hochauflösende Massenspektrometrie wurde die Elementarzusammensetzung der Ionen mit dem Molpeak m/e 252 ($=C_{13}H_{20}N_2O_2$) bestimmt. Aus dem Auftreten des Fragmentes m/e 58 (α-Spaltung) und des Mc Lafferty-Umlagerungsprodukts m/e 181 sowie der DC-Parameter ergibt sich ein Hinweis auf die Struktur eines N-Bidesmethyl-Mefexamids. Somit ergibt sich folgendes Abbauschema (s. S. 333):

5–10% der eingenommenen Dosis werden unverändert und 10–16% als Desmethyl-Mefexamid (5) innerhalb von 72 h nach Applikation vom Menschen ausgeschieden[3]. Die Eliminierung von Mefexamid und seines Metaboliten 5 erfolgt nach einer Kinetik 1. Ordnung. Die Eliminationshalbwertszeit beträgt für 1 4–6 h, für 5 4,5–6,5 h. Die Eliminationskonstante k_2 liegt für 1 und 5 zwischen 0,10 und 0,20 h[3].

1. Forist, A. A., Pulliam, A. L., Kaiser, D. G. (1974), Res. Commun. Chem. Pathol. Pharmacol. 8, 385.
2. Gielsdorf, W. (1981), Z. Rechtsmed. 87, 117.
3. Gielsdorf, W., Herper, M. (1981), Z. Rechtsmed. 87, 297.

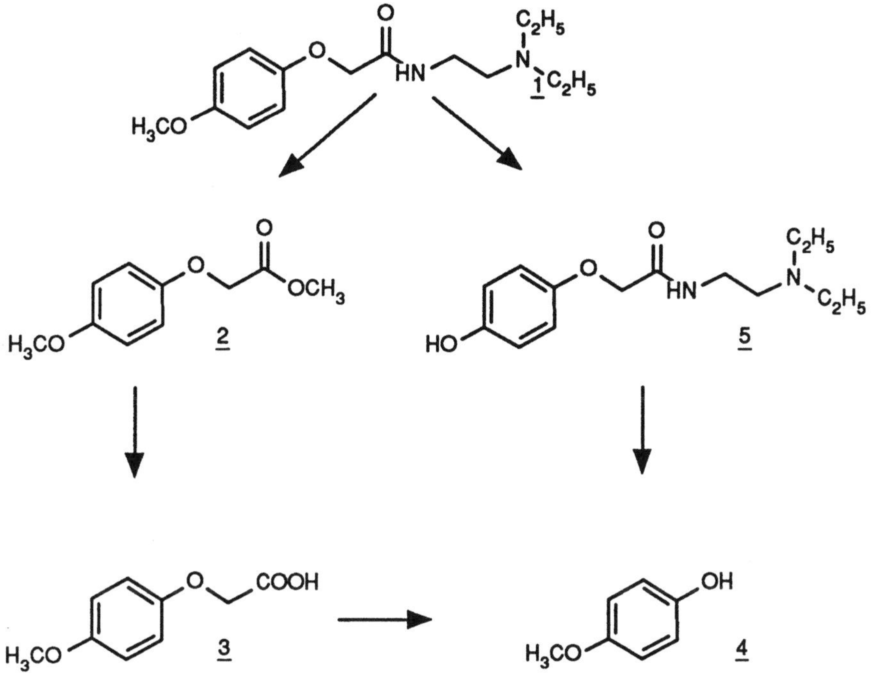

Mefloquin 53230-10-7 Malaria-Chemotherapeuticum

(R,S)-erythro-α-(2-Piperidyl)-2,8-bis-(trifluormethyl)-4-chinolinmethanol

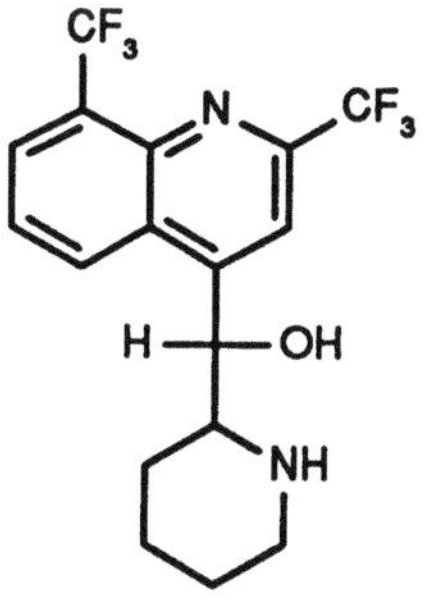

$C_{17}H_{16}F_6N_2O$

Die Bildung und das Auftreten von Metaboliten in Blut, Galle, Kot und Urin wurde primär nach intraperitonealer Applikation des ^{14}C-markierten Wirkstoffs an Ratten untersucht[1]. Die mengenmäßig wichtigste Abbaureaktion ver-

läuft unter Abspaltung des gesamten Piperidin-Teils und führt zum Chinolinmethanol-Derivat (2) einerseits und zum Cinchoninsäure-Derivat (1) andererseits. Den bedeutenderen Anteil nimmt hierbei der Abbau zur Säure (1) ein, die sowohl im Kot als auch in der Galle, im Urin und im Blut einen der Hauptmetaboliten darstellt.
Das Blut enthält als Hauptkomponenten die ursprüngliche Verbindung sowie als Metaboliten das Cinchoninsäure-Derivat (1).

CF_3 CF_3 N COOH

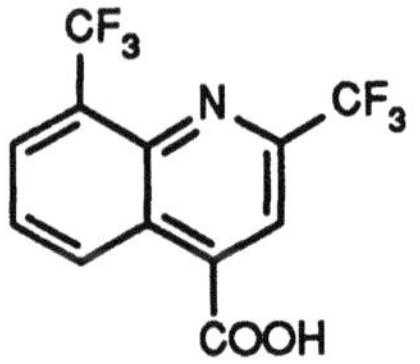

1

In der Galle werden ebenfalls der ursprüngliche Wirkstoff, die Säure (1) und der entsprechende Alkohol (2), zum Teil in konjugierter Form, aufgefunden.

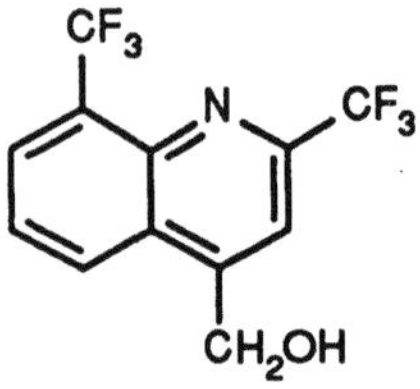

CF_3 CF_3 N CH_2OH

2

Der Kot enthält als Hauptausscheidungsprodukt Mefloquin. Daneben wurden die Metaboliten 1 und 2 sowie ein weiteres Abbauprodukt, bei dem es sich vermutlich um ein Laktam (3) handelt und ein im Piperidin-Ring hydroxyliertes Mefloquin (4) isoliert. Die Bildung eines mutmaßlichen Laktams (3) durch metabolische Oxidation des Piperidin-Rings ist insofern kein ungewöhnlicher Vorgang, als beim Diphenidol, Methylphenidat, Cyproheptadin und Etozolin derartige Veränderungen ebenfalls beobachtet worden sind. Für Metabolit 3 wurde folgender Strukturvorschlag unterbreitet:

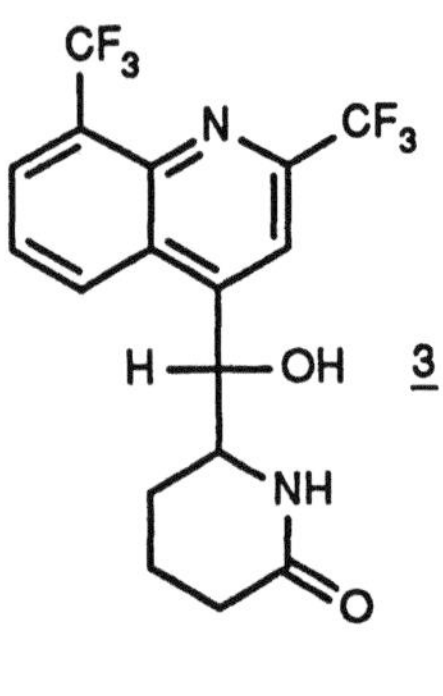

CF_3 CF_3 N H OH NH O

3

CF_3 CF_3 N H OH NH OH

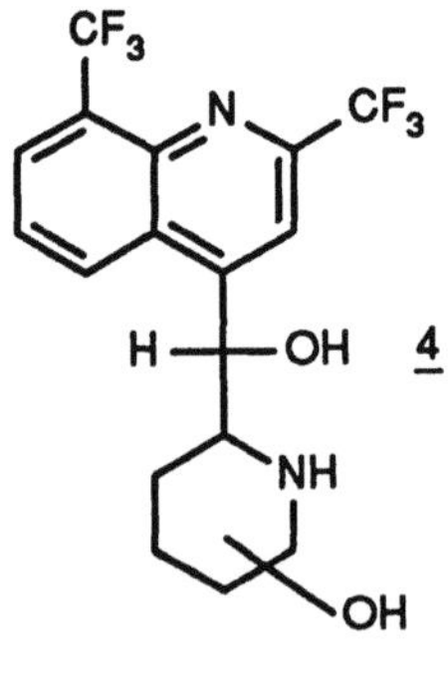

4

Die Säure (1) stellt den Hauptmetaboliten im Urin dar und macht etwa 44% des Extrakts aus. Daneben treten im Urin sämtliche auch im Kot gefundenen Metaboliten in Konzentrationen von jeweils weniger als 5% auf (der Alkohol 2 zu 3-4%, das vermutliche Laktam 3 zu 2-3%, das Hydroxymefloquin 4 zu etwa 3%)[1].

Beim Menschen ist der Metabolismus noch nicht genau bekannt.

Der Wirkstoff wird vom Menschen nach peroraler Gabe zu 87% rasch resorbiert. Maximale Plasmakonzentrationen werden bei einmaliger Gabe nach 2-12 h erreicht[2]. Die maximalen Plasmakonzentrationen verhalten sich direkt proportional zur eingenommenen Dosis: Nach einmaliger Einnahme entsprechen die erreichten Spitzenwerte in ng/ml Plasma bei Europäern etwa 1- bis 2mal der eingenommenen Dosis von Mefloquin in mg; d. h., daß nach einmaliger Gabe von 250 mg Mefloquin maximale Plasmakonzentrationen von 250-500 ng/ml auftreten. Die Konzentration von Mefloquin ist in den Erythrozyten als den Zielzellen im Organismus gegenüber dem Plasma etwa doppelt so hoch[2,4]. Die Eliminationshalbwertszeit beträgt etwa 20 Tage (15-33 Tage bei Europäern, Afrikanern und Südamerikanern, bei Asiaten wurden wesentlich kürzere Halbwertszeiten beschrieben). Dadurch ist es möglich, Malariaanfälle mit einer einzigen Dosis oder zumindest in einer Eintagesbehandlung zu therapieren. Die Eliminationshalbwertszeit verändert sich auch nach wiederholter Gabe der Prophylaxe-Dosis von 250 mg/Woche nicht. Offenbar findet durch längeren Gebrauch keine Induktion oder Hemmung metabolisierender Enzyme statt. Hingegen ergibt sich bei dieser Dosierung eine beträchtliche Kumulation mit Plasmaspiegeln von 1000-1500 ng/ml nach 8-10 Wochen.

Bald nach Erscheinen von Mefloquin im Blut wird auch dessen Hauptmetabolit 1, eine Cinchoninsäure, meßbar. Seine Endkonzentration übersteigt diejenige des ursprünglichen Wirkstoffs um das 3- bis 5fache[2,5]. Die Halbwertszeit des Metaboliten 1 ist praktisch identisch mit der von Mefloquin. Dieser Metabolit hat keine antiplasmodiale Aktivität. Die Toxizität nach oraler Applikation bei Maus und Ratte entspricht derjenigen von Mefloquin[2]. Die Proteinbindung liegt bei über 98%[6]. Die Ausscheidung erfolgt überwiegend mit den Faeces. Die im Urin ausgeschiedene ursprüngliche Verbindung dürfte etwa 5% der Gesamtdosis betragen[2].

1. Jauch, R., Grieser, E., Oesterhelt, G. (1980), Arzneim.Forsch. 30 (I), 60.
2. Schwartz, D. E., Eckett, G., Hartmann, D., Weber, B., Richard-Lenoble, D., Ekue, J. M. K., Gentilini, M. (1982), Chemotherapy 28, 70.
3. Desjardins, R. E., Pamplin, C. L. III, Bredow, J. v., Barry, K. G., Canfield, C. J. (1979), Clin. Pharmacol. Ther. 26, 372.
4. Mu, J. Y., Israili, Z. H., Dayton, P. G. (1975), Drug Metab. Disp. 3, 198.
5. Mimica, I., Fry, W., Schwartz, D. E. (1983), Chemotherapy 29, 184.
6. Schwartz, D. E., Weber, W., Richard-Lenoble, D., Gentilini, M. (1980), in Recent developments in chemotherapy of tropical diseases, p. 238, Ed. Degremont, A., Verlag Schwabe, Basel.

Mefrusid 7195-27-9 Saluretícum

4-Chlor-N'-methyl-N'(tetrahydro-2-methylfurfuryl)-3-benzoldisulfonamid

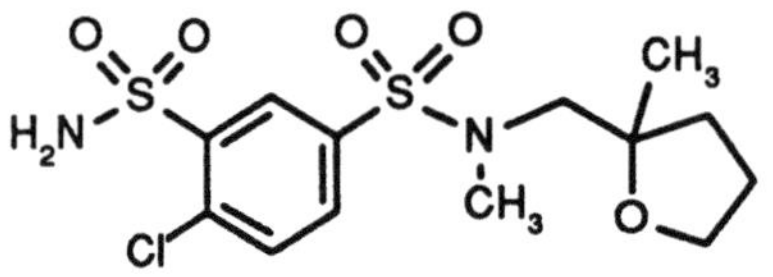

$C_{13}H_{19}ClN_2O_5S_2$

Bei umfassenden Untersuchungen zur Biotransformation und der Pharmakokinetik[1] wurden radioaktiv markierte Verbindungen eingesetzt. Dazu wurde das Leitisotop ^{14}C in 2 unterschiedliche Positionen des Moleküls eingebaut:

˙C = Markierung B
*C = Markierung A

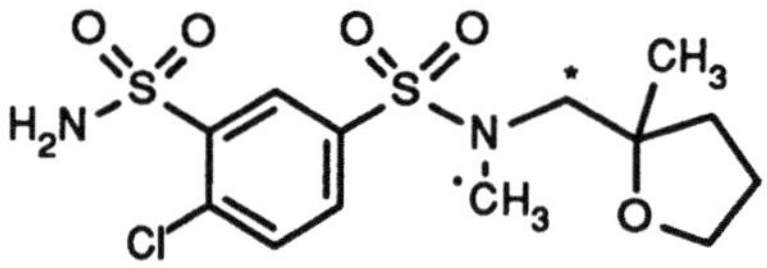

Biotransformation der Verbindung mit Markierung A

Die Aufarbeitung der Sammelurinproben von Ratten nach intravenöser Gabe von 20 mg/kg KG erfolgte überwiegend bis zu 6–8 h nach der Applikation, da schon 6 h danach mehr als 93% der über den Urin eliminierten Aktivität ausgeschieden waren.
In vivo wird Mefrusid (1) fast vollständig metabolisiert. Insgesamt ist es nur noch mit weniger als 1% der Urinaktivität vorhanden. Hauptmetabolit ist N-(4'Chlor-3'-sulfamoyl-benzolsulfonyl)-N-methyl-2-aminomethyl-2-methyl-5-oxo-tetrahydrofuran, das wahrscheinlich Träger der diuretischen Wirkung ist[2], denn es zeigte sich, daß diese Verbindung als Lacton (2) intravenös gegeben, ebenso wirksam ist wie Mefrusid. Allerdings war dieser Metabolit bei oraler Gabe schwächer wirksam als die Ausgangsverbindung, was wahrscheinlich auf eine schlechtere enterale Resorption oder eine pH-abhängige Verschiebung des Gleichgewichts zwischen Lacton und Carbonsäure-Funktion zurückzuführen ist. Der bezeichnete Hauptmetabolit liegt sowohl in seiner Lacton-Form (2) als auch in Form seiner γ-Hydroxycarbonsäure vor (3). Beide Derivate repräsentieren zusammen 45–55% der über den Urin innerhalb von 6 h eliminierten Aktivität. Im Nativurin der Ratte findet sich stark überwiegend - jedoch in wechselndem Verhältnis - das Hydroxycarbonsäure-Derivat (3). Als weiterer Metabolit wurde das γ-Carboxy-γ-valerolacton identifiziert, das sowohl in seiner Lactonform (4) als auch als entsprechende γ-Hydroxycarbonsäure (5) vor-

kommt. Hier handelte es sich um den zweitstärksten Metaboliten, der mit 25-35% der Urinaktivität vertreten ist. Weiterhin wurde 2-Methyl-tetrahydrofurancarbonsäure (6) isoliert. Ihre Gesamtaktivität betrug 2-6%. Schließlich ließen sich 2 unbekannt gebliebene Metaboliten bei den chromatographischen Untersuchungen lokalisieren, die einen Anteil von 4-8% an der Gesamtaktivität des Urins hatten. Dabei könnte es sich um gepaarte Verbindungen eines Oxidationsprodukts der Ausgangsverbindung oder des Hauptmetaboliten handeln.

Nach Applikation der größeren Dosis von 100 mg/kg KG wurden im Durchschnitt 60% der mit dem Urin eliminierten Aktivität in Form des Hauptmetaboliten (2 und 3) ausgeschieden. Dafür betrug der Anteil der Metaboliten 4 und 5, die Folgeprodukte des Hauptmetaboliten sind, nur etwa 25% der Urinaktivität.

In der Galle wurden Metaboliten aufgefunden, aber nicht identifiziert. Offenbar handelte es sich hier um gepaarte Verbindungen. In der Ausatemluft von Ratten konnte nach Applikation der ^{14}C-markierten Verbindung A nur ein Anteil von weniger als 1% der applizierten Dosis als $^{14}CO_2$ nachgewiesen werden.

Biotransformation der Verbindung mit Markierung B

Neben dem unveränderten Wirkstoff (etwa 1% der gesamten Aktivität des Urins innerhalb von 6 h) ist auch hier das N-(4'-Chlor-3'-sulfamoyl-benzolsulfonyl)-N-methyl-2-aminomethyl-2-methyl-5-oxo-tetrahydrofuran (2, 3) nachweisbar, und zwar in diesem Fall mit mehr als 75% Anteil. Ein weiteres Stoffwechselprodukt, das erst durch diese Markierung nachgewiesen werden konnte, ist das 4-Chlor-3-sulfamoyl-benzol-N-methyl-sulfonamid (7). Dieser Metabolit ist somit das Gegenstück zu den Stoffwechselprodukten 4 und 5. Auch dieser Metabolit dürfte im Körper noch weiter abgebaut werden, denn in der Ausatemluft von Ratten konnten 10% der applizierten Dosis als radioaktives CO_2 nachgewiesen werden. Über die darüber hinaus gehende Metabolisierung des eventuell verbleibenden 4-Chlor-3-sulfamoyl-benzolsulfonamids konnten aus den durchgeführten Untersuchungen keine Aussagen gemacht werden, ebensowenig wie über die biologische Halbwertszeit der Verbindungen, die nach der Abspaltung des CO_2 entstehen. Faßt man die einzelnen Untersuchungsbefunde zusammen, so läßt sich für die Biotransformation im Organismus der Ratte folgendes Schema erstellen. Die für die Metaboliten im Harn und das CO_2 der Ausatemluft angegebenen Prozentangaben wurden auf die applizierte Aktivität umgerechnet (s. S. 338).

Untersuchungen der enteralen Resorption zeigten, daß Mefrusid im Dünndarm schnell und vollständig (>95%) resorbiert wird. Geschwindigkeitsbestimmend für die Resorption ist die Magenentleerung. Sowohl nach oraler als auch nach intravenöser Applikation werden etwa ⅔ der applizierten Aktivität mit dem

1 (etwa 0,5%)

2

(2 und 3 zusammen etwa 35 %)

6

3

(etwa 3%)

7 (etwa 10%)

4

5

CO_2 (etwa 10%)

(4 und 5 zusammen etwa 20%)

CO_2 (etwa 1%)

Harn und rund ⅓ mit den Faeces ausgeschieden. Es besteht ein enterohepatischer Kreislauf.

In einem Einzelversuch bei einem Menschen konnte gezeigt werden, daß für den Wirkstoff bei Mensch und Ratte hinsichtlich Stoffwechsel und Kinetik Parallelen bestehen. Der Mensch unterscheidet sich bezüglich der Ausscheidungsgeschwindigkeit dadurch von der Ratte, daß er die Verbindung bzw. die Metaboliten - falls er sie bildet - 5mal langsamer mit dem Harn eliminiert[2)].

1. Duhm, B., Maul, W., Medenwald, H., Patzschke, K., Wegner, L.A. (1967), Arzneim.Forsch. 17, 672.
2. Kroneberg, G., Meng, K. (1967), Diureseforschung, IV. Sympos., Freiburg, Thieme-Verlag, S. 24.

Memantin 19982-08-2 Spasmolyticum

3,5-Dimethyltricyclo[3.3.1.1-]decanamin

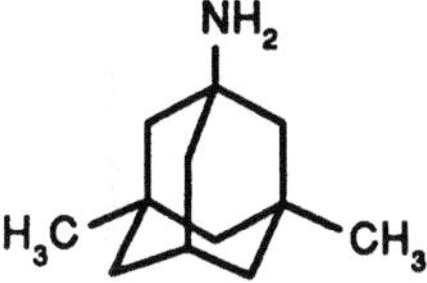

$C_{12}H_{21}N$

Nur etwa 10-15% des intraperitoneal zugeführten Memantins werden bei der Ratte innerhalb der ersten 5-6 h unverändert oder als Metabolit mit intakter Adamantan-Struktur im Harn ausgeschieden[1]. Von den ausgeschiedenen Adamantanen sind 6-11% unverändertes Memantin. Bezogen auf die Peakfläche werden etwa 4% des applizierten Wirkstoffs im Harn in Form seiner Metaboliten ausgeschieden. Bei den Metaboliten handelt es sich um in der Seitenkette bzw. an der Käfigstruktur hydroxylierte Derivate. Von den ausgeschiedenen Metaboliten entfallen 17% auf 1-Amino-4-hydroxy-3,5-dimethyladamantan, 2% auf 1-Hydroxy-3,5-dimethyladamantan und 35% auf 1-Amino-3-hydroxymethyl-5-methyladamantan. Daneben werden noch 1-Amino-4-hydroxy-3,5-dimethyladamantan und 1-Amino-7-hydroxy-3,5-dimethyladamantan mit dem Harn eliminiert[1]. Im Hundeurin werden 10 Metaboliten nachgewiesen, die fast 50% des Memantin-Peaks im Harn ausmachen[2]. Einige Metaboliten stimmen mit den im Rattenurin gefundenen Memantin-Derivaten überein. Hinzu kommen vor allem methylierte Derivate[2]. Untersuchungen zur pharmakologischen Wirksamkeit der Memantin-Metaboliten liegen nicht vor[3].
In Leber, Niere und Harn des Menschen findet man von den im Rattenurin nachgewiesenen Metaboliten nur das quantitativ bedeutsamste Derivat, das 1-Amino-3-hydroxymethyladamantan. Seine Konzentration beträgt maximal 1% der Peakfläche des Memantins im gleichen Gewebe[4]. Es kann nicht ausgeschlossen werden, daß zusätzlich andere Metaboliten, die im Rattenurin auftreten, auch beim Menschen entstehen, daß diese jedoch auf Grund der angewandten niedrigen therapeutischen Dosen bisher nicht nachgewiesen werden konnten[3].
Bei Probanden findet man nach peroraler Applikation von 20 bzw. 40 mg Memantin 3,5-7 h nach der Einnahme eine maximale Konzentration von 40 bzw. 90 ng/ml Blut. Die renale Ausscheidung schwankt nach den bezeichneten Dosen erheblich; sie liegt im Bereich von 40-70% der zugeführten Menge. Die maximale Ausscheidung erfolgt in der 2. h nach der Applikation. 6 h nach der Memantin-Gabe kann die Substanz im Harn nicht mehr nachgewiesen werden[1]. Die Eliminationshalbwertszeiten variieren von 53-97%[4]. Im steady state beträgt die Ausscheidung ca. 40% der in der gleichen Zeiteinheit zugeführten Menge.

Die Bindung an Humanserumalbumin und Humanplasma (*in vitro* und *in vivo* Versuche) ist kleiner als 5%[4].

1. Wesemann, W., Schollmeyer, J. D., Sturm, G. (1977), Arzneim.Forsch. 27, 1471.
2. Schatton, W. (1981), Chemistry, Pharmacology, Clinical Results, Merz Pharma Internal. Report, Frankfurt a. M.
3. Wesemann, W., Sonntag, K.-H., Maj, J. (1983), Arzneim.Forsch. 33 (II), 1122.
4. Hummel, K. (1983), zit. bei 3., Arzneim.Forsch. 33 (II), 1122.

Mephenoxalon 70-07-5 Tranquilizer, Muskelrelaxans

5-[(2-Methoxyphenoxy)methyl]-2-oxazolidinon

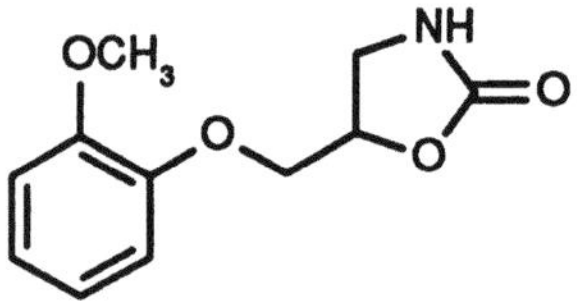

OCH3 NH O O O

$C_{11}H_{13}NO_4$

Bei Versuchen an Hunden wurde festgestellt, daß sich nur etwa 1,6–2,5% des verabreichten Mephenoxalons wiederfinden lassen. Hierbei wurden 2 isomere Phenole - vermutlich 4'- und 5'-Hydroxymephenoxalon –, frei oder konjugiert, gefunden. Die gleichen Metaboliten wurden im Urin von Menschen nachgewiesen[1].

In einer späteren Publikation wurden neben dem unveränderten Wirkstoff 10 Ausscheidungsprodukte beschrieben, die aus dem Harn einer Versuchsperson, die eine Woche lang täglich 1500 mg Wirkstoff erhalten hatte, isoliert werden konnten[2] (s. S. 341).

Bei der Biotransformation des Mephenoxalons findet eine Spaltung der Phenoxymethylether-Bindung statt; so konnten im Harn o-Methoxyphenol (1) und - nach alkalischer Hydrolyse - 3-Amino-1,2-propandiol (2) identifiziert werden. Durch Hydroxylierung des Benzol-Rings entsteht ein phenolisches Hydroxymephenoxalon (3) und durch Desmethylierung wird Mephenoxalon in Desmethylmephenoxalon (4) umgewandelt. Die Öffnung des Oxazolidon-Rings führt zur Entstehung von 1-(o-Methoxyphenoxy)-3-aminopropan-2-ol (5). Weiterhin wurden im Harn gefunden: 1-(o-Hydroxyphenoxy)-3-aminopropen (6) und Dehydromephenoxalon (7). Bei Verbindung 6 könnte es sich um ein Artefakt handeln. Die Metaboliten 3, 4, 5, 6 und 7 werden nicht frei, sondern konjugiert ausgeschieden. Bei den dünnschichtchromatografischen Untersuchungen ergaben sich außerdem Hinweise auf 3 Metaboliten, deren Identifizierung jedoch nicht gelang. Auf Grund der vorliegenden Untersuchungen

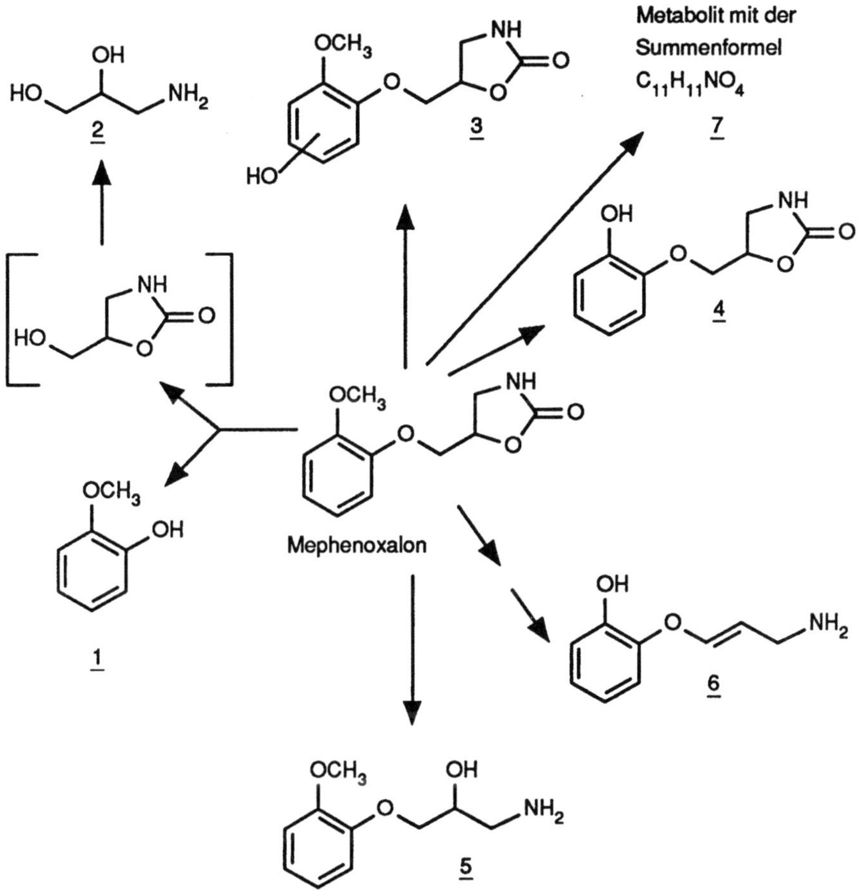

Metabolit mit der Summenformel $C_{11}H_{11}NO_4$

7

Mephenoxalon

lassen sich bei der Biotransformation von Mephenoxalon folgende Wege erkennen:

- Spaltung der Phenoxymethylether-Bindung,
- Hydroxylierung des Phenyl-Rings,
- Desmethylierung und
- Öffnung des Oxazolidon-Rings.

1. Morrison, J. A. (1965), Arch. Int. Pharmacodyn. Ther. 157, 385.
2. Goenechea, S., Eckhardt, G., Gielsdorf, W. (1977), J. Clin. Chem. Clin. Biochem. 15, 115.

Meproscillarin 33396-37-1 Herzglycosid

14-Hydroxy-3*β*-[(4-O-methyl-*α*-L-rhamnopyranosyl)oxy]bufa-4,20,22-trienolid
Methylproscillaridin

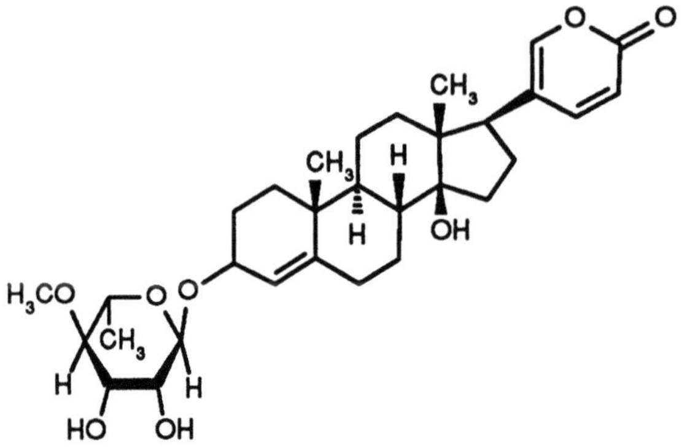

$C_{31}H_{44}O_8$

Untersuchungen zum Metabolismus wurden an 5 gesunden Probanden sowie an 4 Patienten mit einer Gallenfistel mit einer einmaligen oralen Dosis von 0,5 mg ^{3}H-Meproscillarin durchgeführt[1]. Während in Plasma, Galle und Urin vorwiegend chloroformunlösliche Metaboliten des Meproscillarins vorlagen, stellt die chloroformlösliche Fraktion in den Faeces den größten Anteil dar, der wiederum hauptsächlich Meproscillarin enthält. Bei den gesunden Probanden lagen bereits 15 min nach Applikation 55% der Gesamtradioaktivität als chloroformunlösliche Fraktion vor. Dieser hohe Anteil an polaren Metaboliten blieb über 6 Tage konstant.

a) Chloroformunlösliche Fraktion
   Nach Inkubation der chloroformunlöslichen Fraktion des Plasmas mit *β*-Glucuronidase lagen 62% dieser Fraktion als Hydrolyseprodukte vor. Mehr als 90% der Spaltprodukte entfielen auf Meproscillarin neben einem kleinen Anteil Scillarenin. Die durch *β*-Glucuronidase nicht hydrolysierbaren chloroformunlöslichen Komponenten konnten nicht identifiziert werden.
   Bei den Patienten mit einer Gallenfistel ergab die Auftrennung der Gesamtradioaktivität im Plasma in chloroformlösliche und -unlösliche Fraktionen einen 70%igen Anteil der polaren Verbindungen. Dieser Anteil blieb über die Beobachtungsperiode konstant.
b) Chloroformlösliche Fraktion
   Neben Meproscillarin, Proscillaridin und Scillarenin wurden in dem Extrakt 2 nicht identifizierbare Metaboliten, mit P_2 und P_3 bezeichnet, aufgetrennt. Der prozentuale Anteil von Meproscillarin im Plasma erreichte 60 min p. a. sein Maximum. Anschließend verringerte sich der Anteil sehr rasch, so daß nach 180 min Meproscillarin nicht mehr nachweisbar war. Der prozentuale

Anteil an P_2 stieg dagegen 240 min lang an und erreichte zu diesem Zeitpunkt mehr als 70% der chloroformlöslichen Fraktionen.

Erkenntnisse zur Struktur dieser Metaboliten konnten nicht gewonnen werden. Das im Plasma des Hundes identifizierte 3α-12β-OH-Scillarenin war beim Menschen nicht nachweisbar. Aus diesen Befunden und weiteren[3] mit Digitoxin kann angenommen werden, daß die 12β-Hydroxylierung der Glykoside beim Menschen keinen bedeutenden metabolischen Schritt darstellt.
In pharmakokinetischen Studien[2] an gesunden Probanden wurden durch Messung der Plasma-Glykosid-Konzentration mit dem ^{86}Rb-Erythrozyten-Assay folgende Eigenschaften festgestellt: Nach einmaliger Applikation wird das Glykosid-Derivat nach Ablauf von 10 h mit einer mittleren Halbwertszeit von etwa 33 h eliminiert. Der Gesamtverlauf der Plasmaspiegelkurven zeigt einen doppelgipfligen Verlauf mit einem Minimum nach etwa 4 h und einem zweiten Maximum nach etwa 10 h (oral $\gg$ intravenös). Die Eliminationshalbwertszeit der Gesamtradioaktivität im Plasma liegt bei gesunden Probanden bei etwa 51 h, bei den Patienten, deren Galle über einen T-Drain abgeleitet wurde, bei 18 und 30 h. Die Ausscheidung der Gesamtradioaktivität erfolgte bei den Probanden zu etwa 20% renal und zu etwa 56% mit den Faeces. Die Patienten sezernierten zwischen 29 und 89% der applizierten radioaktiven Dosis mit der Gallenflüssigkeit, wovon der überwiegende Anteil bereits innerhalb von 24 h eliminiert wurde.
In der Tatsache, daß Meproscillarin und seine Metaboliten beim Menschen überwiegend mit den Faeces ausgeschieden werden, unterscheidet es sich von den Digitalisglykosiden, die - unabhängig von ihrer Polarität - hauptsächlich renal eliminiert werden. Die Hauptausscheidung der Metaboliten P_2 und P_3 im Urin liegt zeitlich unterschiedlich, P_3 bei 4 h und P_2 bei 8 h p. a.

1. Rietbrock, N. (1978), Arzneim.Forsch. 28 (I), 540.
2. Belz, G. G., Belz, G. (1978), Arzneim.Forsch. 28 (I), 535.
3. Vöhringer, H.-F., Rietbrock, N. (1974), Clin. Pharmacol. Ther. 16, 796.

Mesuximid 77-41-8 Antiepilepticum

(RS)-1,3-Dimethyl-3-phenyl-2,5-pyrrolidindion

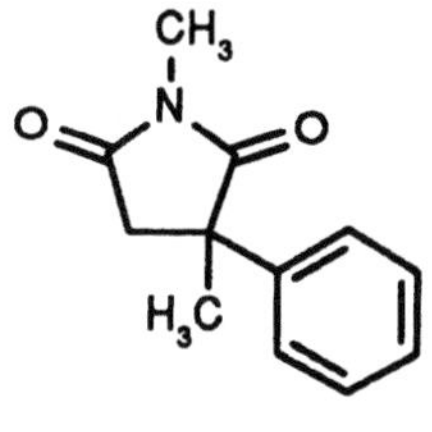

$C_{12}H_{13}NO_2$

Hauptmetabolit in Ratten- und Menschenblut ist ein desmethyliertes Mesuximid. Die Ausgangsverbindung wird *in vivo* rasch zu der N-desmethylierten Verbindung (1) metabolisiert. Schon nach 30 min ist die Konzentration des Metaboliten im Blut relativ viel höher als die des unveränderten Wirkstoffs[1)].

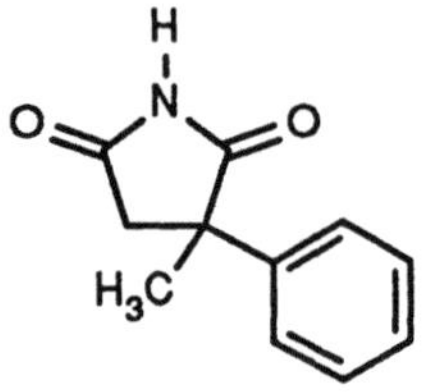

1. Muni, I. A., Altshuler, C. H., Neicheril, J. C. (1973), J. Pharm. Sci. 62, 1820.

Metaclazepam	65517-27-3	Anxiolyticum, Antikonvulsivum

7-Brom-5-(2-chlorphenyl)-2,3-dihydro-2-(methoxymethyl)-1-methyl-1H-1,4-benzodiazepin

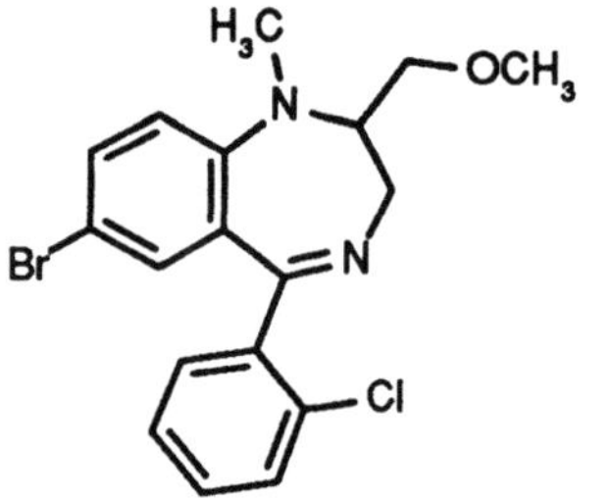

$C_{18}H_{18}BrClN_2O$

Untersuchungen zur Biotransformation führten zur Isolierung und Identifizierung von 15 Metaboliten[1)]. Die Hauptmetabolisierungsschritte sind nachfolgend dargestellt (s. S. 345):

Danach wird Metaclazepam (1) über N-Desmethylmetaclazepam (2) und O-Desmethylmetaclazepam (3) zu Bis-desmethylmetaclazepam (4) abgebaut. Die 3 Metaboliten 2, 3 und 4 haben das gleiche pharmakologische Wirkprofil wie die Ausgangsverbindung. Als Nebenmetabolit tritt auch hier wie bei vielen 1,4-Benzodiazepin-Derivaten ein Benzophenon-Derivat (5) mit einer primären aromatischen Amin-Struktur auf. Metaclazepam wird rasch resorbiert. Ein

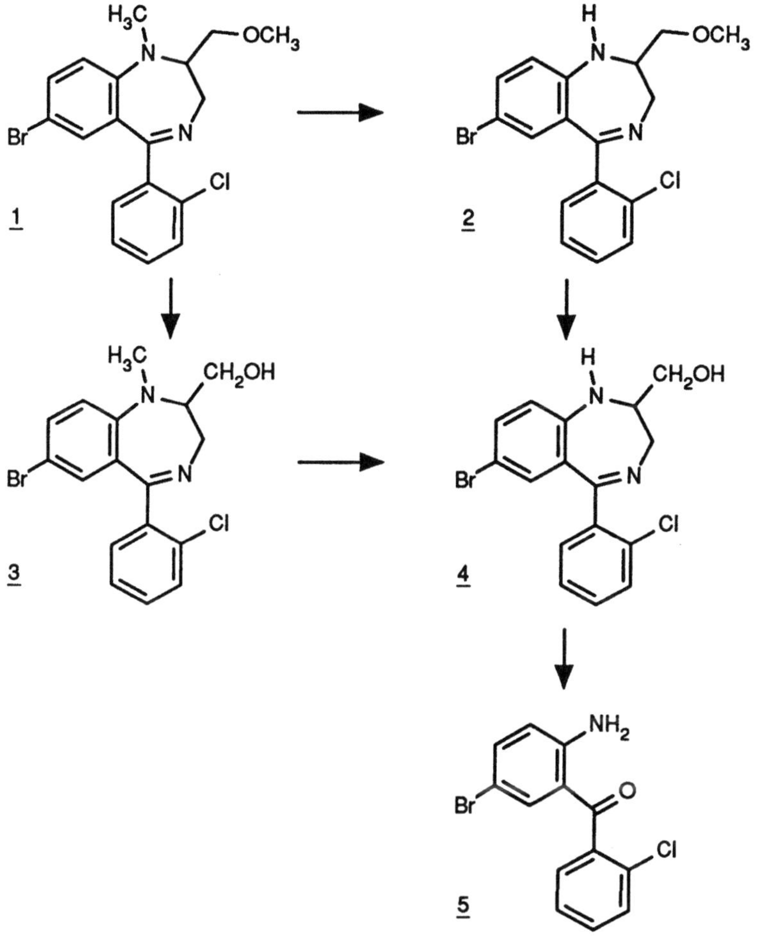

Blutspiegelmaximum ist nach etwa 30 min zu verzeichnen. Die Plasmaeiweißbindung ist >90%[2]. Die Elimination erfolgt beim Menschen annähernd zu gleichen Teilen über die Nieren und die Galle[3]. Die Eliminationshalbwertszeit beträgt etwa 1,5 h. Untersuchungen zur Wechselwirkung zwischen Alkohol und Metaclazepam beim Menschen mit zahlreichen pharmakokinetischen Angaben sind publiziert worden[3-5]. Beobachtet wurde eine schnellere und erschöpfende Resorption des Wirkstoffs nach hoher Dosierung[4]. Zusammenfassend wurde festgestellt, daß Alkohol keinen erkennbaren Einfluß auf die Metaclazepam-Kinetik ausübt[5].

1. Borchers, A., Achtert, G., Hausleiter, H. J., Zeugner, H. (1984), Eur. J. Drug 9, 325.
2. Schneider, W. R., Schütz, H. (1986), Mikrochim. Acta III, 187.
3. Mallach, H. J., Schmidt, V., Schenzle, D., Dietz, K. (1983), Blutalkohol 20, 196.
4. Mallach, H. J., Schmidt, V. (1982), Blutalkohol 19, 416.
5. Schenzle, D., Schmidt, V., Mallach, H. J., Dietz, K. (1983), Blutalkohol 20, 273.

Metamizol Metamizol-Na-1-Wasser	50567-35-6 5907-38-0	Analgeticum, Antipyreticum, Antirheumaticum

N-Methyl-N-(2,3-dimethyl-5-oxo-1-phenyl-3-pyrazolin-4-yl)-aminomethansulfonsäure
Metamizolum natricum (DAB 9)

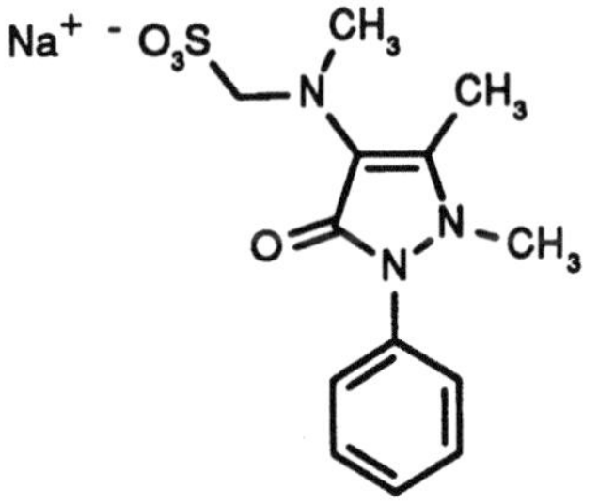

$C_{13}H_{17}N_3O_4S$

Erste Untersuchungen zum Ausscheidungsverhalten dieses Wirkstoffs am Menschen ergaben, daß als Stoffwechselprodukte - wie beim Aminophenazon - 4-Acetylaminophenazon (4) und 4-Aminophenazon (3) auftreten. Nach peroraler Einnahme von 4mal 0,5 g Novalgin/Tag an 2 aufeinanderfolgenden Tagen (insgesamt 4 g) wurden 808 mg des Metaboliten 4 und 551 mg des Metaboliten 3 ausgeschieden. Auf das ursprüngliche Pharmakon berechnet betrug die Ausscheidung damit für Metabolit 4 27,5% und für Metabolit 3 22,6%, insgesamt also 50,1%. Für die Gesamtausscheidung von 2,002 g, bezogen auf die 4 g der eingenommenen Wirkstoffmenge, beläuft sich der Anteil des Metaboliten 4 auf 54,8% und von Metabolit 3 auf 45,2%. Beide Metaboliten stehen somit im Verhältnis 1:0,82. Das Verhältnis dieser beiden Substanzen ist also demjenigen beim analogen Pyramidon-Selbstversuch (1:0,79) praktisch gleich[1].
In einer späteren Arbeit sind 7 Metaboliten beobachtet worden, von denen folgende 4 identifiziert werden konnten[2]: Methylaminophenazon (2), Aminophenazon (3), Acetylaminophenazon (4) und 4-Formylaminophenazon (5). Schließlich wurde noch in jüngster Zeit das Noracetylaminophenazon (7) aufgefunden[3], eine Verbindung, die als Präcursor für die artifizielle Bildung von Rubazon- und Methylrubazonsäure anzusehen ist[4,5]. Zu Beginn der Metabolisierung erscheint das 4-Methylaminophenazon (2) in höchster Konzentration. Der erste Metabolisierungsschritt unter Bildung der Verbindung 2 ist keine aktive Stoffwechselleistung, sondern das Ergebnis einer Hydrolyse. In äußerst geringen Konzentrationen entsteht offenbar auch - ein hier atypischer Metabolit - das 4-Hydroxyphenazon (6). 65-70% der Metamizol-Dosis werden über die bekannten Metaboliten eliminiert.

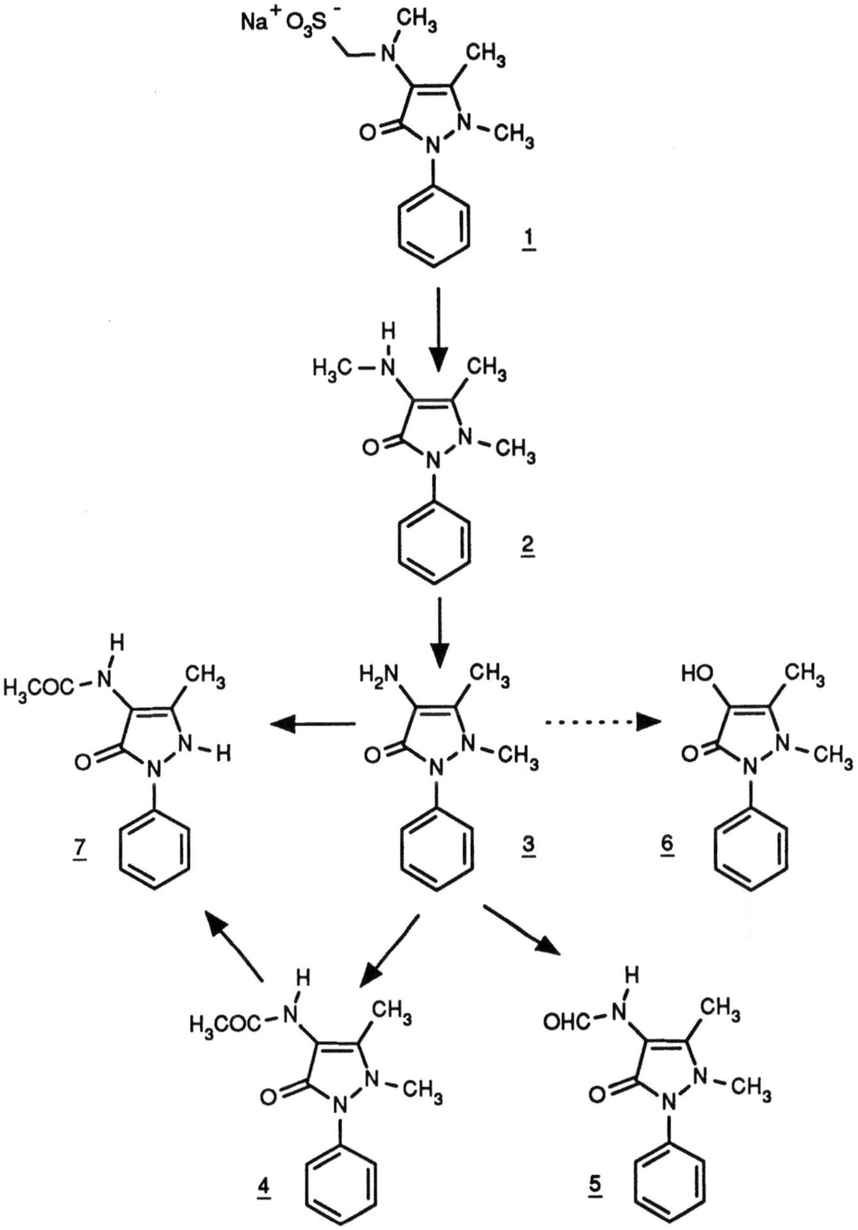

Der Wirkstoff wird nach oraler Gabe von 480 mg ($\triangleq 5{,}8 \pm 0{,}7$ mg/kg KG der ^{14}C-markierten Verbindung) rasch und gleichmäßig resorbiert. Beim Menschen werden maximale Serumspiegel (berechnet auf die ^{14}C-Radioaktivität) von $13{,}4 \pm 0{,}8$ µg/ml nach 1-1,5 h gemessen[2]. Metamizol selbst ist im Serum nicht bestimmbar. Die biologische Halbwertszeit beträgt 2,4 h. Der Metabolit 3 erreicht eine maximale Konzentration 4 h nach Verabreichung. Die Halbwertszeit der Elimination aus dem Plasma beträgt nach oraler Applikation 3,8 h. Nach intramuskulärer Injektion beträgt die Halbwertszeit nur 2,1 h.

1. Halberkann, J., Fretwurst, Fr. (1950), Z. Physiol. Chem. 285, 97.
2. Volz, M., Kellner, H.-M. (1980), Br. J. Clin. Pharmac. 10, 299.
3. Ruch-Zaske, G. (1985), Dissertation, Freie Universität Berlin, Fachbereich Pharmazie.
4. Beyer, K.-H., Ruch-Zaske, G. (1986), Pharm. Ztg. 131, 2307.
5. Hänsel, W., Friedmann, H. (1983), Dtsch. Apoth. Ztg. 123, 2143.

Methadon

76-99-3
als HCl 1095-90-5 Analgeticum

6-Dimethylamino-4,4-diphenyl-3-heptanon
Amidon
Methadoni hydrochloridum (DAB 9)

$C_{21}H_{27}NO$

Aus dem Harn von Menschen wurden zunächst 2 basische Ausscheidungsprodukte isoliert: die unveränderte Verbindung und 2-Ethyliden-1,5-dimethyl-3,3-diphenyl-1-pyrrolidin (1)[1]. Zusätzlich wurde 2-Ethyl-5-methyl-3,3-diphenyl-1-pyrrolin (2) gefunden[2]. Der Hauptweg der Metabolisierung ist somit die oxidative N-Desmethylierung. Die Monomethyl-Verbindung ist nicht stabil und cyclisiert sofort. Dabei greift das sekundäre Amin an der Keto-Gruppe an und unter Wasserabspaltung entsteht das cyclische Enamin (1) bzw. sein Imonium-Salz (3). Die zweite Desmethylierung führt zu Verbindung 2. Die Metaboliten 1 und 2 sind pharmakologisch unwirksam (s. S. 349).

24 h nach Verabreichung eines in der Ketoseitenkette ^{14}C-markierten Methadons sind 98% der Radioaktivität in den Ausscheidungsprodukten (58% im Kot, 30% im Harn und der Rest im Darminhalt) nachweisbar. Die Ausatmungsluft enthält kein radioaktives CO_2. Somit kommt es nicht zu einer Abspaltung der Keto-Seitenkette[3]. Unmittelbar nach der subcutanen Injektion läßt sich bei der Ratte das gesamte verabreichte Methadon wiederfinden. Nach

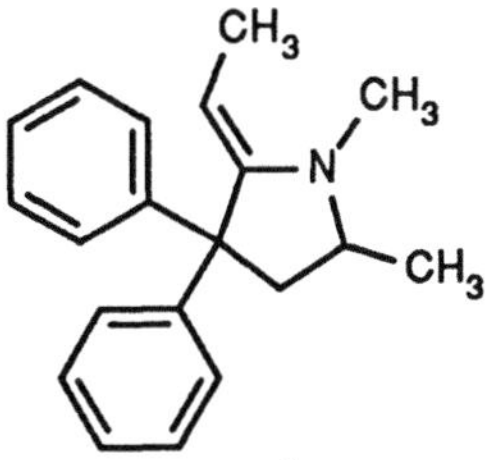

5 h sind jedoch nur noch insgesamt 46–55,7% auffindbar. Der Harn enthielt innerhalb von 48 h 11,2 und der Kot 9%[4].

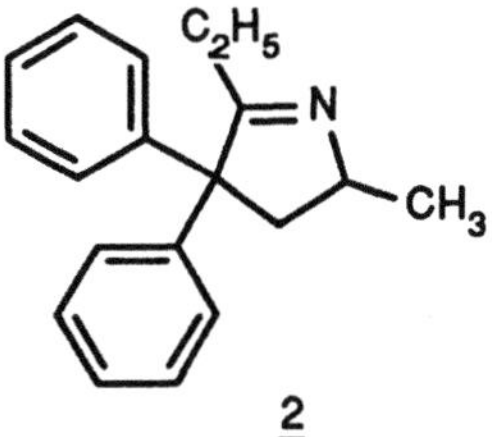

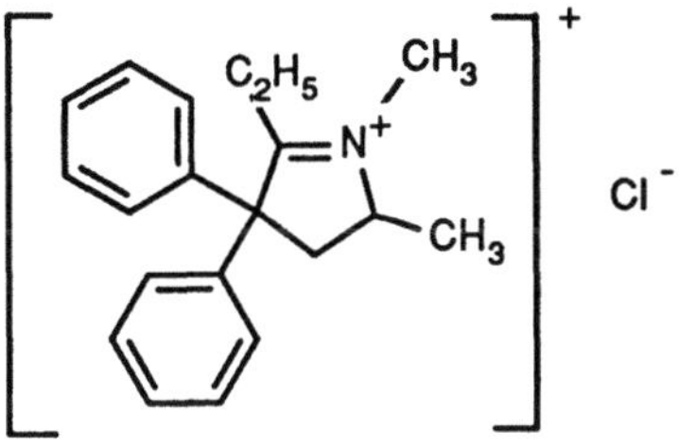

Bei Personen, die an einer Methadon-Überdosierung verstorben waren, wurden folgende Werte ermittelt: Blut 0,22–3,04 μg Methadon/ml, Galle 1,56–42 μg/ml, Harn 0,25–132 μg/ml, Leber 0,25–49,5 μg/g. Die Bestimmung des Metaboliten 1 führte zu folgenden Ergebnissen: Galle 0,2–102 μg/ml, Harn 0–46,2 μg/ml, Leber 0–1,3 μg/g, im Blut nicht nachweisbar. In der Niere, Milz und Lunge sowie teilweise im Gehirn waren beide Verbindungen vorhanden, allerdings in geringeren Konzentrationen[5]. Die a) therapeutischen, b) toxischen und c) letalen Blutspiegel für Methadon betragen für a) 480–860 μg/ml, für b) 2 mg/l und für c) 4 mg/l[6].

1. Beckett, A. H., Taylor, J. F., Casey, A. F., Hassan, M. M. A. (1968), J. Pharm. Pharmacol. 20, 754.
2. Pohland, A., Boaz, H. E., Sullivan, H. R. (1971), J. Med. Chem. 14, 194.
3. Elliot, H. W., Chang, F., Abdou, H. A., Anderson, H. Th. (1949), J. Pharmacol. Exp. Ther. 95, 494.
4. Rickards, J. C., Boxer, G. E. S., Smith, C. C. (1950), J. Pharmacol. Exp. Ther. 98, 380.
5. Robinson, A. E., Williams, F. M. (1971), J. Pharm. Pharmacol. 23, 353.
6. Winek, Ch. L. (1976), Clin. Chem. 22, 832.

Methaqualon	72-44-6	Sedativum, Hypnoticum
Methaqualon-HCl	340-56-7	

2-Methyl-3-o-tolyl-4(3H)-chinazolinon
Methaqualonum (DAB 9)

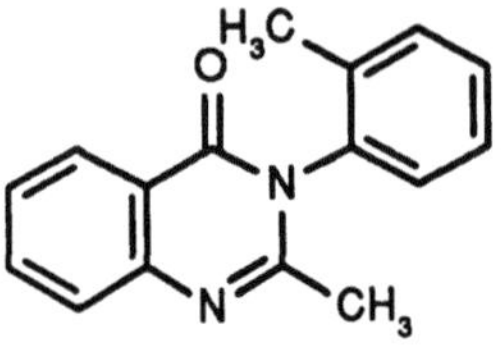

$C_{16}H_{14}N_2O$

Erste Untersuchungen zum Abbau im Organismus des Menschen ergaben, daß mindestens 60% der zugefügten Methaqualon-Menge in gebundener Form mit dem Harn wieder eliminiert werden und daß die Ausscheidung bei Dauerverabreichung in wenigen Tagen ein Maximum erreicht, um dann, nach Abschluß der Medikation, innerhalb von 5 Tagen wieder abzuklingen[1]. Dünnschichtchromatographisch ließen sich nach Einnahme von 150 mg 4 Metaboliten beobachten, die unveränderte Verbindung wurde nicht mehr gefunden[2,3]. Im Zusammenhang mit forensisch-toxikologischen Untersuchungen zeigte sich, daß Methaqualon in Form seiner Metaboliten nicht allein als Glucuronid, sondern auch gepaart mit Schwefelsäure und evtl. noch in Form anderer Konjugate ausgeschieden wird[4-6]. Aus dem Harn von Kaninchen, die einmalig 200 mg/kg KG Methaqualon erhalten hatten, ließ sich als erster Metabolit das 2-Methyl-3-(2′-hydroxymethyl-phenyl)-chinazolinon-4 (1) identifizieren[7].

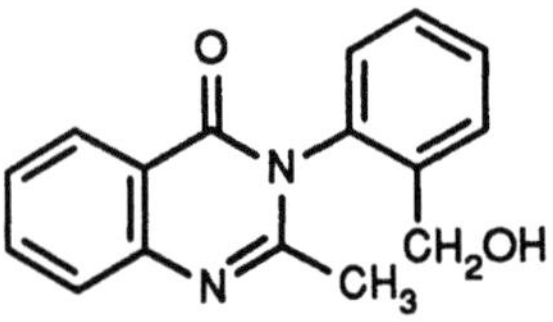

1

Aus dem Fehlen von radioaktivem CO_2 in der Atemluft von Mäusen wurde geschlossen, daß sich der Abbau des Methaqualons ohne Bruch des Moleküls vollzieht[8]. Im Harn Methaqualon-belasteter Versuchspersonen ließen sich dann folgende Verbindungen auffinden[9]:

- unverändert ausgeschiedenes Methaqualon,
- 2-Methyl-3-(3′-hydroxy-2′-methyl-phenyl)-chinazolinon (2),
- das bereits im Harn von Kaninchen aufgefundene 2-Methyl-3-(2′-hydroxymethyl-phenyl)-chinazolinon-4 als Konjugat (1) sowie
- 6-Hydroxy-2-methyl-3-(3′-hydroxy-2′-methyl-phenyl)-chinazolinon-4 (3).

Mit Sicherheit tritt das im Harn von Hunden, Ratten, Rhesusaffen und Kaninchen nachgewiesene[10] 2-Hydroxymethyl-3-o-tolyl-chinazolinon-4 (4) beim Menschen als Ausscheidungsprodukt nicht auf.

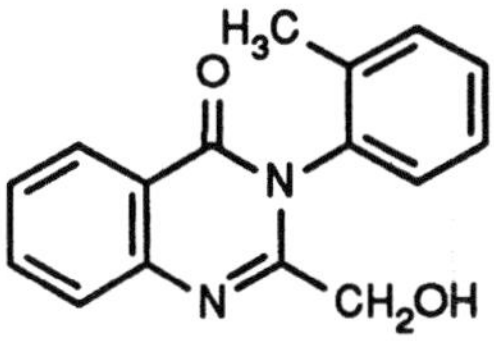

4

Später ließen sich dann noch der Metabolit 1 in unkonjugierter Form im Urin von Menschen und das 2-Methyl-3-(2'-methyl-4'-hydroxy-5'-methoxyphenyl)-4(3H)-chinazolinon (5) nachweisen. Hierdurch ließ sich zeigen, daß beim Abbau des Methaqualons die bei körperfremden Substanzen äußerst seltene Reaktion der Bildung eines o-Methoxy-phenol-Derivats stattfindet. Das entsprechende Diphenol konnte dagegen im Harn von Menschen nicht festgestellt werden[11].
Somit ergibt sich folgendes Metabolitenschema:

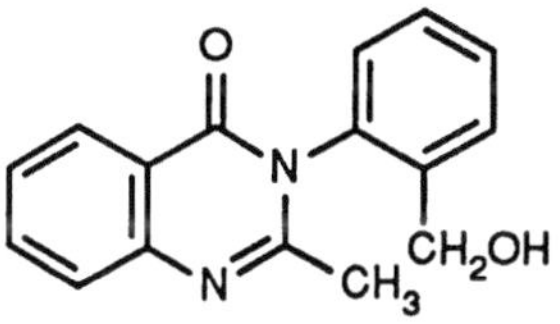

1

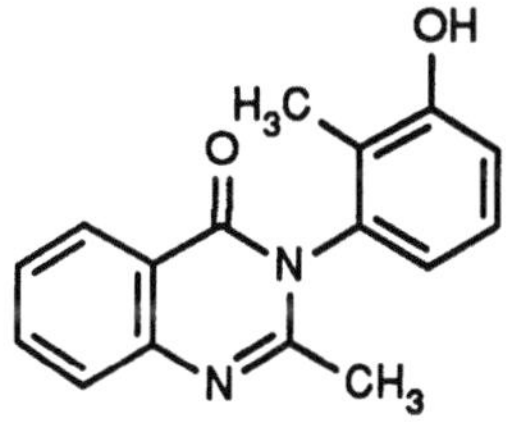

2

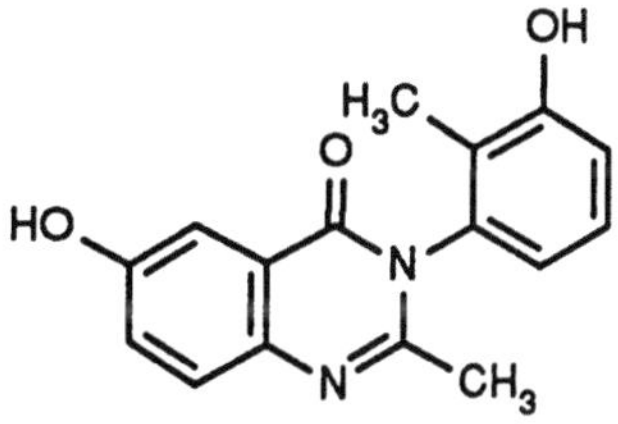

3

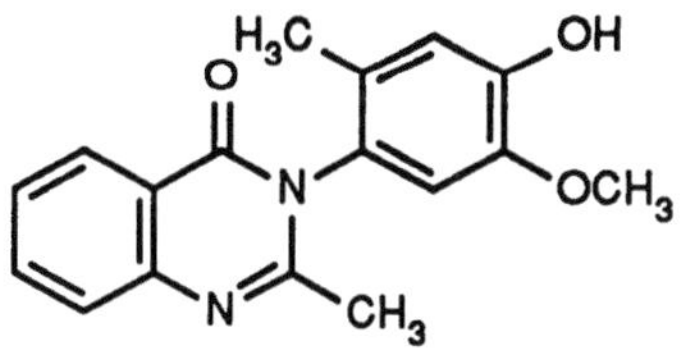

5

Nach oraler Gabe erfolgt bei der Maus rasche und vollständige Resorption. 80% der zugeführten Aktivität finden sich innerhalb von 24 h im Kot (⅓) und Urin (⅔) wieder. Das Auffinden der Substanz im Kot läßt sich mit dem enterohepatischen Kreislauf erklären[8]. 93% des im Plasma von Ratten gefundenen Methaqualons sind mit dem ursprünglichen Wirkstoff identisch[7]. Bei Ausscheidungsversuchen an Menschen (0,2–0,5 g oral) und Ratten (100 mg/kg KG) wurde festgestellt, daß weniger als 2% der ursprünglichen Verbindung mit dem Harn ausgeschieden werden.

Eine kritische Grenzkonzentration von Methaqualon im Plasma, bei deren Erreichen oder Überschreiten die Indikation der Hämoperfusion gegeben ist, liegt bei 40 µg/ml[12]. Die a) therapeutischen, b) toxischen und c) letalen Plasmaspiegel von Methaqualon in Humanplasma betragen für a) 1-3 µg/ml, für b) ab 3 µg/ml und für c) ab 5 µg/ml[13].

1. Kühn, A., Keil, E. (1961), Ther. Ggw. 100, 574.
2. Eberhardt, H., Freundt, K. J., Langbein, J. W. (1962), Arzneim.Forsch. 12, 1087.
3. Geldmacher-v.Mallinckrodt, M., Lautenbach, H. (1963), Arch. Toxikol. 20, 31.
4. Beyer, K.-H., Klinge, D. (1964), Z. Klin. Chem. 2, 126.
5. Beyer, K.-H. (1965), Z. Anal. Chem. 212, 139.
6. Beyer, K.-H. (1965), Mitt. Dtsch. Pharm. Ges. 35, 69.
7. Akagi, M., Oketani, Y., Yamane, S. (1963), Chem. Pharm. Bull. (Tokyo), 11, 1216.
8. Cohen, Y., Wepierre, J., Font du Picard, Y., Boissier, J.-R. (1965), Thérapie 20, 101.
9. Haßler, H. M. (1966), Dissertation, Universität Freiburg.
10. Nowak, H., Schorre, G., Struller, R. (1966), Arzneim.Forsch. 16, 407.
11. Hoffmann-Pinther, H. (1970), Dissertation Universität Freiburg.
12. Goulding, R. (1975), Kolloquium: „Hämoperfusion über Aktivkohle", Wiss. Information Fresenius.
13. Pentz, R., Strubelt, O., Gehlhoff, C. (1979), Dtsch. Ärztebl. 76, 2815.

Methenamin	100-97-0	Innerlich als Harndesinficiens, äußerlich als Adstringens

---

1,3,5,7-Tetraazaadamantan
Hexamethylentetramin
Hexamin
Methenaminium (DAB 9)

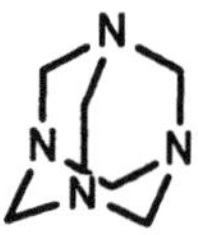

$C_6H_{12}N_4$

Vom ^{14}C-markierten Wirkstoff werden nach oraler Gabe bei der Maus innerhalb von 3-4 h etwa 76% der applizierten Aktivität mit dem Harn ausgeschieden. Davon entfallen 37% auf die unveränderte Verbindung, 9% auf Formaldehyd und 11% auf eine andere flüchtige Verbindung, die nicht mit Chromotropsäure reagiert (wahrscheinlich Ameisensäure) und 21% auf Substanzen, die nicht flüchtig sind und aus denen in Säure kein Formaldehyd freigesetzt wird. Nur 2% des ^{14}C-markierten Wirkstoffs ließen sich in der Ausatmungsluft als CO_2 nachweisen. Daraus wird gefolgert, daß etwa 5% des Methenamins schon vor der Resorption hydrolysiert waren[1]. Im Kot und im Darminhalt fanden sich 2,5% des applizierten ^{14}C. Nach 22 h waren noch 4% im Tierkörper zurückgeblieben. Autoradiogramme von Ganztierquerschnitten zeigten, daß der ^{14}C-Gehalt nicht gleichmäßig in den Organen und Geweben verteilt ist. Die Exkretionsorgane Leber, Nieren, Speicheldrüsen und Darmschleimhaut waren am stärksten markiert.

Da Formaldehyd ein Metabolit des Methenamins ist, wurden in separaten Untersuchungen sein Metabolismus und seine Ausscheidung untersucht. Von oral an Mäuse appliziertem ^{14}C-markiertem Formaldehyd werden etwa 40% im Laufe der ersten 5 h als CO_2 abgeatmet. Mit dem Harn werden 6% ausgeschieden, die anfangs vorwiegend im Harnstoff und später im Allantoin enthalten sind. Im Kot und Darminhalt befinden sich 7% des verabreichten ^{14}C. Nach 12 h sind noch 36% im Tierkörper enthalten.

Im Blut, jedoch nicht im Blutplasma von Mensch, Ratte und Hund, wird Formaldehyd auch *in vitro* rasch und vollständig zu Ameisensäure oxidiert. In vivo gemessen, beträgt die Halbwertszeit der Ameisensäure im Blut bei Ratten 5,5 min. Deshalb läßt sich nur in den ersten min nach der Applikation ^{14}C-markierte Ameisensäure im Harn nachweisen[1].

1. Kewitz, H., Schlede, E. (1967/68), Naunyn-Schmiedebergs Arch. Pharmakol. Exp. Pathol. 259, 211.

Methotrexat	59-05-2	Cytostaticum (gegen Leukämien wirksam)

N-[4[2,4-Diamino-6-pteridinylmethyl]-methylamino]benzoyl-L-glutaminsäure
MTX

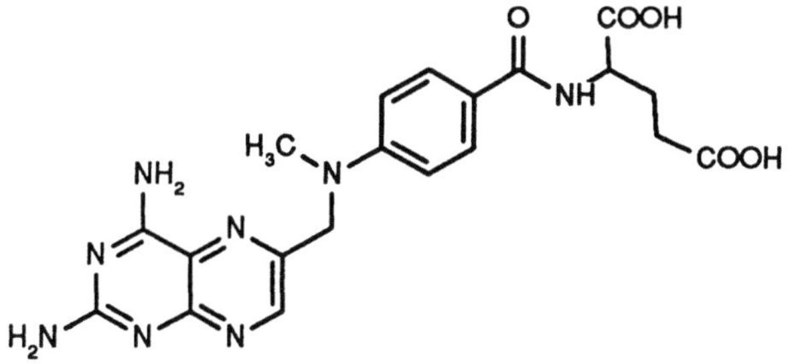

$C_{20}H_{22}N_8O_5$

Das nierentoxische 7-Hydroxymethotrexat ist bei Kaninchen[1-3], Meerschweinchen[4] sowie Primaten und Menschen[5] der Hauptmetabolit. In welchem Verhältnis sich der Metabolit zu der Ausgangsverbindung bildet, ist der nachstehenden Tabelle zu entnehmen[6].

Kaninchen-Plasmaspiegel Zeit (min)	von MTX und 7-OH-MTX	
	MTX (10^{-6} molar)	7-OH-MTX (10^{-6} molar)
12	32,0	10,9
21,5	20,3	13,6
38	8,81	10,9
45	7,93	13,2
60	6,17	14,1
80	3,08	9,47
97	1,32	6,61
120	0,441	6,61
150	<0,441	2,86

Nach intravenöser Applikation von 17,6 mg/kg KG MTX.

Massenspektrometrisch wurden nach hochdosierter MTX-Therapie die cytotoxisch aktiven MTX-Oligoglutamylkonjugate in Serum, Urin und Erythrocyten von Patienten gefunden[7]. Die in der Literatur gemachten Angaben über die Ausscheidung des Wirkstoffs schwanken[8-10]. Untersuchungen mit radioaktiv markiertem Material ergaben, daß innerhalb der ersten beiden Tage nach der Injektion 40% der Radioaktivität im Urin auftreten[11]. Im allgemeinen betrug die Ausscheidung am ersten Tag zwischen 50 und 78% der verabreichten Dosis, am zweiten Tag lag sie bei etwa 10%. Spuren ließen sich noch an den beiden darauffolgenden Tagen im Urin nachweisen[12].
Es ist davon auszugehen, daß die Elimination über die Galle beim Menschen - im Vergleich zur Ratte und Maus - weniger bedeutend ist[13]. Nur 0,41% des verabfolgten Wirkstoffs ließen sich innerhalb von 48 h bei einem Patienten mit einer Gallenfistel nachweisen[14]. Nach intravenöser Gabe wird nur eine geringe Menge fäcal eliminiert, 0-4% (im Mittel 2%) innerhalb von 48 h[15], während von anderer Seite Werte im Bereich von 0-9% (Mittelwert 1,3%) innerhalb von 96 h angegeben werden[16].

1. Johns, D., Lannotti, A., Sartorelli, A. (1965), Biochim. Biophys. Acta 105, 380.
2. Redetzki, H., Redetzki, J. (1966), Biochem. Pharmacol. 15, 425.
3. Johns, D., Loo, T. (1967), J. Pharm. Sci. 56, 356.
4. Johns, D., Lannotti, A., Sartorelli, A. (1966), Biochem. Pharmacol. 15, 555.
5. Jacobs, S., Stoller, R., Chabner, B. (1976), J. Clin. Invest. 57, 534.
6. Watson, E., Cohen, J. L., Chan, K. K. (1978), Cancer Treat. Rep. 62, 381.
7. Przybylski, M. (1982), Arzneim.Forsch. 32 (II), 995.
8. Burchenal, J. H., Warings, G. B., Ellison, R. R., Reilly, H. C. (1951), Proc. Soc. Exp. Biol. 78, 603.
9. Freeman, M. V. (1958), J. Pharmacol. Exp. Ther. 122, 154.
10. Werkheiser, W. C., Holland, J. R. (1961), Proc. Am. Ass. Cancer Res. 3, 256.
11. Johns, D. G., Hollingsworth, J. W., Cashmore, A. R., Plenderleith, J. H., Bertino, J. R. (1964), J. Clin. Invest. 43, 621.
12. Wilmanns, W., Martin, H. (1968), Klin. Wochenschr. 46, 281.
13. Dedrick, R. L., Myers, Ch. E., Bungay, P. M., De Vita jr., V. T. (1978), Cancer Treat. Rep. 62, 1.
14. Creaven, P. J., Hansen, H. H., Alford, D. A. (1973), Br. J. Cancer, 28, 589.
15. Henderson, E. S., Adamson, R. H., Oliverio, V. T. (1965), Cancer Res. 25, 1018.
16. Huffman, D. H., Wan, S. H., Azarnoff, D. L. (1973), Clin. Pharmacol. Ther. 14, 572.

5-Methoxypsoralen	484-20-8	Antipsoriaticum, Vitiligo

4-Methoxyfuro[3,2-g]cumarin
Bergapten
5-MOP

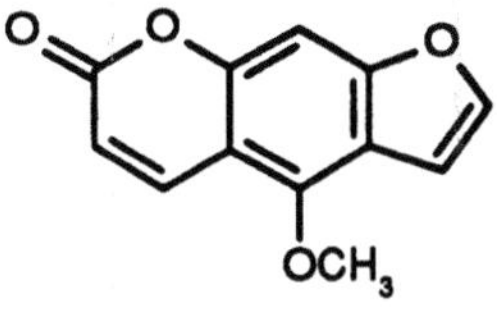

$C_{12}H_8O_4$

Untersuchungen mit ^{14}C-markiertem (C-Atom der Methoxyl-Gruppe) 5-MOP bei Ratten ergaben, daß im Urin und in den Fäces polare Verbindungen auftreten. Im Urin und in der Galle liegen die Hauptmetaboliten als Konjugate vor. Dünnschichtchromatographisch konnten im Urin etwa 5 Metaboliten nachgewiesen werden, die polarer als die Ausgangsverbindung waren. Etwa 20% der im Urin aufgefundenen Radioaktivität repräsentieren unverändertes 5-Methoxypsoralen. Im Kot waren etwa 3 Metaboliten, die polarer als ^{14}C-5-Methoxypsoralen waren, nachweisbar. Der unveränderte Wirkstoff trat nur in Spuren auf (ca. 1% der Gesamtradioaktivität in den Fäces). In der Nativ-Galle ließen sich nur 2 sehr polare Metaboliten nachweisen, die hauptsächlich als Konjugate vorlagen. Durch Vorbehandlung der Tiere mit Phenobarbital ließ sich die Metabolisierung der 5-Methoxy-Gruppe zu radioaktivem CO_2 erheblich beschleunigen. Während bei unbehandelten Kontrolltieren nach peroraler Verabreichung von ^{14}C-5-Methoxypsoralen bis 22 h nach der Applikation etwa 10% der applizierten Radioaktivität als $^{14}CO_2$ in der Atemluft gemessen und das Maximum der radioaktiven CO_2-Ausscheidung etwa 13 h nach der Applikation erreicht wurden, trat bei Tieren, die mit Phenobarbital vorbehandelt worden waren, das Maximum der $^{14}CO_2$-Ausscheidung bereits 1 h nach der Applikation auf. Bis 18 h nach der Applikation waren bei diesen, mit Phenobarbital vorbehandelten Tieren, schon etwa 18% der insgesamt verabreichten Radioaktivität mit der Atemluft wieder eliminiert[1)].

Nach peroraler Applikation steigen die Plasmaspiegel rasch an und erreichen 2 h nach der Applikation ihr Maximum. Die Elimination aus dem Blutplasma erfolgt schnell, denn schon 24 h nach der peroralen Einnahme ist der Wirkstoff im Plasma praktisch nicht mehr nachweisbar.

Etwa 50% der verabreichten Radioaktivität werden innerhalb von 96 h mit dem Urin ausgeschieden. Dabei wird der größte Teil der Radioaktivität innerhalb von 24 h nach der Applikation über die Nieren eliminiert. Bereits 48 h nach der Verabreichung ist die Ausscheidung über die Nieren praktisch beendet. Weitere 30% der applizierten Dosis werden mit den Fäces ausgeschieden. Ein Teil der Ausscheidung erfolgt auch über die Atemluft (s. o.)[1)]. Bei Untersuchungen an

6 Probanden nach Einzeldosen von jeweils 40 mg ließ sich eine Halbwertszeit von 2,3 h und eine Eliminationskonstante von $k_e = 0{,}344\ h^{-1}$ ermitteln[2].

1. Bellmann, G. (1980), Dissertation Freie Universität Berlin, Fachbereich Pharmazie.
2. Nitsche, V., Mascher, H. (1982), Arzneim.Forsch. 32 (II), 1338.

Methylphenidat	113-45-1	Psychotonicum
Methylphenidat-HCl	298-59-9	

Methyl-2-phenyl-2-(2-piperidyl)acetat

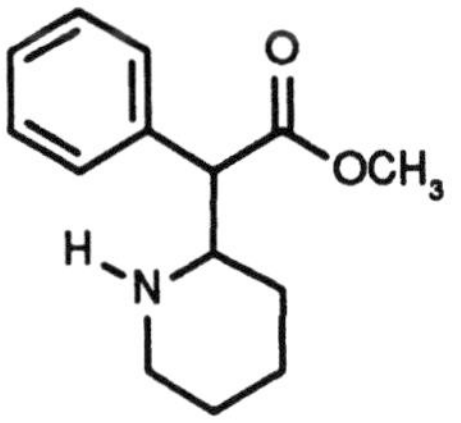

$C_{14}H_{19}NO_2$

Zur Klärung des biochemischen Verhaltens dieser Verbindung wurden mit einem in der Carboxyl-Gruppe ^{14}C-markierten Produkt tierexperimentelle Untersuchungen an Ratten durchgeführt. Nach oraler Verabreichung erwies sich das Exspirations-CO_2 solcher Tiere in Versuchen von 15- und 18stündiger Dauer völlig inaktiv, im Verlauf eines Versuches sogar bis zu 30 h. Im Harn konnte nach diesen Zeitintervallen der Hauptteil der applizierten Aktivität wieder gefunden werden. Durch Radiochromatographie ließen sich im Harn 3 Metaboliten (A, B, C), nicht aber unverändertes Ausgangsmaterial, nachweisen. Die Auswertung der Chromatogramme ergab folgende prozentuale Verteilung: Metabolit A: 31%, Metabolit B: 7%, Metabolit C: 62%.

Das Methylphenidat (1), Methylester eines Piperidyl-Derivats, ein cyclisches sekundäres Amin, wird sehr rasch verseift, d. h. in die unwirksame Säure (1)

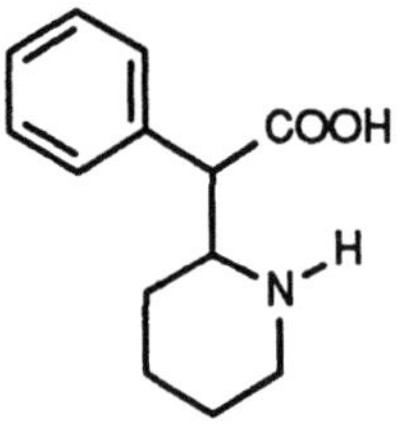

1

übergeführt, die selber einem weiteren Abbau nicht mehr zugänglich ist[1]. Metabolit C ist mit dem Spaltprodukt Phenyl-piperidyl-(2)essigsäure (1), einer amphoteren Verbindung, identisch. Dieser Metabolit läßt sich daher nicht

zusammen mit den anderen Aminen aus dem Harn extrahieren, sondern verlangt eine abweichende Extraktionstechnik[2]. Metabolit A ist offenbar ein Glucuronsäure-Paarungsprodukt der Verbindung B, so daß letztere demnach sowohl frei als auch gepaart zur Ausscheidung gelangt. Bei Einnahme massiver Dosen wird ein großer Teil des Methylphenidats unverändert mit dem Harn ausgeschieden[2].
Schon nach kurzer Zeit ist die Ausscheidung größtenteils beendet. Als Halbwertszeit werden 7-8 h angegeben[1]. Nach 15 h konnten in der Leber, der Niere, im Gehirn und Rückenmark sowie im Dünndarminhalt bei 2 Ratten nur 2,0 bzw. 2,42% der applizierten Aktivität nachgewiesen werden, die sich zu 49 bzw. 40% auf die lipoidlöslichen Anteile verteilen. Im Harn lagen nach 30 h 91,9 und 96,7% der Aktivität vor, in den Fäces 0,46 und 0,22% und im Intestinaltrakt 1,18 und 2,10%, zusammen demnach 93,4 und 99%.
Die therapeutischen Plasmaspiegel von Methylphenidat in Humanplasma betragen 0,01-0,06 mg/l[3].

1. Bernhard, K., Bühler, U., Bickel, M. H. (1959), Helv. Chim. Acta 42, 802.
2. Bonnichsen, R., Maehly, A. C., Aqvist, St. (1969), Blutalkohol 6, 245.
3. Pentz, R., Strubelt, O., Gehlhoff, C. (1979), Dtsch. Ärztebl. 76, 2815.

Methylprednisolon 83-43-2 Antiphlogistisch und antiallergisch wirksames Glucocorticoid

---

11β,17α,21-Trihydroxy-6α-methyl-1,4-pregnadien-3,20-dion

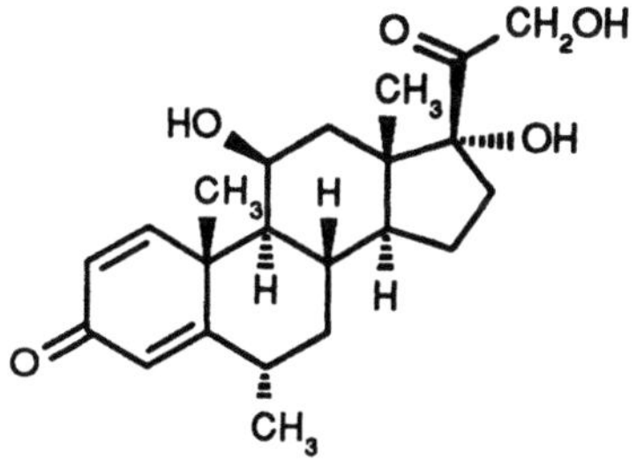

$C_{22}H_{30}O_5$

Vergleichenden tierexperimentellen Untersuchungen mit Ratten zum Abbau von Methylprednisolon, Cortison und Dexamethason zufolge betragen die Abbauraten nach 90 min im Mittel für Methylprednisolon 54,6%, für Dexamethason 36,5% und für Cortison 43,4%. Setzt man den prozentualen Cortison-Abbau gleich 100%, so ergibt sich, daß von Methylprednisolon 126% und von Dexamethason 84% metabolisiert werden. Normales Lebergewebe von Ratten setzt demnach Methylprednisolon rascher und Dexamethason deutlich langsa-

mer um als Cortison. Unter Berücksichtigung weiterer Untersuchungen kann festgestellt werden, daß die Methylierung von Prednisolon am C-Atom 6 eine gesteigerte Abbaugeschwindigkeit sowohl im Vergleich zu Cortison als auch insbesondere zu Prednisolon zur Folge hat und daß die tierexperimentellen Untersuchungen keinen Hinweis darauf geben, daß zwischen Wirkungsintensität und Abbaugeschwindigkeit von natürlichen und synthetischen Corticoiden feste Korrelationen bestehen[1].
Beim Menschen wurde eine Eliminationshalbwertszeit von 2,39 h ermittelt[2].

1. Korus, W., Krüskemper, H. L. (1960), Klin. Wochenschr. 38, 938.
2. Garg, D. C., Wagner, J. G., Sakmar, E., Weidler, D. J., Albert, K. S. (1979), Clin. Pharmacol. Ther. 26, 232.

Methyprylon 125-64-4 Sedativum, Hypnoticum

3,3-Diethyl-5-methyl-2,4-piperidindion

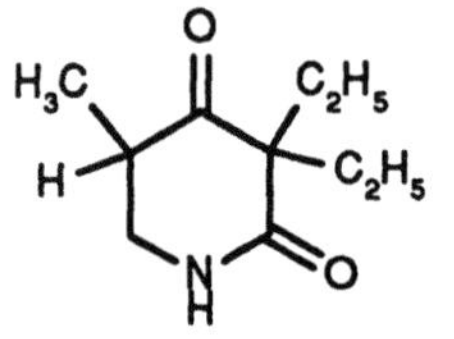

O
H_3C C_2H_5
H C_2H_5
N O
H

$C_{10}H_{17}NO_2$

Beim Hund werden etwa 1% des peroral zugeführten Wirkstoffs (1) unverändert über den Harn ausgeschieden. Daneben tritt als Metabolit mit etwa 10% der Dosis die dehydrierte Form des Methyprylons, das 2,4-Dioxo-3,3-diethyl-5-methyl-tetrahydropyridin (2) auf[1]. Dieser Metabolit, in der Literatur häufig mit Methylpersedon bezeichnet, wurde auch aus dem Harn von Menschen isoliert[2]. Nach einmaliger Gabe von je 400 mg Methyprylon an 10 Versuchspersonen ließ sich die ausgeschiedene Menge an Metabolit 2 über 36 h verfolgen. In der dritten 12-h-Urinportion fand sich nur noch bei 2 der 10 Personen der Metabolit. Diesen Untersuchungen zufolge beträgt die 36-h-Gesamtausscheidung des Abbauprodukts rund 13 mg (10,59–16,27 mg), das sind 3,2% der verabreichten Wirkstoffdosis[2]. Weitere, bei Tierversuchen (Hunde) gefundene Metaboliten sind das 2,4-Dioxo-3,3-diethyl-5-hydroxymethyl-tetrahydropyridin (3) und die 4,6-Dioxo-5,5-diethyl-tetrahydronicotinsäure (5)[3].
Durch Methyl-Oxidation entsteht somit eine Pyridincarbonsäure, wobei der seltene Fall auftritt, daß auch die Intermediärprodukte Methyltetrahydropyridin und Hydroxymethyl-tetrahydropyridin auf dem Weg zu dieser Säure im Harn ausgeschieden und erfaßt werden können. Der denkbare Metabolit 4,6-Dioxo-5,5-diethyltetrahydronicotinaldehyd (4) konnte in den untersuchten Harnproben niemals nachgewiesen werden[3]. Seine Entstehung ist aber nicht

auszuschließen, denn er gelangt als sehr leicht oxidierbare Verbindung wahrscheinlich gar nicht erst zur Ausscheidung. Im weiteren Verlauf dieser Untersuchungen zeigte es sich, daß diese Metaboliten auch als Glucuronide im Harn auftreten. Offenbar sind 2 derartige Verbindungen vorherrschend, nämlich das Glucuronid von Metabolit 3 und das von Metabolit 5. Im ersten Fall darf auf ein Etherglucuronid, im letzten Fall auf ein Esterglucuronid geschlossen werden. Zur Bestätigung der erwarteten Reaktionsfolge bei der Umwandlung der Methyl-Gruppe in Stellung 5 in eine Carboxyl-Gruppe wurden die einzelnen Metaboliten an Hunde verfüttert[3]. Dabei trat der Metabolit 2 teilweise unverändert auf. Aber es erschienen wieder gepaart und ungepaart auch die Hydroxy-Verbindung 3 und die Säure 5. Auch Metabolit 3 wurde nach Verabreichung unverändert und als Glucuronid ausgeschieden, lieferte aber zudem beträchtliche Mengen der Säure 5. Diese konnte nach Verfütterung zu rund 70% unverändert aus dem Harn isoliert werden, der daneben noch weitere 25% als Glucuronid enthielt. Weiterhin konnte beobachtet werden, daß in den meisten Harnproben eine sehr geringe Menge 2,4-Dioxo-3,3-diethyl-tetrahydropyridin (6) auftritt. Offenbar findet in geringem Ausmaß eine spontan verlaufende Decarboxylierung der Tetrahydronicotinsäure (5) beim Stehen oder Aufarbeiten der Proben statt. Bei zahlreichen wegen Vergiftungsverdacht durchgeführten chemisch-toxikologischen Untersuchungen ließ sich im Harn neben der Ausgangsverbindung und deren vorstehend benannten Metaboliten ein weiteres Abbauprodukt nachweisen, nämlich das 2,4,6-Tioxo-3,3-diethyl-5-methylpiperidin 7[4]. Dieser Metabolit tritt im Harn in etwa gleicher Konzentration auf wie die bis dahin als Methyprylon-Hauptausscheidungsprodukte angesehenen Verbindungen 2 und 5. Für den Abbau des Methyprylons ergibt sich somit folgendes Abbauschema (s. S. 360):

Nach peroraler Gabe von in 6-Stellung ^{14}C-radioaktivem Wirkstoff fanden sich bei Ratten nach 15 h 61,2% der Aktivität im Harn wieder. Außerdem waren noch 27 bzw. 18,2% der Aktivität in den Fäces festzustellen. Im Harn lagen nach mittels der Isotopen-Verdünnungsmethode gewonnenen Ergebnissen nur 22,4% der peroral zugeführten Menge als unveränderter Wirkstoff vor[5]. Untersuchungen über die zeitliche Ausscheidung von Glucuroniden und Aglyka nach oraler Verabreichung der ^{14}C-markierten Verbindung 2 bei einer Hündin ergaben, daß im Verlauf von 144 h 82,4% der applizierten Aktivität mit dem Harn und 10,3% mit den Faeces eliminiert werden. Die Harnproben wurden dabei durch Katheterisierung erhalten, in der Annahme, die Hydrolyse gebildeter Glucuronide durch akzessorische Faktoren eliminieren zu können[3]. Glucuronide lagen danach in den Harnproben zwischen 51,1 und 52,8% vor. Die a) therapeutischen, b) toxischen und c) letalen Plasmaspiegel betragen für a) 1-10 µg/ml, für b) ab 30 µg/ml und für c) ab 50 µg/ml[6].

1. Pellmont, B., Studer, A., Jürgens, R. (1955), Schweiz. Med. Wochenschr. 85, 350.
2. Pribilla, O. (1956), Arzneim.Forsch. 6, 756.
3. Bernhard, K., Just, M., Lutz, A. H., Vuilleumier, J. P. (1957), Helv. Chim. Acta 40, 436.

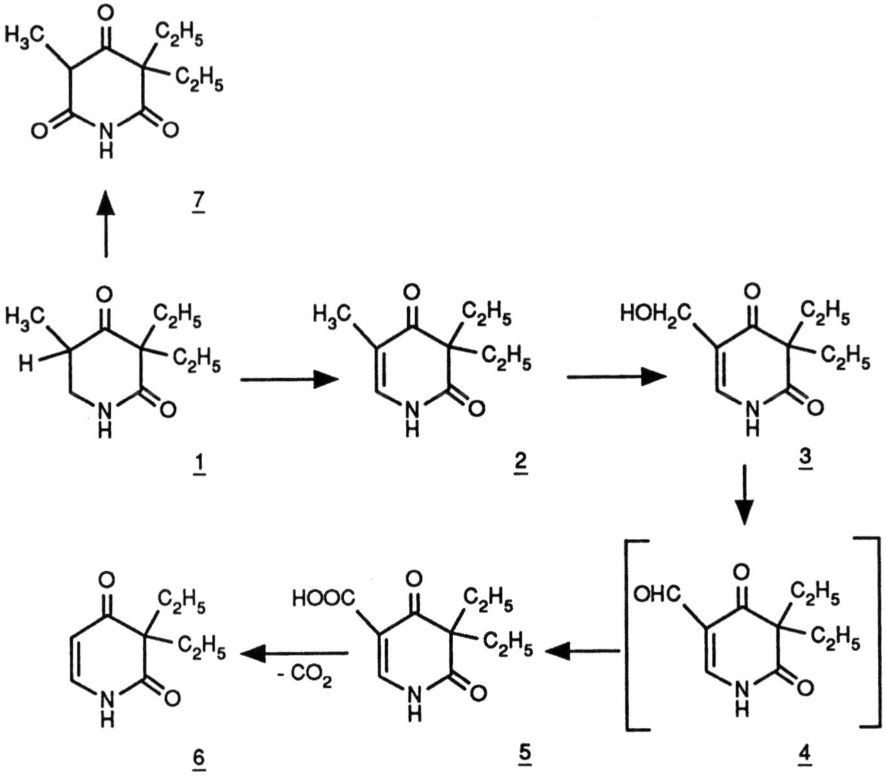

4. Bösche, J., Schmidt, Gg. (1966), Arzneim.Forsch. 16, 548.
5. Bernhard, K., Brubacher, G., Lutz, A. H. (1954), Helv. Chim. Acta 37, 1839.
6. Pentz, R., Strubelt, O., Gehlhoff, C. (1979), Dtsch. Ärztebl. 76, 2815.

Metildigoxin	30685-43-9	Zur Behandlung einer Herzinsuffizienz

3β,12β,14β-Trihydroxy-5β,14β-card-20(22)-enolid-3-(4‴-O-methyl-tridigitoxosid)
β-Methyl-digoxin
Medigoxin

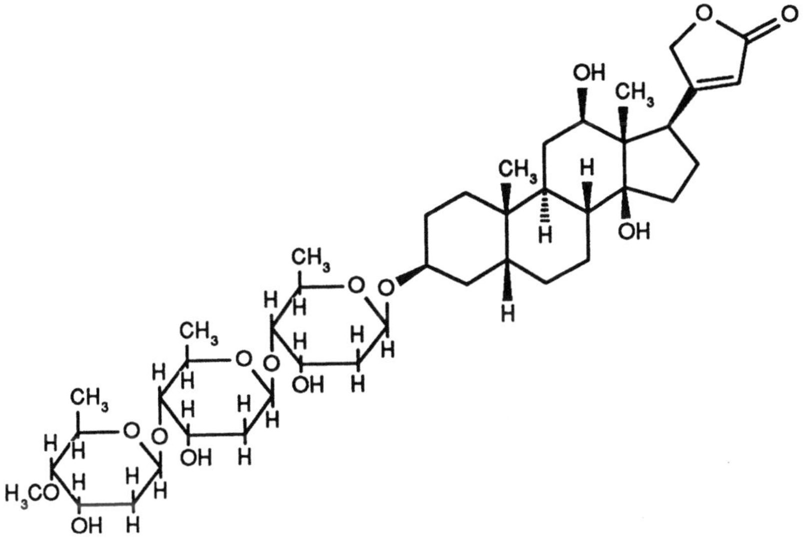

$C_{42}H_{66}O_{14}$

Mehr als 95% des Wirkstoffs werden unverändert ausgeschieden. Die restliche Aktivität der mit ^{3}H-markiertem Glykosid durchgeführten Untersuchungen bei Menschen ist wahrscheinlich Digoxigenin-bis-digitoxosid und Dihydro-digoxigenin zuzuordnen[1].
Die Resorption (aus dem Handelsprodukt Lanitop) ist nahezu 100%ig. Aus den Erhaltungsdosen errechnet sich eine Resorptionsquote von 95%. Nach Verabreichung dieses Präparats (0,5 mg) beträgt die Glykosid-Konzentration im Serum 4 ng/ml, die tägliche Abklingquote 22% und die Wirkungsdauer durchschnittlich 5,8 Tage[2]. Von anderer Seite wurde eine Wirkdauer von 4–8 Tagen und eine mittlere Abklingquote von 20% ermittelt[3]. Bei Untersuchungen zur enteralen Resorption von Metildigoxin nach intravasaler Gabe (Infusion) und oraler Darreichung von ^{3}H-markiertem Wirkstoff wurde bei gesunden Probanden eine Halbwertszeit von 22 min für die Überführung in den Organismus berechnet, was auf eine ungewöhnlich rasche Glykosidinvasion nach oraler Gabe hinweist. Bereits 30 min nach der Applikation treten maximale Blutspiegel auf[4].

Etwa 60–80% des zugeführten Metildigoxins werden renal eliminiert[5]. Somit wird die renale Elimination wegen der relativ geringen Eiweißbindung (zwischen 12 und 25%) vorwiegend durch die glomeruläre Filtrationsrate bestimmt. Für Metildigoxin wurden im Serum von Nierengesunden eine Halbwertszeit von 42,6 h gemessen, für Anuriker im Mittel 97,1 h. Das bedeutet, daß bei Anurie nach 24 h die Serumkonzentration etwa das 2- bis 3fache der Kontrollwerte beträgt. Bei der Elimination wurde neben einer schnelleren eine langsamere Komponente, deren Halbwertszeit 20 h beträgt, gefunden[4].

1. Wirth, K., Bodem, G., Dengler, H. J. (1971), Naunyn-Schmiedebergs Arch. Pharmakol. 269, 427.
2. K., Br. (1976), Selecta 34 vom 23. 8. 1976, S. 3082.
3. Doering W., König, E., Kronski, D., Hall, D. (1973), Dtsch. Med. Wochenschr. 98, 2274.
4. Larbig, D., Scheler, F., Schmidt, H.-J., Betzien, G., Kaufmann, B. (1971), Klin. Wochenschr. 49, 604.
5. Pippig, L. (1974), Therapiewoche 24, 3.

Metipranolol 22664-55-7 β-Rezeptorenblocker

(RS)-4-(2-Hydroxy-3-isopropylaminopropoxy)-2,3,6-trimethylphenylacetat
Methypranol

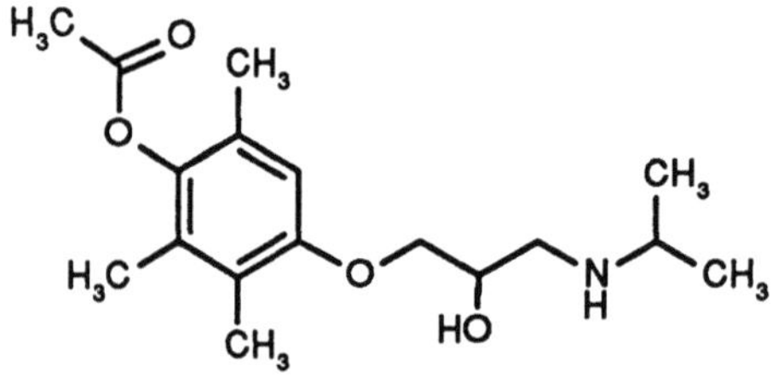

$C_{17}H_{27}NO_4$

Studien an verschiedenen Tierarten zeigten, daß der erste Schritt bei der metabolischen Umwandlung die Desacetylierung ist, die sich auch bei Menschen schon im Blut erkennen läßt. Diese Reaktion läuft schnell und vollständig während der Resorption aus dem Gastrointestinaltrakt ab[1]. Die in vitro im Plasma bestimmte Desacetylierungsgeschwindigkeit beträgt beim Menschen 9 min und beim Hund 14 min. Desacetyl-Metipranolol wird seinerseits relativ schnell weitermetabolisiert, da sein Anteil an der renalen Gesamtausscheidung beim Menschen nur 6,5% der gegebenen Dosis beträgt. Untersuchungen zur β-sympathikolytischen Aktivität von Desacetyl-Metipranolol ergaben eine etwa gleiche Wirksamkeit wie die Ausgangsverbindung. Hingegen haben die im Urin ausgeschiedenen, im folgenden dargestellten Metaboliten[2] keine β-Rezeptoren blokkierenden Eigenschaften:

Metipranolol

Desacetyl-Metipranolol

1-(2,3,5-Trimethyl-
-4-hydroxy-phenoxy)-
-3-aminopropan-2-ol

3-(2,3,5-Trimethyl-
-4-hydroxy-phenoxy)-
-propan-1,2-diol

3-(2,3,5-Trimethyl-
-4-hydroxy-phenoxy)-
-milchsäure

2-(2,3,5-Trimethyl-
-4-hydroxy-phenoxy)-
-essigsäure

2,3,5-Trimethylbenzochinon

3-Isopropylaminomilchsäure
(Isopropylisoserin)

3-Aminomilchsäure
(Isoserin)

Bei den 4 untersuchten Spezies Ratte, Hund, Affe und Mensch zeigten sich qualitative und quantitative Unterschiede der Metabolisierung. Die größte Ähnlichkeit mit den Verhältnissen beim Menschen weist der Hund auf.
Nach oraler Gabe von 40 mg Wirkstoff werden maximale Blutspiegel nach 54 min erreicht mit einem zeitunabhängigen Maximum von 78 µg/l. Nach

Applikation von 40 mg Metipranolol in Retardform wird eine mittlere maximale Serumkonzentration von 17,6 µg/l erreicht. Die Halbwertszeit für nichtretardiertes Metipranol beträgt 4,7 h, bei der Retardform hingegen 7,1 h. Dadurch läßt sich nach einmaliger Tagesgabe von 40 mg noch nach 24 h ein wirksamer Blutspiegel von 3,9 µg/l messen[3]. Beim Hund (wie auch bei der Ratte) ist das Hauptausscheidungsorgan die Niere. Innerhalb von 3 Tagen werden 75% der verabreichten Dosis im Urin wiedergefunden. Die Ausscheidung über die Faeces beträgt nur 2,8% der Dosis[2].

Die Proteinbindung liegt bei 70% bei der Gabe einer therapeutischen Dosis[1]. Ein möglicher First-pass-Effekt von etwa 50%[4] wird als möglicher Intestinaleffekt diskutiert[1]. Untersuchungen bei Patienten mit Leberzirrhose zeigten, daß die kinetischen Kenndaten im Vergleich mit einer Normalgruppe nicht nennenswert abweichen[5].

1. Abshagen, U., Betzien, G., Kaufmann, B., Endele, G. (1982), Eur. J. Clin. Pharmacol. 21, 293.
2. Pers. Mitt. der Fa. Boehringer Mannheim GmbH., Sept. 1977.
3. Marinow, J., Akpan, W., Ledermann, H., Abshagen, U. (1981), Herz/Kreislauf 11, 548.
4. Pentikäinen, P. J., Neuvonen, P. J., Penttilä, A. (1978), Int. J. Clin. Pharmacol. 16, 279.
5. Seyfried, C., Ledermann, H., Rennekamp, H., L'age, M., Abshagen, U. (1982), Dtsch. Med. Wochenschr. 107, 21.

Metoclopramid 364-62-5 Antiemeticum

Metoclopramidhydrochlorid-1-Wasser 54143-57-6

4-Amino-5-chlor-N-[2-(diethylamino)ethyl]-2-methoxybenzamid

O NH N CH$_3$ OCH$_3$ CH$_3$ Cl NH$_2$

$C_{14}H_{22}ClN_3O_2$

Erste Untersuchungen hatten gezeigt, daß der Hauptmetabolit des Wirkstoffs im Urin von Kaninchen, Hunden und Ratten ein monodesethyliertes Derivat ist[1-4]. Bei diesen Untersuchungen ergab sich kein Hinweis auf die didesethylierte Verbindung[3]. Weder das mono- noch das didesethylierte Derivat konnten im Urin von Menschen gefunden werden. Weitere Untersuchungen führten zum Auffinden von 8 Metaboliten neben der Ausgangsverbindung im Urin von Ratten, Hunden und Menschen[5]. Der einzige in allen Spezies vorkommende Metabolit ist die 2-(4-Amino-5-chlor-2-methylbenzoyl)-aminoessigsäure. Bei

den Tieren ist die Desmethylierung der Hauptabbauweg, nicht aber bei den Menschen. Metoclopramid wird vom Menschen überwiegend unverändert oder aber in Form seiner Konjugate eliminiert. Das N-Clucuronid und das N-Sulfat sind vermutlich die Hauptabbauprodukte[6].
Der Kurvenverlauf nach intravenöser Gabe weist auf das Vorliegen eines Zwei-Kompartiment-Modells beim Menschen hin. Nach einer sehr kurzen Verteilungsphase wird eine Eliminationsphase mit einer Halbwertszeit von 3-6 h beobachtet. Ein First-pass-Metabolismus ist angedeutet[7].
Nach oraler Gabe von 10 mg Metoclopramid-HCl (=8,9 mg Metoclopramid-Base) als Gastronerton bei gesunden männlichen Probanden wurden maximale Wirkstoffkonzentrationen von 28,5 ng/ml Serum nach 2 h gefunden. Die Halbwertszeit wird mit 5 h angegeben[8]. Im Gehirn ist der Wirkstoff bis zu 6 h nach oraler Gabe, nach intramuskulärer Gabe bis zu 24 h nachweisbar[9]. Die Ausscheidung erfolgt z. T. fäkal, z. T. über die Nieren. Ungefähr die Hälfte wird innerhalb von 28 h unverändert renal ausgeschieden[10]. Die letale Dosis liegt um den Faktor 100-1000 über der i. allg. therapeutisch applizierten Menge[6].

1. Arita, T., Hori, R., Ito, K., Ichikawa, K., Uesugi, T. (1970), Chem. Pharm. Bull. 18, 1663.
2. Bakke, O. M., Segura, J. (1976), J. Pharm. Pharmacol. 28, 32.
3. Beckett, A. H., Huizing, G. (1975), J. Pharm. Pharmacol. 27, 42 P.
4. Sorrentino, L., Di Rossa, M., De Ruggiero, G. (1969), Atti. Acad. Sci. 123, 52.
5. Teng, L., Bruce, R. B., Dunning, L. K. (1977), J. Pharm. Sci. 66, 1615.
6. Neeb, S. (1979), Med. Mo. Pharm. 2, 231.
7. Schuppan, D., Schmidt, I., Heller, M. (1979), Arzneim.Forsch. 29 (I), 151.
8. Berner, G., Emschermann, B., Gladtke, E., Haase, W., Leuschner, F., Vögle-Junkert, U., Wagener, H. H. (1982), Arzneim.Forsch. 32 (I), 169.
9. Ingrand, J., Boulu, R. (1970), Thérapie 25, 741.
10. Hucker, H. B., Hochberg, A., Hoffmann, E. A., Miller, J. K. (1966), Pharmacologist 8, 220.

Metronidazol 443-48-1 Trichomoniasis-Therapeuticum

2-(2-Methyl-5-nitro-1-imidazolyl)ethanol
Metronidazolum (DAB 9)

CH_2OH — O_2N — N — CH_3 — N

$C_6H_9N_3O_3$

Bei ersten Untersuchungen bei Patienten, die Metronidazol (1) oral eingenommen hatten (3mal tgl. 250 mg), wurden im Urin 6 im UV absorbierende Verbindungen beobachtet. 2 der 6 Ausscheidungsprodukte hatten bereits einen Anteil von 60-70%, bezogen auf die gesamten zur Ausscheidung gelangenden Verbindungen mit Nitro-Gruppen. Hierbei handelte es sich um die Ausgangsverbindung (1) und seinen Hauptmetaboliten, das 2-(2-Hydroxymethyl-5-nitro-1-imidazolyl)-ethanol (2), welches durch Oxidation der 2-Methyl-Gruppe zum entsprechenden Alkohol entstanden war[1]. Folgende weitere Metaboliten, die ebenfalls aus dem Urin von Menschen isoliert worden waren, sind danach beschrieben worden[2]:

- 2-(2-Carboxyl-5-nitro-1-imidazolyl)-ethanol (3),
- 1-Acetyl-2-methyl-5-nitroimidazol (4),
- Verbindung 1 als Glucuronid (5) (also vom Ether-Typ) sowie
- Verbindung 2 als Glucuronid (6) über den 2-Hydroxyethyl-Substituenten.

Somit ergibt sich folgendes Abbauschema:

CH_2OH / O_2N / N / CH_3 / N

1

COOH / O_2N / N / CH_3 / N

4

O / R / O_2N / N / CH_3 / N

5

R = Glucuronoyl

CH_2OH / O_2N / N / CH_2OH / N

2

CH_2OH / O_2N / N / COOH / N

3

O / R / O_2N / N / CH_2OH / N

6

R = Glucuronoyl

Entsprechende tierexperimentelle Untersuchungen bei Mäusen führten zu gleichen Ergebnissen.

Insgesamt 30–40% der nitrogruppenhaltigen Ausscheidungsprodukte entfallen auf Verbindung 1 und sein Glucuronid (5). Der Hauptmetabolit 2 und sein Glucuronid (6) bilden 40–50% der nitrogruppenhaltigen Ausscheidungsfraktion. Die 2-Hydroxyl-Gruppe des Metaboliten 2 scheint für eine weitere Oxidation *in vivo* wenig zugänglich zu sein, weil auf den Folgemetaboliten 3 nur 8–12% der nitrogruppenhaltigen Metaboliten im Urin entfallen. Hervorzuheben ist, daß es nicht zu einer Reduktion der Nitro-Gruppe kommt[2,3].

Die biologische Halbwertszeit für weibliche Probanden beträgt nach Einzelgabe 6,2 h. Sie blieb nach 2maliger Applikation/Tag für eine Behandlungsdauer von 7 Tagen in der gleichen Größenordnung. Nach oraler Aufnahme von Metronidazol werden maximale Blutspiegel nach 1,5-2 h erreicht, die bei Schwangeren etwas niedriger liegen als bei Nichtschwangeren. Bei Frauen im Wochenbett ist das Konzentrationsmaximum nach etwa 2 h erreicht, in der Milch 4 h nach der Einnahme. In einer Gruppe, die mit 2mal 250 mg tgl. (oral) und 100 mg tgl. (vaginal) behandelt wurde, konnte eine deutliche Akkumulation festgestelt werden[4]. Bei 15 Patienten, die 2 g Metronidazol/Tag während 10 bzw. 5 Tagen oral erhalten hatten, ließ sich der Wirkstoff im Stuhl nicht nachweisen[5].

1. Stambaugh, J. E., Feo, L. G., Manthei, R. W. (1967), Life Sci. 6, 1811.
2. Stambaugh, J. E., Feo, L. G., Manthei, R. W. (1968), J. Pharmacol. Exp. Ther. 161, 373.
3. Ings, R. M., Law, G. L., Parnell, E. W. (1966), Biochem. Pharmacol. 15, 515.
4. Welling, P. G., Monro, A. M. (1972), Arzneim.Forsch. 22, 2128.
5. Andre, L.-J., Pieri, F., Abed, L. (1968), Méd. Trop. Marseille 28, 483.

Mexiletin 31828-71-4 Antiarrhythmicum

1-Methyl-2-(2,6-xylyloxy)ethylamin

CH_3 CH_3 O NH_2 CH_3

$C_{11}H_{17}NO$

Nach Verabreichung des Wirkstoffs an gesunde Versuchspersonen (oral 200 mg Base; intravenös 100 mg Base) ließen sich folgende Metaboliten identifizieren[1]:

CH_2R_1 X_1 X_2 O CH_3 R_2 CH_3

Metabolit	R_1	R_2	X_1	X_2	
1	H	H	H	NH_2	Mexiletin
2	H	H	H	$NHCH_3$	N-Methyl-Mexiletin
3	H	H	=O		1-(2',6'-Dimethyl)-phenoxypropan-2-on
4	H	H	H	OH	1-(2',6'-Dimethyl)-phenoxypropan-2-ol
5a	H	H	H	NHOH	N-Hydroxymexiletin
5b	H	H	=NOH		1-(2',6'-Dimethyl)-phenoxypropan-2-on-oxim
6	H	OH	H	NH_2	1-(4'-Hydroxy-2',6'-dimethyl)-phenoxy- -2-aminopropan
7	OH	H	H	NH_2	1-(2'-Hydroxymethyl-6'-methyl)-phenoxy- -2-aminopropan
8	H	OH	H	OH	1-(4'-Hydroxy-2',6'-dimethyl)- -phenoxypropan-2-ol
9	OH	H	H	OH	1-(2'-Hydroxymethyl-6'-methyl)- -phenoxypropan-2-ol

Ursprünglich wurden als Hauptmetaboliten das p-Hydroxy-Derivat 6 und die Hydroxymethyl-Verbindung 7 bezeichnet[1)]. Nach oraler Gabe wurden im Urin folgende Konzentrationen ermittelt: Metabolit 1: 5-200 µg/ml, Metabolit 2: 0,1-1,0 µg/ml, Metaboliten 3, 4, 5b: 1-10 µg/ml, Metaboliten 6-9: 2,5-50 µg/ml. Hauptmetaboliten sind die Verbindungen 8 und 9[1)].
Konjugiert ausgeschieden werden die Verbindungen 6, 8 und 9.
Nach täglicher Applikation von 600 mg wurde eine Plasmahalbwertszeit von 8-18 h ermittelt[2)].

1. Beckett, A. H., Chidomere, E. C. (1977), J. Pharm. Pharmac. 29, 281.
2. Klempf, H.-W. (1985), Herz/Kreislauf 17, 666.

Mezlocillin 51481-65-3 Antibioticum

(2S,5R,6R)-3,3-Dimethyl-6-{(R)-2-[3-(methylsulfonyl)-2-oxo-1-imidazolidincarboxamido]-2-phenylacetamido}-7-oxo-4-thia-1-azabicyclo[3.2.0]heptan-2-carbonsäure

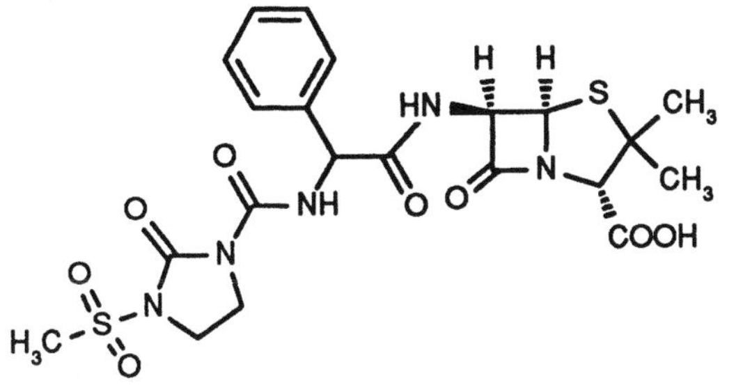

$C_{21}H_{25}N_5O_8S_2$

Für Mezlocillin konnten dünnschichtchromatographisch und mit Hilfe der Bioautographie im Gegensatz zu vielen anderen Penicillinen keine antibakteriell aktiven Metaboliten im Harn nachgewiesen werden[1]. Als antibakteriell inaktiver Metabolit ließ sich Mezlocillin-Penicilloat zu 8,8%, bezogen auf die Menge des renal unverändert ausgeschiedenen Mezlocillins, im Harn nachweisen[2,3].
Mit einer intravenösen Bolusinjektion von 2 g Mezlocillin liegt die mittlere Serumkonzentration nach einer halben h bei 141 µg/ml. Nach halbstündiger konstanter Infusion von 5 g wurde eine mittlere Serumkonzentration von 426 ± 61 µg/ml, nach einer weiteren h von 138 µg/ml, nach 4 h von 17,1 µg/ml und nach 8 h von 1,1 ± 0,9 µg/ml festgestellt[4].
Mezlocillin hat eine Serumhalbwertszeit von ungefähr 60 min[4,5]. Es wird vorwiegend im Harn ausgeschieden. Etwa 55–70% der gegebenen Dosis werden in 24 h unverändert mit dem Harn, etwa 25% über die Galle in antibakteriell wirksamer Form eliminiert.
Während der letzten Schwangerschaftsmonate passiert Mezlocillin die Placenta. Es kann im Nabelschnurblut und im Fruchtwasser nachgewiesen werden. Mezlocillin tritt nur in Spuren in die Muttermilch über[6].
Die Serumeiweißbindung liegt mit 30% um die Hälfte unter der der Cephalosporine.

1. Ullmann, U., Wurst, W. (1979), Infection 7, 187.
2. Gau, W. (1978), Pharma-Forschungszentrum der Bayer AG Wuppertal, pers. Mitteilung.
3. Kees, F., Naber, K. G., Bartoschik-Wich, B., Stockmann, P., Meyer, G. P., Grobecker, H. (1985), Arzneim.Forsch. 35 (II), 1099.
4. Lode, H., Niestrath, U., Koeppe, P., Langmaack, H. (1977), Infection 5, 163.
5. Stahlmann, R., Lode, H. (1983), Klinikarzt 12, 694.
6. v. Kobyletzki, D., Berkenberg, W. (1979), Klinikarzt 8, 878.

Midazolam	59467-70-8	Anästheticum, (Injektions)-Hypnoticum

8-Chlor-6-(2-fluorphenyl)-1-methyl-4H-imidazo[1,5-a][1,4]-benzodiazepin

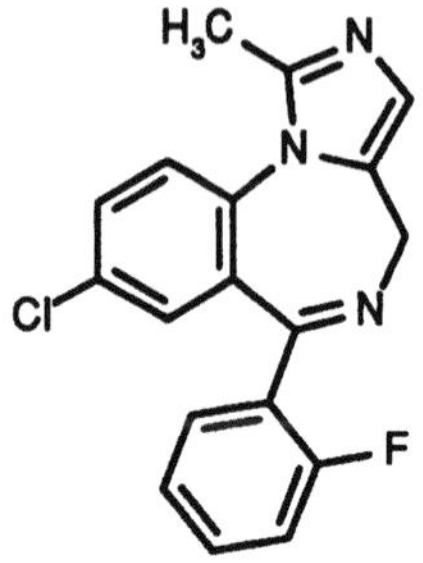

$C_{18}H_{13}ClFN_3$

Midazolam wird beim Menschen durch Hydroxylierung und anschließende Glucuronidbildung rasch eliminiert.

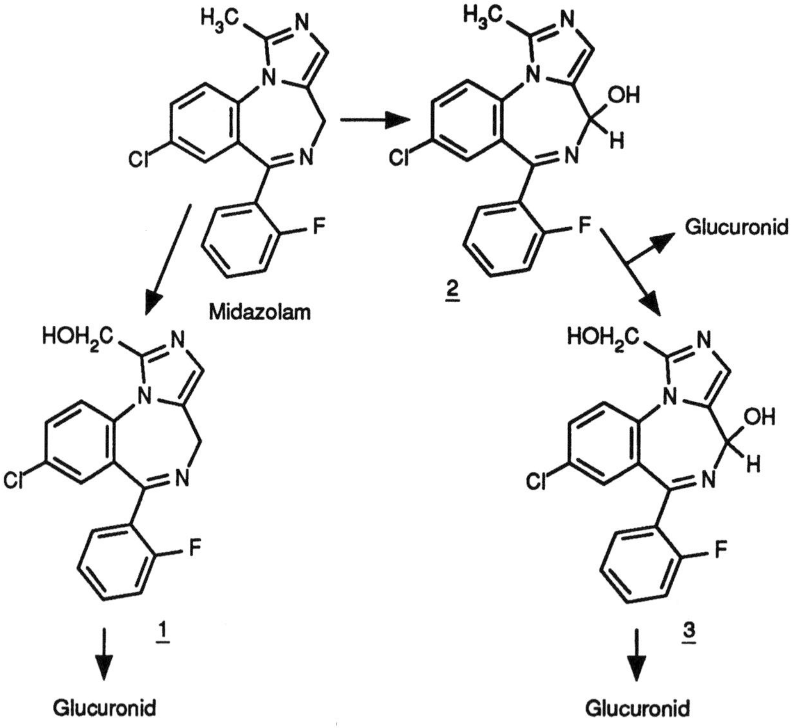

Midazolam

2

Glucuronid

1

Glucuronid

3

Glucuronid

Hauptmetabolit im Plasma ist 1-Hydroxymethylmidazolam (α-Hydroxymidazolam) (1). Dieser erscheint als Glucuronid zu 60–70% der verabreichten Dosis innerhalb von 24 h im Urin[1)]. Die beiden anderen Metaboliten 4-Hydroxymidazolam (2) und 1-Hydroxymethyl-4-hydroxymidazolam (α,4-Dihydroxymidazolam) (3) werden in bedeutend geringeren Mengen gebildet. Die Ergebnisse einer Studie nach peroraler Gabe von ^{14}C-Midazolam beim Menschen deuten auf einen signifikanten First-pass-Metabolismus[1)].
Nach rascher intravenöser Verabreichung fällt die Plasmakonzentration innerhalb der ersten Viertelstunde auf 10–20% des höchsten Blutspiegelwerts ab. Nach 2 h sind nur noch annähernd 5% der ursprünglichen Plasmakonzentration vorhanden. Die Blutspiegelkurve zeigt einen biphasischen Verlauf. Während der beiden ersten Phasen (Halbwertszeit 4 bzw. 30 min) ist der Konzentrationsabfall durch rasche Verteilungsvorgänge bedingt. Für die terminale β-Phase (Eliminationshalbwertszeit 1,5–2,5 h) sind ausschließlich Metabolisierungsvorgänge verantwortlich. Der Plasmakonzentrationsverlauf läßt sich durch ein lineares Dreikompartiment-Modell beschreiben.
Die Halbwertszeiten der Ausscheidung von Midazolam sowie der Glucuronide der Metaboliten 1, 2 und 3 sind identisch: 53 min bei Hunden und 90 min beim Menschen[3)].

1. Heizmann, P., Ziegler, W. H. (1981), Arzneim. Forsch. 31 (II), 2220.
2. Amrein, R., Cano, J. P., Eckert, M., Coassolo, P. (1981), Arzneim. Forsch. 31 (II), 2202.
3. Vree, T. B., Baars, A. M. Booij, L. H. D., Driessen, J. J. (1981), Arzneim. Forsch. 31 (II), 2215.

Misoprostol 59122-46-2 Ulcustherapeuticum

($\pm$)-Methyl(13E)-11α,16-dihydroxy-16-methyl-9-oxo-13-prostenat

O
O
OCH$_3$
H$_3$C OH
CH$_3$
HO

$C_{22}H_{38}O_5$

Die Verbindung wird sehr schnell zum aktiven Metaboliten, der freien Säure, abgebaut. Anschließend erfolgt weitere Metabolisierung durch Oxidation der Seitenkette (β- und ω-Oxidation)[1)].
Maximale Plasmaspiegel werden nach 30 min erreicht. Die Plasmaeliminationshalbwertszeit (für die freie Säure) beträgt 20–40 min, für die anderen Metaboliten etwa 1,5 h. Die Plasmaproteinbildung beträgt etwa 85%. Die Eli-

mination erfolgt zu etwa 73% renal, zu etwa 15% fäkal. Innerhalb von 8 h werden etwa 56% renal eliminiert[1,2].

1. Schoenhard, G. et al. (1985), Dig. Dis. Sci. 30, 126.
2. Balch, S., Csech, M., Liekfeld, H., Morck, H., Schneider, L. (1986), Pharm. Ztg. 131, 995.

Mofebutazon	2210-63-1	Analgeticum
4-Butyl-1-phenyl-3,5-pyrazolidindion		Antirheumaticum

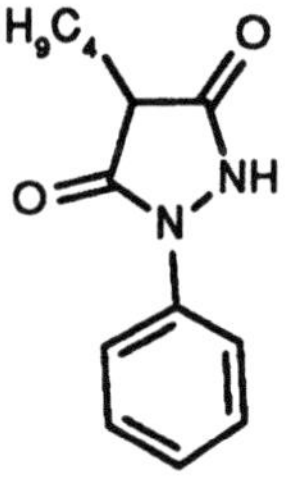

$C_{13}H_{16}N_2O_2$

Trotz einer formalen Strukturähnlichkeit von Mofebutazon (1) mit Phenylbutazon unterscheidet sich der Metabolismus wesentlich voneinander: eine Hydroxylierung des Mofebutazons im aromatischen Ring wie auch in der Butyl-Seitenkette konnte nicht nachgewiesen werden. Ein weiterer Unterschied zwischen Mofebutazon und Phenylbutazon besteht darin, daß die offene Form des Mofebutazons, das N″-Phenyl-2N-butyl-malonsäuremonohydrazid (BMPH) (3) im Organismus nicht zyklisiert werden kann, sondern ausgeschieden wird[1,2]. Der Metabolismus des Mofebutazons verläuft wie folgt[3,4]:

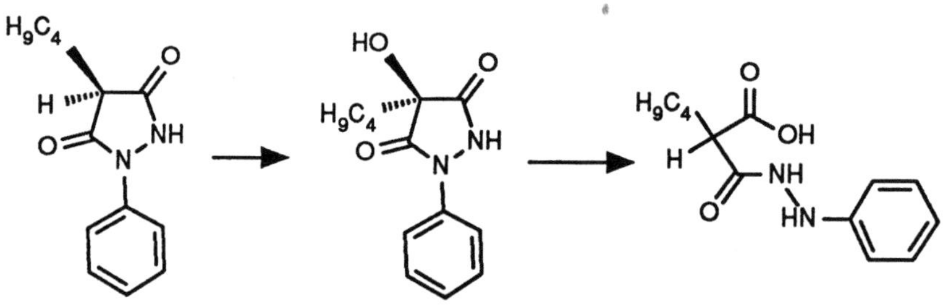

1 4-Hydroxy-Mofebutazon (2) 3

Die Oxidierbarkeit von Mofebutazon am C4 durch O_2/OH^- im Unterschied zu Phenylbutazon erklärt sich dadurch, daß die Butyl-Seitenkette oberhalb des Pyrazolidin-3,5-dion-Rings, d. h. trans-ständig zum Proton am N_2, steht.

Vom Menschen werden über den Harn 6-8% der ursprünglichen Verbindung ausgeschieden. Verbindung 1 wird in 2 Positionen glucuronidiert: am C4 und am N2 und in Mengen von 20-30% bzw. 55-70%, bezogen auf die applizierte Dosis, auf diese Weise eliminiert[1]. Die Metaboliten 2 und 3 werden nur glucuronidiert ausgeschieden, zu 5-8% für 2 und zu 5-7% für 3.
Die Eliminationshalbwertszeit beträgt 1,96 h, die Proteinbindung wurde mit 98,5 ± 0,30% ermittelt[5].

1. Paradies, H. H., Flämig, H.-H., Schulte, K. E. (1985), Dtsch. Apoth. Ztg. 125, 749.
2. Mrongovius, R. I., Bass, V.-M., Schulte, K. E. (1982), Eur. J. Med. Chem. 17, 275.
3. Bass, V. M., Mrongovius, R. I., Schulte, K. E. (1980), Eur. J. Drug 5, 201.
4. Kassem, M. A., Schulte, K. E. (1984), Eur. J. Drug 9, 223.
5. Paradies, H. H., Flämig, H.-H. (1985), Dtsch. Apoth. Ztg. 125, 1793.

Molsidomin   25717-80-0   Coronarvasodilatator

N-Carboxy-3-morpholino-sydnoniminethylester

H_5C_2-O … N, O, N^-, N^+, N, O

$C_9H_{14}N_4O_4$

Nach oraler Gabe des ^{14}C-markierten Wirkstoffs an Ratten werden innerhalb von 24 h 85% der applizierten Dosis mit dem Urin ausgeschieden. Isoliert und identifiziert wurden neben dem Molsidomin (0,6% der Urin-Radioaktivität) folgende Verbindungen (s. S. 374):

- Morpholinsydnonimin (1) (8,4%),
- N-Cyanmethylenaminomorpholin (2) (15%),
- N-Cyanmethylenaminomorpholin-2-on (3) und
- N-Cyanmethylenamino-N-(2-hydroxyethyl)-glycin (4)[1].

Bei Ratten und Hunden werden weniger als 1% der Dosis als CO_2 abgeatmet[2].
Der ^{14}C-markierte Wirkstoff wurde in einer Dosis von 6 mg/kg KG Mäusen, Ratten, Kaninchen, Hunden und Rhesusaffen peroral und Ratten und Hunden intravenös verabreicht. Die Resorption nach oraler Gabe war bei allen Spezies gut, der größte Teil (> 75%) der verabreichten Radioaktivität wurde über den

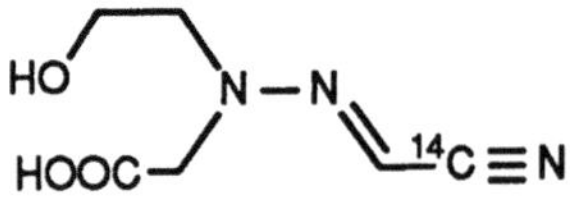

Urin ausgeschieden. Hunde und Affen eliminieren eine geringe Menge der verabreichten Radioaktivität verhältnismäßig langsam. Bei Ratten, Hunden und Rhesusaffen, den 3 im Detail untersuchten Spezies, war die Radioaktivität 4-10 Tage nach der Applikation über den gesamten Organismus verteilt. Die höchsten Konzentrationen wurden in Leber, Fell, Blut und Gastrointestinaltrakt gefunden. Ganztier-autoradiographische Untersuchungen an Ratten und Rhesusaffen zeigten, daß 4 Tage nach der Applikation die Radioaktivität in der Magenwand am höchsten war[2]. Nach intravenöser Injektion bei Ratten verläuft der Blutspiegel biphasisch mit Halbwertszeiten von 24 und 280 min[1].

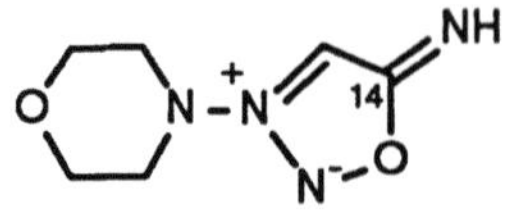

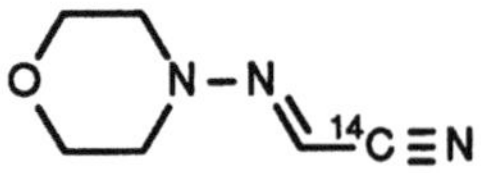

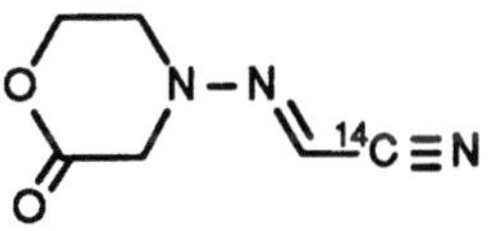

1. Tanayama, S., Nakai, Y., Fujita, T., Suzuoki, Z., Imashiro, Y., Masuda, K. (1974), Xenobiotica 4, 175.
2. Fromson, J. M., Illing, H. P. A., Ings, R. M. J., Johnson, K., Johnson, P., Ostrowski, J., Schraven, E., Steward, A. (1981), Arzneim. Forsch. 31 (I), 337.

Morphin	57-27-2	Analgeticum
Morphin-HCl	6055-06-7	

(5R,6S,9R,13S,14R)-7,8-Didehydro-4,5-epoxy-9α-methyl-3,6-morphinandiol
Morphini hydrochloridum (DAB 9)

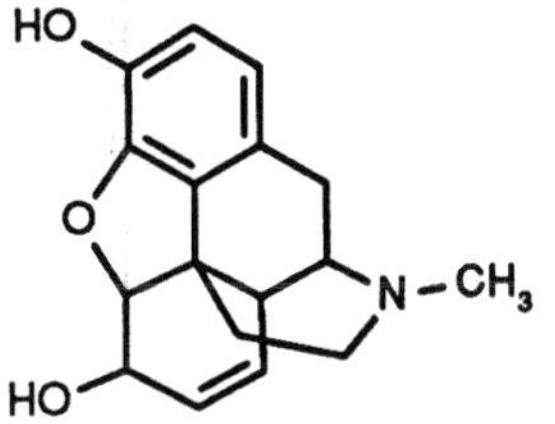

HO
O
N − CH_3
HO

$C_{17}H_{19}NO_3$

Der Metabolismus des Morphins erfolgt nach Untersuchungen an verschiedenen Spezies unter Bildung folgender Verbindungen:

- Morphin-N-Oxid[1,2],
- Nor-Morphin[3-6],
- Codein[7],
- Morphin-3- und 6-glucuronid[8-12] und
- Morphin-3-ethersulfat[13-15].

Etwa 5% der Morphin-Dosis werden zu Normorphin desmethyliert, das weniger analgetisch wirksam ist als das Morphin selbst. Normorphin wird sowohl frei (1%) als auch konjugiert (4%) gefunden. Der Hauptteil des verabreichten Morphins wird zu Morphin-3-glucuronid metabolisiert. Der größte Teil dieser wasserlöslichen Verbindung wird in die Galle sezerniert und ein Teil über die Faeces abgegeben[16].
87% der Morphindosis werden innerhalb von 72 h ausgeschieden, davon 75% als Morphin-3-glucuronid. Freies Morphin erscheint im Urin zu etwa 10% der Dosis, in sehr geringen Mengen treten Morphin-6-glucuronid, Morphin-3-ethersulfat und Morphin-3,6-diglucuronid auf. Das Aufteten von Codein im Urin nach Morphingabe wird auch als Nachweis der Verunreinigung des applizierten Morphins mit Codein diskutiert[16-20].
Morphin-N-Oxid trat im Urin immer dann auf, wenn neben Morphin gleichzeitig Verbindungen wie Amiphenazol oder 1,2,3,4-Tetrahydro-9-aminoacridin appliziert worden waren[2]. Wurden Morphin, Amiphenazon und 1,2,3,4-Tetrahydro-9-aminoacridin jeweils allein gegeben, war das N-Oxid niemals nachweisbar. Bei subcutaner Gabe war Morphin bei Ratten und Mäusen 11- bis 22mal stärker als Morphin-N-Oxid, bei intraperitonealer Verabreichung war die Wirkungsintensität sogar 39- bis 89mal stärker[1].

Die a) therapeutischen und b) letalen Plasmaspiegel von Morphin in Humanplasma betragen für a) 0,01-0,1 µg/ml und für b) ab 0,1 µg/ml. Für die toxischen Plasmaspiegel von Morphin in Humanplasma finden sich keine Angaben[21].

1. Fennessy, M. R. (1968), Br. J. Pharmacol. 34, 337.
2. Woo, J. T. C., Graff, G. A., Fennessy, M. R. (1968), J. Pharm. Pharmacol. 20, 763.
3. Axelrod, J. (1956), J. Pharmacol. Exp. Ther. 117, 322.
4. Misra, A. L., Mulé, S. J., Woods, L. A. (1961), J. Pharmacol. Exp. Ther. 132, 317.
5. Milthers, K. (1962), Acta Pharmacol. Toxicol. 19, 149.
6. Tampier, L., Penna-Herreros, A. (1966), Arch. Biol. Med. Exp. 3, 146.
7. Elison, C., Elliott, H. W. (1964), J. Pharmacol. Exp. Ther. 144, 265.
8. Woods, L. A. (1954), J. Pharmacol. Exp. Ther. 112, 158.
9. Fujimoto, J. M., Way, E. L. (1957), J. Pharmacol. Exp. Ther. 121, 340.
10. Yoshimura, H., Oguri, K., Tsukamoto, H. (1969), Biochem. Pharmacol. 18, 279.
11. Yeh, S. Y., Woods, L. A. (1970), J. Pharmacol. Exp. Ther. 175, 69.
12. Misra, A. L., Yeh, S. Y., Woods, L. A. (1979), Biochem. Pharmacol. 19, 1536.
13. Woods, L. A., Chernov, H. I. (1966), Pharmacologist 8, 206.
14. Fujimoto, J. M., Haarstad, V. B. (1969), J. Pharmacol. Exp. Ther. 165, 45.
15. Yeh, S. Y., Chernov, H. I., Woods, L. A. (1971), J. Pharm. Sci. 60, 469.
16. Baselt, R. C. (1982), Disposition of Toxic Drugs and Chemicals in Man, Biomedical Publications, Davis, CA.
17. Boerner, U., Abbott, S., Roe, R. L. (1975), Drug Met. Rev. 4, 39.
18. Yeh, S. Y. (1975), J. Pharm. Exp. Ther. 192, 201.
19. Yeh, S. Y., Gorodetzky, S. W., Krebs, H. A. (1977), J. Pharm. Sci. 66, 1288.
20. Hahn, E. F., Roffwarg, H., Fishman, J. (1977), Res. Comm. Chem. Path. Pharm. 18, 401.
21. Pentz, R., Strubelt, O., Gehlhoff, C. (1979), Dtsch. Ärztebl. 76, 2815.

Mupirocin 12650-69-0 Antibioticum

8-Carboxyoctyl(E)-4-{(2S,3R,4R,5S)-5-[(2S,3S,4S,5S)-2,3-epoxy-5-hydroxy-4-methylhexyl]-3,4-dihydroxy-2-oxixanyl}-3-methylcrotonat

H O O $(CH_2)_8$-COOH H CH_3 H H H_3C CH_3 O H OH H OH H O HO H

$C_{26}H_{44}O_9$

Nach oraler und intramuskulärer Applikation wird Mupirocin durch verschiedene Esterasen (wahrscheinlich in Leber und Niere) rasch zur antibakteriell inaktiven Moninsäure metabolisiert. Auf der Haut wird Mupirocin nur sehr langsam zu Moninsäure inaktiviert[1]. Ungeklärt ist, was bei der Verstoffwechslung mit der Epoxid-Gruppe passiert[2].

Nach lokaler Anwendung wird Mupirocin zu weniger als 1% systemisch resorbiert. Die erreichten Konzentrationen in den Faeces und im Urin liegen dabei unterhalb der Nachweisgrenze. Die Halbwertszeit nach oraler und intramuskulärer Applikation beträgt ca. 30 min[1].

1. Ward, A., Campoli-Richards, D. M. (1986), Drugs 32, 425.
2. Liekfeld, H., Morck, H., Schneider, L., Thesen, R., Zagermann, P. (1987), Pharm. Ztg. 132, 2597.

Nadolol 42200-33-9 β-Rezeptorenblocker

1-(tert-Butylamino)-3-[(5,6,7,8-tetrahydro-cis-6,7-dihydroxy-1-naphthyl)-oxy]-2-propanol

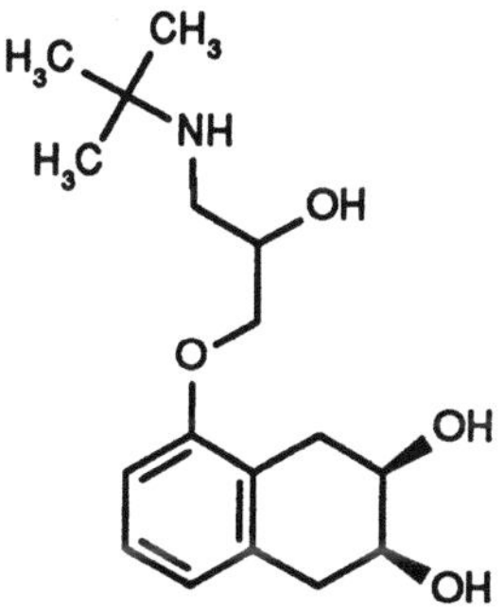

$C_{17}H_{27}NO_4$

Nadolol wird beim Menschen nicht metabolisiert. Weder im Urin noch im Stuhl ließen sich sowohl nach oraler als auch nach intravenöser Applikation Metaboliten erfassen[1].
Nach oraler Verabreichung einer Dosis von 80 mg werden maximale Serumspiegel nach 1-4 h erreicht. Bei wiederholter Gabe in Abständen von 24 h steigt die Konzentration, aber auch die Elimination, an, so daß nach 6-9 Tagen ein Plateau erreicht wird, bei dem Invasion und Evasion der Substanz im Gleichgewicht (steady state) stehen. Die Pharmakokinetik des Nadolol entspricht der eines Zweikompartiment-Modells[2]. Von der resorbierten Menge werden 15-22% der Dosis über den Urin und 68-85% über den Stuhl ausgeschieden. Etwa 18-22% Nadolol werden an Plasmaeiweiß gebunden. Die Eliminationshalbwertszeit beträgt 14-17 h[2].

1. Dreyfuss, J., Brannick, L. J., Vukovich, R. A., Shaw, J. M., Willard, D. A. (1977), J. Clin. Pharmacol. 17, 300.
2. Dreyfuss, J., Griffith, D. L., Singhvi, S. M., Shaw, J. M., Ross, J. J., Vukovich, R. A., Willard, D. A. (1979), J. Clin. Pharmacol. 19, 712.

Naftidrofuryl 31329-57-4 Vasodilatator

2-Diethylaminoethyl-2-tetrahydrofurfuryl-3-(naphthyl)propionat

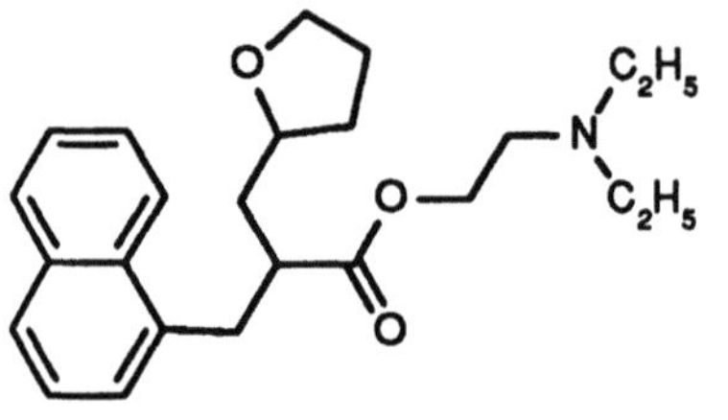

$C_{24}H_{33}NO_3$

Bei ersten Untersuchungen zur Metabolisierung des Naftidrofuryls (1) bei Tieren und Menschen wurde als wesentlicher Metabolit die Säure 2 beschrieben[1]. Weitere tierexperimentelle Untersuchungen an Ratten ergaben, daß der Wirkstoff als solcher im Urin nicht ausgeschieden wird[2]. Von den mutmaßlichen 8 Metaboliten wurde die Struktur von Verbindung 2, 3, 4 und 5 beschrieben. Im Gegensatz zu den vorher erzielten Ergebnissen konnte im Humanexperiment weder die (1-Naphthyl)-3-acrylsäure (9) noch das Diethylaminoethanol (10) nachgewiesen werden[3].

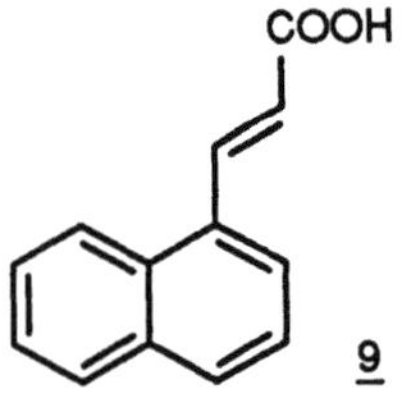

9

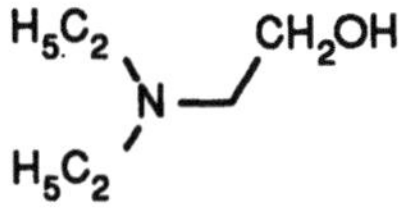

10

Darüberhinaus wurden, wie der nachfolgenden Übersicht zu entnehmen ist, 2 weitere Metaboliten, die zuvor nicht in Tierversuchen beobachtet worden waren, aufgefunden[2] (s. S. 379):

Formelschema für die im Urin des Menschen nach Applikation von Naftidrofuryl nachweisbaren Metaboliten[3]

In Analogie zur Metabolisierung des Mefrusids[4,5] wird beim Naftidrofuryl auch aus dem durch α-Oxidation des Tetrahydrofuran-Rings entstandenen cyclischen Ester 3 eine offenkettige Form (7) gebildet, die mit den angewandten Analysen- und Aufarbeitungsverfahren nur in Form des Artefakts 6 nachgewiesen werden konnte. Metabolit 7 liegt offensichtlich vollständig glucuronidiert vor. Aus 7 läßt sich auch der Metabolit 8 erklären, bei dem die in der offenkettigen Form des cyclischen Esters vorhandene alkoholische OH-Funktion zum Keton oxidiert ist.

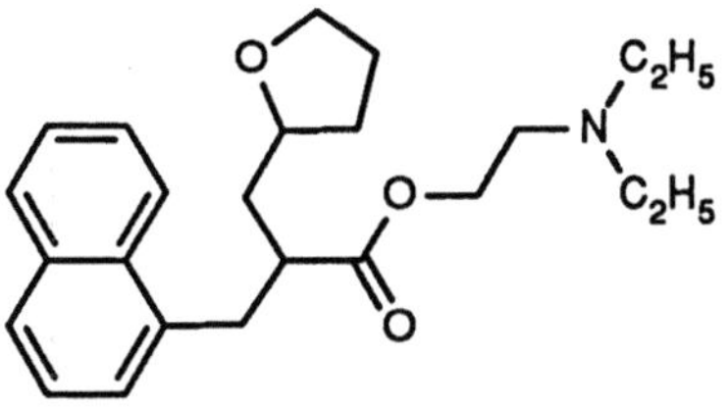

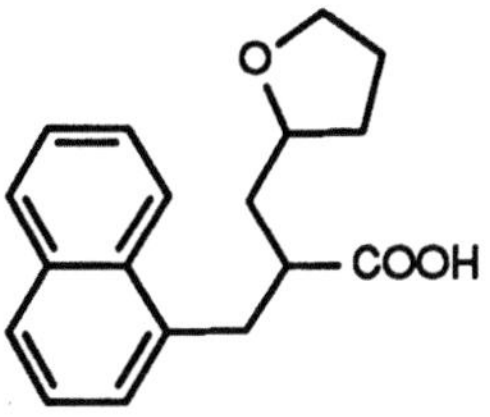

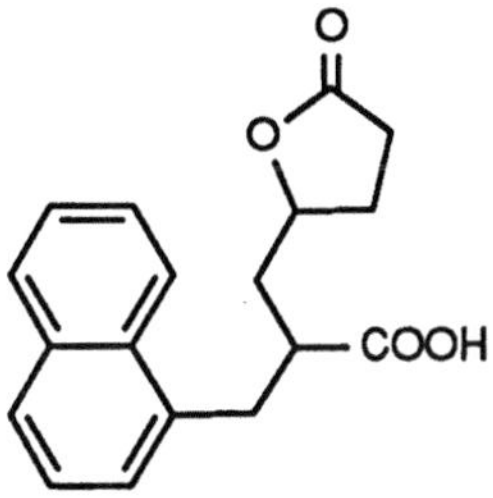

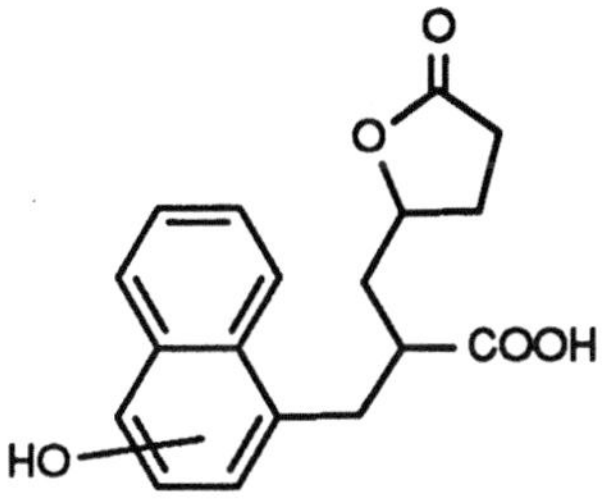

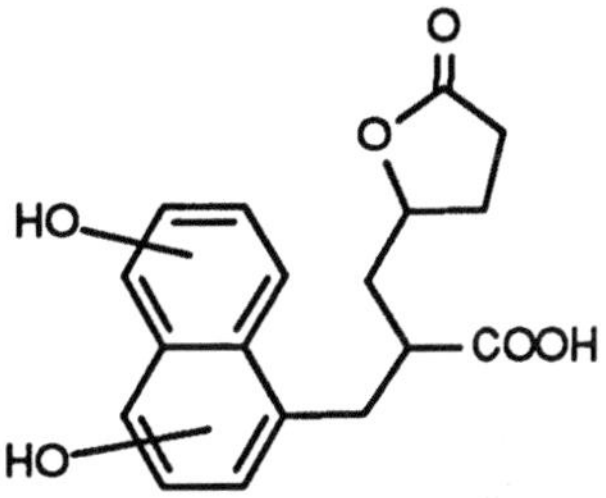

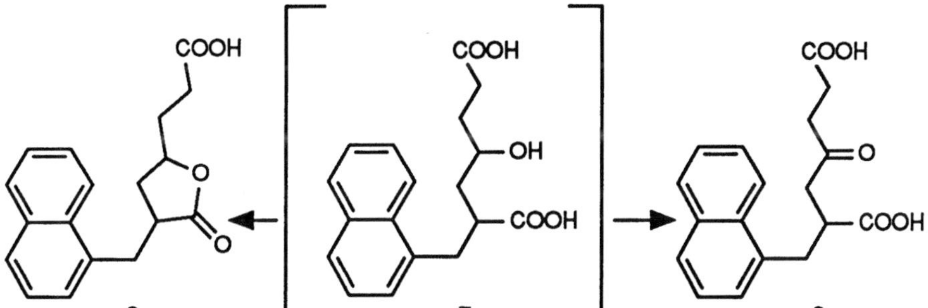

Auf die einzelnen Metaboliten entfallen folgende Anteile:

Metabolit	Ausgeschiedene Verbindung in %, bezogen auf die applizierte Dosis von 1
2	7,26 ± 2,36
3	15,09 ± 3,93
7	29,44 ± 5,65
8	4,68 ± 1,46
4	1,85 ± 0,55
5	0,72 ± 0,31

Insgesamt werden also ca. 60% des applizierten Naftidrofuryls in Form der gefundenen Biotransformationsprodukte renal eliminiert. Bei der Beurteilung dieses Werts darf jedoch nicht vergessen werden, daß Diethylaminoethanol (10) als alkoholische Komponente der Esterverbindung 1 einen Anteil von ca. 30,8% am Molekulargewicht von Naftidrofuryl hat. Diese Verbindung konnte in keiner Form in den Urinproben nachgewiesen werden. Faecesuntersuchungen ergaben, daß geringe Konzentrationen von 2 und 3 auch dort auftreten[3]. Pharmakokinetische Untersuchungen von Serum- und Speichelproben beim Menschen zeigten, daß bereits kurze Zeit nach der Applikation neben Naftidrofuryl die mit 2 bezeichnete Carbonsäure vorliegt. Maximale Wirkstoffspiegel werden im Speichel bei oraler Applikation nach ca. 2 h, bei intravenöser Gabe nach 60-90 min erreicht. Die höchste Konzentration der entstehenden Carbonsäure läßt sich im Speichel bei peroraler Applikation nach ca. 2 h nachweisen, bei intravenöser Applikation nach ca. 90 min. Danach erfolgt die Eliminierung der Carbonsäure (2) aus beiden Kompartimenten langsamer als die der Ausgangsverbindung (1)[6]. Die Metaboliten von 1 werden über 72 h renal eliminiert. Eine Sekundärmedikation mit enzyminduzierenden Pharmaka verkürzt die Serumhalbwertszeit von 1 und 2 erheblich. Eine Korrelation zwischen Serum- und Speichelkonzentration war nicht möglich[3].

1. Fontaine, L., Belleville, M., Lechevin, J. C., Silie, M., Delahaye, J., Boucherat, M. (1969), Bull. Chim. Ther. 1, 44.
2. Tatematsu, T., Nadai, T., Yoshizumi, H. (1974), Biomed. Mass Spectr. 1, 66.
3. Hildebrand, M. (1983), Dissertation Freie Universität Berlin, Fachbereich Pharmazie.
4. Schlossmann, K., Pütter, J. (1973), Arzneim. Forsch. 23, 255.
5. Kuemmerle, H. P., Garrett, E. R., Spitzy, K. H. (1976), Klinische Pharmakologie und Pharmakotherapie, 3. Aufl., S. 155, Urban & Schwarzenberg Verlag.
6. Beyer, K.-H., Hildebrand, M. (1982), Dtsch. Apoth. Ztg., Sonderbeilage in Heft Nr. 39, S. 7.

Nalidixinsäure	389-08-2	Chemotherapeuticum gegen gramnegative Keime (Harnweginfektionen)

Acidum nalidixicum
1-Ethyl-1,4-dihydro-7-methyl-4-oxo-1,8-naphthyridin-3-carbonsäure

H_3C N N C_2H_5 O COOH

$C_{12}H_{12}N_2O_3$

Neben unveränderter Nalidixinsäure treten Hydroxynalidixinsäure (1), die entsprechenden Glucuronide sowie eine Dicarbonsäure auf[1,2]. Das nicht glucuronidierte Hydroxylierungsprodukt der Nalidixinsäure ist ebenfalls antibakteriell wirksam. Die Glucuronid-Bildung verläuft 2- bis 5mal schneller als die oxidative Entstehung der Dicarbonsäure[2].

O
COOH
HOH_2C N N
C_2H_5
1

Nach Applikation von jeweils 1 g Nalidixinsäure wurden bei Probanden etwa 1 h später für die biologisch aktiven Verbindungen Nalidixinsäure und Hydroxynalidixinsäure im Serum Maximalwerte um 40 µg/ml (oberer Grenzwert 58 µg/ml, unterer Grenzwert 24 µg/ml) gefunden[3]. Die Halbwertszeit dieser Substanzen beträgt ca. 90 min. Im Urin werden die Maximalspiegel etwa 3 h nach der Medikation erreicht. Das Maximum der Konzentration an biologisch aktiver Substanz im Urin liegt bei 200 µg/ml (oberer Grenzwert 550 µg/ml, unterer Grenzwert 120 µg/ml). Die Ausscheidung der Gesamtnalidixinsäure (Nalidixinsäure und sämtliche Metaboliten mit Ausnahme der Dicarbonsäure) erfolgt in den ersten 4 h protahiert, nach 5 h sind 500 mg eliminiert, 8 h nach Applikation 700 mg und nach 24 h 870 mg. Nalidixinsäure und Verbindung 1 passieren ungehindert die Placenta. In den ersten 24 Lebensstunden ist der Abfall der Serumkonzentrationen dieser Verbindungen bei Neugeborenen sehr gering, wobei sich sehr große individuelle Unterschiede zeigen[4].

1. McChesney, E. W., Froelich, E. J., Lesher, G. Y., Crain, A. V. R., Rosi, D. (1964), Toxicol. Appl. Pharmacol 6, 292.
2. Portmann, G. A., McChesney, E. W., Stander, H., Moore, W. E. (1966), J. Pharm. Sci. 55, 59 u. 72.
3. Brühl, P., Gundlach, G., Wintjes, K., Eichner, W., Bastian, H. P. (1973), Arzneim. Forsch. 23, 1311.
4. Peisker, G., Traeger, A. (1983), Pharmazie 38, 613.

Naloxon 465-65-6 Narcotica-Antagonist

N-Allyl-4,5α-epoxy-3,14-dihydroxy-6-morphinanon

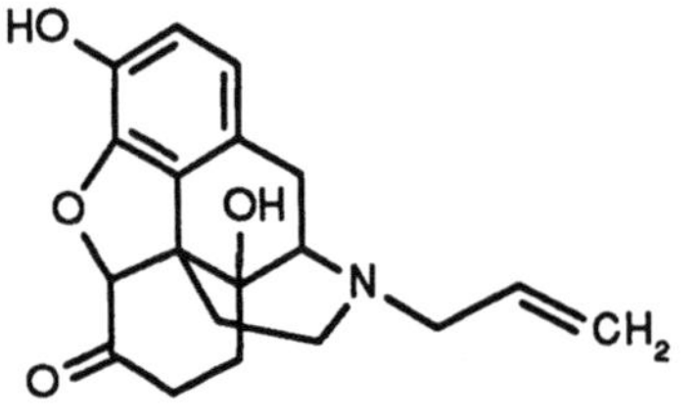

$C_{19}H_{21}NO_4$

Im Verlauf der Metabolisierung wird Naloxon glucuronidiert, N-desalkyliert und die 6-Oxo-Gruppe reduziert[1,2]. Metabolische *in vitro* Studien mit Rattenleberschnitten bestätigen den schnellen Naloxon-Metabolismus und lassen vermuten, daß die niedrigere Wirksamkeit nach oraler Gabe im Verhältnis zu der nach parenteraler Verabreichung auf einem First-pass-Effekt beruht.
Die Plasmakonzentration bei Ratten beträgt 5 min nach intravenöser Gabe von 1 mg/kg KG 258 ng/ml. Nach niedrigen oralen Dosen waren Plasmaspiegelbestimmungen nicht durchführbar. Nach oraler Gabe von 100 mg/kg KG betrug die höchste Konzentration an unverändertem Wirkstoff fast 5000 ng/ml, d. h., nach intravenöser Applikation ließen sich maximal 1,04% im Plasma auffinden, hingegen nur 0,19% nach einer oralen Dosis[3].

1. Weinstein, S. H., Pfeffer, M., Schoor, J. M., Indindoli, L., Mintz, M. (1971), J. Pharm. Sci. 60, 1567.
2. Fujimoto, J. M. (1970), Proc. Soc. Exp. Biol. Med. 133, 317.
3. Weinstein, S. H., Pfeffer, M., Schoor, J. M., Franklin, L., Mintz, M., Tutko, E. R. (1973), J. Pharm. Sci. 62, 1416.

Natrium fluorid 7681-49-4 Kariesprophylaxe, Anthelminticum

Natrii fluoridum (DAB9)
NaF

Untersuchungen zur Bioverfügbarkeit eines mit einem magensaftresistenten Überzug versehenen Handelspräparats (Ossin) an einem Kollektiv von 15 gesunden Probanden im Alter von 22-35 Jahren ergaben: Maximale F^--Serumkonzentrationen wurden erst - wegen der protahierten F^--Freisetzung im Dünndarm und der dadurch bedingten langsameren F^--Resorption - ab 4 h nach Beginn der Resorption erreicht. Nachfolgend sind die F^--Serumkonzentrationen nach Gabe von 1 Dragee Ossin (40 mg NaF enthaltend, F^--Anteil 18,1 mg) aufgeführt:

Zeit (h)	−24	−17	0	2	3	4	6	8	10	24	32
$\bar{x}$ (ng/ml)	16	13	15	28	61	112	159	134	101	38	23
n	9	9	15	15	9	15	15	15	9	15	15

In der folgenden Tabelle sind die Werte der F^--Ausscheidung im Urin nach Gabe von 1 Dragee (Ossin) (40 mg NaF) zusammengestellt:

Urin (n = 15)				
Zeit (h)	24 h vor Versuchsbeginn	0–24	24–48	48–56
F^- (mg)	0,6	6,0	1,2	0,3

Bei 15 Probanden wurden durchschnittlich 7,2 mg F^- nach Applikation eines Dragees im 48-h-Urin gefunden. Unter Berücksichtigung der Basis von 0,6 mg F^- vor der Wirkstoffaufnahme verringert sich die auf das Präparat zurückgehende F^--Ausscheidung von 7,2 mg auf 6,0 mg F^-. Die renale Ausscheidung beträgt in dieser Zeitspanne 33% der applizierten Dosis. Bei 5 Probanden wurden nach Gabe von 1 Dragee durchschnittlich 2,6 mg F^- im Kot innerhalb von 48 h wiedergefunden.

Folgende pharmakokinetische Parameter werden genannt:

- F^--Resorptionshalbwertszeit: 2,4 h;
- F^--Eliminationshalbwertszeit: 5,1 h;
- Maximale Serumkonzentrationen nach 1 Dragee (Ossin): 147 ng/ml ($t_{max.}$ 6,7 h), nach täglich 2 Dragees liegen die Steady-state-Konzentrationen zwischen 130 und 220 ng/ml [1)].

1. Becker, R. (1979), Fortschr. Med. 97, 39.

Nefopam	13 669-70-0	Analgeticum, Myotonolyticum

3,4,5,6-Tetrahydro-5-methyl-1-phenyl-1H-2,5-benzoxazocin

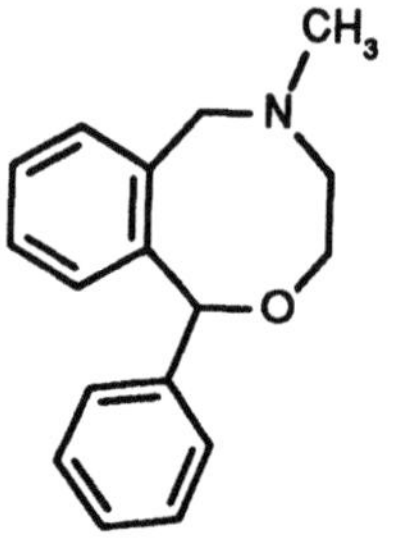

$C_{17}H_{19}NO$

Nach oraler Einnahme therapeutischer Dosen durch Versuchspersonen konnte lediglich ein geringer Anteil (etwa 5%) des unveränderten Wirkstoffs im Harn nachgewiesen werden[1]. Hauptmetabolit ist die Nor-Verbindung 2, die durch alkalische Extraktion mit Cyclohexan bei pH 11 gewonnen wurde und deren Identifizierung mit Hilfe von IR- und der Massenspektren gelang[1]. Dieser Metabolit tritt in einer Konzentration von 6% der Dosis auf[2]. Bei den Untersuchungen konnte weiterhin die Existenz von Nefopam-N-Oxid (3) in einer Konzentration von etwa 3% sichergestellt werden[2], das höchstwahrscheinlich ebenfalls als Biotransformationsprodukt anzusehen ist, evtl. jedoch aus Nefopam

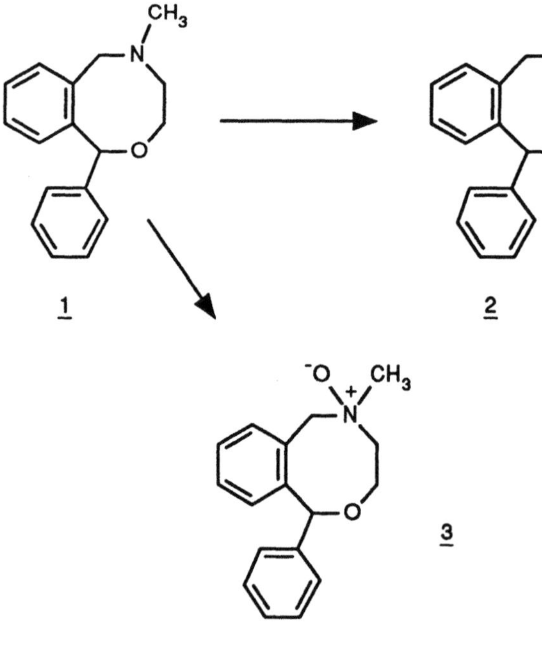

1

2

3

auf der Dünnschichtplatte gebildet worden sein könnte. Weiterhin ist als Metabolit das Desmethyl-Nefopam-N-Glucuronid (ca. 36%) beschrieben worden[2].

Im Extrakt der Phenolbasen (nach enzymatischer Hydrolyse) ließen sich mindestens 4 mit Folin-Ciocalteus-Reagenz anfärbbare Verbindungen nachweisen. Hierbei überwog eine Komponente deutlich. Genaue Strukturzuordnungen (Stellung der OH-Gruppe) konnten nicht erbracht werden[1].
Beim Menschen werden nach oralen Dosen von 60 oder 90 mg maximale Plasmaspiegel 2-4 h nach der Verabreichung erzielt. Die orale Resorption beträgt etwa 50%, die Plasmahalbwertszeit der Substanz etwa 4 h. Bei der therapeutisch üblichen Gabe von 3 oralen Einzeldosen (je 60 mg) sind Steady-state-Werte im Plasma nach 1-2 Tagen erreicht. Die Halbwertszeit der Metaboliten im Organismus beträgt 2,2-9,2 h und ist damit länger als die der unveränderten Substanz. Die Metaboliten haben keine analgetische Wirkung. Bei oraler Applikation von 60 mg ^{14}C-Nefopam werden 82% der Aktivität in 24 h ausgeschieden, 99% in 5 Tagen. Die Elimination erfolgt zu 93% im Urin und zu 6% mit den Faeces. 36 h nach der Einnahme von 60 mg konnten im Morgenurin weder die Ausgangsverbindung noch Nor-Nefopam nachgewiesen werden[1].

1. Ebel, S., Schütz, H. (1978), Arch. Pharm. 311, 547.
2. Gerbershagen, H. U., Gronheim, G. (1979), Nefopam, ein neuartiges Analgeticum, G. Fischer Verlag, Stuttgart.

Nicotin 54-11-5 Parasiticider Wirkstoff

(S)-3-(1-Methyl-2-pyrrolidinyl)pyridin

N
N
CH_3

$C_{10}H_{14}N_2$

Nur ein kleiner Teil der aufgenommenen Menge, normalerweise etwa 10%, jedoch mehr bei saurer Harnreaktion, wird unverändert ausgeschieden[1]. Wesentliche Metaboliten, die sich im Organismus des Menschen durch Oxidation bzw. durch N-Desmethylierung bilden, sind das Cotinin (1), das Nicotin-1′-N-oxid (2) und das Nornicotin (3). Der biliär ausgeschiedene Metabolit Nicotin-1′-N-oxid wird durch Darmbakterien wieder reduziert. Die dadurch entstehende Ausgangsverbindung Nicotin wird ebenfalls wieder aufgenommen.

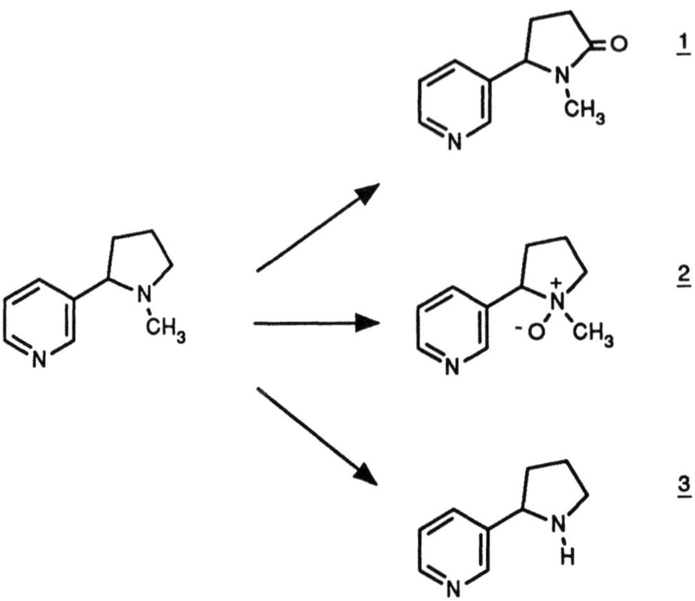

Die Resorption über die Mundschleimhaut ist pH-abhängig: Aus dem alkalischen Zigarrenrauch (pH 8,5) wird mehr Nicotin aufgenommen als aus dem sauer reagierenden (pH 5,3) Zigarettenrauch[2,3]. Nach der Inhalation eines Zigarettenrauchzugs mit etwa 100 µg Nicotin steigt der Nicotin-Gehalt im arteriellen Blutplasma jedesmal vorübergehend steil an, denn das inhalierte Nicotin wird ebenso schnell resorbiert wie ein Narkosegas[4]. Die Retentionsrate beträgt bis zu 90% der eingeatmeten Menge[5]. Da die Resorption noch schneller vonstatten geht als die nachfolgende Umverteilung in die Gewebe, erzeugt das inhalierende Zigarettenrauchen zackenförmige Nicontinschübe im arteriellen Blut[6]. Die Gesamtmenge des aus einer Zigarette aufgenommenen Nicotins beträgt durchschnittlich 1,1 mg (variabler Bereich 0,05–2,5 mg).

Während des Rauchens einer Zigarette steigt im venösen Blutplasma die Nicotin-Konzentration kontinuierlich bis auf 30 (maximal 50) ng/ml an[7,8]. Der darauf folgende Konzentrationsabfall verläuft biphasisch, zunächst sehr rasch, dann langsamer werdend. Während der ersten Phase (Umverteilung) beträgt die Halbwertszeit 2–4 min. Die endgültige Elimination erfolgt dann mit einer Halbwertszeit von 86–110 min[9].

Wird der Tabakrauch nicht oder nur teilweise inhaliert (Zigarren- und Pfeifenraucher), steigt die Nicotin-Konzentration im Blut langsamer an, kann aber durchaus die gleiche Höhe erreichen wie beim inhalierenden Zigarettenraucher[3]. Die Bindung des Nicotins an Plasmaproteine ist unerheblich[10,11]. Die Placentarschranke bietet keinen Schutz gegen Nicotin[12,13], deshalb tritt es in die Milch rauchender Mütter über[14]. Nicotin tritt aus dem Blut in den Magensaft über[15] und wird daraus im Darm teilweise wieder resorbiert. Nicotin unterliegt einem enterohepatischen Kreislauf[16,17].

1. Feyerabend, C., Russell, M. A. H. (1978), Br. J. Clin. Pharmacol. 5, 293.
2. Armitage, A. K., Turner, D. M. (1970), Nature (London), 226, 1231.
3. Armitage, A. K., Dollery, C., Houseman, T., Kohner, E., Lewis, P. J., Turner, D. M. (1978), Clin. Pharmacol. Ther. 23, 143.
4. Opitz, K., Horstmann, M. (1981), Dtsch. Ärztebl. 78, 1869.
5. Armitage, A. K., Dollery, C. T., George, C. F., Houseman, T. H., Lewis, P. J., Turner, D. M. (1975), Br. Med. J. 4, 313.
6. Bättig, K. (1980), Naturwiss. Rundsch. 9, 356.
7. Russell, M. A. H., Raw, M., Taylor, C., Feyerabend, C., Saloojee, Y. (1978) J. Consult. Clin. Psychol. 46, 1423.
8. Russell, M. A. H., Feyerabend, C. (1978), Drug Metabol. Rev. 8, 29.
9. Rosenberg, J., Benowitz, N. L., Jacob, P., Wilson, K. M. (1980), Clin. Pharmacol. Ther. 28, 517.
10. Bowman, W. C., Rand, M. J. (1980), Textbook of Pharmacology 2nd edit., Blackwell, Oxford, 42.25-42.40.
11. Oldendorf, W. H. (1974), Proc. Soc. Exp. Biol. Med. (N. Y.) 147, 813.
12. Van Vunakis, H., Langone, J. J., Milunsky, A. (1974), Am. J. Obstet. Gynecol. 120, 64.
13. Waddell, W. J., Marlowe, C. (1976), Drug Metabol. Dispos. 4, 530.
14. Ferguson, B. B., Wilson, D. J., Schaffner, W. (1976), Am. J. Dis. Child. 130, 837.
15. Andersson, G., Hansson, E., Schmiterlöw, C. G. (1965), Experientia (Basel), 21, 211.
16. Jenner, P., Gorrod, J. W., Beckett, A. H. (1973), Xenobiotica, 3, 341.
17. Russell, M. A. H., Feyerabend, C. (1978), Drug Metabol. Rev. 8, 29.

Nifedipin 21829-25-4 Coronartherapeuticum, Ca-Antagonist

1,4-Dihydro-2,6-dimethyl-4-(2-nitrophenyl)-3,5-pyridindicarbonsäure-dimethylester

NO2, O, O, H3CO, OCH3, H3C, N, CH3, H

$C_{17}H_{18}N_2O_6$

Der Wirkstoff wird nach oraler Applikation im Organismus von Ratte und Hund praktisch vollständig metabolisiert. Im Harn treten die Metaboliten-4-(2′-Nitrophenyl)-2-hydroxymethyl-5-methoxycarbonyl-6-methyl-piperidin-3-carbonsäure (1) und das Lacton (2) von 1 auf.

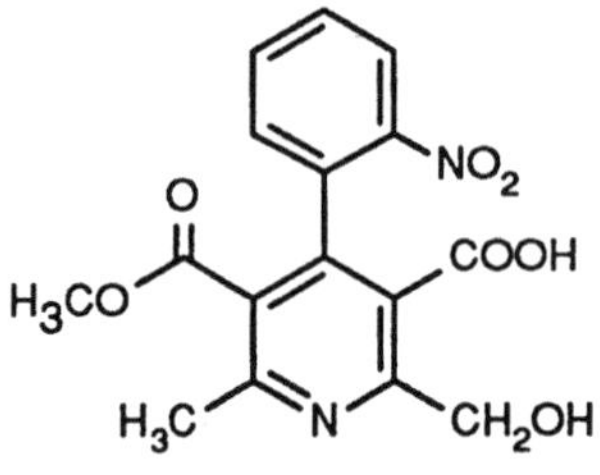

1 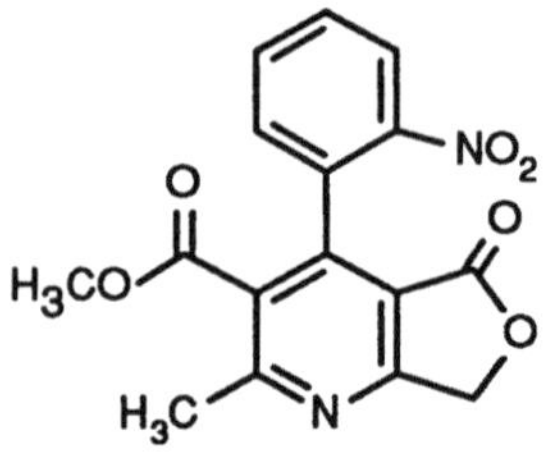 2

Zwischen 1 und 2 besteht ein pH-abhängiges Gleichgewicht. Hauptmetabolit ist die Oxycarbonsäure 1, da das Gleichgewicht im normalen pH-Bereich des nativen Harns auf der Seite der Säure liegt. Die Bildung des Hauptmetaboliten setzt den Ablauf von 3 Reaktionen voraus:

- Oxidation des Dihydropyridin-Rings zum Pyridin-derivat,
- Oxidation einer Methyl-Gruppe zur Hydroxymethyl-Gruppe und
- Hydrolyse einer Ester-Gruppe zur Carboxyl-Gruppe.

Es wird vermutet, daß die zuletzt genannte Ester-Spaltung zeitlich später erfolgt als die zuvor aufgeführten Oxidationen. Diese Annahme wird durch *in vitro* Versuche mit hochgereinigter Schweineleberesterase, mit Rattenleberhomogenaten, Rattennierenhomogenaten und Rattenplasma gestützt.
Die schwere Spaltbarkeit der Ester-Gruppen im Molekül des Nifedipins läßt sich auch durch chemische Verseifungsversuche bestätigen. Als besonders stabil erweisen sich die Estergruppen unter den Bedingungen der sauren Hydrolyse. Ein tiefgreifender Abbau des heterocyclischen Rings erfolgt *in vivo* nur in sehr begrenztem Umfang. Es läßt sich durch den Nachweis kleiner Mengen von radioaktivem Kohlendioxid in der Ausatemluft von Tieren, denen das ^{14}C-markierte Präparat appliziert wurde, beweisen[1)].
Da Ratte und Hund das gleiche Stoffwechselprodukt bilden, ist ein analoger metabolischer Abbau von Nifedipin auch beim Menschen zu erwarten. Die an Menschen durchgeführten Untersuchungen stützen diese Annahme.
Der Hauptmetabolit 1 unterscheidet sich von der Ausgangsverbindung durch folgende Eigenschaften:

- Seine Wasserlöslichkeit ist durch die Bildung der Carboxyl- und Hydroxymethyl-Gruppe wesentlich erhöht.
- Die Eiweißbindung ist wesentlich verringert.
- Die Wirksamkeit bei intracoronarer Applikation am Hund ist um 2 Zehnerpotenzen schwächer.

Nifedipin wird als Kapsel (Adalat) rasch und fast vollständig resorbiert. Bereits nach 15 min wird der Wirkspiegel im Plasma und nach etwa 30 min ($t_{max.}$ $0{,}54 \pm 0{,}18$ h) der maximale Blutspiegel ($73{,}0 \pm 29{,}1$ ng/ml) erreicht[3)]. Als therapeutische Mindestkonzentrationen werden Plasmaspiegel von 10–15 ng/ml angesehen[4,5]. Als terminale Halbwertszeiten werden für Pidilat 5,2±2,3 h und für Adalat 8,4±3,7 h angegeben[6].

1. Duhm, B., Maul, W., Medenwald, H., Patzschke, K., Wegner, L. A. (1972), Arzneim. Forsch. 22, 42.
2. Medenwald, H., Schloßmann, K., Wünsche, C. (1972), Arzneim. Forsch. 22, 53.
3. Kees, F., Dittrich, W., Lücker, P. W., Wetzelsberger, N., Grobecker, H. (1986), Münch. med. Wochenschr. 128, 1/2: 15.
4. Kleinbloesem, C. H., Brummelen, P. van, Linde, J. A. van de, Voogd, P. J., Breimer, D. D. (1984), Clin. Pharmacol. Ther. 35, 742.
5. Rämsch, K.-D. (1981), Schwerp. Med. 4, 55.
6. Lutz, D., Pabst, G., Dahmen, W., Molz, K.-H., Jaeger, H. (1985), Arzneim. Forsch. 35 (II), 1840.

Nifenazon 2139-47-1 Antirheumaticum, Analgeticum

N-(2,3-Dimethyl-5-oxo-1-phenyl-3-pyrazolin-4-yl)nicotinamid

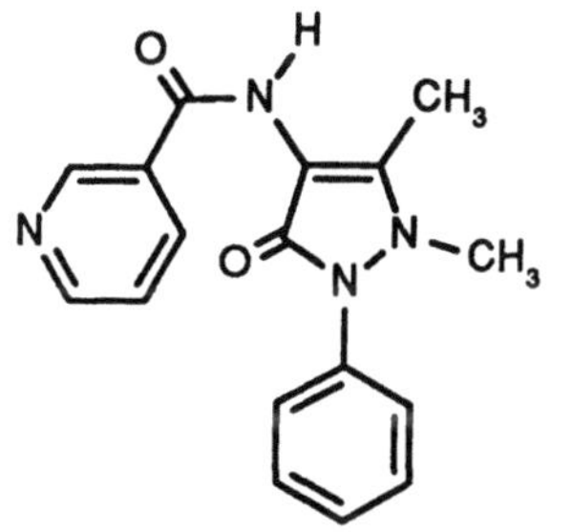

$C_{17}H_{16}N_4O_2$

Ersten Untersuchungen zufolge wird Nifenazon vom Menschen zu 40–60% unverändert und bis zu 0,5% als 4-Aminophenazon renal ausgeschieden[1]. Neuere Untersuchungen führten zu folgenden Ergebnissen[2,3]: Aus den Urinproben von Probanden wurden neben Nifenazon 4 bisher nicht beschriebene Metaboliten isoliert und identifiziert: 4'-Hydroxynifenazon (1), Nifenazon-N-oxid (2) und N-Nornifenazonglucuronid (3) sowie ein konjugiertes N-Nornifenazon-N-oxid (4) postuliert. Die identifizierten Metaboliten besaßen die intakte Säureamid-Struktur des Nifenazons, die im Organismus demnach nicht gespalten wird. Die Biotransformationsprodukte 1, 2 und 3 werden durch Hydroxylierung des Phenyl-Rings, N-Oxidierung am Pyridin-Ring und Desalkylierung (nach intermediärer Sauerstoffanlagerung) gebildet. N-Nornifenazon-N-oxid (4) kann entweder nach Desmethylierung aus dem Nifenazon-N-oxid (2) oder durch Oxidierung des Nor-Produktes entstanden sein. Die Stabilität der Säureamid-Bindung, die die Biotransformation von Nifenazon entscheidend beeinflußt und zu einem im Vergleich zu den anderen Pyrazolino-

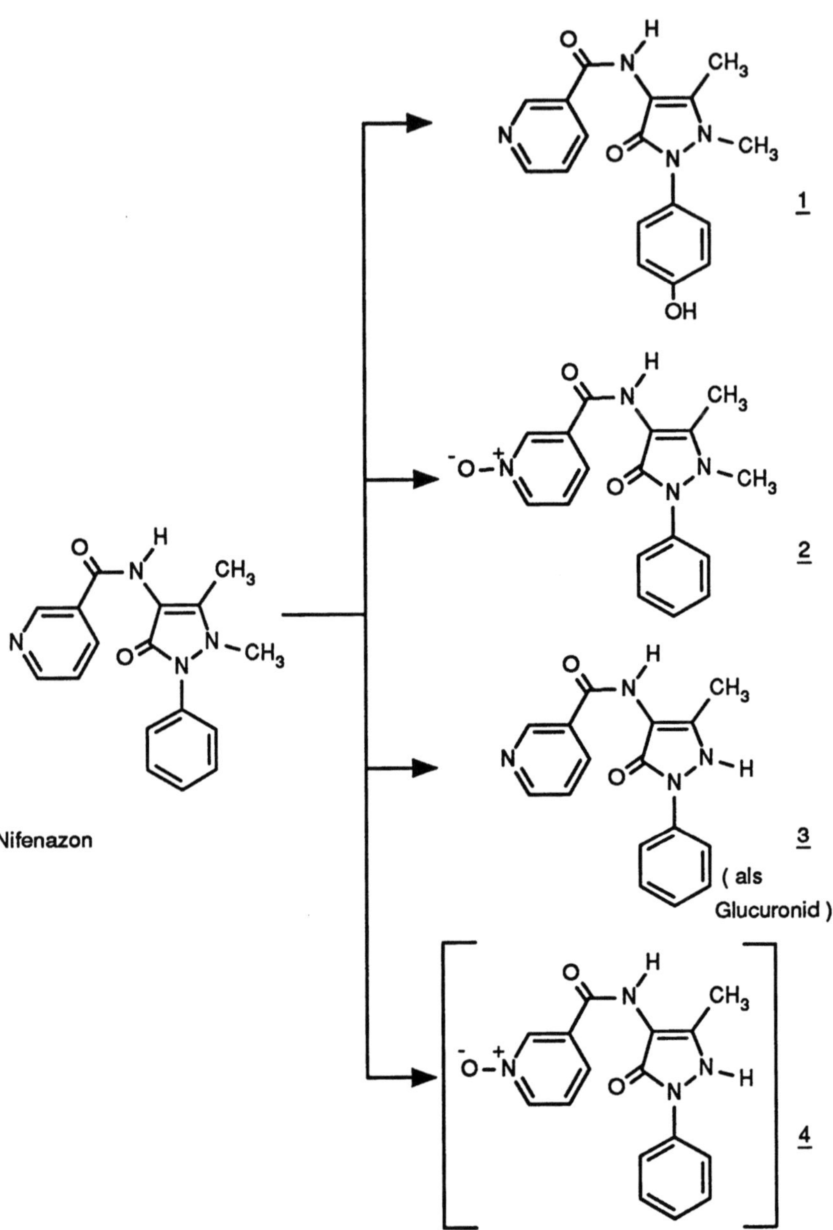

Nifenazon
1
2
3
(als Glucuronid)
4

nen unterschiedlichen Metabolitenmuster führt, wird durch die 3 folgenden Punkte zusätzlich belegt:

- In einem mit den anderen Pyrazolinon-Derivaten nicht vergleichbarem Umfang wird der Wirkstoff unverändert (40-60%) ausgeschieden.
- Es laufen im Unterschied zu den C4-Amino-substituierten Pyrazolinonen andere Abbaureaktionen, nämlich wie oben beschrieben, vorzugsweise oxidative, ab.
- Es werden nicht wie bei den C4-Amino-substituierten Derivaten von genuin vorliegenden Metaboliten Farbstoffe (Rubazonsäure, Methylrubazonsäure) gebildet.

Im Unterschied zu den C4-Amino-Pyrazolinonen Isopropylaminophenazon, Dimethylaminophenazon und Noramidomethansulfonat-Natrium entstehen bei der Biotransformation von Nifenazon auf Grund einer offenbar sehr stabilen Säureamid-Bindung weder 4-Aminophenazon noch die entsprechenden Folgeprodukte wie z. B. 4-Acetyl- und 4-Formyl-Verbindungen[4-6].
Bei vergleichbarer Gesamtausscheidung ist die Eliminationsgeschwindigkeit inter- und intraindividuell sehr unterschiedlich. Bei Rauchern wird der Dosisanteil von unmetabolisiertem Nifenazon im Verlauf von 48 h, bei Nichtrauchern dagegen im Verlauf von 96 h über die Niere ausgeschieden. Dementsprechend wurden bei Rauchern Exkretionshalbwertszeiten von 6-8 h und bei Nichtrauchern solche von 13-15 h ermittelt[2]. Nach oraler Applikation von 1,0 g Nifenazon wird der Metabolit 2 von Probanden innerhalb von 72 h zu 3-6% der Dosis über den Urin, der Metabolit 1 zu 8-15% ausgeschieden. Der Hauptanteil der beiden Metaboliten 1 und 2 wird innerhalb von 24 h eliminiert. Bei einigen Probanden konnte Metabolit 1 bereits 36 h nach Applikation von Nifenazon nicht mehr im Urin nachgewiesen werden, dagegen wurde Metabolit 2 bis maximal 72 h gefunden.
Nach peroraler Gabe von 1,0 g Wirkstoff wird das Maximum des Serumspiegels nach 1-2 h erreicht. Zu diesem Zeitpunkt beträgt die Konzentration im Serum 22,2 µg/ml. Die berechnete Serumhalbwertszeit liegt bei 6 h. Bei der Bestimmung von Nifenazon im Speichel wurden ähnliche Werte ermittelt[2].

1. Hoffmann, H., Roller, K. (1964), Arzneim. Forsch. 14, 1001.
2. Friese, J. (1985), Dissertation, Freie Universität Berlin, Fachbereich Pharmazie
3. Beyer, K.-H., Friese, J. (1985), Arch. Pharm. 318, 855.
4. Ruch-Zaske, G. (1985), Dissertation, Freie Universität Berlin, Fachbereich Pharmazie.
5. Volz, M., Kellner, H.-M. (1980), Br. J. Clin. Pharmacol. 10, 299.
6. Iguchi, S. (1975), Chem. Pharm. Bull. 23, 932.

Nimodipin	66085-59-4	Cerebralvasodilatator, Ca-Antagonist

2-Methoxyethyl-1,4-dihydro-5-(isopropoxycarbonyl)-2,6-dimethyl-4-(3-nitrophenyl)-3-pyridincarboxylat

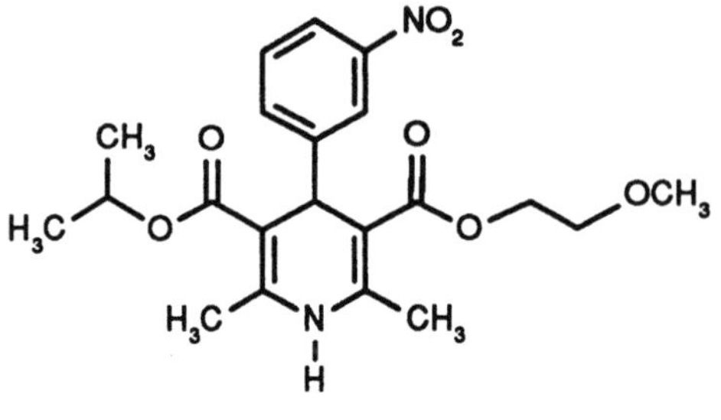

$C_{21}H_{26}H_2O_7$

Der Metabolismus - beobachtet im Serum - läßt sich wie folgt darstellen[1,2]:

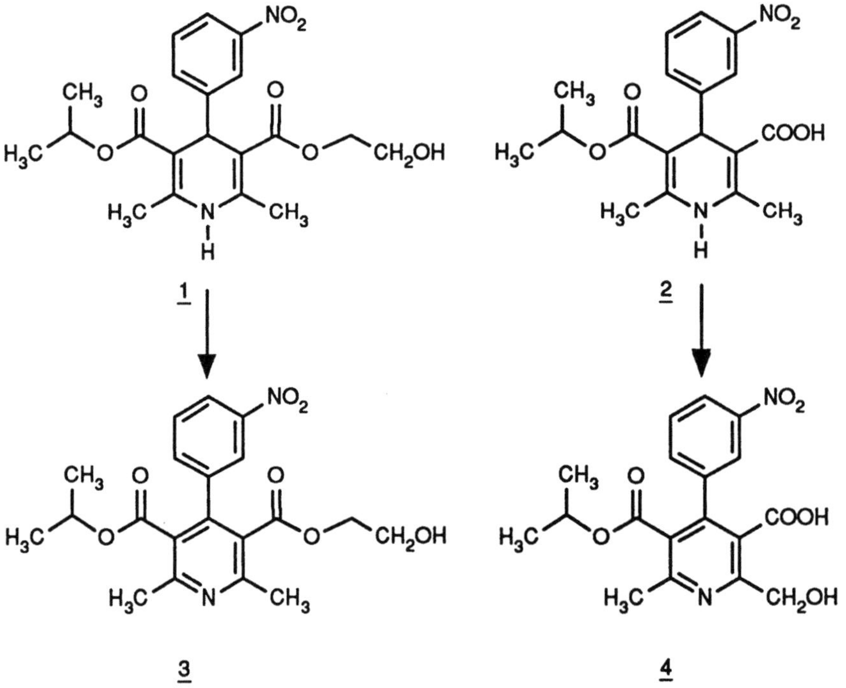

Die Dihydropyridin-Verbindungen 1 und 2 sind relativ kurzlebig. Sie gehen über in die Endmetaboliten 3 und 4. Die Hauptmetaboliten im Serum sind entweder bedeutend weniger wirksam als Nimodipin oder unwirksam[2]. Die Desmethylierung scheint schneller abzulaufen als die Oxidation[3]. Erste pharmakokinetische Studien bei einer gesunden Versuchsperson führten zu den in der folgenden Tabelle aufgeführten Ergebnissen[3]:

Verbindung	Konzentration (ng/ml) in der Zeiteinheit (h) nach Applikation								
	0,25	0,5	0,75	1,0	1,5	2	3	5	8
Nimodipin + PA[a]	22,9	126,2	177,7	181,6	86,7	47,5	28,4	13,9	5
Nimodipin	11,9	86,8	116,6	130,6	66,2	34,2	19,6	10,9	4,1
PA[a]	7,0	42,9	56,5	52,1	21,7	11,6	7,5	4,1	2,0
Metabolit 1	16,8	143,9	200,6	257,7	126,5	73,4	46,8	25,4	10,9
Metabolit 3	18,5	189,8	282,8	388,0	172,3	82,8	51,5	24,4	8,5

[a] PA Pyridinanalogon

1. Meyer, H., Wehinger, E., Bossert, F., Scherling, D. (1983), Arzneim. Forsch. 33 (I) 106.
2. Towart, R., Wehinger, E., Meyer, H., Kazda, S. (1982), Arzneim. Forsch. 32 (I) 338.
3. Krol, G. J., Noe, A. J., Yeh, S. C., Raemsch, K. D. (1984), J. Chromatogr. 305, 105.

Nitrazepam 146-22-5 Hypnoticum, Antikonvulsivum

2,3-Dihydro-7-nitro-5-phenyl-1H-1,4-benzodiazepin-2-on
Nitrazepamum (DAB 9)

$C_{15}H_{11}N_3O_3$

Erste Untersuchungen führten zum Auffinden des 7-Amino-Metaboliten (2) und des 7-Acetamino-Metaboliten (3) aus dem Urin von Menschen[1]. Daneben wurde eine unbestimmte Zahl weiterer Abbauprodukte beobachtet, was auch von anderer Seite bestätigt werden konnte[2]. Systematische Untersuchungen zur Isolierung und Identifizierung führten zu folgenden Resultaten[3,4]: Im Harn von Menschen treten neben wenig unverändertem Nitrazepam (1) folgende Abbauprodukte auf: die schon benannten Metaboliten 2 und 3, der 7-Amino-3-hydroxymethabolit (4) und das Hydrolyseprodukt 2-Amino-5-nitrobenzophenon (5). Die Verbindungen 1 und 5 sind nur in extrem niedriger Konzentration vorhanden. So wurden aus 250 ml Harn zwischen der 6. und 15. h nach Einnahme von 50 mg Nitrazepam 60 µg Metabolit 5, d. h. 0,24 µg/ml extrahiert. Erst nach sehr starker Konzentration aus 3,5 l Harn gelang es, auch den Metaboliten 4 nachzuweisen.

Die Metabolisierung des Nitrazepams läßt sich durch folgendes Schema veranschaulichen:

Untersuchungen zur Reduktion von Nitrazepam durch Rattenleber-Mitochondrien zeigten, daß bei anaerober Inkubation dieses Pharmakons die Umsatzrate durch die Mitochondrien etwa ⅓–¼ der Werte der Mikrosomenfraktion beträgt, wenn Präparationen mit gleichem Proteingehalt eingesetzt werden[5]. Reduziertes Nikotinsäureamidadenindinukleotid (NADH) stellt dabei das für die Reduktion geeignete Cosubstrat dar. Die Umsetzung kann aber auch durch einige Citratzyklus-Intermediate katalysiert werden, dabei erwies sich α-Ketoglutarat als besonders effektiv. Der Zusatz selbst geringer Mengen organischer Lösemittel führt zu einem Absinken der beobachteten Reduktase-Aktivität. Durch Dimethylsulfoxid (DMSO) oder Dimethylformamid (DMF) wird die Enzymwirkung praktisch vollständig zerstört.

Der Wirkstoff wird rasch resorbiert. Das Konzentrationsmaximum ist etwa 1,5 h nach der Einnahme erreicht. Nach einer deutlichen Verteilungsphase, während der die Wirkstoffkonzentration auf etwa 30% des Maximalwerts abfällt, wird Nitrazepam mit einer Halbwertszeit von 18-30 h eliminiert[6]. Für die Elimination aus dem Plasma beträgt die Halbwertszeit für unverändertes Nitrazepam etwa 6,5 h. Der Hauptteil entfällt auf extravasale Körperräume, so daß bereits 20 min nach intravenöser Gabe von 30 mg nur noch 0,1 μg/ml vorhanden ist[1].

Kaninchen, die einmalige toxische Dosen von 1, 5, 10 oder 50 mg/kg KG erhalten hatten und Versuchspersonen, die jeweils 10 mg Nitrazepam aufgenommen hatten, zeigten folgende Harnkonzentrationen: Sowohl von den Versuchstieren als auch von den Menschen werden innerhalb der ersten 24 h 13-20% der aufgenommenen Dosis überwiegend in Form der Metaboliten 2 und 3 ausgeschieden. Die beiden Nebenmetaboliten 4 und das 3-Hydroxy-7-nitro-Derivat (6) sowie das 2-Amino-5-nitrobenzophenon (5) werden in geringer Menge als Glucuronide eliminiert[7].

In der folgenden Tabelle sind die von Menschen und Kaninchen nach oraler Verabreichung ausgeschiedenen Nitrazepam-Metaboliten in ihren quantitativen Verhältnissen zusammengestellt[7].

Verbindung	Kaninchen					Mensch		
	1 mg/ kg KG	5 mg/ kg KG	10 mg/ kg KG	50 mg/ kg KG	Durchschnitt	10 mg (A)	10 mg (B)	Durchschnitt
Nitrazepam	4,9	3,1	4,6	3,4	4,0	3,3	4,9	4,1
Amino-Derivat	38,6	39,4	26,0	44,7	37,2	23,2	21,8	22,5
Acetamino-Derivat	50,4	48,2	63,8	46,4	52,2	59,8	64,2	62,0
2-Amino-5-nitrobenzophenon	6,1	9,3	5,6	5,5	6,6	13,7	9,1	11,4
					Gesamt 100%			Gesamt 100%

% der ausgeschiedenen Gesamtmenge

Die a) therapeutischen, b) toxischen und c) letalen Plasmaspiegel von Nitrazepam in Humanplasma betragen für a) 0,03-0,09 μg/ml, für b) ab 0,5 μg/ml und für c) ab 3 μg/ml (komatös bzw. ab 9 μg/ml letal)[8].

1. Rieder, J. (1965), Arzneim.Forsch. 15, 1134.
2. Pribilla, O. (1965), Arzneim.Forsch. 15, 1148.
3. Beyer, K.-H., Sadée, W. (1969), Arch. Pharm. 302, 152.
4. Beyer, K.-H., Sadée, W. (1969), Arzneim.Forsch. 19, 1929.
5. Blume, H. (1980), Arzneim.Forsch. 30 (II), 1566.
6. Amrein, R., Eckert, M. (1980), Z. Allgemeinmed. Heft 16.
7. Sawada, H., Shinohara, K. (1971), Arch. Toxikol. 28, 214.
8. Pentz, R., Strubelt, O., Gehlhoff, C. (1979), Dtsch. Ärztebl. 76, 2815.

Nitrefazol 21 721-92-6 Alkoholismus-Therapie

2-Methyl-4-nitro-1-(4-nitrophenyl)imidazol

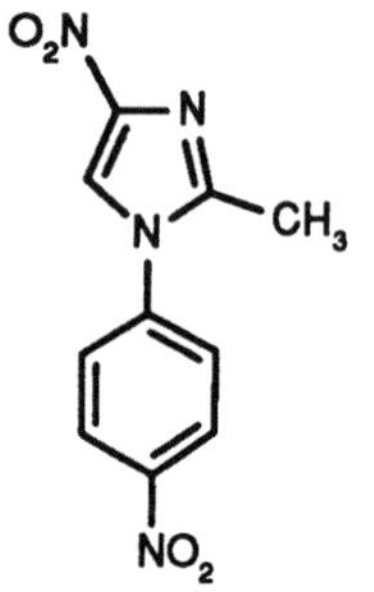

$C_{10}H_8N_4O_4$

Die Metabolisierung greift insbesondere an den beiden Nitro-Gruppen an, wobei in erster Linie eine Reduktion der Nitro-Gruppe am Phenyl-Ring erfolgt. Der hierbei entstandene Metabolit 4-Amino-nitrefazol (2) wird zu 4-Acetamidonitrefazol (3) acetyliert. Eine zusätzliche Reduktion der zweiten Nitro-Gruppe am Imidazol-Kern führt zu Substanz 5 mit 2 Aminogruppen. Metabolit 5 wird einfach oder doppelt acetyiert und bildet so die Metaboliten 6 und 7. Außerdem wurde auch eine Öffnung des heterocyclischen 5er-Rings zu Metabolit 8 beobachtet. Die einfach acetylierte Verbindung (6) kann auch noch am Phenyl-rest hydroxyliert werden (4) (s. S. 397).

Insgesamt werden nur etwa 1% der verabreichten Dosis in Form des unveränderten Wirkstoffs mit dem Urin ausgeschieden. Etwa 80% erscheinen als Metaboliten im Harn. Die Serumhalbwertszeit beträgt im Mittel ca. 16 h[1)].

1. Schütz, H., Karger, E. (1984), Beitr. Gerichtl. Med. XLII, 85.

O_2N N CH_3 N NO_2 1

O_2N N CH_3 N NH_2 2

O_2N N CH_3 N HN $COCH_3$ 3

H_2N N CH_3 N OH HN $COCH_3$ 4

H_2N N CH_3 N NH_2 5

H_2N N CH_3 N HN $COCH_3$ 6

$H_3COC-NH$ N CH_3 N HN $COCH_3$ 7

H_3COC NH HN $COCH_3$ 8

Nitrendipin 39 562-70-4 Antihypertonicum, Ca-Antagonist

Ethyl-1,4-dihydro-5-(methoxycarbonyl)-2,6-dimethyl-4-(3-nitrophenyl)-3-pyridincarboxylat

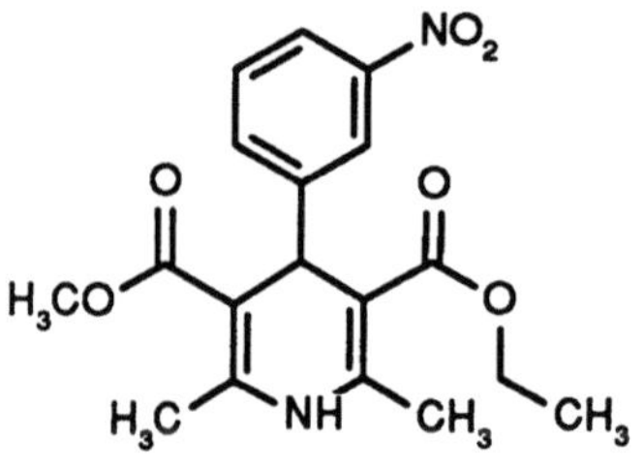

$C_{18}H_{20}N_2O_6$

In einer Studie mit ^{14}C-markiertem Nitrendipin an Ratten ließen sich die Pyridin-Metaboliten 1, 2, 3, 4, 5 und 6 identifizieren. Davon gelten 2, 3, 4 und 5 als Hauptmetaboliten, die als Glucuronide auftreten[1].

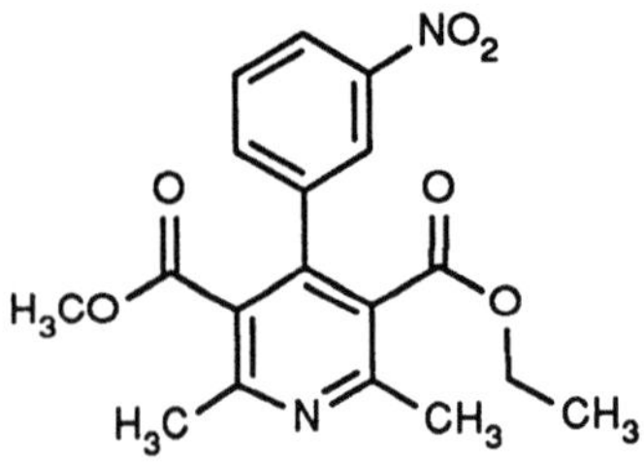

1

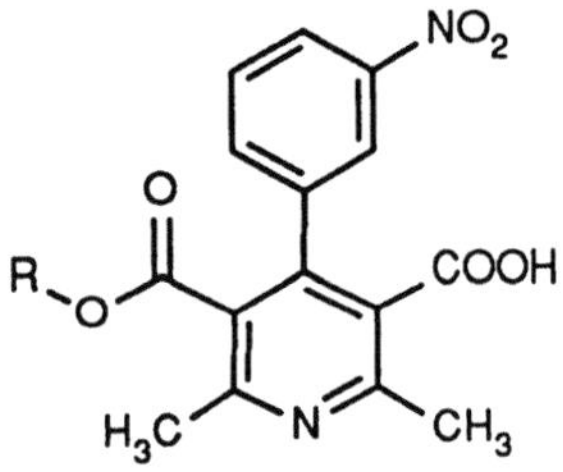

R = CH_3 2

R = C_2H_5 3

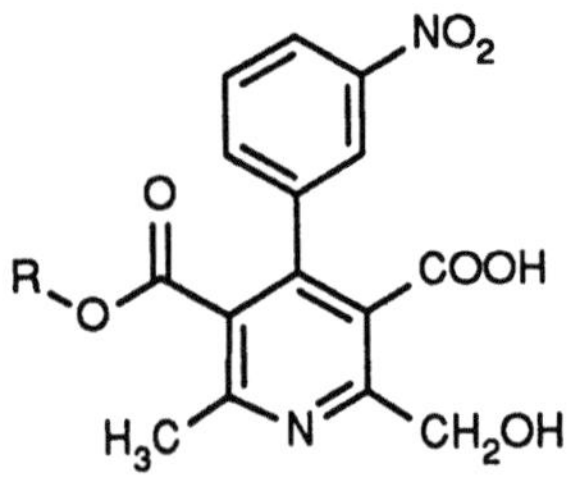

R = CH_3 4

R = C_2H_5 5

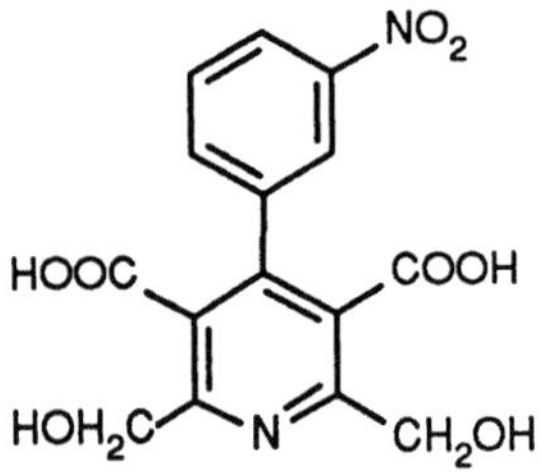

6

In Serumproben ist die unveränderte Verbindung bis zu 8 h nachweisbar. In Urinproben läßt sich Nitrendipin nicht mehr erfassen. Biotransformationsprodukte mit einer aromatischen Amino-Gruppe wurden nicht beobachtet. Innerhalb von 24 h werden von Ratten 35% der verabreichten Dosis über die Nieren ausgeschieden. Die Ausscheidung der markierten Verbindung über den Stuhl ist i. allg. innerhalb von 24 h abgeschlossen (schätzungsweise 65% der verabreichten Dosis)[1].

1. Meyer, H., Scherling, D., Karl, W. (1983), Arzneim.Forsch. 33 (II), 1528.

4-Nitro-2-propoxyacetanilid	553-20-8	Antipyreticum, Analgeticum, Anästheticum

O
HN CH3
O CH3
NO2

$C_{11}H_{14}N_2O_4$

Der Wirkstoff wird nahezu vollständig metabolisiert. Im Urin von Menschen konnten 7 Metaboliten nachgewiesen werden. Hauptabbauweg ist die Oxidation der Propoxy- zur Carboxyl-Gruppe. In geringem Umfang tritt auch die desacetylierte Verbindung dieser Säure auf. Daneben erfolgt in größerem Umfang eine Desalkylierung zum 2-Acetamino-4-nitrophenol, das in konjugierter Form (wahrscheinlich als Glucuronid) ausgeschieden wird. Freies 2-Acetamino-4-nitrophenol und 2-Amino-4-nitrophenol treten nur in Spuren auf. Offenbar erfolgt eine Desacetylierung der ursprünglichen Verbindung auch nur in sehr begrenztem Umfang. Metaboliten, bei denen es zu einer Reduktion der Nitro-Gruppe kommt, ließen sich nicht auffinden[1].

1. Gerlach, K., Büge, A., Peinhardt, G., Fürst, W. (1984), Pharmazie, 39, 42.

Nitroprussid-Natrium	13755-38-9	Antihypertensivum

Dinatriumpentacyanonitrosylferrat

$$Na_2[Fe(CN)_5NO] \cdot H_2O$$

$C_5FeNa_2N_6O \cdot H_2O$

Bei Kontakt mit Hämoglobin zerfällt Nitroprussid-Natrium im Blutkreislauf rasch in seine ionischen Bestandteile. Aus jedem Molekül werden 5 Cyanid-Ionen frei. Im Blut entsteht daraus Blausäure, die teilweise exhaliert wird[1]. Bei Mäusen werden nach der Injektion von NaCN zwischen 2 und 10% der applizierten Cyanid-Dosen als Blausäure in der Ausatmungsluft wiedergefunden[1]. Das wichtigste Organ für die Entgiftung des Cyanids ist die Leber[2]. In der Leber werden die höchsten Aktivitäten für ein spezifisches Enzym, die Rhodanase, gemessen[3]. Dieses Enzym katalysiert die folgende Reaktion:

$$CN^- + S_2O_3^= \underset{\text{Cyanidschwefel-Transferase}}{\overset{\text{Thiosulfat}}{\rightleftharpoons}} SCN^- + SO_3^= .$$

Dieser Detoxikationsschritt ist auf Grund entsprechender Untersuchungen als metabolische Hauptreaktion anzusehen, denn nach Injektion von NaCN bei Ratten werden 80% der verabreichten Menge im Urin als Thiocyanat wiedergefunden[4]. Ein zweiter Metabolisierungsschritt besteht in der Reaktion von

$$CN^- + \text{3-Mercaptopyruvat} \xrightarrow[\text{Schwefeltransferase}]{\text{Cyanid-}} \text{Pyruvat} + SCN^-,$$

wobei 3-Mercaptopyruvat, das sich durch Transaminierung von L-Cystein bildet, als Schwefeldonator reagiert.

Bei trächtigen Mäusen und Ratten, die markiertes Nitroprussid-natrium, aber auch markiertes Cyanid und Thiocyanat in Dosierungen von 2–3 mg/kg KG intravenös erhalten hatten, konnten 2 Phasen der Markierung unterschieden werden: die Phase der Cyanid-Entgiftung mit vorwiegender Markierung der Leber und der Lungen und die Phase der Thiocyanat-Ausscheidung mit vorwiegender Markierung des Magens, der Niere und der Harnwege. Die Feten wurden nur in der Thiocyanat-Phase, nicht aber in der Cyanid-Phase markiert[5].

Wegen des raschen Zerfalls beträgt die Halbwertszeit bei therapeutischer Anwendung nur wenige min[6].

1. Friedberg, K. D., Schwarzkopf, H. A. (1968), Arch. Toxikol. 24, 235.
2. Baumeister, R. G. H., Schievelbein, H., Zickgraf-Rüdel, G. (1975), Arzneim.Forsch. 25, 1056.
3. Lang, K. (1933), Biochem. Z. 259, 243.
4. Wood, J. L., Cooley, S. L. (1956), J. Biol. Chem. 218, 449.
5. Mödder, G., Schultz, V., Bonn, R. (1980), Arzneim.Forsch. 30 (I), 18.
6. Höbel, M., Raitelhuber, A. (1976), Arzneim.Forsch. 26, 2015.

Nomifensin 24526-64-5 Antidepressivum

8-Amino-1,2,3,4-tetrahydro-2-methyl-4-phenylisochinolin

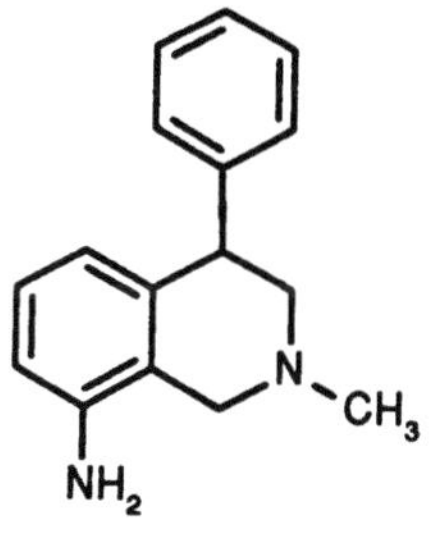

$C_{16}H_{18}N_2$ (als Base)
$C_{20}H_{22}N_2O_4$ (als Hydrogenmaleat-Salz)

Metabolismus-Untersuchungen nach Gabe von 25 mg ^{14}C-markiertem Nomifensin wurden an 3 gesunden männlichen Versuchspersonen durchgeführt[1]. Bei diesen Probanden wurden im Harn 40% der Radioaktivität als unveränderte Substanz, 30% als Konjugate (überwiegend Glucuronide) sowie 3 Metaboliten gefunden, die zu jeweils etwa 7% vorkommen: 4′-Hydroxy-Nomifensin (2), 4′-Hydroxy-5′-methoxy-Nomifensin (5) und 4′-Methoxy-5′-hydroxy-Nomifensin (4). Darüberhinaus konnten die Strukturen von 4 weiteren Metaboliten, die jedoch zusammen nur weniger als 1% darstellen, wahrscheinlich gemacht werden. Es handelt sich hierbei um die Dihydroxy-, Dimethoxy-, Trimethoxy- und Desmethyl-Verbindungen des Nomifensin. Ein sehr polarer Anteil von etwa 15% ließ sich nicht identifizieren. Bei der chemisch-toxikologischen Untersuchung von 2 Vergiftungen mit Nomifensin konnten mit Hilfe eines GC/MS-Screening[2] weitere Metaboliten identifiziert werden[2,3]. Es handelt sich dabei um die Verbindungen 8 und 10–14, die allerdings nur in geringer Menge, bezogen auf die Hauptmetaboliten, vorliegen. Die Metaboliten entstehen durch N-Acetylierung und Oxidation des Isochinolin-Rings und durch die Kombination beider Abbauwege. Somit ergibt sich für Nomifensin folgendes Abbauschema:

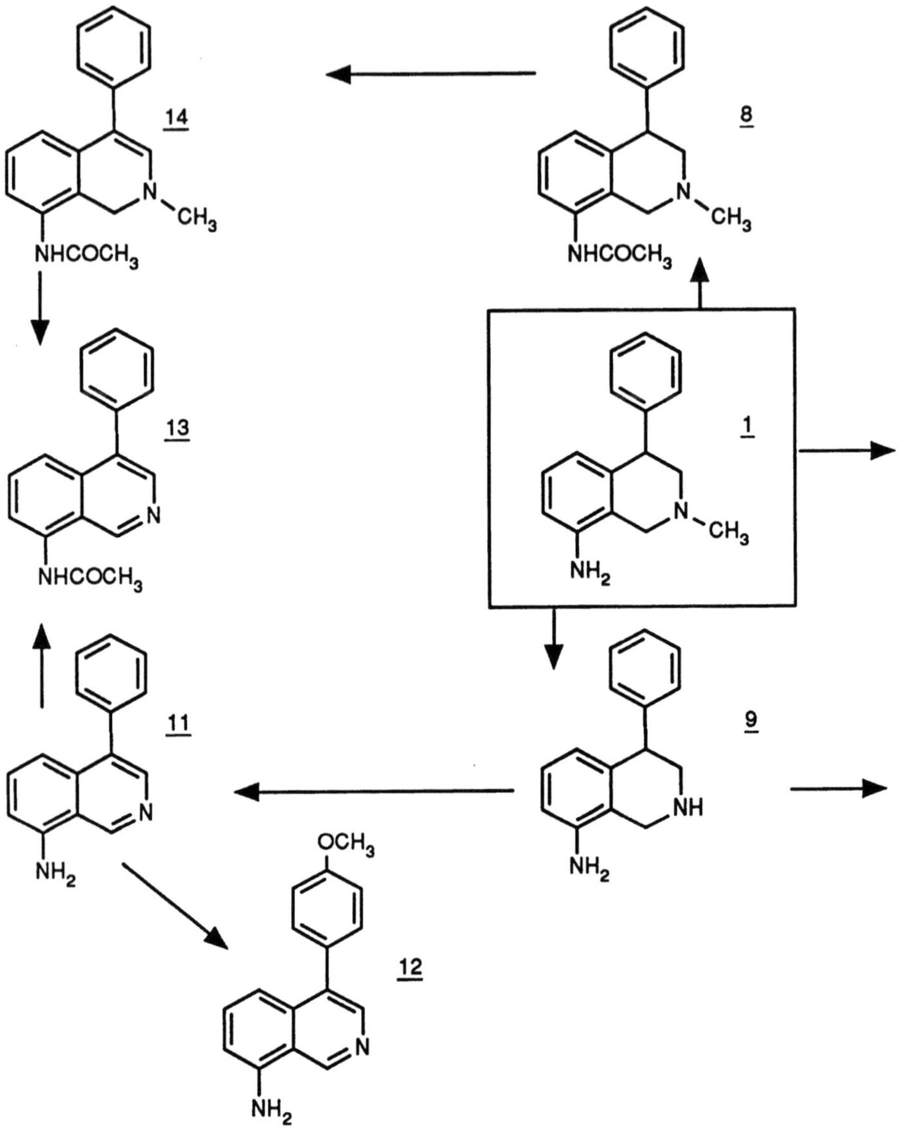

Die Elimination von Nomifensin und seiner Metaboliten ist stark speziesabhängig. Nur beim Affen treten die gleichen Metaboliten wie beim Menschen auf. Bei Hund und Ratte passieren weder Nomifensin noch die Metaboliten einen enterohepatischen Kreislauf. In der Galle sind ausschließlich Konjugate vorhanden. Die Umwandlung von ^{14}C-Nomifensin in die Konjugate konnte *in vitro* mit Rattenleberschnitten durchgeführt werden. Im Serum von Versuchspersonen liegt der Anteil von unverändertem Nomifensin bei $\leq 5\%$. Das Serum enthält überwiegend Nomifensin in konjugierter Form. Die Metaboliten 2, 4 und 5 bilden Glucuronide, ⅔ davon sind N-Glucuronide, ⅓ O-Glucuronide[4]. Nomifensin wird vom Menschen rasch und vollständig resorbiert. 1 bis 2 h p. a. werden die Maximalkonzentrationen im Serum erreicht. Die renale Elimination aus dem Serum erfolgt innerhalb der ersten Stunden nach Erreichen der Maxima mit Halbwertszeiten von jeweils 2–4 h gleich schnell. Nach 24 h sind die Blutspiegel im Mittel bereits auf 2,5% des Maximalwerts abgefallen[5]. Die Kinetik kann mit einem Zwei-Kompartiment-Modell mit Resorption nach erster Ordnung beschrieben werden. 96,5 ± 0,6% der applizierten Radioaktivität werden mit dem Urin ausgeschieden und nur 3,7 ± 1,0% erscheinen im Stuhl. Wie bei den untersuchten Tierspezies beträgt auch beim Menschen die Eiweißbindung 60%.

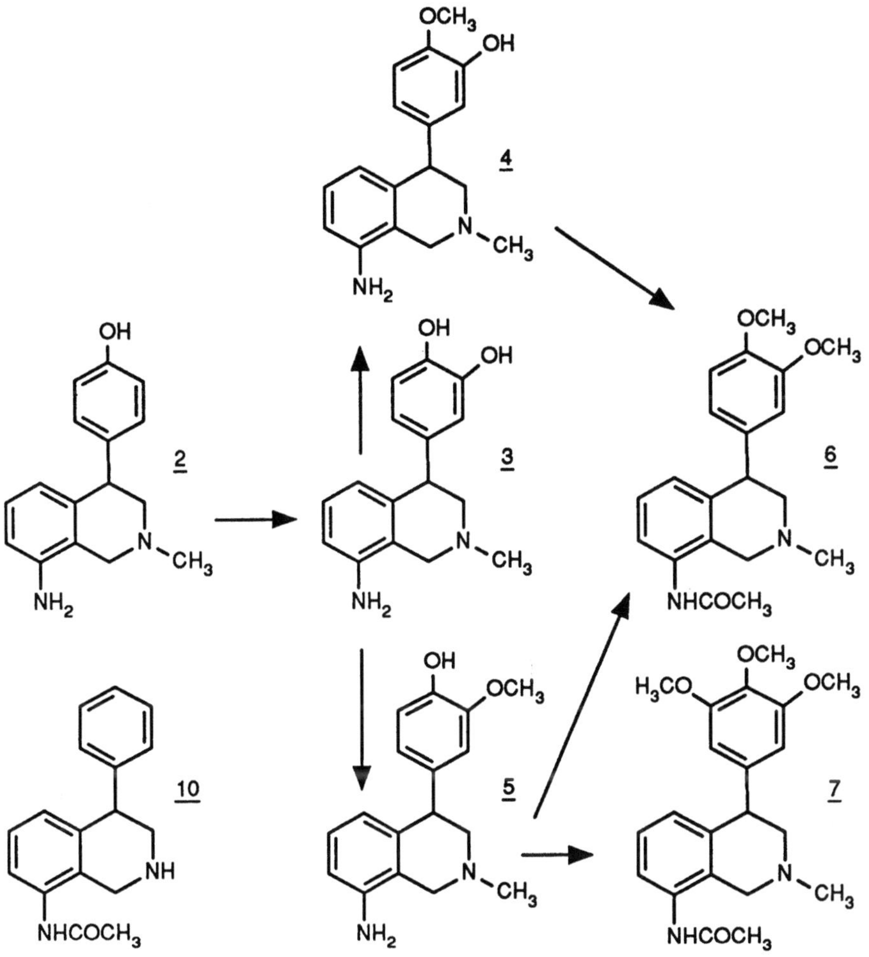

1. Heptner, W., Hornke, I., Cavagua, F., Fehlhaber, H.-W., Kupp, W., Neubauer, H. P. (1978), Arzneim.Forsch. 28 (I), 58.
2. Köppel, C., Tenczer, J. (1983), Int. J. Mass Spectrom. Ion Phys. 48, 213.
3. Köppel, C., Tenczer, J. (1985), Toxichem. Krimtech. 35, 13.
4. Hornke, I., Fehlhaber, H.-W., Girg, M., Jantz, H. (1980), Br. J. Clin. Pharmacol. 9, 255.
5. Hornke, I., Cavagua, F., Chirst, O., Fehlhaber, H.-W., Heptner, W., Kellner, H.-M., Rupp, W. (1977), in: „Alival (Nomifensin)", Hrsg. Hoechst AG, Schattauer Verlag Stuttgart-New York, S. 99.

Octopamin 104-14-3 Sympathicomimeticum

α-Aminomethyl-4-hydroxybenzylalkohol

HO OH H_2N

$C_8H_{11}NO_2$

Beim Menschen wurden vergleichend Resorption und Stoffwechsel von m- und p-Octopamin untersucht. Hierbei wurden mit Tritium am C-7 markierte Verbindungen entweder infundiert oder im Waser gelöst oral appliziert.

p-Octopamin

Hauptabbauweg ist die Desaminierung und Oxidation zu p-Hydroxymandelsäure. Daneben tritt eine nicht näher identifizierte Phenolsäure auf. In der Amin-Fraktion ließ sich in einem Fall eine dem Phenylethanolamin ähnliche Verbindung erfassen.

m-Octopamin

Der größte Teil wird entweder konjugiert (50%) oder zur korrespondierenden m-Hydroxymandelsäure abgebaut. In der Aminfraktion tritt neben der Ausgangsverbindung ein Amin auf, das mit Normethanephrin bei der DC übereinstimmende Eigenschaften zeigt[1)].

Aus dem Vergleich der ^3H-Ausscheidung nach beiden Applikationsarten (Infusion und oral appliziert) läßt sich für beide Derivate eine Resorptionsquote von nahezu 100% errechnen. Demnach beruht die relative Unwirksamkeit entgegen früherer Auffassung offenbar nicht auf einer mangelhaften Resorption, sondern ist vielmehr auf eine unterschiedliche Metabolisierung zurückzuführen.

p-Octopamin: nach intravenöser Gabe werden weniger Amine im Harn ausgeschieden als nach oraler Applikation. Der Anteil der freien Amine ist jedoch 3,5mal größer.

m-Octopamin: Nach oraler Verabreichung gehören hier 50% der ^3H-Aktivität des Harns der Amin-Fraktion an. Davon liegt jedoch nur 1% als freies Amin vor gegenüber einem Anteil von 10% an freiem Amin nach parenteraler Gabe[1].

1. Hengstmann, J. H., Konen, W. u. C., Dengler, H. J. (1971), Naunyn-Schmiedebergs Arch. Pharmakol. 269, 430.

Ofloxacin 83380-47-6 Antibioticum

(±)-9-Fluor-2,3-dihydro-3-methyl-10-(4-methyl-1-piperazinyl)-7-oxo-7H-pyrido[1,2,3-de][1,4]benzoxacin-6-carbonsäure

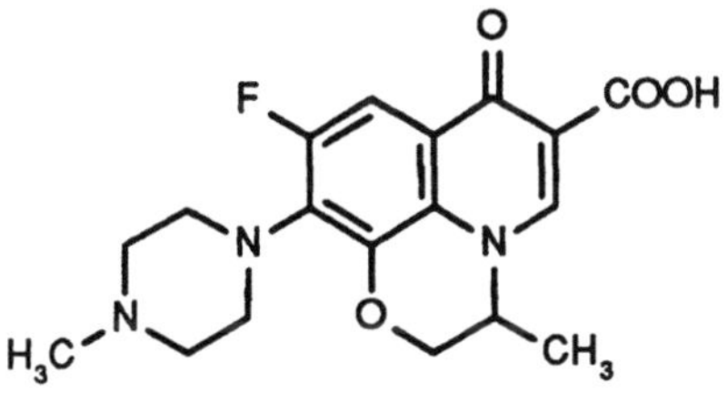

$C_{18}H_{20}FN_3O_4$

Weniger als 5% einer oral verabreichten Dosis werden metabolisiert ausgeschieden. Trotz der Methylierung erweist sich der Piperazin-Rest als ein Hauptangriffspunkt metabolisierender Enzyme. In geringen Mengen wurden ein N-Oxid und ein Desmethyl-Derivat im Urin aufgefunden. Ein Teil dieser geringen Substanzmenge, der über die Galle ausgeschieden wird, liegt als Glucuronid vor. Die Metabolisierung läßt sich wie folgt darstellen[1] (s. S. 406):

Der Wirkstoff wird nach oraler Gabe rasch resorbiert. Bei gesunden Probanden werden innerhalb von 2 h nach oralen Einzeldosen von 400 mg Spitzenkonzentrationen von 4,4 mg/l Plasma gemessen. Die Halbwertszeit wurde mit 6,0 h ermittelt. Die Niere ist das Hauptausscheidungsorgan. Die 24-h-Urin-Wiederfindungsrate beträgt 80%. Die Bindungsrate an Plasmaproteine wurde mit 10% ermittelt[1].

1. Stahlmann, R., Lode, H. (1987), Dtsch. Apoth. Ztg. 127, 541.

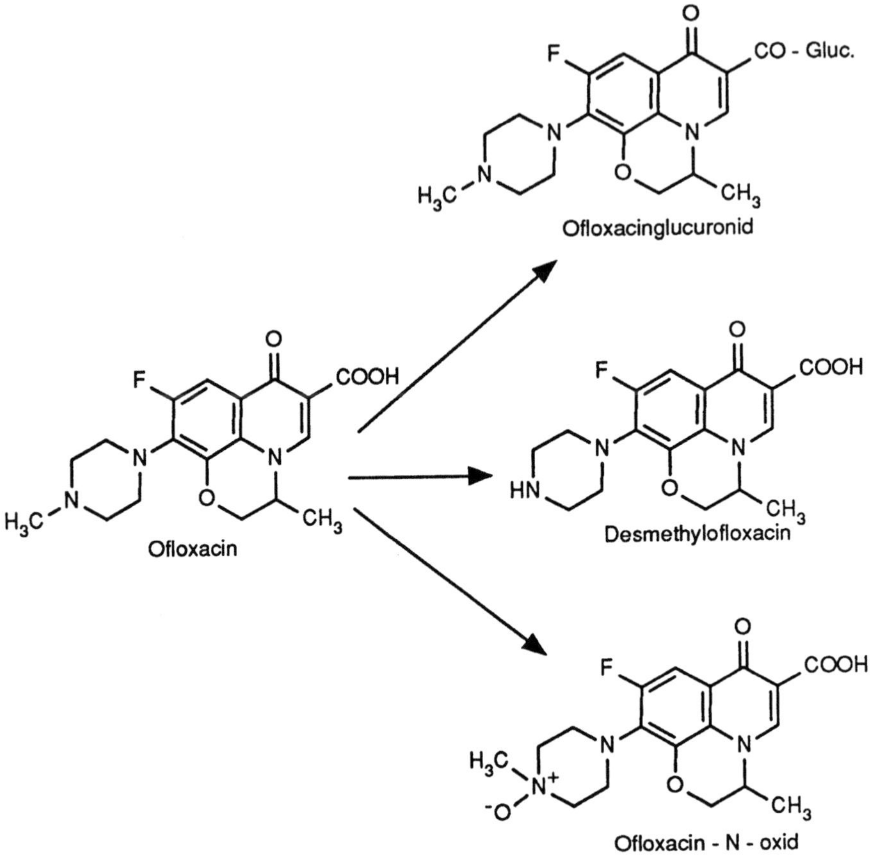

Ofloxacin

Ofloxacinglucuronid

Desmethylofloxacin

Ofloxacin - N - oxid

Oxaflozan 26629-87-8 Antidepressivum

4-Isopropyl-2-(3-trifluormethylphenyl)morpholin

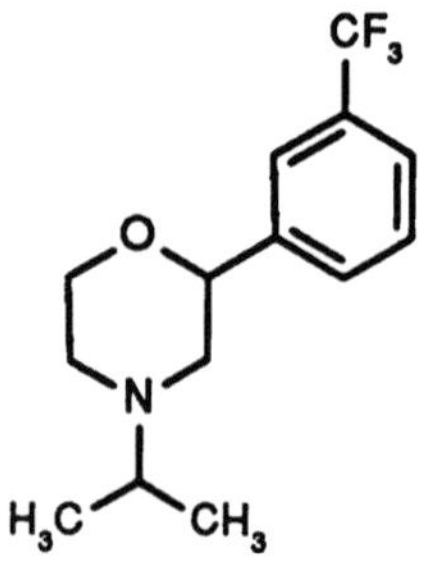

$C_{14}H_{18}F_3NO$

Beim Menschen und bei der Ratte ist das Desalkylierungsprodukt der Hauptmetabolit. Beim Menschen werden etwa 30% in dieser Form eliminiert. Darüberhinaus werden beim Hund 2 Metaboliten durch Morpholin-Ringspaltung gebildet. Bei dieser Spezies kommt es somit sowohl zur N-Desalkylierung als auch zur Öffnung des Oxazinrings, entweder beim Oxoflozan oder aber bei seinem desalkylierten Metaboliten. Die dadurch entstehenden primären und sekundären Amine werden beim Hund in Mengen ausgeschieden, die denen des desalkylierten Wirkstoffs vergleichbar sind[1]. Der postulierte Abbauweg ist dem nachfolgenden Schema zu entnehmen:

1. Constantin, M., Pognat, J. F. (1979), Arzneim.Forsch. 29 (I), 109.

Oxametacin	27035-30-9	Analgeticum, Antiphlogisticum, Antirheumaticum

1-(4-Chlorbenzoxyl)-N-hydroxy-5-methoxy-2-methyl-3-indolylacetamid

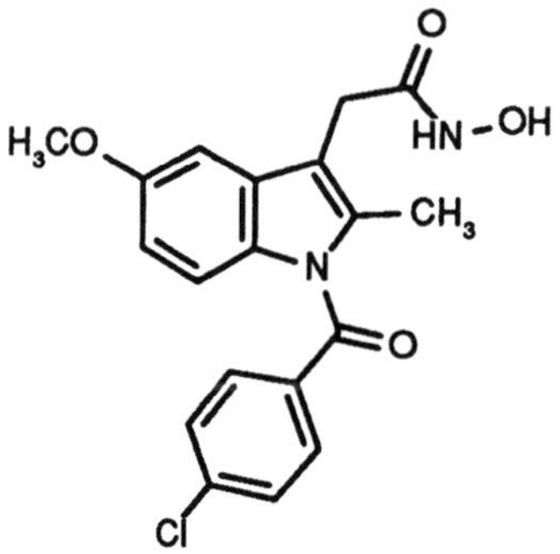

$C_{19}H_{17}ClN_2O_4$

Untersuchungen an Hund, Pavian und Probanden zeigten, daß der Wirkstoff sowohl im Tier als auch im Organismus des Menschen sehr stark metabolisiert wird[1,2]. Beim Menschen sind die Desmethylierung, die Konjugation mit aktiver Glucuronsäure, die Reduktion zum Säureamid und die Debenzoylierung Hauptbiotransformationswege. Es ergibt sich folgendes Abbauschema (s. S. 409):

Im Urin werden Desmethylindometacinamid(DMA)-Glucuronid mit 22,9% der Dosis und Desbenzoyldesmethylindometacinamid (DBDMA)-Glucuronid mit 9,2% der Dosis als Hauptmetaboliten ausgeschieden. Im Gegensatz zum Tier spielt die Verstoffwechselung zu Indometacin eine vernachlässigbare Rolle. Oxametacin stellt für den Menschen kein Prodrug für Indometacin dar[2].
Nach oraler Einmalgabe von 75 mg an gesunde Probanden wird der Wirstoff schnell resorbiert. Der biphasische Verlauf des Aktivitätsspiegels wird 2 Metaboliten - Oxametacin-Glucuronid und DMA-Glucuronid - zugeschrieben[2]. Die Gesamtwiederfindungsrate in den gesamten Exkrementen beläuft sich auf 97,55% der Dosis, wobei renal 48,5% und fäkal 49% eliminiert werden.

1. Elsom, L. F., Chasseaud, L. F., Ray, J., Hawkins, R. D. (1979), Arzneim.Forsch. 29 (II), 1155.
2. Vergin, H., Ferber, H., Brunner, F., Kukovetz, W. R. (1981), Arzneim.Forsch. 31 (I), 513.

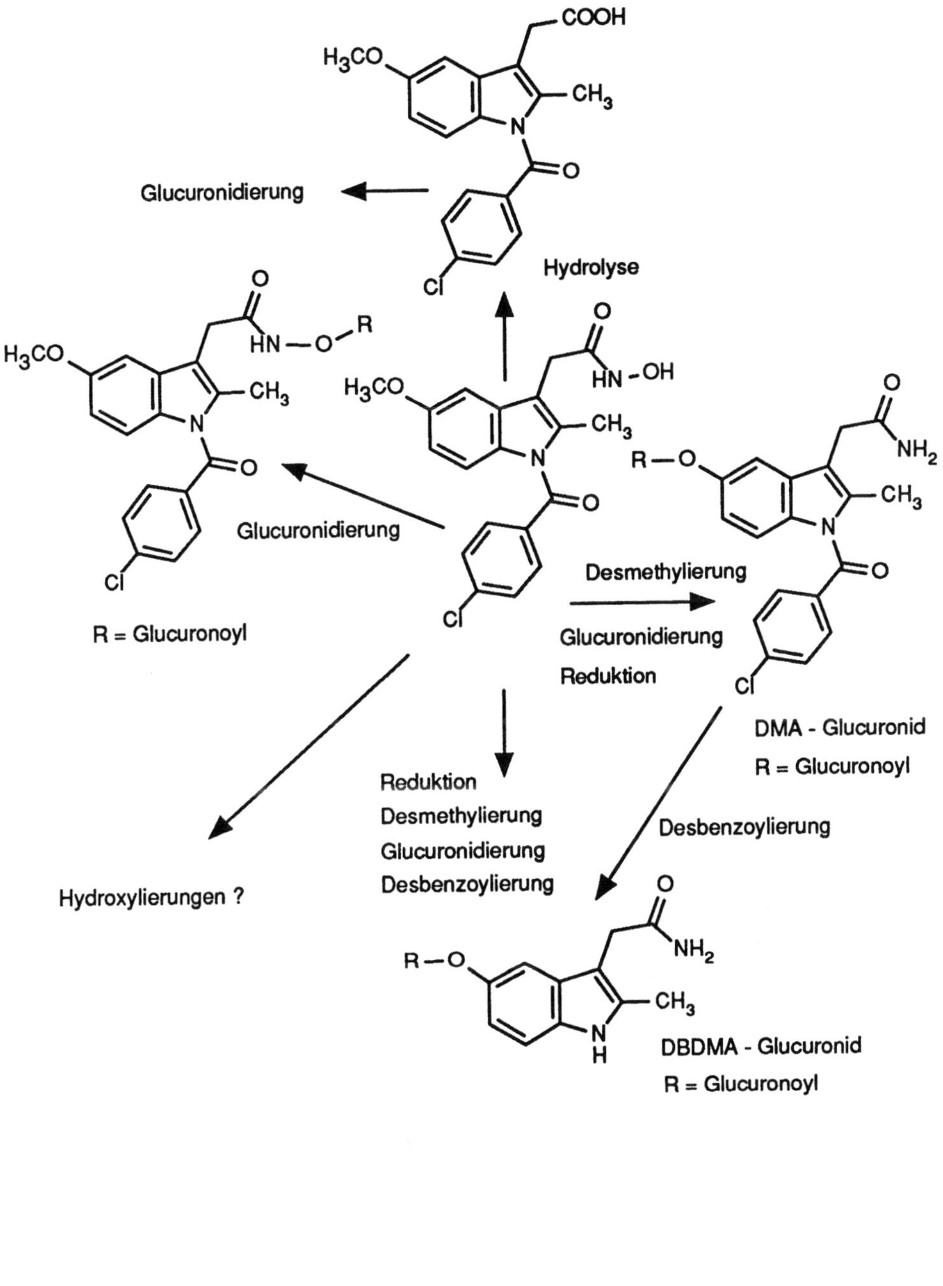

COOH
H_3CO
CH_3
N
O
Glucuronidierung
Cl
Hydrolyse
O
HN — O — R
H_3CO
CH_3
N
O
Cl
R = Glucuronoyl
Glucuronidierung
O
HN - OH
H_3CO
CH_3
N
O
Cl
O
NH_2
R — O
CH_3
N
O
Cl
Desmethylierung
Glucuronidierung
Reduktion
DMA - Glucuronid
R = Glucuronoyl
Reduktion
Desmethylierung
Glucuronidierung
Desbenzoylierung
Desbenzoylierung
Hydroxylierungen ?
O
NH_2
R — O
CH_3
N
H
DBDMA - Glucuronid
R = Glucuronoyl

Oxazepam	604-75-1	Tranquilizer

7-Chlor-2,3-dihydro-3-hydroxy-5-phenyl-1H-1,4-benzodiazepin-2-on

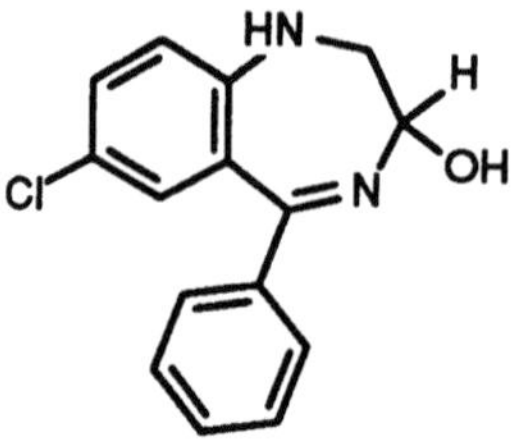

HN H Cl N OH

$C_{15}H_{13}ClN_2O$

HN O Cl N

2 Mensch
Zwergschwein
Ratte

HN O OH Cl N

1
Mensch
Zwergschwein
Ratte

HN O OH Cl N HO OCH$_3$

7 Glucuronid-konjugate

7a : Mensch, Ratte

HN O OH Cl N OH

6 Zwergschwein
Ratte

6a : Mensch
Zwergschwein
Ratte (Hauptmetabolit)

1a
Mensch (Hauptmetabolit)
Zwergschwein
(Hauptmetabolit)
Ratte

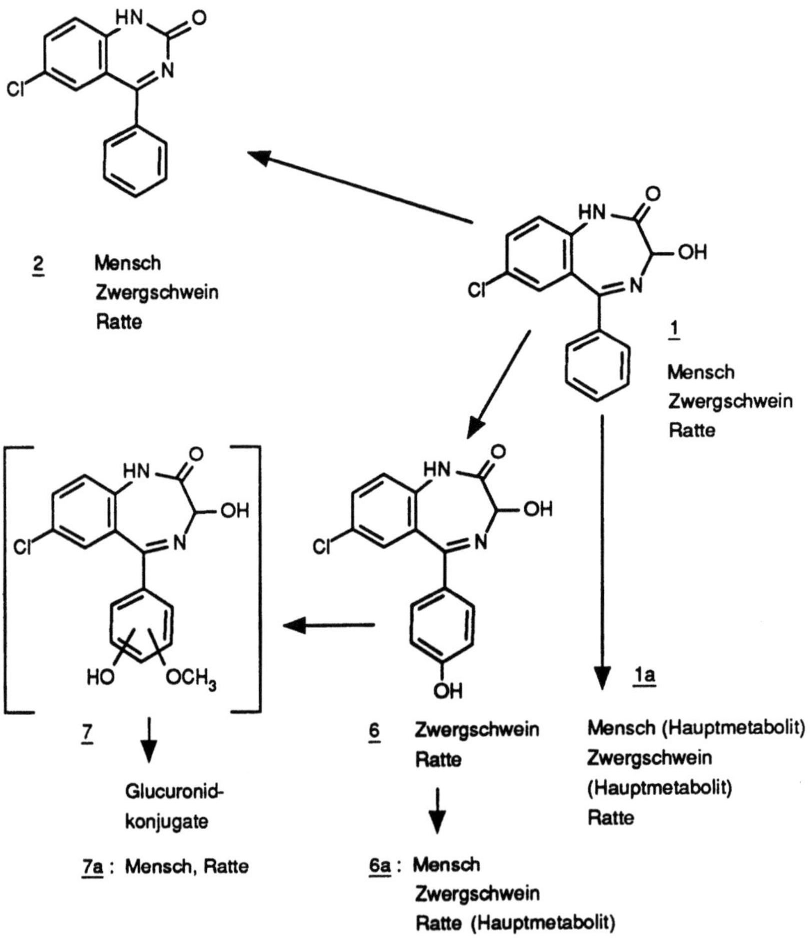

Tierexperiementelle Untersuchungen mit ^{14}C-markiertem Oxazepam führten zu folgenden Ergebnissen: Nach einmaliger oraler Oxazepam-Gabe wird der Wirkstoff i. allg. innerhalb von 2 Tagen ausgeschieden, überwiegend mit dem Urin bei Hunden und Schweinen und mit den Faeces bei Ratten[1)]. Auf einen Metaboliten, ein β-Glucuronid vom Ether-Typ, entfallen mehr als 95% der Radioaktivität im Urin von Hunden und Schweinen. Hingegen verteilt sich die Radioaktivität im Rattenurin auf mindestens 7 Metaboliten. Im Gegensatz zu den beiden anderen Spezies wandelt die Ratte Oxazepam hauptsächlich durch aromatische Hydroxylierung und anschließende Glucuronid-Konjugation um. Das Glucuronid von Metabolit 6 ist das Hauptausscheidungsprodukt dieser

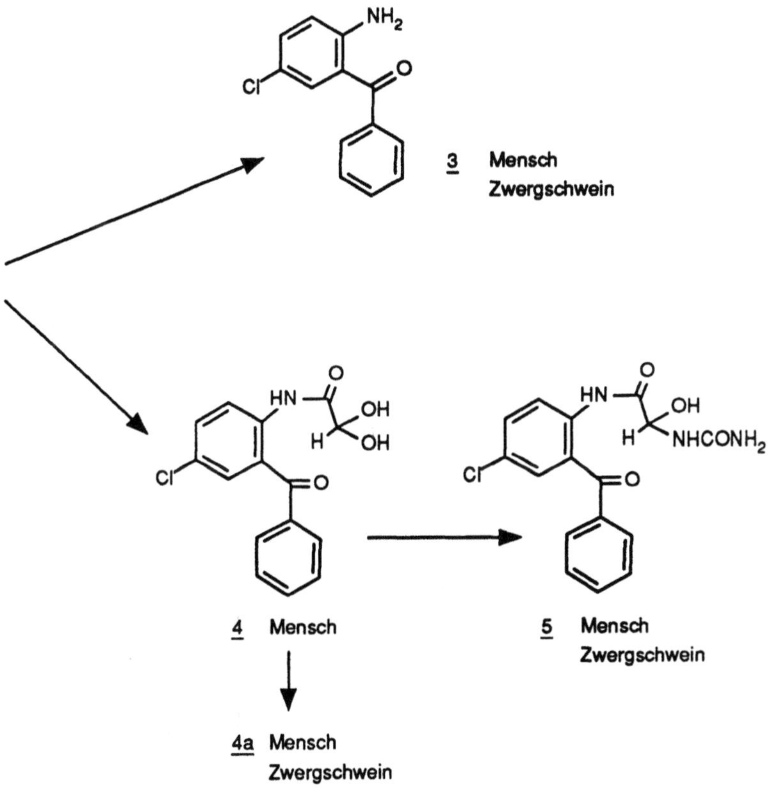

NH_2 O Cl

3 Mensch
Zwergschwein

HN O OH H OH Cl O

4 Mensch

4a Mensch
Zwergschwein

HN O OH H $NHCONH_2$ Cl O

5 Mensch
Zwergschwein

Tierart. Die ringoffenen Metaboliten 3, 4 und 5 wurden bei der Ratte nicht gefunden. Der ursprüngliche Wirkstoff und sein Glucuronid machen nur einen kleinen Bruchteil der Harnausscheidungsprodukte aus, Metabolit 7 und 3 weitere Metaboliten kommen ebenfalls nur in sehr geringen Mengen vor[2)]. Nach oraler und parenteraler Gabe von Oxazepam an Hunde in Dosen von 5-10 mg/kg KG werden nur 1-2% des unveränderten Wirkstoffs im Urin aufgefunden. Das Stoffwechselverhalten des Oxazepams im Organismus des Menschen entspricht weitgehend dem vorstehend für Hunde und Schweine beschriebenen. Spätere Untersuchungen führten bei Mensch und Zwergschwein zur Isolierung und Identifizierung folgender Nebenmetaboliten[2)]:

- 6-Chlor-4-phenyl-2(1H)-chinazolinon (2),
- 2-Amino-5-chlorbenzophenon (3),
- 2'Benzoyl-4'-chlor-2,2-dihydroxyacetanilid (4),
- 2'Benzoyl-4'-chlor-2-hydroxy-2-ureido-acetanilid (5),
- 7-Chlor-1,3-dihydro-3-hydroxy-5-(p-hydroxyphenyl)-2H-1,4-benzodiazepin-2-on (6) und
- 7-Chlor-1,3-dihydro-3-hydroxy-5[3-hydroxy-4-methoxyphenyl]-2H-1,4-benzodiazepin-2-on (7) bzw. 7-Chlor-1,3-dihydro-3-hydroxy-5[4-hydroxy-3-methoxyphenyl]-2H-1,4-benzodiazepin-2-on.

Die Metaboliten 2 und 3 kommen nur unkonjugiert im Urin vor; die anderen Metaboliten liegen sowohl konjugiert als auch frei vor. Für die Biotransformation von Oxazepam im Menschen, Zwergschwein und der Ratte wird folgendes Abbauschema angegeben[2)]:

Oxazepam erreicht nach Verabreichung einzelner oder mehrfacher Gaben 1-3 h nach der Applikation bei den meisten Probanden Höchstwerte. Die Halbwertszeit beträgt im Durchschnitt 3,9 h. Die Höchstwerte sind im geprüften Bereich (10-45 mg) von der verabfolgten Menge abhängig[3)]. Bei einer Einzeldosis von 10 mg werden Serumkonzentrationen im Bereich von etwa 150-200 ng/ml erhalten[4)]. Der zeitliche Verlauf der Konzentrationskurve des Oxazepamglucuronids ist verschieden von dem des freien Oxazepams, das als die pharmakologisch wirksame Substanz angesehen wird. Weder freies noch konjugiertes Oxazepam zeigen einen Kumulationseffekt bei täglicher Verabreichung von 3mal 30 mg während 14 Tagen. Ungefähr 50% einer Einzelgabe werden innerhalb von 12 h im Harn ausgeschieden. Im Durchschnitt lassen sich nach 48 h 61% im Harn wiederfinden. Bei eingeschränkter Nierenfunktion erfolgt eine verlangsamte Elimination der Metaboliten (Plasmahalbwertszeit: 48 h, Bereich bis 91 h)[4)]. Hierzu durchgeführte Untersuchungen zeigten, daß sich Plasmaspiegel und Urinausscheidung von Oxazepam und seinen Metaboliten bei gesunden Probanden mit und ohne Vorbehandlung mit Phenobarbital nicht voneinander unterscheiden. Die Urinausscheidung beträgt hier 82-93%

der applizierten Dosis. Im Vergleich dazu liegen bei nierenkranken Probanden die Plasmaspiegel von Oxazepam nur halb so hoch wie bei gesunden Probanden. Dagegen kommt es bei Nierenkranken zu einer drastischen Erhöhung der Spiegel von Oxazepam-Metaboliten im Plasma, wobei der Anstieg umso größer ist, je niedriger die Urinausscheidung bei dem betreffenden Probanden ist. Bei der Ermittlung des nichtproteingebundenen Anteils an Oxazepam im Plasma ergab sich, daß dieser Anteil im Patientenplasma doppelt so hoch ist wie im Plasma von gesunden Probanden. Dadurch werden die niedrigen Oxazepam-Spiegel insoweit kompensiert, daß der pharmakodynamisch verfügbare nichtproteingebundene Oxazepam-Spiegel bei Gesunden und Patienten praktisch identisch ist[5].

Die Eiweißbindung beträgt 95,6–97,8%.

Die a) therapeutischen, b) toxischen und c) letalen Plasmaspiegel von Oxazepam in Humanplasma betragen für a) 0,2–1,5 μg/ml, für b) ab 0,5 μg/ml und für c) ab 3 μg/ml[6].

1. Walkenstein, S. S., Wiser, R., Gudmundsen, C. H., Kimmel, H. B., Corradino, R. A. (1964), J. Pharm. Sci. 53, 1181.
2. Sisenwine, S. F., Tio, C. O., Shrader, St. R., Ruelius, H. W. (1972), Arzneim.Forsch. 22, 682.
3. Knowles, J. A., Ruelius, H. W. (1972), Arzneim. Forsch. 22, 687.
4. Gröning, R. (1986), Dtsch. Apoth. Ztg. 126, 1118.
5. Busch, U., Molzahn, M., Bozler, G., Koss, F. W. (1981), Arzneim.Forsch. 31 (II), 1507.
6. Pentz R, Strubelt O., Gehlhoff, C. (1979), Dtsch. Ärztebl. 76, 2815.

Oxazolam 24143-17-7 Tranquilizer

10-Chlor-2,3,5,6,7,11b-hexahydro-2-methyl-11b-phenyloxazolo[3,2-d][1,4]benzodiazepin-6-on

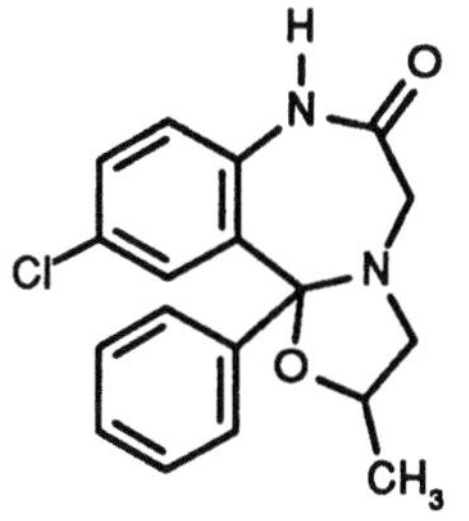

$C_{18}H_{17}ClN_2O_2$

Der intravitale Abbau verläuft über Desmethyldiazepam (2) zum Oxazepam (3). Dieses wird renal nahezu ausschließlich als Konjugat (Glucuronid) eliminiert. Weiterhin konnten die Metaboliten 2-Amino-5-chlorbenzophenon (4)

und 2-Amino-5-chlor-3-hydroxy-benzophenon (5) bzw. die Konjugate von 5 ermittelt werden[1-3]. Die differenzierende Analytik von Oxazolam in biologischem Material ist beschrieben worden[4].

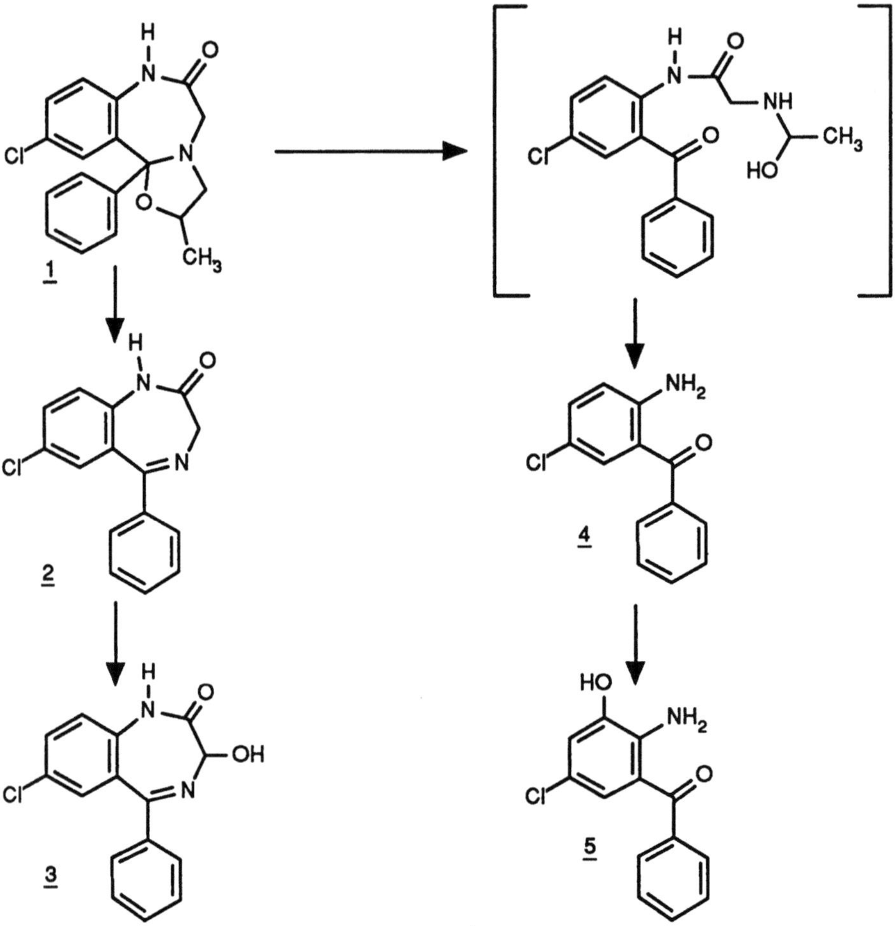

1. Shindo, H., Komai, T., Tanaka, K., Kawai, K. (1971), Chem. Pharm. Bull. 19, 2085.
2. Shindo, H., Nakajima, E., Yasumura, A., Murata, H., Hiraoka, T., Sasahara, K. (1971), Chem. Pharm. Bull. 19, 60.
3. Yasumura, A., Murata, H., Hattori, K., Matsuda, K. (1971), Chem. Pharm. Bull. 19, 1929.
4. Schütz, H., Fitz, H., Suphachearabhan (1983), Arzneim.Forsch. 33 (I), 507.

Oxitropiumbromid	30286-75-0	Bronchospasmolyticum

6β,7β-Epoxy-8-ethyl-3a-[(S)-tropoyloxy]-1αH,5αH-tropaniumbromid

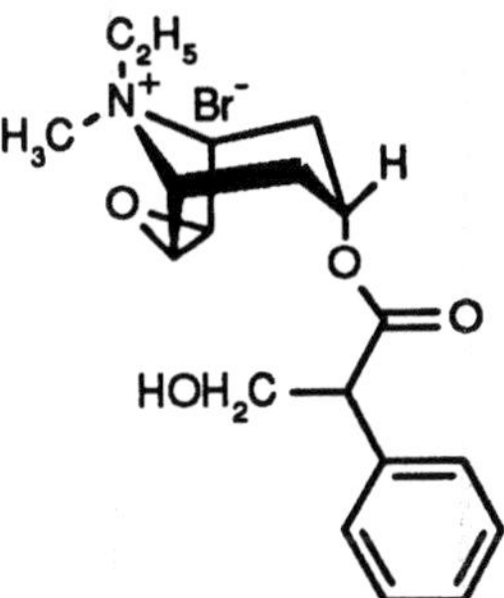

$C_{19}H_{26}BrNO_4$

Im Urin von Ratte und Hund konnten 5 Metaboliten nachgewiesen werden. Der Metabolismus vollzieht sich ausschließlich im Tropasäure-Teil des Moleküls sowie durch Hydrolyse der Verbindung[1] (s. S. 416).

Die aus Rattenurin und -faeces isolierten radioaktiven Komponenten (Anteil (%) der Gesamturin(-faeces)-Radioaktivität, orale Applikation, Dosis 2 g/kg KG) finden sich in folgender Tabelle:

Komponente Nr. (vgl. Strukturformel)	Chemische Bezeichnung (Alternativname in Klammern)	Anteil (%) in Urin (24-h-Zeitraum)	Anteil (%) in Fäces (24-h-Zeitraum)
1	6β, 7β-Epoxy-8-ethyl-3α-[(−)-tropoyloxyl-1αH, 5αH-tropaniumbromid; ((−)-N-ethylnorscopolaminmethobromid) (N-ethylnorhyoscinmethobromid)	66	ca. 88
2	N-Ethylnorscopinmethobromid (Hydrolyseprodukt)	2,2	<6
3	α-Phenylacrylsäure-N-ethyl-norscopinestermethobromid (Apo-Verbindung)	3,7	<1
4	Phenylessigsäure-N-ethylnorscopinestermethobromid	< 1	-
5	α-(4-Hydroxy-phenyl-β-hydroxy propionsäure-norscopinestermethobromid (4-Hydroxy-Derivat)	25	<6 (5 und 6 zusammen)
6	p-Hydroxy-methoxyphenyl-propionsäure-norscopinestermethobromid	0,6	

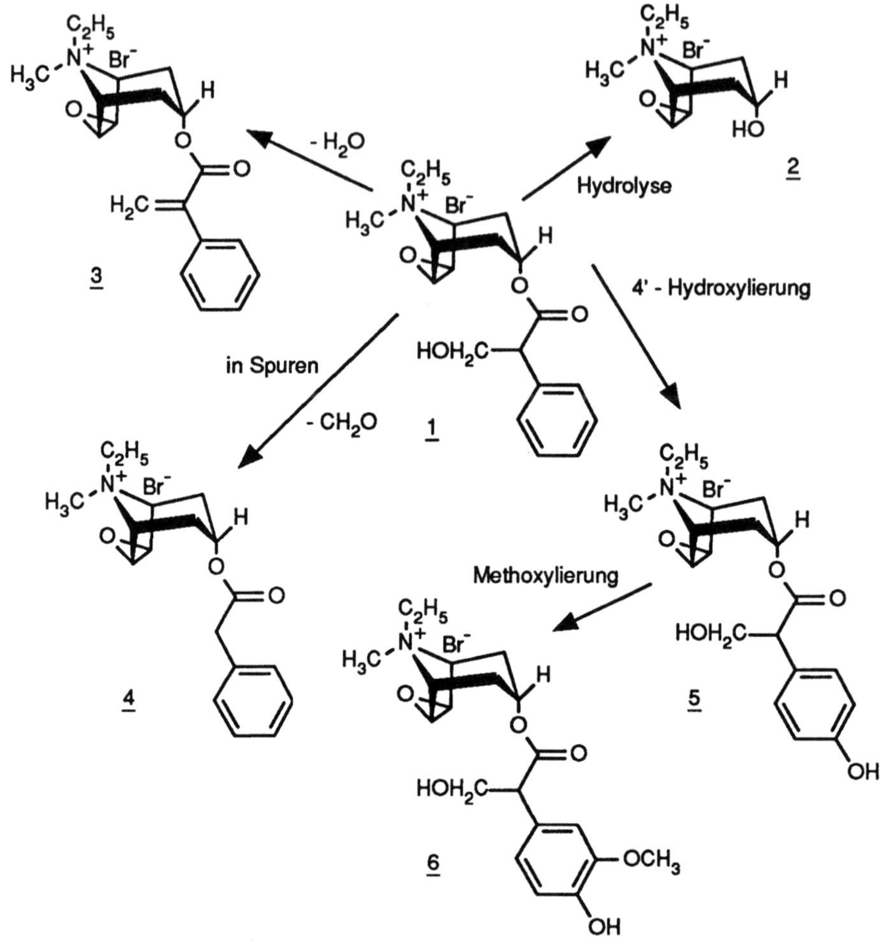

Oxitropiumbromid wird nach oraler Applikation schnell hydrolysiert. Bereits nach 4 h finden sich nur noch 2–3% an unverändertem Wirkstoff, dagegen 85% des Hydrolyseprodukts im Urin. In später gesammelten Urinproben zeigt sich ein ähnliches Verteilungsmuster. Auch nach intravenöser Applikation wird das Hydrolyseprodukt als Hauptkomponente ausgeschieden[2)]. Sowohl nach intravenöser Applikation von 5 mg/kg KG als auch nach oraler Gabe von 25 mg/kg KG werden im 24-h-Zeitraum weniger als 0,2% der applizierten Radioaktivitätsdosis bei Ratten mit der Atemluft exhaliert. Die im Plasma des Menschen nach intravenöser Applikation gemessenen Konzentrationen des ^{14}C-markierten Wirkstoffs zeigen einen biphasischen Verlauf mit einer schnellen α-Phase und einer terminalen Phase ($t_{1/2} = 1{,}5$ h). Die Konzentration des ^{14}C-Oxitropiumbromids im Blut verläuft nach oraler Gabe mit einer terminalen Phase von etwa $t_{1/2} = 9$ h. Der Konzentrationsverlauf nach Inhalation entspricht im wesentlichen dem Verlauf nach oraler Applikation entsprechend niedriger Dosen. Die kumulative renale Exkretion der Radioaktivität beträgt 68-78% für die intravenöse Applikation, 13% für die orale Gabe und 10% für die Inhalation. Mit den Faeces werden 7% (intravenös), 77% (peroral) und 88% (Inhalation) ausgeschieden[2].

1. Wahl, D., Förster, H.-J., Pook, K.-H., Richter, I. (1985), Arzneim.Forsch. 35 (I), 255.
2. Wahl, D., Wayjen, R. G. A. van, Ende, A. A. van den (1985), Arzneim.Forsch. 35 (I), 266.

Oxybutynin 5633-20-5 Spasmolyticum

4-Diethylamino-2-butinyl-α-cyclohexylmandelat

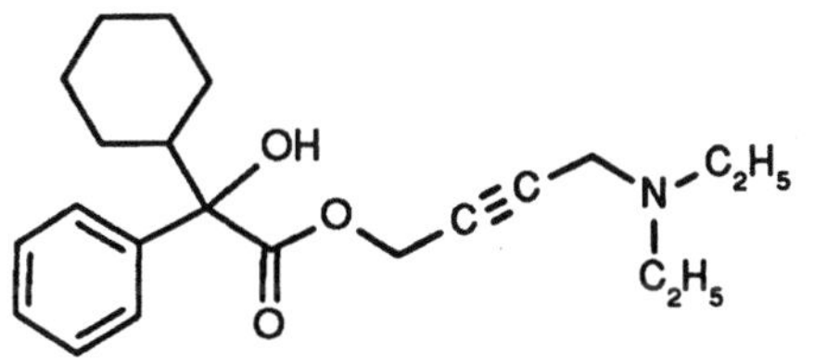

$C_{22}H_{31}NO_3$

Als Metaboliten wurden Desethyloxybutynin (mit geringer pharmakologischer Wirkung) und als Produkt einer hydrolytischen Spaltung 2,2-Cyclohexylphenylglykolsäure sowie dessen Hydroxy-Derivat 4-Hydroxycyclohexylphenylglykolsäure, die beide unwirksam sind, gefunden[1].
Als tertiäres Amin wird Oxybutynin rasch resorbiert. Innerhalb 1 h werden wirksame Serumspiegel erreicht. Die Halbwertszeit liegt zwischen 1 und 2,3 h[1,2].

1. Herchuelz, A. (1986), in Urinary incontinence, the hidden handicap, Kansas City, Missouri, S. 34.
2. Liekfeld, H., Morck, H., Schneider, L., Thesen, R., Zagermann, P. (1988), Pharm. Ztg. 133, 564.

Oxyphenbutazon 129-20-4 Antiphlogisticum

4-Butyl-2-(4-hydroxyphenyl)-1-phenyl-3,5-pyrazolidindion
Oxyphenbutazonum (DAB 9)

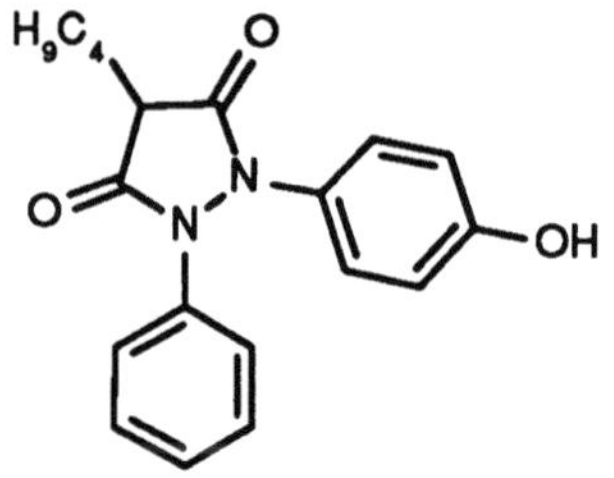

$C_{19}H_{20}N_2O_3$

Oxyphenbutazon wurde 1957 als Metabolit des Phenylbutazons identifiziert[1], nachdem vorher schon vermutet worden war[2], daß es sich bei den Ausscheidungsprodukten der Ausgangsverbindung um Hydroxy-Derivate handeln müßte. Die pharmakologischen Eigenschaften, die Verteilung im Blut und die Ausscheidung im Urin wurden tierexperimentell und beim Menschen untersucht[3-6] sowie die Liquorgängigkeit studiert[7]. Die Halbwertszeit im Blutplasma von Ratten beträgt bei intravenöser Injektion des Na-Salzes 10 h[3].

1. Pfister, R., Häflinger, F. (1957), Helv. Chim. Acta 40, 395.
2. Burns, J. J., Rose, K. R., Goodwin, S., Reichenthal, J., Horning, E. C., Brodie, B. B. (1955), J. Pharmacol. Exp. Ther. 113, 481.
3. Wilhelmi, G. (1960), Arzneim.Forsch. 10, 129.
4. Domenjoz, R. (1960), Ann. N. Y. Acad. Sci. 86, 263.
5. Herrmann, B. (1959), Med. Exp. Basel 1, 170.
6. Yü, T. F., Burns. J. J., Paton, B. C., Gutman, A. B., Brodie, B. B. (1958), J. Pharmacol. Exp. Ther. 123, 63.
7. Agnoli, A., Fiebach, O., Steinbrecher, W. (1970), Arzneim.Forsch. 20, 1786.

Oxypolygelatine Kolloidaler Plasmaexpander

Glyoxalvernetzte, wasserstoffperoxidbehandelte Rindergelatine
OPG

Funktionelle Gruppen und physikochemische Daten siehe Literatur[1].
An nigerianischen Patientinnen wurde im Rahmen einer gynäkologischen Therapie festgestellt, daß der über die Nieren ausgeschiedene Anteil die Leber annähernd unmetabolisiert passiert. Beobachtungen bei Schimpansen zeigten, daß der über 7 Tage gesammelte Urin noch 91,5% des ursprünglich infundierten Kolloids enthält[2]. Mit Hilfe der radioaktiv markierten Verbindung läßt sich

feststellen, daß die über den ganzen Körper dieser Tiere verteilte Radioaktivität nach 24 h nahezu vollständig ausgeschieden ist und offenbar Leber, Milz, Herz, Lungen und Nieren das Kolloid nicht speichern können[2]. Nach Infusion von 500 ml dieses kolloidalen Plasmaersatzmittels findet sich bei Probanden die höchste renale Exkretion in den ersten 2 h. Die Eliminationshalbwertszeit von OPG läßt sich unter der Annahme einer biphasischen Elimination ausreichend genau beschreiben. Die Halbwertszeit, die sich aus den Serumkonzentrationen bis zur 4. h errechnet, beträgt 1,08 h. Die Eliminationshalbwertszeit der 2. Phase beträgt 16,22 h. 24 h nach Infusion von 500 ml liegt die mittlere Serumkonzentration nur noch bei 3 Probanden (von 40) mit 0,07 ± 0,03 g/l minimal über der unteren Nachweisgrenze von 0,05 g/l. Am 2. Tag nach der Applikation ist die Substanz bei keinem Probanden mehr nachzuweisen[3].

1. Bonhard, K. (1971), Arzneim.Forsch. 21, 1667.
2. Muchmore, E., Bonhard, K., Kothe, N. (1983), Arzneim.Forsch. 33 (II), 1552.
3. Köhler, H., Zschiedrich, H., Linfante, A., Appel, F., Pitz, H., Clasen, R. (1982), Klin. Wochenschr. 301, 293.

Paracetamol 103-90-2 Analgeticum, Antipyreticum

4'-Hydroxyacetanilid
Acetaminophen (USP 21)
NAPAP
Paracetamolum (DAB 9)

O
HN CH3
OH

$C_8H_9NO_2$

Paracetamol wird im wesentlichen (70-75%) durch Konjugation an Glucuronsäure und Schwefelsäure inaktiviert. Nur ein geringer Teil von 2-4% wird durch Monooxygenasen N-hydroxyliert[1,2] und durch Bildung eines Chinons in einen toxischen Metaboliten umgewandelt[3]. Dieser Metabolit wird durch Konjugation an Glutathion und Ausscheidung als Mercapturat inaktiviert[3]. Glutathion steht in der Leberzelle aber nicht unbeschränkt zur Verfügung und kann nach Überdosen von Paracetamol aufgebraucht sein. Der Metabolit reagiert dann statt mit Glutathion vermehrt mit Zellproteinen, so daß die Leberzelle unter Umständen nekrotisiert.

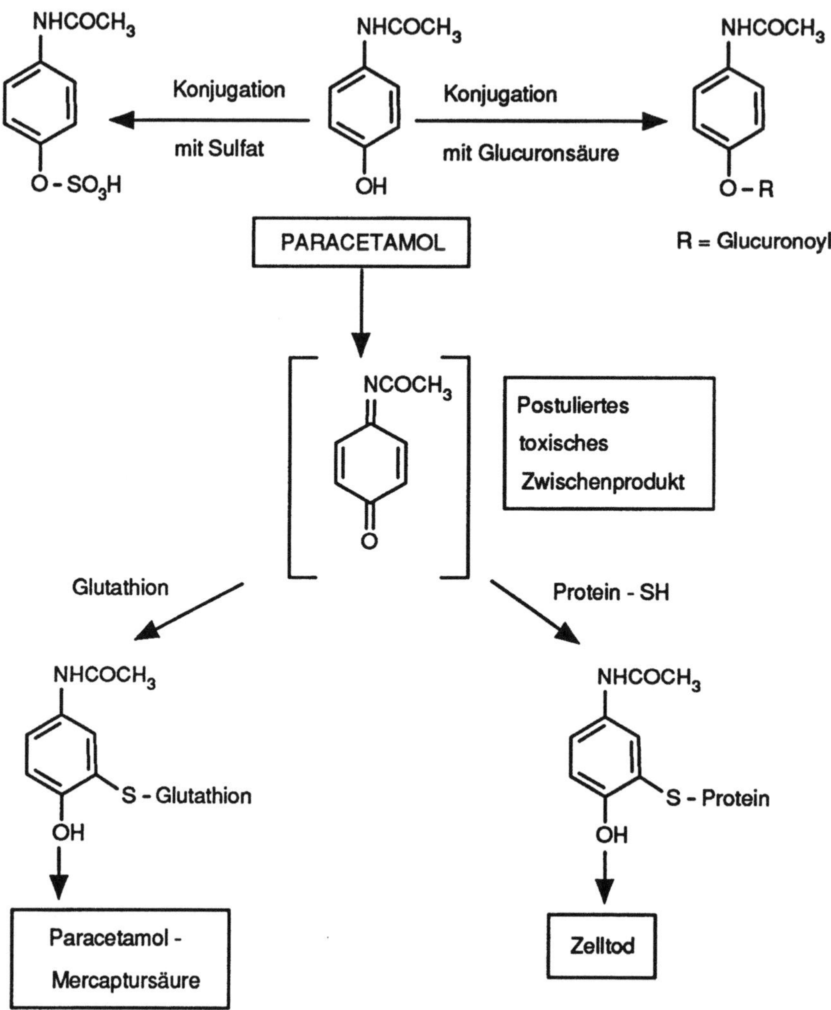

Beim Menschen werden nach Gabe von 2 g Paracetamol bis zu 50% weniger freies Sulfat ausgeschieden. Außerdem wird nach dieser Dosis die Ausscheidung physiologischer Sulfat-Konjugate eingeschränkt. Auch bei der Ratte nimmt nach intraperitonealer Verabreichung von 200 mg/kg KG Paracetamol die Ausscheidung des freien Sulfats im Urin - hier sogar um 90% des Kontrollwerts - ab. Demnach ist die Konjugation mit Schwefelsäure bei der Ratte -

gemessen an der Ausscheidung von Paracetamolsulfat - durch die verfügbare Menge an anorganischem Sulfat limitiert. Durch Zugabe von Natriumsulfat bzw. Natriumthiosulfat wird die Sulfat-Konjugation bis zu 100% erhöht und damit die Elimination des Paracetamols beträchtlich gesteigert. Nach Phenobarbital-Vorbehandlung und gleichzeitiger Sulfat-Gabe tritt eine induktiv bedingte Mehrausscheidung an Paracetamolsulfat auf[4]. Außer Phenobarbital als Enzyminduktor vermag auch Rifampicin bei der Ratte die renale Ausscheidung von Paracetamol ganz erheblich zu steigern. Eine Vorbehandlung mit Phenobarbital bewirkt eine Steigerung des ingesamt ausgeschiedenen Paracetamols von 45% bei den Kontrollen auf 101% in der Phenobarbital-Gruppe. Die Rifampicin-Vorbehandlung bewirkt eine Steigerung der renalen Paracetamol-Ausscheidung auf etwa 72% der applizierten Dosis. Dagegen haben DDT und 3-Methylcholanthren keinen Effekt. Phenobarbital und Rifampicin bewirken eine vermehrte Paracetamolglucuronid- und mercapturat-Ausscheidung, während Rifampicin zusätzlich die Sulfat-Elimination erhöht. Eine gleichzeitige Applikation von Ethanol (4,8 g/kg KG peroral) hat eine reduzierte Glucuronidierung und Mercapturat-Konjugation zur Folge. Eine Vorbehandlung mit Diethylmaleat, das den Leber-Glutathionspiegel senkt, erniedrigt die Ausscheidung von Paracetamolmercapturat und -glucuronid[5].
Die Entleerungsgeschwindigkeit des Magens ist für Paracetamol der geschwindigkeitsbestimmende Schritt für die Resorption[6].
Nachfolgend sind die Serum- und Urinkonzentrationswerte des Wirkstoffs und seiner Metaboliten aufgeführt, ermittelt bei 2 klinisch gesunden Männern nach Gabe von jeweils 1950 mg (~23 mg/kg KG)[7].

Tabelle 1. Paracetamol-Serumkonzentrationen und die seiner Metaboliten

Zeit nach Applikation (h)	Person	Serumkonzentrationen (μg/ml)			
		NAPAP	1	2	3
0,5	A	6,2	1,0	0,5	n. n.
	B	12,4	4,3	0,9	0,2
1,0	A	6,6	3,2	1,0	0,1
	B	8,6	9,1	1,2	0,04
2,0	A	7,0	7,2	2,4	2,1
	B	5,4	13,4	1,2	n. n.
3,0	A	7,0	9,4	1,9	0,2
	B	5,5	16,6	1,6	n. n.

NAPAP: Paracetamol; 1: 4-Glucuronisidoacetanilid; 2: Paracetamolsulfat; 3: 2-Methoxyacetaminophensulfat; n. n.: nicht nachweisbar.

Tabelle 2. Paracetamol-Urinausscheidung und die seiner Metaboliten. Konzentrationsangaben in mg

Zeitspanne nach Applikation (h)	Person	NAPAP	1	2	3	4	5	6	Gesamt	%
0–0,5	A	0,9	1,5	7,8	0,2	n. n.	0,3	0,02	10,7	0,6
	B	5,0	10,3	8,1	0,8	0,9	0,7	0,05	25,9	1,3
0,5–1,0	A	1,2	12,5	16,6	1,5	0,8	1,4	0,5	34,4	1,8
	B	3,7	56,7	26,2	2,0	3,4	1,5	0,4	94,0	4,8
1,0–2,0	A	2,0	50,8	36,8	3,9	2,6	3,5	1,1	100,8	5,2
	B	4,3	108,8	55,0	3,4	7,0	4,2	1,8	184,5	9,5
2,0–3,0	A	2,8	81,9	55,2	6,3	5,1	5,3	7,4	164,0	8,4
	B	5,2	157,8	66,0	3,7	7,9	4,4	3,7	248,7	12,8
3,0–5,0	A	7,9	257,0	110,8	12,3	10,8	9,3	19,7	427,8	21,9
	B	4,6	182,2	78,6	4,0	7,8	5,5	5,3	288,2	14,8
5,0–7,0	A	6,3	222,8	83,7	11,5	11,2	7,4	17,5	360,5	18,5
	B	3,5	131,1	68,8	3,2	4,8	3,6	4,2	219,0	11,2
7,0–12,0	A	2,9	116,4	53,8	2,9	7,0	3,9	9,9	196,8	10,1
	B	7,4	322,9	167,1	6,3	7,9	10,8	8,9	531,2	27,1
12,0–24,0	A	1,4	428,8	208,1	31,5	29,0	17,4	40,6	756,9	38,8
	B	3,5	157,6	102,4	1,7	4,6	4,5	6,1	280,2	14,4
Gesamt (mg)	A	25,6	1171,8	572,8	70,0	66,6	48,5	96,8	2052,1	
	B	37,1	1127,4	572,2	25,1	44,3	35,3	30,4	1871,8	
Anteil (%)	A	1,3	60,1	29,4	3,6	3,4	2,5	5,0	105,2	
	B	1,9	57,8	29,3	2,3	1,3	1,8	1,6	96,0	

Alle Metabolitenwerte sind in Paracetamol-Äquivalenten angegeben. NAPAP: Paracetamol; 1: 4-Glucuronisidoacetanilid; 2: Paracetamolsulfat; 3: 2-Methoxyacetaminophensulfat; 4: 2-Methoxy-4-glucuronosidoacetanilid; 5: 2-Hydroxyparacetamolsulfat; 6: S-(5-Acetamid-2-glucuronosidophenyl)cystein.

Die Plasmaspiegel von Paracetamol nach Gabe der Substanz allein bzw. zusammen mit den Wirkstoffen AAS und Coffein sind vergleichbar, aber die Plasmaspiegelmaxima nach Gabe der Kombination im Mittel von 0,25 auf 0,75 h verschoben[8)].

Die in der Literatur gefundenen niedrigsten letalen Dosen bei Erwachsenen liegen bei 10–13 g. Es wurde aber auch eine Menge von 60 g überlebt[9)]. Die a) therapeutischen, b) toxischen und c) letalen Plasmaspiegel von Paracetamol in Humanplasma betragen für a) 5–20 mg/l, für b) ab 100 mg/l und für c) ab 150 mg/l[10)].

1. Howie, D., Adrianssens, P., Prescott, L. F. (1977), J. Pharm. Pharmacol. 29, 235.
2. Younes, M., Pentz, R., Oltmanns, D. (1979), Naunyn-Schmiedeberg's Arch. Pharmacol. 307, Suppl. R 7.
3. Jollow, D. J., Thorgeirsson, S. S., Potter, W. Z., Hashimoto, M., Mitchell, J. R. (1974), Pharmacology 12, 251.
4. Büch, H., Rummel, W., Pfleger, K., Eschrich, Ch., Texter, N. (1968), Naunyn-Schmiedebergs Arch. Pharmakol. Exp. Path. 259, 276.

5. Siegers, C.-P., Younes, M., Oltmann, D. (1980), Arzneim.Forsch. 30 (I), 804.
6. Clements, J. A., Heading, R. C., Nimmo, W. S., Prescott, L. F. (1978), Clin. Pharmacol. Ther. 24, 420.
7. Mrochek, J. E., Katz, S., Christie, W. H., Dinsmore, S. R. (1974), Clin. Chem. 20, 1086.
8. Schmidt, J., Fedorcak, A., Zimmer, A., Koss, F. W. (1980), Dtsch. Apoth. 32, 576.
9. R. E. (1982), ref. in Med. Mo. Pharm. 5, 57.
10. Pentz, R., Strubelt, O., Gehlhoff, C. (1979), Dtsch. Ärztebl. 76, 2815.

Pemolin 2152-34-3 Zentrales Stimulans

2-Amino-5-phenyl-2-oxazolin-4-on
Phenoxazol

O, N, NH2, O

$C_9H_8N_2O_2$

In einer ersten Untersuchung waren im Urin von Menschen 2 Metaboliten nachgewiesen, jedoch nicht identifiziert worden[1]. Später wurde Mandelsäure als Abbauprodukt beschrieben[2]. In einer weiteren Studie wurden im Urin eines Probanden unverändertes und konjugiertes Pemolin sowie 4 weitere Ausscheidungsprodukte aufgefunden, von denen 2 identifiziert werden konnten: Metabolit 1 als 5-Phenyl-oxazolidindion-(2,4) und Metabolit 2 als Mandelsäure, Metabolit 1 könnte evtl. ein Artefakt sein, denn entsprechende Untersuchungen zeigten, daß Pemolin in saurer Lösung sehr leicht in diese Verbindung umgewandelt werden kann[3].

O, N, NH2, O → O, NH, O, O 1

→ COOH, OH 2

1. Eberhardt, H., Debackere, M. (1965), Arzneim.Forsch. 15, 929.
2. Cummins, L. M., Perry, J. E. (1969), J. Pharm. Sci. 58, 762.
3. Goenechea, S., Eckhardt, G., Gielsdorf, W. (1978), Fresenius Z. Anal. Chem. 289, 110.

Pentazocin 359-83-1 Analgeticum

(2R, 6R, 11R)-2,3,4,5,6-Hexahydro-6,11-dimethyl-3-(3-methyl-2-butenyl)-2,6-methano-3-benzazocin-8-ol

HO H H_3C N CH_3 CH_3 CH_3

$C_{19}H_{27}NO$

Untersuchungen an Leberhomogenaten von Affen, Mäusen und Ratten sowie *in vivo* Befunden bei Affen zufolge verläuft die Biotransformation über die Oxidation der endständigen Methyl-Gruppe der Dimethylallyl-Seitengruppe unter Bildung zweier isomerer Alkohole und einer entsprechenden Carbonsäure[1] (s. S. 425).

Dabei produzierte die Mäuseleberpräparation 5- bis 10mal mehr den Metaboliten 3 im Vergleich zum Metaboliten 2. Die Rattenleberpräparation produzierte 2- bis 3mal mehr den Metaboliten 2 als die Verbindung 3, während die Affenleberpräparation etwa gleiche Teile 2 und 3 entstehen ließ.
In Urinextrakten von Menschen ließ sich jedoch der Säuremetabolit 4 nicht nachweisen[2]. Beim Menschen waren weiterhin - allerdings nur in Spuren - die Metaboliten 5 und 6 nachweisbar. Durch Hydrolyse des Urins von Menschen läßt sich nach Einnahme von Pentazocin eine Verbindung zusätzlich erfassen, die als Artefakt (7) angesehen wird[2] (s. S. 425).

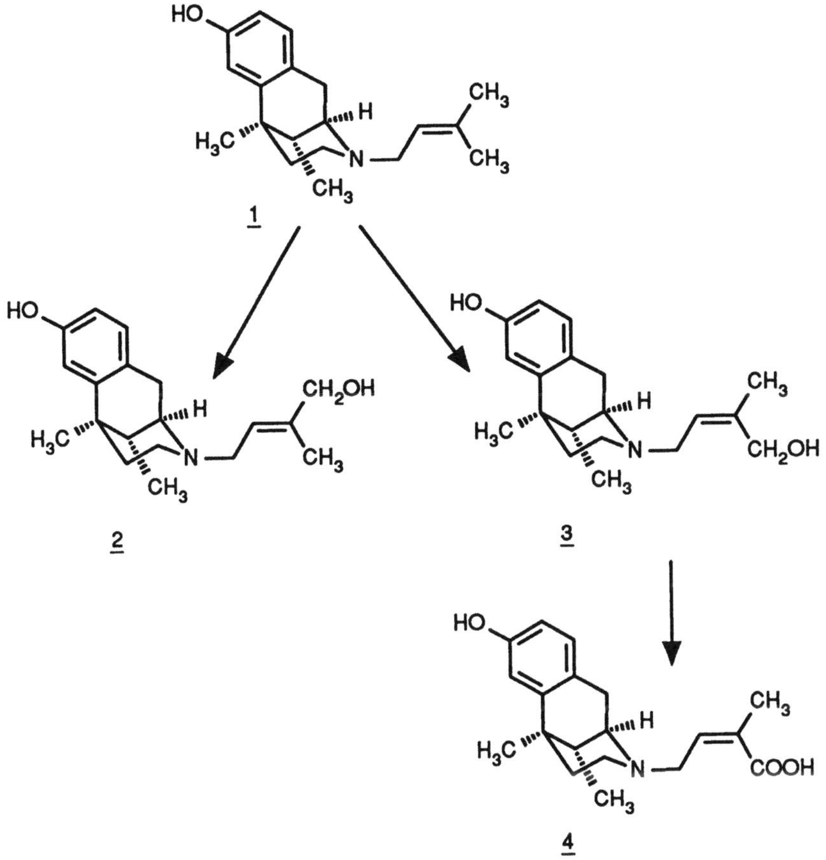
HO
H_3C
CH_3
N
H
1
CH_2OH
2
3
COOH
4

5 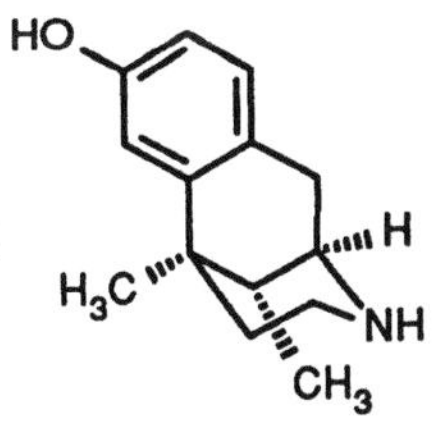
HO
H_3C
NH
CH_3
H

6 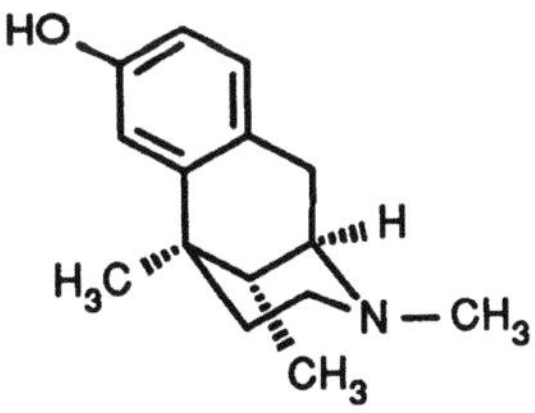
HO
H_3C
N — CH_3
CH_3
H

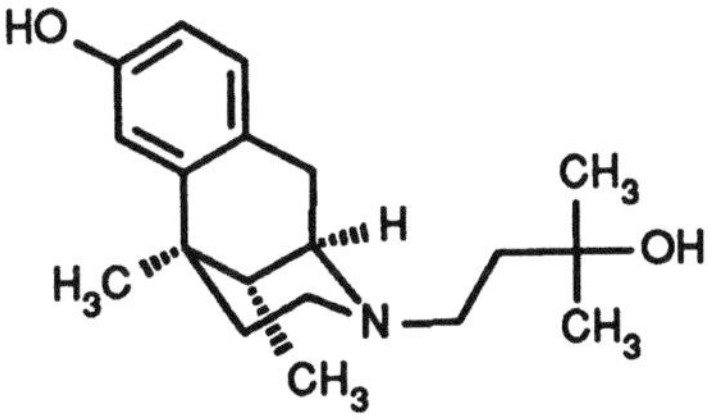
HO
H_3C
N
OH
CH_3
H

7

Ein Teil des Pentazocins und auch seiner Metaboliten erscheint im Urin in Form von Konjugaten. 66–77% des an Affen in wechselnden Dosierungen (0,3–34 mg/kg) intramuskulär verabreichten markierten Pentazocins lassen sich innerhalb von 48 h im Urin erfassen. Die Verteilung auf die verschiedenen Verbindungen im 24-h-Urin nach Gabe von ^{3}H-Pentazocin bei 3 Affen zeigt die folgende Tabelle:

Radioaktivität im 24-h-Urin (%)			
Verbindung	Affe N	Affe S	Affe T
1	29,7	20,6	30,2
2	16,3	19,0	21,0
3	15,9	13,0	7,4
4	13,2	36,2	34,9
Gesamt	75,1	88,8	93,5

Die mit dem Stuhl ausgeschiedenen Pentazocin-Mengen sind als relativ gering anzusehen. Bei Tierversuchen mit Affen wurden in einem Fall innerhalb von 96 h nach der Applikation 3% der Dosis, in einem anderen Fall innerhalb 56 h 6% der Dosis ausgeschieden.
Nach Studien der Blutwerte des Wirkstoffs nach intravenöser, intramuskulärer und oraler Gabe bei Menschen wurde eine Plasmahalbwertszeit von 2–2,5 h ermittelt[3,4]. Pentazocin kann die Placentarschranke passieren. Patienten, die ^{3}H-markiertes Pentazocin erhalten hatten, schieden innerhalb von 12 h 50% der applizierten Radioaktivität mit dem Urin aus. In Untersuchungen über Resorption, Verteilung und Ausscheidung von Pentazocin im bzw. von Menschen nach oraler und intravenöser Verabreichung wurde festgestellt, daß der oral verabreichte Wirkstoff bis zu 2mal länger im Blut vorhanden ist als der intravenös applizierte. Die Ausscheidungsgeschwindigkeit im Urin ist ungeachtet einer 3fach höheren oralen Dosis bei beiden Applikationsformen gleich. Die Ausscheidung mit den Faeces war wenig dosis- und applikationsabhängig[5].
Die intravenöse Applikation an Beagle-Hunde zur Untersuchung der Chronopharmakokinetik ergaben, daß die pharmakokinetischen Parameter für das Verteilungsvolumen und die biologische Halbwertszeit während der Nacht statistisch signifikant größer sind. Pentazocin unterliegt daher einem zirkadianen Rhythmus. Die totale Clearance bleibt dabei unverändert[6].
Die a) therapeutischen, b) toxischen und c) letalen Plasmaspiegel von Pentazocin in Humanplasma betragen für a) 0,01–0,15 µg/ml, für b) ab 2 µg/ml und für c) ab 5 µg/ml[7].

1. Pittman, K. A., Rosi, D., Cherniak, R., Merola, A. J., Conway, W. D. (1969), Biochem. Pharmacol. 18, 1673.
2. Gielsdorf, W., Klug, E., Tümmers, M. (1982), Z. Rechtsmed. 89, 181.
3. Berkowitz, B. A., Asling, J. H., Shnider, S. M., Way, E. L. (1969), zit. bei 1., Biochem. Pharmacol. 18, 1673.

4. Beckett, A. H., Raylor, J. F. (1967), J. Pharm. Pharmacol. 19, 50.
5. Beckett, A. H. u. a. (1970), J. Pharm. Pharmacol. 22, 123, ref. Zentralbl. Pharm. 109, 973 (1970).
6. Ritschel, W. A., Bykadi, G., Norman, E. J., Lücker, P. W. (1980), Arzneim.Forsch. 30 (II), 1535 (1980).
7. Pentz, R., Strubelt, O., Gehlhoff, C. (1979), Dtsch. Ärztebl. 76, 2815.

Pentobarbital 76-74-4 Hypnoticum

(R,S)5-Ethyl-5-(1-methylbutyl)barbitursäure
Pentobarbitalum (DAB 9)

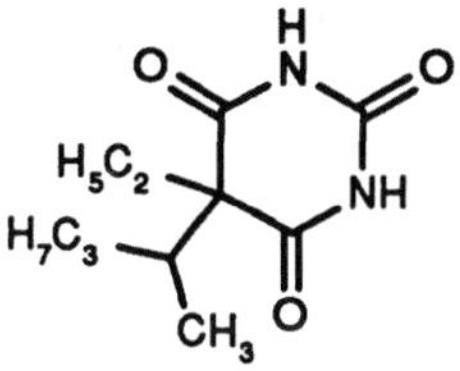

$C_{11}H_{18}N_2O_3$

Als Abbauprodukte - nach Verfütterungsversuchen an Hunden - ließen sich 2 isomere Verbindungen isolieren, nämlich die (+)- und die (−)-Form des in 3-Stellung der Methylbutyl-Seitenkette hydroxylierten Pentobarbitals (1), die zu etwa 40%, bezogen auf die ursprüngliche Verbindung, gebildet werden[1,2]. Daneben wurde auch eine Pentobarbitalcarbonsäure (2) aufgefunden, die zu etwa 35%, bezogen auf die ursprüngliche Verbindung, gebildet wird[3].

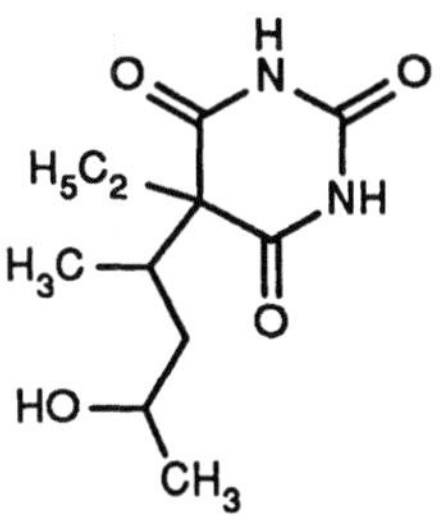

1

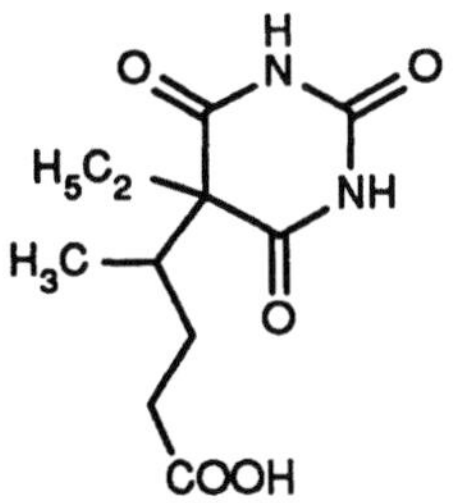

2

Deutliche Unterschiede der Narkosedauer, bei männlichen und weiblichen Ratten beobachtet, sind als Zeichen unterschiedlichen Abbaus interpretiert worden. Pentobarbital wird von männlichen Ratten schneller abgebaut als von weiblichen Tieren[4]. Um über das Stoffwechselverhalten des Pentobarbitals Aufschluß zu erhalten, wurde es vergleichend mit der S-haltigen analogen Barbitursäure-Verbindung, dem Thiopental, untersucht[5]. Bei diesen Untersuchungen ließen sich erhebliche Unterschiede in der Entgiftungsgeschwindigkeit beider Verbindungen feststellen. Beim Hund wird Pentobarbital schneller abgebaut als beim Menschen, gerade umgekehrt verhält es sich mit Thiopental. Weiterhin zeigten Tierversuche an Katzen, daß eine eindeutige Abhängigkeit der prozentualen Zusammensetzung der Gesamtbarbituratmenge, differenziert in unverändertes Schlafmittel und seine Metaboliten, von der Überlebenszeit besteht. Je größer das Zeitintervall zwischen Wirkstoffeinnahme und Tod ist, desto geringer ist die in den untersuchten Asservaten verbleibende Menge an unverändertem Pentobarbital. Lediglich das Gehirn macht eine Ausnahme. In diesem Organ fand sich, auch nach längerer Überlebenszeit, fast immer nur unverändertes Pentobarbital wieder, der Metabolitenanteil lag prozentual verhältnismäßig niedrig. Bemerkenswert war weiterhin bei diesen Tierversuchen, daß, auch wenn der Tod erst einige h nach der Giftapplikation eintrat, sowohl im Mageninhalt als auch in der Magenwandung größere Mengen unveränderten Pentobarbitals enthalten waren. Unabhängig von der Überlebensdauer hatten Urin, Magenwand sowie -inhalt die höchsten Impulsraten/g Untersuchungsmaterial.

Die biologische Aktivität der Pentobarbital-Metabolite ist beschrieben[6]. Nach peroraler Gabe der markierten Verbindung an Menschen fanden sich noch bis zu 21 Tagen nach der Einnahme auf Dünnschichtchromatogrammen Zonen erhöhter Aktivität. 7,2% der gesamten Aktivität wurden wiedergefunden, davon 3,6% als unverändertes Pentobarbital, 61,1 als Hydroxypentobarbital einschließlich seiner Diastereomeren und 34,3% vorwiegend als Carboxyl-Metabolit[7].

Pentobarbital hat - nach oraler und intravenöser Verabreichung von jeweils 100 mg an junge gesunde Probanden - eine Halbwertszeit von $22{,}3 \pm 4{,}0$ h[8]. In einer anderen Publikation werden 41 h genannt[9].

Die a) therapeutischen, b) toxischen und c) letalen Blutspiegel für Pentobarbital betragen für a) 5 mg/l, für b) 10-30 mg/l und für c) 10-50 mg/l[10,11]. An anderer Stelle werden die a) therapeutischen, b) toxischen und c) letalen Plasmaspiegel für Pentobarbital in Humanplasma wie folgt angegeben: für a) 1-5 mg/l, für b) ab 10 mg/l und für c) ab 15 mg/l[12].

1. Maynert, E. W., Dawson, E. (1952), J. Biol. Chem. 195, 389.
2. Maynert, E. W., Washburn, E. (1953), J. Am. Chem. Soc. 75, 700.
3. Titus, E., Weiss, H. (1955), J. Biol. Chemistry, 214, 807.
4. Robillard, E., D'Jorio, A., Pellerin, J. (1954), Union Méd. Can. 83, 853.
5. Brodie, B. B., Burns, J. J., Mark, L. C., Lief, P. A., Bernstein, E., Papper, E. M. (1953), J. Pharmacol. Exp. Ther. 109, 26.
6. Christensen, H. D., Barnett, L., Carroll, F. (1973), J. Pharm. Sci. 62, 1722.
7. Arnold, W. (1969), Beitr. Gerichtl. Med. 25, 283.
8. Ehrnelo, M. (1974), J. Pharm. Sci. 63, 1114.
9. Riegelman, S., Loo, J., Rowland, M. (1968), J. Pharm. Sci. 57, 128.
10. Winek, L. (1976), Clin. Chem. 22, 832.
11. Nyogi, K. (1973), Forensic Sci. 2, 67.
12. Pentz, R., Strubelt, O., Gehlhoff, C. (1979), Dtsch. Ärztebl. 76, 2815.

Pentoxifyllin 6493-05-6 Vasodilatator

3-7-Dimethyl-1-(5-oxohexyl)-2,6-(1H,3H)-purindion

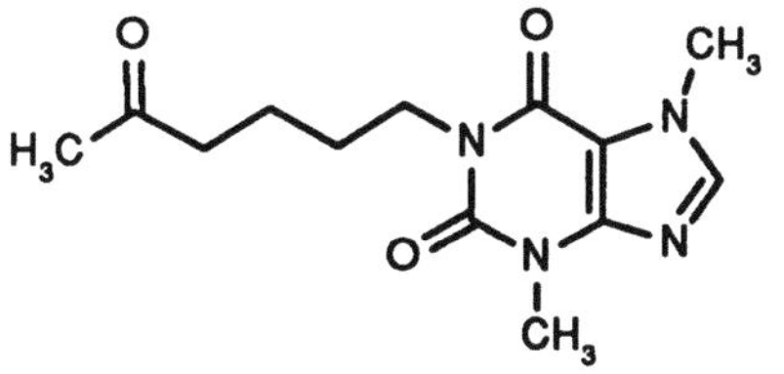

$C_{13}H_{18}N_4O_3$

Diese Verbindung wurde erstmalig als ein frühzeitig auftretender Metabolit des Pentifyllins beschrieben[1,2]. Beim Menschen treten neben weniger als 1% unverändertem Wirkstoff im Urin 7 Metaboliten auf. Folgende Biotransformationswege werden beschritten:

- Die Reduktion der Keto-Gruppe der Hexyl-Seitenkette, die zu 1-(5-Hydroxyhexyl-3,7-dimethylxanthin (1) führt. Dieser Metabolit wurde bereits als Abbauprodukt des Pentifyllins gefunden[1].
  Die nachfolgende Hydroxylierung der reduzierten Hexyl-Seitenkette in 6- und 4-Stellung führt zu den folgenden Metaboliten: 1-(5,6-Dihydroxyhexyl)-3,7-dimethylxanthin (2), 1-(4,5-Dihydroxyhexyl)-3,7-dimethylxanthin (3 a) und 1-(4,5-Dihydroxyhexyl)-3,7-dimethylxanthin (3 b).
- Die Desmethylierung der Ausgangsverbindung und des Metaboliten 1 in 7-Stellung des Xanthin-Körpers bildet die Metaboliten 6 und 7.
- Durch ω-Oxidation der 5-Ketohexyl-Seitenkette entsteht intermediär eine α-Ketocarbonsäure, die durch Zerfall in den carbonsauren Metaboliten 4 übergeht.
- Durch Abspaltung einer C_2-Einheit und Oxidation der endständigen CH_2-Gruppe entsteht, entweder direkt bzw. aus den Metaboliten 1 und 2 als Zwischenprodukt, der carbonsaure Metabolit 5.

Konjugate mit Glucuronsäure oder Schwefelsäure konnten nicht beobachtet werden[3].
Im nachfolgenden Schema sind die Strukturen des Wirkstoffs und seiner Metaboliten zusammengestellt[3]:

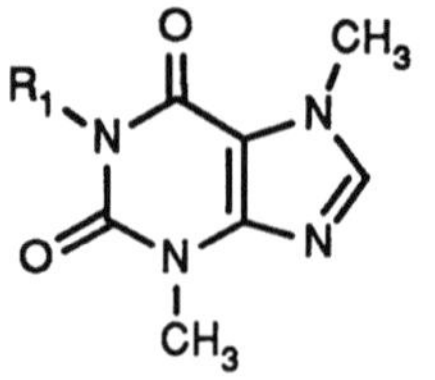

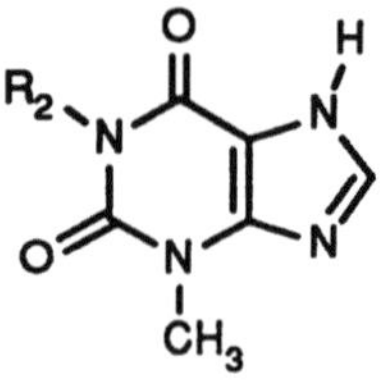

Formel	Verbindung
$-R_1 = CH_3-CO-CH_2-CH_2-CH_2-CH_2-$	Pentoxifyllin
$-R_1 = CH_3-CH(OH)-CH_2-CH_2-CH_2-CH_2-$	1
$-R_1 = HO-H_2C-CH(OH)-CH_2-CH_2-CH_2-$	2
$-R_1 = CH_3-CH(OH)-CH(OH)-CH_2-CH_2-CH_2-CH_2-$	3a
$-R_1 = CH_3-CH(OH)-CH(OH)-CH_2-CH_2-CH_2-$	3b
$-R_1 = HOOC-CH_2-CH_2-CH_2-CH_2-$	4
$-R_1 = HOOC-CH_2-CH_2-CH_2-$	5
$-R_2 = CH_3-CO-CH_2-CH_2-CH_2-CH_2-$	6
$-R_2 = CH_3-CH(OH)-CH_2-CH_2-CH_2-CH_2-$	7

Die Biotransformation führt demnach zu 3 Hydroxy-, 2 carbonsauren und 2 in 7-Stellung desmethylierten Derivaten als harnfähigen Ausscheidungsprodukten.

Die Eliminierung erfolgt durch eine schnell einsetzende Metabolisierung. Als erster Schritt ist hierbei eine enzymatische Reduktion der Keto- zur Hydroxyl-Gruppe unter Bildung des Metaboliten 1 zu verzeichnen. Bei der Bestimmung der Blutspiegel zeigt es sich, daß neben dem ursprünglichen Wirkstoff schon sein Metabolit 1 vorkommt. Beide Verbindungen stehen beim Menschen im Gleichgewicht. Das Verhältnis von Pentoxifyllin zu seinem Metaboliten 1 beträgt 1:2. Dieses Verhältnis stellt sich unabhängig von der Applikationsform ein. Bei oraler Applikation einer Lösung des Metaboliten 1 werden Blutspiegelmaxima im Vergleich zum Pentoxifyllin um etwa 30-60 min verzögert erreicht. Danach wird Pentoxifyllin schneller als der Metabolit 1 resorbiert. Nach intravenöser Injektion von 200 mg Wirkstoff an Probanden tritt der Metabolit 1 bereits in der initialen Abströmphase auf. Schon 7 min nach Injektion gleicht die Konzentration des Metaboliten 1 der des ursprünglichen Pharmakons. Die höchste Konzentration an Metabolit 1 wird nach 15 min mit 1,2 µg/ml gefunden. Ebenfalls in Konzentrationen unter 1% der applizierten Dosis wird der Metabolit 1 ausgeschieden. Die Dihydroxy-Metaboliten 2, 3 a und 3 b sind an der Ausscheidung zu ca. 12% beteiligt. Der Metabolit 4 findet sich zu ca. 8-9% im Urin. Als Hauptausscheidungsprodukt tritt der Metabolit 5 auf. Er ist mit etwa 80% an der Ausscheidung der Metaboliten 1-5 beteiligt. 24 h nach der Applikation lassen sich keine Ausscheidungsprodukte mehr im Urin nachweisen. Der zeitliche Verlauf der Ausscheidung der Metaboliten 4 und 5 in Abhängigkeit von der Applikationsform ist beschrieben worden[4]. Daraus geht hervor, daß - unabhängig von der Applikationsform - ca. 90% der Metaboliten 4 und 5 bereits 4 h nach der Verabreichung ausgeschieden sind. Allein im zeitlichen Verlauf der Ausscheidung macht sich der Einfluß der galenischen Zubereitung bemerkbar. Nach der Einnahme von 200 mg des Wirkstoffs in Form einer Lösung sind bereits 2 h nach der Einnahme ca. 80% der Metaboliten 4 und 5 renal ausgeschieden. Bei den magensaftresistenten Dragees beträgt die Ausscheidung innerhalb der ersten 2 h nur etwa 50%.

1. Mohler, W., Bletz, I., Reiser, M. (1966), Arch. Pharm. 299, 488.
2. Mohler, W., Popendiker, K., Reiser, M. (1966), Arzneim.Forsch. 16, 1524.
3. Hinze, H.-J., Bedeßem, G., Söder, A. (1972), Arzneim.Forsch. 22, 1144.
4. Hinze, H.-J. (1972), Arzneim.Forsch. 22, 1492.

Perazin 84-97-9 Neurolepticum

10-[3-(4-Methyl-1-piperazinyl)propyl]-phenothiazin
Perazinidimalonas (DAC)

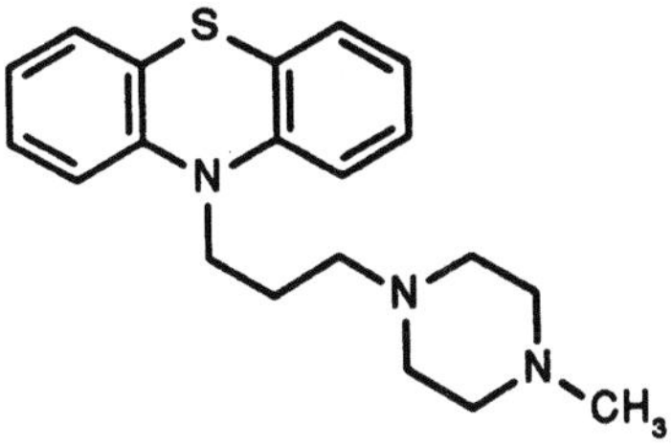

$C_{20}H_{25}N_3S$

Aus dem Harn schizophrener Patienten wurde 10[3′-(2″,5″-Dioxo-4″-methyl-piperazinyl)-propyl]-phenothiazinsulfoxid (1) identifiziert[1,2]. Nach Inkubationen von Lebermikrosomen männlicher Ratten mit Perazin ließ sich feststellen, daß sich eine Substrathemmung der Desmethylierung, aromatischen Hydroxylierung und Sulfoxidation schon bei einer Konzentration von 10^{-3} Mol/l, der N-Oxidation bei $4 \cdot 10^{-3}$ Mol/l zeigt. Die Hemmwirkung von Desmethylperazin ist noch ausgeprägter. Nach Vorbehandlung von männlichen Ratten mit 2mal 25 mg/kg KG bzw. 2mal 50 mg/kg KG Perazin per os über 7 Tage weisen die Lebermikrosomen eine auf 200–250% der Kontrollen gesteigerte Desmethylierungsaktivität gegenüber Perazin und Ethylmorphin auf, während Cytochrom P_{450} nur um etwa 20% vermehrt ist. Die Sulfoxidation wird nicht beeinflußt, die Ausbeuten an N-Oxid liegen im Vergleich mit Mikrosomen unbehandelter Tiere niedriger[3].

Die Beschleunigung von Desmethylierungsreaktionen durch Perazin-Vorbehandlung entspricht offenbar dem für Chlorpromazin beschriebenen Effekt und könnte eine Erklärung sein für den Anstieg desmethylierter Metaboliten im Harn psychiatrischer Patienten während der ersten Wochen einer Behandlung mit Perazin[4].

Mittels Gelfiltration und isoelektrischer Fokussierung wurde eine Bindung des Perazins an ein Serumprotein mit einem Molekulargewicht von 48000 D gefunden. Aus der Affinitätskonstante errechnete sich eine spezifische Bindung bis 70 ng/ml Serum. Im Hinblick auf die ZNS-Bioverfügbarkeit und auch auf die sehr unterschiedliche individuelle therapeutische Wirkung scheint diese Beobachtung nicht uninteressant, gerade weil die üblichen Perazin-Serumspiegel zwischen 50 und 200 ng/ml liegen[5]. Perazin wird an das saure α_1-Glykoprotein (α_1-AGP) im Bereich von 10^6 Mol/l^{-1} gebunden. Es konnte eine negative Korrelation zwischen dem freien Anteil von Perazin und der Serumkonzentration von α_1-AGP bei Perazin-behandelten Patienten gefunden werden[6].

1. Krauss, D., Otting, W., Breyer, U. (1969), J. Pharm. Pharmacol. 21, 808.
2. Breyer, U. (1969), Biochem. Pharmacol. 18, 777.
3. Breyer, U. (1970), Arch. Exp. Path. Pharmakol. 266, 302.
4. Kanig, K., Breyer, U. (1969), Psychopharmacologia 14, 211.
5. Schley, J., Nündel, M., Riedel, E., Müller-Oerlinghausen, B. (1979), Arzneim.Forsch. 29 (I), 106.
6. Schley, J. (1983), Arzneim.Forsch. 33 (I), 185.

Perhexilin	6621-47-2	Coronar-
Perhexilinhydrogenmaleat	6724-53-4	therapeuticum

2-(2,2-Dicyclohexylethyl)piperidin

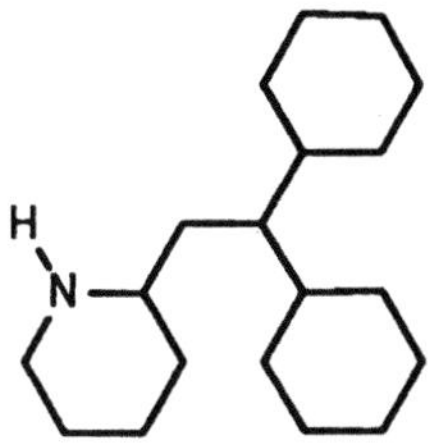

$C_{19}H_{35}N$

Als Hauptmetaboliten wurden bei Ratten und Hunden 4'-cyclohexylhydroxylierte Derivate von Perhexilin identifiziert. 2 Isomere von monohydroxyliertem Perhexilin (als axial-äquatoriale Isomere betrachtet) und mindestens 3 Isomere von dihydroxyliertem Perhexilin wurden isoliert. Diese Metaboliten ließen sich in den Faeces und in der Galle von Ratte und Hund sowie im Urin der Ratte auffinden. Das N-Methylmonohydroxy-perhexilin wurde experimentell in Extrakten von Leberhomogenaten sowie in den Faeces von Ratte und Hund nachgewiesen. Nahezu alle Metaboliten in Galle, Urin und Faeces werden als Konjugate ausgeschieden. Etwa die Hälfte der Radioaktivität aus Lungen- und Leberhomogenaten, die 2 oder 3 h nach Verabreichung von Perhexilin-^{14}C-maleat gewonnen wurde, konnte als unverändertes Perhexilin identifiziert werden. Kleine Mengen von Monohydroxy-Perhexilin ließen sich aus Lungengewebe extrahieren und konjugierte Metaboliten sowie Spuren von mono- und dihydroxyliertem Wirkstoff aus den Leberhomogenaten isolieren. Nach diesen Befunden wird Perhexilin als unveränderte Verbindung resorbiert und als Mischung von Perhexilin und seinen Metaboliten in die Gewebe verteilt. Vor seiner Ausscheidung wird Perhexilin primär an der 4-Position der Cyclohexyl-Ringe hydroxyliert und konjugiert[1)].

Nach oraler Gabe von 6 mg/kg KG (als freie Base) an Ratten wird nach 1 h ein maximaler Blut- und Plasmaspiegel erreicht mit niedriger werdenden Werten bis 7 h. Innerhalb 2 h verlassen 53% des ^{14}C-markierten Wirkstoffs den Gastrointestinaltrakt. In Lunge, Leber und Niere werden die höchsten Aktivitäten gefunden. Maximale Gewebsspiegel sind nach 2–3 h zu verzeichnen. $^{14}CO_2$ ist in der ausgeatmeten Luft nicht nachweisbar. Innerhalb 24 h werden über Urin und Faeces 84% der Dosis eliminiert[2)].

1. Monographie Pexid der Fa. Merrell Pharma, Groß-Gerau.
2. Leeson, G. A., Zeiger, A. V., Lang, J. F., Wright, G. F. (1969), Fed. Proc. 28, 798.

Phenacetin 62-44-2 Antipyreticum, Analgeticum

4'-Ethoxyacetanilid
Phenacetinum (DAB 9)

$H_5C_2-O-C_6H_4-NH-CO-CH_3$

$C_{10}H_{13}NO_2$

N-Acetyl-p-aminophenol ist ein wesentliches Stoffwechselprodukt sowohl des Phenacetins als auch des Acetanilids[1-5]. Da dieser Metabolit ein ähnliches Wirkungsspektrum zeigt wie die beiden Ausgangsverbindungen, wird er seitdem an Stelle von Phenacetin als Analgeticum empfohlen, weil seine Nebenwirkungen geringer sind als die des Phenacetins. Eine der Nebenwirkungen des Phenacetins ist die Bildung von Hämiglobin (Methämoglobin). Sie ist i. allg. bei Anwendung von therapeutischen Dosen gering und verursacht nur ausnahmsweise und nach Einnahme sehr großer Dosen Cyanosen durch Hämiglobin-Bildung.
Die Biotransformation des Phenacetins läßt sich wie folgt darstellen:

$H_5C_2-O-C_6H_4-NH-CO-CH_3$

$+ H_2O$, $- CH_3COOH$ → $H_5C_2-O-C_6H_4-NH_2$ (Phenetidin)

$+ H_2O$, $- C_2H_5OH$ → $HO-C_6H_4-NH-CO-CH_3$ (Paracetamol)

Phenetidin: $+ H_2O$, $- C_2H_5OH$ → $HO-C_6H_4-NH_2$

Paracetamol: $+ H_2O$, $- CH_3COOH$ → $HO-C_6H_4-NH_2$

Im Urin von Versuchspersonen lassen sich 87% des verabreichten Phenacetins als Paracetamol wiederfinden, davon 5% in freier Form und 82% an Schwefel- und Glucuronsäure gebunden. Daneben werden 0,1% p-Phenetidin festgestellt, dessen starke Methämoglobin-Bildung bekannt ist.
Bei Menschen ändert sich durch die Vorbehandlung mit Phenobarbital die Halbwertszeit von Phenacetin und nichtkonjugiertem Paracetamol im Blut nicht. Die Geschwindigkeit der Elimination von Paracetamol mit dem Urin bleibt ebenfalls gleich. Bei unveränderten Halbwertszeiten sind die maximalen Konzentrationen von Phenacetin im Blut individuell sehr verschieden, die maximalen Konzentrationen von nichtkonjugiertem Paracetamol im Blut dagegen etwa gleich hoch[6)].
Der therapeutische Plasmaspiegel von Phenacetin in Humanplasma beträgt 0,8–20 μg/ml. Für die toxischen und letalen Plasmaspiegel von Phenacetin in Humanplasma finden sich keine Angaben[7)].

1. Greenberg, L. A., Lester, D. (1947), J. Pharmacol. Exp. Ther. 88, 87.
2. Lester, D., Greenberg, L. A. (1947), J. Pharmacol. Exp. Ther. 90, 68.
3. Brodie, B. B., Axelrod, J. (1948), J. Pharmacol. Exp. Ther. 94, 29.
4. Brodie, B. B., Axelrod, J. (1949), J. Pharmacol. Exp. Ther. 97, 58.
5. Smith, J. N., Williams, R. T. (1949), Biochem. J. 44, 239.
6. Kampffmeyer, H. G. (1970), Arch. Exp. Path. Pharmak. 266, 367.
7. Pentz, R., Strubelt, O., Gehlhoff, C. (1979), Dtsch. Ärztebl. 76, 2815.

Phenazon 60-80-0 Analgeticum, Antipyreticum

2,3-Dihydro-1,5-dimethyl-2-phenyl-1H-pyrazol-3-on
Dimethyloxychinizin
Phenazonum (DAB 9)

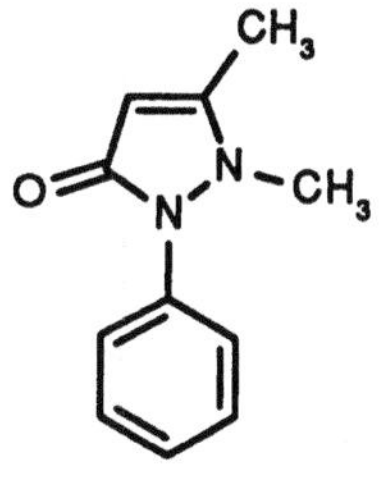

$C_{11}H_{12}N_2O$

Obwohl dieser Wirkstoff bereits 1883 synthetisiert wurde und seitdem in der Therapie eingesetzt wird, begannen erst relativ spät intensive Untersuchungen, die sich mit dem Metabolismus befassen. Wenn auch schon 1884 beschrieben wurde, daß Phenazon im Harn von Menschen nur in unbedeutenden Mengen erscheint, also weitgehend metabolisiert wird[1)], 1901 ein hydroxylierter Metabolit aufgefunden wurde[2)], so konnte jedoch erst Jahrzehnte später - 1950 - dieser als 4-Hydroxyphenazon identifiziert werden[3,4)]. Selbstversuche, bei denen an 2 aufeinanderfolgenden Tagen 4mal 0,5 g Phenazon tgl. (1), also insgesamt 4,0 g zur Einnahme gelangten, ergaben, daß aus Phenazon *in vivo* das gleiche 4-Hydroxyphenazon (2) wie auch aus Aminophenazon entsteht. Von den eingenommenen 4,0 g Phenazon wurden 0,1003 g unverändert und 0,924 g als Metabolit 2, gebunden an Glucuronsäure, ausgeschieden. Auf ursprüngliches Phenazon berechnet betrugt die Ausscheidung für Verbindung 1 2,5% und für Verbindung 2 23,1%[4)]. Von anderer Seite[3)] wurde gleichzeitig der Metabolit 2 identifiziert und zu etwa 30-40% der applizierten Dosis als Glucuronid im Urin bestimmt. Der darauf aus dem Harn von Ratten und Menschen isolierte und identifizierte Metabolit Norphenazon (3) ist durch enzymatische oxidative N-Desmethylierung entstanden[5)]. Bei der Ratte werden auf diesem Weg 10-20% der Dosis eliminiert, beim Menschen 6%, die als Konjugat ausgeschieden werden[6)].

Als weitere Metaboliten wurden beschrieben:

- 3-Hydroxymethylphenazon (4), das zu 18% der Phenazon-Dosis als Metabolit aus Rattenurin isoliert wurde[7)],
- 3-Carboxyphenazon (5) als Oxidationsprodukt des vorstehend genannten Metaboliten 4[8)],
- Pyrazolin-4,5-dion (6), letztlich Oxidationsprodukt der durch 4-Hydroxylierung und N-Desmethylierung entstandenen Metaboliten[9,10)],
- 3,4-Dihydrodiol des Phenazons (7), das über das 3,4-Epoxiphenazon gebildet werden soll[11)],
- 4,4′-Dihydroxyphenazon (8)[12)]. Dieser Metabolit wird in konjugierter Form von Mensch, Kaninchen, Meerschweinchen und Ratten ausgeschieden.
- 4′(p)-Hydroxyphenazon (9)[12,13)], sowohl im Rattenurin[12)], als auch im Urin von Menschen[13)].
- 4′(p)-Hydroxy-Norphenazon (10)[12)].
- Konjugate mit Glucuronsäure von Verbindung 2 und 4[14)].
- Sulfat-Konjugation mit Verbindung 2, 3 und 8[15)].

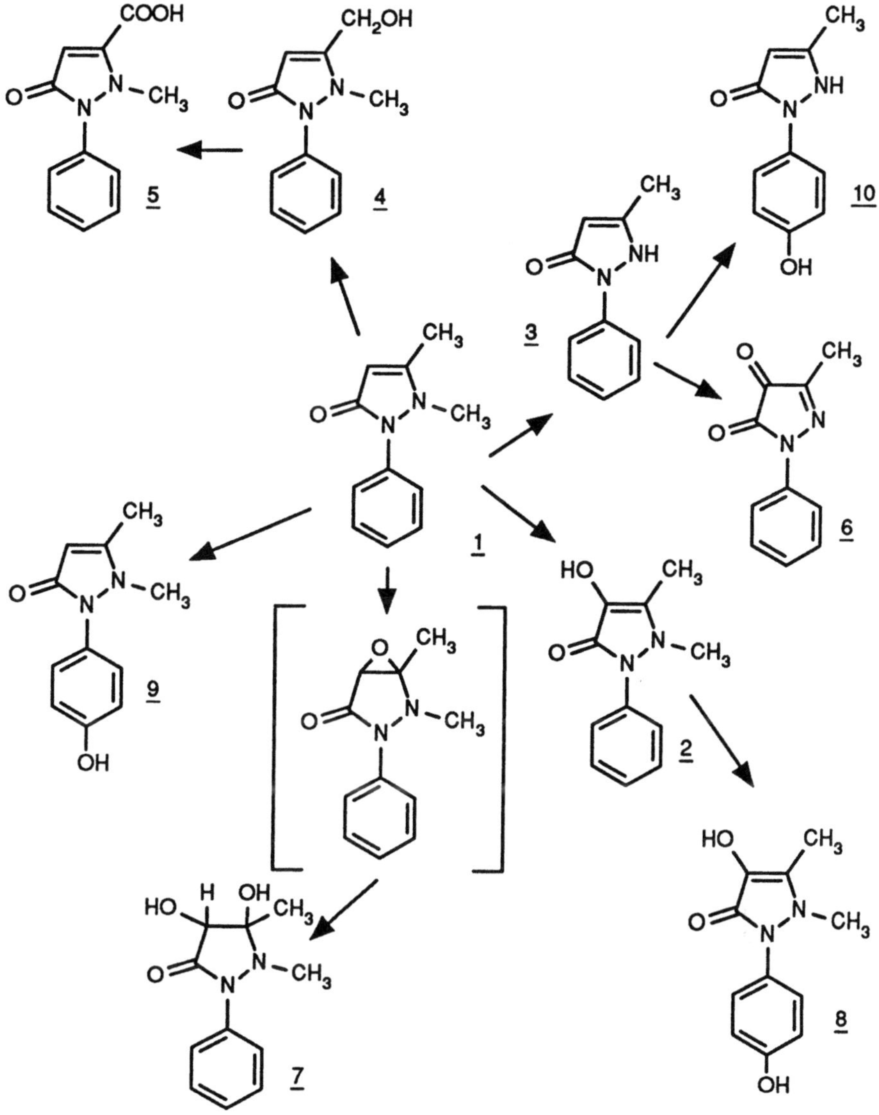

Das Metabolitenmuster des Phenazon nach Gabe von in 3-Stellung ^{14}C-markiertem Phenazon im Sammelurin von Mensch und Ratte (Gesamtradioaktivität in der Probe = 100%) ist der nachfolgenden Tabelle[12)] zu entnehmen:

		Mensch		Ratte		
		Proband 1	Proband 2	1	2	3
Sammelperiode (h)		0-48	0-48	0-24	0-24	0-24
= Anteil der Dosis (%)		94,1	94,2	93,1	89,5	95,0
Phenazon und Phenazonmetaboliten (% der Radioaktivität)						
Phenazon		6,1	3,0	3,7	4,3	4,4
4	Unkonjugiert	6,4	5,8	20,2	15,4	14,9
	Gesamt	20,3	18,6	28,4	23,2	22,1
5	Unkonjugiert	5,9	4,8	4,1	2,3	1,9
2	Unkonjugiert	0,2	0,4	-	-	-
	Gesamt	36,5	38,4	23,8	28,6	31,2
3	Unkonjugiert	-	-	-	-	-
	Gesamt	22,0	26,5	17,4	18,1	18,6
8	Unkonjugiert	1,0	1,3	-	0,7	1,4
	Gesamt	4,2	3,8	14,7	16,7	15,2
9	Unkonjugiert	0,6	0,9	0,4	0,6	0,4
10	Gesamt	-	-	0,3	-	0,2
Summe der zugeordneten Radioaktivität		95,6	96,0	92,8	93,8	94,0

Durch die Vorbehandlung mit Phenobarbital verkürzt sich beim Menschen die Halbwertszeit für Phenazon im Mittel von $15{,}3 \pm 2{,}1$ h auf $9{,}6 \pm 2{,}0$ h. Die Ausscheidungsdauer erstreckt sich über 2-3 Tage[16].
Bei Rauchern ist die Phenazon-Halbwertszeit signifikant kürzer (Mittelwert 9,7 h), verglichen mit einer Halbwertszeit von im Mittel 11,7 h bei Nichtrauchern, wie bei dieser Studie ermittelt wurde[17]. Dabei scheiden Raucher signifikant mehr 3-Hyroxymethylphenazon (4) ($17{,}2 \pm 2{,}4\%$ der Dosis) im Urin aus als Nichtraucher ($14{,}2 \pm 1{,}9\%$). Darüber hinaus ist die kumulative Urinausscheidung von 4-Hydroxyphenazon (2), Norphenazon (3) und 3-Hydroxymethylphenazon (4) mit $77{,}1 \pm 5{,}0\%$ im Mittel bei Rauchern höher als mit $69{,}5\% \pm 10{,}8\%$ bei Nichtrauchern. Aus diesen Ergebnissen kann geschlossen werden, daß bei Rauchern die 3-Hydroxymethylphenazon-Bildung induziert ist.
Untersuchungen zur Pharmakokinetik von Phenazon beim Menschen unter gleichzeitiger Ethanolbelastung ergaben, daß die Halbwertszeit deutlich verlängert ist. Im Urin werden in der ersten Versuchsperiode unverändertes Phenazon stark vermehrt, die beiden Hydroxylierungsprodukte aber stark vermindert ausgeschieden. Die Biotransformation von Phenazon wird erst nach weitgehender Elimination von Ethanol nachgeholt, wie sich aus dem verspäteten Einsetzen

der Metabolitenausscheidung ergibt. Dadurch läßt sich zeigen, daß auch beim Menschen der oxidative Arzneistoffwechsel durch Ethanol erheblich gestört wird. Die Störung beruht auf einer selektiven und reversiblen Hemmung der mischfunktionellen Hydroxylase des endoplasmatischen Reticulums der Leberzelle durch Ethanol[18]. Der therapeutische Plasmaspiegel von Phenazon beträgt in Humanplasma 1-10 μg/ml. Für die toxischen und letalen Plasmaspiegel von Phenazon in Humanplasma finden sich keine Angaben[19].

1. Müller, F. (1884), Centralbl. Klin. Med. 36.
2. Lawrow, D. (1901), Hoppe-Seyler's Z. Physiol. Chem. 32, 111.
3. Brodie, B. B., Axelrod, J. (1950), J. Pharmacol Exp. Ther. 98, 97.
4. Halberkann, J., Fretwurst, F. (1950), Z. Physiol. Chem. 285, 97.
5. Schüppel, R. (1966), Naunyn-Schmiedebergs Arch. Exp. Pathol. Pharmakol. 255, 71.
6. Baty, J. D., Price Evans, D. A. (1973), J. Pharm. Pharmacol. 25, 83.
7. Yoshimura, H., Shimeno, H., Tsukamoto, H. (1968), Chem. Pharm. Bull. 17, 1511.
8. Yoshimura, H., Shimeno, H., Tsukamoto, H. (1971), Chem. Pharm. Bull. 19, 11.
9. Wittemann, G., Schüppel, R. (1968), Naunyn-Schmiedebergs Arch. Pharmakol. Exp. Pathol. 260, 219.
10. Wittemann, G. (1970), Dissertation Fachbereich Theoretische Medizin Universität Tübingen.
11. Stafford, M., Kellermann, G., Stillwell, R. N., Horning, M. G. (1974), Res. Commun. Chem. Pathol. Pharmacol. 8, 593.
12. Bäßmann, H. (1985), Dissertation Naturwissenschaftliche Fakultät der Technischen Universität Braunschweig.
13. Inaba, T., Uchino, H., Kalow, W. (1981), Res. Commun. Chem. Pathol. Pharmacol. 33, 3.
14. Zietz, E., Eichelbaum, M., Dengler, H. G., Spiteller, G. (1978), Arzneim.Forsch. 28 (I), 315.
15. Böttcher, J., Bäßmann, H., Schüppel, R. (1982), Drug Metab. Disp. 10, 90.
16. Kampffmeyer, H. G. (1970), Arch. Pharmak. 266, 367.
17. Eichelbaum, M., Ochs, H. R., Roberts, G., Somogyi, A. (1982), Arzneim.Forsch. 32 (I), 575.
18. Schüppel, R. (1972), Pharm. Ztg. 117, 1680.
19. Pentz, R., Strubelt, O., Gehlhoff, C. (1979), Dtsch. Ärztebl. 76, 2815.

Phencyclidin	77-10-1	Rauschdroge, sehr starkes
Phencyclidin-HCl	956-90-1	Analgeticum, Anästheticum

1-(1-Phenylcyclohexyl)piperidin
PCP
Engelsstaub („angel dust")

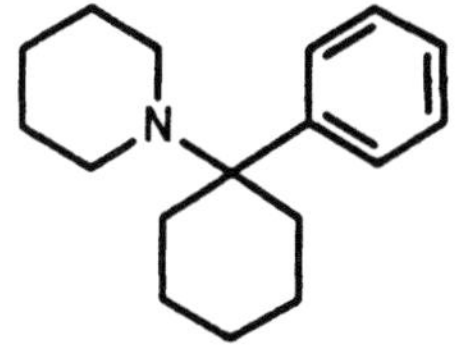

$C_{17}H_{25}N$

Hauptmetaboliten des PCP sind seine Hydroxy-Derivate und deren Glucuronide sowie eine δ-Aminosäure. Weiterhin wurden 1-Phenylcyclohexylamin und nach Rauchen von PCP 1-Phenylcyclohexen nachgewiesen[1].

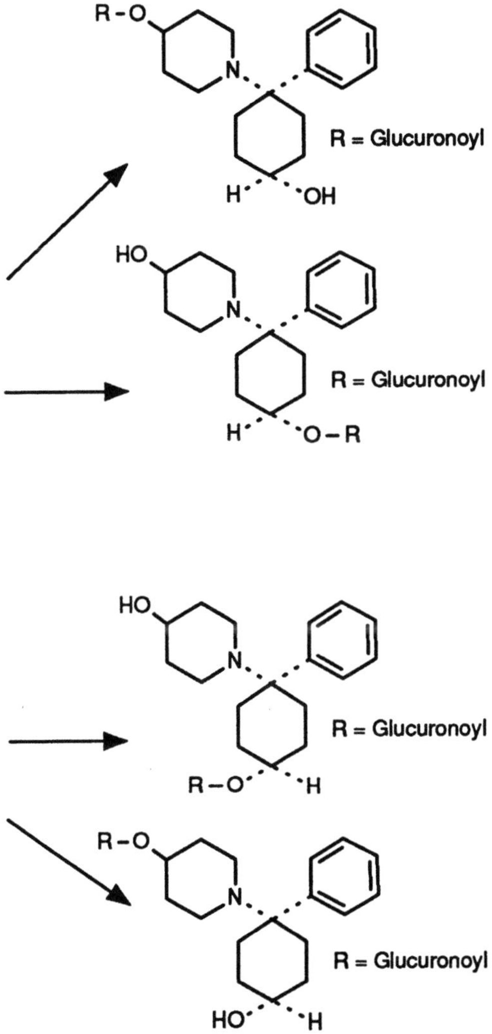

R-O

N

R = Glucuronoyl

H OH

HO

N

R = Glucuronoyl

H O-R

HO

N

R = Glucuronoyl

R-O H

R-O

N

R = Glucuronoyl

HO H

Die Substanz wird unabhängig von der Applikationsart gut resorbiert. Angaben zur Plasmahalbwertszeit schwanken zwischen 8 h und mehreren Tagen. Wahrscheinlich existiert ein tiefes Kompartiment für PCP, aus dem die Substanz nur langsam eliminiert wird. Diese Beobachtung wird auch durch die hohe Fettlöslichkeit der Substanz gestützt. Als basisches Amin wird PCP auf Grund des pH-Gradienten in den Magen sezerniert. Ein ausgeprägter enterogastrischer Kreislauf (Sekretion in den Magen mit nachfolgender Resorption im Darm) sowie ein enterohepatischer Kreislauf (Sekretion mit der Gallenflüssigkeit in den Darm mit anschließender Rückresorption) sind beschrieben worden. Die Ausscheidungsgschwindigkeit in den Urin ist stark pH-abhängig[1)].

1. Derendorf, H. (1982), Dtsch. Apoth. Ztg. 122, 2642.

Phenobarbital 50-06-6 Hypnoticum, Antiepilepticum, Sedativum

5-Ethyl-5-phenylbarbitursäure
Phenobarbitalum (DAB 9)

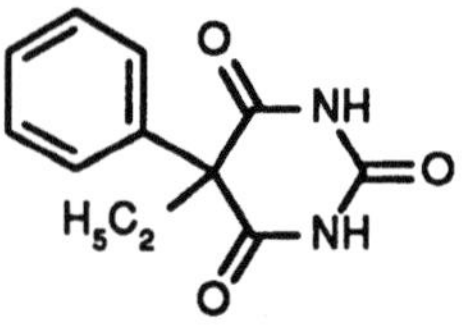

$C_{12}H_{12}N_2O_3$

Die Oxidation des Phenobarbitals verläuft langsam. Als Hauptmetabolit entsteht das p-Hydroxyphenobarbital. Durch die Hydroxylierung in p-Stellung wird die ursprüngliche Verbindung pharmakologisch inaktiv und hydrophiler. Als phenolische Substanz (1) verläßt sie in freier und gebundener Form (Glucuronid, Sulfat) zusammen mit dem unveränderten Phenobarbital mit dem Harn den Organismus[1-3)].

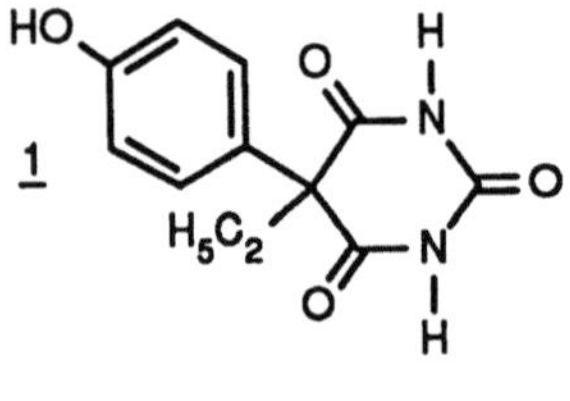

Der Metabolit liegt anteilig in etwas höherer Konzentration im Urin vor als die Ausgangsverbindung. Von der Niere wird das gekuppelte und stark polare Hydroxyphenobarbital viel schneller als Phenobarbital ausgeschieden.
Die in den ersten Tagen nach der Applikation beobachtete geringe Elimination ist wahrscheinlich ausschließlich auf die Ausscheidung der unveränderten Substanz über die Nieren zurückzuführen[4]. Die allmähliche Steigerung der Elimination über das normale Maß hinaus, bis 4-5 Tage nach oraler Gabe das Maximum erreicht ist, kann dann nur auf das langsame Anwachsen der Oxidation zurückzuführen sein. Offenbar beschleunigt Phenobarbital die eigene Oxidation, zumal bekannt ist, daß Phenobarbital die Hydroxylierung von Arzneimitteln erheblich zu beschleunigen vermag. Es gehört zu den Substanzen, welche die in den Lebermikrosomen gelegenen Arzneimittel-hydroxylierenden Fermente in einem besonders starken Umfang aktivieren. Phenobarbital ist der erste Arzneistoff, der als Enzyminduktor erkannt wurde[5]. Als eindeutiger Beweis für eine echte Fermentvermehrung ist das Anwachsen des mikrosomalen Cytochrom-P_{450}-Gehalts auf das 4fache des Ausgangswerts im Vergleich zu unbehandelten Kontrollen (Versuche an Kaninchen) anzusehen. Den biochemischen Befunden entsprach eine histologisch nicht faßbare, aber elektronenoptisch überraschend gut darstellbare isolierte Vermehrung der „smooth“-Membranen des endoplasmatischen Reticulums ohne Ribosomenbesatz in den Leberzellen von Ratten, Kaninchen und Hunden nach Vorbehandlung mit Phenobarbital[5].
Die Eliminationsgeschwindigkeit des Phenobarbitals ist bei den einzelnen Tierspezies unterschiedlich. So wird dieses Barbiturat von der Ratte viel schneller ausgeschieden als vom Hund und vom Menschen. Bei männlichen Ratten wiederum liegt die Ausscheidung signifikant höher als bei weiblichen Tieren[4]. Diese auffallende Erscheinung läßt sich dadurch erklären, daß männliche Ratten Arzneimittel 3mal so schnell hydroxylieren wie weibliche[6,7]. Derartige geschlechtsspezifische Unterschiede bei der Hydroxylierung von Pharmaka waren bis dahin bei keiner anderen Tierart beobachtet worden.
Nach Verabreichung des ^{14}C-markierten Barbiturats (C2-Atom des Barbitursäurerings) an Menschen ließen sich auf Dünnschichtchromatogrammen noch nach 50 Tagen Zonen erhöhter Aktivität erkennen. Insgesamt wurden innerhalb dieses Zeitintervalls 20% der verabreichten Aktivität wiedergefunden, davon 60% als unverändertes Pharmakon und 40% als hydroxylierter Metabolit. Die prozentuale zeitliche Ausscheidung verteilt sich wie folgt: 1.-3. Tag: 54%, 4.-10. Tag: 24%, 11.-17. Tag: 11,5% und 18.-29. Tag: 3,5%[8]. Als kritische Grenzkonzentration im Plasma, bei der die Indikation zur Hämoperfusion gegeben ist, werden 100 µg/ml angegeben[9]. Die a) therapeutischen, b) toxischen und c) letalen Plasmaspiegel von Phenobarbital in Humanplasma betragen für a) 10-25 µg/ml, für b) ab 30 µg/ml und für c) ab 60 µg/ml[10].

1. Butler, Th. C. (1956), J. Pharmacol. Exp. Ther. 116, 326.
2. Butler, Th. C. (1957), J. Pharmacol. Exp. Ther. 119, 1.
3. Algeri, E. J., Mc Bay, A. J. (1956), Science 123, 183.

4. Remmer, H., Siegert, M. (1962), Arch. Exp. Pathol. Pharmakol 243, 479.
5. Remmer, H., Siegert, M., Merker, H.-J. (1963/64), Arch. Exp. Pathol, Pharmakol. 246, 58.
6. Quinn, C. P., Axelrod, J., Brodie, B. B. (1958), Biochem. Pharmacol. 1, 152.
7. Remmer, H. (1958), Arch. Exp. Pathol. Pharmakol. 233, 173.
8. Arnold, W. (1969), Beitr. Gerichtl. Med. 25, 283.
9. Goulding, R. (1975), Kolloquium: „Hämoperfusion über Aktivkohle", Wiss. Information Fresenius.
10. Pentz, R., Strubelt, O., Gehlhoff, C. (1979), Dtsch. Ärztebl. 76, 2815.

Phenylbutazon 50-33-9 Antiphlogisticum, Analgeticum, Antirheumaticum

4-Butyl-1,2-diphenylpyrazolidin-3,5-dion.
Phenylbutazonum (DAB 9)

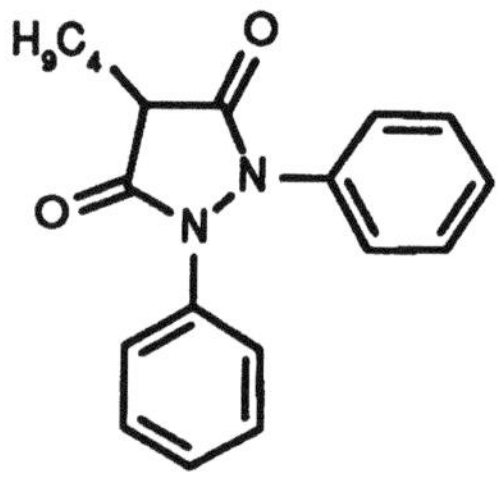

H_9C_4 O N O N

$C_{19}H_{20}N_2O_2$

Phenylbutazon wird im Organismus des Menschen und des Tieres auf 2 verschiedenen Wegen abgebaut[1-3]:

- Hydroxylierung an einem Phenyl-Ring in p-Stellung liefert Oxyphenbutazon (1) (Tanderil),
- Hydroxylierung an der Butyl-Seitenkette ergibt den Metaboliten 2.

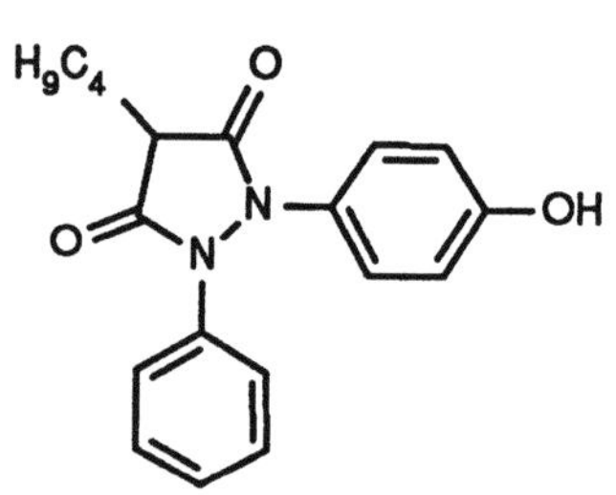

H_9C_4 O N OH O N

1

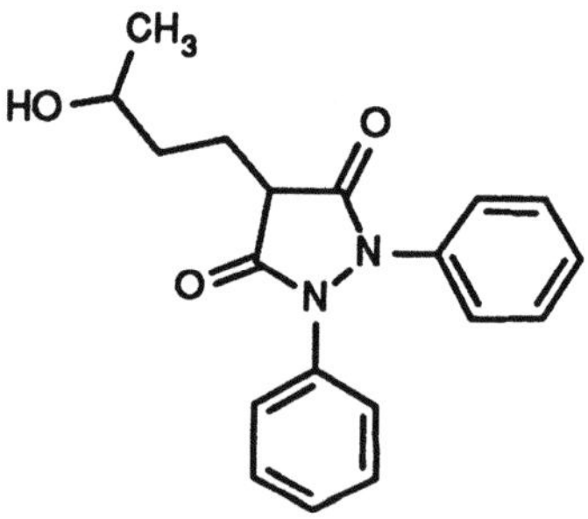

CH_3 HO O N O N

2

Bei Patienten, die mit Phenylbutazon behandelt worden waren, fand sich im Urin der Metabolit 2 anteilig mehr als Metabolit 1[2]. Metabolit 1 verweilt im Blutserum des Menschen wesentlich länger (Halbwertszeit 2–3 Tage) als der Metabolit 2 (Halbwertszeit etwa 8–10 h)[2].
Während Metabolit 1 interessante pharmakologische Eigenschaften besitzt, hat sich Metabolit 2 als schwach oder nicht wirksam erwiesen[4].
Die a) therapeutischen, b) letalen Plasmaspiegel von Phenylbutazon in Humanplasma betragen für a) 50–100 µg/ml und für b) ab 400 µg/ml. Für den toxischen Plasmaspiegel von Phenylbutazon in Humanplasma findet sich keine Angabe[9].

1. Pfister, R., Häflinger, F. (1957), Helv. Chim. Acta 40, 395.
2. Burns, J. J., Rose, K. R., Goodwin, S., Reichenthal, J., Horning, E. C., Brodie, B. B. (1955), J. Pharmacol. Exp. Ther. 113, 481.
3. Brodie, B. B., Burns, J. J., Paton, B. C., Steele, J. M., Yü, T. F., Gutman, A. B. (1956), Contemp. Rheumatol. 600.
4. Wilhelmi, G. (1960), Arzneim.Forsch. 10, 129.
5. Pentz, R., Strubelt, O., Gehlhoff, C. (1979), Dtsch. Ärztebl. 76, 2815.

Phenytoin 57-41-0 Antiepilepticum

5,5-Diphenyl-2,4-imidazolidindion
Phenytoinum (DAB 9)

H
N
O
N
O
H

$C_{15}H_{12}N_2O_2$

Wesentlicher Metabolit beim Menschen ist das 5-p-Hydroxyphenyl-5-phenylhydantoin (1). Durch die Hydroxylierung in p-Stellung wird die Ausgangsverbindung hydrophiler und pharmakologisch inaktiv. Als phenolische Substanz verläßt sie dann in freier und gebundener Form (Glucuronid, Sulfat) mit dem Harn den Organismus[1-3].

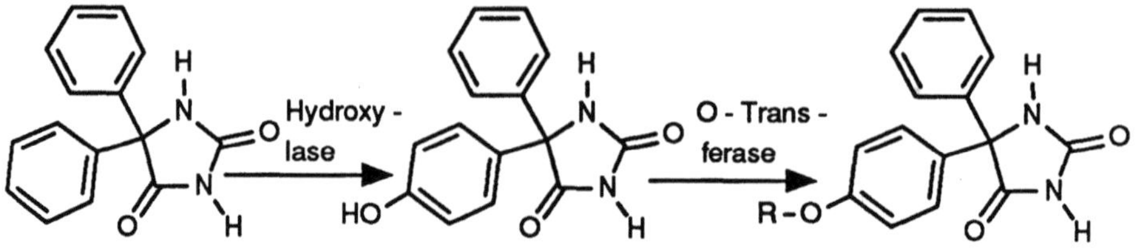

Phenytoin —Hydroxylase→ 1 —O-Transferase→ R = Glucuronoyl

Weitere Metaboliten des Phenytoins sind:

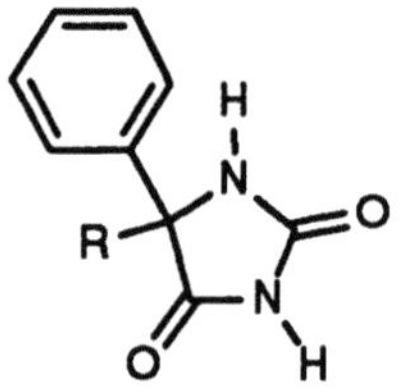

R =	gefunden bei	Literatur
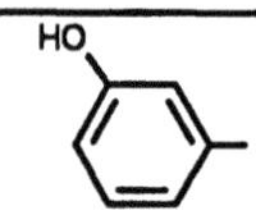 (3-Hydroxyphenyl)	Mensch Hund	4)
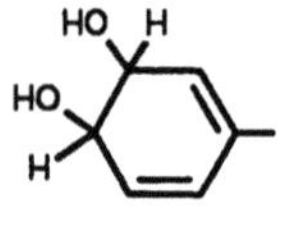 (3,4-Dihydroxy-3,4-dihydrophenyl; HO, H / HO, H)	Rhesusaffe Ratte Säugling	5) 6)
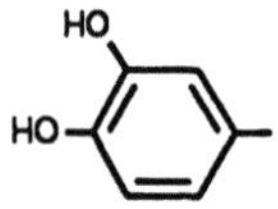 (3,4-Dihydroxyphenyl)	Mensch Ratte	7) 8)

Diese Hydroxylierungsprodukte treten nur in Mengen unter 10% des sich bildenden Hauptmetaboliten 5-p-Hydroxyphenyl-5-phenylhydantoin (HPPH) auf. 60–70% der applizierten Phenytoin-Dosis werden als HPPH über den Harn in wechselnden Mengen, wie der nachfolgenden Tabelle zu entnehmen ist, ausgeschieden[9]:

Patient, Alter (Jahre)	Phenytoin-Dosis (mg/Tag)	I: Serum-Phenytoin-Konzentration (μg/ml)	II: Halbwertszeit (h)	III: HPPH/ Phenytoin
CH, (28)	300	10	22,5	27,7
	400	22	53,3	18,6
PH, (23)	300	29	45,6	5,2
	200	7	21,0	40,5
RB, (27)	600	34,5	66,4	13,3
	500	14,0	28,7	22,1
	400	5,0	14,1	41,8

I: Phenytoin-Serum-Konzentration.
II: Halbwertszeit des Phenytoin-Metabolismus.
III: Verhältnis von HPPH zu Phenytoin im Harn in Abhängigkeit von der täglichen Dosis bei stationären Patienten.

Der ursprüngliche Wirkstoff wird offenbar im Harn nicht mehr ausgeschieden[10)]. Es zeigte sich, daß bei höheren Phenytoin-Dosen, die damit zu höheren Serumspiegeln führen, die individuelle Halbwertszeit länger wird. Dieses Phänomen beruht darauf, daß die aktiven Zentren des Hydroxylase-Systems bei höherer Phenytoin-Konzentration abgesättigt sind und dadurch die Hydroxylierungsreaktion nur mehr über die Kinetik nullter Ordnung ablaufen kann. Reaktionen nullter Ordnung bedeuten: Die Metabolisierungsrate wird unabhängig von der Menge des zu hydroxylierenden Phenytoins[11, 12)].
Phenytoin liegt im Serum und anderen Kompartimenten in freier Form und locker an Eiweiß gebunden vor. Im Serum ist Phenytoin zu etwa 90% an Proteine, verwiegend an Albumin, gebunden. Je nach Albumin-Gehalt des Serums sind Abweichungen von dieser Prozentzahl beobachtet worden. Mit diesem Phänomen werden viele Beobachtungen im Verlauf einer Phenytoin-Therapie, wie u. a. Höhe des Serumspiegels oder mögliche Intoxikationen, verständlicher[10)]. Bei der Elimination des Phenytoins nimmt die Konzentration exponentiell und nicht linear ab, falls der Spiegel unter 25 μg/ml Serum bleibt. Die Ausscheidung aus dem Blut erfolgt proportional der vorhandenen Konzentration. Die Elimination aus dem Blut erfolgt zu 87,5-17%/Tag (n=30). Die Halbwertszeit beträgt 8-90 h[13)].
Die a) therapeutischen, b) toxischen und c) letalen Plasmaspiegel von Phenytoin in Humanplasma betragen für a) 5-20 μg/ml, für b) ab 25 μg/ml und für c) ab 50 μg/ml[14)]. Nebenwirkungen können bei einer Konzentration von mehr als 20 μg/ml Serum auftreten. Bei einer Konzentration von 40 μg/ml tritt das Vollbild der toxischen Wirkung deutlich in Erscheinung. Trotz gleichbleibender Dosierung von 300 mg/Tag können unterschiedliche Serumwerte beobachtet werden, die zwischen 5 μg/ml und 50 μg/ml schwanken können. Diese und ähnliche, inhaltlich übereinstimmende Beobachtungen machen es notwendig, daß der behandelnde Arzt die zu verabreichende Dosis dem Einzelfall anpaßt.

1. Butler, Th. C. (1956), J. Pharmacol. Exp. Ther. 116, 326.
2. Butler, Th. C. (1957), J. Pharmacol. Exp. Ther. 119, 1.
3. Woodbury, D. M., Penry, J. K., Schmidt, R. P. (1972), Antiepileptic Drugs, Raven Press, New York.
4. Atkinson, A. J., McGee, J., Strong, J., Gaffney, T. E., Garteiz, D. (1970), Biochem. Pharmacol. 19, 2483.
5. Chang, T., Savory, A., Glazko, A. J. (1970), Biochem. Biophys. Res. Commun. 38, 444.
6. Hill, R. M., Horning, M., Horning, E., zit. in Meijer, J. W. A., Meinardi, H., Gardner-Thorpe, C., Kleijn, E. van der (1973), Methods of analysis of antiepileptic drugs; Exerpta Medica Amsterdam, American Elsevier Comp. Inc. New York.
7. Borgå, O., Garle, M., Gutová, M. (1972), Pharmacology 7, 129.
8. Schäfer, H. R., zit. in H. Schäfer, Reith, H.: Antikonvulsive Therapie und Serumspiegel, 1975, Desitin-Werk, Hamburg.
9. Kutt, H. (1971), Ann. N. Y. Acad. Sci. 179, 704.
10. Schäfer, H., Reith, H. (1975), Antikonvulsive Therapie und Serumspiegel, Desitin-Werk, Hamburg.
11. Gerber, N., Wagner, J. G. (1972), Res. Comm. Chem. Pathol. Pharmacol. 3, 455.
12. Atkinson, A. J., Shaw, J. M. (1973), Clin. Pharmacol. Ther. 14, 521.
13. Remmer, H., Hirschmann, J., Greiner, J. (1969), Dtsch. Med. Wochenschr. 94, 1265.
14. Pentz, R., Strubelt, O., Gehlhoff, C. (1979), Dtsch. Ärztebl. 76, 2815.

Pimozid 2062-78-4 Neurolepticum

1-{1-[4,4-Bis-(4-fluorphenyl)butyl]-4-piperidy}-2,3-dihydro-benzimidazolon

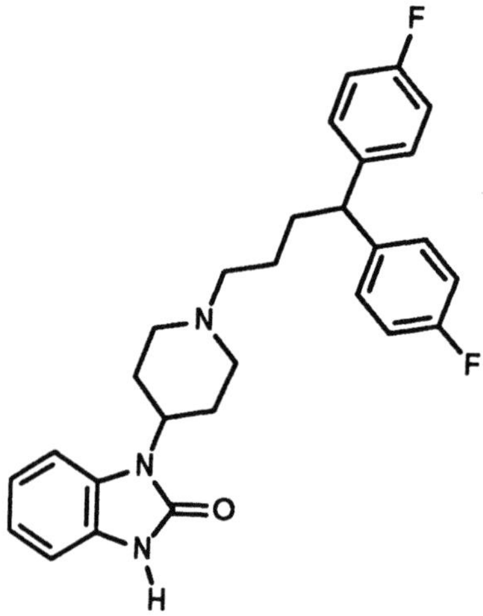

$C_{28}H_{29}F_2N_3O$

Neben dem ursprünglichen Wirkstoff werden mit dem Urin folgende Metaboliten ausgeschieden[1]:

- N-4-Piperidyl-2-benzimidazolinon (1),
- Bis-p-fluorphenyl-buttersäure (2),
- Bis-(p-fluorphenyl)-essigsäure (3),
- 1-[Bis-(p-fluorphenyl)-butyl-4-piperidinol] (4),
- N-[1-Acetyl-4-piperidyl]-2-benzimidazolinon (5) sowie
- 2-Benzimidazolinon (6).

Nach intravenöser, intraperitonealer bzw. subcutaner Applikation von 1 mg/kg KG der am Carbonyl-C-Atom der Benzimidazolinon-ähnlich markierten Verbindung an Ratten errechnet sich nach Einstellung des Verteilungsgleichgewichts für die Zeit bis 12 h nach Applikation eine biologische Halbwertszeit von 5,3 h, für die Zeit von 12-96 h nach Applikation eine Halbwertszeit von 18 h[2].

Innerhalb von 96 h werden 27-29% der Gesamtaktivität mit dem Harn ausgeschieden und 27-28% in den Faeces wiedergefunden. Während in den Faeces praktisch ausschließlich ^{14}C-Pimozid ermittelt wurde, lagen der Gesamtaktivität des Urins die Metaboliten 1, 5 und 6 zugrunde. Metabolit 1 nahm von 56-57% in den ersten 3 h nach Applikation auf über 80% innerhalb der ersten 24 h zu. Bei Metabolit 5 sank der Anteil von 18-19% auf nahezu 0%; Metabolit 6 fiel nur leicht von 23-26% auf 18-21%. Die für die Faeces erhaltenen Befunde sprechen für einen enterohepatischen Kreislauf für Pimozid.

Untersuchungen zum Einfluß von Ether-Narkose, Phenobarbital-Vorbehandlung, Probenecid- und Penicillin-Gabe auf Pharmakokinetik und Metabolismus von ^{14}C-Pimozid an Ratten zeigten folgendes Bild: Ein kurzer Ether-Rausch zum Zeitpunkt der ^{14}C-Pimozid-Applikation und Blutentnahme führt zu einem signifikant verzögerten Absinken der Radioaktivität im Serum bei verstärkter Pimozid-Wirkung. Offenbar ist auch die Resorption verzögert, denn das Maximum der Kurve wird später erreicht. Mit dem verzögerten Absinken der Radioaktivität im Serum geht die Ausscheidung im Harn zurück, und die in den Faeces steigt. Da nach bisherigen Erkenntnissen im Harn ausschließlich Metaboliten, in den Faeces vornehmlich der ursprüngliche Wirkstoff ausgeschieden wird, könnte diese Beobachtung bedeuten, daß unter dem Einfluß des Ethers mit einem anhaltenden schlafähnlichen Zustand Metabolisierung und Metabolitenausscheidung sinken und folglich die Pimozid-Ausscheidung ansteigt. Eine 3tägige Phenobarbital-Vorbehandlung mit 80 mg/kg KG tgl. intraperitoneal schwächte den Pimozid-Effekt ab, wahrscheinlich infolge verstärkter Metabolisierung, denn die renale Ausscheidung an Metaboliten war deutlich erhöht, die biliäre Ausscheidung von vorzugsweise unverändertem Pimozid herabgesetzt. Der prozentuale Anteil der einzelnen Metaboliten im Harn war dabei nicht verändert. Eine gleichzeitige Verabreichung von Probenecid und Penicillin war ohne Einfluß auf den Metabolismus des Pimozids[3].

1. Soudijn, W., von Wijugaarden, J. (1969), Life Sci. 8, 291.
2. Bekemeier, H., Fichtner, I., Schmollack, W. (1975), Pharmazie 30, 728.
3. Bekemeier, H., Fichtner, I. (1976), Zentralbl. Pharm. 115, 347.

Pinaveriumbromid 53251-94-8 Spasmolyticum

4-(2-Brom-4,5-dimethoxybenzyl)-4-[2-[2-(10-nor-2-pinyl)ethoxy]ethyl]morphinoliniumbromid

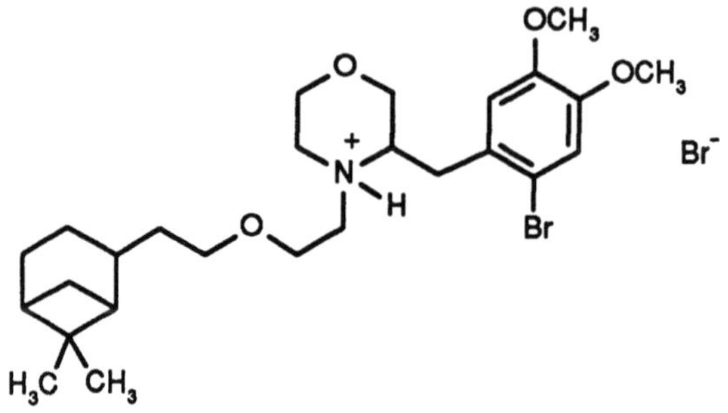

$C_{26}H_{41}Br_2NO_4$

Der Wirkstoff wird rasch metabolisiert und bei Ratte, Hund und Mensch ähnlich abgebaut. Die Biotransformation ist gekennzeichnet durch die Desmethylierung einer der beiden Methoxyl-Gruppen, die Hydroxylierung am Norpinanyl-Ring und die Eliminierung der Benzyl-Gruppe mit nachfolgender Öffnung des Morpholin-Rings[1)].

1. Borchers, F., Achtert, G. (1983), Biomed. Mass Spectrom. 10, 162.

Pipecuroniumbromid 68399-57-5 Muskelrelaxans

4,4'-[3α,17β-Bis-(acetoxy)-5α-androstan-2β,16β-diyl]bis[1,1-dimethylpiperazinum]dibromid-2-Wasser

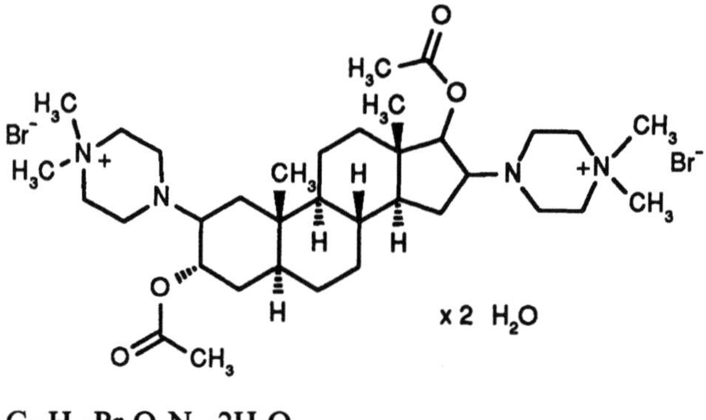

$C_{35}H_{62}Br_2O_4N_4 \cdot 2H_2O$

Versuche an Ratten mit der ^{14}C-markierten Verbindung führten zur Auffindung des freien Dihydroxy-Metaboliten und wiesen auf die mögliche Anwesenheit des Monoacetat-Metaboliten im Blutplasma und in der Galle hin[1]. Quantitative Messungen ergaben, daß 68–73% der Radioaktivität auf den ursprünglichen Wirkstoff, 6–13% auf den 2-OH-Metaboliten und die restliche Aktivität von 19–21% auf den möglichen Monoacetat-Metaboliten entfallen. Die Verteilung der Aktivitäten auf diese 3 Fraktionen ist in Blut und Galle gleich. $^{14}CO_2$ konnte in der ausgeatmeten Luft nicht gemessen werden[2]. Bei der Ratte wird die Radioaktivität hauptsächlich von der Leber und in kleinerer Menge von den Nieren aufgenommen. Die Substanz wird längere Zeit in der Leber zurückgehalten. Etwa 6% der verabreichten ^{14}C-Radioaktivität konnten noch 21 Tage nach intravenöser Verabreichung des Wirkstoffs in der Leber wiedergefunden werden. Nur Spuren des ^{14}C lassen sich im Gehirn und weniger als 0,1% der Dosis im Fetus auffinden. Die Bindung an Plasmaeiweiß beträgt etwa 30%. Die Verbindung wird im Harn zu 37,55 ± 11,91% innerhalb 24 h und zu 45,44 ± 17,29% innerhalb 48 h ausgeschieden.

1. Bodrogi, L., Fehér, T., Váradi, A., Vereczkey, L. (1980), Arzneim.Forsch. 30 (I), 366.
2. Vereczkey, L., Szporny, L. (1980), Arzneim.Forsch. 30 (I) 364.

Pipradrol 467-60-7 Stimulans

α-(2-Piperidyl)benzhydrylalkohol

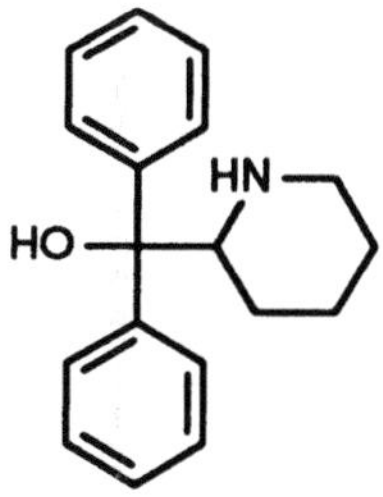

$C_{18}H_{21}NO$

Pipradrol wird nach rascher Resorption metabolisiert und über die Niere ausgeschieden. Über die Metaboliten ist wenig bekannt[1].

1. Gloger, M., Rübsamen, K., Vordermaier, G. (1982), Dtsch. Apoth. Ztg. 122, 283.

Piprozolin 17243-64-0 Choleretícum, Hepaticum

Ethyl3-ethyl-4-oxo-5-piperidino-2-thiazolidiny-lidenacetat

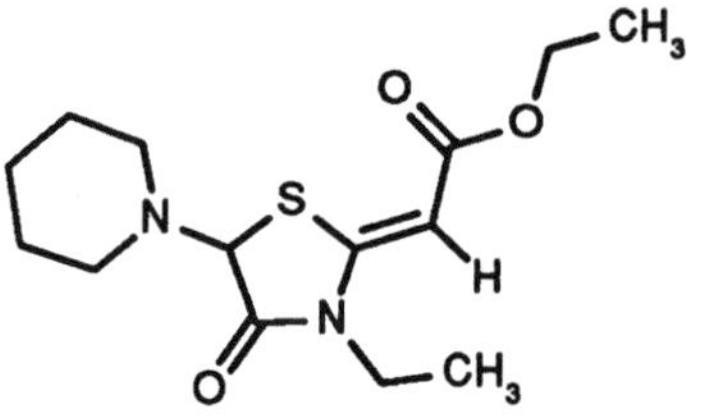

$C_{14}H_{22}N_2O_3S$

Untersuchungen zum Metabolismus des Wirkstoffs bei Ratte, Hund und Mensch ergaben, daß auf Grund sehr schneller Metabolisierung nach oraler Gabe nur beim Hund noch unveränderte Substanz im Plasma nachgewiesen werden kann[1]. Auch nach intravenöser Gabe wird Piprozolin sehr schnell in den Metaboliten 3-Ethyl-4-oxo-5-piperidino-2-thiazolidinylidenacetat umgewandelt, der bereits 6 min danach in höheren Konzentrationen als die Ausgangsverbindung vorliegt. Der metabolische Primärschritt ist somit die enzymatische Hydrolyse der Esterbindung zur entsprechenden Säure[2]. Mit diesem Metaboliten - in freier Form und gebunden an Glucuronsäure - können 40-60% der Urinaktivität beschrieben werden. Unveränderter Wirkstoff tritt im Urin nicht auf[2].

Bei Ratte, Hund und Mensch ließen sich neben dem beschriebenen Metaboliten 2 Glucuronsäure-Konjugate dieses Abbauprodukts isolieren, identifizieren und quantitativ bestimmen. Der Metabolit besitzt jedoch neben der Säuregruppe keine weitere funktionelle Gruppe, die für eine Konjugation mit Glucuronsäure bereitstünde. Eine Erklärung für dieses Ergebnis dürfte darin zu suchen sein, daß Piprozolin ein optisch aktives C-Atom besitzt und als Racemat vorliegt; durch Veresterung seines Metaboliten mit β-D-Glucuronsäure bilden sich Diastereoisomere[3].

Der Speziesvergleich zeigt insgesamt ein ähnliches metabolisches und pharmakokinetisches Verhalten von Piprozolin bei Ratte, Hund und Mensch.

Piprozolin wird von den untersuchten Spezies Ratte, Hund und Mensch rasch und gut resorbiert[1]. Schon während der Resorption wird Piprozolin nahezu vollständig metabolisiert und unterliegt einem fast vollständigen First-pass-effekt. 1-2 h nach oraler Gabe der ^{14}C-markierten Substanz (Position 2 des heterocyclischen Rings) an nüchterne Versuchstiere und Probanden wurden maximale ^{14}C-Plasmakonzentrationen gemessen, wobei der Hauptteil der Plasmaradioaktivität auf den Metaboliten entfiel. Bei Wirkstoffgabe nach Einnahme des Frühstücks durch die Versuchspersonen wird die Resorption verzögert, die Resorptionsquote jedoch nicht beeinträchtigt.

Die Elimination der Radioaktivität aus dem Plasma folgt einem biphasischen Verlauf. 24 h nach der Applikation sind die Radioaktivitätswerte auf 5-8% der

Maximalrate abgesunken. Bei allen Spezies werden etwa 65% der gegebenen Radioaktivität renal eliminiert, etwa 60% innerhalb der ersten 24 h. In allen Fällen wurde der Metabolit mit einer Halbwertszeit von etwa 2 h aus dem Plasma eliminiert.

1. Gladigau, V., Ehret, J. (1977), Arzneim.Forsch. 27 (I), 512.
2. Vollmer, K.-O., Hodenberg, A. v., Poisson, A., Bode, R., Schauerte, E. (1977), Arzneim. Forsch. 27 (I), 502.
3. Hodenberg, A. v., Klemisch, W., Vollmer, K.-O. (1977), Arzneim.Forsch. 27 (I), 508.

Pirenzepin 28797-61-7 Ulcustherapeuticum

6,11-Dihydro-11-[(4-methyl-1-piperazinyl)acetyl]-5H-pyrido[2,3-b][1,4]benzodiazepin-6-on

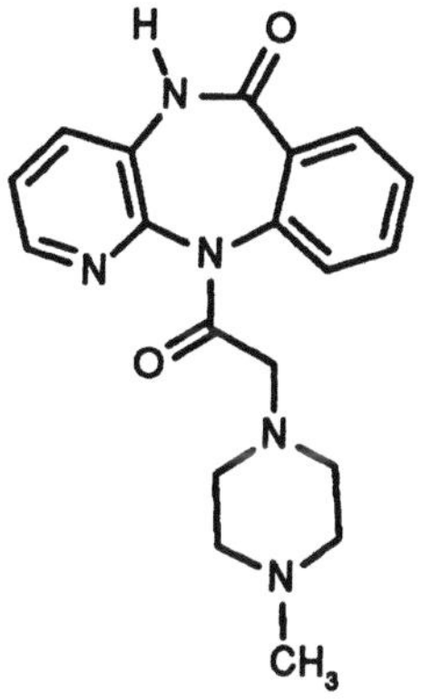

$C_{19}H_{21}N_5O_2$

Bei Ratte, Kaninchen und Hund wurde der Metabolismus von Pirenzepin mit radioaktiv markierter Substanz untersucht. Danach unterliegt diese Verbindung - unabhängig von der Applikationsart - bei allen untersuchten Tierspezies nur einer geringen Metabolisierung. Der Wirkstoff, der mit dem Urin ausgeschieden wird, ist zu 92%, der mit dem Kot ausgeschieden wird, zu 94% unverändert. Als Metabolit, der weit unter 10% der eliminierten Radioaktivität liegt, wurde die Desmethyl-Verbindung des Pirenzepins gefunden. Pharmakologisch ist dieser Metabolit unwirksam. Auch beim Menschen wird - wie bei allen genannten Tierspezies - hauptsächlich der unveränderte, nichtmetabolisierte Wirkstoff eliminiert. Nach peroraler Applikation einer radioaktiv markierten therapeutischen Dosis beträgt der Anteil an unveränderter Ausgangsverbindung im Urin 82% und im Kot 92%[1]. Die geringfügige Metabolisierung ist darauf zurückzuführen, daß die wichtigsten arzneistoffmetabolisierenden

Enzyme intrazellulär in lipophilen Membranregionen lokalisiert und somit für das hydrophile Pirenzepin relativ unzugänglich sind[2].
Beim Menschen wird der Wirkstoff nach oraler Applikation zu etwa 26% resorbiert. Die maximale Serumkonzentration wird zwischen 2 und 3 h erreicht. Die Halbwertszeit beträgt erwa 11 h. Beim Menschen erfolgt nach intravenöser Applikation eine rasche Verteilung aus dem Plasma in den Körper. Der Plasmaspiegelverlauf ist durch einen triexponentiellen Ablauf charakterisiert. Die beiden ersten Phasen zeigen Halbwertszeiten von 5 bzw. 40 min, Phase 3 eine von etwa 10 h. Nach intramuskulärer Applikation erfolgt die Resorption aus dem Muskel sehr rasch. Bereits 20 min nach der Applikation wird das Plasmamaximum mit etwa 90 ng/ml erreicht, danach zeigt der Plasmaspiegel einen der intravenösen Anwendung parallelen Verlauf, nur daß er um etwa 20% höher liegt. Bei einer therapeutischen Dosis von 2mal 50 mg/tgl. treten Plasmaspiegel von 17-50 ng/ml auf.
Die Eliminierung des resorbierten Wirkstoffs aus dem Organismus erfolgt vollständig und nahezu zu gleichen Teilen sowohl bei oraler als auch parenteraler Applikation im Urin und im Stuhl. Sie ist nach 4 Tagen im wesentlichen abgeschlossen[1]. Auch bei chronischer Applikation erfährt das pharmakokinetische Profil keine Veränderung. Eine Kumulation des Wirkstoffs im Körper ist nahezu auszuschließen.

1. Hammer, R., Bozler, G., Zimmer, A., Koss, F. W. (1977), Therapiewoche 27, 1575.
2. Eberlein, W., Schmidt, G., Mielenz, H. (1981/82), Pharm. Heute, 3, 101.

Piroxicam 36322-90-4 Antiphlogisticum, Antirheumaticum

4-Hydroxy-2-methyl-N-2-pyridyl-2H-1,2-benzothiazixin-3-carboxamid-1,1-dioxid

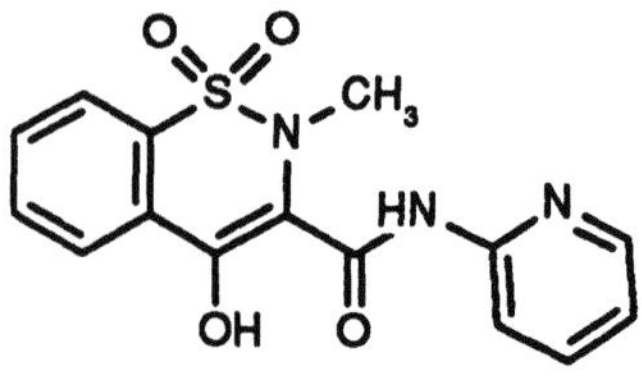

$C_{15}H_{13}N_3O_4S$

Der Wirkstoff wird intravital überwiegend metabolisiert. Nur weniger als 5% der Tagesdosis werden mit dem Urin und den Faeces unverändert ausgeschieden. Ein wichtiger Metabolisierungsschritt ist die Hydroxylierung des Pyridin-Rings mit nachfolgender Konjugation an Glucuronsäure[1]. Daneben sind eine Cyclodehydratisierung und eine Fragmentierung des Benzothiazin-Ringsystems, u. a. bis zum Saccharin als Endprodukt, beobachtet worden[2].

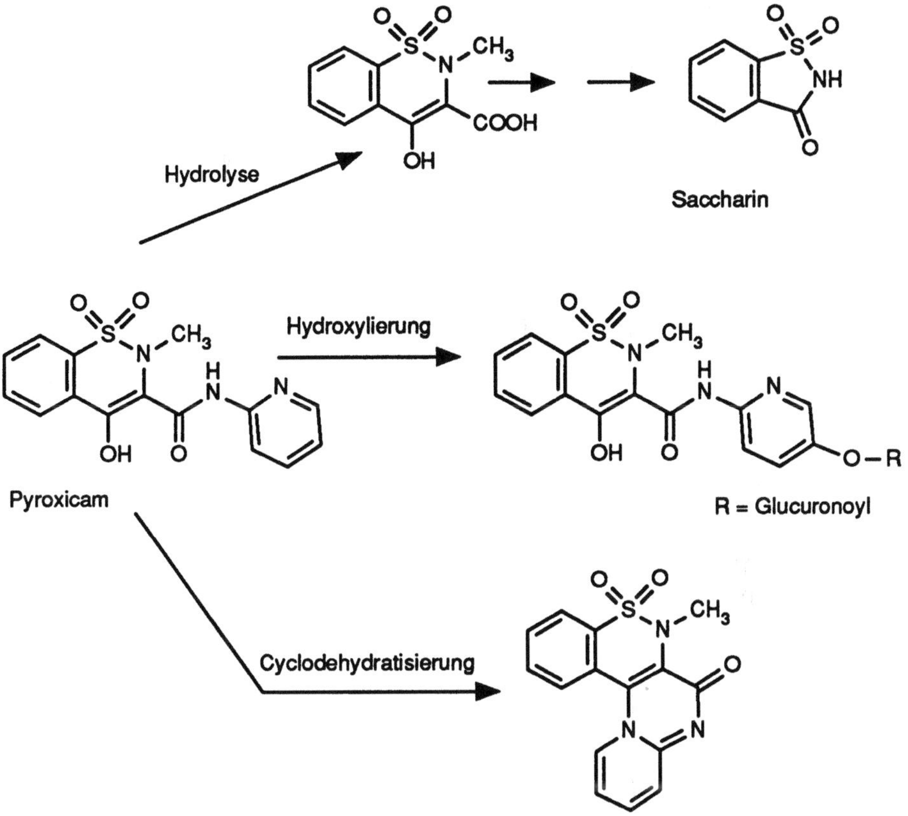

Hydrolyse

Saccharin

Pyroxicam

Hydroxylierung

R = Glucuronoyl

Cyclodehydratisierung

Der Wirkstoff wird aus dem Plasma mit einer Halbwertzeit von 36-45 h eliminiert[3,4]. Die lange Halbwertszeit liegt beim Menschen erheblich über den bei Nagern festgestellten Werten (3-5,5 h beim Kaninchen, rund 5 h bei Ratte und Maus). Die langsame Abflachung des Plasmaspiegels beim Menschen wird mit der relativ hohen Bindung an die Plasmaproteine in Zusammenhang gebracht[5]. Die einmalige tägliche Verabreichung therapeutischer Dosen (20 mg) führt nach 7-10 Tagen zum steady state mit Plasmakonzentrationen zwischen 3 und 7 µg/ml, die zwischen den Einzelgaben über einen Zeitraum von 24 h aufrechterhalten werden.

1. Wiseman, E. H., Boyle, J. A. (1980), Clin. Rheum. Dis. 6, 585.
2. Fenner, H. (1984), Dtsch. Apoth. Ztg. 124, 1260.
3. Hobbs, D. C., Twomey, Th. M. (1979), J. Clin. Pharmacol. 19, 270.
4. Ishizaki, T., Nomura, T., Abe, T. (1979), J. Pharmacokin. Biopharm. 7, 369.
5. Schiantarelli, P., Acerbi, D., Bovis, G. (1981), Arzneim.Forsch. 31 (I), 92.

Pirprofen	31793-07-4	Antirheumaticum, Antiphlogisticum

(RS)-2-[3-Chlor-4-(3-pyrrolin-1-yl)phenyl]propionsäure

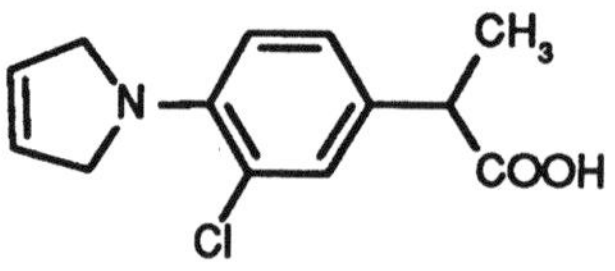

$C_{13}H_{14}ClNO_2$

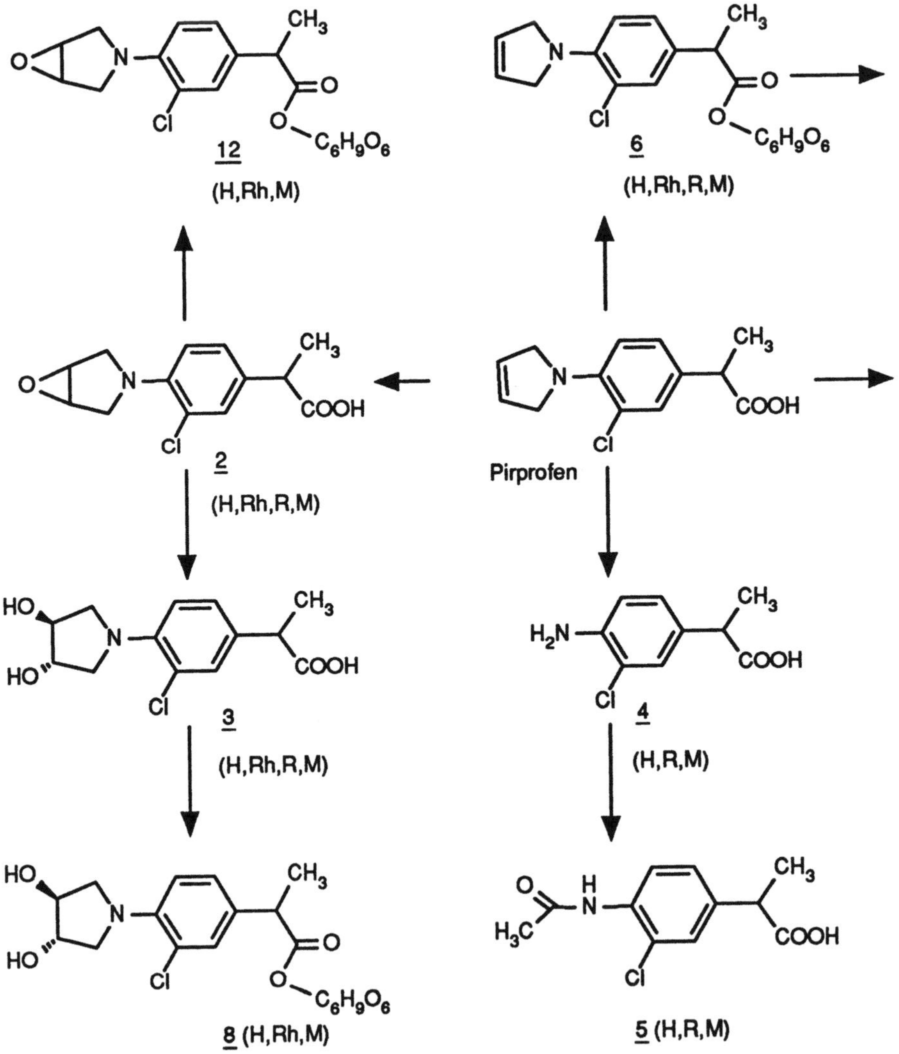

12 (H,Rh,M)

6 (H,Rh,R,M)

2 (H,Rh,R,M)

Pirprofen

3 (H,Rh,R,M)

4 (H,R,M)

8 (H,Rh,M)

5 (H,R,M)

Bei Untersuchungen an Menschen, Rhesusaffen, Ratten und Mäusen nach oraler Verabreichung des ^{14}C-markierten Wirkstoffs konnten 12 Metaboliten im Urin nachgewiesen werden, die 80% der applizierten Menge darstellen. Die Metabolisierungswege bestehen aus Oxidationsvorgängen unter Bildung von Pyrrol-Derivaten, der Oxidation der Pyrrolin-Doppelbindung unter Bildung eines Epoxids, der eine Öffnung unter Bildung eines Oxiram-Rings zu einem trans-Diol-Derivat folgt.
Der Metabolismus der Wirkstoffs ist komplex. Etwa 40–50% der im Urin nachweisbaren Metaboliten sind Glucuronide des unveränderten Wirkstoffs oder seines Pyrrol-Derivats. Unverändert werden 1–5% ausgeschieden, als Pyrrol-Derivat 15–20%. Das vorgeschlagene Biotransformationsschema (ermittelt an Menschen, Rhesusaffen, Ratten und Mäusen) ist wie folgt zu formulieren[1]:

N
CH_3
O
O
$C_6H_9O_6$
Cl
7
(H,Rh,R,M)

N
CH_3
COOH
Cl
1
(H,Rh,R,M)

N
CH_3
$CONH(CH_2)_2SO_3H$
Cl
11 (R,M)

$(C_4H_{10}O_2)N$
CH_3
COOH
Cl
10 (M)

N
CH_3
COO - Konjugat
Cl
9 (M)

H = Mensch
Rh = Rhesusaffe
M = Maus
R = Ratte

Die Pharmakokinetik entspricht einem Zwei-Kompartiment-Modell. Pirprofen hat eine biologische Halbwertszeit von ungefähr 6 h. Bei therapeutisch wirksamen Konzentrationen ist Pirprofen zu mehr als 99,5% an Plasmaproteine gebunden. Nach Applikation von jeweils 1 Kapsel mit 200 mg ^{14}C-markiertem Pirprofen an gesunde Probanden zeigte es sich, daß die Radioaktivität im Plasma zu ungefähr 80% auf den unveränderten Wirkstoff entfällt. Innerhalb von 24 h werden 80% der verabreichten Dosis über die Nieren ausgeschieden, im Verlauf von 72 h beträgt die Ausscheidung 83%. Weitere 8% werden mit den Fäces eliminiert[2].

1. Egger, H., Bartlett, F., Yuan, H.-P., Karliner, J. (1982) Drug Metab. Dispos. 10, 529.
2. Hirtz, J., Bartlett, M. F. (1985), Fortschr. Med. 103, 164.

Plafibrid 63394-05-8 Lipidsenker

1-[2-(4-Chlorphenoxy)-2-methylpropionyl]-3-morpholinomethyl)harnstoff

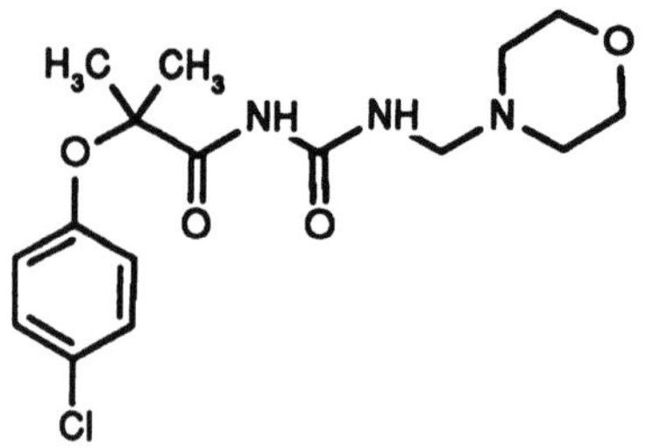

H3C CH3 NH NH N O O O O Cl

$C_{16}H_{22}NClN_3O_4$

Der Wirkstoff wird unter Bildung von 2-(4-Chlorphenoxy)-isobutyryharnstoff (1) und Clofibrinsäure (2) metabolisiert. Im Harn der Ratte lassen sich von Metabolit 1 1,1%, von Metabolit 2 81,7% und von der Ausgangsverbindung 0,8% der verabreichten Menge nachweisen. Plafibrid und seine Metaboliten waren in den Faeces praktisch nicht zu quantifizieren[1] (s. S. 459).

Die Verteilung des Pharmakons in der Ratte erfolgt nach einem offenen Zwei-Kompartiment-Modell[1].

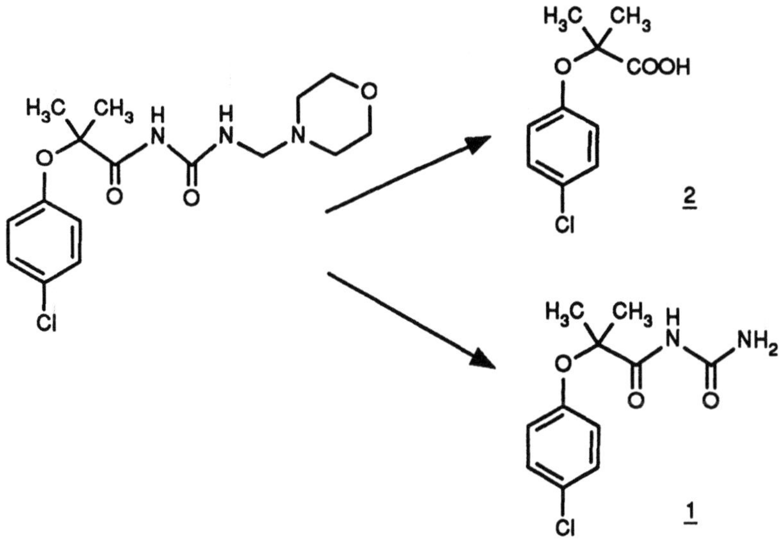

1. Zapatero, D., Vilagelin, J., Torres, A., Ribalta, J. M., Bruseghini, L. (1981), Arzneim.Forsch. 31 (II), 1800.

Prazepam 2955-38-6 Tranquilizer

7-Chlor-1-(cyclopropylmethyl)-2,3-dihydro-5-phenyl-1H-1,4-benzodiazepin-2-on

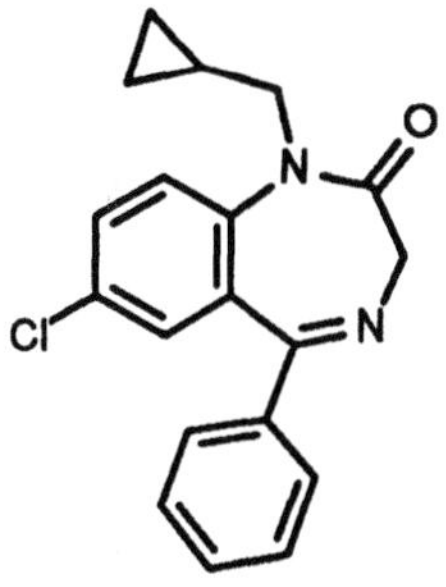

$C_{19}H_{17}ClN_2O$

Bei der Aufklärung der Metabolisierung[1-3] interessierte insbesondere die Frage, ob sich die Cyclopropyl-Gruppe am N1 ähnlich wie die in gleicher Position befindliche Methylgruppe des Diazepams intravital abspalten läßt oder ein anderer Biotransformationsweg vorherrschend ist. Bei 5 Versuchspersonen, die jeweils 1 Kapsel mit 25 mg ^{14}C-markiertem Prazepam erhalten hatten, zeigte sich, daß Prazepam beim Menschen nicht über den gleichen Hauptweg wie Diazepam abgebaut wird, sondern der bedeutendste Abbauvorgang in der Hydroxylierung des C3 besteht, der von einer Desalkylierung am C1 begleitet wird. Es kann festgestellt werden, daß eine Cyclopropylmethyl-Gruppe im Verhältnis zu einer Methyl-Gruppe resistenter gegenüber einer oxidativen Desalkylierung durch Leberenzyme des Menschen ist. Prazepam bildet demzufolge hauptsächlich das 3-Hydroxyprazepamglucuronid. Beachtenswert ist, daß Patienten, die mit Prazepam behandelt werden, Oxazepamglucuronid in wachsender Menge ausscheiden. Daraus kann geschlossen werden, daß 3-Hydroxyprazepam leichter als Prazepam desalkyliert werden kann. Bereits während der ersten Leberpassage unterliegt Prazepam einer intensiven Biotransformation, so daß die unveränderte Verbindung nur in sehr geringen Mengen im Plasma auftritt[2).

Die 3 Hauptfraktionen stellen 91-97% der mit dem Urin ausgeschiedenen Radioaktivität dar, davon entfallen 4% auf unkonjugierte Metaboliten, 83,7% auf Glucuronide und 5,2% auf Sulfate[1]. 3 Versuchspersonen schieden kein unverändertes Prazepam aus. Als einziger unkonjugierter Metabolit wurde Desalkylprazepam identifiziert, das zwischen 19 und 50% der Radioaktivität dieser Fraktion ausmachte. Daneben wurden, bei den einzelnen Versuchspersonen unterschiedlich, 3, 4 bzw. 5 unkonjugierte, nicht identifizierte Metaboliten gefunden. Jede Versuchsperson schied 4 markierte Glucuronide aus. 2 Aglyka wurden als 3-Hydroxyprazepam und Oxazepam identifiziert. Folgende Konzentrationen ließen sich bei Versuchspersonen ermitteln: Für den Hauptmetaboliten 3-Hydroxyprazepamglucuronid 3,2-35,3% und für das Folgeabbauprodukt Oxazepamglucuronid 30,2-58,8%[4].
Nach oraler Verabreichung wird eine optimale Blutkonzentration nach 6 h erreicht, die bis zu 24 h ein Plateau bildet. Die Ausscheidung erfolgt über Urin und Stuhl. Mit dem Urin werden innerhalb von 24 h 14% der Radioaktivität und innerhalb von 48 h 22% ausgeschieden, nur 7% der verabreichten Radioaktivität erscheinen innerhalb von 48 h im Stuhl[1,2]. Die Halbwertszeit beträgt etwa 78 h. Weitere Untersuchungen an Versuchspersonen mit ^{14}C-Prazepam zeigten[4], daß die Ausscheidung nach oraler Gabe von jeweils 10 mg sehr langsam verläuft und nach 7 Tagen erst zwischen 51,4 und 65,6% (Mittelwert 59,5 ± 2,4%) mit dem Urin ausgeschieden sind. 3-5 h nach einer Einzeldosis von 20 mg Prazepam treten Norprazepam-Spiegel von 120-140 ng/ml auf. Die durchschnittliche Halbwertszeit von Norprazepam beträgt 70 h (50-80 h). Norprazepam ist zu 97% an Proteine gebunden. Die Steady-state-Konzentration des Wirkmetaboliten Norprazepam liegt bei 1000 ng/ml, während die entsprechende Konzentration von Oxazepam lediglich 60 ng/ml beträgt[5]. Der toxische Plasmaspiegel von Prazepam in Humanplasma beträgt ab 1 µg/ml. Für die therapeutischen bzw. letalen Plasmaspiegel von Prazepam in Humanplasma finden sich keine Angaben[6].

1. Di Carlo, F. J., Viau, J.-P., Epps, J. E., Haynes, L. J. (1970), Clin. Pharmacol. Ther. 11, 890.
2. Di Carlo, F. J., Viau, J.-P., Epps, J. E., Haynes, L. J. (1971), Ann. N. Y. Acad. Sci. 179, 487.
3. Di Carlo, F. J., Crew, M. C., Melgar, M. D., Haynes, L. J. (1969), J. Pharm. Sci. 58, 960.
4. Viau, J.-P., Epps, J. E., Di Carlo, F. J. (1973), Xenobiotica 3, 581.
5. Kölle, E. U., (1981), Fortschr. Med. 98, 874.
6. Pentz, R., Strubelt, O., Gehlhoff, C. (1979), Dtsch. Ärztebl. 76, 2815.

Praziquantel 55268-74-1 Anthelminticum

2-(Cyclohexylcarbonyl)-2,3,4,6,7,11b-hexahydro-1H-pyrazino[2,1-a]isochinolin-4-on

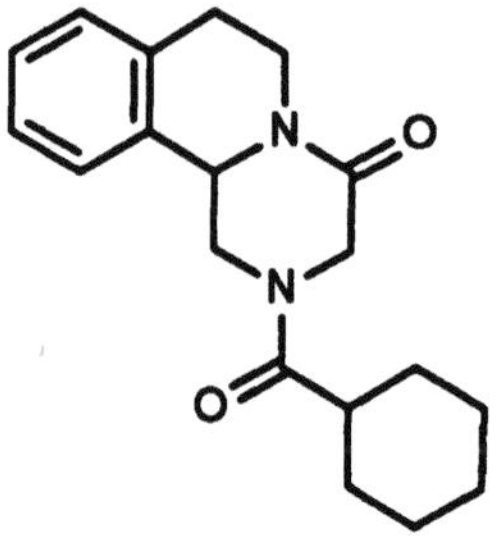

$C_{19}H_{24}N_2O_2$

Metabolismusstudien bei Ratten, Beagle-Hunden und Rhesusaffen mit Serum, Urin und Faeces als Probenmaterial nach peroraler und intravenöser Verabreichung zeigten, daß der Wirkstoff quantitativ metabolisiert wird, offenbar, wie an den im folgenden aufgeführten Serumwerten zu erkennen ist, sehr rasch: Metaboliten bei Ratten nach peroraler Aufnahme 98,5%, nach intravenöser Applikation 54%, bei Hunden nach peroraler Gabe 84%, bei intravenöser Applikation 59% und bei Affen bis zu 99% (peroral) und zu 50% (intravenös). Im Rattenlebergewebe lagen schon 15 min nach oraler Gabe 89% der Dosis als Metaboliten vor. Bei allen Spezies entsteht eine Vielfalt von Metaboliten, die teilweise Konjugate (Glucuronide und/oder Sulfate) bilden. Mit dem Urin wird kein ursprünglicher Wirkstoff ausgeschieden[1].

Bei Tierversuchen werden nach oraler Aufnahme maximale Serumkonzentrationen innerhalb von 30 min bis zu 1 h erreicht. Das Ausmaß eines nach oraler Aufnahme zu verzeichnenden First-pass-effekts differiert von Spezies zu Spezies: Er ist stärker ausgeprägt bei Ratten und Rhesusaffen als bei Beagle-Hunden. Praziquantel wird zu 80% an die Plasmaproteine gebunden. Die Summe des unveränderten Arzneimittels und der Metaboliten wird schnell aus dem intravaskulären Raum mit einer Halbwertszeit von 3 h (Phase I) und 8 h (Phase II) eliminiert[2].

Vom Säugetier werden 80% der verabreichten Dosis innerhalb von 24 h im Urin ausgeschieden[3]. Für die Eliminierung ist der Weg über die fäkale Ausscheidung im Verhältnis zu der über den Urin von großer Bedeutung.

1. Diekmann, H. W., Bühring, K. U. (1976), Eur. J. Drug Metabol. 2, 107.
2. Steiner, K., Garbe, A., Diekmann, H. W., Nowak, H. (1976), Eur. J. Drug 2, 85.
3. Andrews, P. (1981), Arzneim.Forsch. 31 (I), 538.

Prednicarbat 73771-04-7 Lokalcorticoid

11β,17,21-Trihydroxy-1,4-pregnadien-3,20-dion-17α-ethylcarbonat-21-propionat
Prednisolon-17-ethylcarbonat-21-propionat

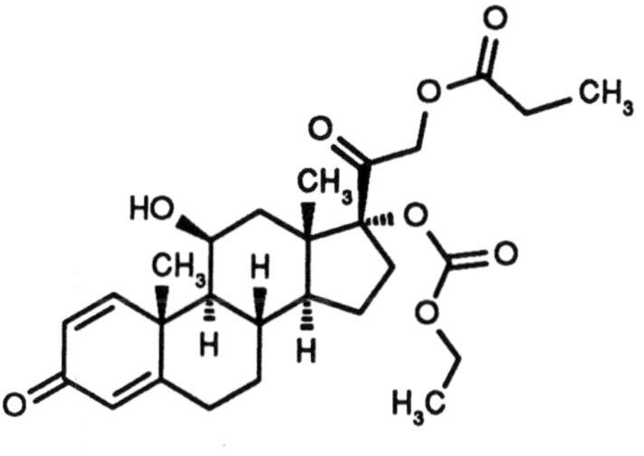

$C_{27}H_{36}O_8$

Bei der Metabolisierung von Prednicarbat entfallen 66% auf die beiden Hauptmetaboliten 20-Dihydroxyprednisolon und 6-β-Hydroxy-20-dihydroprednisolon. Vergleichsuntersuchungen mit Prednisolon zeigten, daß der Metabolismus von Prednicarbat in wesentlichen Teilen dem Prednisolon-Metabolismus entspricht[1].

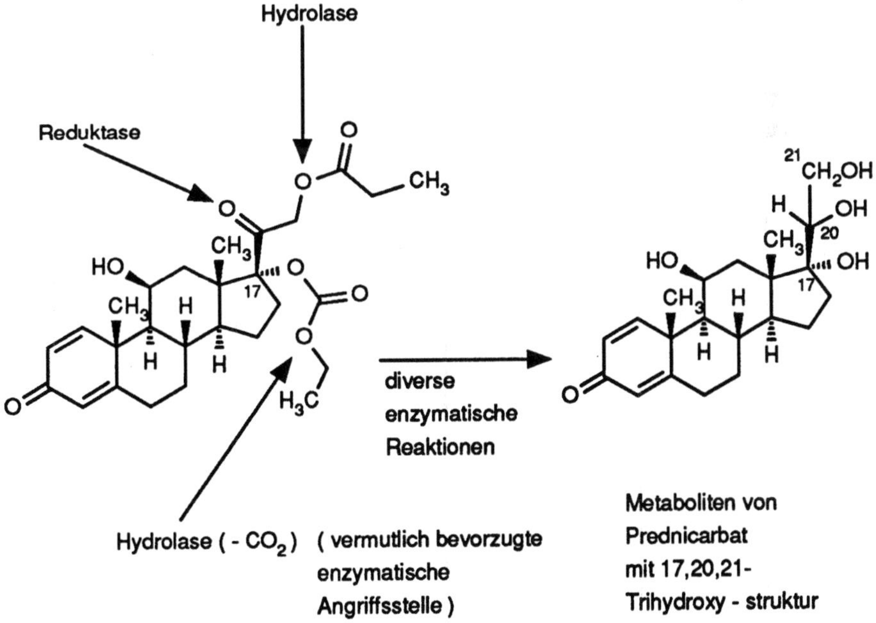

Hydrolase

Reduktase

diverse enzymatische Reaktionen

Hydrolase (- CO_2) (vermutlich bevorzugte enzymatische Angriffsstelle)

Metaboliten von Prednicarbat mit 17,20,21-Trihydroxy - struktur

In Salbengrundlage verarbeitetes radioaktiv markiertes Prednicarbat ergab nach 6stündiger Einwirkung auf die Haut eine Resorptionsrate von etwas mehr als 0,1%[2]. Transdermale Resorptionsuntersuchungen führten bei intakter und geschädigter Schweinehaut zu Blutspiegeln, die lediglich im Bereich der Nachweisgrenze lagen.

Nach subcutaner Verabreichung von 1 mg ^{14}C-Prednicarbat/kg KG treten bei Ratten maximale Blutspiegel zwischen 1 und 6 h auf. Die Halbwertszeit liegt zwischen 15 und 19 h. Die Ausscheidung wurde über einen Zeitraum von 7 Tagen gemessen. Sie erfolgte zu 66% mit den Faeces, der renale Anteil betrug 31%.

1. Kellner, H.-M., Eckert, H. G., Fehlhaber, H. W., Hornke, I., Oekonomopulos, R. (1986), Z. Hautkr. 61, Suppl. 1, 18.
2. Hiernickel, H. (1985), Brit. J. Derm. 112, 299.

Prednyliden 599-33-7 Antiphlogistisch und antiallergisch wirksames Glucocorticoid

---

11β,17,21-Trihydroxy-16-methylen-1,4-pregnadien-3,20-dion
16-Methylenprednisolon

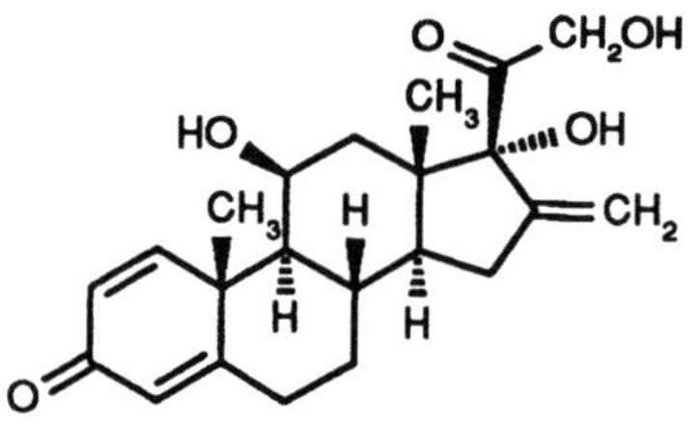

$C_{22}H_{28}O$

7,6% des injizierten Steroids werden unverändert als freies Prednyliden im Urin gefunden. Neben der Ausgangsverbindung und dem aufgefundenen Metaboliten 16-Methylenprednison (2,6% der injizierten Dosis) wurden in den Urinextrakten von Menschen noch 7 weitere Abbauprodukte erfaßt, die sich jedoch nicht identifizieren ließen[1]. Aus der Plasmakonzentration ließ sich eine biologische Halbwertszeit von 161 ± 32 min errechnen[1]. Nach peroraler Verabreichung des Hormons wurde bei 3 Versuchspersonen die maximale Plasmakonzentration von 1,1–1,7% der applizierten Dosis/1000 ml Plasma nach 120–200 min erreicht. Im Urin werden in den ersten 24 h nach intravenöser Verabreichung von Prednyliden im Mittel 90,7% der injizierten Aktivität des ^{14}C-markierten Wirkstoffs ausgeschieden, nach peroraler Gabe sind es im Mittel 86%. Die Ausscheidung von unveresterten radioaktiven Steroiden ist mit im Mittel 26% der injizierten Dosis relativ groß [1].

1. Raith, L., Karl, H. J. (1966), Klin. Wschr. 44, 298.

Procain	59-46-1	Lokalanästheticum, Analgeticum, Geriatricum

2-Diethylaminoethyl-4-aminobenzoat
Procaini hydrochloridum (DAB 9)

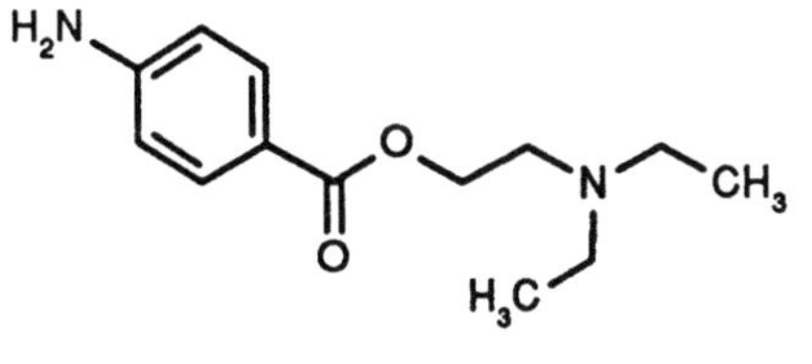

$C_{13}H_{20}N_2O_2$

Die Biotransformation des Procains - zugleich als Beispiel für die Inaktivierung eines Lokalanästheticums vom Estertyp - läßt sich wie folgt darstellen:

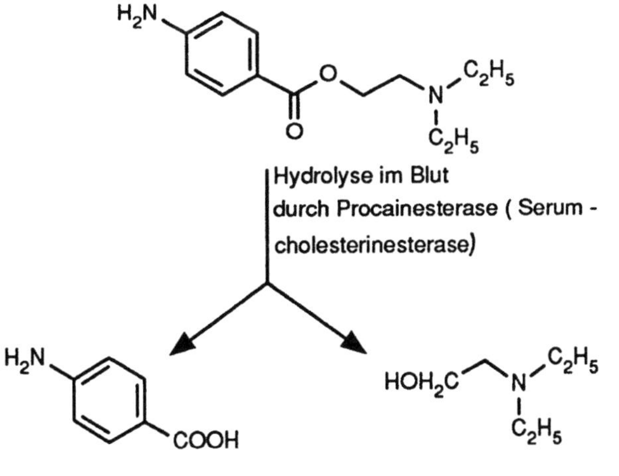

Hydrolyse im Blut durch Procainesterase (Serum - cholesterinesterase)

p - Aminobenzoesäure

Diethylaminoethanol

Wesentlicher Schritt der Metabolisierung ist die hydrolytische Spaltung des Moleküls, die überwiegend im Blut vergleichsweise rasch abläuft, denn die Biotransformation des Procains ist z. B. 4mal größer als die des Tetracains, was u. a. Konsequenzen für die Wirkungsintensität und Wirkungsdauer hat. Die Inaktivierung der Lokalanästhetica vom Estertyp kann durch eine genetisch bedingte Atypie der die Hydrolyse katalysierenden Serum- oder Pseudocholinesterase (bei 4% der mitteleuropäischen Bevölkerung) beeinträchtigt sein, was sich u. a. in einer verstärkten systemischen Toxizität äußern würde[1]. Die beim Abbau von Procain entstehende p-Aminobenzoesäure wird mit Glycin konjugiert, methyliert oder unverändert mit dem Urin ausgeschieden. Annähernd 25% des Diethylaminoethanols werden unverändert mit dem Urin eliminiert. Der Rest wird metabolisiert, der genaue Mechanismus ist nicht bekannt[2]. Tierexperimentelle Untersuchungen zeigten, daß es durch vorangehende Phenobarbital-Applikation zu einer Fermentvermehrung kommt (Anwachsen des mikrosomalen Cytochrom-P_{450}-Gehalts bis auf das 4fache), was wiederum zu einem Anstieg der maximalen Geschwindigkeit der Procain-Hydrolyse bis auf das 7fache bei gleichbleibender Michaelis-Konstante führt[3]. Die Eliminationsgeschwindigkeit für Procain beträgt etwa 1 mg/kg KG/h[4].
Die Proteinbindung wird mit 5,8% (ermittelt bei Nervenhomogenaten) angegeben[1]
Der therapeutische Plasmaspiegel von Procain in Humanplasma beträgt 0,0–2,7 µg/ml. Für die toxischen und letalen Plasmaspiegel von Procain in Humanserum finden sich keine Angaben[5].

1. Karzel, K. (1981), Dtsch. Apoth. Ztg. 121, 151.
2. Adriani, J. (1958), Klin. Wochenschr. 36, 501.
3. Remmer, H., Siegert, M., Merker, H.-J. (1963/64), Arch. Exp. Path. Pharmakol. 246, 58.
4. Estler, C.-J. (1986), Med. Mo. Pharm. 9, 197.
5. Pentz, R., Strubelt, O., Gehlhoff, C. (1979), Dtsch. Ärztebl. 76, 2815.

Procainamid 51-06-9 Antiarrhythmicum

4-Amino-N-2-(diethylamino)ethylbenzamid

H_2N NH N CH_3 O H_3C

$C_{13}H_{21}N_3O$

Nach Verabreichung von 15 mg/kg KG ^{14}C-Procainamid an Hunde erscheinen 50-67% der ausgeschiedenen Radioaktivität im Urin als unveränderter Wirkstoff. Daneben treten 4 Abbauprodukte auf. Der Hauptmetabolit zeigt eine Veränderung an der aromatischen Aminogruppe.
Bei Rhesusaffen, ebenfalls mit 15 mg/kg KG ^{14}C-Procainamid behandelt, erscheinen 22-49% der ausgeschiedenen Radioaktivität im Urin als unverändertes Pharmakon. Hier treten nur 2 Metaboliten auf. Ein Metabolit ist das N-Acetylprocainamid, das in einer Konzentration von 18%, bezogen auf die applizierte Dosis, eliminiert wird; dieser Metabolit erscheint jedoch nicht im Hundeurin. Dementsprechend läßt sich auch der Hauptmetabolit des Hundeurins nicht im Affenurin finden. Weder p-Aminobenzoesäure noch ihr N-Acetyl-Derivat lassen sich im Urin des Hundes nachweisen[1)].
Beim Vergleich korrespondierender Ester und Amide, wie z. B. Procain und Procainamid, zeigen die Amide eine deutlich langsamere Inaktivierung. Dies ist einer der Gründe dafür, daß bei der Behandlung von Herzrhythmusstörungen das ursprünglich verwendete Procain durch Procainamid verdrängt worden ist, weil eine möglichst konstante Wirkstoffkonzentration im systemischen Kreislauf angestrebt wird[2)]. Vom Hund werden nach peroraler Gabe von 15 mg/kg KG innerhalb von 6 Tagen 92,6% mit dem Urin und 1,2% mit den Faeces ausgeschieden. Nach intravenöser Applikation des Präparates bei einem Hund und einem Affen wurden 89 bzw. 82% der Dosis innerhalb von 7 h mit dem Urin ausgeschieden, 1-2% der Dosis mit der Galle. Die Ausscheidungskinetik der Radioaktivität ist beim Hund durchweg erster Ordnung mit einer Halbwertszeit von 2,0 h in Plasma und Urin. Andererseits ist die Ausscheidung beim Affen biphasisch[1)]. Die a) therapeutischen und b) toxischen Plasmaspiegel von Procainamid in Humanplasma betragen a) 4-6 µg/ml und für b) ab 10 µg/ml. Für den letalen Plasmaspiegel von Procainamid in Humanplasma findet sich keine Angabe[3)].

1. Dreyfuss, J., Ross, J. J., Schreiber, E. C. (1971), Arzneim.Forsch. 21, 948.
2. Karzel, K. (1981), Dtsch. Apoth. Ztg. 121, 151.
3. Pentz, R., Strubelt, O., Gehlhoff, C. (1979), Dtsch. Ärztebl. 76, 2815.

Promethazin	60-87-7	Antihistaminicum, Sedativum

10-(2-Dimethylaminopropyl)phenothiazin
Promethazini hydrochloridum (DAB 9)

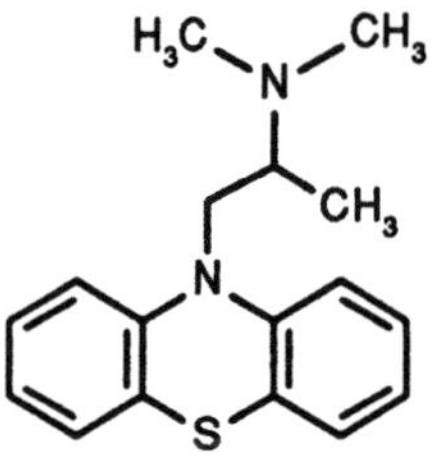

$C_{17}H_{20}N_2S$

In vitro Experimente zur Metabolisierung von Promethazin (1) und seiner N-desalkylierten Verbindungen 2 und 3 mit Hilfe von Kaninchenleberhomogenaten ergaben neben N-Desalkylierung und Ringhydroxylierung auch N-Oxidation zum N-Oxid (4) bzw. zum Hydroxylamin (5). Letzteres kann beim Aufarbeiten der Ansätze zum Nitron (6) weiterreagieren[1] (s. S. 469).

Innerhalb von 72 h werden nur 0,2% der applizierten Dosis unverändert ausgeschieden[2]. Eine orale 30-mg-Dosis führt beim Menschen nach 2 h zu einem Plasmaspiegel von 0,011 μg/ml mit einem Abfall auf 0,005 μg/ml nach 12 h[2]. Eine orale 50-mg-Dosis führte bei 2 Versuchspersonen zu Serumwerten von 0,008 und 0,023 μg/ml nach 3 h, abfallend auf 0,003 bzw. 0,004 μg/ml nach 12 h[3]. Die Eliminationshalbwertszeit wurde mit 4–7 h bestimmt[4].

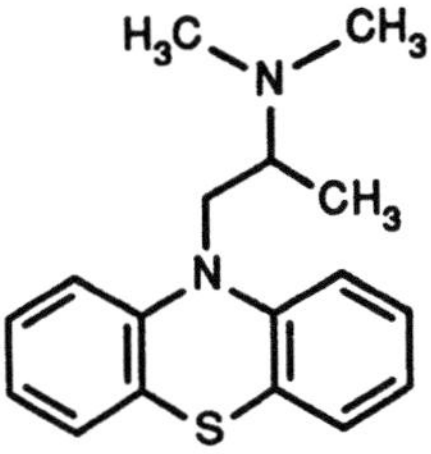

1

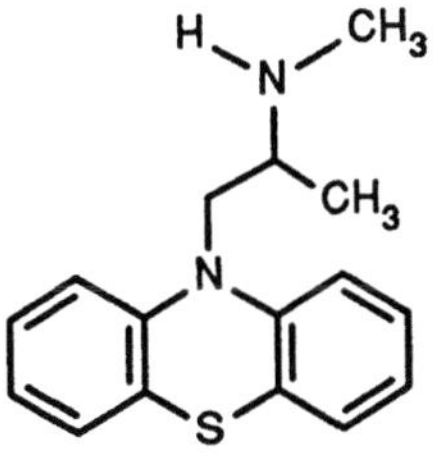

2

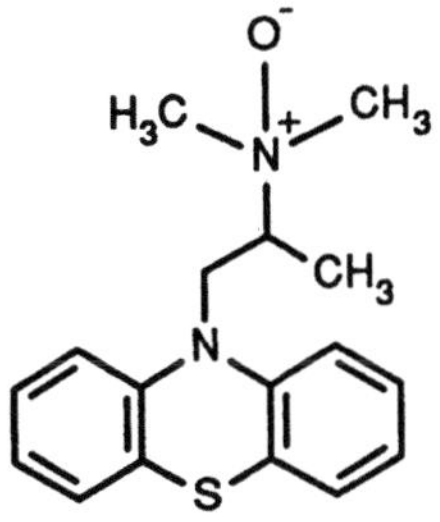

4

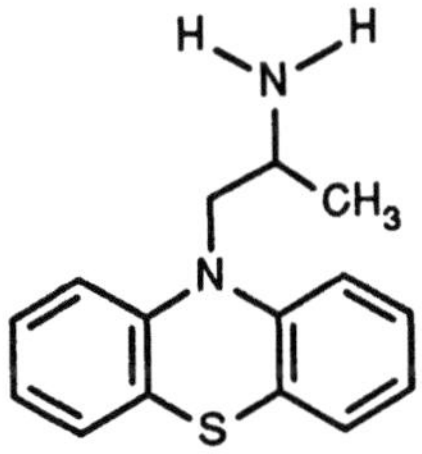

3

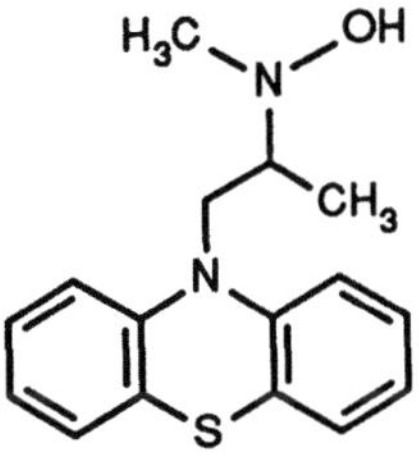

5

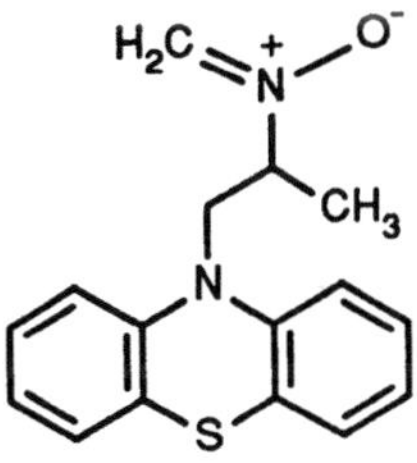

6

1. Clement, B., Beckett, A. H. (1980), Pharm. Ztg. 125, 1797.
2. Taylor, G., Calvert, R., Houston, J. B. (1979), Anal. Lett. 12, 1435.
3. Wallace, J. E., Shimek, E. L., Harris, S. C., Stavchansky, S. (1981), Clin. Chem. 27, 253.
4. Quinn, J., Calvert, R. (1976), J. Pharm. Pharmacol. 28, 59 P.

Propafenon 54063-53-5 Antiarrhythmicum

2′-[2-Hydroxy-3-(propylamino)propoxy]-3-phenylpropiophenon

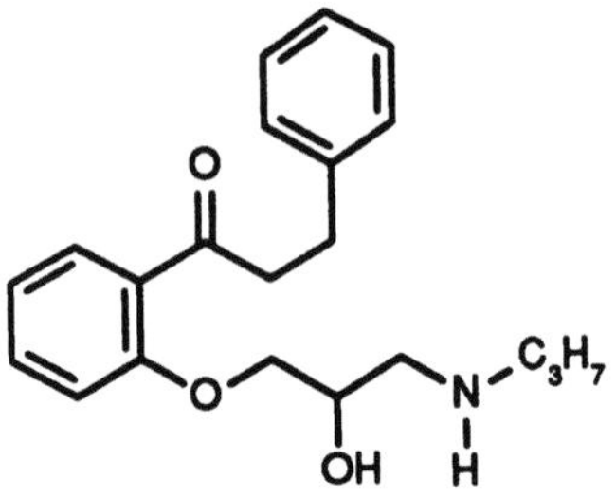

$C_{21}H_{27}NO_3$

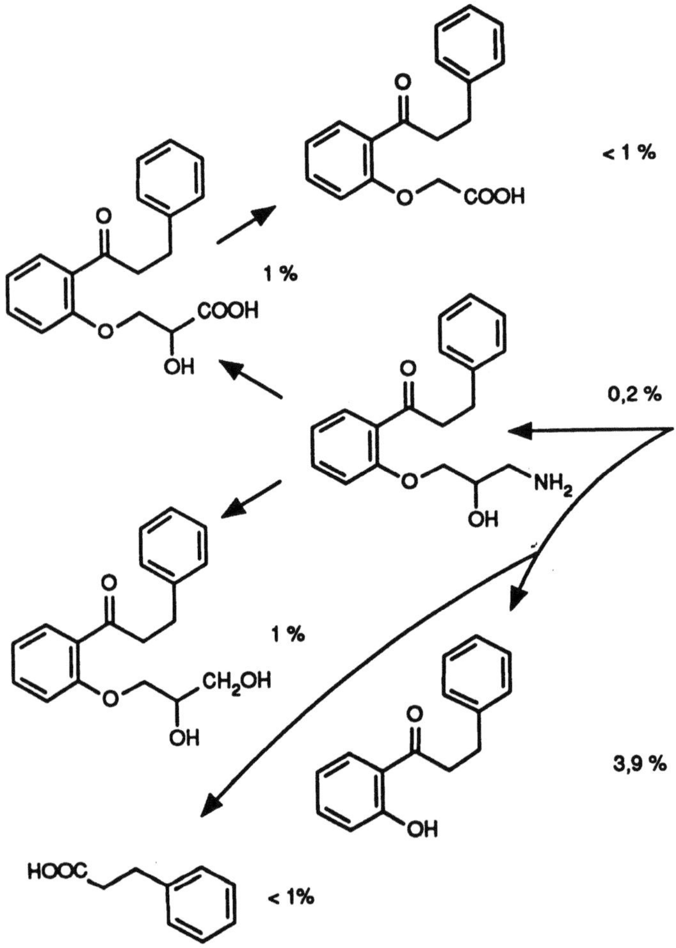

Wie Untersuchungen an Hunden zeigten[1,2] wird Propafenon intensiv metabolisiert. Weniger als 1% der Dosis werden als unveränderte Substanz in Urin und Galle wiedergefunden. Die Metaboliten werden fast ausschließlich konjugiert mit Urin und Galle ausgeschieden. Es dominiert mit über 30% der Dosis das Propafenon-Glucuronid, gefolgt von Glucuronsäure- und Schwefelsäurekonjugaten von hydroxylierten Propafenon-Derivaten. 5-Hydroxypropafenon als ein im mittleren aromatischen Ring hydroxyliertes Propafenon-Derivat und ein im ω-Phenyl-Ring hydroxyliertes Derivat machen jeweils etwa 15% der Dosis aus. Es ergibt sich folgendes Metabolitenchema für den Hund:

Glucuronid / Sulfat 0,8 %

Glucuronid / Sulfat 15 %

Glucuronid 30%

Glucuronid / Sulfat 15%

Glucuronid / Sulfat

Für den Menschen ergibt sich folgendes Metabolitenbild, zunächst schematisch dargestellt:

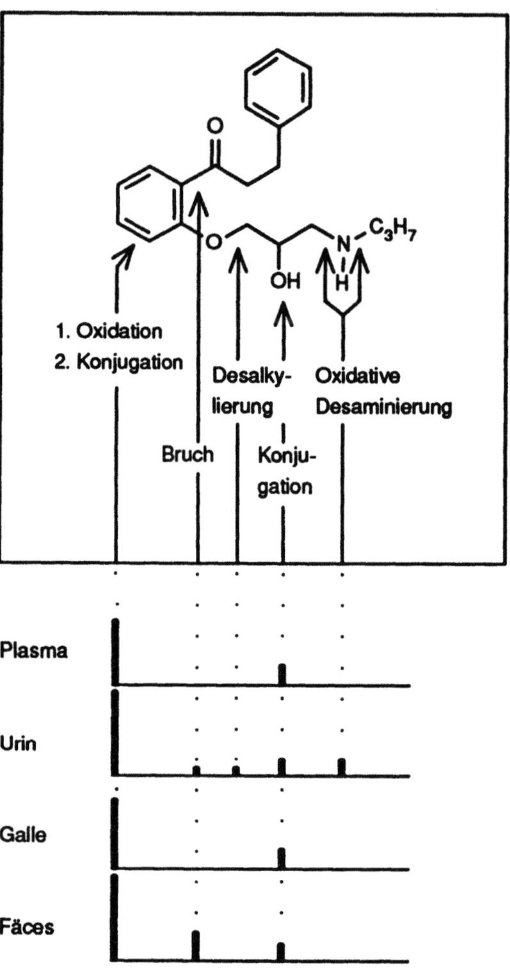

Hauptmetaboliten sind die am mittleren Phenyl-Ring hydroxylierten und konjugierten Verbindungen[3]:

Folgende Metaboliten werden vom Menschen vorzugsweise unkonjugiert in sehr geringen Konzentrationen ausgeschieden[3]:

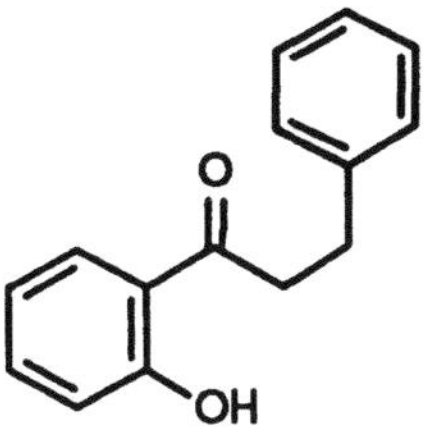

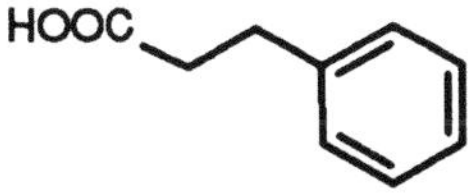

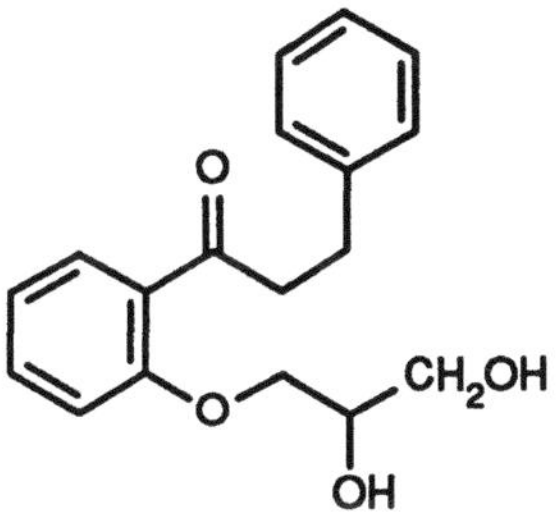

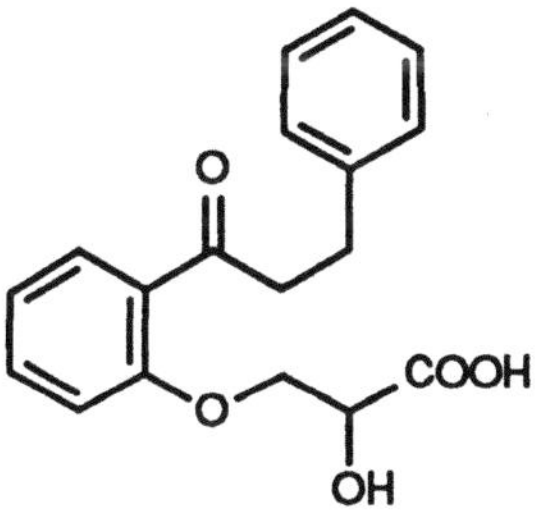

Auf die hydroxylierten Hauptmetaboliten entfallen mehr als 80% der Dosis in Plasma, Urin, Galle und Faeces. Nur 10% der ausgeschiedenen Dosis entfallen auf freie, unkonjugierte Metaboliten. Beim Propafenon kommt es zur Konjugation mit Glucuronsäure über die Alkohol-Gruppe des Moleküls. Hauptmetabolit ist das 5-Hydroxypropafenon mit einer OH-Gruppe in p-Stellung zum Ether-O-Atom. Er hat ebenfalls eine antiarrhythmische Wirkung. Seine Pharmakologie ist relativ eingehend beschrieben worden[4]. Das auftretende Mengenverhältnis des Metaboliten 5-Hydroxypropafenon zu Hydroxymethoxypropafenon und zu Propafenon ist 3:2:1. Der zur Bildung der 3-Phenylpropionsäure führende Mechanismus ist unklar. Die Tatsache, daß dieser Metabolit vorzugsweise in den Faeces gefunden wird und nur in zu vernachlässigenden

Mengen im Urin, deutet darauf hin, daß er nicht in der Leber, sondern durch Intestinaltraktbakterien gebildet wird[3]).

Drei h nach einmaliger oraler Gabe von 600 mg Propafenon zeigt sich das Maximum der Plasmakonzentration von etwa 0,6 µg/ml. Von der 3.–7. h fällt die Wirkstoffkonzentration nur wenig ab, 10 h nach Verabreichung ist der Propafenon-Spiegel ungefähr auf die Hälfte des Maximalwerts abgefallen. Bei länger dauernder Applikation tritt am 3. Tag eine Propafenon-Konzentration auf, die im Mittel über dem Maximalwert des 1. Tages liegt, mit Werten von 0,78 ± 0,14 µg/ml bei den Patienten, die am 3. Tag völlig extrasystolenfrei waren und von 0,35 ± 0,07 µg/ml bei den Patienten, die noch Extrasystolen aufwiesen. Bei der intravenösen Therapie waren die interindividuellen Plasmakonzentrationsschwankungen noch ausgeprägter als bei der oralen Medikation. Sie lagen zwischen 0,4–10,0 µg/ml[5]).

Untersuchungen zur Organverteilung ergaben, daß im menschlichen Lungengewebe die Propafenon-Konzentration am höchsten ist. Die zweithöchste Konzentration findet sich im Leberparenchym; etwas niedrigere Konzentrationen finden sich im Herzmuskel und der Niere. Die Skelettmuskulatur zeigte einen noch niedrigeren Propafenon-Gehalt. Im Fettgewebe wurde in 2 Fällen kein Propafenon nachgewiesen[5]).

Die interindividuelle Schwankungsbreite kommt in der Eliminationshalbwertszeit zum Ausdruck; etwa 6 h mit einem Bereich von 2,4–11,8 h, bei einer Steady-state-Dosierung von täglich 900 mg und Plasmakonzentrationen von durchschnittlich 1,00 µg/ml mit einem Bereich von 0,48–1,82 µg/ml[6]). Die Plasmaproteinbindung beträgt >95%[3]).

57% der applizierten Dosis werden innerhalb von 55 h mit den Faeces ausgeschieden, 38% über den Urin. Die Ausscheidung insgesamt erfolgt relativ rasch. Insgesamt werden 77% innerhalb von 30 h nach der Verabreichung und 91% innerhalb von 48 h eliminiert[3]).

1. Hege, H. G., Lietz, H., Weymann, J. (1984), Arzneim.Forsch. 34 (II), 972.
2. Hege, H. G., Lietz, H., Weymann, J. (1986), Arzneim.Forsch. 36 (I), 467.
3. Hollmann, M., Hege, H. G., Brode, E., Bühler, V., Hotz, D., Kaumeier, S., Kehrhahn, O. H., Lietz, H., Schwarz, J. A., Stieren, B., Weymann, J. in Cardiac Arrhythmias, Ed. Schlepper, M., Olsson, B (1983), Springer-Verlag Berlin Heidelberg New York.
4. v. Philipsborn, G., Gries, J., Hofmann, H. P., Kreiskott, H., Kretzschmar, R., Müller, C. D., Raschack, M., Teschendorf, H. J. (1984), Arzneim.Forsch. 34 (II), 1489.
5. Blanke H., Aschbrenner, B., Karsch, K. R., Kreuzer, H. (1979), Dtsch. Med. Wochenschr. 104, 587.
6. Connolly, St. J., Kates, R. E., Lebsack, C. S., Harrison, D. C., Winkle, R. A. (1983), Circulation 68, 589.

Propallylonal 545-93-7 Hypnoticum, Sedativum

5-(2-Bromallyl)-5-isopropylbarbitursäure
Ibomalum

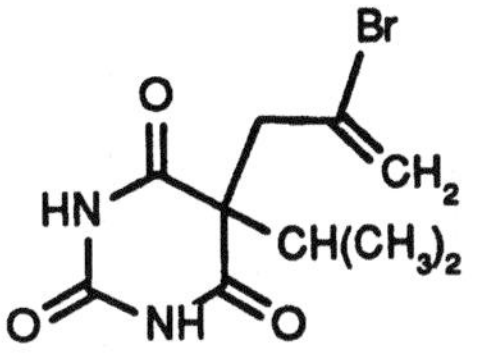

Br
O
CH2
HN
CH(CH3)2
O NH O

$C_{10}H_{13}BrN_2O_3$

Als erstes Barbituratabbauprodukt überhaupt wurde nach Verabreichung von Propallylonal aus dem Urin von Menschen die 5-Acetonyl-5-isopropylbarbitursäure (1) identifiziert[1)]. Spätere Untersuchungen bestätigten diesen Befund[2,3)]. Weitere Untersuchungen[4)] galten insbesondere dem Ziel, konjugierte Metaboliten zu identifizieren. Nach Gabe von jeweils 400 mg des Wirkstoffs an gesunde Versuchspersonen konnten neben dem unveränderten Pharmakon 6 Metaboliten im Urin nachgewiesen werden, an erster Stelle der schon bekannte Hauptmetabolit 1. Die Verbindungen 2-6 waren nur nach enzymatischer Hydrolyse nachweisbar, liegen also nur in konjugierter Form vor. Sie repräsentieren weniger als 5% der applizierten Dosis. Der Hauptmetabolisierungsweg ist die Hydrolyse der β-Bromallyl-Seitengruppe zu einer Acetonyl-Funktion. Die Acetonyl-Funktion kann weiter zum entsprechenden Alkohol (2) reduziert werden. Wasserelimination führt dann zu Aprobarbital (4), das seinerseits partiell zum Aprobarbitalepoxid (3) oxidiert werden kann. Die Metaboliten 5 und 6 werden durch teilweisen und vollständigen Abbau der β-Bromallyl-Seitenkette gebildet (s. S. 476).

Propallylonal wird nach oraler Applikation der therapeutischen Dosis von 200 mg an Menschen in einer Menge von durchschnittlich 5,16% der ursprünglichen Verbindung innerhalb von 7 Tagen mit dem Urin eliminiert. Metabolit 1 wird hingegen 9 Tage lang in einer durchschnittlichen Menge von 20,49% der applizierten Dosis ausgeschieden. Die Vorbehandlung mit Phenobarbital bewirkt eine Enzyminduktion, die die Gesamtausscheidungsdauer von Propallylonal (5,07% in 2 Tagen) und seines Metaboliten 1 (20,00% in 3 Tagen) erheblich verkürzt, wobei die insgesamt ausgeschiedenen Mengen beider Verbindungen nahezu unverändert bleiben. Die biologische Halbwertszeit im Speichel wurde mit 2,7 h ermittelt[5)]. Die Plasmaproteinbindung, die durch Ultrafiltration bestimmt wurde, beträgt 63%. Konzentrationsbestimmungen von Propallylonal in Plasma und Vollblut ergaben eine Gleichverteilung zwischen Plasma und Erythrozyten[4)].

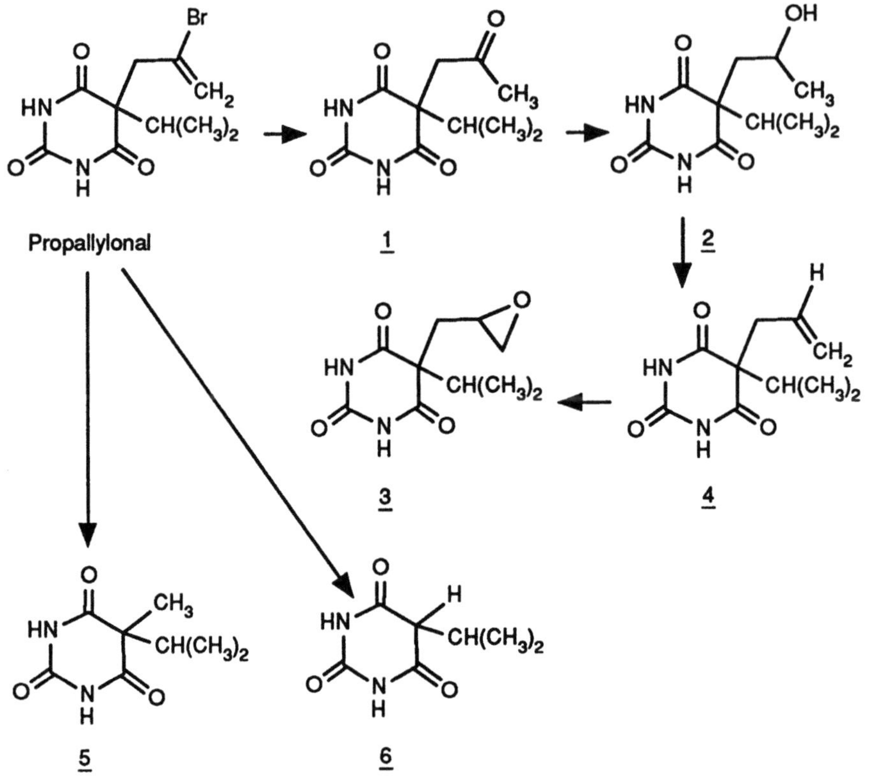

Propallylonal → 1 → 2 → 4 → 3

Propallylonal → 5

Propallylonal → 6

1. Halberkann, J., Reiche, F. (1927), Münchn. Med. Wochenschr. 74, 1450.
2. Duchstein, W.-D. (1980), Dissertation Freie Universität Berlin, Fachbereich Pharmazie.
3. Arnold, W., Püschel, K. (1982): Entwicklung und Fortschritte der Forensischen Chemie, Beitrag von K.-H. Beyer, S. 307, Verlag Dr. D. Helm, Heppenheim.
4. Köppel, C., Tenczer, J., Beyer, K.-H. (1985), Arzneim. Forsch. 35 (II), 1334.
5. Beyer, K.-H., Duchstein, W.-D. (1981), Dtsch. Apoth. Ztg. 121, 2308.

Propanidid 1421-14-3 Kurznarcoticum

Propyl-4-(diethylcarbamoylmethoxy)-3-methoxyphenylacetat

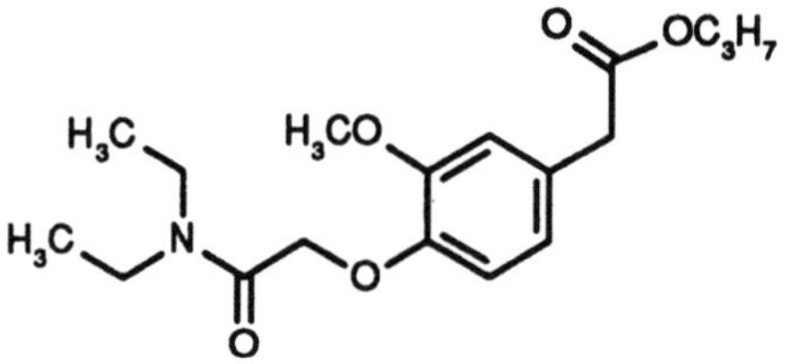

$C_{18}H_{27}NO_5$

Dieses Pharmakon bietet unter Berücksichtigung seiner Konstitution mehrere Abbaumöglichkeiten[1]:

- Spaltung der Ester-Bindung,
- Desethylierung,
- Desmethylierung,
- Abspaltung der Diethylamido-Gruppe,
- Hydroxylierung des Benzol-Kerns.

Wegen der Kürze der Narkosedauer (3-5 min bei Erwachsenen) war zunächst die Möglichkeit einer überwiegend enzymatischen Ester-Spaltung postuliert worden, da nur dabei derart schnelle Reaktionsabläufe in ähnlichen Fällen zu beobachten waren. Als Reaktionsprodukt müßte dabei die 3-Methoxy-4-(N,N-diethylcarbamoylmethoxyphenylessigsäure (1) entstehen, die tatsächlich keine pharmakologische Wirkung besitzt[2].

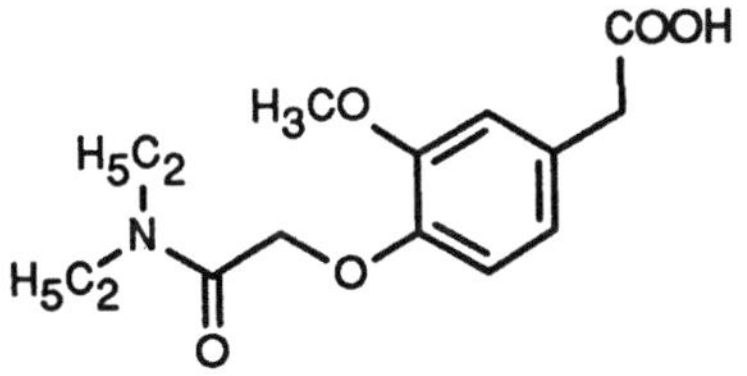

COOH
H_3CO
H_5C_2
N
H_5C_2
O
O

1

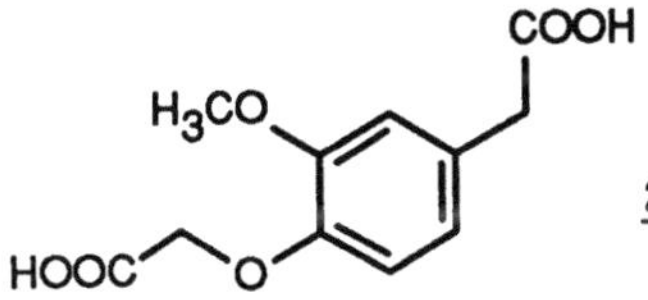

COOH
H_3CO
HOOC
O

2

Manometrische Messungen der Ester-Spaltung haben gezeigt, daß Blutplasma von Menschen sowie die Leber von Menschen und allen untersuchten Versuchstieren (Hund, Ratte, Kaninchen, Katze) in der Lage ist, Propanidid schnell abzubauen, offenbar durch Spaltung der Ester-Bindung. Hinsichtlich der Geschwindigkeit des Abbaus unterscheiden sich die Versuchstiere untereinander und gegenüber dem Menschen erheblich. Die Ester-Spaltung ist die entscheidende Reaktion bei der Inaktivierung des Propanidids, wie auch Versuche mit ^{14}C-markiertem Wirkstoff bei Ratten ergaben[3]. Nach intravenöser Injektion von 50 mg/kg KG konnte der unveränderte Wirkstoff im Urin nicht mehr nachgewiesen werden. 98% der ausgeschiedenen Aktivität wurden als Metabolit 1 eliminiert, 2% in Form des folgenden Metaboliten (2), bei dem also zusätzlich die Diethylamido-Gruppe abgespalten worden war. Da weniger als 0,1% der verabreichten Aktivität in Form von CO_2 von den Tieren abgeatmet wurde, kann ein tiefgreifender Abbau des Moleküls ausgeschlossen werden.

Die Ausscheidung der an die Tiere applizierten Aktivität erfolgt zu 94-97% renal und zu 3-6% fäkal. Die Ausscheidungsgeschwindigkeit ist groß. Nach 2 h sind bereits etwa 90% eliminiert, nach 4-5 h ist die renale Ausscheidung fast abgeschlossen. Der weitaus größte Teil der applizierten Aktivität wird mit einer biologischen Halbwertszeit von 40 min ausgeschieden.

1. Horatz, K., Frey, R., Zindler, M. (1965): Die intravenöse Kurznarkose mit dem neuen Phenylessigsäurederivat Propanidid (Epontol), Springer-Verlag Berlin, Heidelberg, New York, S. 61-77.
2. Horatz, K., Frey, R., Zindler, M. (1965): Die intravenöse Kurznarkose mit dem neuen Phenylessigsäurederivat Propanidid (Epontol), Springer-Verlag Berlin, Heidelberg, New York, S. 17.
3. Horatz, K., Frey, R., Zindler, M. (1965): Die intravenöse Kurznarkose mit dem neuen Phenylessigsäurederivat Propanidid (Epontol), Springer-Verlag Berlin, Heidelberg, New York, S. 78.

Propiram	15686-91-6	Analgeticum
Propiramfumarat	13717-04-9	

N-(1-Methyl-2-piperidinoethyl)-N-(2-pyridylpropionamid)

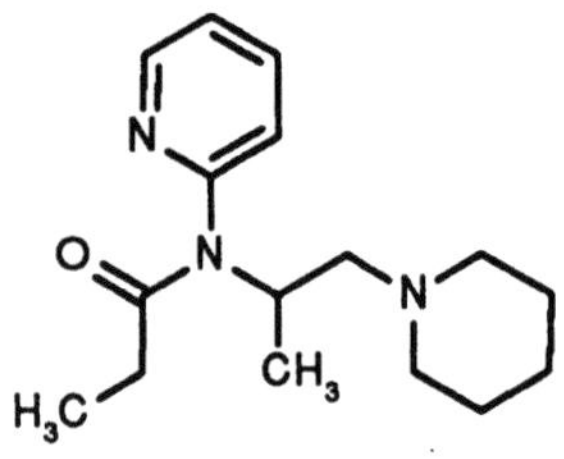

$C_{16}H_{25}N_3O$

Erste Untersuchungen wurden an Harn und Galle von Ratten nach intravenöser und peroraler Applikation durchgeführt. Durch zweidimensionale Chromatographie konnten im Harn mehr als 20 Verbindungen nachgewiesen werden. *In vitro* Untersuchungen an Rattenlebermikrosomen ergaben, daß Propiram bereits ohne Enzyminduktion in erheblichem Umfang (zu 60–70%) metabolisiert wird, verstärkt nach Induktion durch Phenobarbital[1]. Isolieren und identifizieren ließen sich dabei N-[1-Methyl-2-(1″-piperid-2″-onyl)ether]-N-2′-pyridyl-propanamid (3) sowie N-[2-(2′-Pyridylamino)propyl]-propanamid (6). Hauptmetabolit ist die N-Propionyl-N-2-(2′-pyridylamino)propyl-5-aminopentansäure (5).
Für die *in vitro* Biotransformation von Propiram durch Rattenlebermikrosomen wird der nachstehend beschriebene Abbauweg vorgeschlagen[1]:

Danach entsteht aus dem Halbaminal (2) zunächst der offenkettige Aldehyd (2 a), der nach Oxidation zur Aminosäure (4) zum Lactam (3) cyclisiert, während der aus Verbindung 4 umacylierte Metabolit 5 in vitro nicht gefunden, sondern nur dessen vermutliches Folgeprodukt (6) nachgewiesen werden konnte[1]. Bei *in vivo* Ausscheidungsuntersuchungen an Rattenharn ließen sich das Propanamid (6) und der Metabolit 5 nachweisen, während das Propiram-N-Oxid nicht gefunden werden konnte[1].

Das Ausmaß der Metabolisierung ist von der Art der Applikation abhängig. Nach oraler Gabe werden im Durchschnitt 10% der Radioaktivität unverändert renal ausgeschieden gegenüber 34% nach intravenöser Gabe. Beim Hauptmetaboliten liegen die Verhältnisse umgekehrt, nämlich 26% nach oraler und 19% nach intravenöser Gabe.

Die Verteilung in das Gewebe geschieht sehr schnell. Von der nach intravenöser Applikation verabreichten Aktivität (bei der Ratte) wurden innerhalb von 45 min bis zu 15% in der Leber und bis zu 4,3% in der Niere gefunden. Im Gehirn und im Liquor cerebrospinalis wurden nur geringe Konzentrationen ohne eine lokale Anreicherung ermittelt[2)]. Die renale Elimination war bei Ratten nach 10 h praktisch beendet. Nach intravenöser Gabe wurden 65%, nach oraler Gabe 53% über den Urin ausgeschieden. Bei Hunden lagen die renalen Ausscheidungen zwischen 80 und 90% der applizierten Aktivität.

1. Wolf, M. (1984), Dissertation, Universität Heidelberg.
2. Duhm, B., Maul, W. (1978), Drug Res. 11, 21.

Propranolol 525-66-6 β-Rezeptorenblocker
als HCl: 318-98-9

1-Isopropylamino-3-(1-naphthyloxy)-2-propanolol

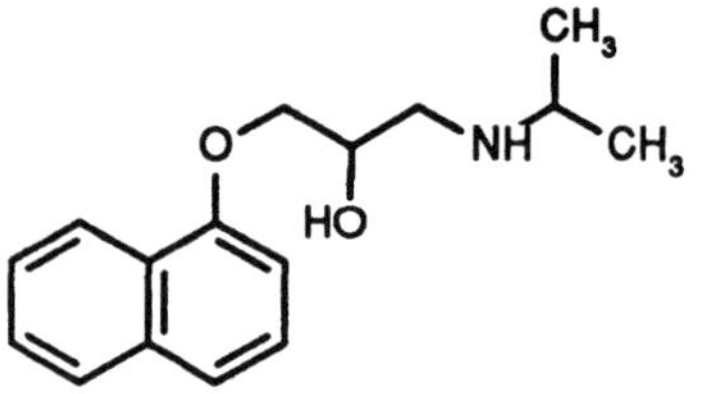

$C_{16}H_{21}NO_2$

Propranolol ist gekennzeichnet durch eine sehr hohe Extraktionsrate durch die Leber, die sich auf die Kinetik in 2facher Hinsicht auswirkt: 1. Die Elimination aus dem Plasma, d. h. in diesem Fall ist die Metabolisierung stark abhängig von der Leberdurchblutung; 2. Dieser β-Rezeptorenblocker besitzt einen First-pass-Effekt, d. h. ein großer Teil der Dosis wird trotz kompletter Resorption bereits bei der ersten Passage durch die Leber dem Kreislauf entzogen und metabolisiert[1)]. Es kommt insbesondere zur Bildung von am Naphthalin-Ringsystem hydroxylierten Verbindungen und solchen, die in der Seitenkette verändert werden[2)]. Nur eine dieser Verbindungen, das 4-Hydroxypropranolol, weist ebenfalls β-blockierende Eigenschaften auf. Auf Grund seiner kurzen Halbwertszeit und der geringen Plasmakonzentration ist jedoch seine therapeutische Relevanz fraglich. 4-Hydroxypropranolol wird im Urin als Sulfat ausgeschieden und ist beim Menschen und Hund ein Hauptmetabolit[3)].

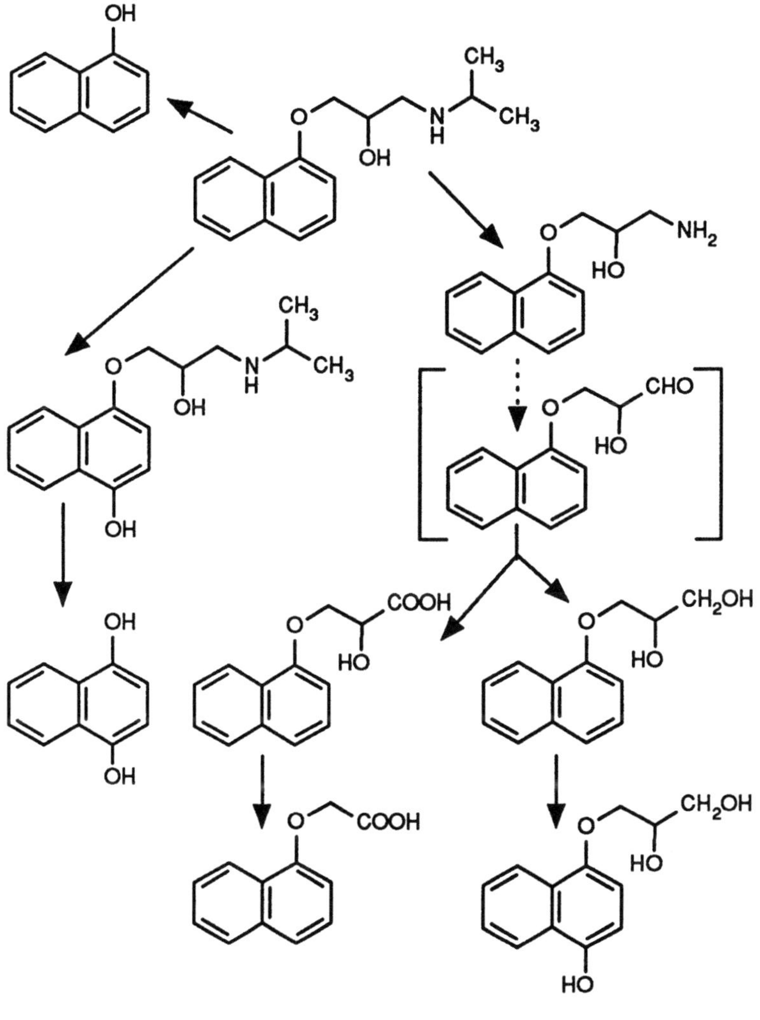

Die Urinausscheidung an unveränderter Substanz beträgt weniger als 1% der Dosis.
Nach oraler Gabe des Präparats Dociton wird sowohl bei akuter als auch chronischer Gabe nach etwa 2 h der maximale Blutspiegel erreicht. Durch die Einnahme nach einer Mahlzeit wird die Bioverfügbarkeit gegenüber der Einnahme im nüchternen Zustand wesentlich gesteigert[4)]. Der Wirkstoff wird zu mehr als 90% an Serumproteine gebunden, hiervon zu etwa 60% an Serumalbumin[5,6)]. Die pharmakokinetische Halbwertszeit beträgt 4-6 h, die pharmakologische etwa 10,5 h. Arzneistoffkinetik und Bioverfügbarkeit sind eingehend beschrieben[7)].

1. Gugler, R., Bodem, G., Dengler, H. J. (1976), Verh. Dtsch. Ges. Inn. Med., 82. Kongreß, Teil II, 1689.
2. Kümmerle, H. P., Garrett, E. R., Spitzy, K. H. (1976): Klin. Pharmakologie u. Pharmakotherapie, Verlag Urban & Schwarzenberg, München, S. 202.
3. Walle, T., Walle, U. K., Knapp, D. R., Conradi, E. C., Bargar, E. M. (1983), Drug Metab. Dispos. 11, 344.
4. Frömming, K.-H., Mehnert, W. (1981), Inf. Arzt 9, 4.
5. Johnsson, G., Regardh, C.-G. (1976), Clin. Pharmacokin. 1, 233.
6. Kornhauser, D. M., Wood, A. J. J., Vestal, R. E., Wilkinson, G. R., Branch, R. A., Shand, D. G. (1978), Clin. Pharmacol. Ther. 23, 165.
7. Gröning, R. (1986), Dtsch. Apoth. Ztg. 126, 526.

Propyphenazon	479-92-5	Analgeticum, Antipyreticum, Antiphlogisticum

2,3-Dihydro-4-isopropyl-1,5-dimethyl-2-phenyl-1H-pyrazol-3-on

CH3
H3C
CH3
O
N
N−CH3

$C_{14}H_{18}N_2O$

Erste Untersuchungen über den Metabolismus ergaben, daß das Enolglucuronid des N-Desmethylisopropylphenazons als Hauptmetabolit im Urin von Ratten und Menschen auftritt und mehr als 80% der gesamten Ausscheidungsprodukte ausmacht[1].
Bei 6 weiteren aus dem Rattenurin isolierten Metaboliten fehlte jeweils die N-Methyl-Gruppe. Einige davon waren zusätzlich in der Isopropyl-Gruppe, der Phenyl-Gruppe oder in C4-Position oxidiert worden. Eine Studie zum Metabolismus von Propyphenazon beim Menschen führte zu folgendem Biotransformationsschema[2,3] (s. S. 483):

Dem vorstehenden Abbauschema ist zu entnehmen, daß der Hauptmetabolit N-Desmethylpropyphenazon (2) in einer weiteren Form, nämlich als am N-1-Phenyl-Ring in p-Stellung hydroxyliertes Derivat (4) vorkommt. Die Metaboliten 3 und 4 waren im Vergleich mit anderen Pyrazolinonen die ersten, bei denen eine Hydroxylierung des Substituenten in Position N1, nämlich des Phenyl-Rings, nachgewiesen werden konnte. Ein weiterer Punkt des Angriffs ist die C3-Methyl-Gruppe: Hier kommt es zur Bildung einer Hydroxymethyl-Gruppe

8

7 und dessen Glucuronid

6

5 und dessen Glucuronid

1

3 und dessen Glucuronid

2 und dessen Glucuronid

4 und dessen Glucuronid

(5). Die Metaboliten 6–8 sind gekennzeichnet durch oxidative Veränderungen der Isopropyl-Gruppe. Darüberhinaus kommt es in Phase II der Biotransformation zur Bildung von Glucuroniden bei den Verbindungen 2, 3, 4, 5 und 7.

1. Tateishi, M., Shimizu, H. (1976), Xenobiotica 6, 207.
2. Ehrenthal, W. (1979), Dissertation, Universität des Saarlandes, Medizinische Fakultät.
3. Ehrenthal, W., Pfleger, U., Pfleger, K. (1979), Naunyn-Schmiedeberg's Arch. Pharmacol., Suppl. Vol. 307, Nr. 33.

Ramifenazon 3615-24-5 Antirheumaticum, Antineuralgicum

Isopropylaminophenazon
4-Isopropylamino-2,3-dimethyl-1-phenyl-3-pyrazolin-5-on
Isopyrin

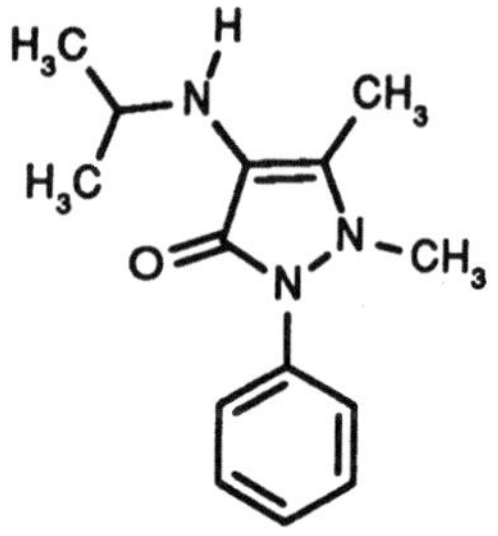

$C_{14}H_{19}N_3O$

Bei tierexperimentellen Untersuchungen (Ratten) waren nicht viel mehr als 3% der Ausscheidungsprodukte von Isopyrin zu identifizieren: etwa 1,5% wurden unverändert mit dem Urin ausgeschieden und durchschnittlich 1,9% in Form von 4-Aminophenazon und N-Acetyl-4-aminophenazon. Neben Rubazonsäure wurde die Existenz weiterer farbiger Stoffwechselprodukte nachgewiesen[1)]. Die Glucuronid-Ausscheidung der Ratte wurde nach intramuskulärer Gabe von 150 mg/kg KG Wirkstoff innerhalb von 24 h um 58% gesteigert.
In einer grundlegenden Biotransformationsstudie bei Menschen konnten im Urin neben unverändertem Wirkstoff 11 Metaboliten nachgewiesen werden, die durch N-Desalkylierung, Hydroxylierung und oxidative Desaminierung, z. T. gefolgt von Sulfat- bzw. Glucuronsäurekonjugation oder Acetylierung, gebildet werden[2)]. Die Untersuchungen ergaben folgendes Abbauschema (s. S. 485/486):

Etwa 2% der oral applizierten Dosis werden vom Menschen unverändert über den Urin ausgeschieden. Der renal eliminerte Dosisanteil von Acetylaminophenazon (3) betrug 2,4% der verabreichten Dosis. Konjugiert mit dem Urin ausgeschiedenes Hydroxyphenazon (12) stellt mit mindestens 10,5% der Dosis einen quantitativ relevanten Metaboliten von Verbindung 1 dar[3)].
Ramifenazon verteilt sich nach parenteraler und peroraler Gabe rasch und gleichmäßig im Organismus der Ratte. Nach intramuskulärer und intravenöser Gabe von 150 mg/kg KG war es bis zu 10 h im Blut nachweisbar[1)].
Beim Menschen erreicht der Plasmaspiegel nach Einnahme von 1 g Ramifenazon-HCl nach 2 h mit 16,5 µg/ml des unveränderten Wirkstoffs sein Maximum. Im Untersuchungszeitraum (bis 24 h p. a.) läßt sich der Wirkstoff bei einer Nachweisgrenze von 1 µg/ml bis 12 h p. a. in den Plasmaproben quantitativ bestimmen. Die Eliminationshalbwertszeit beträgt ca. 1,8 h. Bei Nachweisgrenzen von 1–3 µg/ml konnten die 3 Metaboliten Aminophenazon, Acetyl-

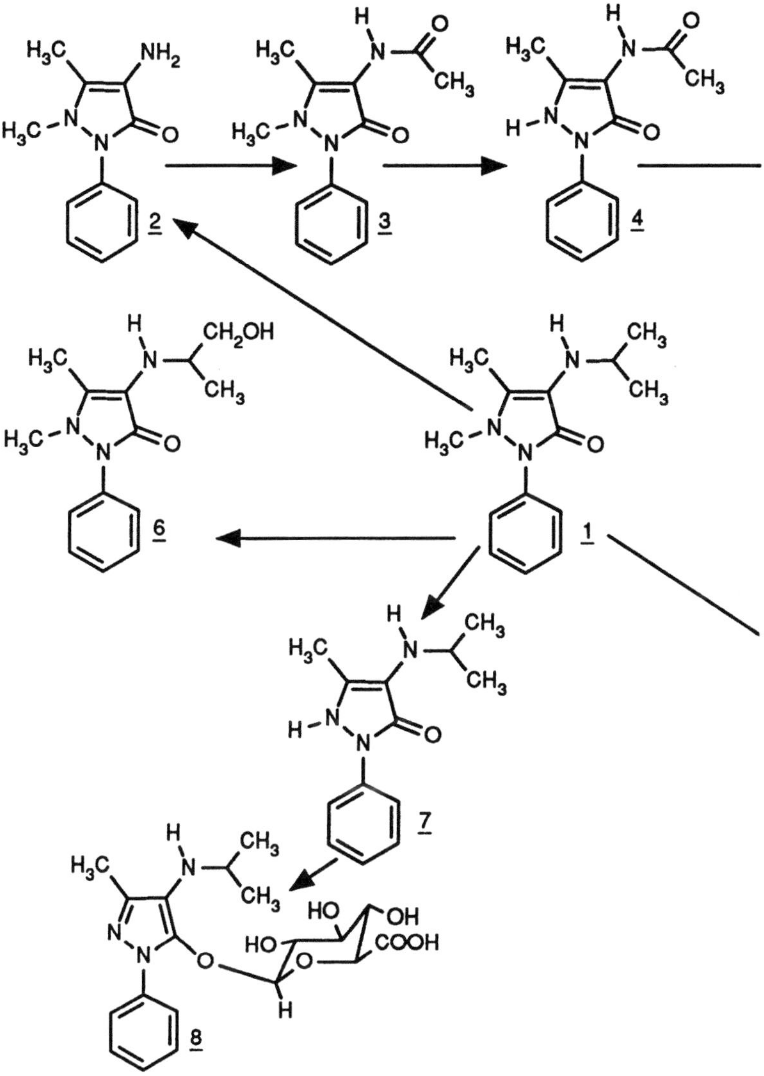

aminophenazon und Hydroxyphenazon in den Plasmaproben des Untersuchungszeitraums 0,25 bis 24 h p. a. nicht nachgewiesen werden. Im Urin läßt sich der Wirkstoff nur im Verlauf von 12 h p. a. nachweisen.

H_3C N H O CH_3 HO OH OH O COOH N N O H 5

H_3C OH H_3C N N O 9

H_3C O–SO_3H H_3C N N O 11

H_3C OH H_3C N N O OH 10

H_3C O HO HO OH COOH O H H_3C N N O 12

1. Richarz, G., Schoetensack, W., Vogel, M. (1960), Arzneim. Forsch. 10, 676.
2. Beyer, K.-H., Holzmann, G., Ruch-Zaske, G. (1983), Dtsch. Apoth. Ztg. 123, 1527.
3. Ruch-Zaske, G. (1985), Dissertation Freie Universität Berlin, Fachbereich Pharmazie.

Ranitidin	66357-35-5	Histamin-H_2-Rezeptor-Antagonist, Ulcustherapeuticum

N-{2-[5-(Dimethylaminomethyl)furfurylthio]-ethyl}-N'-methyl-2-nitro-1,1-ethen-diamin

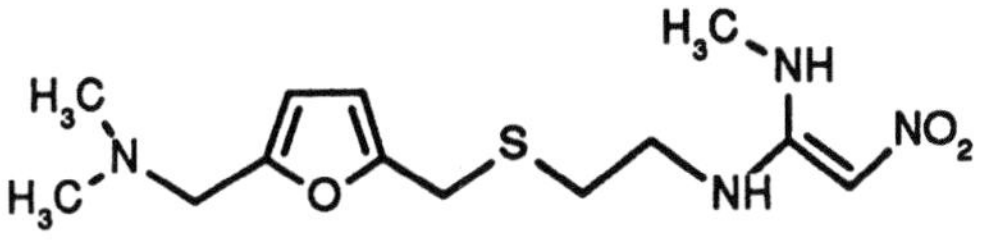

$C_{13}H_{22}N_4O_3S$

Der Metabolismus wurde nach oraler und intravenöser Applikation bei Mäusen, Ratten, Hunden und Kaninchen studiert[1]. Untersuchungen von Urin, Galle und Kot zeigten, daß Ranitidin oxidativ unter Bildung von Ranitidin-N-Oxid (Hauptmetabolit), Ranitidin-S-Oxid, N-Desmethylranitidin und dem Furoinsäure-Analogon abgebaut wird.

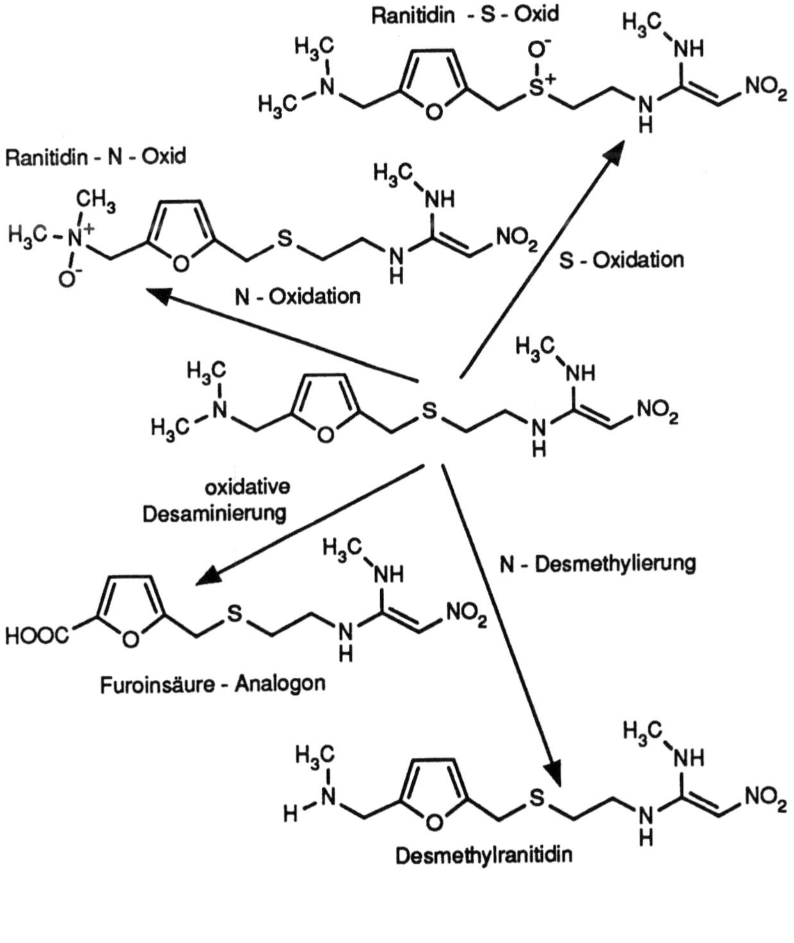

Ranitidin - S - Oxid

Ranitidin - N - Oxid

S - Oxidation

N - Oxidation

oxidative Desaminierung

N - Desmethylierung

Furoinsäure - Analogon

Desmethylranitidin

Bei allen Spezies ist Ranitidin die Hauptkomponente. Die Art und die Menge der Metaboliten variieren von Spezies zu Spezies.
Die Eliminationshalbwertszeit beim Menschen beträgt nach intravenöser Applikation 127 ± 7 min und nach oraler Anwendung 179 ± 24 min[1].

1. Martin, L. E., Bell, J. A., Carey, P. F., Dallas, F. A. A., Dixon, G. T., Jenner, W. N. (1982), The clinical use of Ranitidin. Hrsg. Misiewicz, J. J., Wormsley, K. G. by Medicin Publishing Foundation Oxford.

Reproterol 54063-54-6 Bronchodilatator

1,3-Dimethyl-7-{3-[(β3,5-trihydroxyphenetyl)-amino]propyl}2,6(1H,3H)-purindion

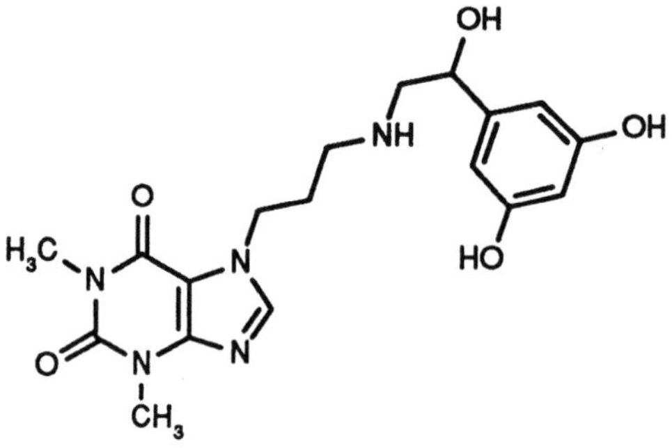

OH
NH
OH
O
H_3C
N
N
HO
O
N
N
CH_3

$C_{18}H_{23}N_5O_5$

Im Rattenkot tritt das 2-[3-Theophyllinyl(7)-propyl]-4,6,8-trihydroxy-1,2,3-4-tetrahydroisochinolin als Hauptmetabolit auf. Auch in der Galle - nach intravenöser oder peroraler Verabreichung - ist derselbe Metabolit in Form von Glucuroniden nachweisbar. Die Umwandlung des peroral applizierten Reproterols zum Hauptmetaboliten erfolgt zum größten Teil im Zökum-Kolon-Abschnitt des Darms. Auch bei der aeroben oder anaeroben Inkubation von Reproterol mit einem Zökum-Kolon-Homogenat konnte die Bildung des Metaboliten beobachtet werden. Der Metabolit selbst ist unwirksam[1].
Der Metabolismus zeigt bei Ratte, Kaninchen, Hund und Mensch eine große Ähnlichkeit. Bei vollständiger Metabolisierung wird der gleiche Hauptmetabolit gebildet[2,3].
Beim Menschen unterliegt Reproterol nach intravenöser Applikation einer kurzen Verteilungsphase und wird anschließend rasch eliminiert. Der nach peroraler Gabe innerhalb von 2 h erreichte maximale Plasmaspiegel steht in guter Übereinstimmung mit dem Initialplasmaspiegel nach intravenöser Gabe. Nach

peroraler Gabe tritt bei der Ratte 2 h p. a. die Elimination ein. Beim Hund jedoch herrscht bis 24 h p. a. ein relativ konstanter Plasmaspiegel vor, der dann in der Eliminationsphase mit einer Halbwertszeit von 12,4 h abfällt. Beim Kaninchen erstrecken sich sowohl nach intravenöser als auch nach peroraler Gabe die Verteilungs- und Eliminationsphasen über einen langen Zeitraum. Der Plasmaspiegel verbleibt nach peroraler Gabe in einem Zeitraum von 8-30 h relativ konstant und fällt dann mit einer Halbwertszeit von ca. 70 h ab. Die renale Elimination stellt beim Hund und Kaninchen nach intravenöser Gabe (Hund 57%, Kaninchen 66%) den überwiegenden Ausscheidungsweg dar, während bei der Ratte 58% fäkal eliminiert werden. Untersuchungen mit dem markierten Wirkstoff an Ratten zeigten, daß nur etwa 11% (und weniger) einer oralen Dosis mit dem Urin ausgeschieden werden, die restlichen (mindestens) 89% werden mit dem Stuhl eliminiert.
Das Ausmaß der Plasmaproteinbindung von Reproterol bei der Ratte beträgt - unabhängig von der Pharmakonkonzentration - 7%. Versuche zur quantitativen Organverteilung bei der Ratte ergaben, daß das Lungengewebe eine auffallende Affinität für Reproterol besitzt[2].

1. Kucharczyk, N., Yang, J. T., Sofia, R. D. (1981), Arzneim. Forsch. 31 (II), 2085.
2. Niebch, G., Obermeier, K., Vergin, H., Thiemer, K. (1977), Arzneim. Forsch. 27 (I), 37.
3. Niebch, G., Klinger, K. H., Eikelmann, G., Kucharczyk, N. (1978), Arzneim. Forsch. 28 (I), 765.

Reserpin 50-55-5 Antihypertonicum, Neurolepticum

Methyl-11-17α-dimethoxy-18β-(3,4,5-trimethoxybenzoyloxy)-3β,20α-yohimban-16β-carboxylat
Reserpinum (DAB 9)

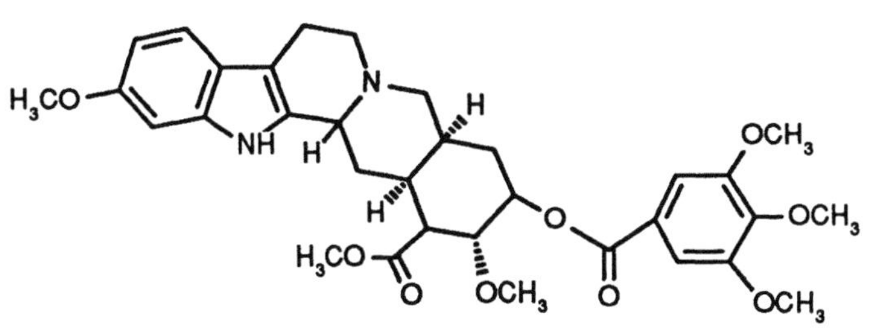

H₃CO, N, H, NH, H, H, H₃CO, O, OCH₃, O, O, OCH₃, OCH₃, OCH₃

$C_{33}H_{40}N_2O_9$

Bei Ratten werden innerhalb von 6 h 24,2% der injizierten Dosis des ^{14}C-markierten Wirkstoffs (in der 4-Methoxy-Gruppe des 3,4,5-Trimethoxybenzoesäure-Rests) durch Oxidation der Methoxy-Gruppe als $^{14}CO_2$ ausgeatmet[1].

Die Hydrolyse des Wirkstoffs unter Bildung von Trimethoxybenzoesäure-Metaboliten wurde in den Geweben und durch ihre Ausscheidung im Urin beobachtet[1]. Bei Untersuchungen an 6 chronisch schizophrenen Patienten mit einer ^{14}C-markierten Verbindung (Carboxyl-Gruppe der Trimethoxybenzoesäure-Seitenkette) zeigte es sich, daß die Seitenkette des Reserpin-Moleküls sehr rasch abgespalten wird. Schon in der ersten halben h nach oraler Verabreichung war in allen Fällen der größte Teil der Radioaktivität im Blut durch die freie Säure repräsentiert[2]. Untersuchungen an männlichen Probanden, die jeweils 0,25 mg ^{3}H-Reserpin oral erhalten hatten, zeigten, daß maximale Blutspiegel nach 1-2 h erreicht werden. Die Radioaktivität wird sowohl im Plasma als auch in den Erythrocyten gefunden, wobei die Konzentration im Plasma höher liegt. Tritium ist jedoch stärker an die Erythrozyten gebunden, so daß sich eine bestimmte Radioaktivität während eines Beobachtungszeitraumes von 96 h bestimmen ließ, während die Plasmakonzentration kontinuierlich abfiel. Für das Plasma ergeben sich 2 biologische Halbwertszeiten von 4,5 und 271 h, für das Gesamtblut von 3,4 und 386 h[3].

In den ersten 24 h werden etwa 6% der applizierten Radioaktivität mit dem Harn ausgeschieden, vornehmlich in Form des Metaboliten Trimethoxybenzoesäure. Die Harnausscheidung über 4 Tage beträgt durchschnittlich 8% der Dosis. Die Hauptmenge der Radioaktivität, mehr als 60%, wird innerhalb von 4 Tagen als unverändertes Reserpin mit den Faeces ausgeschieden. Die Gesamtwiederfindungsrate im Harn und in den Faeces beträgt nach 4 Tagen 70% der applizierten Dosis. Noch 11 Tage nach der Applikation läßt sich Tritium im Plasma, Harn und in den Faeces nachweisen. Die beobachtete lange Verweildauer von Reserpin im Körper des Menschen stimmt mit der langen Wirkdauer der Substanz überein und erklärt, warum viele Patienten in der Erhaltungstherapie mit einer niedrigeren Reserpin-Dosis behandelt werden können als in den ersten Wochen zur Blutdrucksenkung erforderlich ist.

Reserpin wird zu 96% an Plasmaproteine gebunden[4]. 2 Spitzen der Plasmaproteinbindung lassen sich beobachten, eine in der Lipoproteinfraktion und die andere im Plasmaalbuminbereich. Die Bindung an die Lipoproteine zeigt große Unterschiede zwischen normalen Patienten (Mittelwert $5{,}4 \pm 0{,}8$) und hyperlipoproteinämischen Patienten (durchschnittlich $11{,}2 \pm 0{,}9$) und korrelierte signifikant mit dem Triglycerid-Gehalt und der totalen Lipid-Konzentration und - im weitesten Umfang - mit dem Cholesterin-Gehalt im Plasma.

1. Sheppard, H., Lucas, R. C., Tsien, W. H. (1955), Arch. Int. Pharmacodyn. Thér. 52, 256.
2. Numerof, P., Virgona, A. J., Cranswick, E. H., Cunningham, T., Kline, N. S. (1958), Psychiatr. Res. Rep. 9, 139.
3. Maass, A. R., Jenkins, B., Shen, Y., Tannenbaum, Ph. (1969), Clin. Pharmacol. Ther. 10, 366.
4. Chen, Z., Danon, A. (1979), Biochem. Pharmacol. 28, 267.

Rifampicin 13 292-46-1 Antibioticum, Tuberkulostaticum

3-{[4-Methyl-1-piperazinyl)imino]methyl}rifamycin
Rifampicinum (DAB 9)

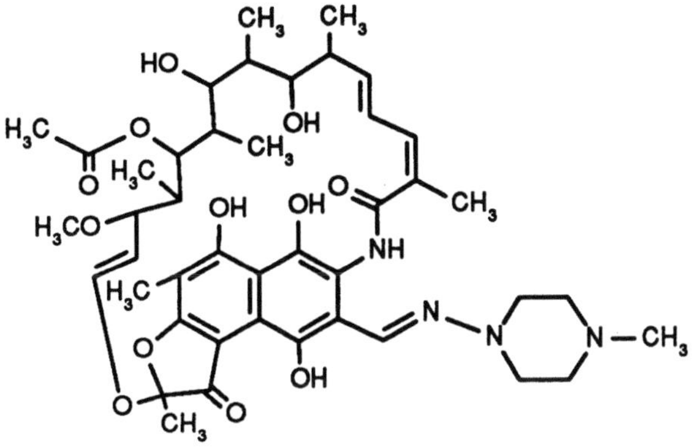

$C_{43}H_{58}N_4O_{12}$

Rifampicin wird zu einem erheblichen Teil metabolisiert. Der aus verschiedenen Körperflüssigkeiten isolierte Metabolit Desacetylrifampicin (DA-RMP) ist praktisch gleichstark wirksam gegen Mycobacterium tuberculosis wie die ursprüngliche Verbindung. Beim Menschen liegt nach oraler Verabreichung wenige h später Rifampicin in der Galle fast vollständig in der desacetylierten Form vor. Dieser Vorgang ist nach etwa 5 h weitgehend abgeschlossen. Im Harn dagegen ist die Desacetylierung niemals vollständig zu beobachten. Die Desacetylierungsquote erreicht nach 12 h rund 81%. Das Verhältnis zwischen dem unveränderten Rifampicin und diesem Stoffwechselprodukt bleibt auch nach einer langen Behandlungsperiode praktisch konstant[1)].
Als weitere Metaboliten wurden neben Desacetylrifampicin im Urin des Menschen 3-Formylrifamycin, N-Desmethylrifampicin sowie ein weiteres Abbauprodukt beschrieben[2,3)].
Ein relativ großer Anteil des Wirkstoffs bleibt unverändert. Desacetylrifampicin und 3-Formylrifampicin treten in miteinander vergleichbaren Mengen auf, in erheblich geringerer Konzentration[3)]. Zusätzlich wurde ein Rifampicinchinon gefunden, dessen Bildung außerhalb des Organismus nicht ausgeschlossen werden konnte[3)].
Untersuchungen an Lungentuberkulose-Kranken nach oraler Gabe von 600 mg Rifampicin ergaben, daß maximale Serumspiegel nach etwa 3 h mit einer mittleren Konzentration von 9,64 µg/ml zu verzeichnen sind. Der individuelle Schwankungsbereich mit Werten von 3,2–26,2 µg/ml ist relativ groß. Die Halbwertszeit wurde mit 3,79 h ermittelt (Grenzbereich 3,1–4,2 h). Über die Nieren werden von Tbc-Kranken innerhalb von 24 h 33,5% aktives Rifampicin ausgeschieden[4)].

In der Literatur ist ein beim Menschen unterschiedlicher Stoffwechsel diskutiert worden. Danach sind 2 Gruppen von Halbwertszeiten mit weniger als 6 h und mehr als 6 h zu erkennen[2)].
Leber, Galle und Darm sind die Hauptausscheidungswege des Wirkstoffs. Zur Frage, inwiefern Rifampicin und seine Metaboliten im enterohepatischen Kreislauf zirkulieren, zeigt sich, daß sowohl der Wirkstoff als auch sein Hauptmetabolit Desacetylrifampicin ein unterschiedliches Verhalten aufweisen. Während unverändertes Rifampicin nach Sekretion in das Darmlumen rückresorbiert wird und im enterohepatischen Kreislauf zirkuliert, wird das Desacetylrifampicin kontinuierlich mit den Faeces ausgeschieden. Den gleichen Weg schlagen die polaren Begleitmetaboliten ein. Allerdings geht deren dominierende Ausscheidung über den Harn.
Innerhalb von 24 h werden nur relativ geringe Anteile der verabreichten Dosis vom Menschen über den Urin ausgeschieden: bei Applikation von 10 mg Rifampicin / kg KG 12,5-13,5%, bei Gabe von 15 mg/kg KG 12,2-16,2% und nach Gabe von 30 mg/kg KG 12,1-15,3%. Damit ist weder ein Einfluß der Rifampicin-Dosis noch der Therapiedauer erkennbar. Eine Induktionsphase zeichnet sich nur in den Werten der 2. Woche ab: die Ausscheidung beträgt dann 7,6% bei 10, 10,4% bei 15 und 11,5% bei 30 mg/kg KG[2)].
Rifampicin ist durch seine hohe Bindung an die Lebermikrosomen ein starker Enzyminduktor. Bei Steroid-Kontrazeptiva z. B. ist die verhältnismäßig starke Hydroxylierung von Ethinylestradiol bekannt, was dann als Folge doch zu Schwangerschaften führen kann.

1. Maggi, N., Furesz, S., Pallanza, R., Pelizza, G. (1969), Arzneim. Forsch. 19, 651.
2. Winsel, K., Iwainsky, H., Werner, E., Eule, H. (1976), Pharmazie 31, 95.
3. Nakagawa, H., Sunahara, S., zit. bei 2. Winsel, K., Iwainsky, H., Werner, E., Eule, H. (1976), Pharmazie 31, 95.
4. Pawlowska, I., Pniewski, T. (1979), Arzneim. Forsch. 29 (II), 1906.

Salbutamol 18559-94-9 Bronchodilatator

2-tert-Butylamino-1-(4-hydroxy-3-hydroxymethylphenyl)ethanol
Salbutamolum (DAB 9)

H_3C CH_3 CH_3 NH HO OH HOH_2C

$C_{13}H_{21}NO_3$

Etwa 70–80% einer oralen Dosis des radioaktiv markierten Wirkstoffs (^{3}H-markiert am β-C$^{\times}$) werden im Urin des Hundes unverändert ausgeschieden. Ungefähr 10% der verabreichten Gesamtdosis erscheinen als Glucuronid. Von der Ratte werden innerhalb von 48 h 50–80% der Dosis ausgeschieden, aber nur 20–40% entfallen auf den unveränderten Wirkstoff, der Rest sind Glucuronide. Ein ähnliches Ausscheidungsmuster ließ sich bei Hunden beobachten, die über 3 Monate lang täglich das Pharmakon oral erhalten hatten. Daraus kann gefolgert werden, daß sich während einer derartigen Zeitspanne keine spezifischen Enzyme zur optimalen Biotransformation bilden[1]. Das entstehende Glucuronid hat weder β-stimulierende noch β-blockierende Eigenschaften.
Oral verabreichtes Salbutamol wird gut resorbiert und ist wenige min später im Blut nachweisbar.
Aerosol-Studien beim Hund zeigten, daß der Wirkstoff relativ langsam von der Lunge mobilisiert wird, jedoch innerhalb von 48 h nach der Inhalation aus dem Lungengewebe vollständig ausgeschieden ist. Humanpharmakologische Untersuchungen stimmen mit diesen Ergebnissen überein. 50% der verabreichten Dosis werden innerhalb von 8 h, 60–70% innerhalb von 17 h ausgeschieden. Salbutamol kann bis zu 40% mit der Faeces ausgeschieden werden[1]. Bei der Ratte werden vom Wirkstoff und/oder seinen Metaboliten relativ große Mengen mit der Galle ausgeschieden. Zum Beispiel ließen sich innerhalb von 4 h nach Gabe von 20 mg/kg KG 27% der applizierten Radioaktivität in der Galle wiederfinden.

1. Brittain, R. T., Farmer, J. B., Jack, D., Martin, L. E., Simpson, W. T. (1968), Nature, 219, 862.

Salicylamid 65-45-2 Antipyreticum, Analgeticum, Antiphlogisticum

---

2-Hydroxybenzamid

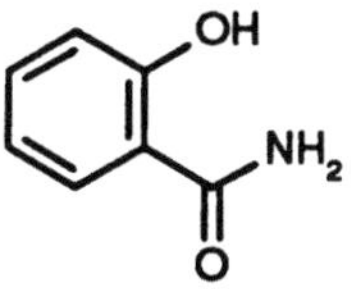

OH
NH_2
O

$C_7H_7NO_2$

Nach Einnahme von 3 g Salicylamid durch Menschen lassen sich im Harn weder freies Salicylamid noch freie Salicylsäure nachweisen. Auch freies Gentisamid und freie Gentisinsäure treten nicht auf. In Serumproben konnten freies Salicylamid bzw. freie Salicylsäure nach Salicylamid-Einnahme niemals beobachtet werden. Im Harn lassen sich nach Salicylamid-Gabe 3 Stoffwechselprodukte auffinden: Salicylamid-Glucuronid, Gentisamid-Glucuronid und Salicylamid-Schwefelsäureester. 18–28% des eingenommenen Salicylamids werden im Harn als gebundenes Gentisamid ausgeschieden. Im Serum finden sich 2 h nach der Einnahme von 3 g Salicylamid 5–9 mg% Gesamtsalicylat. Salicylamid liegt im Blut in gebundener Form vor[1].

OH
COOH

Salicylsäure

OH
HO
NH2
O

Gentisamid

OH
HO
COOH

Gentisinsäure

OH
H
N
COOH
O

Salicylursäure

In der ersten h nach der Injektion von Salicylamid (Dosis 1,5 bzw. 1 g) konnte keine Ausscheidung über den Urin beobachtet werden. Das Maximum der Elimination liegt in der 2.–3. h. Nach mehr als 6 h erfolgt keine Ausscheidung mehr[2]. Der therapeutische Plasmaspiegel von Salicylamid in Humanplasma beträgt 5–30 µg/ml. Für die toxischen und letalen Plasmaspiegel von Salicylamid in Humanplasma finden sich keine Angaben[3].

1. Becher, A., Miksch, J., Rambacher, P., Schäfer, A. (1952), Klin. Wochenschr. 30, 913.
2. Hiller, E. (1953), Arzneim. Forsch. 3, 256.
3. Pentz, R., Strubelt, O., Gehlhoff, C. (1979), Dtsch. Ärztebl. 76, 2815.

Salicylsäure	69-72-7	Bakteriostaticum, Antimykoticum, Keratolyticum

2-Hydroxybenzoesäure
Acidum salicylicum (DAB 9)

OH
COOH

$C_7H_6O_3$

Im Harn treten folgende Ausscheidungsprodukte auf[1]:

- Salicylsäure mit etwa 20%, berechnet auf die eingenommene Dosis,
- Salicylursäure, mit etwa 55% und
- Gentisinsäure mit etwa 4–8%.

Mit Hilfe von an der Carboxylgruppe ^{14}C-markierter Salicylsäure ließ sich die Salicylsäure-Glucuronidbildung auch für den Menschen beweisen[2]. Neben den 3 genannten Metaboliten wurden nach Applikation von ^{14}C-Salicylsäure bei der Ratte im Harn 2 weitere, nicht identifizierte Metaboliten gefunden[3]. Im Plasma liegt die Salicylsäure zum Teil als freie Salicylsäure bzw. als Salz und zum Teil an Eiweiß gebunden vor. Salicylursäure kommt im Plasma nicht vor[4,5]. Im Organismus des Menschen ist in begrenztem Umfang auch die Bildung des Phenylglucuronids der Salicylsäure möglich[6]. 60–70% der im Gesamtorganismus gebildeten Salicylursäure entstehen allein in der Niere[7]. Die a) therapeutischen, b) toxischen und c) letalen Plasmaspiegel von Salicylsäure in Humanplasma betragen für a) 20–200 µg/ml, für b) ab 250 µg/ml und für c) ab 500 µg/ml[8].

1. Kapp, E. M., Coburn, A. F. (1942), J. Biol. Chem. 145, 549.
2. Alpen, E. L., Mandel, H. G., Rodwell, V. W., Smith, P. K. (1951), J. Pharmacol. 102, 150.
3. Schayer, W. R. (1950), Arch. Biochem. 28, 371.
4. Lester, D., Lolli, G., Greenberg, L. A. (1946), J. Pharmacol. 87, 329.
5. Brodie, B. B., Udenfriend, S., Coburn, A. F. (1946), J. Pharmacol. 80, 114.
6. Tsuchiya, T., Levy, G. (1972), J. Pharm. Sci. 61, 800.
7. v. Lehmann, B., Wan, S. H., Riegelman, S. Becker, C. (1972), Pharm. Ztg. 117, 1678.
8. Pentz, R., Strubelt, O., Gehlhoff, C. (1979), Dtsch. Ärztebl. 76, 2815.

Salsalat 552-94-3 Analgeticum, Antipyreticum

O-Salicyloylsalicylsäure

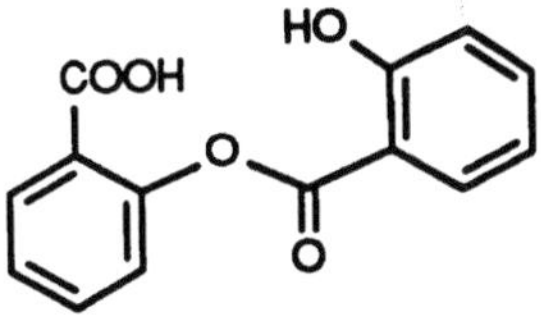

HO

COOH

O

O

$C_{14}H_{10}O_5$

Nach der Resorption wird Salsalat in 2 Moleküle freier Salicylsäure hydrolysiert[1]. Die Hydrolyse erfolgt langsamer als bei Acetylsalicylsäure, so daß auf Grund der späteren Resorption und der langsameren Hydrolyse die analgetische/antiphlogistische Wirkung später einsetzt[2]. Obwohl die Resorption von Salsalat nahezu vollständig ist, wird aber nicht die gesamte Menge zu Salicyl-

säure hydrolysiert. 1% der verabreichten Dosis werden als unverändertes Salsalat im Urin gefunden[1], 7-10% als Salsalat und dessen Glucuronid[2].
Salsalat ist praktisch unlöslich in saurem Milieu. Eine Resorption findet daher im Unterschied zur Acetylsalicylsäure oder freier Salicylsäure nicht im Magen sondern erst im nahezu neutralen pH-Milieu des Dünndarms statt[3]. Bei täglichen Dosen von 3 g Salsalat bilden sich Salicylsäure-Spiegel im therapeutisch wirksamen Bereich von 10-30 mg/100 ml Blut aus[4]. Absorptionsmaxima treten 1,5 h nach der Applikation mit Salsalat-Konzentrationen von $21{,}1 \pm 2\ \mu g/ml$ (Einzeldosis von 1000 mg) auf. Die Plasmahalbwertszeit beträgt 1,1 h. 6 h nach einmaliger Gabe ist Salsalat im Plasma nicht mehr nachweisbar, nach 24 h nicht mehr im Urin[1].

1. Harrison, L. J., Funk, M. L., Ré, O. N., Ober, R. E. (1981), J. Clin. Pharmacol., 21, 401.
2. Dromgoole, S. H. Arthritis and Rheumatism (1981), 11, 257.
3. Mielants, H., Veys, E. M., Verbruggen, G., Schelstraete, K. (1981), Scand. J. Rheumatol. 10, 169.
4. Liekfeld, H., Morck, H., Schneider, L., Thesen, R. (1987), Pharm. Ztg. 132, 728.

Scopolamin 51-34-3 Antiemeticum, Anticholinergicum

L-6,7-Epoxytropintropat
Hyoscin
Scopolamini hydrobromidum (DAB 9)

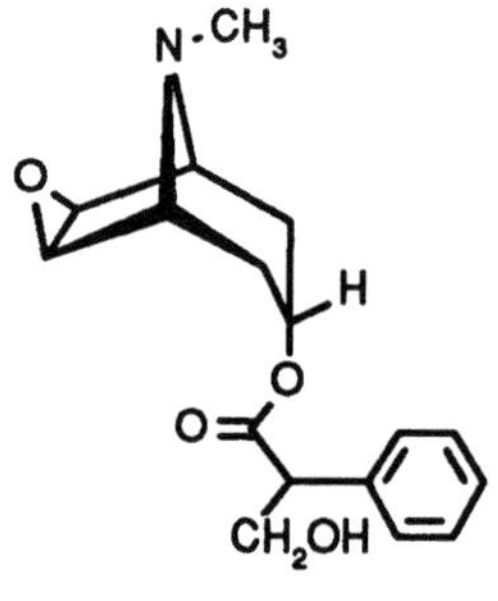

$C_{17}H_{21}NO_4$

Nach transdermaler Resorption sind rund 80% des renal ausgeschiedenen Scopolamins mit Glucuron- und Schwefelsäure konjugiert, etwa 20% liegen in ungebundener Form vor. Als weitere Metaboliten werden Aposcopolamin sowie die Hydrolyseprodukte Scopin und Scopolin diskutiert[1-4].

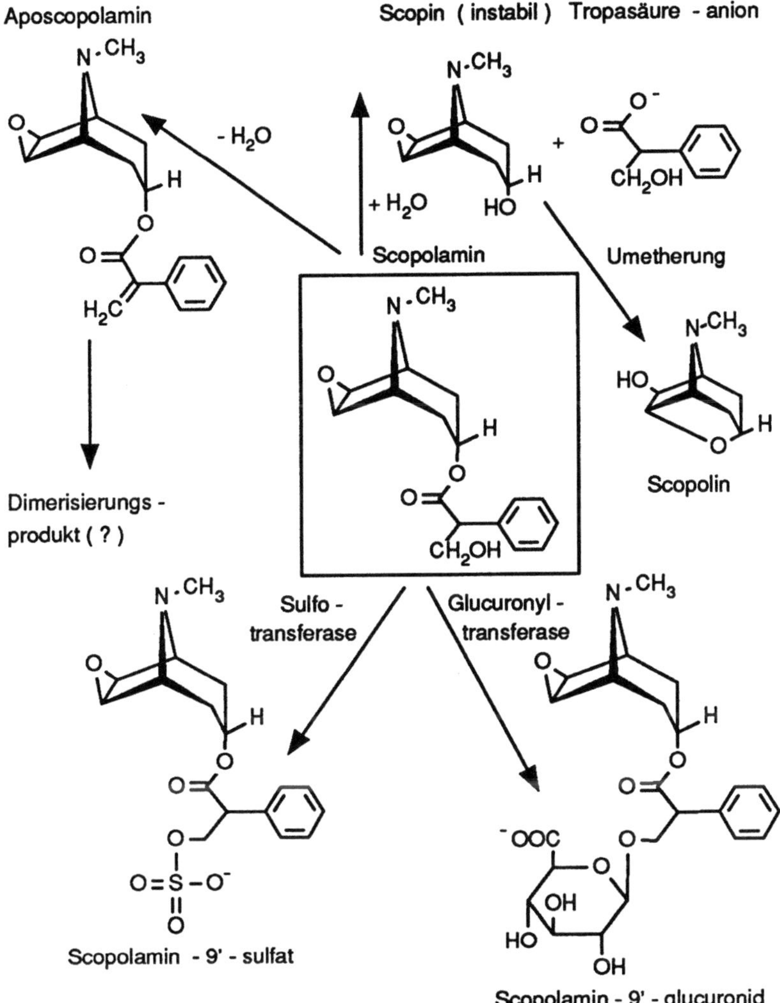

Im Unterschied zur konventionellen oralen Einnahme mit einem Wirkstoffpeak wird die Substanz bei transdermaler Applikation nach Sättigung der Haut bis zum Erreichen des therapeutischen Bereichs im Plasma angeflutet und bleibt dann im Sinne eines Fließgleichgewichts über etwa 72 h konstant. Zum Aufbau eines therapeutisch wirksamen Plasmaspiegels werden 6–8 h benötigt.

1. Bayne, W. F., Tao, F. T., Crisologo, N. (1975), J. Pharm. Sci. 64, 288.
2. Yamamura, H. J., Snyder, S. H. (1974), Proc. Natl. Acad. Sci. USA 71, 1725.
3. Scheurlen, M., Bittiger, H., Ammann, B. (1984), J. Pharm. Sci. 73, 561.
4. Becker, G., Blömer, E. (1984), Pharm. Ztg. 129, 2393.

Secobarbital 76-73-3 Hypnoticum

5-Allyl-5-(1-methylbutyl)barbitursäure
Secobarbitalum natricum (DAB 9)

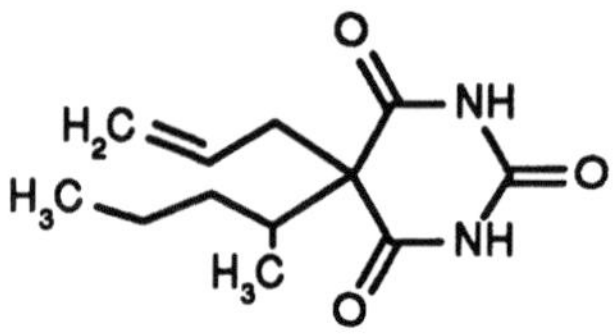

$C_{12}H_{18}N_2O_3$

Die Metabolisierung des Secobarbitals verläuft in Übereinstimmung mit der anderer Barbiturate. Vorherrschend ist die Oxidation der beiden Substituenten am C5 in verschiedenen Positionen. Auch kommt es, wie z. B. beim Vinylbital, zur Abspaltung eines Substituenten am C5, hier der Allyl-Gruppe (6). Nach oraler Verabreichung an Menschen tritt die unveränderte Verbindung im Urin nicht mehr auf[1].
Folgende Metaboliten sind bisher isoliert und identifiziert worden:

- 5-Allyl-5(3-hydroxy-1-methylbutyl)barbitursäure (1)
- (in den beiden diastereoisomeren Formen),
- 5-Allyl-5-(3-oxo-1-methylbutyl)barbitursäure (2),
- 5-Allyl-5(4-carboxy-1-methylbutyl)barbitursäure (3),
- 5-Allyl-5(1-hydroxy-1-methylbutyl)barbitursäure (4)[2],
- 5-(2,3-Dihydroxypropyl)-5(1-methylbutyl)barbitursäure (5) und
- 5-(1-Methylbutyl)barbitursäure (6).

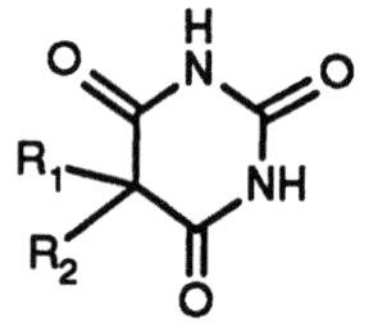

	R_1	R_2
1	$-CH(CH_3)-CH_2-CH(OH)-CH_3$	$-CH_2-CH=CH_2$
2	$-CH(CH_3)-CH_2-C(=O)-CH_3$	$-CH_2-CH=CH_2$
3	$-CH(CH_3)-CH_2-CH_2-COOH$	$-CH_2-CH=CH_2$
4	$-C(CH_3)(OH)-CH_2-CH_2-CH_3$	$-CH_2-CH=CH_2$
5	$-CH(CH_3)-CH_2-CH_2-CH_3$	$-CH_2-CH(OH)-CH_2(OH)$
6	$-CH(CH_3)-CH_2-CH_2-CH_3$	H

Hauptmetabolit ist das Diol (5), anteilig an 2. Stelle der Häufigkeit steht die saure Verbindung 3 [1], der die Produkte der ω-1-Hydroxylierung (2) folgen.

Für mittellang wirkende Barbiturate wie dieses gelten folgende Blutkonzentrationen[3]: therapeutische oder normale Dosis: 1–5 µg/ml, toxische Konzentration: 10–30 µg/ml und letale Konzentration: >30 µg/ml.

Mit Ausnahme des sauren Metaboliten 3 liegt das Maximum der Ausscheidung während der zweiten 12-h-Periode nach Applikation.

1. Gilbert, J. N. T., Hetherington, W. L., Powell, J. W., Whalley, W. B. (1975), J. Pharm. Pharmacol. 27, 343.
2. Bohn, G., Harzer, K., Pers. Mitt.
3. Winek, Ch. L. (1976), Clin. Chem. 22, 832.

Selegilin	14611-51-9	Antidepressivum, MAO-B-Hemmer

(R)-(−)-N-Methyl-N-(1-phenyl-2-propyl)-2-propinylamin
L-Deprenil

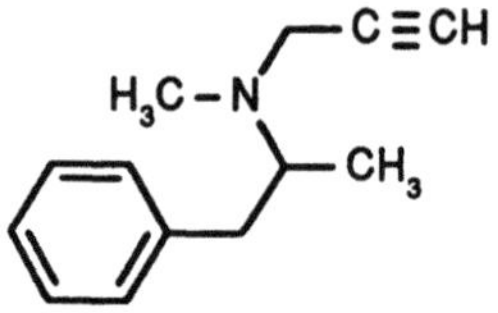

$C_{13}H_{17}N$

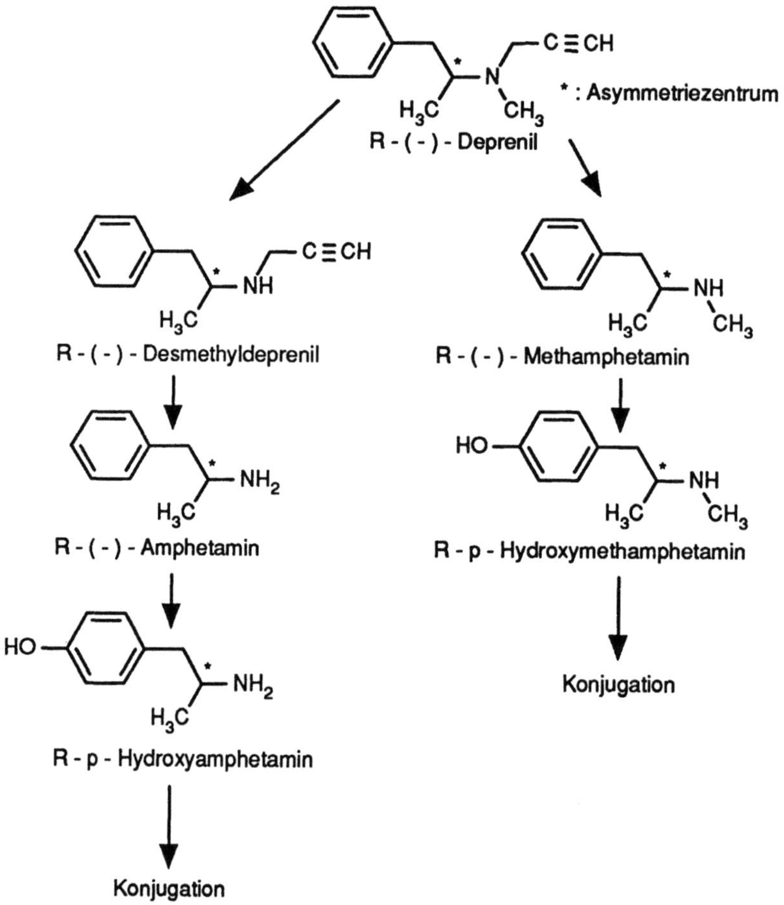

Zwei Hauptabbauwege sind zu verzeichnen: Im Serum und Urin treten vor allem N-Desmethyldeprenalin, R-(−)-Amphetamin und T-(−)-Methamphetamin auf, weiterhin die entsprechenden p-hydroxylierten Derivate. Der N-Desmethyl-Metabolit besitzt ebenfalls MAO-B-hemmende Eigenschaften[1-3].

Nach intraperitonealer Injektion von 5 mg/kg KG bei Ratten treten die genannten Metaboliten im 24-h-Urin in folgenden Mengenverhältnissen in bezug auf die verabreichte Dosis auf[1]:

- Methamphetamin 5,2 ± 0,5%,
- Amphetamin 4,2 ± 0,2%,
- p-Hydroxymethamphetamin 10,2 ± 0,7%,
- p-Hydroxyamphetamin 5,3 ± 0,3%.

In Form dieser Metaboliten werden innerhalb von 24 h somit 24,9% ausgeschieden.
Die als Metaboliten auftretenden Amphetamine liegen in der R-(−)-Form vor, sind also etwa 3- bis 4fach schwächer auf das Zentralnervensystem wirksam als die üblicherweise verwendeten Amphetamine, so daß eine psychostimulierende Aktivität nicht erkennbar ist[4]. Der Wirkstoff penetriert sehr rasch die Blut-Hirn-Schranke. Bei einer Dosis von 5 mg wird beim Menschen nach 1 h ein Höchstwert von 32 ng/ml Serum erreicht. Die Bindung an Plasmaproteine erreicht bei **in vitro** Tests 94% innerhalb von 6 h[5].
Die Halbwertszeiten im Blut betragen bei der Ratte 2, 25 und 643 min, im Gehirn der gleichen Tierspezies 1, 48 und 767 min[4]. Etwa 59% der applizierten Selegilin-Dosis werden innerhalb von 72 h renal ausgeschieden, in den Faeces in der gleichen Zeit 15%[6].

1. Yoshida, T., Yamada, Y., Yamamoto, T., Kuroiwa, Y. (1986), Xenobiotica 16, 129.
2. Reynolds, G. P., Riederer, R., Sandler, M., Jellinger, K. (1978), Neural. Transm. 43, 271.
3. Karoum, F., Chuang, L.-W., Eisler, T., Calne, D. B., Liebowitz, M. R., Quitkin, F. M., Klein, D. F., Wyatt, R. J. (1982), Neurology 32, 503.
4. Magyar, K., Tóthfalusi, L. (1984), Pol. J. Pharmacol. Pharm. 36, 373.
5. Szökö, E., Kalász, H., Kerecsen, L., Magyar, K. (1984), Pol. J. Pharmacol. Pharm. 36, 413.
6. Bretton, Ch., Benakis, A., Plessas, Ch., Bouvier, Cl. (1982), Experientia 38, 752.

Spagluminsäure 4910-46-7 Antiallergicum

N-(N-Acetyl-L-β-aspartyl)-L-glutaminsäure

O COOH O COOH
H3C NH HN COOH

$C_{11}H_{16}N_2O_8$

Erkenntnisse zur Biotransformation des Dipeptids Spaglumin liegen nicht vor. Die Plasmaspiegel liegen bei Applikation unterhalb der Nachweisgrenze, was auf die niedrige Applikationsmenge (50 µl einer 6%igen Lösung) in Verbindung mit dem großen Verdünnungseffekt im Plasma zurückzuführen sein dürfte [1].

1. Balch, S., Csech, M., Liekfeld, H., Morck, H., Schneider, L. (1986), Pharm. Ztg. 131, 851.

Spironolacton 52-01-7 Aldosteronantagonist

7α-Acetylthio-3-oxo-17α-pregn-4-en-21,17β-carbolacton

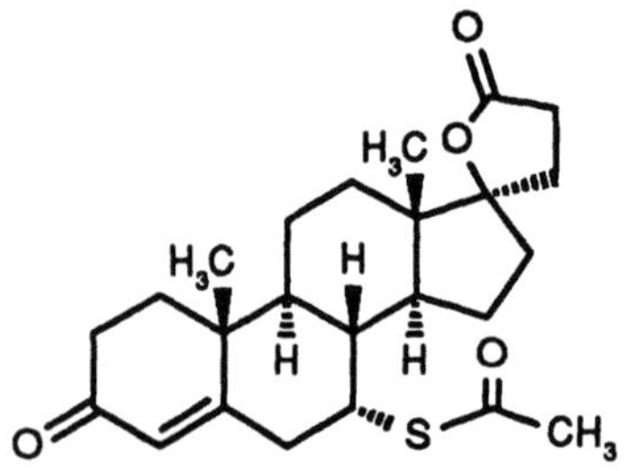

$C_{24}H_{32}O_4S$

Nach peroraler Applikation wird Spironolacton (1) sehr rasch in die pharmakologisch etwa ein Drittel weniger aktiven Hauptmetaboliten Canrenon und Canrenoinsäure sowie andere, z. T. schwefelhaltige aktive Metaboliten, abgebaut. Der unveränderte Wirkstoff ist im Serum nur in sehr niedrigen Konzentrationen kurzfristig nachweisbar, im Urin überhaupt nicht [1].
Das γ-Lacton (2) repräsentiert einen Metaboliten der Verbindungen 1 und 3. Durch Desthioacetylierung von Verbindung 1 wird der Metabolit 2 zu über 79% im Plasma gebildet [2]. Als ein Hauptmetabolit von 3 wurde beim Menschen das Esterglucuroind 4 indentifiziert, das über den Urin ausgeschieden wird [3]. Auch eine neuartige schwefelhaltige Verbindung (5) ließ sich im Urin auffinden [4].

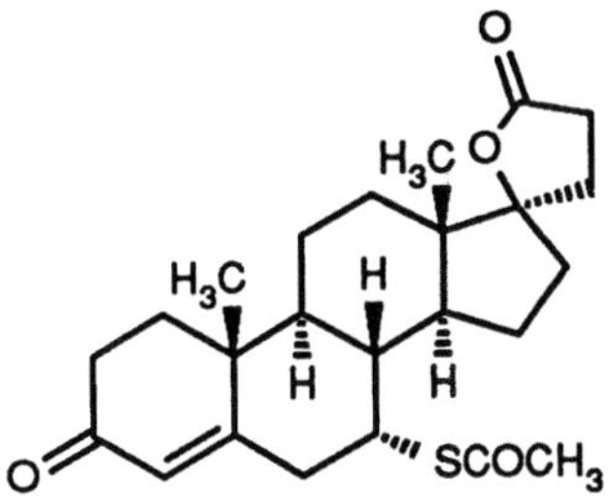

1

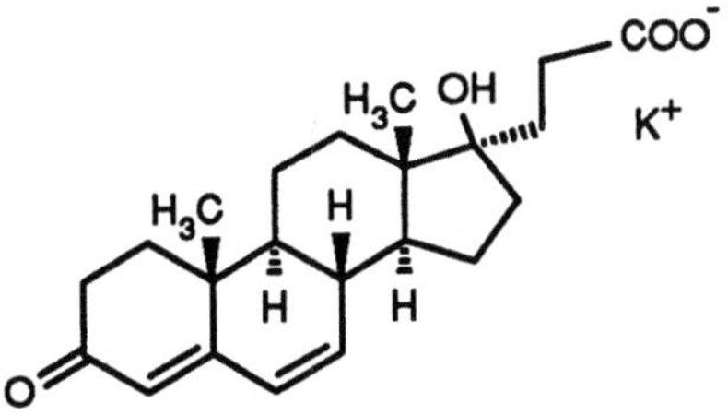

3

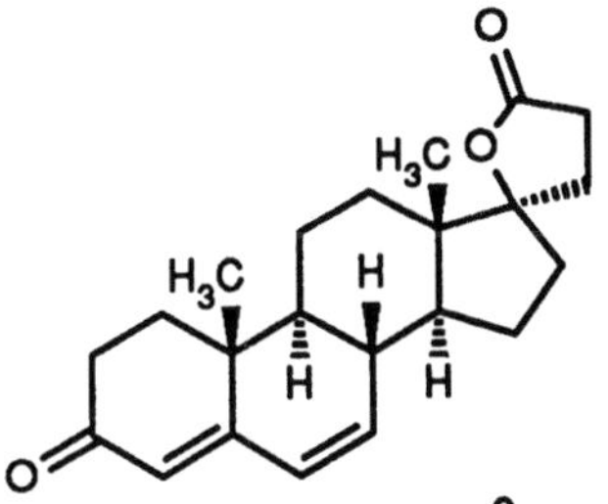

2

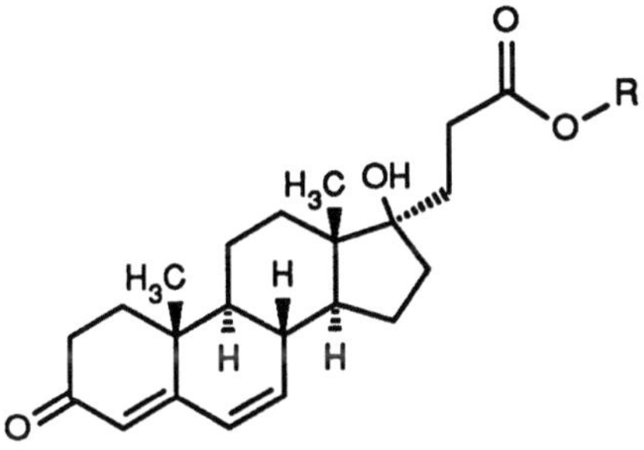

4 R = Glucuronoyl

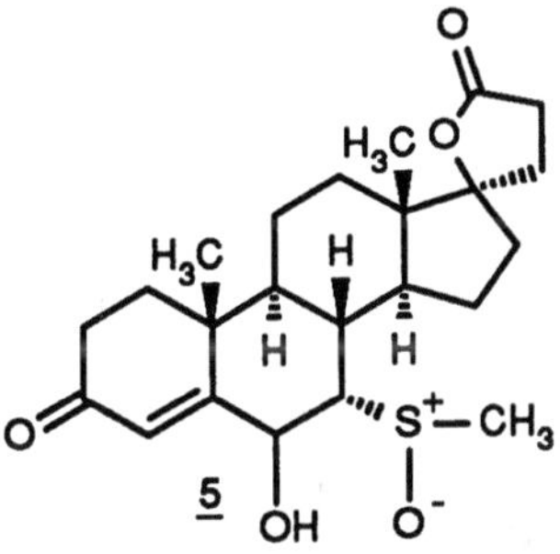

5

Insgesamt ergibt sich für Spironolacton und einige seiner Metaboliten folgende Übersicht[1)]:

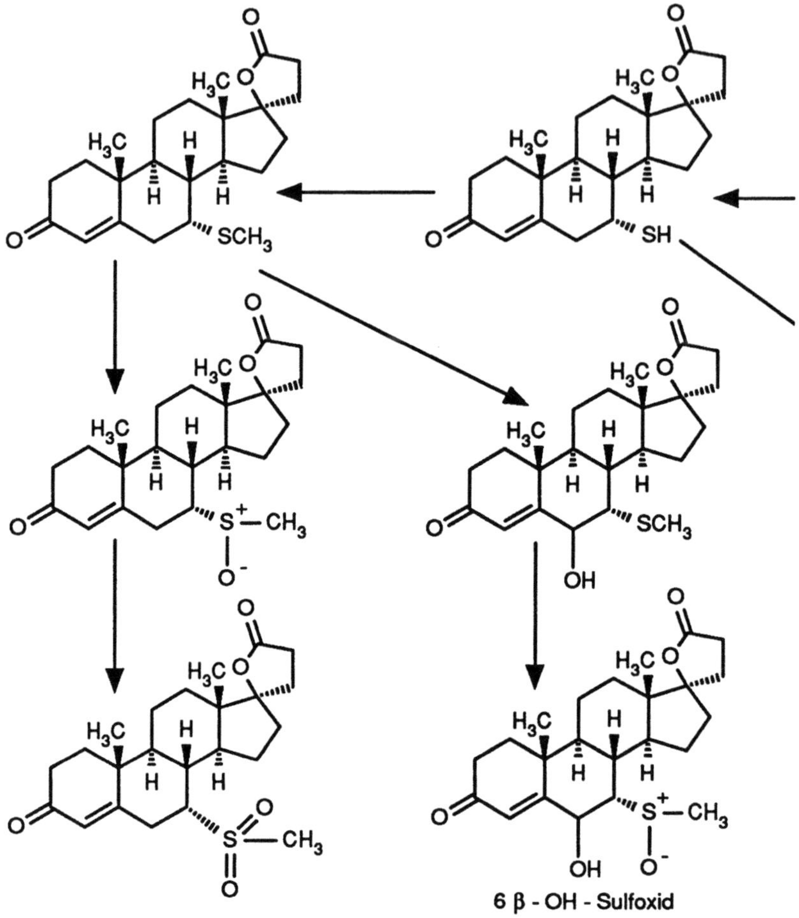

6 β - OH - Sulfoxid

Nach oraler Gabe von 200 mg Spironolacton in Form einer Lösung kommt es nach 1,4 ± 0,43 h zur Ausbildung eines Plasmamaximums des desthioacetylierten Metaboliten Canrenon mit einem durchschnittlichen Wert von 633 ± 154 ng/ml. Dieser Wert liegt höher und wird früher erreicht als nach Gabe von acht 25 mg Tabletten mit einem Maximum von 480 ± 155 ng/ml nach 2,9 ± 1,03 h. Innerhalb von 48 h werden von der 200 mg enthaltenden Lösung 4,48 ± 1,26 mg über den Urin und nach der einmaligen Gabe von acht 25 mg Tabletten 6,36 ± 2,02 mg auf diesem Weg ausgeschieden, also 2–4% der verabreichten Dosis[5)].

Die Position des ^{14}C - markierten Spironolactons ist im Formelschema durch a gekennzeichnet, die Position des ^{3}H durch b.

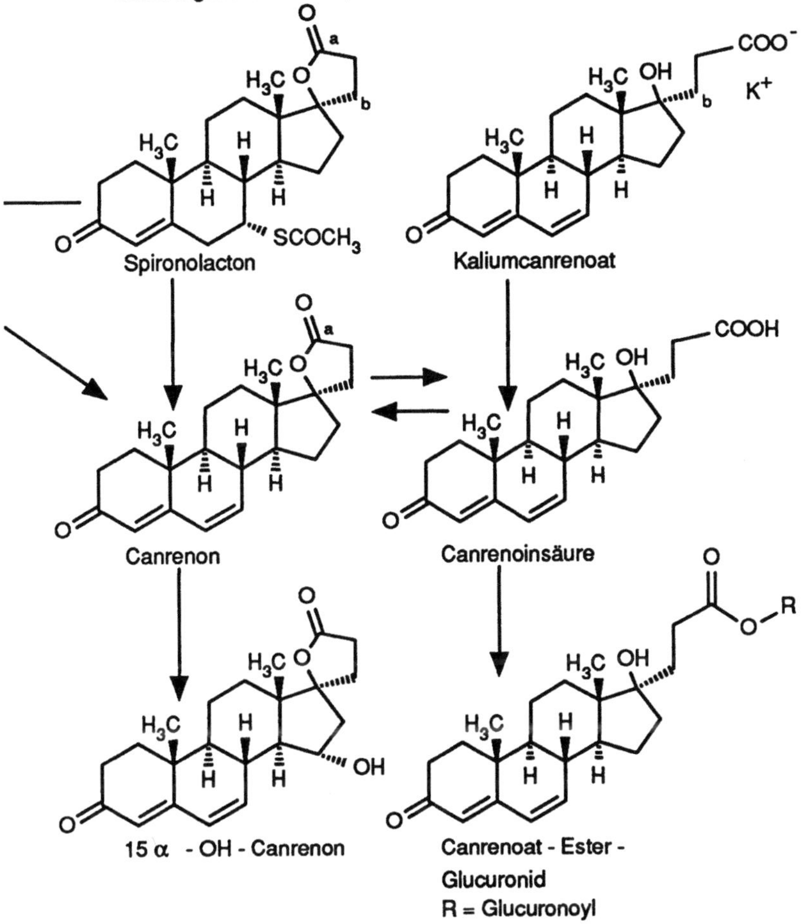

Spironolacton

Kaliumcanrenoat

Canrenon

Canrenoinsäure

15 α - OH - Canrenon

Canrenoat - Ester - Glucuronid
R = Glucuronoyl

Die Halbwertszeit beträgt beim Hund weniger als 10 min[6]. Die Plasmahalbwertszeit für den Metaboliten 2 liegt zwischen 17 und 22 h[2]. Die Eiweißbindung ist größer als 90%[1].

1. Karim, A., Zagarella, J., Hribar, J., Dooley, M. (1976), Clin. Pharmacol. Ther. 19, 158.
2. Sadée, W., Dagcioglu, M., Schröder, R. (1973), J. Pharmacol. Exp. Ther. 185, 686.
3. Karim, A., Ranney, R. E., Maibach, H. I. (1971), J. Pharm. Sci. 60, 708.
4. Karim, A., Bown, E. A. (1972), Steroids 20, 18.
5. Karim, A., Zagarella, J., Hutsell, T. C., Chao, A., Baltes, B. J. (1976), Clin. Pharmacol. Ther. 19, 170.
6. Sadée, W., Riegelman, S., Jones, S. C. (1972), J. Pharm. Sci. 61, 1129.

g-Strophantin 11018-89-6 Cardiotonicum

$1\beta,5,11\alpha,14,19$-Pentahydroxy-3β-(α-L-rhamnopyranosyloxy)-$5\beta,14\beta$-card-20(22)-enolid-8-Wasser
Quabain
g-Strophanthidin-3-L-rhamnosid octahydrat
g-Strophanthin-8-Wasser
g-Strophanthosidum

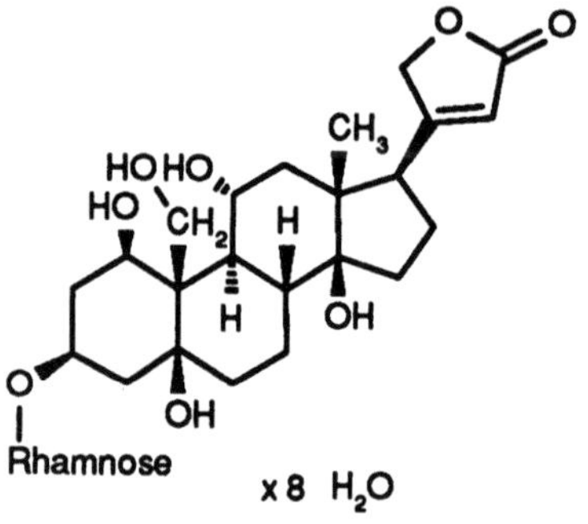

Rhamnose x 8 H_2O

$C_{29}H_{44}O_{12} \cdot 8H_2O$

g-Strophantin wird nach den bisherigen Erfahrungen kaum metabolisiert, sondern überwiegend unverändert ausgeschieden[1].
Die Halbwertszeit ist nicht zu messen, da der Serumspiegel schon innerhalb von 4 h auf Werte absinkt, die radioimmunologisch nicht mehr zu bestimmen sind. Der Wirkstoff wird zu 33% nach einmaliger intravenöser Injektion von 0,5 mg renal eliminiert[1].

1. Greef, K. (1984), Med. Mo. Pharm. 7, 37.

k-Strophantin-γ 11005-64-4 Cardiotonicum

3β-(4-O-α-Glucopyranosyl-4-O-β-D-glucopyranosyl-β-D-cymaropyranosyloxy)-5,14-dihydroxy-19-oxo-5β, 14β-card-20(22)enolid
Strophanthidin-3-strophanthotriosid
k-Strophanthosid

Cymarose-Glucose(β)-Glucose(α)

$C_{42}H_{64}O_{19}$

Im Darm erfolgt eine Abspaltung der endständigen Glucose-Moleküle. Nach oraler Verabreichung kommt dieses Glykosid dadurch nur als Cymarin zur Wirkung, nach intravenöser Applikation entsteht das Cymarin (k-Strophantin-α) als Abbauprodukt lediglich teilweise [1)].
Die Halbwertszeit ist nicht zu messen, da der Serumspiegel schon innerhalb von 4 h auf Werte absinkt, die radioimmunologisch nicht mehr zu bestimmen sind. Der Wirkstoff wird zu 73% nach einmaliger intravenöser Injektion von 0,5 mg renal eliminiert [1)].

Greef, K. (1984), Med. Mo. Pharm. 7, 37.

Sucralfat 54182-58-0 Ulcustherapeuticum

1′,2,3,3′,4,4′,6,6′-Octa-O-sulfo-β-D-fructofuranosyl-α-D-glucopyranosid, Aluminiumhydroxidhydrat-Salz
Sucrose-hydrogensulfat, basisches Aluminiumsalz

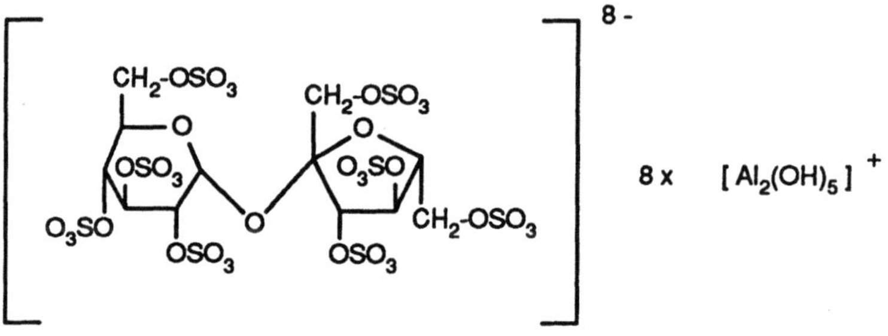

$$\left[\ldots \right]^{8-} \quad 8\,x \quad [Al_2(OH)_5]^+$$

$C_{12}H_{54}Al_{16}O_{75}S_8$

Sowohl nach intravenöser als auch nach peroraler Applikation ·konnte im Plasma und in den Ausscheidungsprodukten von Ratte und Cynomolgus-Affe mittels HPLC nur die unveränderte Substanz nachgewiesen werden.
Nach oraler Anwendung der ^{14}C-markierten Verbindung ist Radioaktivität nur in sehr geringen Mengen im Serum nachweisbar und wird schnell aus dem Intravasalraum eliminiert. Auf Grund der renalen Ausscheidungsdaten folgt, daß die Substanz bei Ratte, Beagle-Hund und Rhesusaffe nur zwischen 1 und 5% der Dosis aus dem Gastrointestinaltrakt resorbiert wird. Eine selektive Anreicherung von ^{14}C-Sucralfat im Bereich des Magenulcus konnte bei Ratten bis zu 8 h nach der einmaligen peroralen Applikation nachgewiesen werden. Nach intravenöser Injektion zeigt die ^{14}C-Aktivität bei Ratten mit einer Halbwertszeit von 1 h eine sehr kurze Serumeliminationshalbwertszeit. Der Wirkstoff wird nahezu vollständig über die Nieren ausgeschieden[1)].

1. Steiner, K., Bühring, K. U., Fahro, H.-P., Garbe, A., Nowak, H. (1982), Arzneim.Forsch. 32 (I), 512.

Sulbactam 68373-14-8 *β*-Lactamaseinhibitor

(2S,5R)-3,3-Dimethyl-7-oxo-4-thia-1-azabicyclo(3.2.0)heptan-2-carbonsäure-4,4-dioxid

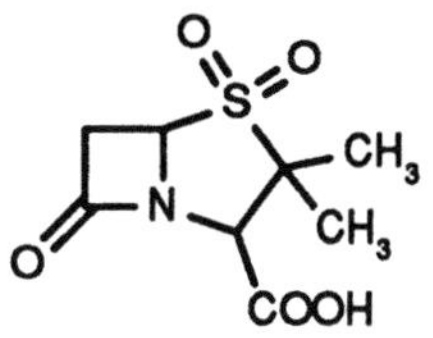

$C_8H_{11}NO_5S$

Sulbactam wird renal unverändert ausgeschieden. Es entstehen keine Metaboliten[1].
Da das Na-Salz von Sulbactam aus dem Gastrointestinaltrakt nicht resorbiert wird, ist eine perorale Applikation auch der therapeutisch eingesetzten Sulbactam-Ampicillin-Kombination nicht möglich; sie muß parenteral angewandt werden. Nach parenteraler Verabreichung der Kombination zeigen beide Kombinationspartner parallele Serumkonzentrationskurven, d. h., sie weisen vergleichbare Plasmahalbwertszeiten von etwa 1 h auf[2]. Die Eliminationshalbwertszeiten betragen ebenfalls für beide Substanzen etwa 1 h. Bei eingeschränkter Nierenfunktion sind die Eliminationshalbwertszeiten verlängert und können bei Kreatinin-Clearance-Werten von 5-14 ml/min auf 9 h steigen. Dadurch wird eine Anpassung der Dosierintervalle notwendig[3].

1. n N. (1986), Rev. Infect. Dis. 8, Suppl. 5, 465.
2. Grimm, H. (1987), Arzneim.Forsch. 37 (II), 1116.
3. Liekfeld, H., Morck, H., Schneider, L., Thesen, R., Zagermann, R. (1988), Pharm. Ztg. 133, 177.

Sulfadiazin 68-35-9 Chemotherapeuticum

N^1-(Pyrimidinyl)sulfanilamid
Sulfadiazinum (DAB 9)

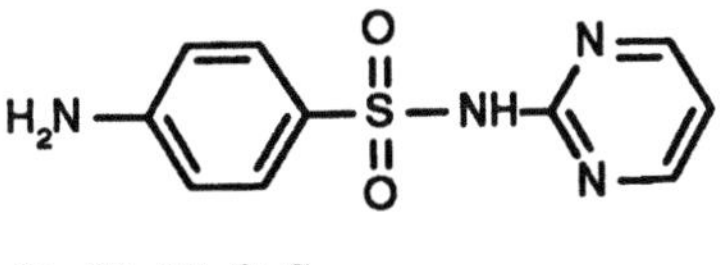

$C_{10}H_{10}N_4O_2S$

Nach Verabreichung von je 4 g Sulfadiazin an 3 gesunde, männliche Versuchspersonen ließen sich im Urin folgende Konzentrationen der in der nachstehenden Tabelle aufgeführten Verbindungen ermitteln[1]:

Versuchsperson	Gesamtausscheidung	Freies Sulfonamid	Acetylierung	EUA-Ausscheidung
	Ausscheidung der verabreichten Dosis (%)		in % der Gesamtausscheidung	
L	52,2	36,7	26,2	4,4
B	64,9	60,9	6,2	3,7
B, nach 48 h	90,7	78,6	10,8	2,6
W	68,8	57,1	17,1	3,6

(Die Zahlen beziehen sich auf die Untersuchungen des 24-h-Urins. EUA = etherunlösliche Naphtholazofarbstoffe).

Die Acetylierung betrifft nicht nur das unveränderte Sulfonamid, sondern sie erfaßt auch die eine aromatische Amino-Gruppe tragenden Spaltprodukte und Konjugate der EUA-Fraktion.
Das in die Muttermilch übergehende Sulfonamid tritt zu 22,6% acetyliert auf, während der acetylierte Anteil im Blut der Mutter sogar 29,5% beträgt[2].
Der Desaminierung kommt im Stoffwechselgeschehen keine Bedeutung zu.
Nach oraler Gabe wird Sulfadiazin relativ schnell resorbiert. Maximale Plasmaspiegel finden sich nach ungefähr 4 h. Die Eliminationshalbwertszeit beträgt beim Nierengesunden etwa 10 h. Fast die gesamte Dosis wird innerhalb von 96 h mit dem Urin ausgeschieden[3]. Sulfadiazin wird nach oraler Einmalgabe in seinem Eliminationsverhalten gleichsinnig und parallel vom Funktionszustand der Nieren beeinflußt[4]. Der Grund für die verringerte renale Sulfadiazin-Exkretion bei Patienten mit schwerer Nierenfunktionsstörung kann in einer erhöhten Acetylierungsrate gesehen werden, wie dies auch bei anderen Sulfonamiden beobachtet wird[5]. Die Eliminationshalbwertszeiten von Sulfadiazin und des gleichzeitig gegebenen Tetroxoprims verdoppeln sich bei Anurikern im Vergleich zu nierengesunden Versuchspersonen[6].

1. Langecker, H. (1950), Arch. Exp. Pathol. Pharmakol. 211, 367.
2. Lanzendörfer, W. (1953), Klin. Wochenschr. 31, 426.
3. Kienitz, M., Linzenmeier, G., Naumann, P., Schönfeld, H. (1981), „Tibrox - ein neues Präparat zur Therapie bakterieller Infektionen“, Beitrag von Hengstmann, J. H. S. 41, Editiones Roche, Grenzach Wyhlen.
4. Vergin, H., Reutter, F. W., Sieber, R., Ferber, H. (1980), Arzneim. Forsch. 30 (I), 313.
5. Baethke, R., Golde, G., Gahl, G. (1972), Europ. J. Clin. Pharmacol. 4, 233.
6. Reutter, F. W., Vergin, H., Sieber, R., Ferber, H. (1979), J. Antimicro. 5 (Suppl. B), 149.

Sulfadimidin 57-68-1 Chemotherapeuticum

4-Amino-N-(4,6-dimethyl-2-pyrimidinyl)-benzolsulfonamid
Sulfadimidinum (DAB 9)

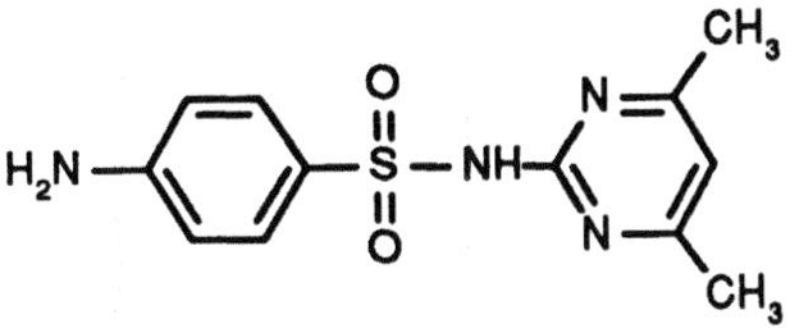

$C_{12}H_{14}N_4O_2S$

Als Sulfonamid wird diese Verbindung insbesondere acetyliert. Viele Organe der Ratte wie Niere, Lunge, Dünndarmmucosa (mit Ausnahme der Milz) acetylieren Sulfadimidin. Die Acetylierung wird durch Substratüberschuß inhibiert. Die Ergebnisse weiterer Inhibitionsversuche sind als Hinweis auf 2 oder mehr N-Acetyltransferasen zu werten[1]. Die Sulfadimidin-Acetylierung in Rattenleberhomogenaten wird durch Isoniazid gehemmt und umgekehrt. Im Vergleich zum Menschen sind die untersuchten Ratten als schnelle Acetylierer zu klassifizieren. Junge Ratten erreichen ihre volle Acetylierungskapazität etwa im Alter von 65 Tagen[1]. Die enterale Resorption beim Menschen verläuft langsam, denn 2 h nach oraler Applikation sind die Blutspiegel noch niedriger als die nach 4–6 h ermittelten[2].
Die biologischen Halbwertszeiten beim Menschen betragen bei den schnellen Acetylierern 3,02 ± 0,67 h, bei den langsamen 7,42 ± 0,83 h[1]. Die Bestimmung des freien Wirkstoffs im Speichel 2 h nach Verabreichung von 10 mg/kg KG ergab Werte zwischen 5,38 und 130,76 µg/ml.

1. Dubbels, R., Kattner, E., Sell-Maurer, D., Schloot, W. (1980), Arzneim.Forsch. 30 (II), 1574.
2. Krüger-Thiemer, E., (1964), Antibiotica et Chemotherapia 12, 253.

Sulfamerazin 127-79-7 Chemotherapeuticum

4-Amino-N-(4-methyl-2-pyrimidinil) benzolsulfonamid
Sulfamerazinum (DAB 9)

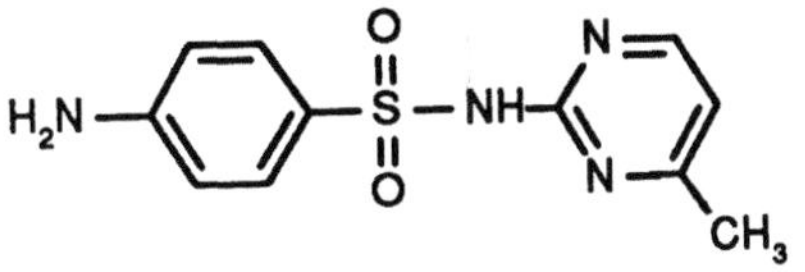

$C_{11}H_{12}N_4O_2S$

Nach oraler Applikation von je 4 g Sulfamerazin an 3 gesunde, männliche Versuchspersonen ließen sich im Harn folgende Konzentrationen der in der nachstehenden Tabelle aufgeführten Verbindungen ermitteln[1]:

Versuchspersonen	Gesamtausscheidung	Freies Sulfonamid	Acetylierung	EUA-Ausscheidung
	Ausscheidung der verabreichten Dosis (%)		in % der Gesamtausscheidung	
L	58,6	15,0	69,4	7,0
B	30,0	17,5	33,2	7,5
W	62,8	18,7	66,8	7,7
W, nach 48	87,8	24,0	70,3	7,6

(Die Zahlen beziehen sich auf die Untersuchungen des 24-h-Urins; EUA = etherunlösliche Naphtholazofarbstoffe).

Die Acetylierung betrifft nicht nur das unveränderte Sulfonamid, sondern erfaßt auch die eine aromatische Amino-Gruppe tragenden Spaltprodukte und Konjugate der EUA-Fraktion. Der Desaminierung kommt keine Bedeutung zu[1]. Bei Schwangeren ließen sich keine veränderten Metabolitenkonzentrationen im Serum nach wiederholter Medikation beobachten[2].
Bei vergleichenden Untersuchungen von schwangeren bzw. nichtschwangeren Frauen nach Einnahme eines Kombinationspräparats (Sulfamerazin + Trimethoprim) wurde beobachtet, daß die Serumkonzentrationen in der Kontrollgruppe im Vergleich zu Schwangeren um das Doppelte unter Steady-state-Bedingungen erhöht sind[2]. Eine Erklärung ist darin zu suchen, daß der extrazelluläre Flüssigkeitsraum in der Schwangerschaft einen deutlich größeren Teil des Körpervolumens einnimmt[3].
Die Eliminationshalbwertszeit ist in der Gravidität gegenüber einer Kontrollgruppe nicht signifikant verändert. Auch die wiederholte Behandlung hat keinen Einfluß auf die Eliminationshalbwertszeit.

1. Langecker, H. (1950), Arch. Exp. Pathol. Pharmakol. 211, 367.
2. Peiker, G., Traeger, A., Pischke, U., Schröder, S., Müller, B., Nöschel, H. (1982), Pharmazie 37, 578.
3. Friedberg, V. (1970), Gynäkologe 3, 46.

Sulfinpyrazon	57-96-5	Urikosurikum, Thrombocyten-aggregationshemmer

1,2-Diphenyl-4-[(2-phenylsulfinyl)ethyl])-3,5-pyrazolidindion

$C_{23}H_{20}N_2O_3S$

Sulfinpyrazon (1) wird zu den Metaboliten 2–7 abgebaut, von denen das Sulfid 2 als die pharmakologisch aktive Form angesehen wird[1].

	R_1	R_2	R_3
1	H	O	H
2	H	-	H
3	H	O_2	H
4	OH	O	H
5	OH	-	H
6	OH	O_2	H
7	H	O	OH

Struktur des Sulfinpyrazons (1) und seiner Metaboliten Sulfid (2), Sulfon (3), p-Hydroxysulfinpyrazon (4), p-Hydroxysulfid (5), p-Hydroxysulfon (6), und 4-Hydroxysulfinpyrazon (7).

1. de Vries, J. X., Staiger, Ch., Wang, N. S., Schlicht, F. (1983), J. Chromatogr. 277, 408.

Sulmazol 73384-60-8 Cardiotonicum

2-[2-Methoxy-4-(methylsulfinyl)phenyl]-1H-imidazo[4,5b]pyridin

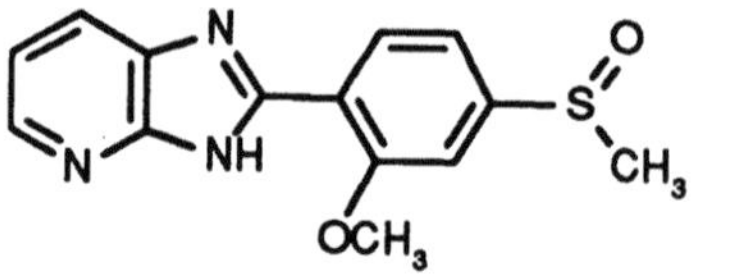

$C_{14}H_{13}N_3O_2S$

Die aus Humanurin isolierten und in ihrer Struktur aufgeklärten Sulmazol-Metaboliten lassen sich durch folgende charakteristische Metabolisierungsschritte kennzeichnen:

- Die Reduktion bzw. Oxidation der Sulfoxid-Gruppe führt zu dem jeweiligen Sulfid bzw. zu der entsprechenden Sulfoxid-Verbindung und seinen Folgemetaboliten.
- Einführung einer Hydroxyl-Gruppe in 6-Position des Pyridoimidazols.
- Der Wirkstoff unterliegt einer oxidativen Öffnung des Pyridin-Rings, die überraschenderweise zu substituierten Acetaminoimidazolen führt.

In der nachfolgenden Übersicht sind die aufgefundenen Metaboliten zusammengestellt[1] (s. S. 515):

Bei tierexperimentellen Untersuchungen (Ratten) wurden hauptsächlich polare Metaboliten gefunden, die aber keine Konjugatstruktur aufwiesen[2]. Im Plasma ließen sich schon nach kurzer Zeit Metaboliten in höherer Konzentration finden. Diese tauchten auch in der Galle und im Urin auf, während der Anteil der Ausgangsverbindung niedrig war. Bei weiteren Untersuchungen[3] an subakut vorbehandelten Ratten (3 Monate lang) wurde ein höherer Anteil der Metabolisierung (DC-Autoradiogramme) als bei einem Kollektiv Kontrolltieren, die unvorbehandelt waren, beobachtet. Die gefundenen Unterschiede lassen sich mit dem Vorliegen einer Induktion des arzneimittelabbauenden Enzymsystems erklären.

Eine Gegenüberstellung des Metabolitenmusters der untersuchten Tierspezies (Ratte, Kaninchen, Hund, Rhesusaffe und Pavian) mit dem des Menschen zeigt hinsichtlich Konzentration und Verteilung der einzelnen Metaboliten kein identisches Bild. Im Plasma ist vor allem bei Ratte, Hund und Kaninchen ein breites Metabolitenspektrum zu erkennen. Die unpolaren Biotransformationsprodukte 1 (Sulfon) und 2 (Sulfid) sind im Urin der Tiere stärker vertreten als beim Menschen. Die oxidative Pyridin-Ringöffnung im Pyridoimidazol-System, die zu N-acetylierten 6-Aminoimidazolen führt, stellt einen Hauptmetabolisierungsweg dar.

Sulmazol

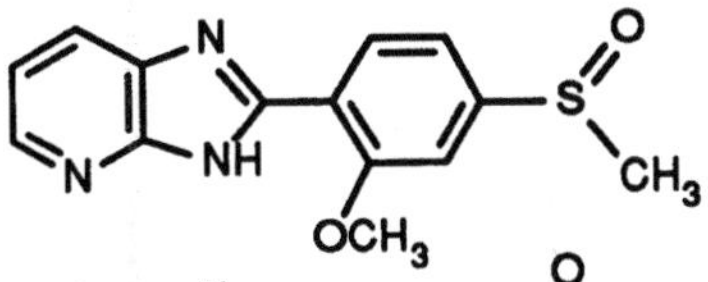

1

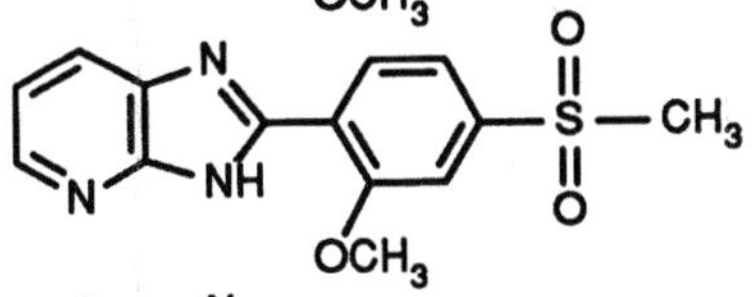

2

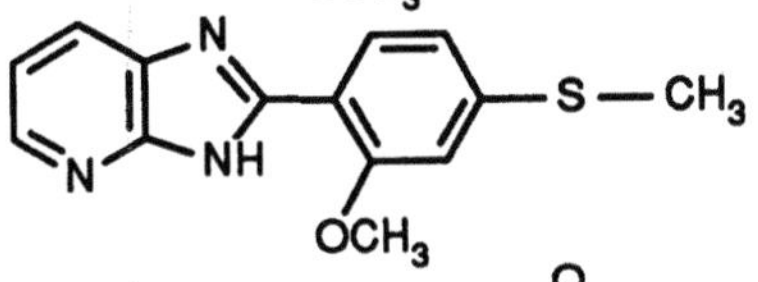

3

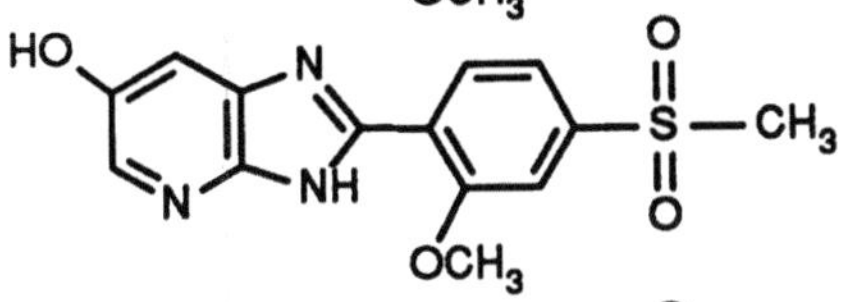

4

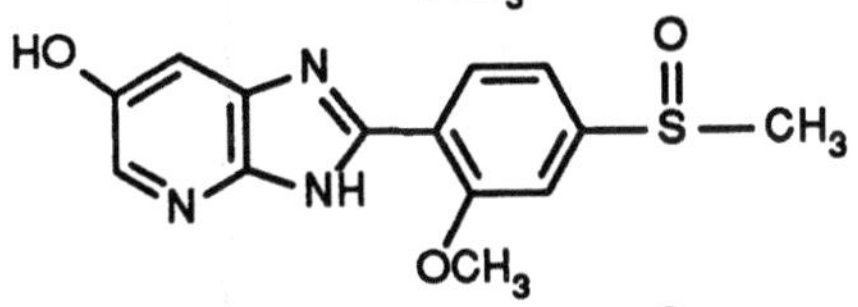

5

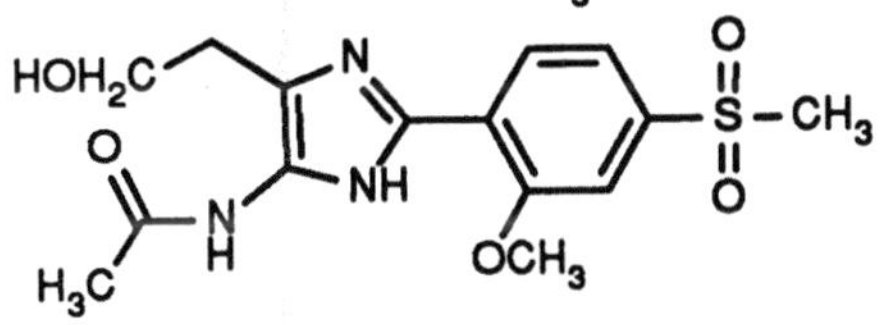

6

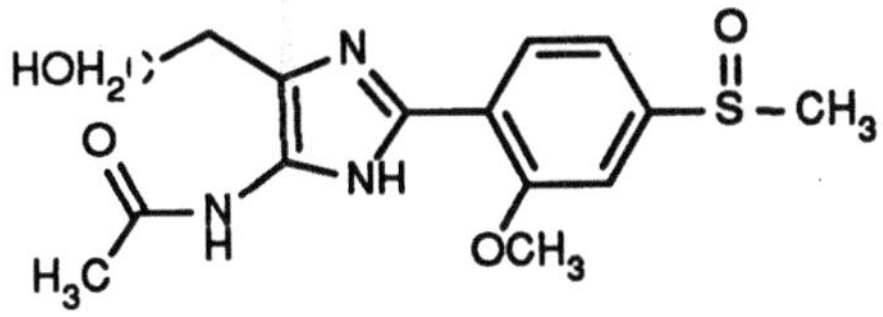

Nach intravenöser Gabe von ^{14}C-markiertem Wirkstoff an Ratten kommt es innerhalb von 5 min zu einer raschen Verteilung der Radioaktivität vom Blut in die Gewebe. Die Blutspiegel fallen bis 8 h nach oraler Gabe mit einer Halbwertszeit von 1 h ab. Die darauf folgende Eliminationsphase weist niedrige Blutspiegel auf. Die Elimination der Radioaktivität aus den Geweben erfolgt wie beim Blutspiegel ausgeprägt im Zeitraum zwischen 1 und 10 h p. a. Besonders hoch lag bei allen untersuchten Tieren die Konzentration der Radioaktivität in der Leber. Dies steht im Einklang mit dem beobachteten starken First-pass-Effekt[2)]. Insgesamt werden etwa 70% der intravenös applizierten Radioaktivität biliär ausgeschieden. Untersuchungen an 2 Tierkollektiven (a) unvorbehandelt und b) 3 Monate lang im Rahmen einer subakuten Toxizitätsprüfung vorbehandelt[3] ließen statistisch signifikante Unterschiede bei allen untersuchten Parametern erkennen. Bei den subakut vorbehandelten Ratten lagen die Blutspiegel und die Urinausscheidungen niedriger als bei der Kontrollgruppe a). Dagegen wiesen die subakut vorbehandelten Tiere b) eine raschere und höhere Ausscheidung über den Kot auf.

1. Roth, W., Prox, A., Reuter, A., Schmid, J., Zimmer, A., Zipp, H. (1981), Arzneim.Forsch. 31 (I), 232.
2. Busch, U. (1981), Arzneim.Forsch. 31 (I), 204.
3. Busch, U. (1981), Arzneim.Forsch. 31 (I), 209.

Suloctidil 54063-56-8 Vasodilatator

R,S-1-[4-(Isopropylthio)phenyl]-2-octylamino-1-propanol

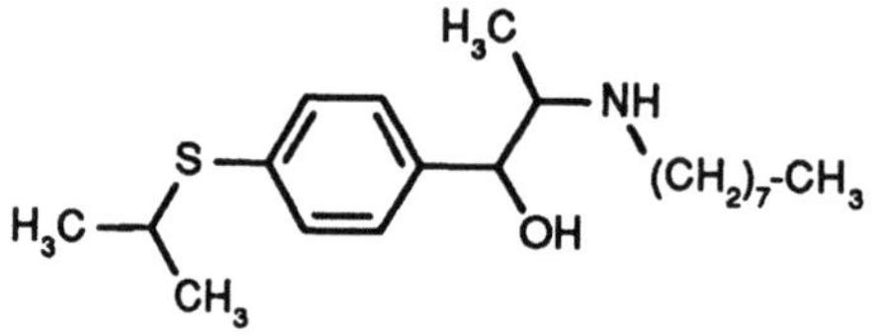

H_3C NH $(CH_2)_7$-CH_3 S H_3C OH CH_3

$C_{20}H_{35}NOS$

Die wichtigsten Abbauwege laufen über N- und S-Desalkylierung, S-Oxidation, Desaminierung, Hydroxylierung und Konjugation[1]. Allein aus der chloroformlöslichen Fraktion des Urins von Versuchspersonen ließen sich 17 verschiedene Metaboliten isolieren und identifizieren[2]. 2 Hauptabbauwege lassen sich erkennen:

- N-Desalkylierung der Octyl-Seitenkette und
- ω-Oxidation mit nachfolgender β-Oxidation der Alkyl-Seitengruppe.

Die abschließenden Veränderungen bestehen in der Bildung einer Anzahl von Pyrrolidon-Verbindungen.
Oral gegeben erreicht der Wirkstoff beim Menschen 2–4 h später maximale Plasmaspiegel[1]. In Studien mit radioaktiv markiertem Suloctidil an Menschen und Rhesusaffen ließ sich eine Exkretionshalbwertszeit von etwa 4 h ermitteln[3]. 50–60% einer einmaligen Dosis werden innerhalb der ersten 24 h im Urin ausgeschieden.

1. Kreuzmair, E. (1982), Selecta 5, 376.
2. Roncucci, R., Cautreels, W., Martens, M., Gillet, C., Debast, K., Lambelin, G. (1979), Recent Developments in Mass Spectrometry in Biochemistry and Medicine, Vol. 2, 69, Plenum Publishing Corp. New York.
3. Briesen, V., Roncucci, R. (1976), Thromb. Res. 8, 361.

Tamoxifen	10540-29-1	Antiöstrogener Wirkstoff, Cytostaticum

(Z)-2-[4-(1,2-Diphenyl-1-butenyl)-phenoxy]-N,N-dimethylethylamin

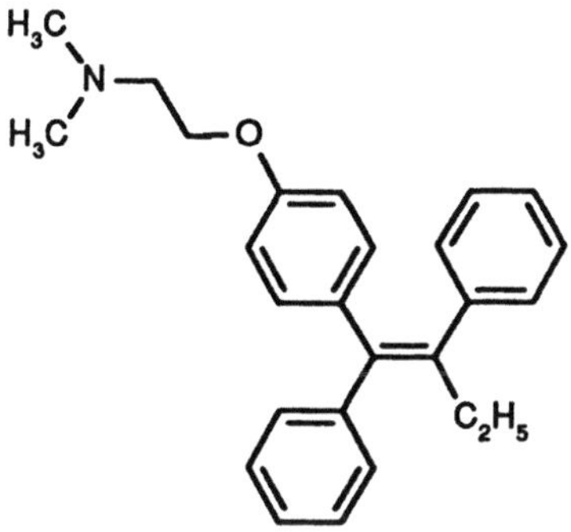

$C_{26}H_{29}NO$

Nach einzelnen Dosen von jeweils 20 mg lassen sich im Serum von Menschen der unveränderte Wirkstoff, das 4-Hydroxytamoxifen (1) und sehr polare Verbindungen nachweisen[1)]. Die Bildung von Metabolit 1 konnte von anderer

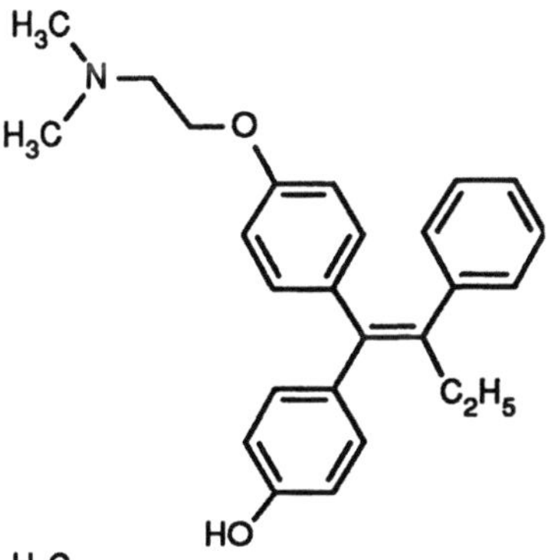

1

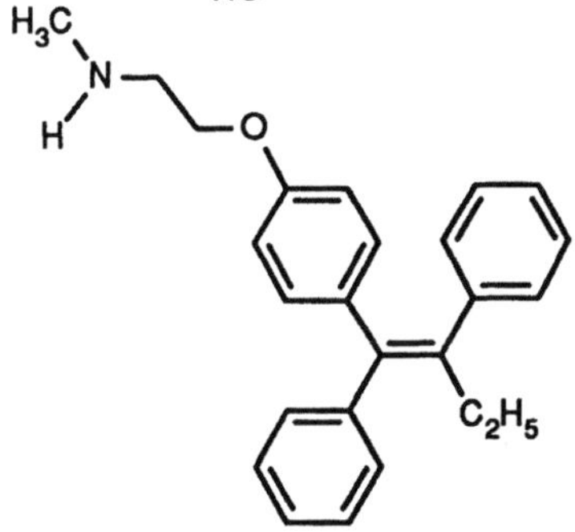

2

Seite nicht bestätigt werden[2]. Danach verläuft der Hauptabbauweg beim Menschen eindeutig über die Bildung des schon im Serum nachweisbaren N-desmethylierten Tamoxifens (2).

1. Fromson, W., Pearson, S., Bramah, S. (1973), Xenobiotica 3, 693.
2. Adam, H. K., Douglas, E. J., Kemp. J. V. (1979), Biochem. Pharmacol. 27, 145.

Temazepam	846-50-4	Tranquilizer

7-Chlor-3-hydroxy-1-methyl-5-phenyl-1H-1,4-benzodiazepin-2(3H)-on

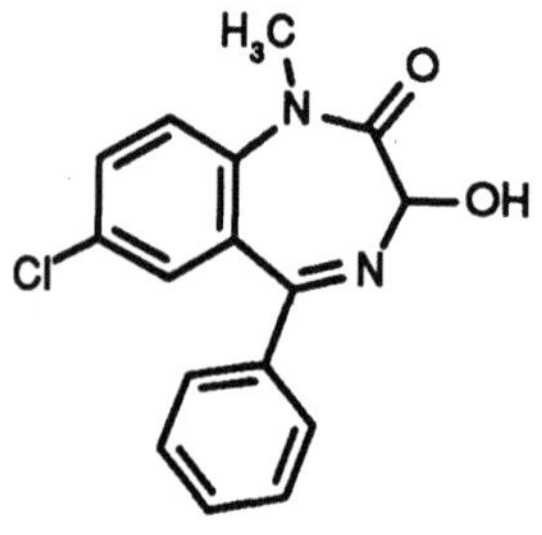

$C_{16}H_{13}ClN_2O_2$

Hauptmetabolit ist das O-Konjugat mit Glucuronsäure. Zusätzlich wurden das N-Desmethyltemazepam (Oxazepam) und sein O-Konjugat identifiziert[1].
Bei Untersuchungen mit ^{14}C-markiertem Temazepam wurde beobachtet, daß die Ausscheidung innerhalb von 8 h mit einer Halbwertszeit von etwa 1 h verläuft. Etwa 85-90% der verabreichten Radioaktivität werden in der Galle wiedergefunden: 1% als freies Temazepam, 3% als Oxazepam und ungefähr 10% als O-Konjugat[1].

1. Tse, F. L. S., Ballard, F., Jaffe, J. M. (1983), J. Pharm. Sci. 72, 311.

Tenoxicam	59804-37-4	Antirheumaticum

4-Hydroxy-2-methyl-N-(2-pyridyl)-2H-thieno[2,3-e][1,2]thiazin-3-carboxamid-1,1-dioxid

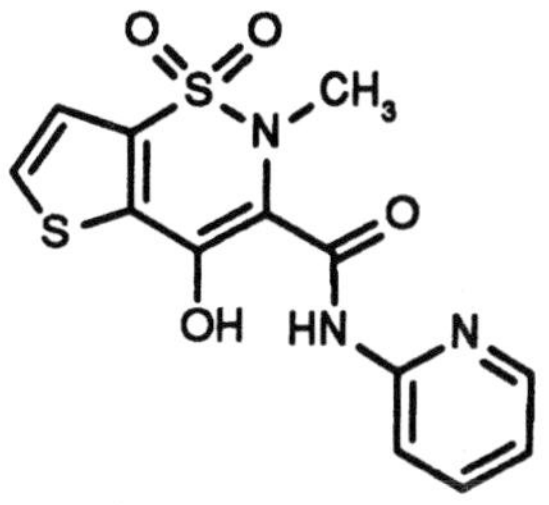

$C_{13}H_{11}N_3O_4S_2$

Tenoxicam wird im Organismus des Menschen vollständig metabolisiert. Der unveränderte Wirkstoff läßt sich nur in äußerst geringen Mengen im Urin feststellen (0,5% der verabreichten Dosis)[1)]. Hauptmetabolit im Urin ist das 5′-Hydroxytenoxicam, das hier in einer Konzentration bis zu 40% der Dosis auftritt. Das Glucuronid dieses Metaboliten ist nur in der sehr geringen Menge

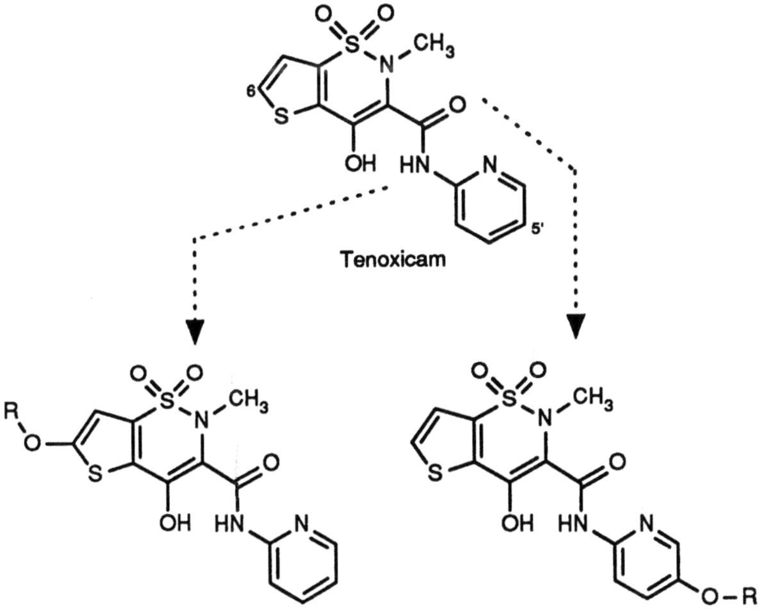

Tenoxicam

Hauptmetabolit
in der Galle
R = Glucuronoyl

Hauptmetabolit
im Urin
R = H

von 2,6% der Dosis festgestellt worden. Hauptmetabolit in der Galle ist das C-6-Glucuronid, das hier bis zu 45% der verabreichten Dosis auftritt[1-3].
Im Plasma findet sich Tenoxicam fast ausschließlich in unveränderter Form. Nur nach mehrfacher Verabreichung wird 5′-Hydroxytenoxicam in geringen Mengen gefunden.

Nach oraler Gabe werden maximale Plasmaspiegel nach durchschnittlich 1,3 h erreicht. Bei gleichzeitiger Einnahme von Speisen oder Antacida verlängert sich dieser Zeitraum deutlich[4]. Nach anfänglich sehr rascher Anflutung im Serum stellt sich eine Verteilungsphase mit schnell abnehmenden Substanzspiegeln ein. Die anschließende Eliminationsphase ist durch die langsame Ausscheidung von Tenoxicam gekennzeichnet. Nach Abschluß der Verteilungsphase, etwa ab der 4. h nach der Verabreichung, sind die Plasmakonzentrationen nach oraler oder intravenöser Applikation identisch (nach 4 h ca. 1,75 µg/ml, nach 24 h ca. 1,5 µg/ml nach oraler einmaliger Gabe von 20 mg)[5]. In der Phase des steady state schwanken die Plasmaspiegel nur geringfügig und liegen zwischen 10 und 20 µg/ml[6]. Im Plasma von gesunden Probanden liegt Tenoxicam nur zu knapp 1% in freier, nicht an Plasmaproteine gebundener Form vor[5].
Tenoxicam unterliegt keinem enterohepatischen Kreislauf. Die Eliminationshalbwertszeit von Tenoxicam liegt bei 72 h. Tenoxicam wird zu maximal ⅔ über die Nieren eliminiert, der Rest der Metaboliten wird mit der Galle ausgeschieden. Die Elimination des Wirkstoffs wird auch bei Patienten mit genetisch bedingter schlechter Oxidationskapazität nicht beeinträchtigt[5].

1. Dell, D., Joly, R., Meister, W., Arnold, W., Partos, C., Guldimann, B. (1984), J. Chromatogr. 317, 483.
2. Crevoisier, Ch., Heizmann, P. (1986), Lit. Rheumatol. 5, 7.
3. Fenner, H., Stoiber, W. (1986), Lit. Rheumatol. 6, 10.
4. Francis, R. J., Dixon, J. S., Lowe, J. R., Harris, P. A. (1985), Eur. J. Drug 10, 309.
5. Heintz, R. C., Guentert, T. W., Enrico, J. F., Dubach, U. C., Brandt, R., Jeunet, F. S. (1984), Eur. J. Rheumatol. Inflamm. 7, 33.
6. Crevoisier, Ch., Heizmann, P., Forgo, I. (1985), Roche Res. Report Nr. B-113056.

Terfenadin	50679-08-8	Antihistaminicum

1-(4-tert-Butylphenyl)-4-[4-(α-hydroxybenzhydryl) piperidino]butanol

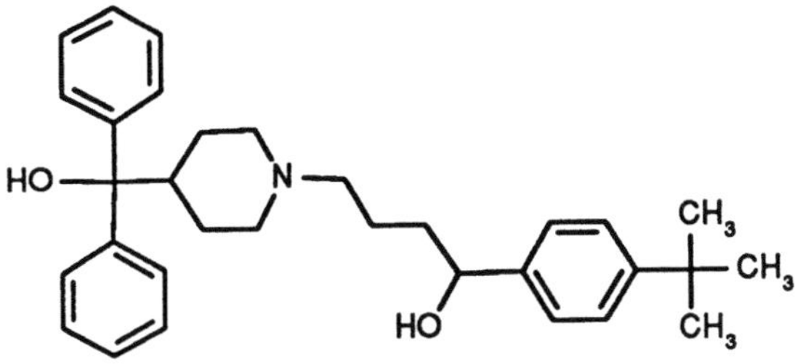

HO N CH$_3$ CH$_3$ HO CH$_3$

$C_{32}H_{41}NO_2$

Die pharmakokinetischen Befunde an Versuchstieren (Ratten, Beagle-Hunden und Affen) lassen darauf schließen, daß Terfenadin schnell metabolisiert wird. In Urin und Galle ist der Wirkstoff nicht mehr nachweisbar, in den Faeces nur in geringen Mengen[1)].
Die tierexperimentellen Untersuchungen mit dem ^{14}C-markierten Wirkstoff zeigten die höchsten Konzentrationen nach 0,5–1,0 h, die höchste in der Lunge. Bei den 3 genannten Spezies ist der Ausscheidungsweg mit den Faeces vorherrschend, wobei fast die ganze Elimination innerhalb von 24 h nach der Applikation erfolgt[1)].

1. Leeson, G. A., Chan, K. Y., Knapp, W. C., Biedenbach, S. A., Wright, G. J., Okerholm, R. A. (1982), Arzneim.Forsch. 32 (II), 1173.

Testosteron	58-22-0	Androgen-Therapie

17β-Hydroxy-4-androsten-3-on
Testosteroni propionas (DAB 9)

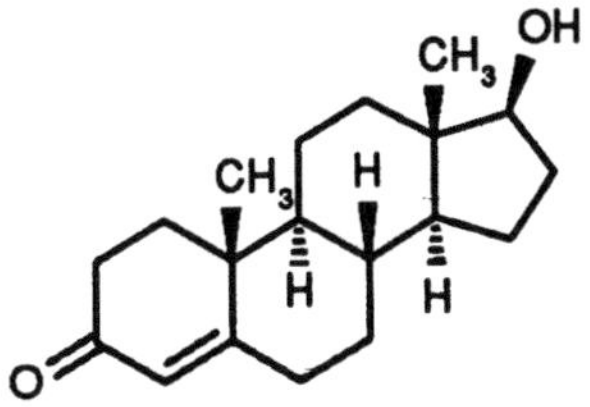

OH CH$_3$ CH$_3$ H H H O

$C_{19}H_{28}O_2$

Das u. a. von den Leydig-Zellen des Hodens gebildete männliche Keimdrüsenhormon wird in der Leber sehr schnell abgebaut. Etwa die Hälfte des Testosterons wird in Form von C-17-Ketosteroiden (Androsteron (1), Epiandrosteron (2) und Ätiocholanolon (3) mit dem Urin ausgeschieden[1,2]. Neben etwa 45% 17-Ketosteroiden werden etwa 1% als Testosteronkonjugat eliminiert. Bis zu 1% des injizierten Testosterons wird in Harnöstrogene umgewandelt. Bereits 5 min nach intravenöser ^{3}H-Testosteron-Injektion konnten aus dem Venenblut radioaktive Östrogene isoliert und identifiziert werden[1]. Im Gegensatz zu den Östrogenen ist der enterohepatische Kreislauf für das Testosteron und die 17-Ketosteroide quantitativ unbedeutend.
In den sekundären männlichen Geschlechtsorganen, also den Anhangdrüsen des Urogenitaltrakts, der Prostata und der Samenblase sowie im äußeren männlichen Genitale wird Testosteron durch ein Enzym zu Dihydrotestosteron reduziert, das die eigentliche aktive Verbindung darstellt:

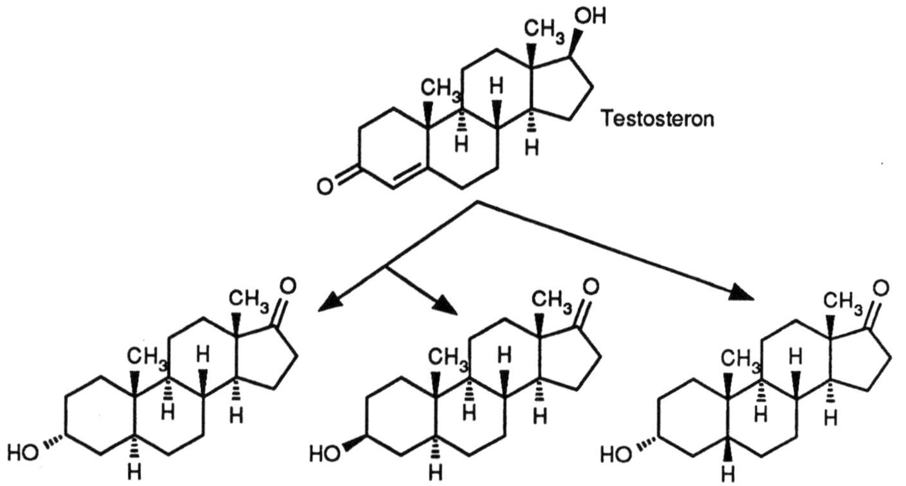

Testosteron

1 Androsteron

2 Epiandrosteron

3 Ätiocholanolon

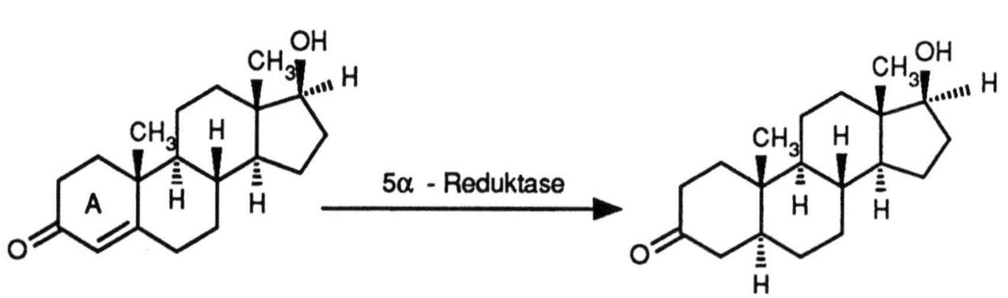

Testosteron → 5α - Reduktase → Dihydrotestosteron (DHT)

Im Blut wird Testosteron zum überwiegenden Teil (99%) an Eiweißkörper gebunden transportiert[3].

1. Bolt, W., Ritzel, F., Bolt, H. M. (1966), Münch. Med. Wochenschr. 16, 875.
2. Staemmler, H.-J. (1975), Selecta 37, 3220.
3. Hasselblatt, A. (1985), Dtsch. Apoth. Ztg. 125, 96.

Δ^9-Tetrahydrocannabinol	1972-08-3	Halluzinogen, wirksamste Verbindung aus Marihuana bzw. Haschisch

Tetrahydro-6,6,9-trimethyl-3-pentylbenzo[c]chromen-1-ol
THC

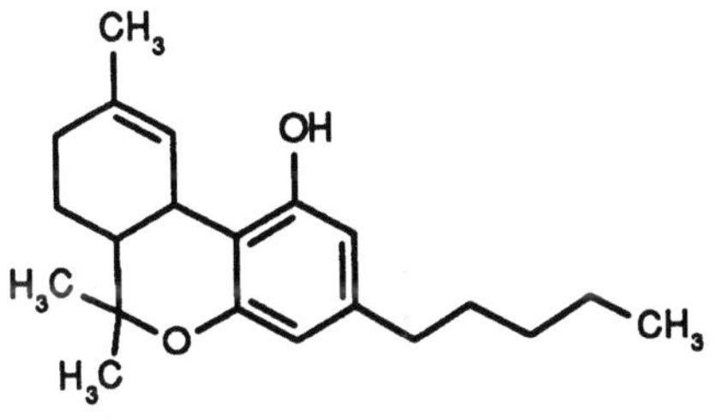

$C_{21}H_{30}O_2$

Untersuchungen bei Ratten, gesunden Tieren und solchen mit einer Gallengangsfistel, denen sowohl oral als auch intravenös der ^{3}H-markierte Wirkstoff (1) zugeführt worden war, ergaben, daß über den Petrolether-Extrakt gewonnene Metaboliten in den Faeces nicht nachweisbar waren. Hingegen ließen sich im Ethylacetat-Methanol- und Wasser-Extrakt der Faeces u. a. Verbindungen finden, die mit den Metaboliten-Referenzsubstanzen 8,11-Dihydroxy-Δ^9-tetrahydrocannabinol (2) und 11-Hydroxy-Δ^9-tetrahydrocannabinol (3) übereinstimmende Eigenschaften zeigten. In diesen Extrakten treten also Verbindungen mit stärker polaren Eigenschaften als Verbindung 1 auf[1].
Nach oraler Verabreichung von Δ^9-Tetrahydrocannabinol (Δ^9-THC) (1) an Menschen ließen sich im Urin 5 Dicarboxylsäuren nachweisen[2]:

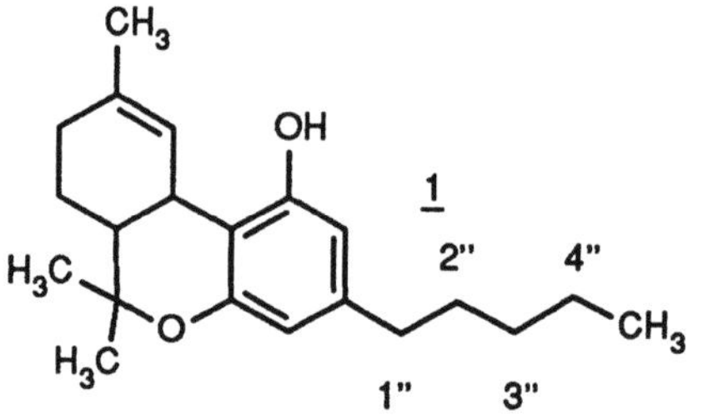

Zwei davon (3″,4″,5″-Trisnor-Δ^9-THC-7,2″-dioinsäure (5) und 5″-Nor-Δ^9-THC-7,4″-dioinsäure (7) waren bei entsprechenden Untersuchungen an anderen Spezies bis dahin nicht entdeckt worden.
Untersuchungen an Menschen zeigten, daß nur 5,2% des geurauchten (markierten) Haschischs durch die Galle sezerniert und 16,9% über den Urin ausgeschieden werden[3)]. Bei Untersuchungen an Ratten mit dem ^{3}H-markierten Wirkstoff ließ sich feststellen, daß innerhalb von 96 h 55,8–66,9% der applizierten Radioaktivität eliminiert werden[1)]. Die Hauptausscheidung läuft nach intravenöser Gabe an Tiere mit einer Gallenfistel zu 59,4% über die Galle (Stuhl 2,7%), hingegen liegt nach oraler Gabe die Faecesausscheidung mit 41,5% höher als bei der Galle mit 21,5%.

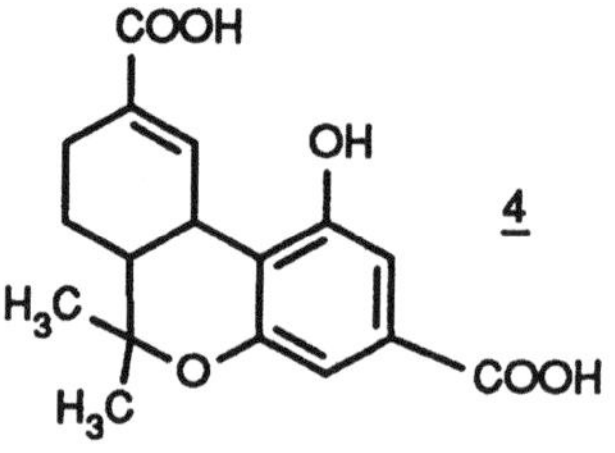

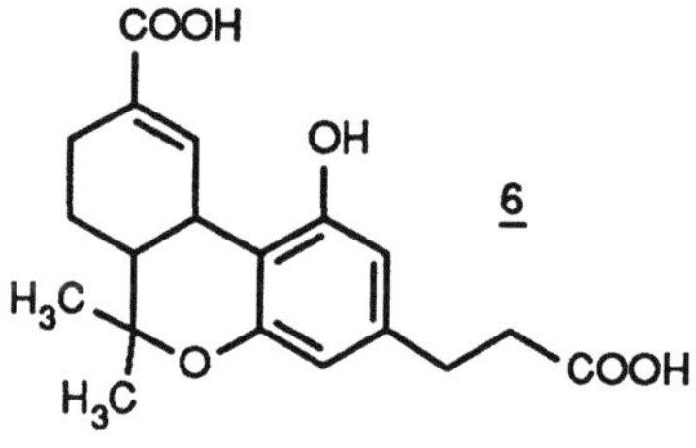

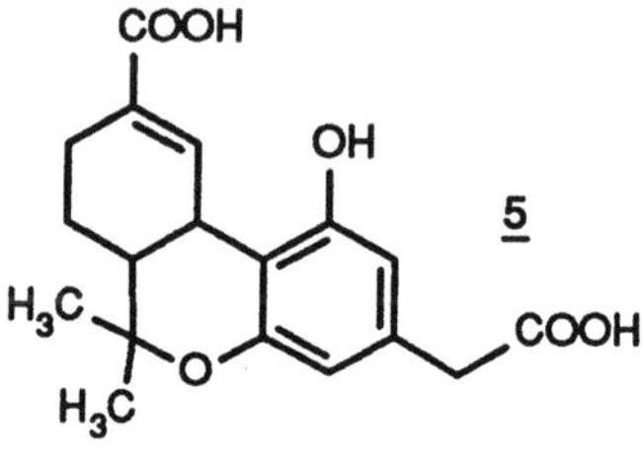

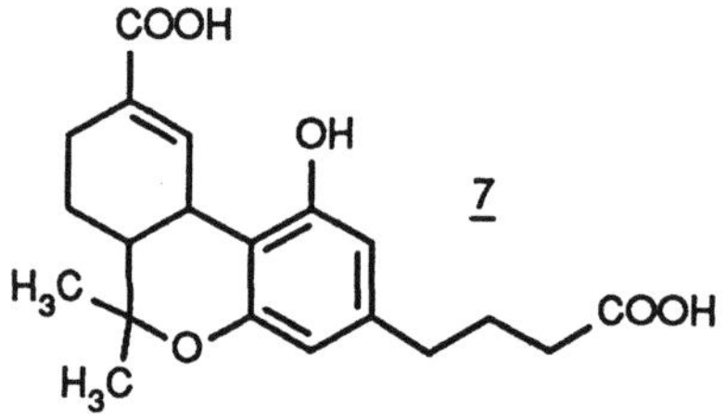

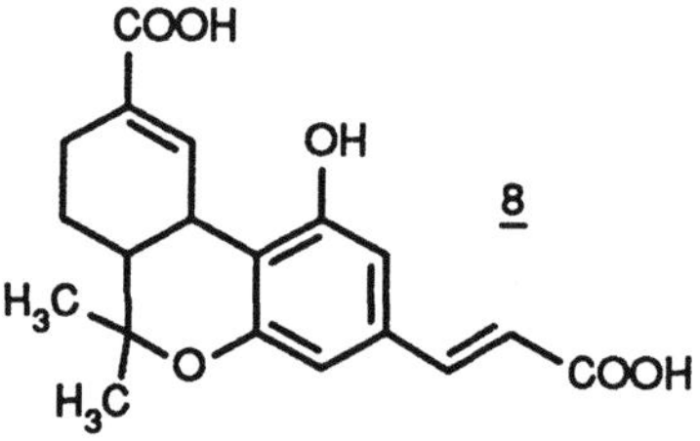

1. Turk, R. F., Dewey, W. L., Harris, L. S. (1973), J. Pharm. Sci. 62, 737.
2. Halldin, M. M., Andersson, L. K., Widman, M., Hollister, L. E. (1982), Arzneim.Forsch. 32 (II), 1135.
3. Miras, C. J., in Haschisch, seine Chemie und Pharmakologie, Ed. Wolstenholme, G. E. W., Knight, J. (1965), Ciba-Foundation, Study Group Nr. 21, S. 37.

Tetrazepam	10379-14-3	Tranquilizer

7-Chlor-5-(1-cyclohexenyl)-1-methyl-1H-1,4-benzodiazepin-2-(3H)-on

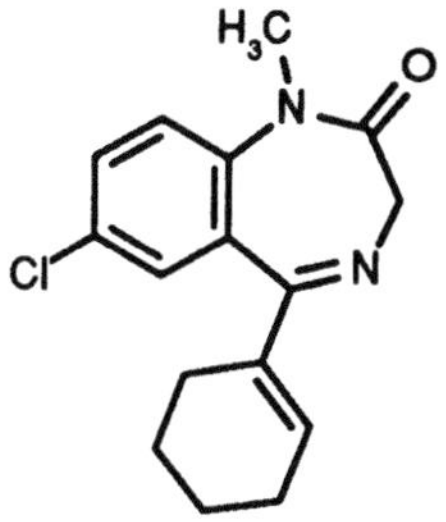

$C_{16}H_{17}ClN_2O$

Die Strukturvariation - Ersatz des Phenylrests in Position 5 des Diazepam-Moleküls durch einen Cyclohexen-Ring - verändert auch die Biotransformation des Moleküls nachhaltig. Sie ist Ursache dafür, daß nach Einnahme von Tetrazepam nur geringe Mengen aktiver Metaboliten im Serum erscheinen[1)]. Formal besteht eine Analogie zur Biotransformation von Diazepam oder Prazepam. Durch Desmethylierung von Tetrazepam entsteht das Nortetrazepam, das nur 3,4% der zirkulierenden Tetrazepam-Menge darstellt. Dieser Metabolit kann sowohl in Position 3 zu 3-Hydroxynortetrazepam und schließlich durch Konjugation in eine pharmakologisch inaktive Verbindung abgebaut werden, die renal leicht ausscheidbar ist als auch in 3'-Position am Cyclohexenyl-Ring hydroxyliert werden. Primär kommt es auch zur Bildung von 3-Hydroxytetrazepam und offenbar leicht auch zur Bildung von 3'-Hydroxytetrazepam. Diese Verbindung und die entsprechende Nor-Verbindung werden wahrscheinlich glucuronidiert. Derartige Konjugate ließen sich jedoch nicht nachweisen[1)].

Das folgende Schema zeigt den Metabolismus beim Menschen[1)] (s. S. 526):

Tetrazepam wird rasch resorbiert. Es erscheint bei Erwachsenen bereits 0,45 ± 0,10 h nach der Tabletteneinnahme im Serum. Maximale Serumspiegel sind 1,92 ± 0,19 h nach der Applikation von 50 mg erreicht und betragen 0,57 ± 0,06 μg/ml. Die Halbwertszeit beträgt etwa 15 h[2)]. Bei Versuchspersonen ließen sich Tetrazepam und Nortetrazepam im Urin nicht nachweisen[1)].

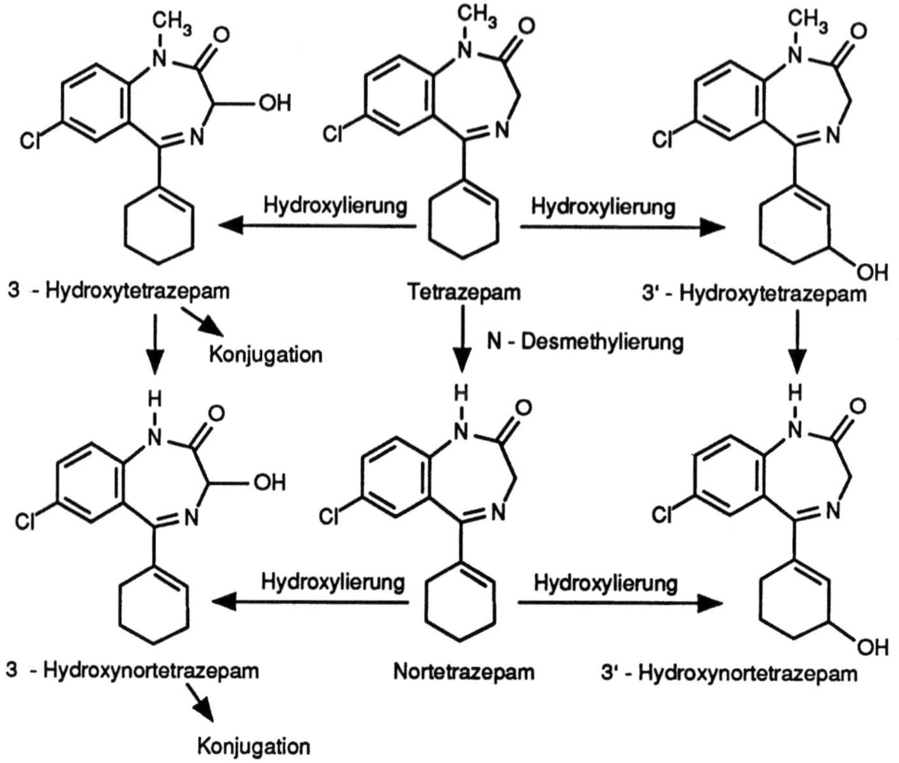

Hydroxylierung — Hydroxylierung

3 - Hydroxytetrazepam — Tetrazepam — 3' - Hydroxytetrazepam

Konjugation

N - Desmethylierung

Hydroxylierung — Hydroxylierung

3 - Hydroxynortetrazepam — Nortetrazepam — 3' - Hydroxynortetrazepam

Konjugation

1. Baumgärtner, M. G., Cautreels, W., Langenbahn, H. (1984), Arzneim. Forsch. 34 (I), 724.
2. Schütz, H., Schneider, W.-R. (1985), Krankenhauspharmazie 6, 280.

Tetroxoprim 53808-87-0 Chemotherapeuticum

2,4-Diamino-5-[3,5-dimethoxy-4-(2-methoxyethoxy)-benzyl]pyrimidin

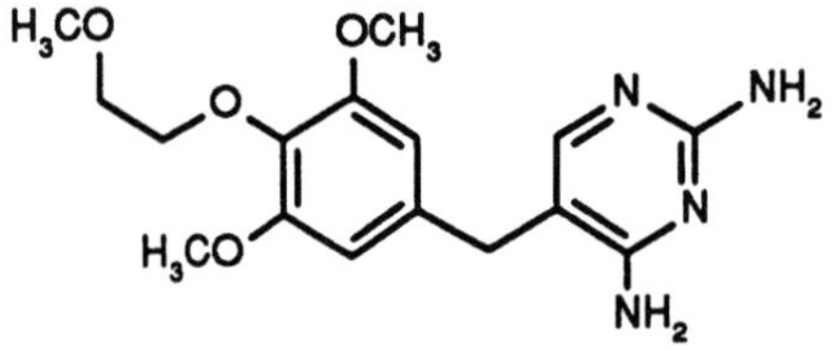

$C_{16}H_{22}N_4O_4$

Für Tetroxoprim dürfte analog zu Trimethoprim gelten, daß die N-Oxidierung an einem der tertiären N-Atome einen bedeutsamen Abbauweg darstellt. Somit könnte bei genetisch disponierten Patienten, die diesen Stoffwechselschritt nicht vollziehen können, eine übermäßige Kumulation von Tetroxoprim eintreten.
Maximale Plasmaspiegel finden sich nach etwa 3 h. Die Eliminationshalbwertszeit liegt bei etwa 6 h. Etwa 50% der Substanz werden renal eliminiert, der Rest mit den Faeces ausgeschieden. Während einer Langzeitbehandlung wird die Eliminationshalbwertszeit jedoch nur geringfügig auf etwa 5 h verkürzt. Bei terminaler Niereninsuffizienz verdoppelt sich die Halbwertszeit[1)].

1. Kienitz, M., Linzemeier, G., Naumann, P., Schönfeld, H. (1981): Tibirox - ein neues Präparat zur Therapie bakterieller Infektionen, Beitrag von Hengstmann, J. H., S. 41, Editiones Roche, Grenzach-Wyhlen.

Thebacon 466-90-0 Antitussivum

(5R,9R,13S,14R)-4,5-Epoxy-3-methoxy-9a-methyl-6-morphinen-6-ylacetat

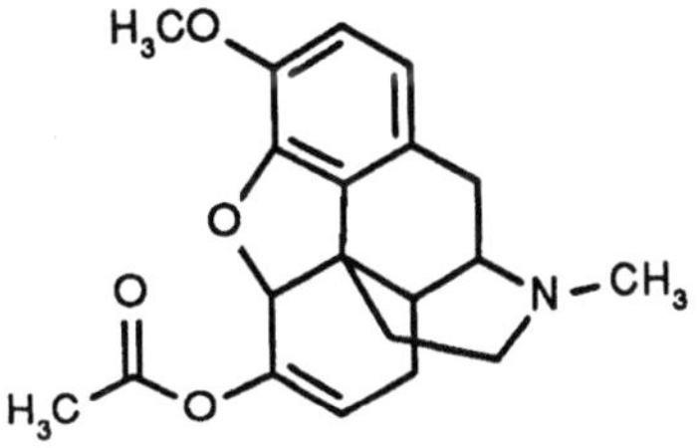

H_3CO … $N-CH_3$ … H_3C

$C_{20}H_{23}NO_4$

Beim Menschen wird Thebacon intravital durch Abspaltung der Acetyl-Gruppe und Umlagerung der Doppelbindung im Ring C zum Dihydrocodein (1) (Dicodid) abgebaut[1)].

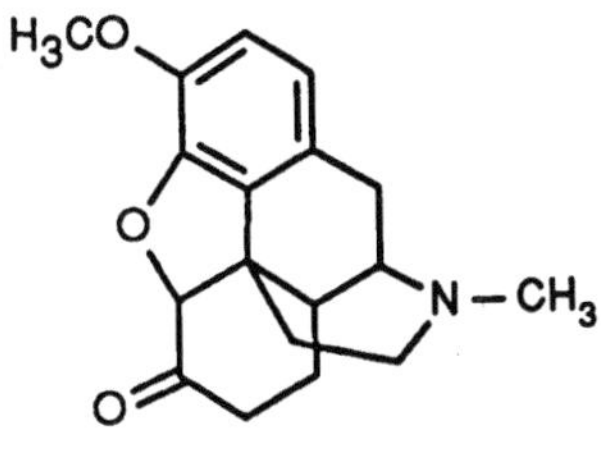

H_3CO … $N-CH_3$

1

Die ursprüngliche Verbindung kommt allenfalls in Spuren zur Ausscheidung. Bemerkenswert ist, daß aus einem stark wirksamen Analgeticum als Metabolit eine ebenfalls stark wirksame Verbindung mit weitgehend ähnlichem Wirkungscharakter entsteht. Das Thebacon-Molekül ist nach einschlägigen Untersuchungen an Reinsubstanzen infolge Hydrolyse zu diesem Abbau prädestiniert[1,2].

1. Beyer, K.-H. (1964), Dtsch. Apoth. Ztg. 104, 697.
2. Wagner, G. (1955), Pharmazie 10, 470.

Theophyllin	58-55-9	Broncholyticum, Diureticum, Cardiotonicum

1,3-Dimethyl-2,6(1H,3H)purindion
1,3-Dimethylxanthin
Theophyllinum (DAB 9)

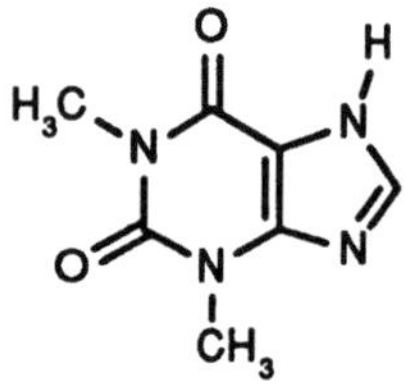

$C_7H_8N_4O_2$

Theophyllin wird nach peroraler Gabe (750 mg) vom Menschen nur zu einem geringen Teil unverändert ausgeschieden (etwa 10%), etwa 50% liegen als 1-Methyl- bzw. 1,3-Dimethylharnsäure vor[1]. 90% des verabreichten Theophyllins werden in der Leber metabolisiert. Fast ausschließlich handelt es sich dabei um eine Desmethylierung der Ausgangsverbindung und ihrer Metaboliten, so daß sich für Erwachsene und Kinder folgendes Biotransformationsschema ergibt (s. S. 529):

3-Methylxanthin ist pharmakologisch aktiv, besitzt aber nur ⅕ der Wirkung des Theophyllins. Die Serumkonzentration ist deshalb zu niedrig, um einen Effekt auszulösen. Etwa 10% des Theophyllins werden mit dem Urin unverändert ausgeschieden. Für die einzelnen Verbindungen sind im Urin folgende Konzentrationen ermittelt worden (in % der täglichen Theophyllindosis): Theophyllin: 4–14%; 1,3-Dimethylharnsäure: 35–44%; 1-Methylharnsäure: 13–20%; 3-Methylxanthin: 29–44%. Bei Neugeborenen werden 10% des applizierten Theophyllins zu Coffein metabolisiert, 50% unverändert ausgeschieden und 4% in Theobromin (3,7-Dimethylxanthin) überführt. In der Schwangerschaft durchwandert Theophyllin die Placentarschranke. Während der Laktationszeit

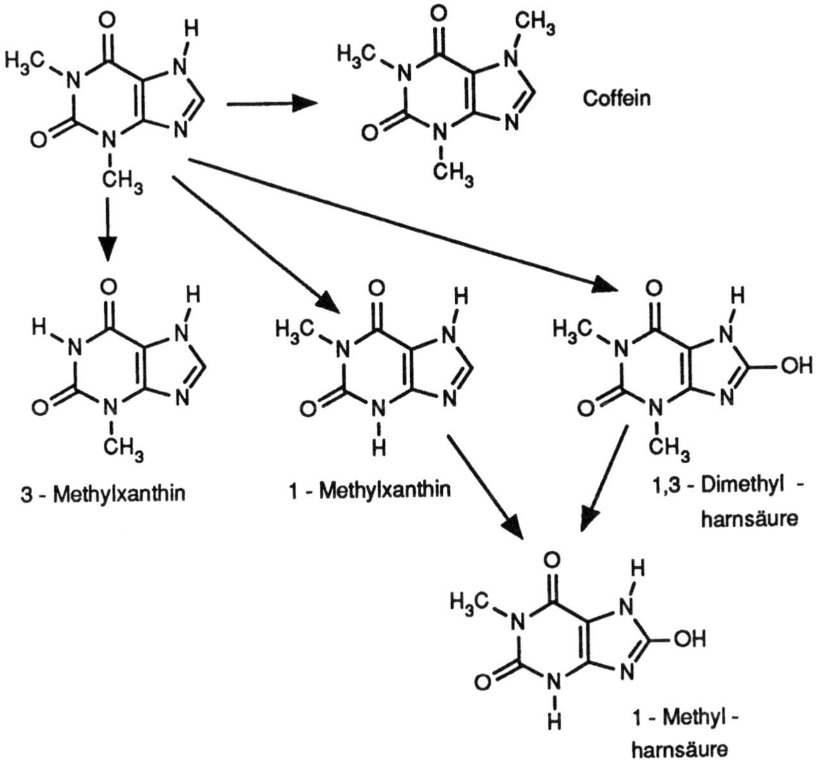

Coffein

3 - Methylxanthin

1 - Methylxanthin

1,3 - Dimethyl - harnsäure

1 - Methyl - harnsäure

gelangt Theophyllin in die Muttermilch. Durchschnittlich werden ca. 50% (Bereich 38–82%) des verabreichten Theophyllins an Serumprotein gebunden. In geringem Umfang ist dies bei Neugeborenen und Patienten mit Leberzirrhose der Fall.
Die Pharmakokinetik läßt sich durch ein offenes Zwei-Kompartiment-Modell beschreiben.
Nach oraler Gabe von 300 mg Theophyllin in 6stündigen Intervallen bei 83 Patienten fanden sich Konzentrationsunterschiede im Bereich von 2,0–32,6 μg/ml Blut, was auf den unterschiedlichen Metabolismus zurückgeführt wird[2)].
Die geringe therapeutische Breite des Theophyllins läßt sich in folgender direkter Dosis-Nebenwirkungs-Beziehung ausdrücken: Bei Serumkonzentrationen von über 20 μg/ml treten die ersten gastrointestinalen Symptome auf. Bei einigen seltenen Todesfällen konnten post mortem Theophyllin-Spiegel von über 40 μg/ml im Serum gemessen werden. Eine optimale Dosierung sollte sich also zwischen 8 und 20 μg/ml Serum bewegen. Zur Erzielung dieser Werte sind folgende Dosierungen notwendig: Für Kinder unter 9 Jahren 24 ± 5 mg/kg KG/Tag, für Kinder zwischen 9 und 16 Jahren 19 ± 4 mg/kg KG/Tag, für Erwachsene 13 ± 4 mg/kg KG/Tag[2)]. Die mittlere Eliminationshalbwertszeit

nach intravenöser Gabe beträgt 6,5 h (3,5-9 h), nach oraler Gabe 5,7 h (3-12 h). Mit dem Urin werden 23% (11-70%) der intravenösen Dosis bzw. 12% (7-19%) der oralen Dosis ausgeschieden[3].

1. Brodie, B. B., Axelrod, J., Reichenthal, J. (1952), J. Biol. Chem. 194, 215.
2. Ring, J. (1977), Ärztl. Prax. 24, 4123.
3. Kaumeier, H. S., Kehrhahn, O. H., Neugebauer, G., Schwarz, J. A., Schuppan, D., Staib, A. H. (1984), Arzneim.Forsch. 34 (I), 92.

Tiadenol 6964-20-1 Zur Senkung des Serumcholesterinspiegels

3,14-Dithia-1,6-hexadecandiol

$HO \cdot CH_2\text{-}CH_2\text{-}S\text{-}(CH_2)_{10}\text{-}S\text{-}CH_2\text{-}CH_2\text{-}OH$

$C_{14}H_{30}O_2S_2$

Aus dem Urin von Mensch und Ratte wurden 8 verschiedene Metaboliten isoliert. Aus den Befunden ergibt sich, daß Tiadenol hauptsächlich durch S-Oxidation des Thioetherschwefels und darauffolgende Oxidation oder Konjugation der primären Alkohol-Gruppe metabolisiert wird. Die Urinausscheidung von S-oxidierten und sulfoxidierten Carboxyl-Metaboliten beträgt 75%, diejenige von S-oxidierten konjugierten Metaboliten beläuft sich auf etwa 20%[1] (s. S. 531).

In vitro Studien mit Ratten ergaben, daß die hepatisch mikrosomale Cytochrom-P-$_{450}$-abhängige Monooxygenase den S-oxidativen Ablauf katalysiert, welcher die *in vivo* Elimination steuert. Somit stellt Cytochrom P-$_{450}$ das Schlüsselenzym bei der hepatischen Metabolisierung von Tiadenol dar.
Tiadenol wird von Mensch und Ratte nach oraler Verabreichung vollständig resorbiert und nach der extensiven Metabolisierung in der Leber über die Nieren zu mehr als 95% ausgeschieden. Die unveränderte Verbindung wird nur zu etwa 1% der applizierten Dosis über den Urin ausgeschieden. Metaboliten werden mit den Faeces kaum ausgeschieden[1].

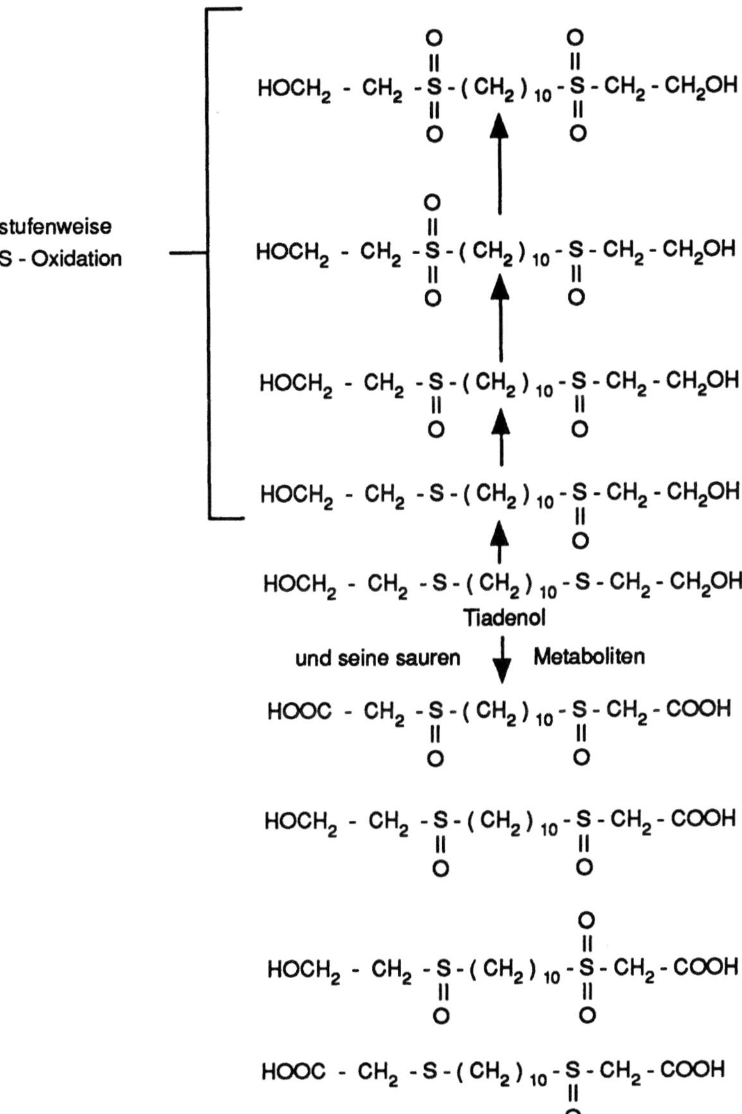

1. Maffei Facino, R., Carini, M., Tofanetti, O. (1986), Arzneim.Forsch. 36 (I) 722.

Tiaprofensäure	33005-95-7	Antirheumaticum, Antiphlogisticum

2-(5-Benzoyl-2-thienyl)propionsäure
Acidum tiaprofenicum

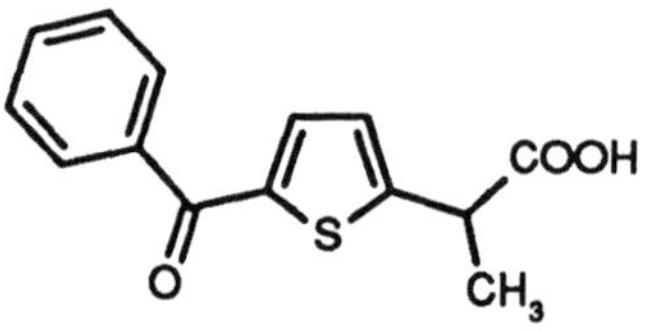

$C_{14}H_{12}O_3S$

Bei Untersuchungen zum Metabolismus wurden sowohl beim Menschen als auch bei 4 in die Untersuchungen einbezogenen Tierspezies (Maus, Ratte, Kaninchen, Hund) 2 Metaboliten (2 und 3) und mehrere Konjugate identifiziert (s. S. 533):

Metabolit 2 entsteht durch Reduktion der Keto-Gruppe unter Bildung einer sekundären alkoholischen OH-Gruppe. Beim Metaboliten 3 wird durch Oxidation eine OH-Gruppe in p-Stellung zur Keto-Gruppe in den Benzol-Ring eingeführt. Sowohl die unveränderte Tiaprofensäure als auch beide Metaboliten können in Phase II der Biotransformation konjugiert werden[1)].
Obwohl Tiaprofensäure im sauren Bereich nur schwach dissoziiert, wird sie bereits im Magen teilweise resorbiert. Dieser erste Resorptionsprozeß ist nach Durchtritt durch den Pylorus beendet. Die Erhöhung der Löslichkeit für Tiaprofensäure im nunmehr alkalischen Milieu bewirkt eine 2. resorptive Phase, die - bezogen auf das Serumkonzentrationsmaximum - etwa doppelt so groß ist wie die erste. Die Resorption des Wirkstoffs erfolgt insgesamt sowohl nach oraler als auch nach rectaler Gabe rasch und vollständig. Tiaprofensäure erscheint im Mittel nach 0,27 h im Kreislauf. Die Resorptionshalbwertszeit beträgt 0,32 h. Maximale Plasmaspiegel werden 2-4 h nach der Applikation erreicht. Das erste Maximum ist nach 1,05 h zu verzeichnen, das zweite Maximum nach 2,9 h[2)]. Die erste Maximalkonzentration beträgt im Mittel 12,12 µg/ml, die zweite Maximalkonzentration 23,78 µg/ml (nach 400 mg Einmalgabe). Tiaprofensäure verläßt mit einer Eliminationshalbwertszeit von 1,07 h die Blutbahn. Nach 6 h betragen die Plasmaspiegel noch 20% der Plasmamaxima. Tiaprofensäure wird innerhalb von 24 h eliminiert. Eine Wirkstoffkumulation tritt nicht ein. Weder eine Enzyminduktion noch eine Enzymhemmung sind beobachtet worden. Die Plasmahalbwertszeit liegt bei knapp 4 h. Nach peroraler Gabe von 400 mg Tiaprofensäure erscheinen innerhalb von 24 h bei Probanden im Mittel 21,73 ± 7,26% der Dosis in Form des unveränderten Wirkstoffs im Urin.

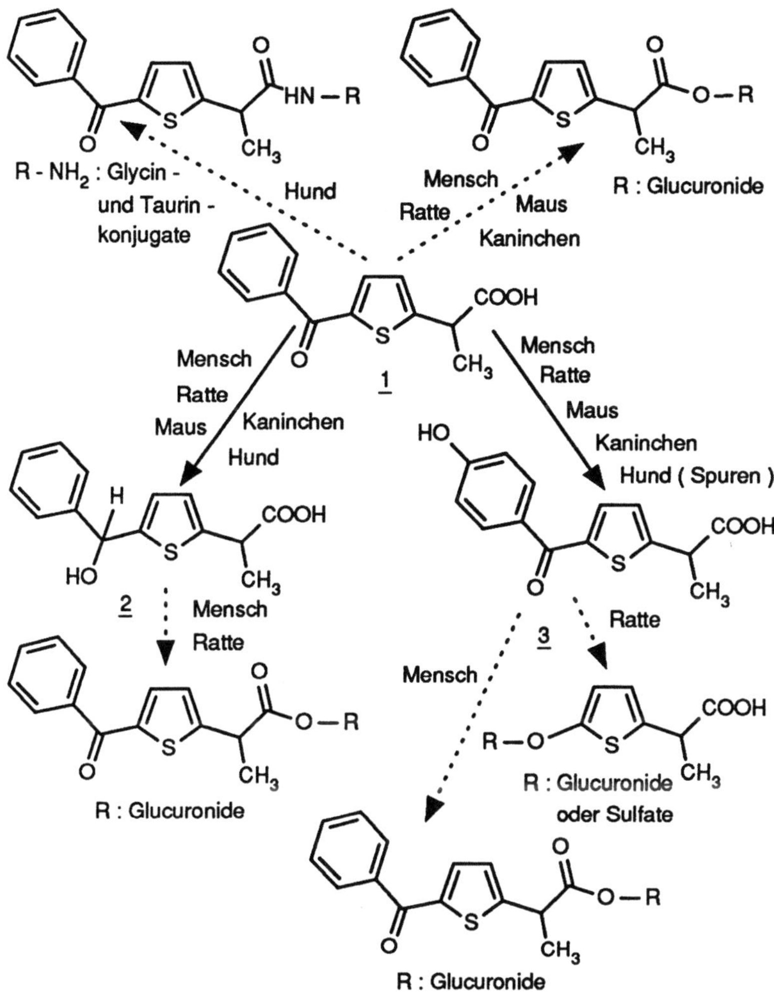

Metabolismus der Tiaprofensäure beim Menschen und 4 Tierspezies
Phase I: ——▸ Phase II und III: ----▸

1. Pottier, J., Berlin, D., Raynaud, J. P. (1977), J. Pharm. Sci. 66, 1030.
2. Marećek, N., Lücker, P. W., Penth, B., Altmayer, P., Wetzelberger, K. (1981), Arzneim.Forsch. 31 (I), 116.

Tilidin 20380-58-9 Analgeticum

Ethyl t-2-dimethylamino-1-phenyl-3-cyclohexan-r-1-carboxylat

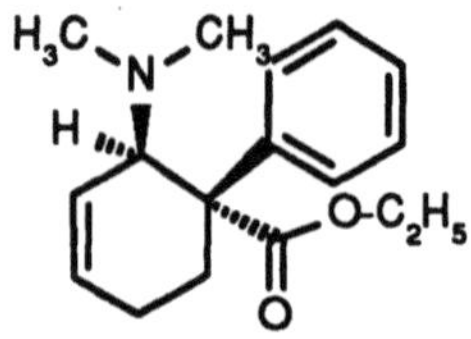

$C_{17}H_{23}NO_2$

Folgende Metaboliten sind beschrieben worden[1,2]:

- Nortilidin = D,L-trans-2-Monomethylamino-1-phenyl-cyclohex-3-en-trans-1-carbonsäureethylester (1) sowie
- Bisnortilidin = D,L-trans-2-Amino-1-phenyl-cyclohex-3-en-trans-1-carbonsäureethylester (2).

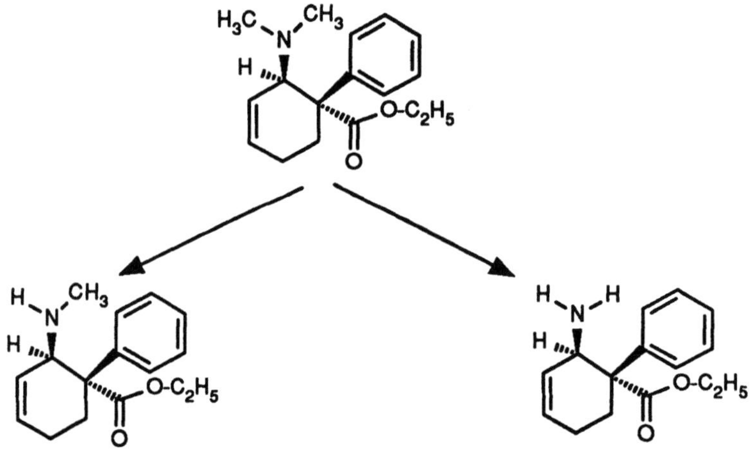

Die Metaboliten 1 und 2 sowie unverändertes Tilidin kommen in den untersuchten Körperflüssigkeiten (Urin, Serum, Plasma und Galle) von Hund, Ratte, Kaninchen und Mensch in vergleichbaren Konzentrationsverhältnissen vor. Somit verläuft die schrittweise Desmethylierung von Tilidin zu den Metaboliten 1 und 2 bei allen untersuchten Spezies etwa im gleichen Ausmaß. Sowohl nach β-Glucuronidase-Spaltung als auch nach HCl-Hydrolyse ließen sich aus dem Urin die beiden Metaboliten, besonders Verbindung 2, isolieren. Es kann deshalb angenommen werden, daß Metabolit 1 teilweise und Metabolit 2

hauptsächlich im Urin als N-Glucuronid vorkommen. Die Untersuchungen zeigten weiterhin, daß mit der Existenz weiterer polarer Metaboliten gerechnet werden muß.
Bei Ratte und Mensch entspricht die Summe von Tilidin und den Hauptmetaboliten 1 und 2 0,5-1 h nach oraler Gabe von radioaktiver Substanz etwa 15-20% der Plasmaradioaktivität. Im 24-h-Urin machen die 3 Verbindungen weniger als 5% der Urinradioaktivität aus. Auch nach parenteraler Gabe werden die Metaboliten 1 und 2 sowie weitere Abbauprodukte rasch gebildet. Bereits 15 min nach intravenöser Applikation von Tilidin-HCl an Ratten ist das Plasmaspiegelmaximum des Metaboliten 1 erreicht. Beim Menschen wird das Konzentrationsmaximum von Metabolit 1 etwa 0,5-1 h nach intravenöser Gabe gefunden. Die Metaboliten erreichen nach enteraler und parenteraler Applikation von Tilidin ähnliche Konzentrationen, die Metabolitenprofile sind identisch. Der einzige große Unterschied zwischen beiden Applikationsarten ist das wesentlich stärkere Auftreten der unveränderten Substanz nach intravenöser Gabe.
Die Leber ist als das Hauptorgan für die Metabolisierung von Tilidin anzusehen, jedoch haben auch andere Organe bzw. Gewebe eine starke metabolische Aktivität, wie Untersuchungen an hepatektomierten Ratten zeigten.
Tilidin besteht aus den beiden optisch aktiven Formen. Analgetisch wirksam ist insbesondere die d-Form. Auch beim Metaboliten 1, der pharmakologisch ähnlich wirksam ist wie die Ausgangsverbindung, ist die d-Form die wirksamere. Metabolit 2 hat ebenfalls analgetische Aktivität, die jedoch schwächer ist als die des Metaboliten 1. Tilidin wird nach oraler Applikation rasch und vollständig aus dem Duodenum resorbiert. Während der Resorption unterliegt Tilidin einem ausgeprägten First-pass-Effekt. ^{14}C-Verteilungsstudien an Ratten zeigten eine relativ starke Konzentrierung der Radioaktivität in den Ausscheidungsorganen Leber und Niere. Die Radioaktivität wird aus den fetalen Organen mit ähnlicher Geschwindigkeit eliminiert wie aus den Organen der Muttertiere. Tilidin wird rasch und vollständig fast ausschließlich in Form der Metaboliten mit den Exkrementen ausgeschieden. Bei Ratten werden 50% der applizierten Radioaktivität renal eliminiert. Der relativ hohe Radioaktivitätsanteil in den Faeces ist durch biliär sezernierte Metaboliten bedingt. Die biliären Metaboliten werden zum Teil rückresorbiert. Beim Hund werden etwa 80% der ^{14}C-Aktivität renal eliminiert[2)].

1. Vollmer, K. O., Achenbach, H. (1974), Arzneim.Forsch. 24, 1237.
2. Vollmer, K. O., Poisson, A. (1976), Arzneim.Forsch. 26, 1827.

Tioconazol 65899-73-2 Antimykoticum

1-{2,4-Dichlor-β-[2-chlor-3-thenyl)oxy]phenetyl}imidazol

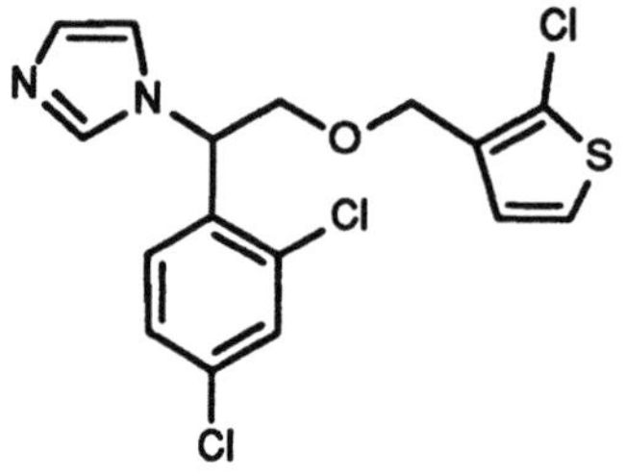

$C_{16}H_{13}Cl_3N_2OS$

Tioconazol wird nach dermaler Applikation sehr langsam und nur in geringem, klinisch nicht relevanten Ausmaß, resorbiert. Im Tierversuch an Ratten wurden maximale Plasmakonzentrationen nach 12 h erreicht[1]. Auch bei vaginaler Applikation ist die Resorptionsquote vernachlässigbar. Nach täglicher Einmalgabe von 5 g einer 2%igen Vaginalcreme über 30 Tage wurden maximale Plasmakonzentrationen zwischen 5 und 14 µg/l 4–12 h nach Verabreichung gemessen[2,3].
Angaben zur Biotransformation konnten nicht ermittelt werden.

1. Liekfeld, H., Morck, H., Schneider, L., Thesen, R. (1987), Pharm. Ztg. 132, 1569.
2. Glissold, S. P., Heel, R. C. (1986), Drugs 31, 29.
3. Honang, E., Lawrence, A. G. (1985), Antimicrob. Agents Chemother. 27, 964.

Tizanidin 51322-75-9 Muskelrelaxans

5-Chlor-4-(2-imidazolin-2-ylamino)-2,1,3-benzo-thiadiazol

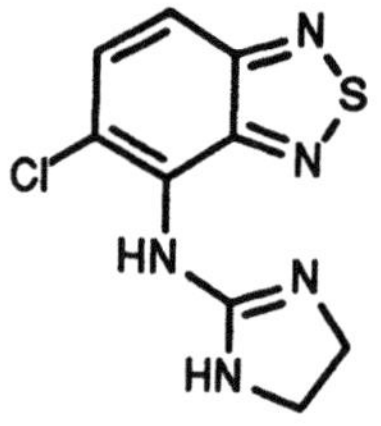

$C_9H_8ClN_5S$

Die Metabolisierung von Tizanidin erfolgt in allen Spezies rasch und nahezu vollständig. Nur ca. 1% der applizierten Dosis wird als unveränderte Substanz im Urin wiedergefunden. Bereits 80% des Wirkstoffs werden bei der ersten Leberpassage metabolisiert (First-pass-Effekt). Die 2 Hauptwege des Stoffwechsels sind die Oxidation des Imidazolin-Rings und die Oxidation des aromatischen Ringsystems. Die entstehenden Metaboliten sind praktisch unwirksam. Von den 15 nachgewiesenen Metaboliten sind nur 2 im Plasma quantitativ von Bedeutung: der Guanidino-Metabolit 4 mit 20% und der Amid-Metabolit 3 mit 17%.

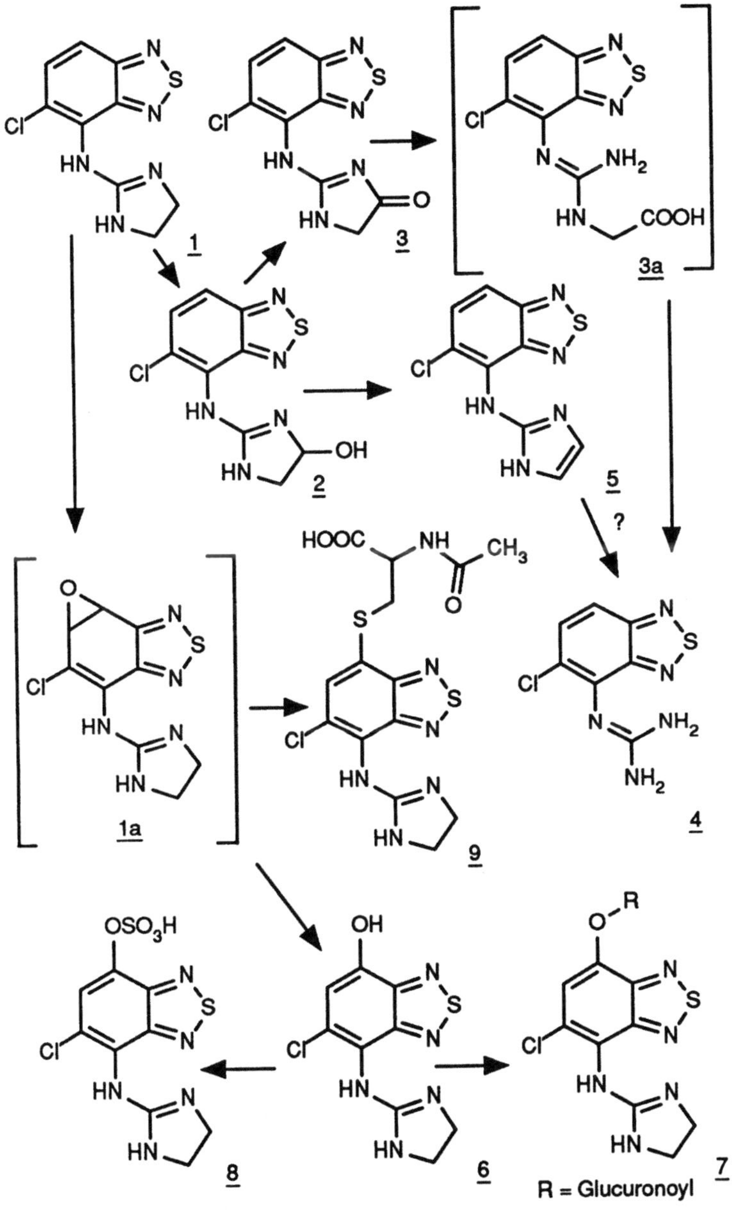

Maximale Plasmakonzentrationen werden beim Menschen nach oraler Resorption nach 1–2 h erreicht. Tizanidin wird mit einer Halbwertszeit von etwa 3–5 h eliminiert. Die relativ kurze Halbwertszeit ist durch den hohen First-pass-Effekt und die geringe Plasmaproteinbindung (30%) erklärbar. Bei allen Tierspezies wie auch beim Menschen wird der größte Teil des zugeführten radioaktiven Tizanidin-HCl in den ersten 24 h nach der Applikation ausgeschieden. Die Ausscheidung erfolgt zu ca. 70% über die Nieren und zu ca. 30% über die Faeces. Es bestehen keine Hinweise auf eine Retention von Tizanidin und seiner Metaboliten[1,2].

1. Wander Pharma, Nürnberg: Sirdalud Basis-Information.
2. Schütz, H., Borchert, A., Schneider, W.-R., Schölermann, K. (1987), Fresenius Z. Anal. Chem. 328, 112.

Tolbutamid 64-77-7 Antidiabeticum

1-Butyl-3-tosylurea
Tolbutamidum (DAB 9)

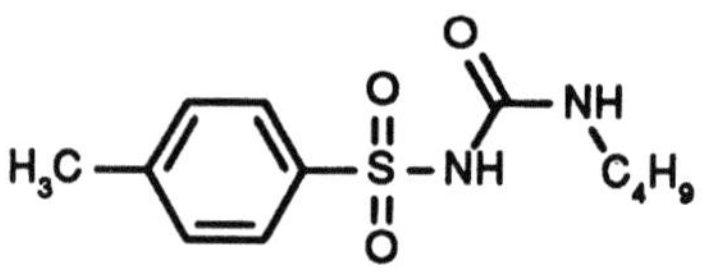

$C_{12}H_{18}N_2O_3S$

Der Metabolismus erfolgt in 2 Richtungen:

- Abspaltung der Butyl-Gruppe und
- Hydroxylierung der p-ständigen Methyl-Gruppe mit weitergehender Oxidation zur Carboxyl-Gruppe.

Die Wirkungsdauer von Tolbutamid hängt entscheidend von der Fähigkeit der Leber ab, die p-ständige Methyl-Gruppe am Benzol-Ring zu hydroxylieren. Beim Menschen sind genetisch bedingte Verzögerungen zur Hydroxylierung beschrieben worden. Andere Arzneimittel, die den gleichen Stoffwechselweg beanspruchen, können die Inaktivierung und Ausscheidung von Tolbutamid verzögern und dadurch schwere hypoglykämische Zustände auslösen, wenn sie gleichzeitig appliziert werden[1].

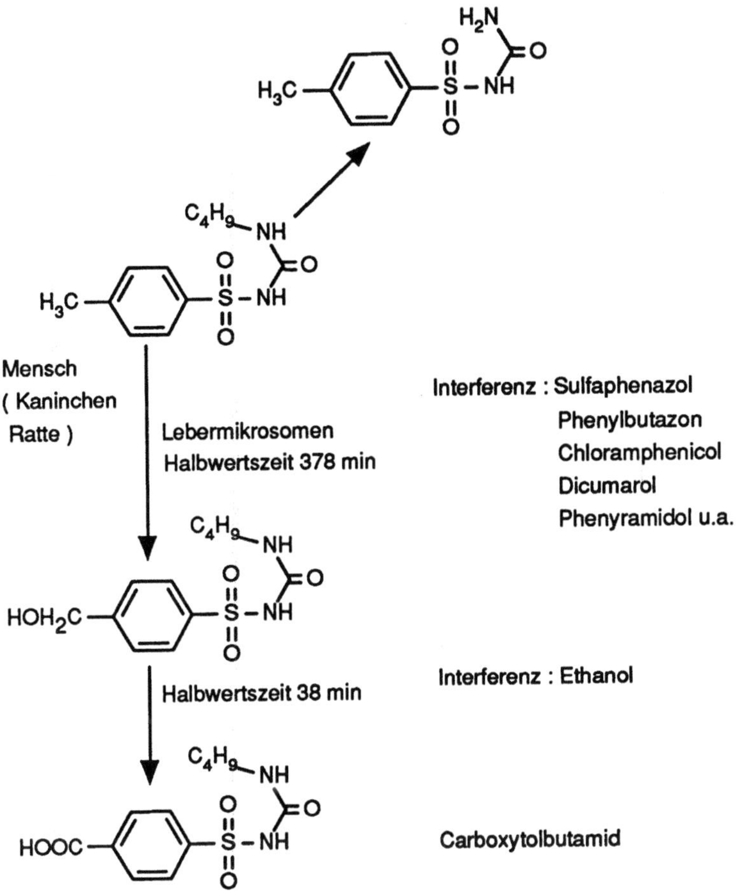

Mensch
(Kaninchen
Ratte)

Lebermikrosomen
Halbwertszeit 378 min

Interferenz : Sulfaphenazol
Phenylbutazon
Chloramphenicol
Dicumarol
Phenyramidol u.a.

Halbwertszeit 38 min

Interferenz : Ethanol

Carboxytolbutamid

Eine orale Einzeldosis von 500 mg führt nach 8 h zu einer maximalen Serumkonzentration von 43 mg/l [2]. Eine orale Einzeldosis von 4000 mg führt zu einer maximalen Serumkonzentration von 183 mg/l nach 5,5 h, abfallend auf 18 mg/l nach 24 h [3]. Die Serumhalbwertszeit beträgt 7.2 h (Bereich 5,1–11,1 h bei 10 gesunden Personen ermittelt). Die Beeinträchtigung der Plasmahalbwertszeit von Tolbutamid durch ein zweites Medikament ist der nachstehenden Tabelle zu entnehmen [5].

Plasmahalbwertszeit von Tolbutamid vor und nach mehrtägiger Einnahme eines zweiten Medikaments[5]

Zweites Medikament	Mittlere Halbwertszeit (h)	
	vor	nach dem zweiten Medikament
Sulfonamide:		
Sulfaphenazol	4,0	27,5
Sulfadiazin (Sulfadiazin Heyl)	3,5	5,5
Antibiotika:		
Chloramphenicol	5,5	14,7
Novobiocin	5,5	9,8
Rifampicin	5,5	3,3 (Enzyminduktion!)
Antikoagulantien:		
Dicoumarol	4,9	17,5
Warfarin (Coumadin)	4,5	5,0
Phenprocoumon (Marcumar)	5,0	5,3
Analgetika, Antiphlogistika:		
Phenyramidol (Cabral)	7,0	18,0
Phenylbutazon (Butazolidin, Elmedal, Demoplas, Spondyril u. a.)	4,5	10,5
Oxyphenbutazon (Tanderil, Imbun, Phlogistol, Phlogont u. a.)	4,8	12,0
Gichtmittel:		
Sulfinpyrazon (Anturano)	7,1	9,5
Allopurinol (Zyloric, Xanturat, Urtias, Urosin, Urobenyl, Urbol u. a.)	6,3	7,4

Die Serumkonzentrationen bei Diabetikern mit Tagesdosen von 1000–2000 mg betragen durchschnittlich 78 mg/l (Bereich 53–96 mg/l) etwa 3–5 h nach der morgendlichen Dosis[4]. Carboxytolbutamid tritt im Plasma in einer Konzentration von 10–28%, bezogen auf die Ausgangsverbindung, auf. Es ist pharmakologisch inaktiv[6]. Bis zu 85% der Dosis werden im Urin über eine 48-h-Periode als Carboxytolbutamid (57%) und Hydroxymethyltolbutamid (28%) ausgeschieden. Tolbutamid wird nur in sehr geringer Konzentration bzw. überhaupt nicht eliminiert. In der gleichen Zeit werden 9% der Dosis über die Faeces ausgeschieden. Die Abspaltung der Butyl-Gruppe ist eine unwesentliche Nebenreaktion[7]. Der therapeutische Blutspiegel für Tolbutamid beträgt 50–100 mg/l. Für die toxischen und letalen Blutspiegel von Tolbutamid finden sich keine Angaben[8].

1. Hasselblatt, A. (1985), Dtsch. Apoth. Ztg. 125, 585.
2. West, K. M., Johnson, P. C. (1960), Diabetes 9, 454.
3. Bladh, E., Norden, A. (1958), Acta Pharm. Tox. 14, 188.
4. Sheldon, J., Anderson, J., Stoner, L. (1965), Diabetes 14, 362.
5. Hansen, J. M., Christensen, L. K. (1977), Drugs 13, 24.

6. Stowers, J. M., Mahler, R. F., Hunter, R. B. (1958), Lancet 1, 278.
7. Nelson, E., O'Reilly, J., Chulski, T. (1960), Clin. Chim. Acta 5, 774.
8. Pentz, R., Strubelt, O., Gehlhoff, C. (1979), Dtsch. Ärztebl. 79, 2815.

Tranylcypromin 155-09-9 Antidepressivum, MAO-Hemmer

(±)-trans-2-Phenylcyclopropylamin

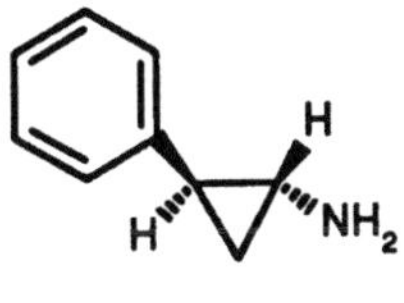

H
H NH2

$C_9H_{11}N$

Als Metaboliten wurden bekannt:

- das N-acetylierte Derivat[1],
- Hippursäure, zu über 12% im 24-h-Urin erscheinend[2] und
- Amphetamin nach einer Überdosierung[3].

Weitere Untersuchungen zeigten jedoch, daß nach therapeutischen Dosen Amphetamin praktisch nicht auftritt[4]. Die Analyse des 24-h-Sammelurins

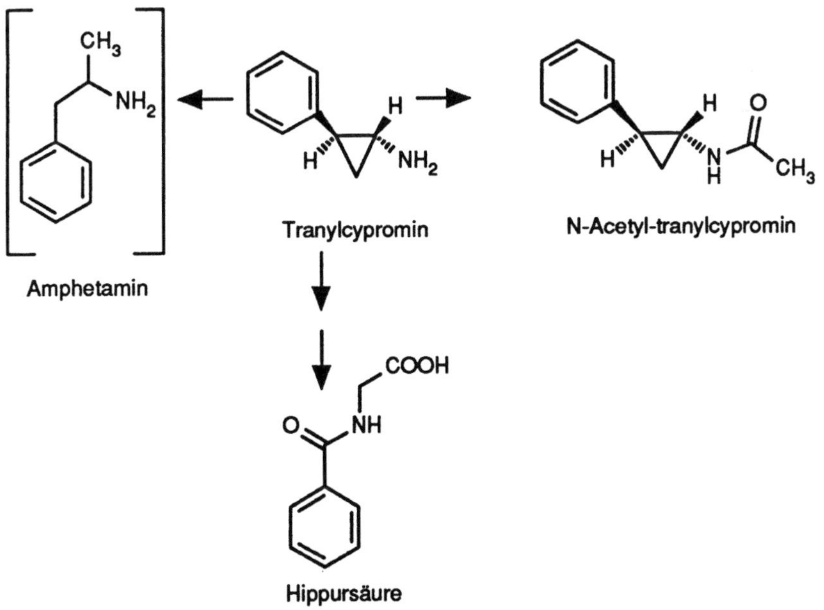

CH3
NH2
Amphetamin

H
H NH2
Tranylcypromin

H O
H N CH3
H
N-Acetyl-tranylcypromin

COOH
O NH
Hippursäure

ergab, daß zwischen 0,7 und 4,2% (M = 2%) des eingenommenen (−)-Tranylcypromins und zwischen 0,4 und 2,5% (M = 1,4) des eingenommenen (+)-Tranylcypromins unverändert mit dem Harn ausgeschieden werden, der überwiegende Rest also metabolisiert wird[5].

Bei vergleichenden Untersuchungen nach oraler Gabe (jeweils 20 mg) von (+)- und (−)-Tranylcypromin zeigte es sich, daß die Plasmaspiegel der Probanden für diese 2 Isomere signifikant unterschiedlich sind[5]. (−)-Tranylcypromin erreicht beim Menschen rascher sein Plasmaspiegelmaximum (im Mittel nach 1,6 h, das Isomere nach 2,1 h). Auch liegen beim (−)-Tranylcypromin die Plasmaspiegel höher (16–241% höher als die Maxima nach Gabe des (+)-Tranylcypromin). Die höheren Plasmaspiegel von (−)-Tranylcypromin werden mit der wahrscheinlich geringeren Metabolisierung dieses Isomers erklärt, wofür auch die signifikant größere Halbwertszeit mit 1,75 h spricht. Innerhalb von 10 h werden beide Isomere zum größten Teil wieder ausgeschieden. Nach 24 h ist kein (+)- oder (−)-Tranylcypromin mehr im Plasma nachweisbar. Die Pharmakokinetik der Tranylcypromin-Enantiomere bei Gesunden ist beschrieben[6].

1. Mutschler, E., Möhrke, W. (1983), Mod. Probl. Pharmacopsychiatry 19, 126.
2. Alleva, J. J. (1963), J. Med. Chem. 6, 621.
3. Youdim, M. B. H., Aronson, J. K., Blau, K., Grahame-Smith, D. G. (1979), Psychol. Med. 9, 377.
4. Riederer, P., Reynolds, G. P., Youdim, M. B. H. (1981), in Youdim, Paykel, Monoamine oxidase inhibitors - the state of the art, S. 63, Verlag Wiley, London.
5. Lang, A., Geißler, H. E., Mutschler, E. (1979), Arzneim.Forsch. 29 (I), 154.
6. Weber, H., Spahn, H., Möhrke, W., Mutschler, E. (1984), Jahrestagung der Dtsch. Pharm. Ges., Sept. 1984, Düsseldorf, Posterausstellung.

Trapidil 15421-84-8 Coronardilatator

7-Diethylamino-5-methyl-[1,2,4]triazolo[1,5-a]pyrimidin

H_5C_2 C_2H_5 N N N N N H_3C

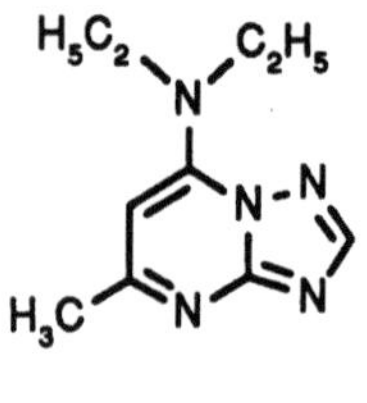

$C_{10}H_{15}N_5$

Trapidil wird bei der Körperpassage desalkyliert. Als Hauptmetabolit entsteht das 5-Methyl-7-amino-s-triazolo[1,5-a]-pyrimidin (Nor-2-Verbindung), das in Menschen-, Ratten- und Kaninchenharn gefunden wurde. Die entsprechende Nor-1-Verbindung (1) tritt demgegenüber in geringeren Mengen auf. Die unveränderte Ausgangssubstanz wird im Gegensatz zu den analogen Tierversuchen (Ratte, Kaninchen) im Harn von Menschen gefunden. Hinweise auf die Anwesenheit der Acetylen-Verbindung des Nor-2-Metaboliten (2) und von 3-Aminotriazol ergaben sich nicht. Die Nor-2-Verbindung wird darüberhinaus vom Menschen auch als Glucuronid ausgeschieden[1,2]. In Rattenkot und Meerschweinchengalle wurden nur sehr geringe Mengen des Wirkstoffs und der Metaboliten (insbesondere die Nor-1-Verbindung) gefunden.

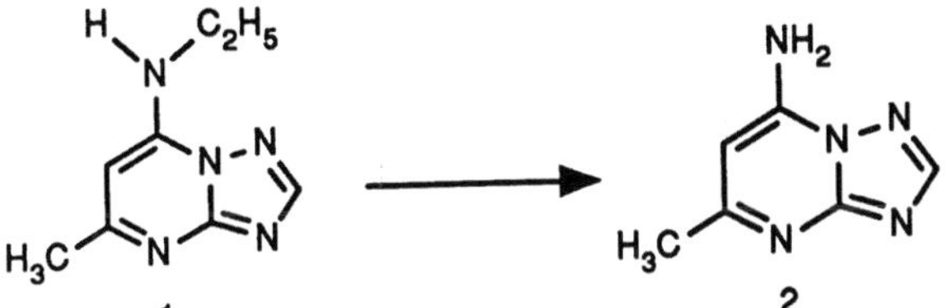

H, C_2H_5, N, N-N, N, H_3C, N

1

NH_2, N-N, N, H_3C, N

2

In weiteren Untersuchungen gelang es[3], als wesentliche Bestandteile der wasserlöslichen Metabolitenfraktion folgende Verbindungen zu isolieren:

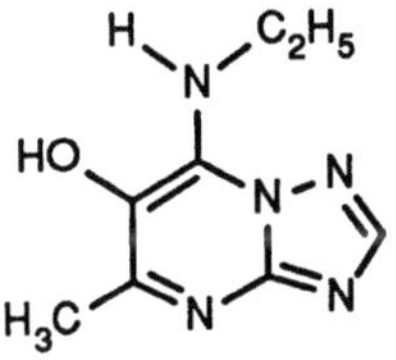

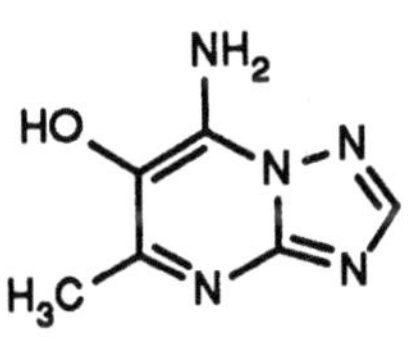

H, C_2H_5, N, HO, N-N, N, H_3C, N

NH_2, HO, N-N, N, H_3C, N

Untersuchungen zur Beeinflussung der Aktivität des mikrosomalen Monooxygenase-Systems der Leber durch Trapidil zeigten, daß es nach 5maliger oraler Vorbehandlung von Wistar-Ratten mit einer Tagesdosis von 50 mg Trapidil/kg KG zu einer geschlechtsabhängigen Verkürzung der Wirkungsdauer von Hexobarbital bei weiblichen Versuchstieren von 49,4% kommt. *In vitro* bewirkt die Vorbehandlung eine Stimulierung der Hydroxylierung von Anilin durch die gewaschene Mikrosomenfraktion sowie der N-Desmethylierung von Aminophenazon und der O-Desmethylierung von Codeinphosphat[4].
Die Ausscheidungsraten liegen unter 10% der applizierten Dosis[2]. Trapidil und seine Metaboliten lassen sich beim Menschen in der Regel nach 48 h nicht mehr im Harn nachweisen.

1. Pfeifer, S., Mann, I., Wierer, A., Rohde, J. (1971), Pharmazie 26, 539.
2. Pfeifer, S., Mann, I., Wierer, A., Thomas D. (1971), Pharmazie 26, 549.
3. Bornschein, I., Wierer, A., Pfeifer, S. (1975), Pharmazie 30, 806.
4. Borchert, H.-H., Stoll, G., Pfeifer, S., Klug, H. (1976), Pharmazie 31, 310.

Triamteren	396-01-0	Kaliumsparendes Diureticum

2,4,7-Triamino-6-phenylpteridin
Triamterenum (DAB 9)

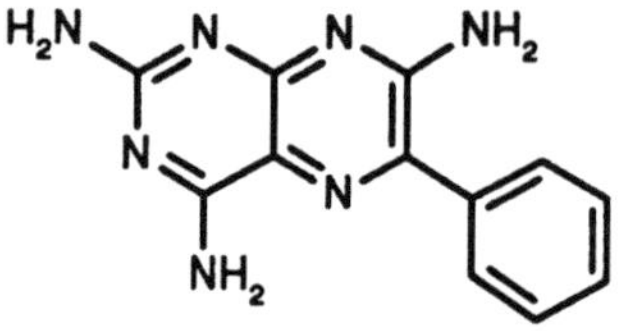

$C_{12}H_{11}N_7$

Zunächst erfolgt die Hydroxylierung des aromatischen Rings in p-Stellung[1,2]. Das resultierende Hydroxytriamteren (1) wird danach mit aktivem Sulfat unter Bildung des Hydroxytriamterenschwefelsäureesters (2) konjugiert, der im Urin mengenmäßig den bedeutendsten Anteil einnimmt. Weiterhin wurde ein N-Glucuronid des Triamterens gefunden.

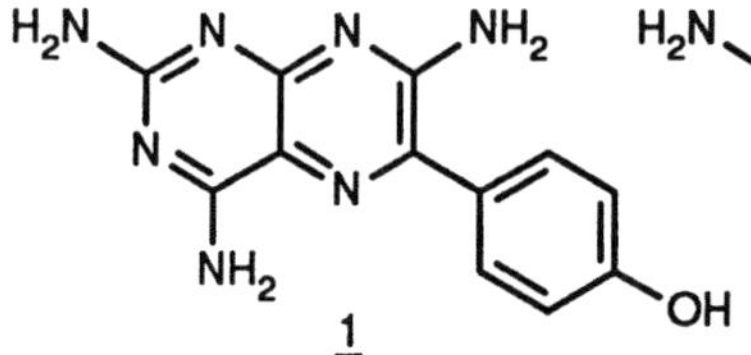

Die Harnausscheidung des Triamterens und seines phenolischen Metaboliten (1) bei Lebergesunden und Kranken mit Leberzirrhose ist beschrieben worden[3]. Nach intravenöser Applikation bei Menschen lassen sich im Urin etwa 30% der Dosis in unveränderter Form nachweisen[4]. Nach oraler Verabreichung treten hingegen nur 5–10% der Dosis im Urin unverändert auf[4,5]. Nicht nur Metabolit 1 sondern auch der Phase-II-Metabolit 2 üben in äquimolarer Konzentration praktisch die gleiche Wirkung auf den Elektrolyttransport aus wie die ursprüngliche Verbindung. Die Tatsache, daß der Phase-II-Metabolit eines Pharmakons noch voll wirkt, ist außergewöhnlich[6,7].
Die Ausscheidung erreicht 1–3 h nach der Applikation das Maximum von $0{,}7 \pm 0{,}1$ mg/h = entsprechend $1{,}2 \pm 0{,}2$% der Dosis/h (als Monopräparat) und $1{,}0 \pm 0{,}3$ mg/h = entsprechend $1{,}8 \pm 0{,}5$% der Dosis/h bei Anwesenheit von Xipamid (Kombinationspräparat Neotri). Nach 24 h ist die Ausscheidung unveränderter Substanz auf ca. 1% des Maximalwerts abgesunken[5].
Die Halbwertszeiten für Triamteren betragen für die α- und β-Phase $1{,}74 \pm 0{,}98$ h bzw. $6{,}44 \pm 1{,}30$ h, für die Kombination mit Xipamid $1{,}66 \pm 0{,}17$ (α-Phase) bzw. $5{,}50 \pm 1{,}81$ h (β-Phase).

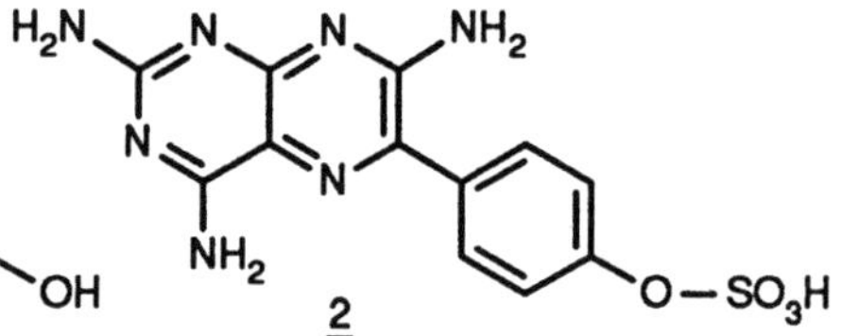

Triamteren und sein Phase-II-Metabolit werden beim Gesunden nur zu etwa 25–40% (max.) mit dem Urin ausgeschieden, beim Hepatitiskranken dagegen zu etwa 80%. Die bedeutsame biliäre Ausscheidung ist bei Hepatitiskranken also empfindlich gestört. Leberzellen im Zustand der Entzündung können offensichtlich Phase-II-Metaboliten nicht ausreichend mit der Galle sezernieren. Bei Leberzirrhose wird Triamteren wesentlich langsamer metabolisiert, so daß die Dosierung deshalb der Leberfunktion angepaßt werden muß[8].

1. Lehmann, K. (1965), Arzneim. Forsch. 15, 812.
2. Grebian, B., Geißler, H. E., Mutschler, E. (1976), Arzneim.Forsch. 26, 2125.
3. Andrasch, H., Fink, T., Schmid, E. (1971), Z. Gastroenterol. 9, 240.
4. Pruit, A. W., Winkel, J. S., Dayton, P. G. (1977), Clin. Pharm. Ther. 21, 610.
5. Diembeck, W., Dies, R., Heinz, N. (1982), Arzneim.Forsch. 32 (II), 1482.
6. Leilich, G., Knauf, H., Mutschler, E., Völger, K.-D. (1980), Arzneim.Forsch 30 (I), 949.
7. Knauf, H., Mutschler, E., Völger, K.-D., Wais, U. (1978), Arzneim.Forsch. 28 (II), 1417.
8. Mutschler, E. (1984), Dtsch. Apoth. Ztg. 124, 204.

Triazolam 28911-01-5 Sedativum, Hypnoticum

8-Chlor-6-(2-chlorphenyl)-1-methyl-4H-1,2,4-triazolo[4,3-a][1,4]benzodiazepin

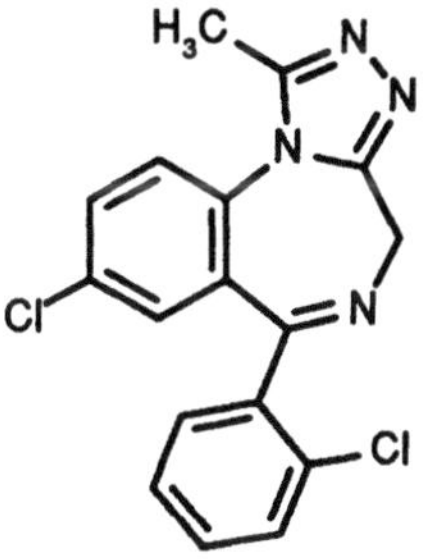

$C_{17}H_{12}Cl_2N_4$

Offenbar stabilisiert der Triazol-Ring das Molekül, so daß eine N-Desmethylierung nicht möglich ist. Der Abbau läuft deshalb beim Menschen

- überwiegend (69%) über die Bildung eines 1-Hydroxymethyl-Derivates (1) und
- zu 11% über ein in Position 4 gebildetes Hydroxy-Derivat (2).

Diese Verbindungen werden überwiegend in konjugierter Form mit dem Urin eliminiert[1,2].

Gesunde resorbieren Triazolam rasch im Gastrointestinaltrakt. Die Serumspiegel erreichen durchschnittlich 42 min nach der Applikation mit einer Konzentration von 8,7 ng/ml ihr Maximum. Die im Plasma ermittelte Halbwertszeit von Triazolam beträgt 2,7 h. Die durchschnittliche Eliminationshalbwertszeit beträgt 4,5 h[3]. Die Metaboliten werden in 2 Phasen eliminiert mit einer Halbwertszeit von 3,4 h in der Initial- und einer von 7,8 h in der Terminalphase. Triazolam kumuliert auch nach 7tägiger Behandlung nicht. Nach peroraler Gabe von 0,88 mg ^{14}C-markiertem Triazolam an gesunde Probanden wurden 91% der Radioaktivität im Urin und 9% in den Faeces wiedergefunden[2]. 89% des ursprünglichen Wirkstoffs werden bei 37 °C an Plasmaprotein gebunden. Die Plasmahalbwertszeiten für die Metabolitenkonjugate betragen für Metabolit 1 $4,1 \pm 0,9$ h, bei einer maximalen Konzentration von 6,1 ng/ml und für Metabolit 2 $3,8 \pm 0,3$ h bei einer maximalen Konzentration von 6,1 ng/ml[2].

1. Kaufmann, B. (1980), Selecta 41, 3584.
2. Eberts, F. S., Philopoulas, Y., Vliek, R. W. (1979), Pharmacologist 21, 168
3. Metzler, C. M., Ko, H., Royer, M. E., Veldkamp, W., Linet, O. I. (1977), Clin. Pharmacol. Ther. 21, 111.

Trimethoprim 738-70-5 Chemotherapeuticum

2,4-Diamino-5-(3,4,5-trimethoxybenzyl)pyrimidin
Trimethoprimum (DAB 9)

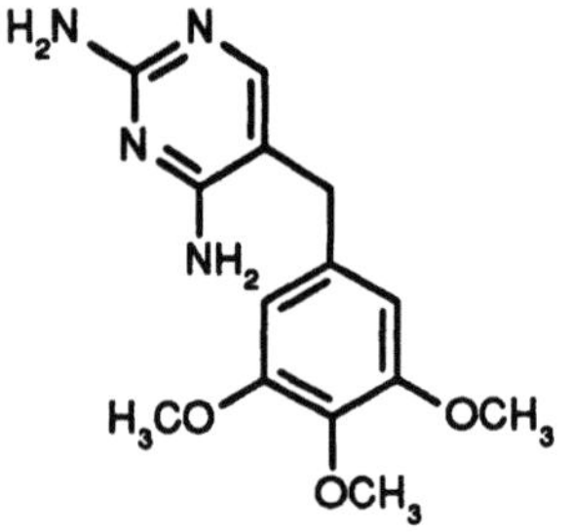

H₂N, N, N, NH₂, H₃CO, OCH₃, OCH₃

$C_{14}H_{18}N_4O_3$

Aus dem Urin von Ratte, Hund und Mensch ließen sich mittels DC 4 Metaboliten isolieren. Die Struktur dieser Abbauprodukte wurde durch Verwendung von Massenspektrometrie und Kernresonanzspektroskopie (Metabolit 1,2 und 4) und zusätzlich durch Röntgenstrukturanalyse (Metabolit 3) aufgeklärt[1] (s. S. 547):

Bei den Untersuchungen zeigte es sich, daß jede Spezies ihr eigenes quantitatives Muster bildet. Während die Metaboliten 2 und 3 im Plasma und im Urin nicht konjugiert vorliegen, sind die Metaboliten 1 und 4 Phenol-Derivate und treten hauptsächlich im Urin und hier in Form ihrer Glucuronide auf. Bei den Untersuchungen zeigte es sich weiterhin, daß weder die Bildung von Metaboli-

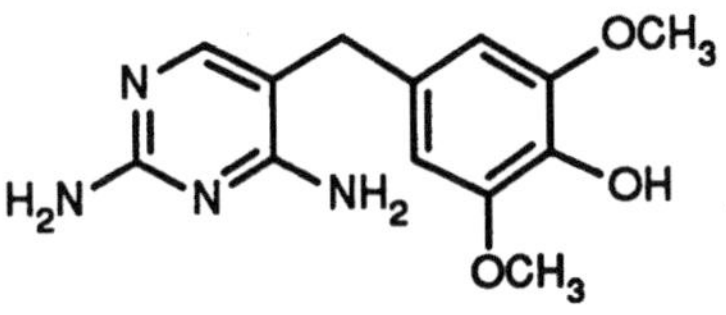

1 2,4 - Diamino - 5 - - (4 - hydroxy - 3.5 - - dihydroxymethyl) - pyrimidin (meist als Glucuronid)

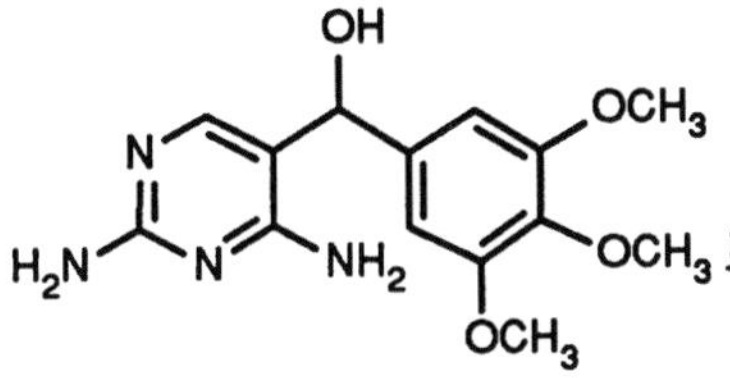

2 2,4 - Diamino - - 5 (α - hydroxybenzyl - 3.4.5 - - trimethoxy) - pyrimidin

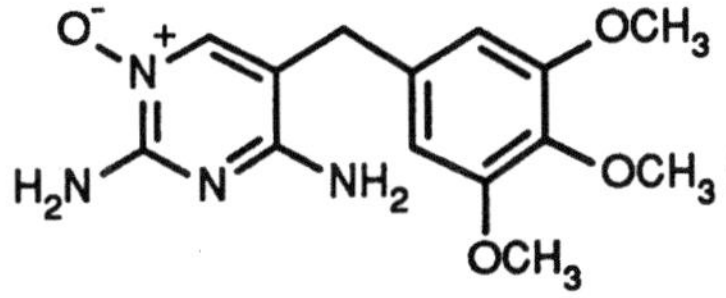

3 2,4 - Diamino - - 5 (3.4.5. - - trimethoxybenzyl) - pyrimidin - 1 - - oxid

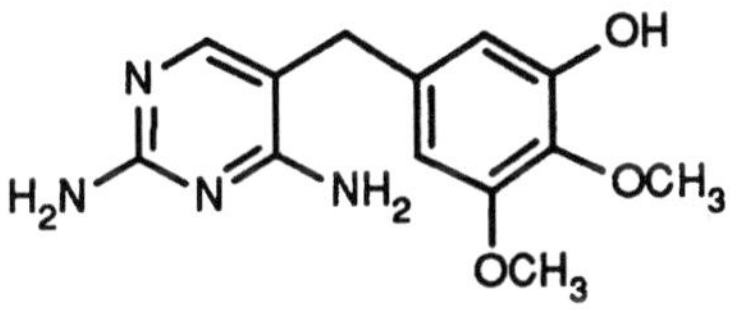

4 2,4 - Diamino - 5 - - (3 - hydroxy - 4.5 - - dimethoxybenzyl) - pyrimidin (meist als Glucuronid)

ten aus Trimethoprim noch die Ausscheidung des unveränderten Pharmakons und seiner Metaboliten im Urin durch eine 5fach höhere Dosis des gleichzeitig verabreichten Sulfonamids Sulfomethoxazol (Bactrim) signifikant beeinflußt wird[1]. Als weiterer Metabolit tritt beim Menschen das Trimethoprim-3-Oxid auf[2].

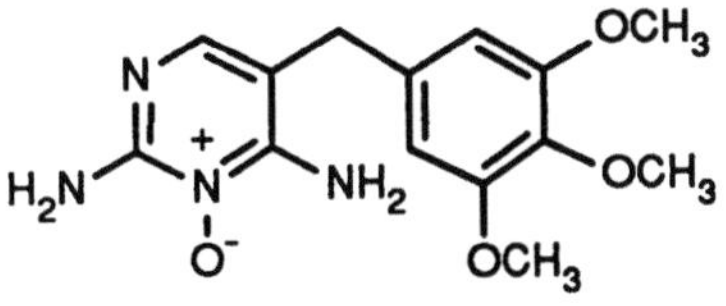

Nach Einzeldosen von 80 mg Trimethoprim (TMP) und 400 mg Sulfamethoxazol (SMZ) an gesunde männliche Probanden betrugen die Plasmakonzentrationen innerhalb 26 h bei TMP 0,05–1 μg/ml[3]. Untersuchungen bei schwangeren Frauen im Vergleich zu einer nichtschwangeren Kontrollgruppe zeigten, daß die Serumkonzentrationen von TMP nach Verabreichung eines Kombinations-

präparats (zusammen mit Sulfamerazin) in der Kontrollgruppe im Vergleich zu den Schwangeren um das 5fache unter Steady-state-Bedingungen erhöht waren[4]. Eine Erklärung dafür ist darin zu suchen, daß der extrazelluläre Flüssigkeitsraum in der Schwangerschaft einen deutlich größeren Teil des Körpervolumens einnimmt[5].
Die Eliminationshalbwertszeit ist in der Gravidität (gegenüber einer Kontrollgruppe) nicht signifikant verändert. Auch eine wiederholte Behandlung hatte darauf keinen Einfluß.

1. Schwartz, D. E., Vetter, W., Englert, G. (1970), Arzneim.Forsch. 20, 1867.
2. Sigel, C. W., Brent, D. A. (1973), J. Pharm. Sci. 62, 694.
3. Ali, S. L., Möller, H. (1982), Z. Anal. Chem. 311, 514.
4. Peiker, G., Traeger, A., Pischke, U., Schröder, S., Müller, B., Nöschel, H. (1982), Pharmazie 37, 578.
5. Friedberg, V. (1970), Gynäkologe 3, 46.

Tromantadin	53783-83-8	Antiviraler Wirkstoff gegen Herpes simplex und Herpes zoster

N-(Tricyclo[3.3.1 ^{3,7}]decyl)-2-(2-dimethylaminoethoxy)acetamid

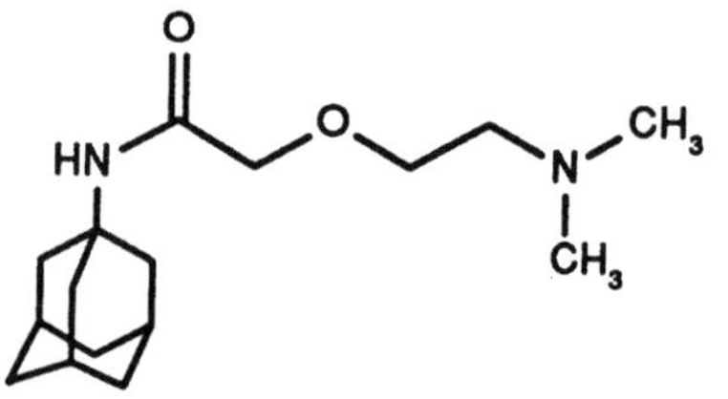

HN O N CH3 CH3 O

$C_{16}H_{28}N_2O_2$

Nach oraler Gabe von 120 mg an gesunde Versuchspersonen wird der größte Teil unverändert mit dem Urin ausgeschieden. Neben dem ursprünglichen Wirkstoff lassen sich 6 Metaboliten identifizieren. Hauptmetaboliten sind 1-Aminoadamantan (6) und 1-Adamantyl-(2-hydroxy)acetamid (5). Weitere Abbauwege sind die Desmethylierung der Dimethylamino-Gruppe (1 und 2) und die oxidative Desaminierung zu einem unstabilen Aldehyd, der zu einer Carbonsäure (3) oxidiert oder zu einem Alkohol (4) reduziert wird. Bei Verbindung 7 handelt es sich höchstwahrscheinlich um ein Artefakt, das schon bei den Untersuchungen zur Biotransformation von Amantadin (dort mit 10 bezeichnet) beobachtet worden war[1].

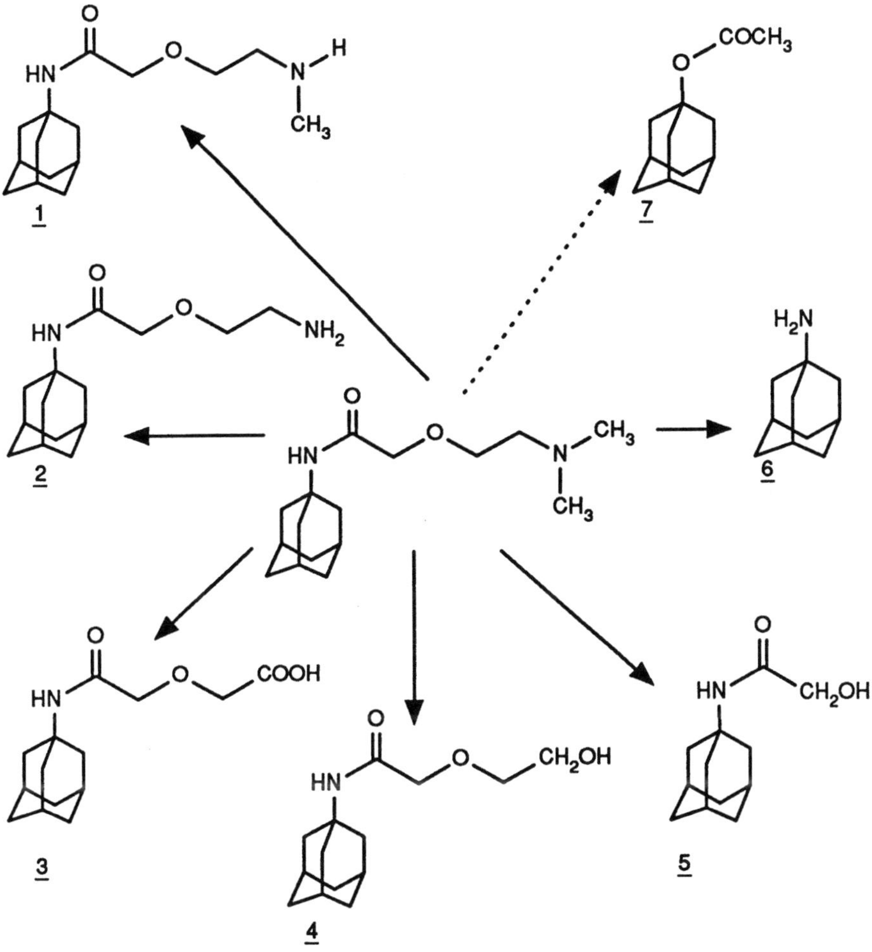

1. Köppel, C., Tenczer, J., Rütten, E., Klaschka, F. (1985), Biomed. Mass Spectrom. 12, 497.

Valdetamid	512-48-1	Sedativum, mildes Hypnoticum

2,2-Diethyl-4-pentenamid
Diethylallylacetamid
Pentenamid

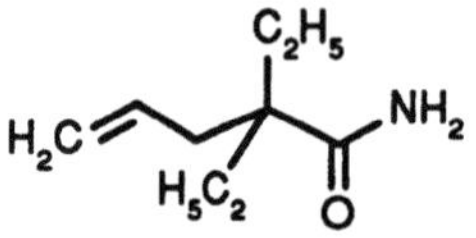

$C_9H_{17}NO$

In einer ersten Publikation[1], in der Valdetamid als Wirkstoff vorgestellt wurde, wird festgestellt, daß diese Verbindung im Tierkörper weitgehend abgebaut wird. Im Harn ließ sich auch bei hohen Dosen nur ein Bruchteil, weniger als 1%, unverändert nachweisen. 2 mögliche Abbauwege wurden diskutiert:

- Die Abspaltung der Amino-Gruppe, die zu der narkotisch fast unwirksamen Diethylallylessigsäure führen würde und
- die Hydroxylierung (Hydratisierung) der Doppelbindung in der Allyl-Gruppe als schwacher Stelle des Moleküls mit anschließender Konjugation.

Die toxikologische Bedeutung, die Valdetamid kurzfristig erlangte[2], gab Veranlassung, sich mit der Biotransformation zu befassen[3,4]. Bei *in vivo* und *in vitro* Untersuchungen wurden neben 1,7–2,1% der vom Menschen innerhalb von 30 h über den Urin ausgeschiedenen unveränderten Verbindung folgende weitere Metaboliten identifiziert:

- 2,2 - Diethyl - 4 - hydroxymethyl - γ - valerolacton (1) 1

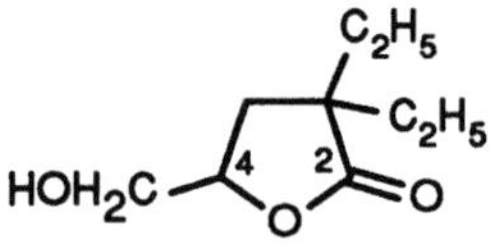

- 2,2 - Diethyl - 4 - ketovaleriansäure (2) und 2

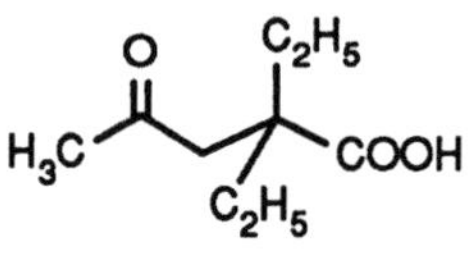

- Spuren von - 2,2 - Diethyl - allyl - essigsäure (3) 3

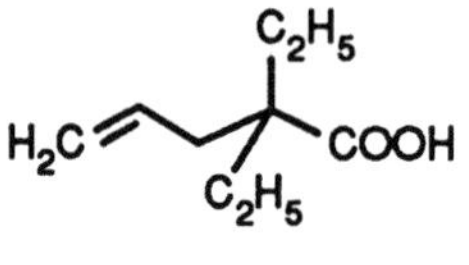

Die Biotransformation wird wie folgt dargestellt[3]:

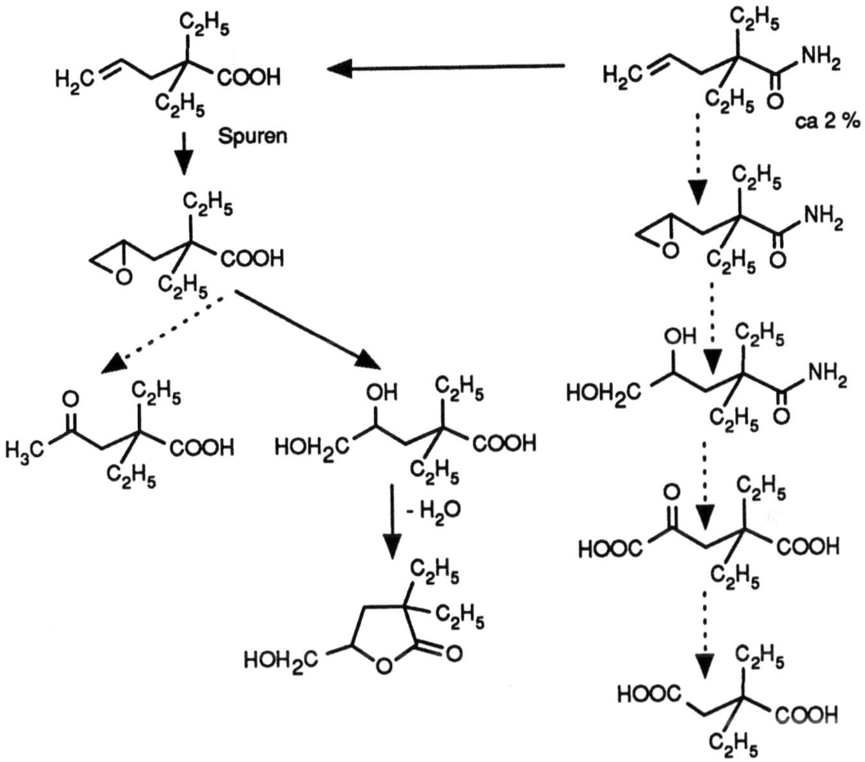

Durch den Nachweis der Diethylallylessigsäure ist anzunehmen, daß eine teilweise Hydrolyse des ursprünglichen Wirkstoffs die Biotransformation einleitet. Als zweiter Schritt wird die Addition des aktiven Sauerstoffs an der Doppelbindung der Säure oder des Amids mit Bildung eines Epoxids postuliert. Die Bildung des Epoxids und die Umlagerung des Moleküls würde zur direkten Bildung der 4-Ketovaleriansäure oder entsprechender Amide führen. Eine Hydratation mit nachfolgender Oxidation des entstandenen Alkohols würde das gleiche Produkt ergeben.
Der Wirkstoff verteilt sich nach intravenösen Gaben sehr schnell zwischen Blut und Gewebe, da die Elimination schon nach 10 min einsetzt. Die Halbwertszeit im Blut bei Hunden beträgt 64 min. Nach oralen Gaben sind die Halbwertszeiten bei Hunden und Menschen unterschiedlich: 4,7 bzw. 7,5 h. Dagegen bestehen bei Menschen nach oraler und rectaler Verabreichung keine signifikanten Unterschiede der Halbwertszeiten.
Nach oraler Verabreichung von 30 mg/kg KG des Wirkstoffs werden bei Hunden im Urin innerhalb von 24 h 2,5-3,5% unverändert sowie 4-5% des Lactons

ausgeschieden (0,6% freies Lacton, der Rest als Konjugat). Ein großer Teil der weiteren Metaboliten entfällt offenbar auf das Diol (2,2-Diethyl-4,5-dihydroxyacetamid). Die Gesamtausscheidung von Valdetamid *und* Lacton nach oraler (240 mg) und rectaler (300 mg) Gabe an Versuchspersonen beträgt in 30 h 18 bzw. 15%[3].
Lebermikrosomen von Kaninchen katalysieren den Abbau der Verbindung in Gegenwart von Sauerstoff und dem NADPH-System. Die Bildung des Lacton in Ansätzen mit Lebermikrosomen beträgt nach 60 min 23-24% der Ausgangskonzentration. Valdetamid verursacht bei Ratten eine Abnahme des Cytochrom P_{450} in der Leber. Diese Abnahme ist bei Tieren nach Phenobarbital-Vorbehandlung größer als bei den Kontrollen und erreicht nach 8 h mit 50% einen Höhepunkt.
Die a) therapeutischen, b) toxischen und c) letalen Plasmaspiegel für Valdetamid in Humanplasma betragen für a) 2-10 μg/ml, für b) ab 20 μg/ml und für c) ab 45 μg/ml[5].

1. Bockmühl, Schaumann (1928), Dtsch. Med. Wochenschr. 54, 270.
2. Beyer, K.-H. (1978), Dtsch. Apoth. Ztg. 118, 1303.
3. Brinkschulte, Fr. M. (1975), Dissertation, Universität Tübingen.
4. Goenechea, S., Goebel, K.-J. (1978), J. Chromatogr. 147, 532.
5. Pentz, R., Strubelt, O., Gehlhoff, C. (1979), Dtsch. Ärztebl. 76, 2815.

Valproinsäure 99-66-1 Antiepilepticum

2-Propylvaleriansäure
2-Propylpentansäure
Acidum valproicum

H_7C_3
$\rangle$—COOH
H_7C_3

$C_8H_{16}O_2$

In Rattengalle ließen sich nach ^{14}C-Valproinsäure-Applikation 6 markierte Substanzen nachweisen, die jedoch nicht näher charakterisiert worden waren[1]. Es entfallen 80% der Urinaktivität auf das Valproinsäure-Glucuronid[2]. 1974 wurden aus Rattenurin ein Metabolit mit der vermuteten Struktur einer 5-Hydroxy-2-propylvaleriansäure sowie 2-Propylglutarsäure isoliert[3]. Nach oraler Applikation (Magensonde) von ^{14}C-markierter Verbindung an Ratten ließen sich im hydrolysierten Urin 10 radioaktive Zonen nachweisen[4]. Etwa 8 Tage nach der letzten Gabe konnten 2 neue Metaboliten registriert werden. Massenspektrometrischen Untersuchungen zufolge handelte es sich dabei um

- 2-Propylglutarsäure (2),
- 5-Hydroxy-2-propylvaleriansäure (3) und
- 3-Keto-2-propylvaleriansäure (4).

In einem Urindestillat wurden außer der Ausgangsverbindung (1) und Metabolit 3 noch 2 weitere Substanzen nachgewiesen. Das Molekulargewicht der silylierten Verbindung betrug 214 (Dehydrovalproinsäure?) und 292.
Im Urin von mit Verbindung 1 behandelten Patienten konnten die Verbindungen 2, 3 und 4 identifiziert werden. MS-Untersuchungen geben Anlaß zu der Annahme, daß auch Propylmalonsäure, Propylbernsteinsäure und ω-Hydroxypropylbernsteinsäure mögliche Valproinsäure-Metaboliten sind. Bei 2 von 8 untersuchten Patienten wurden Methylmalonsäure und Hydroxymalonsäure im mg-Bereich ausgeschieden; bei 4 Patienten fiel eine z. T. stark erhöhte Ausscheidung von Bernsteinsäure, Glutarsäure, 2-Hydroxyglutarsäure und Adipinsäure auf. Insgesamt muß mit einer $^{14}CO_2$-Gesamtausscheidung von 15-20% gerechnet werden[4]. Im Urin erscheinen weniger als 1% der verabreichten Valproinsäure-Dosis in unveränderter Form, 5-10% erscheinen als Glucuronid, 10-20% als andere Konjugate[5].
Ein Zwischenprodukt der ω- und ω-1-Oxidation, die 2-Propyl-4-pentensäure, wird als auslösendes Agens für mögliche Leberzellschädigungen diskutiert[6].
Im Magen (Tabletten) bzw. im Dünndarm (Dragees) entsteht aus dem Natriumsalz der Valproinsäure die freie Säure, welche rasch resorbiert wird. Bei der Tablettenform wird das Blutspiegelmaximum innerhalb von 1-4 h erreicht. Bei der Drageeform, bei welcher der Wirkstoff im wesentlichen erst im Dünndarm freigesetzt wird, läßt sich ein maximaler Blutspiegel erst später feststellen[5]. Die für den therapeutischen Bereich angegebenen Serumspiegel liegen zwischen 50-120 µg/ml. Die therapeutisch wirksame Blutkonzentration wird bereits 24-48 h nach Therapiebeginn erreicht[7]. Valproinsäure kann den Serumspiegel anderer Antiepileptica anheben[8]. Die Bestimmung der Serumspiegel, die starken tageszeitlichen Schwankungen unterworfen sind, reicht zur Überwachung der Patienten nicht aus, um die individuelle Disposition für Nebenwirkungen zu erkennen[6].
Die Eliminierung der Aktivität nach ^{14}C-Valproinsäure-Applikation erfolgt schnell[1]. Innerhalb von 24 h werden mit dem Urin 70% der oral verabreichten radioaktiven Dosis ausgeschieden. Die Halbwertszeit beträgt etwa 15-17 h (es wird ein Bereich zwischen 6 und 20 h angegeben)[5]. Die Eiweißbindung beträgt etwa 84-95%.

1. Eymard, P., Simiand, J., Tévule, R., Polverelli, M., Werbenec, J. P., Broll, M. (1971), J. Pharmacol. (Paris), 2, 359.
2. Kukino, K., Mineura, K., Deguchi, T., Ishii, A. (1972), J. Pharm. Soc. Jap. 92, 896.
3. Kuhara, T., Matsumoto, J. (1974), Biomed. Mass. Spektrom. 1, 291.
4. Kochen, W., Imbeck, H., Jakobs, C. (1977), Arzneim.Forsch. 27 (I), 1090.
5. Fröscher, W., Schulz, H.-U., Gugler, R., (1978), Fortschr. Neurol. Psychiat. 46, 327.
6. Ehrenthal, W., Rochel, M. (1982), Arzneim.Forsch. 32 (I), 449.
7. Karbowski, K. (1980), Schweiz. Rundsch. Med. 69, 809.
8. Fröscher, W., Schulz, H.-U., Gugler, R. (1979), Fortschr. Med. 97, 34: 1464.

Verapamil	52-53-9	Ca-Antagonist,
Verapamil-HCl	152-11-4	Coronartherapeuticum

2-Isopropyl-2,8-bis(3,4-dimethoxyphenyl)-6-methyl-6-azaoctannitril

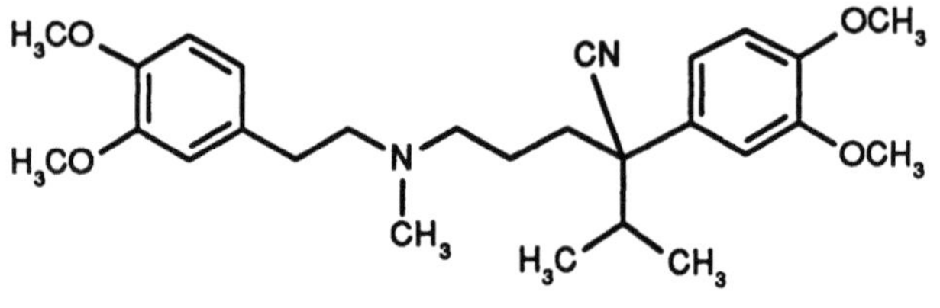

$C_{27}H_{38}N_2O_4$

Der Wirkstoff wird fast vollständig metabolisiert. Nur 0,1-0,2% der Dosis werden als unveränderte Verbindung im Urin ausgeschieden. Im gepoolten 48-h-Urin konnten 12 Metaboliten isoliert und identifiziert werden, die etwa 90% der in dieser Urinfraktion vorliegenden Gesamtmenge darstellen[1]. Der Hauptabbauweg läuft über die N-Desalkylierung. Durch Abspaltung des Homoveratryl-Restes entsteht als Hauptmetabolit das 1-Isopropyl-1-N-methylaminopropyl-(3,4-dimethoxyphenyl)-acetonitril (22%) und dessen N-desmethyliertes Analogon (3-4%). Diese beiden Verbindungen lassen sich im Plasma in höheren Konzentrationen nachweisen als die unveränderte Substanz. Zusätzlich entsteht eine Reihe von N- und O-Desmethyl-Derivaten, von denen dem Norverapamil eine gewisse Bedeutung zukommt, da es im Plasma in Konzentrationen vorliegt, die der unveränderten Substanz vergleichbar sind.

Die Verbindung unterliegt einem intensiven First-Pass-Metabolismus, der fast ausschließlich in der Leber erfolgen dürfte, da bei Patienten mit Leberinsuffizienz die Bioverfügbarkeit deutlich ansteigt[2] und die Elimination verzögert wird[3].

In tierexperimentellen Untersuchungen[4] zeigte - im Vergleich zu Verapamil - nur das Norverapamil eine geringe Wirkung, während die beiden Spaltprodukte praktisch unwirksam waren. Verapamil wird schnell resorbiert. Maximale Konzentrationen werden im Plasma des Menschen sowohl für die unveränderte Substanz als auch für die Gesamtradioaktivität innerhalb von 30-60 min nach oraler Gabe erreicht[5,6]. Es errechnet sich eine Resorptionsquote von 90-92%[6]. Nach intravenöser Infusion von 10 mg Verapamil über 45 min wird nach 30 min ein Plasmaspiegel von 45-90 ng/ml erreicht, der bis zum Infusionsende erhalten bleibt und dann bifunktionell abfällt. Dabei errechnet sich für die schnelle α-Phase eine Halbwertszeit von 24 min, für die langsamere β-Phase eine von 3,5-7 h. Die ^{14}C-Gesamtaktivität im Plasma als Summe aller Metaboliten fällt dagegen 3- bis 6mal langsamer ab. Nach einmaliger oraler Gabe von 80 mg werden maximale Verapamil-Konzentrationen zwischen 30 und 70 ng/ml gemessen[6], nach Gabe von 120 mg liegen die maximalen Werte zwischen etwa 70 und 330 ng/ml, im Mittel bei 140 ng/ml[7]. Die Elimination der unveränderten Substanz aus dem Plasma nach intravenöser Applikation erfolgt mit einer Halbwertszeit von 2,8 h bis 7,3 h[3,6]. Die Gesamtradioaktivität wird dagegen mit einer Halbwertszeit von etwa 24 h eliminiert. Verapamil wird, wie *in vitro* Untersuchungen an frischem Humanplasma ergaben, zu 90% an Proteine gebunden[3]. Die Ausscheidung von Verapamil und seiner Metaboliten erfolgt vorwiegend über den Urin. Nach oraler Gabe sind nach 5 Tagen 67% der applizierten Aktivität mit dem Urin ausgeschieden, nach intravenöser Applikation liegt die kumulative Urinausscheidung mit 68% nahezu im gleichen Bereich. Über die Faeces werden in der gleichen Sammelperiode 10% eliminiert. Somit werden innerhalb von 5 Tagen etwa 80% der intravenös applizierten Dosis über Stuhl und Urin ausgeschieden, wobei die Stuhlexkretion noch nicht abgeschlossen zu sein scheint. Eine nennenswerte Elimination über die Atemluft erfolgt nicht. Die $^{14}CO_2$-Ausscheidung liegt sowohl nach oraler als auch nach intravenöser Gabe unter 0,01% innerhalb von 24 h[8].

1. Eichelbaum, M., Ende, M., Remberg, R., Schomerus, M., Dengler, H. J. (1979), Drug Metab. Dispos. 7, 145.
2. Eichelbaum, M. (1979), Internat. Conference on Calcium on Antagonists in Cardiovascular Disease, Toronto, 12./13. 10. 1979.
3. Woodcock, B. G., Kirsten, R., Rietbrock, J., Nelson, K., Vöhringer, N. F., Zilly, W. (1979), 85. Tagung der Dtsch. Ges. f. Inn. Med. Wiesbaden 22.-26. 4. 1979.
4. Neugebauer, G. (1978), Cardiovasc. Res. 12, 247.
5. Eichelbaum, M., Birgel, P., Gütgemann, V., von Unruh, Y. E. (1979), Naunyn-Schmiedebergs Arch. Exp. Pathol. Pharmakol. 307, Supp. R 71.
6. Schomerus, M., Spiegelhalder, B., Stieren, B., Eichelbaum, M. (1976), Cardiovasc. Res. 10, 605.
7. Stieren, B. (1979), Unpublizierte Unters. aus den Forschungslaboratorien der Knoll AG.
8. Schomerus, M., Eichelbaum, M., Stieren, B., Spiegelhalder, B., Dengler, H. J. (1976), Verh. Dtsch. Ges. Inn. Med., Teil II, 82. Kongreß, S. 1697.

Viloxazin 46817-91-8 Antidepressivum

2-(2-Ethoxyphenoxymethyl)morpholin

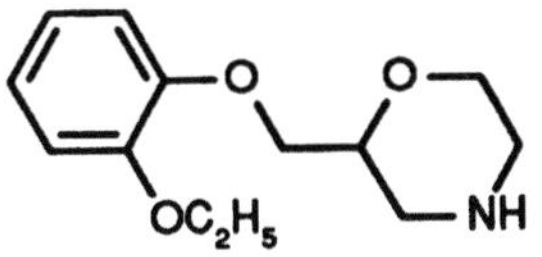

OC_2H_5 NH

$C_{13}H_{19}NO_3$

Der Wirkstoff wird beim Menschen größtenteils in der Leber metabolisiert. Nach Untersuchungen mit ^{14}C-markiertem Viloxazin verläuft der Abbau primär über die Hydroxylierung des aromatischen Rings und des Heterocyclus[1].

Anschließend erfolgt die Konjugation mit Glucuronsäure, z. T. auch mit Schwefelsäure. Eine O-Desalkylierung - wie bei der Ratte[2] - erfolgt beim Menschen nicht. Bei etwa 1% der Dosis erfolgt eine Aufspaltung des Morpholin-Rings zu C-1- oder C-2-Fragmenten, die über den normalen Stoffwechsel mit einer Halbwertszeit von 20 Tagen eliminiert werden und keine toxikologische Bedeutung haben[3,4]. Für keinen der beim Menschen nachgewiesenen Metaboliten konnte im Tierversuch eine pharmakologische Wirkung nachgewiesen werden. Nach chronischer Applikation bei Hunden blieb die Metabolisierungsrate bei wechselnder Dosierung konstant, nahm jedoch bei Vorbehandlung der Tiere mit Phenobarbital infolge der Enzyminduktion zu.
Plasmaspiegelmessungen an gesunden Probanden ergaben bei einmaliger oraler Dosis von 50 und 100 mg nach 1,5-4 h maximale Werte, deren Höhe in der Regel proportional zur Dosis war und im Mittel 0,8 µg/ml entsprach[1]. Die Halbwertszeit von Viloxazin im Blut nach oraler Gabe beträgt etwa 3 h mit einer Schwankungsbreite zwischen 2 und 5 h[1]. Die Proteinbindung beträgt ca. 80-90%. Der Wirkstoff geht in geringem Umfang in die Muttermilch über. Nach Einnahme von 300 mg/Tag während 2 Tagen erreichte die Konzentration in der Milch ⅒ bis ⅕ der Blutwerte.

1. Case, D. E., Reeves, P. R. (1975), Xenobiotica 5, 113.
2. Case, D. E., Illston, H., Reeves, P. R., Shuker, B., Simons, P. (1975), Xenobiotica 5, 83.
3. Case, D. E. (1975), Xenobiotica 5, 133.
4. Rhodes, C., Case, D. E. (1977), Xenobiotica 7, 112.

Xipamid 14293-44-8 Saluretikum

4-Chlor-2′-6′-dimethyl-5-sulfamoylsalicylanilid

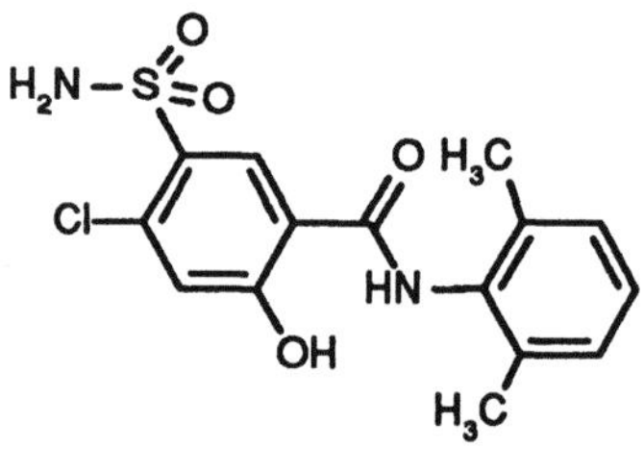

H_2N-SO_2, Cl, OH, O, HN, H_3C, H_3C

$C_{15}H_{15}ClN_2O_4S$

Bei gesunden Probanden ließen sich innerhalb von 24 h 55,5% der Dosis als freies und 26,1% als konjugiertes Xipamid im Urin wiederfinden[1].
Während der ersten 3 h nach intravenöser und peroraler Gabe werden 15,7 ± 3,5% der Dosis im Urin wiedergefunden. Die maximale Ausscheidung der unveränderten Verbindung liegt zwischen der 1. und 3. h p. a. mit 12,5 ± 3,6% Dosis/h. Innerhalb von 24 h werden 47,2 ± 7,3% der applizierten Dosis elimi-

niert. Die Halbwertszeit für die α-Phase beträgt $0{,}94 \pm 0{,}33$ h, für die β-Phase $5{,}25 \pm 1{,}88$ h.
Die Pharmakokinetik von Xipamid in Gegenwart von Triamteren wird in der Literatur beschrieben[2].

1. Hempelmann, F. W., Dieker, P. (1977), Arzneim.Forsch. 27 (II), 2143.
2. Diembeck, W., Dies, R., Heinz, N. (1982), Arzneim.Forsch. 32 (II), 1482.

Zimeldin 56775-88-3 Antidepressivum

(Z)-3-[1-(4-Bromphenyl)-3-(dimethylamino)-propenyl]pyridin

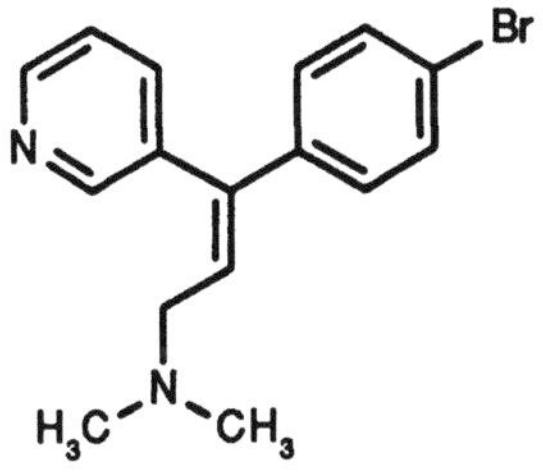

Br

N

N

H_3C CH_3

$C_{16}H_{17}BrN_2$

Nach Zufuhr von ^{14}C-markiertem Zimeldin wurden aus dem Urin von Ratte und Hund mehrere Metaboliten isoliert. Als wichtigste Ausscheidungsprodukte der beiden Spezies wurden das N-Oxid des Wirkstoffs, das Desaminierungsprodukt 3-(4-Bromphenyl)-3-(3-pyridyl)acrylsäure und deren N-Oxid gefunden. Offensichtlich bestehen zwischen Hund und Ratte bezüglich des Abbaus von Zimeldin nur geringfügige Unterschiede. Bei den beiden Spezies sind somit die Oxidation bei den aliphatischen und aromatischen Stickstoffatomen sowie die N-Desmethylierung und Desaminierung der aliphatischen Stickstoff-Atome hauptsächliche Abbauwege. Das N-Oxid von Zimeldin und die Acrylsäure-Derivate ließen sich im Harn von Menschen ebenfalls identifizieren. Die Ergebnisse der durchgeführten Untersuchungen sind in folgendem Biotransformationsschema zusammengefaßt:

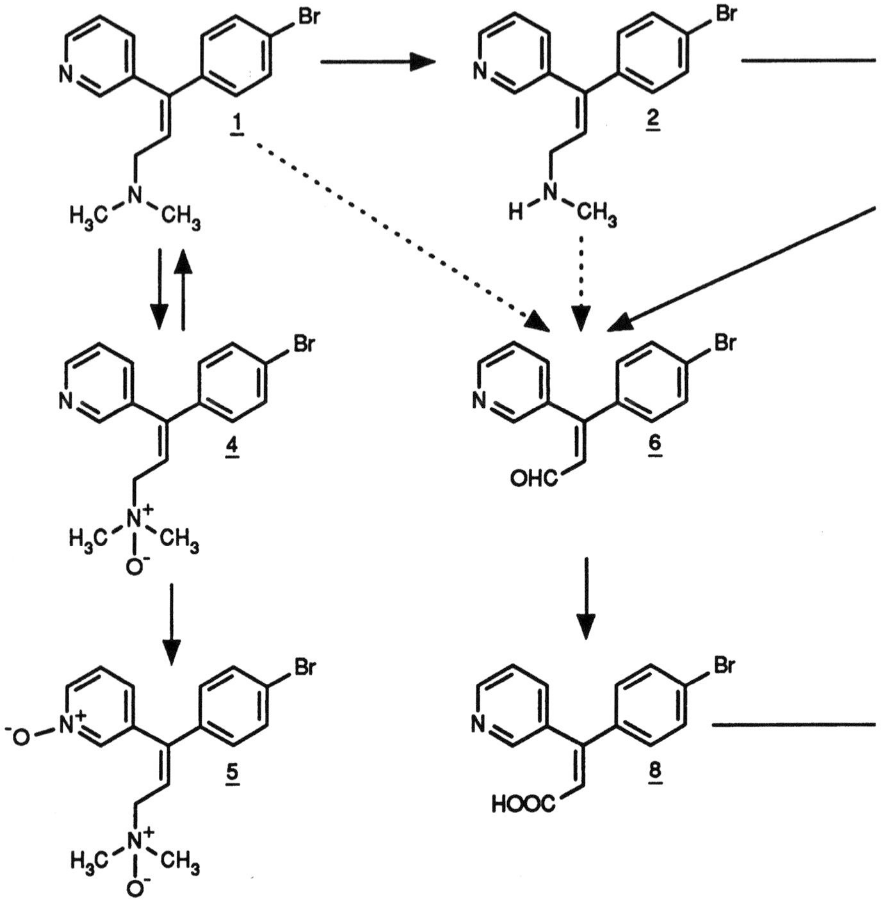
Br
N
1
H3C N CH3
Br
N
2
H N CH3
Br
N
4
N+
H3C CH3
O-
Br
N
6
OHC
-O N+
Br
5
N+
H3C CH3
O-
Br
N
8
HOOC

3

N - Oxidations - produkt von 3

13

11

10

12

Quantitative Bestimmungen führten zu den in der Tabelle zusammengestellten Wiederfindungsraten für die einzelnen Metaboliten (Angaben in %, bezogen auf die applizierte Dosis des markierten Wirkstoffs im Urin der beiden Spezies)[1].

Verbindung	Diastereomer	Pyridin-N-oxid	R (3-Pyridyl-(4-bromphenyl)-Gerüst)	Ratte[a]	Hund[b]
1	Z		CH_2NMe_2	0,4	2,1
2	Z		CH_2NHMe	3,4	1,0
3	Z		CH_2NH_2	-	Spur
4	Z		$CH_2N(O)Me_2$	4,8	6,1
5	Z	+	$CH_2N(O)Me_2$	0,1	-
6	Z		CHO	1,1	0,8
7	E		COOH	1,3	2,5
8	Z		COOH	12,4	11,0
9	E	+	COOH	1,9	1,9
10	Z	+	COOH	2,7	2,5
11	Z		$CH_2NHCOCH_3$	0,4	0,1
12	Z	+	$CH_2NHCOCH_3$	2,3	0,2
13	Z	?	CH_2NH ?	-	4,0
Gesamtmenge der Radioaktivität im Urin				37,0	36,1

a Nach 5 intraperitonealen Dosen (50 mg/kg). Urin gesammelt bis 48 h nach der letzten Dosis.

b Nach 1 peroralen Dosis (10 mg/kg). Urin gesammelt bis 48 h nach der letzten Dosis.

Norzimeldin (2) entsteht bereits während der ersten Leberpassage (First-pass-Effekt), so daß eine Bioverfügbarkeit von lediglich 20-50% für Zimeldin (1) ermittelt werden konnte. Maximale Plasmakonzentrationen von Zimeldin treten nach 1-2 h, bei Norzimeldin nach 3-5 h auf, wobei die Konzentration von Zimeldin niedriger liegt. Steady-state-Konzentrationen werden innerhalb von 1-2 Wochen erreicht. Die Halbwertszeit der Elimination beträgt bei Zimeldin 4-7 h, bei Norzimeldin 15-23 h. Nach wiederholter Verabreichung konnten längere Halbwertszeiten beobachtet werden. Die Proteinbindung von Zimeldin beträgt 92%, die von Norzimeldin 79%[2,3]. Metabolit 2 ist pharmakologisch aktiv und maßgeblich am Wirkungsspektrum beteiligt[2].

1. Lundström, J., Högberg, T., Gosztonyi, T., Paulis, T. de (1981), Arzneim.Forsch. 31 (I), 486.
2. Schütz, H., Couturier, U. (1984), Fresenius Z. Anal. Chem. 319, 428.
3. Fricke, U., Klasu, W. (1983), Offizinpharmazie Bd. 7, Thieme-Verlag Stuttgart, S. 28.

Zipeprol 34758-83-3 Antitussivum

α-(α-Methoxybenzyl)-4-(β-methoxyphenetyl)-1-piperazinethanol

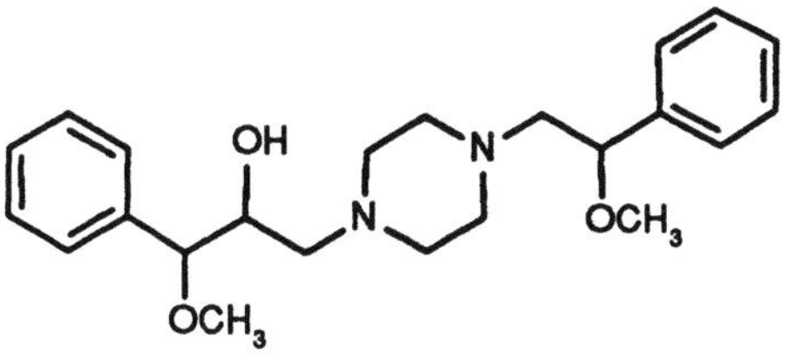

$C_{23}H_{32}N_2O_3$

Erste Untersuchungen zur Biotransformation zeigten, daß die Hauptmetaboliten durch N-Desalkylierung, Oxidation, Hydroxylierung und Methylierung entstehen[1,2]. Später wurden im Harn von Menschen nach oraler Applikation von Zipeprol neben der unveränderten Ausgangsverbindung 9 Abbauprodukte nachgewiesen; 6 Metaboliten konnten in ihrer chemischen Struktur aufgeklärt werden[3]. 4 Metaboliten wurden im alkalischen Urinextrakt aufgefunden, 2 im sauren Urinextrakt (1 und 2). Auf Grund dieser Untersuchungen erfolgt die Biotransformation des Zipeprol überwiegend auf folgenden 4 Wegen:

- Spaltung der α-Bindung, die zu Metabolit 4 führt.
- Spaltung der exocyclischen N-C-Bindung des Piperazin-Rings, die zu den Metaboliten 3, 5 und 6 führt.
- Benzyl-Spaltung zu Benzylalkohol (1).
- Oxidation zu 2-Hydroxy-2-phenylessigsäure (Mandelsäure, 2).

Die Biotransformation läßt sich somit wie folgt darstellen (s. S. 562):

Neben der nur in geringen Mengen auftretenden unveränderten Ausgangsverbindung ist der Metabolit 3 (1-(2-Hydroxy-3-methoxy-3-phenyl)-propylpiperazin) der Hauptmetabolit. Er wird in größerer Menge ausgeschieden als die anderen Metaboliten (einschließlich der Ausgangsverbindung) zusammen. Metabolit 4 ist das schon im Zipeprol-Spektrum beobachtete α-Spaltprodukt der Masse 263. Metabolit 5 wurde auf Grund eines Massenspektrums als 1-(2-Methoxy-2-phenyl)-ethylpiperazin erkannt. Die Desmethylierung von Metabolit 5 führt zum Metaboliten 6, dem 1-(2-Hydroxy-2-phenyl)-ethylpiperazin. Im sauren Urinextrakt konnten erst nach Hydrolyse (Salzsäure) 2 Abbauprodukte des Zipeprols nachgewiesen werden. Sie wurden als Benzylalkohol (1) und Mandelsäure (2) identifiziert. Insgesamt konnten durch dünnschicht- und gaschromatographischen Vergleich etwa 20% der eingenommenen Ausgangsmenge des Zipeprols wiedergefunden werden. Bei den Metaboliten 3 und 5 konnten keine konjugierten Metaboliten oder N-Oxide nachgewiesen werden[2,3].

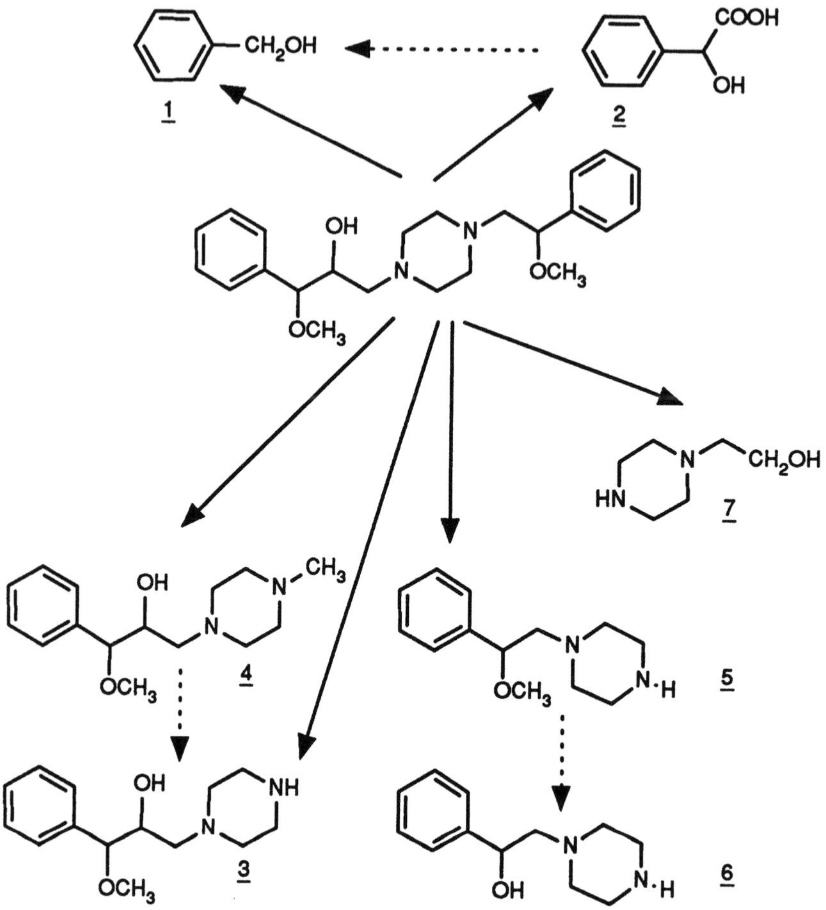

1. Constantin, M., Pognat, J. F. (1978), Arzneim.Forsch. 28 (I), 64.
2. Beckett, A. H., Achari, R., zit. nach S. Pfeifer (1979) Biotransformation von Arzneimitteln, Bd. 3, Verlag Chemie, Weinheim.
3. Gielsdorf, W., Toffel-Nadolny, P. (1981), J. Clin. Chem. Clin. Biochem. 19, 25.

Zomepirac	33369-31-2	Analgeticum, Antiphlogisticum

5-(4-Chlorbenzoyl)-1,4-dimethyl-2-pyrrolylessigsäure

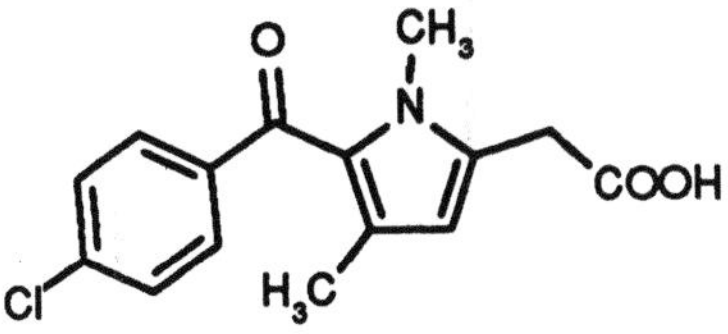

$C_{15}H_{14}ClNO_3$

Zomepirac (1) wird überwiegend als Glucuronid (2) mit dem Harn ausgeschieden. In geringerer Menge treten daneben unverändertes Zomepirac, 4-Chlorbenzoesäure (3) sowie Hydroxyzomepirac (4) auf[1]. Beim Menschen werden etwa 22% unverändert, 57% als Glucuronid der Verbindung 2, 5% als Hydroxyzomepirac (4) und lediglich Spuren als 4-Chlorbenzoesäure (3) renal ausgeschieden[2]. Die wesentlichen Biotransformationswege mit Mengenangaben für die einzelnen Metaboliten sind in der nachfolgenden Abb. veranschaulicht.

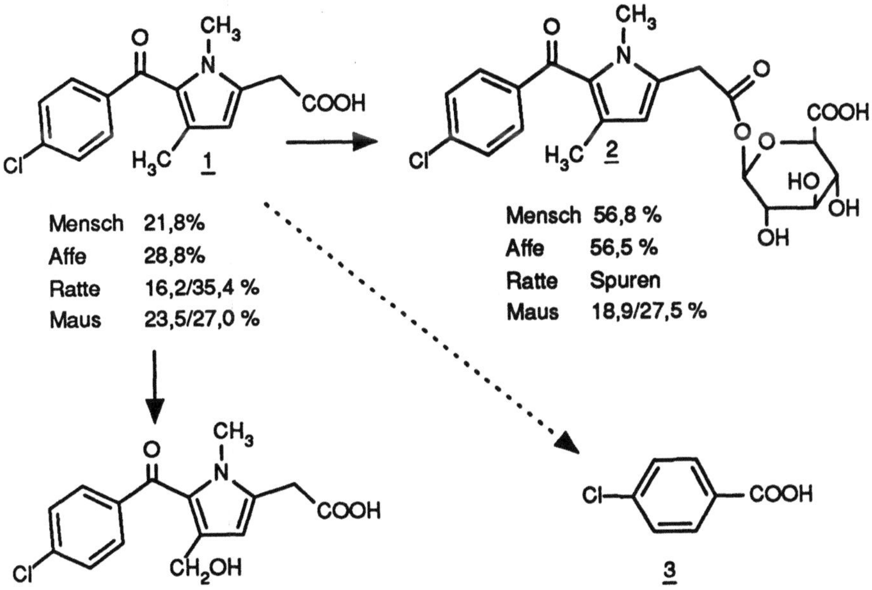

1

Mensch	21,8%
Affe	28,8%
Ratte	16,2/35,4 %
Maus	23,5/27,0 %

2

Mensch	56,8 %
Affe	56,5 %
Ratte	Spuren
Maus	18,9/27,5 %

4

Mensch	5,5 %
Affe	0 %
Ratte	18,1/22,7 %
Maus	9,5/11,8 %

3

Mensch	Spuren
Affe	Spuren
Ratte	30,6/32,3 %
Maus	11,6/16,2 %

Maximale Plasmakonzentrationen werden nach etwa 1 h erreicht und liegen bei einer Applikation von 100 mg Zomepirac in der Größenordnung von 4000 ng/ml Plasma. Die Pharmakokinetik des Wirkstoffs nach einzelner wie auch nach mehrfacher Dosis kann beim Menschen mit einem Zwei-Kompartiment-Modell beschrieben werden. Zomepirac wird zu etwa 98,5% an Plasmaproteine gebunden, interferiert jedoch nicht mit den ebenfalls hoch proteingebundenen oralen Antikoagulantien vom Warfarin-Typ. Die Halbwertszeit der Elimination aus dem Plasma beträgt 6–7 h[1]. Die Ausscheidung über den Urin ist der hauptsächlichste Weg zur Eliminierung des Zomepiracs und seiner Metaboliten bei Mensch und Tier.

1. Schütz, H., Suphachearabhan, S. (1984), Arzneim. Forsch 34 (I) 293.
2. Muschek, L. D., Grindel, J. M. (1980), J. Clin. Pharmacol. 20, 223.

Zorubicin 54083-22-6 Zytostaticum

Benzoesäurehydrazin, 3-hydrazon mit Daunorubicin
(2S,4S)-N-{1-[4-(3-Amino-2,3,6-tridesoxy-α-L-lyxohexopyranosyl-oxy)-1,2,3,4,6,11-hexahydro-2,5,12-trihydroxy-7-methoxy-6,11-dioxo-2-naphthacenyl]ethyliden}benzohydrazid

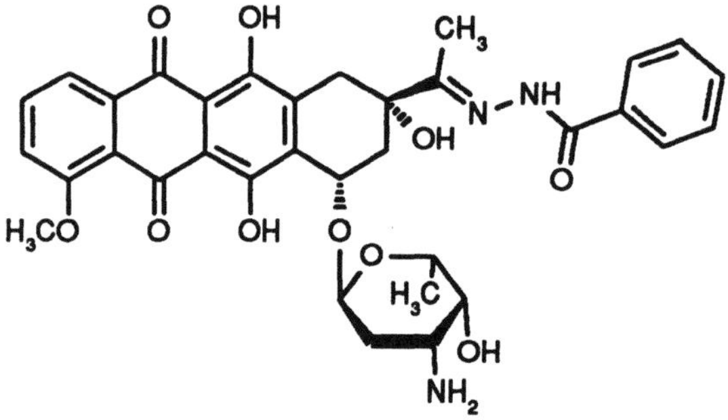

O OH CH_3 N NH OH O H_3CO O OH O O H_3C OH NH_2

$C_{34}H_{35}N_3O_{10}$

Zorubicin kann formal als „Prodrug“ bezeichnet werden, da es überwiegend zu Daunorubicin (1) und weiter zu Daunorubicinol metabolisiert wird.

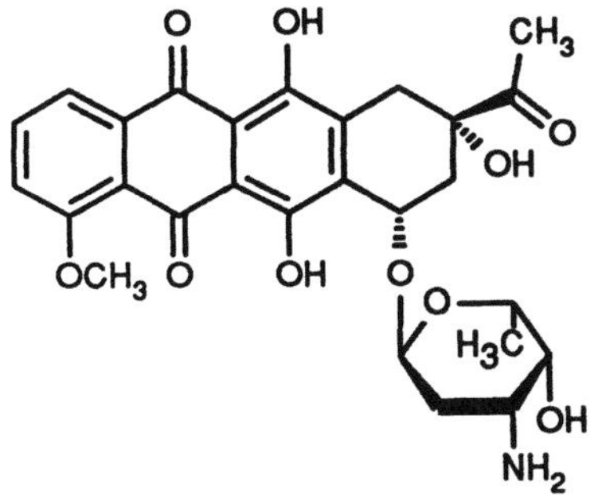

Das pharmakokinetische Verhalten dürfte daher ähnlich wie das von Daunorubicin sein. Die Plasmahalbwertszeit beträgt etwa 1 Tag, die Eliminationshalbwertszeit etwa 22 h (zum Vergleich: beim Daunorubicin beträgt sie 20 h). Zorubicin wird hauptsächlich biliär und zu etwa 29% im Urin ausgeschieden[1].

1. Liekfeld, H., Morck, H., Schneider, L., Thesen, R., Zagermann, P. (1987), Pharm. Ztg. 132, 2297.

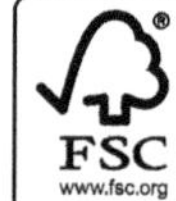

MIX
Papier aus verantwortungsvollen Quellen
Paper from responsible sources
FSC® C105338

If you have any concerns about our products, you can contact us on
ProductSafety@springernature.com

In case Publisher is established outside the EU, the EU authorized representative is:
Springer Nature Customer Service Center GmbH
Europaplatz 3, 69115 Heidelberg, Germany

Printed by Libri Plureos GmbH
in Hamburg, Germany